Rotinas em Endocrinologia

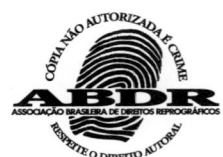

R845　　Rotinas em endocrinologia / Organizadoras, Sandra Pinho Silveiro, Fabíola Satler. – Porto Alegre : Artmed, 2015.
xiii, 450 p. ; 25 cm.

ISBN 978-85-8271-233-7

1. Endocrinologia. I. Silveiro, Sandra Pinho. II. Satler, Fabíola.

CDU 612.43

Catalogação na publicação: Poliana Sanchez de Araujo – CRB 10/2094

Sandra Pinho Silveiro
Fabíola Satler
organizadoras

Rotinas em Endocrinologia

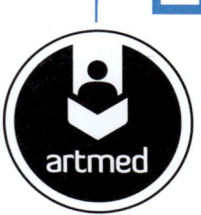

2015

© Artmed Editora Ltda., 2015

Gerente editorial
Letícia Bispo de Lima

Colaboraram nesta edição

Editora
Mirian Raquel Fachinetto Cunha

Preparação de originais
Magda Regina Schwartzhaupt

Leitura final
Samanta Sá Canfield

Projeto gráfico e capa
Paola Manica

Imagem da capa
©shutterstock.com/decade3d – anatomy online

Ilustrações
Gilnei Cunha

Editoração eletrônica
Bookabout – Roberto Carlos Moreira Vieira

Nota: A medicina é uma ciência em constante evolução. À medida que novas pesquisas e a própria experiência clínica ampliam o nosso conhecimento, são necessárias modificações na terapêutica, onde também se insere o uso de medicamentos. Os autores desta obra consultaram as fontes consideradas confiáveis, num esforço para oferecer informações completas e, geralmente, de acordo com os padrões aceitos à época da publicação. Entretanto, tendo em vista a possibilidade de falha humana ou de alterações nas ciências médicas, os leitores devem confirmar estas informações com outras fontes. Por exemplo, e em particular, os leitores são aconselhados a conferir a bula completa de qualquer medicamento que pretendam administrar, para se certificar de que a informação contida neste livro está correta e de que não houve alteração na dose recomendada nem nas precauções e contraindicações para o seu uso. Essa recomendação é particularmente importante em relação a medicamentos introduzidos recentemente no mercado farmacêutico ou raramente utilizados.

Reservados todos os direitos de publicação à
ARTMED EDITORA LTDA., uma empresa do GRUPO A EDUCAÇÃO S.A.
Av. Jerônimo de Ornelas, 670 – Santana
90040-340 Porto Alegre RS
Fone: (51) 3027-7000 Fax: (51) 3027-7070
É proibida a duplicação ou reprodução deste volume, no todo ou em parte,
sob quaisquer formas ou por quaisquer meios (eletrônico, mecânico, gravação,
fotocópia, distribuição na Web e outros), sem permissão expressa da Editora.

SÃO PAULO
Av. Embaixador Macedo Soares, 10.735 – Pavilhão 5
Cond. Espace Center – Vila Anastácio
05095-035 – São Paulo – SP
Fone: (11) 3665-1100 Fax: (11) 3667-1333

SAC 0800 703-3444 – www.grupoa.com.br

IMPRESSO NO BRASIL
PRINTED IN BRAZIL

Autores

Sandra Pinho Silveiro. Médica endocrinologista. Professora titular do Departamento de Medicina Interna da Universidade Federal do Rio Grande do Sul (UFRGS) e chefe do Serviço de Endocrinologia do Hospital de Clínicas de Porto Alegre (HCPA). Doutora em Ciências Médicas: Endocrinologia pela UFRGS.

Fabíola Satler. Médica internista e endocrinologista. Doutoranda em Ciências Médicas: Endocrinologia da UFRGS.

Alberto Scofano Mainieri. Médico pediatra. Professor associado do Departamento de Pediatria da Faculdade de Medicina da UFRGS. Título de especialista pela Sociedade Brasileira de Pediadria (SBP). Especialista em Adolescência pela Universidade do Estado do Rio de Janeiro (UERJ). Mestre em Clínica Médica e Doutor em Ciências Médicas: Endocrinologia pela UFRGS.

Alessandra Casagrande. Médica endocrinologista. Mestre em Ciências Médicas: Endocrinologia pela UFRGS. Doutoranda em Medicina: Endocrinologia Clínica da Universidade Federal de São Paulo (UNIFESP).

Alex Pospich Cioffi. Médico internista e endocrinologista. Mestre em Ciências Médicas: Endocrinologia pela UFRGS. Doutorando em Ciências Médicas: Endocrinologia da UFRGS.

Alice Ângela Slomp. Médica internista.

Amanda Veiga Cheuiche. Médica residente de Medicina Interna do HCPA/UFRGS.

Ana Luiza Maia. Médica endocrinologista. Professora titular de Endocrinologia da Faculdade de Medicina da UFRGS. Doutora em Biologia Molecular pela Harvard Medical School e Universidade de São Paulo (USP).

Ana Marina Moreira. Médica residente de Endocrinologia do HCPA/UFRGS.

Andrea C. Bauer. Médica nefrologista e internista. Médica contratada do Serviço de Endocrinologia do HCPA, atuando no Programa de Transplante de Ilhotas. Doutora em Nefrologia pela Pontifícia Universidade Católica do Rio Grande do Sul (PUCRS) e Universidade de Minnesota (EUA).

Andrea Prestes Nácul. Médica ginecologista e obstetra do Hospital Fêmina do Grupo Hospitalar Conceição (GHC). Mestre e Doutora em Ciências Médicas: Endocrinologia pela UFRGS.

Angela Jacob Reichelt. Médica do Serviço de Endocrinologia do HCPA. Especialista em Endocrinologia e Metabologia pela Sociedade Brasileira de Endocrinologia e Metabologia (SBEM). Doutora em Clínica Médica pela UFRGS.

Ariana Aguiar Soares. Farmacêutica. Especialista em Farmácia Clínica. Doutora em Ciências Médicas: Endocrinologia pela UFRGS. Pós-doutoranda em Ciências Médicas: Endocrinologia da UFRGS.

Bárbara Borges Fortes. Médica. Residente de Oftalmologia da Irmandade Santa Casa de Misericórdia de Porto Alegre (ISCMPA).

Beatriz D. Schaan. Médica endocrinologista. Professora adjunta do Departamento de Medicina Interna da Faculdade de Medicina da UFRGS. Mestre e Doutora em Clínica Médica pela UFRGS.

Camila Lemos Marques. Nutricionista. Especialista em Nutrição Clínica pela Universidade Gama Filho (UGF). Mestranda em Ciências Médicas: Endocrinologia da UFRGS.

Carina Andriatta Blume. Nutricionista. Especialista em Doenças Cardiovasculares, Diabetes e Obesidade pelo Instituto de Cardiologia do Rio Grande do Sul. Mestranda em Ciências Médicas: Endocrinologia da UFRGS.

Carolina Fischinger Moura de Souza. Médica geneticista. Médica do Serviço de Genética Médica do HCPA. Especialista em Genética Médica com área de atuação em Erros Inatos do Metabolismo. Mestre e Doutora em Ciências Biológicas: Genética e Biologia Molecular pela UFRGS.

Caroline Kaercher Kramer. Médica endocrinologista. Professora assistente de Endocrinologia na Universidade de Toronto. Doutora em Ciências Médicas: Endocrinologia pela UFRGS e University of California San Diego.

Cassiane Cardoso Bonato. Médica endocrinologista. Preceptora do Serviço de Endocrinologia do Hospital São Lucas (HSL) da PUCRS. Mestre e Doutora em Ciências Médicas: Endocrinologia pela UFRGS.

Cigléa do Nascimento. Nutricionista do Serviço de Endocrinologia do HCPA. Especialista em Nutrição Clínica pelo Centro Universitário Metodista de Porto Alegre (IPA). Título de Especialista em Nutrição Clínica pela Associação Brasileira de Nutrição (Asbran).

Cristiane Bauermann Leitão. Médica endocrinologista. Professora adjunta do Departamento de Medicina Interna da UFRGS. Mestre e Doutora em Ciências Médicas: Endocrinologia pela UFRGS. Pós-doutorado no Diabetes Research Institute/Universidade de Miami.

Cristiane Kopacek. Médica pediatra e endocrinologista pediátrica. Título de especialista pela SBP/SBEM. Mestre em Ciências Médicas: Endocrinologia pela UFRGS. Doutoranda em Ciências Médicas: Endocrinologia da UFRGS.

Cristina Bergmann Triches. Médica endocrinologista. Mestre em Endocrinologia pela USP. Doutora em Endocrinologia pela UNIFESP.

Daniel Lavinsky. Médico oftalmologista. Professor adjunto do Departamento de Oftalmologia e Otorrinolaringologia da UFRGS. Especialista em Retina e Vítreo pela UNIFESP. Doutor em Ciências Visuais e Oftalmologia pela UNIFESP. Pós-doutorado na Universidade de Stanford.

Débora Rodrigues Siqueira. Médica endocrinologista. Doutora em Ciências Médicas: Endocrinologia pela UFRGS.

Dimitris Rucks Varvaki Rados. Médico internista e endocrinologista. Médico contratado do Serviço de Medicina Interna do HCPA. Mestrando em Ciências Médicas: Endocrinologia da UFRGS.

Eduardo Bardou Yunes Filho. Médico. Residente de Endocrinologia do HCPA/UFRGS.

Eduardo Ferreira Martins. Acadêmico da Faculdade de Medicina da UFRGS.

Elaine Sangalli Mallmann. Médica ginecologista e obstetra. Mestre e Doutora em Clínica Médica: Endocrinologia Ginecológica.

Erika Laurini de Souza Meyer. Médica endocrinologista. Professora adjunta de Endocrinologia da UFCSPA. Mestre e Doutora em Ciências Médicas: Endocrinologia pela UFRGS.

Fabiane Tiskievicz. Médica ginecologista e obstetra. Mestre em Ciências Médicas: Endocrinologia pela UFRGS

Fabíola Costenaro. Médica endocrinologista. Especialista em Endocrinologia Infantil pela SBEM. Mestre em Ciências Médicas: Endocrinologia pela UFRGS. Doutoranda em Ciências Médicas: Endocrinologia da UFRGS.

Fernando Gerchman. Médico endocrinologista. Professor adjunto do Departamento de Medicina Interna da UFRGS e do Serviço de Endocrinologia do HCPA. Doutor em Ciências Médicas: Endocrinologia pela UFRGS. Postdoc Clinical Research Fellowship pelo Departamento de Metabologia, Endocrinologia e Nutrição da Universidade de Washington, Seattle (EUA).

Gabriela Heiden Teló. Médica internista e endocrinologista. Mestre e Doutoranda em Ciências Médicas: Endocrinologia da UFRGS. *Fellow* em Diabetes pela Joslin Diabetes Center/Harvard Medical School.

Guilherme Rollin. Médico endocrinologista. Título de especialista em Endocrinologia e Metabologia pela SBEM. Mestre e Doutor em Ciências Médicas: Endocrinologia pela UFRGS.

Gustavo Cartaxo de Lima Gössling. Acadêmico da Faculdade de Medicina da UFRGS.

Iuri M. Goemann. Médico internista. Residente de Endocrinologia do HCPA/UFRGS.

Joíza Lins Camargo. Farmacêutica-bioquímica. Professora permanente do Programa de Pós-graduação em Ciências Médicas: Endocrinologia da UFRGS e farmacêutica-bioquímica do Serviço de Endocrinologia do HCPA. Mestre em Bioquímica Clínica pela Universidade de Londres. Doutora em Ciências Médicas: Endocrinologia pela UFRGS.

Jorge Luiz Gross. Professor titular da Faculdade de Medicina da UFRGS. Membro da Academia Brasileira de Ciências.

José Miguel Dora. Médico endocrinologista. Integrante do Grupo de Pesquisa em Tireoide do HCPA. Doutor em Ciências Médicas: Endocrinologia pela UFRGS.

Julia D. Machado. Acadêmica de Medicina da Faculdade de Medicina da UFRGS.

Juliana Keller Brenner. Médica endocrinologista e internista atuando em consultório na iniciativa privada e como médica de teleconsultoria e telerregulação do Núcleo de Telessaúde Técnico-Científico do Rio Grande do Sul (TelessaúdeRS/UFRGS).

Kristhiane Di Domenico. Médica endocrinologista. Mestre em Ciências Médicas: Endocrinologia pela UFRGS. Membro Titular da Sociedade Brasileira de Endocrinologia e Metabologia (SBEM).

Larissa Petermann Jung. Acadêmica de Medicina da Faculdade de Medicina da UFRGS.

Leila Cristina Pedroso de Paula. Médica endocrinologista contratada do HCPA. Especialista em Endocrinologia Pediátrica pela SBEM/SBP. Mestre e Doutora em Ciências Médicas: Endocrinologia pela UFRGS.

Letícia Schwerz Weinert. Médica endocrinologista. Professora do Curso de Medicina da Universidade Católica de Pelotas (UCPel). Doutora em Ciências Médicas: Endocrinologia pela UFRGS.

Livia Silveira Mastella. Médica endocrinologista. Mestre em Ciências Médicas: Endocrinologia pela UFRGS.

Luciana Reck Remonti. Médica endocrinologista do HCPA. Especialista em Endocrinologia e Metabologia pela SBEM. Mestre em Ciências Médicas: Endocrinologia pela UFRGS.

Luciana V. Viana. Médica endocrinologista. Título de especialista em Endocrinologia pela SBEM. Mestre e doutora em Ciências Médicas: Endocrinologista pela UFRGS. Pós-doutorado em Endocrinologia na UFRGS.

Luis Henrique Canani. Médico endocrinologista. Professor associado da Faculdade de Medicina da UFRGS. Doutor em Ciências Médicas: Endocrinologia pela UFRGS.

Luiz Cezar Vilodre. Médico ginecologista e obstetra. Especialista em Reprodução Humana pela UFRGS. Título de especialista em Endoscopia Ginecológica pela Sociedade Brasileira de Videocirurgia (Sobracil). Professor adjunto da Universidade Luterana do Brasil (ULBRA/Canoas). Preceptor da Residência em Ginecologia e Obstetrícia do Hospital Presidente Vargas de Porto Alegre. Mestre e Doutor em Ciências Biológicas (Fisiologia) pela UFRGS.

Luiza Barboza de Souza. Acadêmica da Faculdade de Medicina da UFRGS.

Marcelo Fernando Ronsoni. Médico endocrinologista. Professor convidado de Endocrinologia e Metabologia da UFSC. Mestre em Cuidados Intensivos e Paliativos pela Universidade Federal de Santa Catarina (UFSC). Doutorando em Ciências Médicas da UFSC.

Marcia Puñales. Médica endocrinologista pediátrica do Instituto da Criança com Diabetes e Hospital da Criança Conceição. Supervisora do Programa de Residência em Endocrinologia Pediatrica do Hospital da Criança Conceição. Especialista em Endocrinologia e Metabologia pela SBEM e em Endocrinologia Pediátrica pela Universidade Federal do Paraná (UFPR). Mestre e Doutora em Ciências Médicas: Endocrinologia pela UFRGS.

Maria Lúcia da Rocha Oppermann. Médica. Coordenadora do Ambulatório de Diabetes e Gestação do Serviço de Ginecologia e Obstetrícia e Serviço de Endocrinologia do HCPA. Professora associada do Departamento de Ginecologia e Obstetrícia da Faculdade de Medicina da UFRGS. Doutora em Epidemiologia pela UFRGS.

Marina Verçoza Viana. Médica intensivista do Hospital Nossa Senhora da Conceição (HNSC/GHC) e do HCPA. Título de especialista em Clínica Médica pela Sociedade Brasileira de Clínica Médica (SBCM) e em Medicina Intensiva pela Associação de Medicina Intensiva Brasileira (AMIB). Mestre em Ciências Médicas: Endocrinologia pela UFRGS.

Mateus Dornelles Severo. Médico endocrinologista. Mestre em Ciências Médicas: Endocrinologia pela UFRGS.

Mauro A. Czepielewski. Médico do Serviço de Endocrinologia do HCPA. Professor titular do Departamento de Medicina Interna e do Programa de Pós-graduação em Ciências Médicas: Endocrinologia da Faculdade de Medicina da UFRGS. Mestre e Doutor em Endocrinologia pela UNIFESP.

Mirela Jobim de Azevedo. Médica endocrinologista do Serviço de Endocrinologia e chefe do Serviço de Nutrologia do HCPA. Professora titular do Departamento de Medicina Interna da Faculdade de Medicina da UFRGS. Professora do Programa de Pós-graduação em Ciências Médicas: Endocrinologia da UFRGS. Doutora em Medicina: Clínica Médica pela UFRGS. Livre-docente em Endocrinologia pela Escola Paulista de Medicina da UNIFESP.

Paloma Dias da Cruz. Médica. Especialista em Clínica Médica pela UFCSPA e pelo Hospital Nossa Senhora da Conceição (HNSC) (R3). Médica residente de Endocrinologia do HCPA/UFRGS.

Poli Mara Spritzer. Médica endocrinologista. Professora titular de Fisiologia da UFRGS. Coordenadora da Unidade de Endocrinologia Ginecológica do Serviço de Endocrinologia do HCPA. Mestre em Ciências Biológicas: Fisiologia Endócrina pela UFRGS. Doutora em Medicina: Fisiologia Endócrina pela USP. Pós-doutorado em Endocrinologia e Medicina da Reprodução na Universidade de Paris (França).

Rafael Selbach Scheffel. Médico endocrinologista. Doutor em Ciências Médicas: Endocrinologia pela UFRGS.

Rafael Vaz Machry. Médico residente de Endocrinologia do HCPA/UFRGS.

Regina Helena Elnecave. Médica endocrinologista do Serviço de Endocrinologia do HCPA. Mestre em Ciências Biológicas: Fisiologia pela UFRGS. Doutora em Clínica Médica pela UFRGS.

Rogério Friedman. Médico endocrinologista do Serviço de Endocrinologia do HCPA. Professor associado do Departamento de Medicina Interna da UFRGS. Doutor em Medicina: Clínica Médica pela UFRGS e Universidade de Londres.

Sabrina Coelli. Acadêmica da Faculdade de Medicina da UFRGS.

Simone Magagnin Wajner. Médica internista. Professora adjunta do Departamento de Medicina Interna da Faculdade de Medicina da UFRGS. Mestre, Doutora e Pós-doutorado em Ciências Médicas: Endocrinologia na UFRGS.

Tanara Weiss. Médica endocrinologista. Mestre em Ciências Médicas: Endocrinologia pela UFRGS.

Themis Zelmanovitz. Médica do Serviço de Endocrinologia do HCPA. Professora adjunta do Departamento de Medicina Interna da Faculdade de Medicina da UFRGS e pesquisadora do Grupo de Nutrição em Endocrinologia do CNPQ. Doutora em Ciências Médicas: Endorcrinologia pela UFRGS.

Thizá Massaia Londero. Médica. Especialista em Medicina Interna pelo HCPA/UFRGS. Médica residente de Endocrinologia do HCPA/UFRGS.

Ticiana C. Rodrigues. Médica internista e endocrinologista. Professora adjunta do Departamento de Medicina Interna da UFRGS. Professora permanente do Programa de Pós-graduação em Ciências Médicas: Endocrinologia da UFRGS. Preceptora do Programa de Residência Médica do HCPA/UFRGS, Serviço de Endocrinologia. Mestre e Doutora em Ciências Médicas: Endocrinologia pela UFRGS. Pós-doutorado na Universidade do Colorado (EUA).

Vanessa Gnielka. Acadêmica da Faculdade de Medicina da UFRGS.

Vanessa Ligocki Zen. Médica endocrinologista. Mestre em Ciências Médicas: Endocrionologia pela UFRGS.

Vanessa Lopes Preto de Oliveira. Médica endocrinologista. Preceptora do Ambulatório de Diabetes do HSL/PUCRS. Mestranda em Ciências Médicas: Endocrinologia da UFRGS.

Prefácio

Algumas endocrinopatias como diabetes, obesidade e dislipidemia estão entre as doenças mais prevalentes, sendo responsáveis pelas maiores taxas de morbimortalidade encontradas mundialmente. Outros distúrbios endócrinos são mais raros e exigem alto grau de suspeição e investigação sistemática para se chegar ao diagnóstico preciso. Em ambos os cenários, os distúrbios são potencialmente controláveis ou até mesmo curáveis. Para tanto, o diagnóstico precoce e o tratamento correto são fundamentais.

Com os avanços na Medicina e a rapidez na geração e divulgação do conhecimento, a busca de informações atualizadas e baseadas nas melhores evidências disponíveis torna-se constante e imprescindível.

Este livro foi elaborado com os conhecimentos atuais disponíveis na área da Endocrinologia, adaptados à realidade brasileira. Pretendemos divulgar, de forma didática, as informações que resultem em melhor custo/benefício no atendimento dos pacientes, facilitando o diagnóstico e o tratamento dos distúrbios endócrinos. Para tanto, contamos com a experiência de mais de 30 anos do Serviço de Endocrinologia do Hospital de Clínicas de Porto Alegre (HCPA) por meio da colaboração nos capítulos, de médicos residentes, médicos e bioquímicos contratados, alunos de graduação e pós-graduação da Faculdade de Medicina e Nutrição da UFRGS, com a supervisão dos professores do Serviço. Ressaltamos que o grupo não apresenta conflito de interesse e não visa fins lucrativos.

A inspiração veio do livro Rotinas diagnósticas em endocrinologia (Artmed, 2004, esgotado), o qual também foi produzido pela equipe do Serviço de Endocrinologia do HCPA. Porém, este novo livro passa a contemplar informações sobre tratamento, além de novos temas.

Assim, dedicamos este novo livro aos alunos, médicos e demais profissionais da área da saúde envolvidos na atenção aos pacientes com distúrbios endócrinos. Dedicamos especialmente ao Professor Jorge Luiz Gross, idealizador do livro Rotinas diagnósticas em endocrinologia, ícone nacional da especialidade. Professor Gross ensinou a todos a importância do cientificismo e da seriedade no atendimento aos pacientes e nos inspira diariamente enquanto artista no exercício da profissão.

Esperamos que *Rotinas em endocrinologia* possa ser útil como instrumento de estudo, como fonte consulta na prática diária e como fonte de aperfeiçoamento profissional.

Sandra Pinho Silveiro
Fabíola Satler
Organizadoras

"A prática da medicina é arte baseada em ciência"
Sir WILLIAM OSLER

Sumário

Parte I
Metabolismo dos carboidratos e dos lipídeos

1. Diagnóstico e classificação do diabetes melito 2
   Angela Jacob Reichelt, Themis Zelmanovitz, Sandra Pinho Silveiro

2. Doença renal do diabetes melito 7
   Ariana Aguiar Soares, Themis Zelmanovitz, Andrea C. Bauer, Mirela Jobim de Azevedo, Sandra Pinho Silveiro

3. Retinopatia diabética 17
   Fernando Gerchman, Bárbara Borges Fortes, Tanara Weiss, Daniel Lavinsky

4. Neuropatia diabética 23
   Fabíola Costenaro, Rogério Friedman, Ticiana C. Rodrigues, Sandra Pinho Silveiro

5. Pé diabético 35
   Fabíola Satler, Gabriela Heiden Teló, Marcelo Fernando Ronsoni, Sandra Pinho Silveiro

6. Cardiopatia isquêmica no diabetes melito 41
   Luciana V. Viana, Marina Verçoza Viana, Mirela Jobim de Azevedo, Jorge Luiz Gross

7. Cetoacidose diabética e síndrome hiperosmolar hiperglicêmica 50
   Cristiane Bauermann Leitão, Caroline Kaercher Kramer, Luciana Reck Remonti, Sandra Pinho Silveiro

8. Tratamento medicamentoso da hiperglicemia no diabetes melito tipo 1 57
   Mateus Dornelles Severo, Letícia Schwerz Weinert, Cristiane Bauermann Leitão, Sandra Pinho Silveiro

9. Tratamento medicamentoso da hiperglicemia no diabetes melito tipo 2 62
   Letícia Schwerz Weinert, Fabíola Satler, Amanda Veiga Cheuiche, Sandra Pinho Silveiro

10. Tratamento da hipertensão arterial no diabetes melito 72
    Luciana Reck Remonti, Cristiane Bauermann Leitão

11. Terapia nutricional no diabetes melito 78
    Cigléa do Nascimento, Carina Andriatta Blume, Camila Lemos Marques, Ticiana C. Rodrigues

12. Hipoglicemia em adultos 90
    Cristina Bergmann Triches, Luciana Reck Remonti

13. Hipoglicemia em crianças 95
    Leila Cristina Pedroso de Paula, Carolina Fischinger Moura de Souza, Ticiana C. Rodrigues, Mauro A. Czepielewski

14. Dislipidemias 103
    Iuri M. Goemann, Fernando Gerchman

Parte II
Nutrição e obesidade

15. Avaliação nutricional em adultos 114
    Cigléa do Nascimento, Camila Lemos Marques, Carina Andriatta Blume, Mirela Jobim de Azevedo

16. Tratamento clínico-cirúrgico da obesidade 123
    Vanessa Lopes Preto de Oliveira, Rogério Friedman

Parte III
Tireoide

17. Avaliação da função tireoideana 134
    José Miguel Dora, Rafael Selbach Scheffel, Ana Luiza Maia

18 Hipotireoidismo 139
Simone Magagnin Wajner,
Ana Luiza Maia

19 Hipotireoidismo congênito 143
Dimitris Rucks Varvaki Rados,
Leila Cristina Pedroso de Paula

20 Hipertireoidismo 150
José Miguel Dora, Rafael Selbach Scheffel,
Ana Luiza Maia

21 Tireoidites 157
Erika Laurini de Souza Meyer, Ana Luiza Maia

**22 Nódulo e bócio
multinodular de tireoide** 162
Rafael Selbach Scheffel, José Miguel Dora,
Ana Luiza Maia

**23 Carcinoma diferenciado
de tireoide** 168
Rafael Selbach Scheffel, José Miguel Dora,
Simone Magagnin Wajner,
Erika Laurini de Souza Meyer, Ana Luiza Maia

Parte IV
Hipófise

24 Síndrome de Cushing 176
Fabíola Costenaro, Ticiana C. Rodrigues,
Alex Pospich Cioffi, Guilherme Rollin,
Mauro A. Czepielewski

25 Incidentalomas hipofisários 185
Eduardo Bardou Yunes Filho,
Mauro A. Czepielevski

26 Acromegalia 189
Fabíola Costenaro, Alessandra Casagrande,
Mauro A. Czepielewski

**27 Distúrbios da homeostase
do sódio e da água** 197
Dimitris Rucks Varvaki Rados,
Luciana Reck Remonti

Parte V
Suprarrenal

28 Insuficiência suprarrenal 204
Paloma Dias da Cruz, Thizá Massaia Londero,
Luciana Reck Remonti, Sandra Pinho Silveiro

29 Incidentaloma suprarrenal 212
Alex Pospich Cioffi, Mauro A. Czepielewski

30 Feocromocitoma 218
Paloma Dias da Cruz, Ana Marina Moreira,
Caroline Kaercher Kramer,
Marcelo Fernando Ronsoni, Luciana Reck Remonti

31 Hiperaldosteronismo primário 223
Mateus Dornelles Severo, Alice Ângela Slomp,
Beatriz D. Schaan

Parte VI
Metabolismo mineral

**32 Distúrbios do metabolismo
do cálcio** 232
Eduardo Bardou Yunes Filho, Fabíola Satler,
Luis Henrique Canani

33 Osteoporose 245
Juliana Keller Brenner, Thizá Massaia Londero,
Sabrina Coelli, Luis Henrique Canani

34 Raquitismo e osteomalácia 261
Rafael Vaz Machry,
Leila Cristina Pedroso de Paula,
Luis Henrique Canani

Parte VII
Reprodução

35 Amenorreia 274
Andrea Prestes Nácul, Luiz Cezar Vilodre,
Elaine Sangalli Mallmann, Poli Mara Spritzer

36 Hiperprolactinemia 283
Fabíola Satler, Fabiane Tiskievicz,
Poli Mara Spritzer

37 Hirsutismo 291
Fabíola Satler, Cristiane Kopacek,
Kristhiane Di Domenico, Poli Mara Spritzer

**38 Síndrome dos
ovários policísticos** 298
Poli Mara Spritzer, Paloma Dias da Cruz,
Rafael Vaz Machry

**39 Hipogonadismo masculino
em adultos** 303
Juliana Keller Brenner, Regina Helena Elnecave,
Sandra Pinho Silveiro, Mirela Jobim de Azevedo

40 Ginecomastia 312
Fabíola Costenaro, Ticiana C. Rodrigues,
Mauro A. Czepielewski, Sandra Pinho Silveiro

Parte VIII
Crescimento e desenvolvimento

41 Precocidade sexual 320
*Fabíola Satler, Caroline Kaercher Kramer,
Ticiana C. Rodrigues, Regina Helena Elnecave*

42 Genitália ambígua
no recém-nascido 328
*Regina Helena Elnecave, Cristiane Kopacek,
Leila Cristina Pedroso de Paula*

43 Atraso puberal 338
*Regina Helena Elnecave, Alberto Scofano Mainieri,
Leila Cristina Pedroso de Paula*

44 Baixa estatura 343
*Leila Cristina Pedroso de Paula,
Vanessa Ligocki Zen, Mauro A. Czepielewski*

Parte IX
Gestação

45 Doenças endócrinas na gestação 360
*Livia Silveira Mastella, Letícia Schwerz Weinert,
Fabíola Costenaro, Vanessa Gnielka,
Luiza Barboza de Souza,
Maria Lúcia da Rocha Oppermann,
Angela Jacob Reichelt*

46 Gestação e diabetes melito 377
*Letícia Schwerz Weinert, Livia Silveira Mastella,
Maria Lúcia da Rocha Oppermann,
Sandra Pinho Silveiro, Angela Jacob Reichelt*

Parte X
Poliendocrinopatias

47 Neoplasia endócrina
múltipla tipo 1 e 2 384
*Ana Luiza Maia, Marcia Puñales,
Débora Rodrigues Siqueira*

48 Imunoendocrinopatias 394
*Julia D. Machado, Larissa Petermann Jung,
Rafael Vaz Machry, Sandra Pinho Silveiro*

Parte XI
Endocrinopatias em
situações específicas

49 Endocrinopatias
relacionadas ao câncer 402
*Julia D. Machado,
Gustavo Cartaxo de Lima Gössling,
Cassiane Cardoso Bonato,
Regina Helena Elnecave, Sandra Pinho Silveiro*

50 Endocrinopatias e o vírus
da imunodeficiência humana 413
Rafael Vaz Machry, Sandra Pinho Silveiro

51 Síndromes genéticas e
tumores endócrinos 418
Sabrina Coelli, Sandra Pinho Silveiro

Parte XII
Avaliação laboratorial
em endocrinologia

52 Testes laboratoriais e funcionais
em endocrinologia 428
*Joíza Lins Camargo, Eduardo Ferreira Martins,
Cristiane Bauermann Leitão,
Leila Cristina Pedroso de Paula,
Sandra Pinho Silveiro*

Índice 443

PARTE I

Metabolismo dos carboidratos e dos lipídeos

1

Diagnóstico e classificação do diabetes melito

Angela Jacob Reichelt
Themis Zelmanovitz
Sandra Pinho Silveiro

Definição e epidemiologia

O diabetes melito (DM) compreende um grupo heterogêneo de distúrbios metabólicos que têm em comum a hiperglicemia. Pode resultar de defeitos na secreção de insulina, sua ação, ou de ambas as condições.

O boletim da International Diabetes Federation, de 2014, reporta uma prevalência mundial de 387 milhões de indivíduos com diagnóstico de DM, sendo 13 milhões de casos no Brasil.[1] Esses números vêm crescendo devido ao aumento da expectativa de vida e da prevalência de obesidade e de sedentarismo.

O DM deve ser considerado em todos os pacientes que apresentam poliúria, polidipsia, polifagia, perda de peso e visão turva, podendo, também, manifestar-se com complicações agudas, como cetoacidose e síndrome hiperosmolar hiperglicêmica, ou mesmo com evidências de complicações crônicas. Deve-se, também, suspeitar da doença em pacientes que apresentam fatores de risco, como apresentado no Quadro 1.1.

Classificação

Atualmente, a classificação é baseada na etiologia da doença, e não em seu tratamento, substituindo os antigos termos insulino-dependente e não insulino-dependente pelos termos diabetes melito tipo 1 (DM1) e diabetes melito tipo 2 (DM2), respectivamente. A classificação se divide em quatro tipos (Quadro 1.2).

O DM1 é responsável por cerca de 5 a 10% dos casos de DM e é decorrente, na maioria dos casos, da destruição autoimune das células β das ilhotas pancreáticas, acarretando a deficiência de secreção pancreática de insulina. É caracterizado, portanto, por um estado de dependência da aplicação de insulina exógena para evitar o quadro de cetoacidose diabética e para preservação da vida nesses pacientes. O pico de incidência é na adolescência, mas pode acometer qualquer faixa etária. O início do quadro é, em geral, abrupto, com sintomas marcados de poliúria, polidipsia e emagrecimento. Devido à etiologia autoimune do DM1, pode ocorrer associação com outras doenças autoimunes, como a tireoidite de Hashimoto, a insuficiência suprarrenal e a doença celíaca. Um subtipo de DM1, entendido como um extremo de evolução mais lenta no espectro da doença, é o LADA (do inglês *latent autoimmune diabetes in adults*), que se caracteriza por apresentar instalação insidiosa do quadro de dependência à insulina, demorando anos, por vezes, até manifestar-se com quadro de cetoacidose diabética.

O DM2 representa 90 a 95% dos casos de DM e, apesar de não existir um completo entendimento do padrão de herança genética, é marcado pela presença de um componente hereditário importante. Acomete indivíduos, em geral, acima dos 45 anos, mas pode ser identificado em indivíduos mais jovens e até em crianças. O DM2 resulta da combinação da diminuição de ação da insulina nos tecidos-alvo com a diminuição relativa da secreção pancreática de insulina, que ocorre precoce-

> **QUADRO 1.1**
> **Critérios para testagem para diabetes em indivíduos adultos assintomáticos**
>
> 1. Testagem deve ser considerada em todos os adultos com sobrepeso ou obesidade (IMC ≥ 25 kg/m²) e pelo menos um fator de risco adicional:
>
>   - Sedentarismo
>   - Familiar de primeiro grau com DM
>   - Pertencentes a populações de risco (latinos, afro-americanos, americanos-asiáticos, americanos nativos, etc.)
>   - Diabetes gestacional ou macrossomia prévia
>   - Hipertensão arterial (> 140/90 mmHg ou em uso de medicações anti-hipertensivas)
>   - HDL-colesterol abaixo de 35 mg/dL e/ou triglicerídeos acima de 250 mg/dL
>   - Síndrome dos ovários policísticos
>   - Pré-diabetes (HbA1c ≥ 5,7%, glicose de jejum alterada ou tolerância diminuída à glicose)
>   - Outras situações de resistência insulínica (obesidade grave, acantose nigricante)
>   - História de doença cardiovascular
>
> 2. Na ausência dos critérios anteriores, testar a partir dos 45 anos de idade
> 3. Se os resultados forem normais, testar a cada três anos. Se os resultados indicarem pré-diabetes, testar anualmente
>
> IMC, índice de massa corporal; DM, diabetes melito; HDL, lipoproteína de alta densidade (do inglês *high-density lipoprotein*).
> Fonte: Adaptado de American Diabetes Association.[2]

mente no quadro. O paciente com DM2 apresenta um quadro clínico mais silencioso e, algumas vezes, pode vir a ser diagnosticado já pelos sintomas das complicações crônicas, como cegueira e uremia. Cerca de 80% dos pacientes com DM2 apresenta o quadro de síndrome metabólica, a qual é definida pela presença de dois ou mais dos seguintes critérios: medida da cintura alterada (homens com cintura acima de 94 cm e mulheres acima de 80 cm), triglicerídeos ≥ 150 mg/dL, HDL baixo (< 40 mg/dL em homens e < 50 mg/dL em mulheres), pressão arterial sistólica (PAS) ≥ 130 mmHg ou pressão arterial diastólica (PAD) ≥ 85 mmHg (ou uso de anti-hipertensivos) e glicemia ≥ 100 mg/dL.

Por vezes, alguns pacientes podem não ser claramente classificados com DM1 ou DM2. Pacientes com DM2 podem apresentar-se com cetoacidose, especialmente na vigência de outra comorbidade, e pacientes com DM1 podem ter início tardio e progressão insidiosa. Em casos de dúvida, pode ser realizada a medida da reserva pancreática de insulina por meio da dosagem de peptídeo-C (níveis < 0,9 ng/mL indicam DM1 e acima desse valor sugerem DM2). Os anticorpos anti-insulina, anti-ilhotas e antiGAD (descarboxilase do ácido glutâmico, do inglês *glutamic acid decarboxylase*) estão presentes no DM1, espelhando a autoimunidade. A positividade dos anticorpos prediz a necessidade de insulina, e sua solicitação está indicada nos casos de dúvida diagnóstica, que ocorrem especialmente quando a instalação do quadro de DM ocorre após os 30 anos de idade. O antiGAD tem seu melhor desempenho nos indivíduos com início da doença acima dos 20 anos de idade e é o mais duradouro (até 10 a 15 anos de doença), sendo o anticorpo de escolha para o diagnóstico de LADA.

Na categoria de "outros tipos específicos", na subclassificação de defeitos genéticos da célula β, tem-se o tipo MODY (do inglês *maturity onset diabetes of the young*), que representa um tipo monogênico de DM, com padrão de herança autossômico dominante. Acomete indivíduos abaixo dos 25 anos e caracteriza-se por defeito genético na secreção de insulina, havendo heterogeneidade nos seis subtipos de MODY já descritos, cada um com peculiaridades quanto à gravidade da hiperglicemia e à presença das complicações do DM. Outro subtipo nessa categoria é o MIDD (do inglês *maternally inherited diabetes and deafness*), caracterizado pela presença de mutação

> **QUADRO 1.2**
> **Classificação etiológica do diabetes melito**
>
> **I. DM1 (5–10%)**
>
> (Destruição das células β, em geral, levando à deficiência completa de insulina)
>
> A. Imune
> B. Idiopática
>
> **II. DM2 (90–95%)**
>
> (Graus variados de diminuição de secreção de insulina e resistência à insulina)
>
> **III. OUTROS TIPOS ESPECÍFICOS**
>
> - **Defeitos genéticos da função da célula β** – MODY, MIDD
> - **Defeitos genéticos da ação da insulina** – Resistência à insulina tipo A, leprechaunismo, síndrome de Rabson-Mendenhall, DM lipoatrófico
> - **Doenças do pâncreas exócrino** – Pancreatite, pancreatectomia ou trauma, neoplasia, fibrose cística
> - **Endocrinopatias** – Acromegalia, síndrome de Cushing, glucagonoma, feocromocitoma, acromegalia, aldosteronoma
> - **Indução por drogas ou produtos químicos** – Corticoides, hormônio tireoideano, agonistas β-adrenérgicos, tiazídicos, interferon-α
> - **Infecções** – Rubéola congênita, CMV
> - **Formas incomuns de diabetes imunomediado**: Síndrome de Stiffman, anticorpo antirreceptor de insulina
>
> **IV. DIABETES GESTACIONAL**
>
> DM, diabetes melito; CMV, citomegalovírus.

no DNA mitocondrial, que provoca diminuição da secreção de insulina pelo pâncreas. É caracterizado por herança materna e presença de surdez. Os demais subtipos estão listados no Quadro 1.2.

Duas categorias de risco aumentado constituem o pré-diabetes: glicemia de jejum alterada e a tolerância diminuída à glicose.

Diagnóstico

O diagnóstico de DM pode ser feito com os procedimentos listados a seguir e, na ausência de sintomas, deve ser sempre confirmado:

- Glicose plasmática de jejum (8 horas);
- Teste oral de tolerância à glicose (TOTG): glicose em jejum e 2 h após ingerir 75 g de glicose;
- Glicose plasmática casual;
- Hemoglobina glicada (HbA1c) por meio de método certificado e calibrado pelo DCCT (*Diabetes Control and Complications Trial*).

Na Tabela 1.1, são apresentados os valores empregados para o diagnóstico do diabetes com os diferentes procedimentos.

Os testes para diagnóstico de DM devem ser repetidos para descartar erro laboratorial, exceto se o diagnóstico é inequívoco clinicamente, como na presença de crise hiperglicêmica ou na presença de sintomas clássicos e uma glicemia casual ≥ 200 mg/dL. É preferível que o mesmo teste seja repetido para confirmação. Se dois testes diferentes forem realizados, e os resultados forem discordantes, recomenda-se repetir o teste alterado, sendo feito o diagnóstico com base no teste confirmado.

O TOTG-75 g deve ser feito de forma padronizada (Quadro 1.3) e deve ser indicado sempre que valores intermediários de glicemia forem encon-

TABELA 1.1 Diagnóstico do diabetes melito e do pré-diabetes (glicose plasmática, mg/dL)

Categoria	Jejum*	TOTG 75 g – 2 h*	Casual	HbA1c*
Glicemia de jejum alterada	≥ 100 e < 126	–	–	5,7–6,4%
Tolerância diminuída à glicose	–	≥ 140 e < 200	–	5,7–6,4%
DM	≥ 126	≥ 200	≥ 200 com sintomas	≥ 6,5%

* Na ausência de hiperglicemia inequívoca, o resultado deve ser confirmado repetindo o teste.
DM, diabetes melito; TOTG, teste oral de tolerância à glicose.

trados (glicemia jejum ≥ 100 e < 126 mg/dL) ou ocorrência de valores inferiores a 100 mg/dL na presença de dois ou mais fatores de risco (Quadro 1.1) para o diabetes nos indivíduos ≥ 45 anos.

Em 2010, a dosagem da HbA1c, que reflete o nível de controle glicêmico dos últimos 2 a 3 meses e que é, portanto, recomendada no acompanhamento do tratamento do paciente, teve seu uso também indicado pela American Diabetes Association (ADA) para definir o diagnóstico de DM. As restrições para seu uso com esse fim baseiam-se na falta de padronização do método, sendo indicado o emprego de método certificado e calibrado pelo DCCT. O ponto de corte sugerido é o valor de 6,5%, que se associa com incidência aumentada de retinopatia.

Situações especiais

CRIANÇAS: Para o diagnóstico do diabetes em crianças que não apresentam um quadro característico de cetoacidose diabética, são adotados os mesmos procedimentos e pontos de corte da glicemia empregados para os adultos. Quando houver a indicação de um TOTG, utiliza-se 1,75 g/kg de peso de glicose (máximo 75 g). A indicação para rastrear o diagnóstico em crianças é a presença de sobrepeso (IMC acima do percentil 85 ou peso acima de 120% do ideal para altura), aliada a pelo menos dois fatores de risco adicionais, como história familiar, etnia de risco, outros sinais de resistência insulínica ou história de DM na sua gestação. A avaliação deve iniciar aos 10 anos de idade ou na puberdade (se esta for antes dos 10 anos), devendo ser repetida a cada três anos.

GESTANTES: Todas as gestantes devem ser avaliadas com a glicemia de jejum no primeiro trimestre da gestação, com a finalidade de detectar o diabetes pré-gestacional (diabetes na gestação, conforme nomenclatura da Organização Mundial da Saúde [OMS]). O diagnóstico deve ser feito com o critério empregado para adultos não gestantes (glicemia de jejum ≥ 126 mg/dL). As gestantes com glicemia entre 92 mg/dL e 125 mg/dL recebem o diagnóstico de diabetes gestacional. Uma glice-

---

QUADRO 1.3

Padronização do teste oral de tolerância à glicose-75 g

- Alimentação com ao menos 150 g de carboidratos nos três dias que antecedem o teste
- Atividade física habitual
- No dia do teste, observar jejum de 8 h (ingestão de água é permitida)
- Não fumar ou caminhar durante o teste
- Medicações e intercorrências que podem alterar o teste devem ser cuidadosamente anotadas
- Ingerir 75 g de glicose anidra (~ 82,5 g de glicose monoidratada dissolvidas em 250–300 mL de água, em, no máximo, 5 minutos)
- Coletar o sangue em tubos fluoretados e mantê-los resfriados (4 °C) até a centrifugação, que deve ser feita rapidamente

mia de jejum abaixo de 92 mg/dL exclui o diagnóstico nesse momento, e as gestantes deverão ser reavaliadas no segundo trimestre com o TOTG 75 g.

No segundo trimestre, o TOTG é interpretado com os pontos de corte apresentados na Tabela 1.2, critério referendado pela maior parte das entidades oficiais (Sociedade Brasileira de Diabetes [SBD]; Organização Mundial da Saúde [OMS]; International Association of Diabetes and Pregnancy Study Groups [IADPSG]; American Diabetes Association [ADA]), sendo um ponto de corte alterado suficiente para o diagnóstico do diabetes gestacional.

TABELA 1.2 Pontos de corte para o teste oral de tolerância à glicose na gestação

Recomendação	Jejum	1 h	2 h	Pontos
SBD/OMS/IADPSG/ADA	92	180	153	≥ 1

Referências

1. Bulletin International Diabetes Federation. 2014 [capturado em 26 jan 2015]. Disponível em: http://www.diabetes.org.br/images/pdf/atlas-idf-2014.pdf
2. American Diabetes Association. Position Statement. Standards of medical care in diabetes. Diabetes Care. 2015;38 Suppl 1:S4-S16.

Leituras sugeridas

Maraschin JF, Murussi N, Witter V, Silveiro SP. Classificação do diabetes melito. Arq Bras Cardiol. 2010;95(2):e40-6.

World Health Organization. Diagnostic criteria and classification of hyperglycaemia first detected in pregnancy. Geneva: WHO; 2013.

World Health Organization. Use of glycated haemoglobin (HbA1c) in the diagnosis of diabetes mellitus: abbreviated report of a WHO Consultation. 2011 [capturado em 3 mar 2015]. Disponível em: http://www.who.int/cardiovascular_diseases/report-hba1c_2011_edited.pdf

Doença renal do diabetes melito

Ariana Aguiar Soares
Themis Zelmanovitz
Andrea C. Bauer
Mirela Jobim de Azevedo
Sandra Pinho Silveiro

Definição e epidemiologia

A doença renal do diabetes (DRD) é uma complicação microvascular crônica que está associada a um importante aumento de mortalidade, principalmente relacionada à doença cardiovascular (DCV). A DRD é a principal causa de doença renal crônica (DRC) terminal em pacientes ingressando em programas de diálise em países desenvolvidos. No Brasil, no censo de diálise de 2012, a DRD era responsável por 28,5% dos pacientes em diálise.

Classicamente, a DRD era caracterizada em dois estágios, com base nos valores crescentes de albumina urinária: microalbuminúria e macroalbuminúria. Atualmente, devido ao risco conferido pelos níveis aumentados da albuminúria, define-se a DRD pela presença de aumento da albumina urinária – amostra de urina apresentando ≥ 14 mg/L de albumina ou ≥ 30 mg de albumina/g de creatinina (Cr). Mesmo dentro da faixa de normalidade, tem sido demonstrado que existe um *continuum* de risco renal e cardiovascular associado a valores crescentes de albuminúria.

Apesar da medida da albumina urinária ser o marco para o diagnóstico da DRD, uma proporção significativa dos pacientes (~30%) apresenta redução da taxa de filtração glomerular (TFG) na presença de valores normais de albuminúria. Dessa forma, é recomendada também a realização da estimativa da TFG por meio de fórmulas específicas como parâmetro complementar (Tabela 2.1).

TABELA 2.1 Estágios da doença renal crônica de acordo com a taxa de filtração glomerular

Estágio	Descrição	TFG (mL/min/1,73 m^2)
1	Dano renal* com TFG N ou ↑	90
2	Dano renal* com TFG levemente ↓	60–89
3a	TFG leve a moderadamente ↓	45–59
3b	TFG moderada a gravemente ↓	30–44
4	TFG gravemente ↓	15–29
5	DRC terminal	< 15 ou diálise

*Dano renal é definido por aumento da excreção de albumina em amostra de urina ≥ 14 mg/L ou ≥ 30 mg de albumina/g de Cr.
TFG, taxa de filtração glomerular; DRC, doença renal crônica; Cr, creatinina.

Rastreamento e diagnóstico

O rastreamento da DRD deve ser realizado por ocasião do diagnóstico do diabetes melito (DM) nos pacientes com DM tipo 2 (DM2), já que esses indivíduos podem ter DM há algum tempo de forma silenciosa. Para os pacientes com DM tipo 1 (DM1), recomenda-se que o rastreamento seja realizado a partir do quinto ano do diagnóstico de DM ou mais cedo, se o DM é cronicamente descompensado, ou se o paciente está na adolescência. De qualquer forma, se a albuminúria for normal, o rastreamento deve ser repetido anualmente.

O primeiro passo no rastreamento é a medida de albumina em amostra isolada de urina. Os resultados da albuminúria em amostra isolada podem ser expressos como concentração de albumina (mg/L) ou como índice albumina/creatinina (mg/g). Embora os resultados da albuminúria expressos como concentração possam ser influenciados pela diluição da urina, a medida isolada da concentração é acurada e mais barata do que o índice albumina/creatinina. Todo teste de albuminúria anormal deve ser confirmado em duas de três amostras coletadas em um intervalo de 3 a 6 meses devido à variabilidade diária desta medida. O rastreamento não deve ser realizado na presença de condições que possam aumentar a albumina urinária, como hematúria, doença aguda ou febre, exercício físico vigoroso, mau controle glicêmico, hipertensão arterial sistêmica (HAS) não controlada e insuficiência cardíaca (IC) descompensada. A presença de infecção urinária não afeta os resultados.

Nas situações em que a medida da albumina urinária não é disponível, a medição quantitativa de proteínas totais em amostra casual de urina pode ser realizada. Concentração de proteínas ≥ 430 mg/L corresponde a valores ≥ 500 mg/24 h, sendo diagnóstico de proteinúria estabelecida.

A TFG pode ser medida por técnicas específicas, como depuração de inulina, ^{51}Cr-EDTA, ^{125}I-iotalamato ou ioexol. No entanto, devido à complexidade desses testes, na prática clínica, a TFG pode ser estimada por equações que levam em consideração a concentração de creatinina sérica e variáveis como idade, sexo e etnia. A fórmula recomendada é a da Chronic Kidney Disease – Epidemiology Collaboration (CKD-EPI) é:

TFG (mL/min/1,73 m²) = 141 × min (Cr/k, 1)^a × Máx (Cr/k, 1)$^{-1,209}$ × 0,993^{idade} [× 1,018 se mulher] [× 1,159 se negro],

em que Cr é a creatinina sérica (mg/dL), k é 0,7 para mulheres e 0,9 para homens, a é - 0,329 para mulheres e - 0,411 para homens, min é o mínimo de Cr/k ou 1, e máx é o máximo de Cr/k ou 1. No entanto, no DM, há uma tendência a subestimar a TFG com o uso dessa equação. A fórmula de Cockcroft-Gault:

depuração de Cr (mL/min) = [140 – idade (anos)] × peso (kg) / [72 × Cr sérica (mg/dL)] × 0,85 (se mulher)

é menos precisa, tendendo à superestimativa da TFG. Os valores de referência da TFG para indivíduos de até 45 anos são de 80 a 150 mL/min/1,73 m², e para indivíduos acima de 45 anos, 70 a 130 mL/min/1,73 m². Recentemente, tem sido também recomendado o uso de equações que empregam a cistatina C – um marcador endógeno alternativo da TFG. As diretrizes de nefrologia recomendam o emprego da equação com cistatina C se a equação baseada na creatinina apresentar-se no limite da normalidade, no valor de 45 a 60 mL/min, para checar a presença de doença renal. Calculadoras estão disponíveis *online* com as diferentes equações.[1]

Os pacientes devem ser encaminhados ao nefrologista para avaliação e tratamento conjunto com o endocrinologista quando a TFG chegar a 30 mL/min/1,73 m².

Diagnóstico diferencial

O diagnóstico diferencial da DRD é, em geral, feito com base na anamnese, no exame físico, na avaliação laboratorial e nos exames de imagem renal. A presença simultânea de retinopatia diabética reforça o diagnóstico da DRD. Entretanto, ela pode estar ausente em cerca de um terço dos pacientes com DRD.

A presença de sintomas ao urinar sugere distúrbios do trato urinário, como obstrução, infecção e cálculos. *Rash* cutâneo e artrite podem indicar lúpus eritematoso sistêmico (LES) ou crioglobulinemia. Fatores de risco para doenças de transmissão parenteral podem sugerir a presença de doença renal associada a vírus da imunodeficiência humana, hepatite B ou C. História de proteinúria e/ou hipertensão durante a infância ou gestação sugere a presença de outras glomerulopatias. A história familiar de doença renal pode indicar também a presença de rins policísticos ou de outras doenças genéticas, como a síndrome de Alport.

A presença de TFG diminuída sem proteinúria concomitante pode estar associada a situações clínicas que devem ser afastadas, como doença renovascular e doença tubulointersticial secundária a medicações.

O critério para realização de biópsia renal não está bem estabelecido, mas a biópsia tem sido indicada para pacientes com DM1 com proteinúria e curta duração de DM e/ou rápido declínio da TFG, especialmente na ausência de retinopatia diabética. Nos pacientes com DM2, os critérios são menos claros, já que podem haver lesões renais não relacionadas ao DM.

Comorbidades associadas

A presença de retinopatia diabética deve ser investigada, uma vez que essa complicação crônica é frequente e pode ser útil no diagnóstico diferencial da DRD. Outras complicações do DM, como neuropatia periférica e autonômica, devem ser também avaliadas, já que são mais frequentes nos pacientes com DRD e estão associadas a aumento de morbimortalidade.

Os pacientes com DRD devem ser avaliados para a presença de cardiopatia isquêmica, sendo que a avaliação deve incluir anamnese dirigida.

Outras complicações ateroscleróticas, como doença carotídea, doença arterial periférica e estenose da artéria renal, também devem ser avaliadas. Radiocontrastes usados para a realização de angiografia podem causar insuficiência renal em até 35% dos pacientes com DM, e essa complicação pode ser prevenida por hidratação prévia adequada e uso de contraste isosmolar.

Estenose crítica da artéria renal (> 70%) pode acometer DM2 hipertensos, estando associada à HAS e à insuficiência renal (nefropatia isquêmica). Sua presença é sugerida por: aumento de Cr sérica superior a 50% após o uso de inibidores da enzima conversora da angiotensina (IECA) ou bloqueadores do receptor de angiotensina (BRA); pela redução da função renal com proteinúria mínima ou ausente; pela ausência de retinopatia ou presença de retinopatia diabética mínima e doença macrovascular em outros sítios (coronárias, carótidas, artérias periféricas); sopros vasculares e rins com redução de tamanho e assimétricos à ultrassonografia (US). A ressonância magnética (RM) com angiografia é o método de escolha para rastrear estenose de artéria renal em pacientes com DM.

Tratamento

As principais estratégias de tratamento pré-diálise da DRD estão descritas na Tabela 2.2.

TABELA 2.2 Estratégias do tratamento em pacientes com doença renal do diabetes

Intervenção	Descrição
Medicamentos que atuam no SRAA*	• IECA • Bloqueadores do receptor AT1 da angiotensina II • Antagonistas dos receptores da aldosterona • Inibidores diretos da renina
Controle pressórico	• Uso de diuréticos (furosemida se TFG < 30 mL/min), antagonistas do cálcio e/ou β-bloqueadores e/ou vasodilatadores • Alvo: PA ≤ 140/80 mmHg ou ≤ 130/80 mmHg em situações especiais: jovem, risco elevado de AVE
Controle glicêmico	• Alvo: Hb glicada ~ 7% • Individualizar de acordo com a presença de comorbidades
Controle de lipídeos	Alvos: • LDL < 100 mg/dL • LDL < 70 mg/dL se houver DCV estabelecida • Triglicerídeos < 150 mg/dL • HDL > 40 mg/dL para homens e > 50 mg/dL para mulheres

*Evitar combinações entre agentes.
SRAA, sistema renina-angiotensina-aldosterona; TFG, taxa de filtração glomerular; PA, pressão arterial; AVE, acidente vascular encefálico; LDL, lipoproteína de baixa densidade; DCV, doença cardiovascular; IECA, inibidores da enzima conversora da angiotensina; HDL, lipoproteína de alta densidade.

Controle glicêmico intensificado

Os benefícios do controle metabólico sobre a prevenção primária da DRD são definitivos no DM1 e no DM2. Contudo, o papel do controle glicêmico intensificado sobre a progressão da DRD não está completamente esclarecido. Em pacientes com DM2 recém-diagnosticado, o United Kingdom Prospective Diabetes Study (UKPDS) não observou benefício em desfechos renais quando o tratamento intensivo da hiperglicemia foi comparado ao tratamento convencional.[2] Outros ensaios clínicos randomizados (Action to Control Cardiovascular Risk in Diabetes [ACCORD], Action in Diabetes and Vascular Disease [ADVANCE], Veterans Administration Diabetes Trial [VADT]) demonstraram que a obtenção de valores de HbA1c < 7% tem um pequeno efeito no retardo da progressão da albuminúria em pacientes com DM2, entretanto, sem evidência de proteção sobre a redução de TFG ou progressão para insuficiência renal. Uma recente metanálise demonstrou que um controle glicêmico estrito em pacientes com DM2 não reduz mortalidade ou complicações microvasculares, incluindo a DRD.[3] Além disso, um controle glicêmico intensificado aumenta em 30% o risco de hipoglicemia grave. Em estudo recente com paceintes com DM e TFG < 60 mL/min, valores de HbA1c > 9% e < 6,5% foram associados a uma maior mortalidade, mostrando uma curva em "U".

Em relação aos medicamentos orais utilizados para tratamento da hiperglicemia, o grau de função renal deve ser considerado na escolha do agente (Figura 2.1). Pacientes com TFG < 30 mL/min têm contraindicação para o uso da metformina devido ao risco de acidose láctica. As sulfonilureias e seus metabólitos, com exceção da gliclazida e glipizida, não devem ser utilizados, ou utilizados com muita cautela em pacientes com perda significativa de função renal. A repaglinida apresenta curta duração de ação e parece ser segura para uso em pacientes com diminuição da função renal. A acarbose, um inibidor da α-glicosidase intestinal, pode ser utilizada até valores de TFG 30 a 59 mL/min. As glitazonas, sendo atualmente a pioglitazona o representante disponível desta classe no mercado, podem ser alternativas no tratamento destes pacientes, por apresentar baixo risco de hipoglicemia e não necessitar de ajuste de dose na doença renal. Entretanto, potenciais efeitos colaterais devem ser levados em conta, como anemia, retenção hídrica com IC, ganho de peso, aumento de risco de fraturas. Entre os inibidores da DPP-4, ajustes nas doses de sitagliptina (dose-padrão 100 mg/dia) são recomendados de acordo com o estágios de DRC: 50 mg com TFG de 30 a 59 mL/min, e 25 mg nos estágios mais avançados. A vildagliptina não necessita de ajuste de dose em pacientes com perda leve a moderada da função renal (50 mg a cada 12 h), mas seu uso não é recomendado em pacientes com perda grave de função renal, isto é, TFG < 60 mL/min. A linagliptina não requer ajuste na presença de perda de função renal. Quanto aos análogos do peptídeo1 similar ao glucagon (GLP-1), a exenatida pode ser utilizada

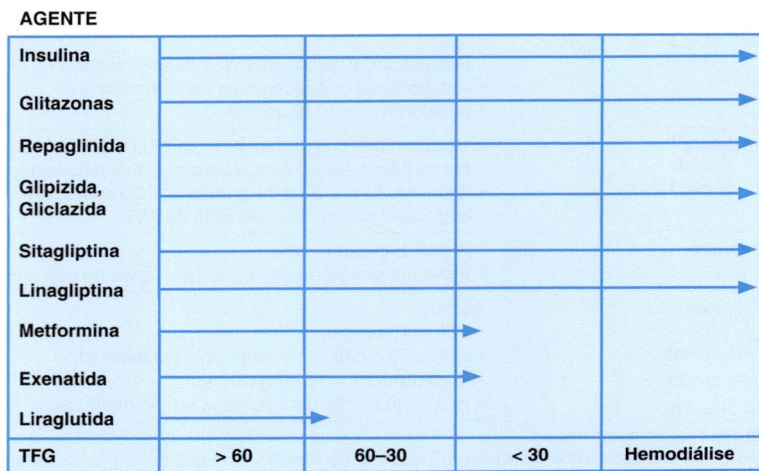

FIGURA 2.1 Uso de insulina e antidiabéticos de acordo com a taxa de filtração glomerular (TFG) em mL/min.

até valores de TFG de 30 a 59 mL/min, e a farmacocinética da liraglutida não sofre alteração com a perda de função renal; portanto, não são necessários ajustes na sua posologia.

Nas fases mais avançadas da DRD, a produção de insulina endógena é reduzida e, em geral, os pacientes com DM2 necessitam usar insulina para melhorar o controle glicêmico.

Controle intensivo da pressão arterial e bloqueio do sistema renina-angiotensina

O tratamento da hipertensão arterial sistêmica (HAS), independente do agente utilizado, apresenta efeito benéfico sobre a progressão da DRD. No entanto, os medicamentos que bloqueiam o sistema renina-angiotensina (SRAA) parecem ter efeito superior a outros anti-hipertensivos na redução da albuminúria, sendo este efeito independente da redução da pressão arterial (PA).

Tanto os IECA como os BRA, por meio de seus efeitos renoprotetores específicos, diminuem a progressão da macroalbuminúria para estágios mais avançados de DRD, assim como a progressão da microalbuminúria para macroalbuminúria.

Em pacientes com DM2, dois grandes ECRs (RENAAL e IDNT) avaliaram o efeito protetor do tratamento intensificado da HAS em pacientes com macroalbuminúria. Ambos incluíram pacientes com aumento de creatinina ou redução de TFG e avaliaram os efeitos dos BRA. Os dois estudos demonstraram uma redução significativa da albuminúria e do risco de duplicação da creatinina sérica, assim como menor incidência de insuficiência renal terminal, independente do controle pressórico. Em ambos os estudos, não foi observada redução no risco de morte. Quando estudados pacientes com DM2 em estágios mais precoces de DRD, também tem sido bem descrito o efeito da redução da PA, tanto com IECA como com BRA, sobre a diminuição da albuminúria. Uma metanálise composta de estudos com pacientes com DM1 e DM2 demonstrou que o bloqueio do SRAA, independente do medicamento utilizado, reduziu a albuminúria de pacientes normo e microalbuminúricos, porém não modificou a mortalidade e a TFG. Em conclusão, os medicamentos que atuam no SRAA têm mais efeitos nefroprotetores, em especial sobre a progressão para macroalbuminúria e insuficiência renal terminal.

Atualmente, o uso de IECA ou BRA é recomendado para todos os pacientes micro ou macroalbuminúricos, independente de valores de PA.

Após o início dos bloqueadores do SRAA, pode ocorrer uma elevação da creatinina sérica de até 30% em relação aos valores iniciais. Nessa situação, o medicamento não deve ser suspenso, pois esse aumento é associado a uma preservação em longo prazo da função renal. Entretanto, elevações de creatinina sérica superiores a 30% devem levantar a suspeita de estenose de artéria renal. Ainda, a inibição do SRAA, especialmente com os IECA, pode aumentar os níveis de potássio sérico, principalmente na presença de insuficiência renal. Por essa razão, creatinina e potássio séricos devem ser avaliados mensalmente nos primeiros dois a três meses do início do uso de IECA ou BRA.

Finalmente, o uso combinado de IECA e BRA (duplo bloqueio do SRAA) associou-se com maior risco de hiperpotassemia e piora da função renal. Entre os medicamentos que atuam no SRAA, existem ainda os antagonistas dos receptores da aldosterona (espironolactona) e inibidores diretos da renina (alisquireno), cujo uso associado com BRA pode levar a maior redução da albuminúria do que o uso isolado desses medicamentos em pacientes com DM. No entanto, esta associação também foi relacionada a maior risco de hiperpotassemia e hipotensão, além de um maior risco de parada cardíaca. Portanto, não existe, até o momento, qualquer indicação para o uso combinado de medicamentos inibidores do SRAA.

Em relação ao alvo de PA para o paciente com DRD, a orientação atual é atingir valores ≤ 140/80 mmHg e, em situações especiais (paciente jovem sem comorbidades ou risco elevado de acidente vascular encefálico [AVE]), valores ≤ 130/80 mmHg. As recomendações gerais para os pacientes com DM e HAS são aplicáveis àqueles com DRD.

Para atingir os alvos recomendados de PA, são necessários 3 a 4 agentes anti-hipertensivos. O tratamento deve ser iniciado com um inibidor do SRAA. Os pacientes com pressão arterial sistólica (PAS) 20 mmHg e pressão arterial diastólica (PAD) 10 mmHg acima do alvo devem iniciar o tratamento com dois agentes anti-hipertensivos. Nesses casos, um IECA ou um BRA associado a diurético tiazídico em baixa dose (12,5-25 mg/dia) pode ser utilizado. Para aqueles pacientes com a TFG < 30 mL/min (creatinina sérica de 2,5-3 mg/dL), é indicado o uso de diurético de alça (furosemida). Na presença de efeitos colaterais dos IECA, como tosse, os BRA são uma excelente alternativa, sendo os agentes preferidos para os pacientes com DM2 com hipertrofia ventricular esquerda e/ou micro ou macroalbuminúria. Outros agentes anti-hipertensivos adicionais devem ser utilizados conforme a necessidade. Os bloqueadores do canal de cálcio otimizam a redução dos níveis de PA, mas não podem ser utilizados por pacientes com evento coronariano recente. Os β-bloqueadores são especialmente indicados para pacientes com cardiopatia isquêmica por reduzirem eventos cardiovasculares e mortalidade nos pacientes com frequência cardíaca (FC) > 84 batimentos por minuto. A combinação de β-bloqueadores e bloqueadores do canal de cálcio tipo não di-hidropiridínicos não deve ser utilizada, pois ambos os agentes apresentam efeito cronotrópico negativo.

Intervenção dietética

Devido à falta de evidências, não se restringe mais a ingestão proteica em pacientes com DRD.

O tipo ou origem da proteína parece ser importante no tratamento da DRD. Já foi demonstrado que uma dieta normoproteica com adição de soja texturizada foi capaz de reduzir a proteinúria quando comparada com uma dieta controle. No entanto, confirmação adicional é necessária.

Quanto ao conteúdo lipídico da dieta, os ácidos graxos poli-insaturados parecem ter um efeito protetor sobre a albuminúria, já que a substituição da carne vermelha pela carne de galinha, rica em ácidos graxos poli-insaturados, mostrou-se capaz de reduzir em curto prazo a albuminúria em pacientes com DM2 micro e macroalbuminúricos, semelhante ao efeito obtido com enalapril. Além disso, tanto os ácidos graxos poli-insaturados de origem vegetal como os de origem marinha parecem ter um efeito benéfico sobre a albuminúria, embora os dados ainda necessitem de confirmação.

Uma redução da ingestão de sódio da dieta (< 1,5 g/dia de sódio ou 3,75 g/dia de sal) faz parte das recomendações feitas pela ADA para pacientes com DM e HAS. A diminuição de sal na dieta potencializa os efeitos anti-hipertensivos dos medicamentos. Além disso, já foi demonstrado em pacientes com DRD um maior benefício de efeitos renais e cardiovasculares dos BRA quando associados a uma maior redução na ingestão de sal. A restrição de sal deve estar incluída em um padrão de dieta tipo *DASH (*elevado consumo de frutas, vegetais e produtos lácteos magros).

Suplementos nutricionais poderiam também ser úteis no tratamento da DRD. Alguns mostram efeitos controversos (ácidos graxos poli-insaturados n-3), efeitos benéficos (vitaminas C e E, zinco, magnésio e tiamina), ou efeitos deletérios (vitamina B_6 e B_{12}, associadas ao ácido fólico). No entanto, devido ao número limitado de pacientes estudados, à segurança em longo prazo e, em geral, ao curto tempo de duração dos estudos, não existem evidências suficientes que justifiquem a recomendação do seu uso no tratamento da DRD.

Em conclusão, dietas à base de carne de galinha ou à base de soja ou, ainda, dietas com intervenções múltiplas podem representar uma alternativa no manejo da DRD, porém são ainda necessários estudos com um maior número de pacientes por um período mais longo.

Dislipidemia

Nos pacientes com DRD, o uso de hipolipemiantes, em especial as estatinas, tem como objetivo principal a proteção para eventos cardiovasculares e um efeito benéfico potencial nos parâmetros de função renal. Nos pacientes com DRD, a lipoproteína de baixa densidade (LDL, do inglês *low-density lipoprotein*) colesterol deve ficar < 100 mg/dL, pois estes pacientes já são considerados em risco cardiovascular aumentado. Na presença de DCV, recomenda-se valores de LDL< 70 mg/dL, assim como para os pacientes com DM em geral. O alvo para triglicerídeos é um valor < 150 mg/dL, e para a lipoproteína de alta densidade (HDL, do inglês *high-density lipoprotein*), > 40 mg/dL para homens e > 50 mg/dL para mulheres, mas deve ser lembrado que o LDL é o principal objetivo de tratamento. Alguns estudos sugerem que, apesar de redução significativa observada nos valores do LDL, as intervenções visando à redução de eventos cardiovasculares devem ser anteriores à perda importante da função renal.

Anemia

A anemia tem sido considerada um fator de risco para a progressão da doença renal e pode estar presente nos pacientes com DRD mesmo antes de apresentarem perda significativa de função renal. Normalmente, apresenta-se como anemia normocítica e normocrômica, visto que o mecanismo fisiopatológico principal é a deficiência na produção renal de eritropoietina (EPO).

Estudos recentes que avaliaram o efeito da correção da anemia para valores elevados de hemoglobina (12,5-15 g/dL) sobre a função renal, desfechos cardiovasculares e morte não demonstraram benefício, havendo ainda aumento na incidência de AVE e hipertensão. No entanto, em pacientes pré-dialíticos com Hb < 10 g/dL, o uso de EPO pode ser indicado, dependendo das condições clínicas do paciente, para melhorar sintomas associados à anemia, como fadiga, e também para reduzir riscos de disfunção cardíaca associada à anemia. A dose recomendada nestes casos é de 50 a 100 U/Kg administrada 1x/semana. Geralmente, inicia-se com 10.000 U subcutâneo 1x/semana por 12 semanas. Reavaliações quinzenais ou mensais são necessárias. É importante avaliar outras causas possíveis de anemia e corrigir deficiências de ferro antes de iniciar terapia com EPO. Essas recomendações são indicadas para pacientes com DRC pré-dialítica independente da doença desencadeadora.

Em conclusão, não existem evidências que suportem o uso de agentes estimuladores da EPO, especificamente para a DRD além das indicações gerais para pacientes com DRC. Além disso, o nível ótimo de hemoglobina (Hb) nessa condição ainda não é conhecido.

Uso de vitamina D

Em pacientes com DRD, o uso de vitamina D com o objetivo de evitar a doença óssea associada à DRC tem como alvos os seguintes níveis de paratormônio (PTH): 35 a 70 pg/mL para TFG de 30 a 59 mL/min; PTH: 70 a 110 pg/mL para TFG de 15 a 29 mL/min e PTH: 150 a 300 pg/mL para pacientes em diálise ou TFG < 15 mL/min. Essas recomendações têm como objetivo evitar a doença óssea adinâmica decorrente de supressão excessiva do PTH. Nos pacientes com valores de PTH acima destes alvos, tem sido sugerida a medida de vitamina D sérica. Nos pacientes com deficiência de vitamina D, recomenda-se a reposição com 25(OH)vitamina D conforme o grau de deficiência (Tabela 2.3).

Nos pacientes com doença renal estágios 3 e 4 com níveis normais de vitamina D e PTH elevado, recomenda-se a associação de calcitriol na dose de 0,25 a 0,5 ug/dia. Alguns estudos observacionais e ensaios clínicos têm demonstrado que a vitamina D possa ter um efeito benéfico sobre a albuminúria, mas estes achados precisam ser confirmados.

Intervenção multifatorial

Os pacientes com albuminúria elevada frequentemente apresentam outros fatores de risco cardiovasculares associados. No estudo Steno-2, foram avaliados os efeitos de um tratamento intensificado multifatorial sobre mortalidade e complicações crônicas em pacientes com DM2. Os alvos eram valores de PA < 130/80 mmHg, níveis de colesterol total < 175 mg/dL, valores de triglicerídeos < 150 mg/dL e valores de HbA1c < 6,5%, associados a modificações no estilo de vida e uso de IECA ou BRA e ácido acetilsalicílico. No grupo submetido à intervenção multifatorial, ocorreu uma redução de 66% no risco de desenvolver macroalbuminúria e de 55% no risco de eventos cardiovasculares quando comparado ao grupo com tratamento convencional, com redução de mortalidade geral e cardiovascular e menor incidência de doença renal terminal. Estudos mais recentes reforçam estes achados, demonstrando que o efeito benéfico do tratamento multifatorial com alvos estritos possa de fato postergar a DRD.

Terapia renal substitutiva

Pacientes diabéticos em fase de doença renal grave (estágio 4), evoluindo para fase terminal (estágio 5), devem ser avaliados para métodos de substituição da função renal (diálise peritoneal [DP], hemodiálise [HD] ou transplante [Tx]). A escolha do método de terapia renal substitutiva (TRS) deve levar em conta as características individuais de cada paciente e suas comorbidades, situação social e cognitiva e aceitação do método. Não há nenhuma evidência consistente que direcione a decisão acerca de uma determinada técnica de TRS em relação à outra no paciente com DM. Algumas características próprias de cada técnica devem ser consideradas no momento de definir o tratamento de TRS.

Hemodiálise

O tratamento dialítico reverte parcialmente a resistência à insulina, fazendo com que, frequentemente, a necessidade de insulina exógena seja menor do que a usada anteriormente ao início da diálise. A meia-vida prolongada da insulina nesses pacientes também contribui para a possível redução da dose. Porém, em alguns pacientes, essa necessidade de insulina pode ser aumentada após o início da diálise, especialmente nos pacientes que apresentam sintomas urêmicos pronunciados antes do início da TRS, provavelmente relacionados à melhora da anorexia e inapetência, aumentando a ingestão alimentar.

A solução de diálise (dialisato) utilizada durante as sessões de hemodiálise comumente con-

TABELA 2.3 Suplementação de vitamina D na doença renal crônica nos estágios 2 a 4

Nível sérico de 25-vit D(ng/mL)	Grau de deficiência	Dose de 25-vit D (oral)	Duração (meses)	Controle do nível sérico de 25-vit D
< 5	Grave	50.000 UI/sem/12 sem. Após, 50.000 UI/mês	6 meses	Após 6 meses
5–15	Moderado	50.000 UI/sem/4 sem. Após, 50.000 UI/mês	6 meses	Após 6 meses
16–30	Insuficiente	2.000 UI/dia ou 50.000 UI/mês	6 meses	Após 6 meses

Obs: os níveis séricos de cálcio e fósforo devem ser monitorados a cada três meses.

tém glicose na concentração de 100 a 200 mg/mL. Esta é usada, entre outras razões, para facilitar a retirada do excesso de volume circulante devido ao seu efeito osmótico e para reduzir riscos de hipoglicemia e hipotensão transdiálise. Também permite manter o uso de insulina diária nos pacientes, com pequenos ajustes de doses.

O controle adequado da glicemia é de extrema importância no paciente diabético em diálise, visto que a hiperglicemia causa sede e aumento da ingestão hídrica, bem como um gradiente osmótico com passagem de água e potássio do meio intracelular para o meio extracelular, levando, assim, à congestão e à hipercalemia.

Diálise peritoneal

A diálise peritoneal (DP) pode ser uma boa opção terapêutica para pacientes diabéticos, especialmente para pacientes com função renal residual presente. Estudos demonstram que a sobrevida dos pacientes em DP é maior nos dois primeiros anos de tratamento quando comparada à hemodiálise, e esta vantagem é perdida após esse período.[4] O motivo sugerido para esta melhora está relacionado à preservação da função renal residual.

Pacientes com DCV significativa (IC, cardiopatia isquêmica ou vasculopatia periférica com dificuldade de acesso vascular) beneficiam-se do tratamento com DP, visto que, nesta modalidade, o excesso de volume circulante é removido de forma mais gradual e sustentada ao longo do dia, bem como é feita a correção do desequilíbrio eletrolítico, fazendo com que não ocorram flutuações rápidas no estado hemodinâmico.

O controle glicêmico pode ser um desafio considerando-se a grande quantidade de glicose e calorias a que o paciente é exposto (100-150 g de glicose/dia) por meio da solução de DP, levando, assim, à hiperglicemia e à obesidade. Orientação nutricional e terapia insulínica são de fundamental importância no controle metabólico desses pacientes. Uma alternativa recente é o uso de soluções de DP com icodextrina (agente osmótico sem glicose) que possibilita um controle metabólico mais adequado no paciente diabético.

Transplante renal

O DM apresenta desafios particulares no cenário dos transplantes tanto na avaliação pré-transplante como após. Esses desafios estão relacionados com a alta incidência de DCVs entre os pacientes diabéticos e com o aumento do risco de infecções bacterianas e fúngicas quando comparados a pacientes transplantados não diabéticos. Além disso, o controle glicêmico é muito mais difícil após o transplante, fato decorrente do efeito diabetogênico de algumas medicações imunossupressoras (corticoides e inibidores da calcineurina), tornando difícil a obtenção de níveis glicêmicos adequados para prevenir a recorrência de DRD no rim transplantado. O transplante renal parece ser a TRS preferencial para pacientes diabéticos, uma vez que resulta em maior sobrevida e qualidade de vida do que a terapia dialítica. O transplante renal preemptivo (antes de evoluir para DRC dialítica) com doador vivo relacionado seria a situação ideal.

Transplante de rim e pâncreas

Esta modalidade de transplante é indicada para pacientes com DM1 que apresentam difícil controle metabólico e insuficiência renal crônica em estágio 5. Pode ser dividida em dois tipos:

1. Transplante simultâneo de rim e pâncreas, sendo os dois órgãos provenientes de um doador falecido ou o rim proveniente de doador vivo e o pâncreas de doador falecido e;
2. Transplante de pâncreas depois do de rim, quando o paciente diabético tipo 1 recebe um rim de doador vivo ou falecido e, em razão do difícil controle glicêmico, recebe um pâncreas de doador falecido depois.

O transplante de pâncreas isolado também está previsto na legislação para pacientes com DM1 que apresentam grande instabilidade e labilidade glicêmica com elevado risco de mortalidade devido a hipoglicemias assintomáticas.

Da mesma forma, o transplante de ilhotas pancreáticas pode ser realizado conforme as três formas citadas anteriormente: transplante simultâneo de rim e ilhotas, transplante de ilhotas após transplante de rim e transplante de ilhotas isolado.

A Tabela 2.4 apresenta um resumo das recomendações para o manejo da doença renal do diabetes melito de acordo com o estágio da doença.

TABELA 2.4 Recomendações para manejo da doença renal do diabetes melito de acordo com o estágio

Estágio/ TFG (mL/min/1,73m^2)	Objetivos terapêuticos	Recomendações farmacológicas
1 – Dano renal* com TFG N ou ↑ / TFG: ≥ 90	• HbA1C: ~7% • PA: < 140/80 mmHg** • LDL: < 100 mg/dL	• IECA /BRA se microalbuminúria ≥ 14 mg/L
2 – Dano renal* com TFG levemente ↓ / TFG: 60–89	• HbA1C: ~7% • PA: < 140/80 mmHg** • LDL: < 100 mg/dL	• IECA /BRA para todos os pacientes
3a – TFG leve a moderadamente ↓ TFG: 45 a 59 **3b** – TFG moderadamente a gravemente ↓ TFG: 30 a 44	• Mesmos objetivos do estágio 1 • Encaminhar para nefrologista • Monitorar anemia • Monitorar hiperparatireoidismo secundário	• IECA /BRA para todos os pacientes • Suspender sulfonilureias, exceto glipizida, gliclazida, repaglinida, análogos GLP-1, inibidores da α-glicosidade (conforme TFG) • Reduzir dose de inibidores DPP-4 • EPO se Hb < 9 g/dL • Vit D se nível sérico < 30 ng/mL
4 – TFG gravemente ↓ TFG:15–29	• Mesmos objetivos do estágio 1 • Encaminhar para nefrologista: orientações sobre TRS, preparo de acesso para diálise, avaliação de doador para transplante • Tratamento da anemia • Tratamento do hiperparatireoidismo secundário	• IECA /BRA para todos os pacientes com monitorização do potássio sérico • Insulina para maioria dos pacientes • EPO se Hb < 9 g/dL
5 – DRC terminal/ < 15	Diálise ou transplante	

*Dano renal é definido pelo aumento da excreção de albumina em amostra de urina ≥ 14 mg/L ou ≥ 30 mg de albumina/g de Cr.
**A recomendação mais recente é de 140/90 mmHg.
N, normal; ↑, aumentada; ↓, diminuída; TRS, terapia renal substitutiva; DRC, doença renal crônica; IECA, inibidores da enzima conversora da angiotensina; BRA, bloqueador do receptor de angiotensina; TFG, taxa de filtração glomerular; LDL, lipoproteína de baixa densidade; EPO, eritropoetina; GLP-1, peptídeo 1 semelhante ao glucagon; Cr, creatinina.

Referências

1. National Kidney Foundation. c2015 [capturado em 18 jan 2015]. Disponível em: https://www.kidney.org/
2. Intensive blood-glucose control with sulphonylureas or insulin compared with conventional treatment and risk of complications in patients with type 2 diabetes (UKPDS 33). Lancet. 1998;352(9131):857-53.
3. Slinin Y, Ishani A, Rector T, Fitzgerald P, MacDonald R, Tacklind J, et al. Management of hyperglycemia, dyslipidemia, and albuminuria in patients with diabetes and CKD: a systematic review for a KDOQI clinical practice guideline. Am J Kidney Dis. 2012;60(5):747-69.
4. Molitch ME, Adler AI, Flyvbjerg A, Nelson RG, So WY, Wanner C, et al. Diabetic kidney disease: a clinical update from Kidney Disease: Improving Global Outcomes. Kidney Int. 2015;87(1):20-30.

 Leituras sugeridas

American Diabetes Association. Executive summary: standards of medical care in diabetes – 2015. Diabetes Care. 2015;38 Suppl 1:S1-2.

Berns JS. Erythropoietin for the anemia of chronic kidney disease among predialysis and peritoneal dialysis patients. UpToDate [Internet]. Philadelphia: WoltersKluwer Health; 2013 [capturado em 18 jan 2015]. Disponível em:
http://www.uptodate.com/contents/erythropoietin-for-the-anemia-of-chronic-kidney-disease-among-predialysis-and-peritoneal-dialysis-patients.

Evert AB, Boucher JL, Cypress M, Dunbar SA, Franz MJ, Mayer-Davis EJ, et al. Nutrition therapy recommendations for the management of adults with diabetes. Diabetes Care. 2014;37 Suppl 1:S120-43.

Gross JL, Azevedo MJ, Silveiro SP, Canani LH, Caramori ML, Zelmanovitz T. Diabetic nephropathy: diagnosis, prevention, and treatment. Diabetes Care. 2005;28(1):164-76.

Mello VD, Azevedo MJ, Zelmanovitz T, Gross JL. Papel da dieta como fator de risco e progressão da nefropatia diabética. Arq Bras Endocrinol Metabol. 2005;49(4):485-94.

National Kidney Foundation. KDIGO 2012 clinical practice guideline for the evaluation and management of chronic kidney disease. Kidney Int. 2013;3(1) [capturado em 18 jan 2015]. Disponível em: http://www.kdigo.org/clinical_practice_guidelines/pdf/CKD/KDIGO_2012_CKD_GL.pdf

Silveiro SP, Araujo GN, Ferreira MN, Souza FD, Yamaguchi HM, Camargo EG. Chronic Kidney Disease Epidemiology Collaboration (CKD-EPI) equation pronouncedly underestimates glomerular filtration rate in type 2 diabetes. Diabetes Care. 2011;34(11):2353-5.

Soares AA, Eyff TF, Campani RB, Ritter L, Camargo JL, Silveiro SP. Glomerular filtration rate measurement and prediction equations. Clin Chem Lab Med. 2009;47(9):1023-32.

Tuttle KR, Bakris GL, Bilous RW, Chiang JL, de Boer IH, Goldstein-Fuchs J, et al. Diabetic kidney disease: a report from an ADA Consensus Conference. Diabetes Care. 2014;37(10):2864-83.

Viana LV, Gross JL, Camargo JL, Zelmanovitz T, da Costa Rocha EP, Azevedo MJ. Prediction of cardiovascular events, diabetic nephropathy, and mortality by albumin concentration in a spot urine sample in patients with type 2 diabetes. J Diabetes Complications. 2012;26(5):407-12.

Wiseman AC. The role of kidney-pancreas transplantation in diabetic kidney disease. Curr Diab Rep. 2010;10(5):385-91.

Zelmanovitz T, Gross JL, Oliveira J, Paggi A, Tatsch M, Azevedo MJ. The receiver operating characteristics curve in the evaluation of a random urine specimen as a screening test for diabetic nephropathy. Diabetes Care. 1997;20(4):516-9.

Retinopatia diabética

Fernando Gerchman
Bárbara Borges Fortes
Tanara Weiss
Daniel Lavinsky

Definição e epidemiologia

A retinopatia diabética (RD) é uma complicação microvascular específica do diabetes melito (DM) que se desenvolve em 40% dos pacientes diabéticos. É a principal causa de novos casos de cegueira entre adultos de 20 a 74 anos.

Devido ao excessivo número de casos de DM tipo 2, este grupo é responsável por uma proporção substancial de pacientes com baixa capacidade de visão decorrente da RD, embora o DM tipo 1 esteja associado com complicações oculares mais frequentes e mais graves.

Em pacientes com DM tipo 1, a RD é geralmente encontrada após 3 a 5 anos de doença e raramente surge antes da puberdade. Em contrapartida, no DM tipo 2, a RD pode estar presente em até 37% no momento do diagnóstico. A presença de RD em qualquer grau está associada ao aumento de risco de mortalidade por todas as causas, sendo a principal, a cardiovascular.

Fatores de risco

O tempo de duração do DM representa o mais importante fator de risco para o desenvolvimento da RD, sendo que, após 20 anos de diagnóstico, esta complicação está presente em praticamente todos os pacientes com DM tipo 1 e em 50 a 80% dos pacientes com DM tipo 2. A retinopatia proliferativa, principal causa de ameaça à visão, está presente em aproximadamente 25% dos pacientes com DM tipo 1 15 anos após o diagnóstico, ao passo que, naqueles com DM tipo 2, a RD se desenvolve em 2% dos casos após cinco anos e 25% dos casos após 25 anos de desenvolvimento da doença.

Além do tempo de duração do DM, o grau de hiperglicemia tem relação direta com o desenvolvimento de RD. Após a RD estar presente, a duração do DM parece ser um fator menos importante do que a hiperglicemia na progressão de estágios precoces para estágios tardios da doença.

Em adição à hiperglicemia, vários outros fatores parecem aumentar o risco de RD (Quadro 3.1). Hipertensão arterial sistêmica (HAS), nefropatia e dislipidemia são importantes fatores de risco para a RD, sendo que a HAS é um fator de risco estabelecido para o edema macular. Foi demonstrado que o tratamento desses fatores de risco na tentativa de atingir as metas preconizadas para o seu controle reduz significativamente o desenvolvimento de RD.

A ocorrência de gestação, bem como a puberdade e a realização de cirurgia de catarata são condições que podem promover avanço das lesões de RD, devendo, portanto, ser realizado acompanhamento intensivo dos pacientes nessas situações. Na presença de RD não proliferativa grave ou proliferativa, a atividade física vigorosa, tanto aeróbica, quanto de resistência, acarreta risco de hemorragia vítrea ou descolamento de retina.

O uso de ácido acetilsalicílico não previne a RD, mas também não aumenta o risco de hemorragias. O efeito do tabagismo sobre o surgimento e a e progressão da RD é controverso.

Diagnóstico

Em pacientes com DM tipo 1, um exame oftalmológico completo deve ser realizado entre 3 e 5 anos após o diagnóstico do DM, não sendo necessário rastreamento antes dos 10 anos de idade. Exames

QUADRO 3.1
Fatores de risco para retinopatia diabética

Fatores de riscos e estabelecidos	Possíveis fatores de riscos
Duração do diabetes melito	Obesidade
Hiperglicemia crônica	Tabagismo
Hipertensão	Consumo moderado de álcool
Dislipidemia	Sedentarismo
Puberdade	
Gravidez (Gestação)	
Nefropatia	

subsequentes serão determinados pela presença e pela gravidade da RD no exame inicial, mas o mínimo recomendado é uma avaliação anual.

Pacientes com DM tipo 2 devem realizar a primeira avaliação oftalmológica no diagnóstico. Avaliações subsequentes também serão determinadas pela presença e pela gravidade da doença, com frequência mínima anual.

Mulheres com DM e com planos de engravidar devem realizar avaliação oftalmológica completa e cuidadosa no período pré-gestacional, sendo orientadas sobre o risco de desenvolvimento e/ou progressão da RD. Em gestantes com diagnóstico prévio de DM, recomenda-se a avaliação no primeiro trimestre com rigoroso monitoramento trimestral até um ano após o parto (Tabela 3.1). Esta recomendação não se aplica ao DM gestacional, visto que o risco de RD está associado à cronicidade da doença.

A presença de RD está fortemente associada à nefropatia diabética, sendo, portanto, recomendável a solicitação de albuminúria em indivíduos com retinopatia.

Manifestações clínicas

As alterações iniciais são microaneurismas e micro-hemorragias (Figura 3.1). O comprometimento capilar leva à alteração da permeabilidade vascular, à má perfusão tecidual, ao edema e à isquemia retiniana. Em resposta a essas alterações, a retina hipóxica e isquêmica passa a produzir fatores de estímulo à angiogênese na tentativa de revascularização tecidual, o que se traduz em anormalidades microvasculares intrarretinianas (IRMA, do inglês *intra retinal microvascular abnormalities*), "ensalsichamento" venoso e neovascularização da retina e do disco óptico. Devido à fragilidade dos neovasos formados, pode haver sangramento a partir da retina para a cavidade vítrea (Figura 3.2), o que altera a estrutura vítreo-retiniana acarretando opacificação, fibrose e, posteriormente, tração do vítreo sobre a retina (Figura 3.3).

A presença de edema macular é a principal causa de redução de acuidade visual e parece ser independente do estágio da RD, podendo estar presente sem qualquer outro sinal de retinopatia ou ausente em doença avançada (Figuras 3.4 A e B). O edema macular é diagnosticado pela angiografia fluoresceínica e é indicado naqueles pacientes que já apresentam algum grau de RD, ou se queixam de perda de visão incompatível com a avaliação da refração. A tomografia de coerência óptica (OCT, do inglês *optical coherence tomography*) está progressivamente substituindo a angiografia fluoresceínica para a detecção de edema macular, tendo em vista ser um teste mais rápido, não invasivo e mais detalhado, especialmente das

TABELA 3.1 Recomendações quanto à realização do exame oftalmológico de acordo com as diferentes formas de diabetes melito

Classificação	Primeiro Exame	Acompanhamento de Rotina
DM tipo 1	3–5 anos do diagnóstico, se idade > 10 anos	Anual
DM tipo 2	No diagnóstico do DM	Anual
DM gestacional	Antes da concepção	De acordo com achados do 1° trimestre

DM, diabetes melito.

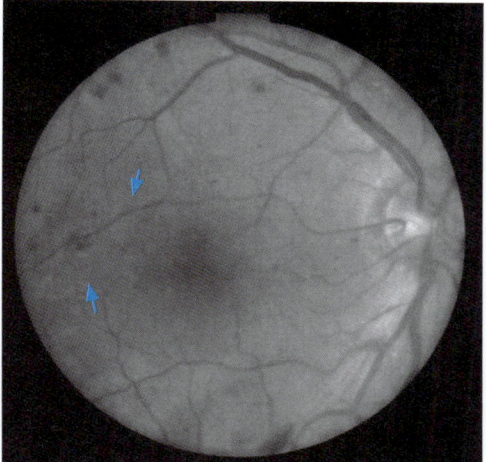

FIGURA 3.1 Retinopatia diabética não proliferativa inicial; microaneurismas e hemorragias.

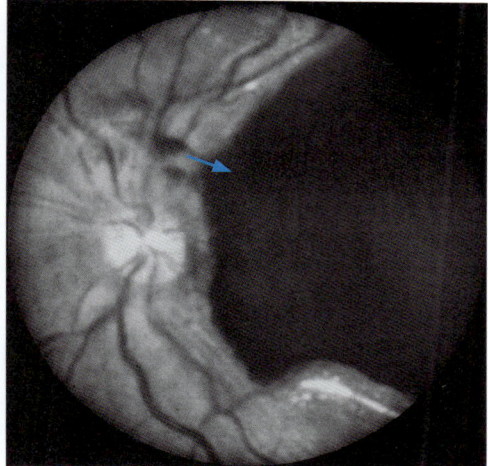

FIGURA 3.2 Retinopatia diabética proliferativa complicada por extensa hemorragia pré-retiniana.

áreas centrais da retina, além de poder ser utilizado para monitorar resposta ao tratamento.

A RD não está associada a queixas visuais nos estágios iniciais, sendo, então, fundamental o exame oftalmoscópico para avaliação, o que torna o exame de biomicroscopia de segmento anterior e fundoscopia sob midríase indispensáveis no acompanhamento do paciente com DM.

A RD é clinicamente dividida em dois estágios principais: RD não proliferativa (RDNP) e RD proliferativa (RDP) (Quadro 3.2).

Outros achados oftalmológicos que indicam progressão/gravidade da doença, mas que não interferem na classificação da RD são: exsudatos duros (depósitos lipídicos situados nos bordos do edema retiniano [Figura 3.5 e Quadro 3.3]) e exsudatos algodonosos (isquemia das células da camada de fibras nervosas).

As complicações que seguem a RDP e que causam piora importante da visão e prognóstico reservado são:

- **Hemorragia vítrea:** Sangramento dos neovasos em direção ao vítreo que pode ser pequeno e assintomático ou preencher toda a cavidade vítrea.
- **Descolamento tracional de retina:** Os neovasos e sangramentos repetidos estimulam o crescimento de tecido fibroso, que pode retrair e causar tração retiniana com posterior descolamento de retina.
- **Glaucoma neovascular**: O estímulo à neovascularização não ocorre somente em topografia retiniana, mas em todo o globo ocular, de forma que o segmento anterior também é afetado,

sendo frequente a observação de *rubeosis iridis* (neovasos de íris) em pacientes com RDP. Os neovasos em segmento anterior diminuem a drenagem do humor aquoso devido ao comprometimento da malha trabecular.

Tratamento

De acordo com a Academia Americana de Oftalmologia, 95% dos pacientes com RD significativa podem evitar a perda visual se diagnosticados e

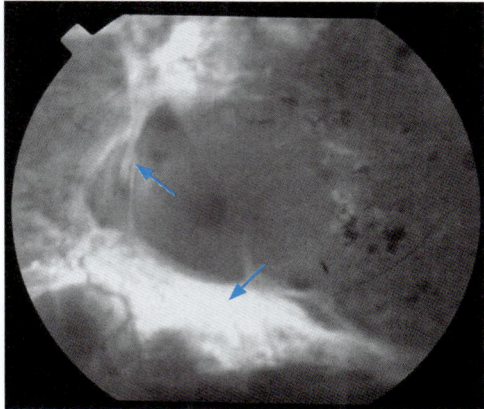

FIGURA 3.3 Retinopatia diabética proliferativa grave e final complicada por fibrose vítreo-retiniana e descolamento tracional localizado da retina nas arcadas vasculares temporais.

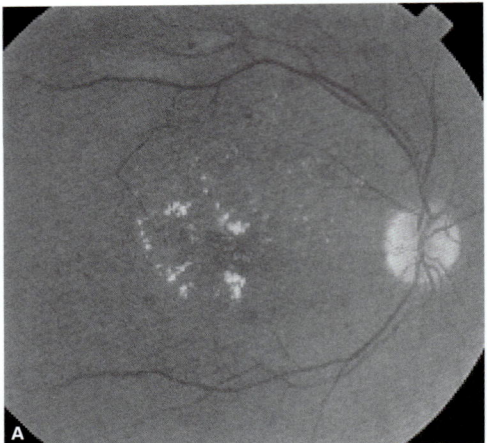 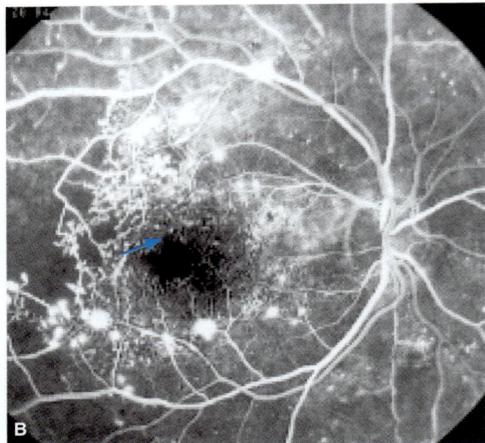

FIGURA 3.4 (A) Retinopatia diabética pré-proliferativa: oclusões vasculares, exsudação lipídica e edema macular. (B) Angiografia fluoresceínica mostrando dilatações capilares intrarretinianas e início de neovascularização.

tratados em tempo hábil. Com relação ao tratamento clínico do paciente com RD, o tratamento intensivo da hiperglicemia e dislipidemia reduziu a progressão da RD em pacientes com DM tipo 2. O mesmo não foi encontrado com o tratamento intensivo da hipertensão arterial sistêmica (HAS).

Dois são os principais tratamentos para a RD: fotocoagulação retiniana com o *laser* argônio e vitrectomia via *pars plana*.

Fotocoagulação com *laser* argônio

Atualmente, a fotocoagulação a *laser* para a RD é o tratamento de escolha, sendo eficaz no retardo da progressão da RD, reduzindo a perda da acuidade visual, apesar de, em geral, não restabelecer a visão previamente perdida (Quadro 3.4).

O procedimento consiste na fotocoagulação das áreas isquêmicas da retina, identificadas mediante exame oftalmológico, angiografia fluoresceínica e/ou OCT, com raio *laser* de comprimento de onda específico. O calor gerado pelo *laser* causa coagulação dos tecidos adjacentes. A fotocoagulação retiniana induz atrofia das zonas isquêmicas, reduzindo o estímulo destas para o crescimento de neovasos (Figuras 3.6 A e B). A fotocoagulação/*grid* macular no edema macular clinicamente significa-

---

QUADRO 3.2

Classificação internacional de gravidade da retinopatia diabética de acordo com os achados oftalmológicos

RDNP leve
Apenas microaneurismas. Anteriormente chamada de retinopatia de base ou *background*
RDNP moderada
Mais do que apenas microaneurismas, mas menos do que RDNP grave
RDNP grave
Sem sinais de RD proliferativa, com qualquer dos achados a seguir:
- Mais de 20 hemorragias intrarretinianas em cada um dos quatro quadrantes
- Ensalsichamento venoso em pelo menos dois quadrantes
- IRMAs em pelos menos um quadrante

RDP
Qualquer dos achados a seguir:
- Neovascularização
- Hemorragia vítrea ou pré-retiniana

RDNP, retinopatia diabética não proliferativa; RDP, retinopatia diabética proliferativa; IRMAs, anormalidades microvasculares intrarretinianas.

> **QUADRO 3.3**
> **Classificação Internacional de gravidade da maculopatia diabética: gravidade da doença de acordo com os achados oftalmológicos.**
>
> **Edema macular diabético leve**
> Espessamento da retina ou exsudatos duros no polo posterior, mas distante do centro da mácula
> **Edema macular diabético moderado**
> Espessamento da retina ou exsudatos duros próximos ao centro da mácula, mas não o envolvendo
> **Edema macular diabético grave**
> Espessamento da retina ou exsudatos duros envolvendo o centro da mácula

tivo atua na oclusão dos microaneurismas, diminuindo o extravasamento vascular.

O *Early Treatment Diabetic Retinopathy Study* (ETDRS) verificou não ser adequada a relação risco/benefício do tratamento com *laser* em pacientes com RD leve e moderada, devendo este procedimento ser utilizado na RDNP grave e nos pacientes com RDP, assim como a realização de fotocoagulação focal (*grid* macular) em pacientes com edema macular clinicamente significativo.[1] Nesse estudo, houve redução do risco para perda moderada de visão de 30 para 15% em três anos. Entretanto, o *laser* é ineficaz nos casos em que predomina a isquemia macular e não pode ser realizado se o vazamento está muito próximo da fóvea.

Vitrectomia

O hemovítreo pode se resolver espontaneamente com o tempo e não necessitar de tratamento se o eixo visual estiver livre. No entanto, se a hemorragia for maciça e de difícil absorção, a cirurgia de vitrectomia via *pars plana* é a escolha para restaurar a visão e completar o tratamento de fotocoagulação com *laser* argônio. O tratamento a *laser* pode ser realizado durante a cirurgia de vitrectomia mediante uso de *endolaser* e a panfotocoagulação completada em um único momento, bem como diatermia dos vasos com hemorragia ativa. A RD que evolui com tração e descolamento de retina também pode ser tratada por meio dessa cirurgia. Esses procedimentos não são contraindicados durante a gestação.

Novas opções terapêuticas

Injeção intravítrea de glicocorticoide

A injeção intravítrea de triancinolona é menos eficaz do que o tratamento com fotocoagulação para o tratamento de edema macular. Entretanto, quando utilizada em combinação com a fotocoagulação com *laser* tem sido associada à melhora sustentada da acuidade visual em alguns estudos, mas não em outros. Esse procedimento está associado ao desenvolvimento de catarata e glaucoma em pelo menos 40% dos pacientes. Ensaios clínicos maiores serão necessários para definir de maneira mais clara a sua indicação no manejo da RD.

Inibidores do fator de crescimento endotelial vascular (VEGF, do inglês *vascular endothelial growth factor*)

Ranibizumabe, pegaptanib e bevacizumabe são medicações antiangiogênicas que estão sendo empregadas no tratamento da RDP e no edema macular diabético. Em um ensaio clínico, o uso isolado de ranibizumabe foi superior ao tratamento com *laser* isolado na melhora da acuidade visual, mas não à combinação dos dois tratamentos após 6 me-

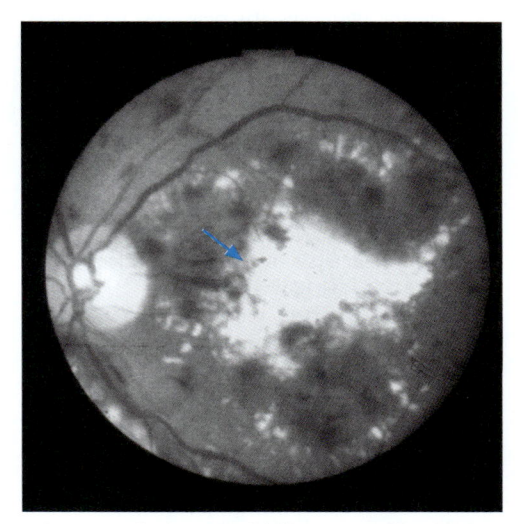

FIGURA 3.5 Retinopatia diabética não proliferativa fase final com maculopatia diabética exsudativa lipídica grave.

> **QUADRO 3.4**
> **Indicações de fotocoagulação**
>
> Edema macular diabético clinicamente significativo
> RDNP grave
> RDP
> Glaucoma neovascular
>
> RDP, retinopatia diabética proliferativa; RDNP, retinopatia diabética não proliferativa.

ses. Ensaios clínicos de longa duração esclarecerão o benefício em longo prazo dessa nova opção terapêutica. No tratamento da RDP, ensaios clínicos mostram um papel importante do bevacizumabe na regressão da neovascularização; porém, há uma importante recorrência após 16 semanas do tratamento. Quando utilizado em associação com a *laserterapia* potencializa o seu efeito e reduz a necessidade de novas aplicações. Não existem, entretanto, até o momento, estudos demonstrando que a sua utilização como monoterapia ou associado ao *laser* reduz a incidência de hemorragia vítrea e perda de acuidade visual e cegueira.

Referência

1. Sayin N, Kara N, Pekel G. Ocular complications of diabetes mellitus. World J Diabetes. 2015;6(1): 92-108.

Leituras sugeridas

ACCORD Study Group, ACCORD Eye Study Group, Chew EY, Ambrosius WT, Davis MD, Danis RP, et al. Effects of medical therapies on retinopathy progression in type 2 diabetes. N Engl J Med. 2010;363(3):233-44.

American Diabetes Association. Position Statement. Standards of medical care in diabetes: 2014. Diabetes Care. 2014;37 Suppl 1:S14-S80.

Antonetti DA, Klein R, Gardner TW. Diabetic retinopathy. N Engl J Med. 2012;366(13):1227-39.

Heng LZ, Comyn O, Peto T, Tadros K, Ng E, Sivaprasad S, et al. Diabetic retinopathy: pathogenesis, clinical grading, management and future developments. Diabet Med. 2013;30(6):640-50.

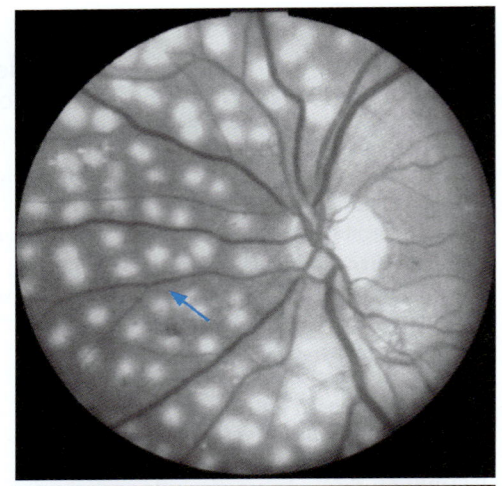

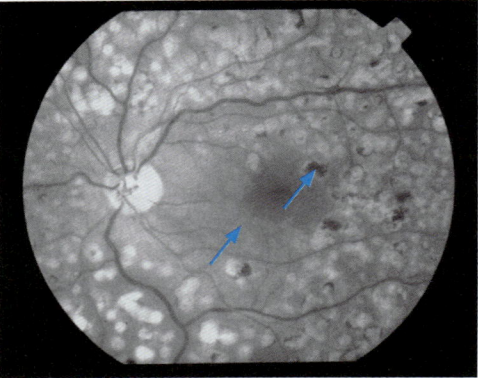

FIGURA 3.6 (A) Retinopatia diabética proliferativa fotocoagulada com *laser* argônio. Marcas de laser recentemente aplicadas. (B) Resultado da fotocoagulação mostrando cicatrização do *laser* na retina, ausência de hemorragias ou de exsudatos e região macular preservada.

Kramer CK, Rodrigues TC, Canani LH, Gross JL, Azevedo MJ. Diabetic retinopathy predicts all-cause mortality and cardiovascular events in both type 1 and 2 diabetes: meta-analysis of observational studies. Diabetes Care. 2011;34:1238-44.

Mohamed Q, Gillies MC, Wong TY. Management of diabetic retinopathy: a systematic review. JAMA. 2007;298(8):902-16.

As fotos deste capítulo foram gentilmente cedidas pelo Dr. João Borges Fortes Filho.

Neuropatia diabética

Fabíola Costenaro
Rogério Friedman
Ticiana C. Rodrigues
Sandra Pinho Silveiro

Definição e epidemiologia

A neuropatia diabética (ND) é definida como dano neurológico em pacientes com diabetes melito (DM) após exclusão de outras causas. Ela representa a complicação crônica mais prevalente, afetando 30 a 50% dos pacientes com DM.

O acometimento do sistema nervoso periférico pode ser focal ou difuso, sensório e/ou motor e também autonômico. O sistema nervoso central (SNC) também pode estar envolvido; assim, a ND pode ter diversas apresentações clínicas. Entretanto, até 80% dos casos manifestam-se como polineuropatia sensório-motora distal simétrica.

A polineuropatia diabética está associada a um importante comprometimento da qualidade de vida do paciente, seja pelo quadro de dor crônica, pelo prejuízo na qualidade do sono ou pelos riscos de amputação de extremidades. Em torno de 15% dos pacientes com ND desenvolvem úlceras nos pés, configurando a principal causa de amputação não traumática de membros inferiores.

A neuropatia autonômica (NA) cardiovascular está associada a aumento de 2 a 5 vezes na mortalidade, e quadros iniciais podem ter manifestações clínicas sutis.

O controle glicêmico intensivo e a prevenção do DM são as principais maneiras de evitar a ND. A ND identificada deve ser manejada objetivando-se o alívio/resolução do quadro álgico, a melhora da qualidade de vida do paciente e a prevenção de complicações graves.

Patogênese

A hiperglicemia é o principal fator envolvido na patogênese da ND; entretanto, outros fatores também contribuem.

A hiperglicemia crônica pode levar a dano celular de diversas maneiras, seja pelo aumento da produção de radicais livres ou pela formação de produtos de glicação avançada, ativando cascatas inflamatórias que culminam com dano e morte celular. Dessa forma, a maior duração do DM, a variabilidade glicêmica e o controle glicêmico insatisfatório estão associados a maior risco desta complicação.

No DM tipo 1 (DM1), há deficiência de insulina; no DM tipo 2 (DM2), resistência à insulina e/ou deficiência de insulina. O estado de insulinopenia relativa contribui para a patogênese da ND porque a insulina tem efeitos neurotróficos que influenciam o crescimento e a sobrevida dos neurônios. O impacto do controle glicêmico intensivo para prevenção e progressão da ND nos pacientes com DM1 é bem estabelecido. Dados do DCCT (Diabetes Control and Complications Trial)/EDIC (Epidemiology of Diabetes Interventions and Complications) mostram até 70% de redução de incidência de ND nos pacientes com controle glicêmico intensivo.

Nos pacientes com DM2, o impacto do controle glicêmico intensivo isolado para prevenção da

ND é menor e mais controverso, com proteção de 5 a 7% nos estudos mais recentes. Provavelmente, o menor impacto do controle glicêmico no DM2 deva-se ao maior tempo de exposição à hiperglicemia antes do diagnóstico e à importante associação de outros fatores de risco metabólicos, especialmente a dislipidemia.

A dislipidemia, por meio da produção de ácidos graxos livres e da modificação da lipoproteína de baixa densidade (LDL, do inglês *low density lipoprotein*), pode promover ativação de cascatas inflamatórias e liberação de citocinas capazes de promover dano e morte das células do sistema nervoso. Além disso, a idade, a variabilidade glicêmica e outros fatores, como hipertensão arterial sistêmica (HAS), obesidade e tabagismo, provavelmente também estão associados à ND.

Quadro clínico e classificação

Todos os pacientes com DM2 devem ser avaliados para a presença de ND e NA no momento do diagnóstico do DM. Pacientes com DM1 devem ser avaliados após cinco anos de diagnóstico da doença. As reavaliações devem ser anuais (ou mais frequentes, se necessário). Os pés devem ser examinados em toda a consulta médica, e todos os pacientes devem receber orientações em relação aos cuidados com os pés, como o uso de sapatos confortáveis, e, em casos de ND já estabelecida, de prevenção de ulceração.

A ND pode ser considerada clínica, quando estão presentes sinais e sintomas, ou assintomática, quando apenas os testes diagnósticos estão alterados. As manifestações da ND são amplas, podendo haver combinação de diferentes formas em um mesmo indivíduo (Figura 4.1). Aproximadamente 50% dos pacientes com ND são assintomáticos e, por esta razão, a busca ativa deve ser sempre realizada.

Polineuropatia sensório-motora distal

Esta é a forma mais frequente de ND. Os sintomas podem ser positivos (ardor, queimação, pontadas, cãibras, choques, dormência, alodínia ou hiperalgesia) ou negativos (sensação de pé frio, ou perda da sensibilidade). Frequentemente, pioram à noite e melhoram com atividade física, podendo ser transitórios.

Todas as fibras nervosas estão expostas aos fatores que podem trazer danos, em especial à glicotoxicidade. Quanto mais longo for o trajeto das fibras desde a raiz nervosa até a extremidade, mais precoce será o acometimento. Por isso, os mem-

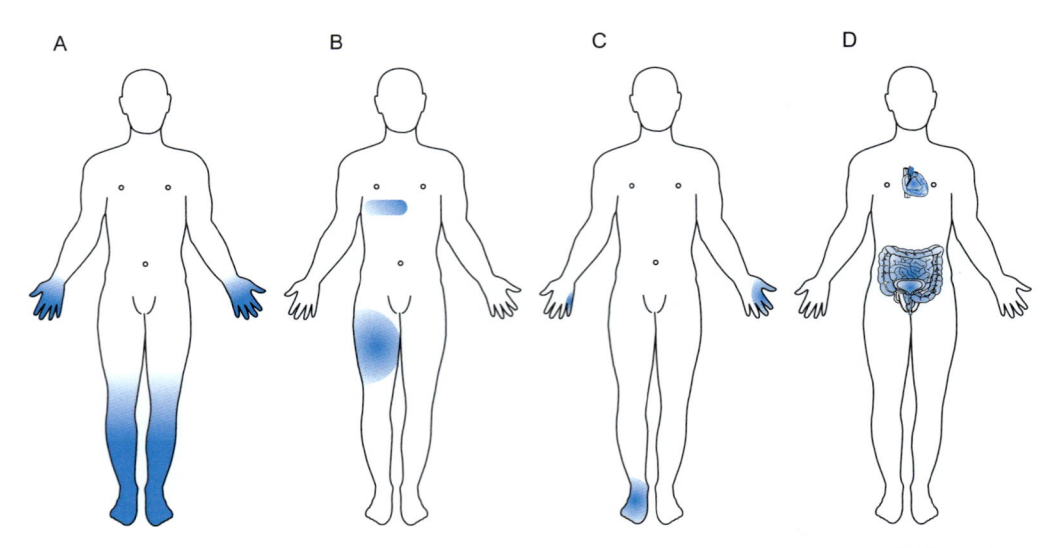

FIGURA 4.1 Manifestações clínicas da neuropatia diabética. (A) Polineuropatia sensório-motora. (B) Radiculopatia/plexopatia. (C) Mononeuropatia focal /mononeurite múltipla. (D) Neuropatia autonômica.
Fonte: Adaptada de Callaghan e colaboradores.[1]

bros inferiores costumam ser afetados mais precocemente do que os superiores, em um padrão clássico de distribuição em "botas e luvas".

As manifestações clínicas da ND podem estar associadas à descompensação aguda do DM e variabilidade glicêmica extrema ou estabelecer-se de forma crônica na evolução da doença.

Quando associada à mudança súbita dos níveis glicêmicos, seja por descompensação aguda, seja por melhora súbita da glicemia após instituição de terapia específica, as manifestações clínicas tendem a ter resolução espontânea depois de estabilizado o quadro metabólico.

Em longo prazo, as manifestações clínicas da ND costumam ter evolução lenta e piora progressiva até que haja destruição completa das fibras álgicas, quando então tanto pode se resolver o quadro de dor (instalando-se a hipoalgesia) quanto permanecer a dor, devido à memória cortical.

Inicialmente, costuma haver acometimento da sensibilidade dolorosa, tátil e térmica, refletindo o acometimento preferencial das fibras nervosas finas, desmielinizadas (fibras C) ou mielinizadas (Ad). Posteriormente, ocorre a perda da sensibilidade vibratória e da propriocepção (posicional), refletindo o acometimento das fibras nervosas mielinizadas grossas (fibras Ab). Entretanto, pode haver uma combinação de fibras acometidas com manifestação clínica variada. A força muscular será afetada apenas tardiamente.

Ao exame, devem ser avaliados no mínimo dois tipos de sensibilidade (tátil, térmica ou dolorosa e vibratória ou posicional), reflexos tendinosos e força muscular em ambos os membros inferiores. A forma de sensibilidade que será afetada em cada paciente é variável. Assim, o exame do paciente deve ser completo.

A seguir, será descrita a avaliação neurológica completa para investigação de ND em quatro passos:

1. O teste do monofilamento avalia a **sensibilidade tátil (protopática).** Deve ser aplicado na falange distal do hálux e nos 1º, 3º e 5º metatarsianos, utilizando-se um monofilamento de Semmes-Weinstein de 10 g, com o qual se realiza pressão para determinar a presença ou não de sensibilidade nos quatro pontos avaliados (Figura 4.2). Cada ponto deve ser avaliado duas vezes. O teste será considerado alterado quando o paciente não perceber o estímulo do monofilamento em um ou mais pontos, confirmados em ambas as determinações. Áreas de calosidade devem ser evitadas. **Este teste ser-**
ve para avaliar risco de ulceração, e sua normalidade não descarta a presença de outras formas de ND.

2. **A sensibilidade vibratória** é testada com um diapasão de 128 Hz. Após percuti-lo na própria mão, o examinador deve apoiar a extremidade distal do cabo do instrumento, firmemente, na cabeça do primeiro metatarsiano do paciente e, após, em outra proeminência óssea do paciente, como cotovelo ou mento, para que o paciente compare a percepção da intensidade de vibração entre os dois pontos. O teste é considerado alterado quando a percepção de intensidade de vibração nos membros inferiores é reduzida em relação às outras proeminências. Secundariamente, compara-se o tempo de percepção da vibração pelo paciente com o tempo de percepção pelo examinador enquanto segura o diapasão.

3. **O reflexo aquileu** deve ser testado com o paciente sentado. Considera-se alterada a ausência do reflexo de flexão plantar do pé quando percutido o tendão.

4. **A força muscular** dos grupos musculares fibular e tibial anterior é avaliada ao se solicitar ao paciente que caminhe, inicialmente, na ponta dos pés e, a seguir, apoiado apenas nos calcanhares. A fraqueza motora é característica de fases mais avançadas da doença. Em estudo envolvendo 80 pacientes com DM2, a limitação

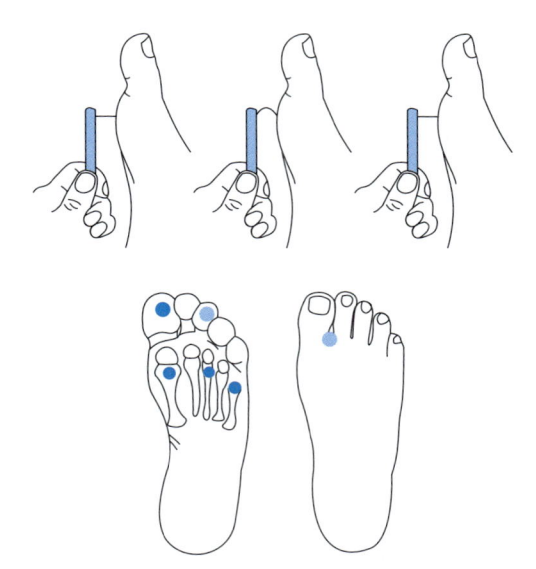

FIGURA 4.2 Monofilamento: áreas de avaliação.
Fonte: Adaptada de Boulton e colaboradores.[2]

em andar nos calcanhares apresentou baixa sensibilidade, mas valor preditivo positivo de 100% para ND. Ou seja, nos pacientes com este grau de disfunção motora, dispensam-se outras manobras diagnósticas.

Atrofia da musculatura interóssea dos pés, dedos "em martelo", sobreposição dos dedos (Figura 4.3) e o encurtamento do tendão de Aquiles (pés equinos), são manifestações da ND. Em casos avançados, com denervação sensória e proprioceptiva crônicas, o paciente pode desenvolver a artropatia de Charcot (Figura 4.3). Esta é caracterizada pela desestruturação articular e deformidade do pé, devido a lesões traumáticas repetitivas, secundárias à diminuição da sensibilidade e às mudanças das áreas de pressão dos pés. Estes pacientes têm risco particularmente alto de ulceração de repetição e eventual amputação.

Para auxiliar no diagnóstico e no seguimento dos pacientes em relação ao sintoma dor, pode-se utilizar uma Escala Visual Analógica de Dor (EVA) (Figura 4.4), tanto para avaliação da gravidade do sintoma, quanto para a resposta aos tratamentos propostos. Nas consultas, deve ser abordada a qualidade do sono do paciente e o impacto da dor nas suas atividades diárias.

Mononeuropatia focal e mononeuropatia multifocal (mononeurite múltipla)

É uma forma menos frequente de ND. Em geral, acomete os idosos. Apresenta-se com manifestações sensório-motoras na distribuição de um nervo craniano ou periférico. Seu início é agudo e doloroso, devido a um infarto vascular do fascículo neural. O processo é frequentemente autolimitado, com resolução do quadro entre 6 e 8 semanas. Quando dois ou mais sítios nervosos são acometidos, recebe a denominação de multifocal.

A mononeuropatia focal mais frequente é a do nervo mediano, levando a uma síndrome do túnel do carpo de rápida instalação. Outros nervos periféricos, como ulnar, radial, peroneal comum, femoral lateral cutâneo e, mais raramente, sural e isquiático, também podem estar acometidos. Os pares cranianos mais comumente envolvidos são III, IV, VI e VII. É importante a diferenciação da mononeuropatia com processo compressivo do trajeto neural, que surge de forma lenta e progressiva, com resolução apenas após intervenção específica para descompressão do trajeto neural.

O estudo eletrofisiológico será alterado apenas quando houver acometimento das grandes fibras mielinizadas. Portanto, para acometimento de pequenas fibras não mielinizadas, como fibras de dor e sensibilidade térmica, a eletroneuromiografia não será capaz de identificar o comprometimento neurológico. Este método diagnóstico deve ser reservado para situações em que o quadro clínico não é típico e se houver dúvidas quanto ao diagnóstico etiológico.

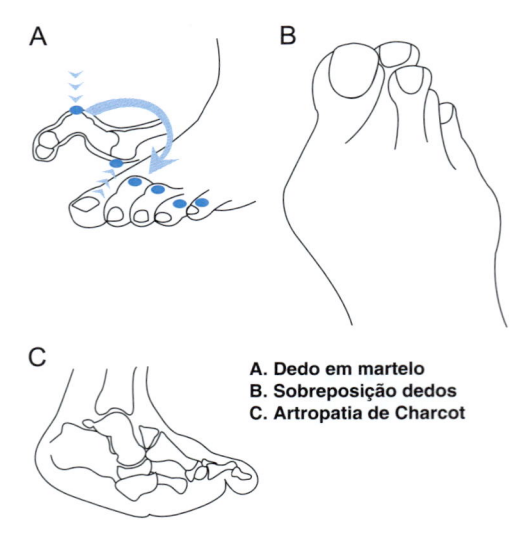

FIGURA 4.3 Exemplos de manifestações de deformidades nos pés por neuropatia diabética.

Fonte: Adaptada de Boulton e colaboradores.[2]

A. Dedo em martelo
B. Sobreposição dedos
C. Artropatia de Charcot

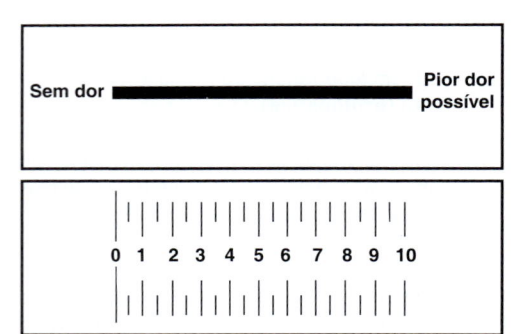

FIGURA 4.4 Escala visual analógica de dor, frente e verso.

Radiculopatia/Plexopatia

Inclui as neuropatias com acometimento de raiz ou plexo nervoso. A dor é intensa, podendo associar-se a paresias e plegias. Podem ser uni ou bilaterais. São mais comuns em idosos, acompanhadas de anorexia e perda de peso.

A **amiotrofia**, também chamada de neuropatia motora proximal, é decorrente do comprometimento plexo-radicular lombossacro. Caracteriza-se por dor abrupta ou gradual, intensa, nas coxas, nas nádegas e no quadril, com evolução para fraqueza proximal dos membros inferiores pela hipotrofia dos músculos do quadril. Comumente, inicia-se de forma unilateral, com evolução para ambos os lados do quadril. A manobra de Grower (dificuldade para se levantar da posição sentada) auxilia no diagnóstico. A percussão da musculatura pode evidenciar fasciculação muscular. A disfunção muscular costuma ter remissão espontânea dentro de 1 a 2 anos e, nos casos associados a componente autoimune ou vascular, terapêutica específica pode ser necessária.

Neuropatia autonômica

O sistema nervoso autonômico (SNA) é composto por fibras finas mielinizadas e não mielinizadas. A NA costuma desenvolver-se após alguns anos de DM; entretanto, pode ocorrer precocemente. A NA pode ser a única forma de ND afetando o paciente, o qual, muitas vezes, apresenta manifestações clínicas sutis (Quadro 4.1). A NA se associa com aumento de mortalidade, risco aumentado de queda (especialmente em idosos), risco de hipoglicemias assintomáticas e piora da qualidade de vida do paciente. Por isso, todo paciente com DM deve ser questionado sobre sintomas compatíveis com NA e ser submetido a exame físico para NA pelo menos anualmente. É importante descartar outras etiologias que justifiquem as manifestações clínicas da NA.

Para avaliação da **neuropatia cardiovascular**, testes mais elaborados, como variação da frequência cardíaca (FC) com respiração profunda, manobra de Valsava e mudança de decúbito, são realizados sob monitorização eletrocardiográfica (Quadro 4.2). Necessitam de instrumentação e treinamento apropriado para realização. Entretanto, testes simples, como a pesquisa de hipotensão postural e da variabilidade da FC com mudança de decúbito, podem ser realizados à beira do leito, sem a necessidade de monitorização eletrocardiográfica. Estes testes se baseiam no comprometimento da acomodação pressórica e da FC com a mudança de decúbito (do decúbito para o ortostatismo). A associação de hipotensão postural com ausência de taquicardia reflexa permite diferenciar neuropatia de hipovolemia ou efeito de medicamentos vasodilatadores. A presença de taquicardia em repouso, principalmente no sono (descartadas outras etiologias), também deve ser pesquisada como manifestação de NA.

Tanto a **hipoglicemia assintomática** quanto a **hipoglicemia grave** são mais comuns em pacientes com NA, provavelmente pelo prejuízo da liberação de adrenalina pelo SNA, a qual é um mecanismo de defesa e alerta contra a hipoglicemia.

A presença de resíduo gástrico em exame radiológico após 8 a 12 h de jejum, na ausência de obstrução do trato digestório, é diagnóstica de gastroparesia. A gastroparesia diabética pode piorar o controle glicêmico devido à imprevisibilidade de absorção dos nutrientes. A **alternância entre diarreia e constipação** também pode sugerir o diagnóstico, mas endoscopia digestiva alta e colonoscopia podem ser necessárias para excluir outras causas para os sintomas. A constipação constitui a complicação gastrointestinal (GI) mais comum, afetando aproximadamente 60% dos diabéticos. A **disfunção vesical** pode ser avaliada por meio de estudo urodinâmico e/ou ultrassonografia de bexiga, podendo se identificar dilatação do sistema urinário e resíduo pós-miccional acima de 150 mL. A avaliação **do reflexo pupilar à luz** pode identificar diminuição da adaptação do diâmetro pupilar ao escuro (que pode ser causa de quedas, especialmente em idosos).

Diagnóstico diferencial

O diagnóstico diferencial das neuropatias deve incluir doenças do sistema imune (gamopatias e mieloma), doenças endócrinas e metabólicas (uremia, amiloidose e hipotireoidismo), infecções (herpes-zóster, HIV, sífilis e hanseníase), carências nutricionais (deficiências de vitamina B_{12} e do complexo B, alcoolismo), condições hereditárias (síndrome de Pierre Marie Thot), intoxicações (metais pesados, como chumbo e ouro), medicamentos (como isoniazida, hidralazina, nitrofurantoína, dissulfiram, vincristina e outros quimioterápicos), quadros inflamatórios (síndromes paraneoplásicas e doenças reumáticas) e síndromes de compressão neural.

É importante ressaltar que, muitas vezes, a ND pode estar associada à doença arterial periférica. Portanto, durante o **exame dos membros inferiores,** é importante avaliar, além da sensibilidade, força, reflexos tendinosos, hidratação e presença de calosidades, a presença de pulsos periféricos, temperatura e medida do índice perna-braço de PA. A identificação de vermelhidão ou de possíveis

QUADRO 4.1
Manifestações clínicas da neuropatia autonômica

Localização	Manifestações clínicas
Cardiovascular	
Disfunção do fluxo sanguíneo periférico	Alteração na textura da pele, edema, proeminência venosa, formação de calos e perda de unhas, contribuindo para o desenvolvimento de artropatia de Charcot
Denervação cardíaca	Infarto silencioso, morte súbita
Hipotensão postural	Tontura, escotomas visuais, lipotímia ao levantar
Comprometimento da adaptação autonômica da FC	Taquicardia em repouso (FC > 100 bpm)
Digestiva	
Gastroparesia ou lentificação do esvaziamento gástrico	Náuseas, vômitos, eructação, inapetência, saciedade precoce e distensão abdominal Alternância de constipação com diarreia, esta geralmente noturna e explosiva. Glicemias pós-prandiais erráticas
Supercrescimento bacteriano	Diarreia persistente
Geniturinária	
Bexiga neurogênica	Infecções urinárias recorrentes, retenção urinária com formação de "globus vesical", diminuição do jato urinário
Disfunção sexual	Diminuição da lubrificação vaginal, levando à dispareunia e alteração de flora local Disfunção erétil, com libido preservada e ejaculação retrógrada
Glândulas sudoríparas	
Sudorese gustatória	Sudorese excessiva em tronco, cabeça e pescoço após ingestão de alguns alimentos
Anidrose	Pele seca e fria, com sudorese diminuída e tendência a rachaduras. Aumento do risco de ulceração
Metabólica	
Comprometimento da resposta contrarregulatória autonômica e hormonal à hipoglicemia	Hipoglicemia assintomática
Ocular	
Anormalidades na acomodação da pupila	Dificuldade de adaptação da visão ao escuro. Pupila de Argyll-Robertson (pupilas mióticas que perdem reflexo fotomotor, mas mantêm o reflexo de acomodação)

FC, frequência cardíaca.
Fonte: Adaptado de Fleischer.[3]

marcas de pressão de determinado sapato deve também ser avaliada com intuito de adequar as orientações para prevenção de úlceras de pressão.

Tratamento

Estabelecer o melhor controle glicêmico possível é fundamental para o manejo dos pacientes diabéticos, em especial dos portadores de ND. Deve-se, entretanto, atentar para possíveis hipoglicemias assintomáticas e adequar as metas glicêmicas conforme condição clínica e idade do paciente. Todos os fatores de risco cardiovascular e metabólico, como níveis lipídicos e pressóricos, e o tabagismo devem ser tratados. A prática de atividade física – conforme permitam a condição cardiovascular do paciente e a própria neuropatia – deve ser incentivada.

Pacientes com comprometimento da sensibilidade dos pés devem ter cuidados com os pés instituídos. Recomenda-se o uso de sapatos confortáveis (macios e com boa capacidade de amor-

---

QUADRO 4.2
Técnicas utilizadas para avaliação de neuropatia autonômica do diabetes

Testes cardiovasculares

1. Testes da função autonômica durante consulta clínica

Hipotensão postural:
Queda da PAS > 20 mmHg e da PAD ≥ 10 mmHg dois minutos após ortostatismo é anormal

Resposta da PA ao exercício isométrico:
Avaliar a resposta pressórica à compressão máxima exercida pelo paciente em um dinamômetro de mão. O paciente deve sustentar 30% dessa pressão máxima por cinco minutos, durante os quais se mede a PA no braço contralateral.
Anormal é um incremento inferior a 10 mmHg na PAD do braço contralateral. Aumento de 11–15 mmHg é limítrofe

FC em repouso:
Taquicardia > 100 bpm é anormal

Avaliação intervalo QTc em ECG de repouso:
Intervalo QT corrigido (QTc) > 440 mseg é anormal

2. Teste da variação da FC medida pelo intervalo R-R em monitorização dinâmica com ECG

Inspiração profunda:
Variação da FC durante ciclo respiratório lento de seis movimentos respiratórios/min com o paciente deitado
Anormal: diferença da FC na expiração e da FC na inspiração ≤ 10 bpm. Limítrofe: 11–14 bpm

Mudança de decúbito: Máximo/Mínimo (30/15)
Razão entre o maior intervalo RR (30° batimento) e o menor intervalo RR (15° batimento) após assumir o ortostatismo
Anormal: Razão 30/15: ≤ 1,0. Limítrofe: 1,01–1,03

Manobra de Valsalva
Razão entre intervalo RR mínimo e intervalo RR máximo alcançados durante a manobra de Valsalva com pressão de 40 mmHg sustentada por 15 segundos
Anormal: Razão RR ≤ 1,1. Limítrofe: 1,11–1,2

Considera-se positivo para neuropatia autonômica (NA) a presença de alteração em dois ou mais destes testes, em duas ocasiões distintas. PA, pressão arterial; PAS, pressão arterial sistólica; PAD, pressão arterial diastólica; FC, frequência cardíaca.
Fonte: Adaptado de Brownlee, Aiello e Cooper.[4]

tecimento) e, em algumas condições, sapatos específicos, que reduzam áreas de pressão, como as sandálias de Baruk, ou órteses, como palmilhas. Meias de algodão brancas e sem costuras são as mais recomendadas, devendo ser trocadas, no mínimo, diariamente (e, se possível, duas vezes ao dia). Cuidados com corte das unhas, secar adequadamente os pés após o banho (para evitar instalação de fungos) e a inspeção diária dos pés após o banho e ao deitar também devem ser estimulados. A aplicação de cremes à base de ureia em áreas de calosidade ou em pés desidratados pode auxiliar na prevenção de úlceras de pressão.

Tratamento sintomático da dor

Não existe medicamento ideal para o tratamento da dor neuropática. A escolha da medicação levará em consideração a eficácia no controle da dor, os efeitos colaterais e os custos (Tabela 4.1). As medicações disponíveis possuem eficácia limitada. Muitas vezes, serão necessárias associações de mais de uma classe de medicamento para que seja atingido sucesso terapêutico. Antes de cogitar uma troca de medicação, sempre deve ser buscado atingir a dose terapêutica efetiva. No caso de associações, o acréscimo de classe diferente tende a potencializar o efeito analgésico, em função de os medicamentos atuarem de maneiras distintas no mecanismo da dor. O efeito placebo pode alcançar alívio de 30% no quadro álgico, e é importante que uma abordagem otimista sempre seja adotada pelo médico quando do início de uma medicação para alívio da dor.

São considerados agentes de primeira linha os antidepressivos tricíclicos (ADTs), os anticonvulsivantes e os inibidores seletivos de recaptação de serotonina e noradrenalina (ISRSN). Após atingir a dose efetiva (ou se surgirem para-efeitos limitantes) sem resposta satisfatória, deve-se substituir a medicação inicial por outra escolhida entre estas três classes de agentes. Em caso de resposta parcial a alguma destas classes medicamentosas, outra classe pode ser acrescentada ao primeiro esquema para potencializar o efeito analgésico.

O uso de opioides permanece como opção de segunda linha, após fracasso total ou parcial da combinação entre as três classes anteriores. Os agentes tópicos possuem indicações específicas. A seguir, descrevem-se as classes terapêuticas e as medicações disponíveis com suas apresentações posológicas no Brasil. Na Tabela 4.1, são apresentadas informações complementares, como dose efetiva, poder analgésico, custo, efeitos adversos e força de evidência científica destas medicações para tratamento da ND.

ÁCIDO α-LIPOICO: Quando utilizado de forma endovenosa, apresenta resultado na redução do estresse oxidativo celular e melhora da condução nervosa, além de significativa redução da dor. Entretanto, a apresentação endovenosa não está disponível no Brasil. Possui excelente perfil de segurança e pode ser indicado nos casos de falência dos antidepressivos e dos anticonvulsivantes.

ANALGÉSICOS SIMPLES: Limitados aos quadros de dor leve, devido à baixa resposta na ND, podem ser usados em associação com outras medicações mais efetivas.

ANTIDEPRESSIVOS TRICÍCLICOS (ADT): Considerados medicamentos de primeira linha, devido ao elevado poder analgésico, ao baixo custo e, em nossa realidade, ao acesso gratuito na rede pública. Atuam inibindo a recaptação de noradrenalina e serotonina nas sinapses dos sistemas que inibem a dor e antagonizam os receptores da N-metil-D-aspartato que medeiam a hiperalgesia e a alodinia. Entretanto, por apresentarem efeitos anticolinérgicos, frequentemente causam para-efeitos como boca seca, sonolência, taquicardia, hipotensão postural, retenção urinária, constipação e turvação visual. As opções incluem amitriptilina (10, 25 e 75 mg) e nortriptilina (10, 25, 50 e 75 mg). A primeira é distribuída na rede pública de saúde. Devem ser iniciadas em dose baixas de 10 a 25 mg uma hora antes de dormir, com incremento de 25 mg a cada semana até alívio da dor ou presença de efeito adverso, objetivando-se a menor dose efetiva. A nortriptilina é o metabólito ativo da amitriptilina e possui menor efeito nos receptores muscarínicos e histamínicos; consequentemente, pode apresentar menor incidência de sonolência, hipotensão postural, constipação e ganho de peso em relação à amitriptilina. Devem ser observadas as contraindicações limitantes ao uso desta classe de medicamentos, especialmente cardiopatia isquêmica e distúrbios de condução atrioventricular (Tabela 4.1).

INIBIDORES SELETIVOS DE RECAPTAÇÃO DA SEROTONINA E DA NORADRENALINA (ISRSN): Aumentam a oferta de serotonina e noradrenalina nas sinapses das rotas neuronais descendentes, que são inibitórias dos estímulos álgicos. Possuem efeito antidepressivo. A duloxetina (30 a 60 mg) deve ser iniciada na dose de 30 mg para reduzir efeitos adversos; pode

TABELA 4.1 Características e posologia dos medicamentos para o tratamento da polineuropatia sensória sintomática

Medicação	Dose (mg) e intervalo ao dia	NNT	Analgesia (% vs placebo)	NNH	Paraefeitos	Contraindicações	Custo mensal ($)	Evidência
Amitriptilina Nortiptilina	25–100*	2,1(1,5–3,5)	58–63	28 (17–68)	Boca seca, constipação, hipotensão postural, retenção urinária	Absolutas: AI, IAM < 6 meses, ICC, arritmia ventricular, QT longo Relativas: Glaucoma, idosos, uropatia diabética, hipotensão postural, ganho de peso	2–11,0 7–22,0	B
Venlafaxina	150–225**	3,1(2,2–5,1)	23	16 (8–436)	Náusea e cansaço	Uso de antidepressivo inibidor da monoamino-oxidase	55–93,0	B
Duloxetina	60** 120**	5,3 (4,3–11) 4,9 (3,8–5)	13–26	15	Náusea, sono, tontura, constipação, boca seca, inapetência	Hepatopatia	111–222,0	B
Paroxetina	20–40**	6,8(3,9–27)	ND	ND	Sonolência, tonturas, náusea, anorexia, sudorese	Uso de antidepressivo inibidor da monoamino oxidase	24–48,0	Inefetivo
Gabapentina	300–1200TID	6,4 (4,3–12)	11	2,7–3	Tontura, ganho de peso, sonolência, confusão, ataxia	Edema, ajuste para IRC	65–240,0	B
Pregabalina	100–200TID	4 (3,6–6,3)	11–13	ND	Tontura, sonolência, edema, cefaleia e ganho de peso	Edema	34–77,0	A
Topiramato	100–400**	6,6	7	8,6 (4,9–35)	Parestesias	Glaucoma	20–169,0	Insuficiente

(continua)

TABELA 4.1 Características e posologia dos medicamentos para o tratamento da polineuropatia sensória sintomática (continuação)

Medicação	Dose (mg) e intervalo ao dia	NNT	Analgesia (% vs placebo)	NNH	Paraefeitos	Contraindicações	Custo mensal ($)	Evidência
Tramadol	100–200 BID	3,1–4,3	16–20	9	Náusea, constipação, sonolência, tolerância	Pode causar confusão mental em idosos	62–125,0	B
Capsaicina tópica	0,075 % QID	2,5 (2,1–13)	13–40	Irritação local	Irritação local	Uso prolongado pode lesar as terminações sensórias e aumentar risco de úlcera	22,0	B
Lidocaína tópica	5 %* até TID	ND	20–30	Irritação local	Irritação local	–	133–362,0	C
Ácido α-lipoico	600**	ND	20–24	–	–	Seguro	48,0	Insuficiente

Evidência grau A: evidência científica robusta sobre a indicação, grau B, evidência moderada para suportar o uso; grau C, evidência fraca para suportar o uso; *, ao deitar; **, uma vez ao dia; BID, duas vezes ao dia; TID, três vezes ao dia; QID, quatro vezes ao dia; $, dólar americano; ND, não disponível; –, ausente; AI, angina instável; IAM, infarto agudo do miocárdio; ICC, insuficiência cardíaca congestiva; IRC, insuficiência renal crônica; NNT, número necessário de pacientes a serem tratados para prevenir um evento; NNH, número necessário de pacientes a serem tratados para causar um dano.

ser aumentada para 60 mg após cinco dias. A venlafaxina (37,5, 75 e 150 mg) em doses baixas inibe apenas a recaptação de serotonina, sendo necessárias doses mais altas para que a recaptação de noradrenalina também seja atingida. Estas medicações devem ser consideradas nos casos de contraindicação ou intolerância ao uso dos ADTs.

INIBIDORES SELETIVOS DE RECAPTAÇÃO DA SEROTONINA (ISRS): Atuam inibindo a recaptação pré-sináptica de serotonina. Entretanto, têm eficácia muito limitada no tratamento da dor neuropática e não devem ser empregados para este fim.

ANTICONVULSIVANTES: Gabapentina (300 e 400 mg) possui efeito variável na redução da dor. Há evidências robustas quanto ao efeito favorável da pregabalina (75 e 150 mg) no tratamento da ND. Esta medicação costuma melhorar o padrão do sono e possui posologia e titulação de dose mais fáceis que a gabapentina. A carbamazepina e o ácido valproico apresentam eficácia muito pequena para dor neuropática, não devendo ser utilizados para este fim. O topiramato (25, 50 e 100 mg) também tem evidência clínica questionável no manejo da dor. Clonazepam (0,5 e 2 mg) pode ser útil nos pacientes com síndrome da pernas inquietas ou cãibras.

OPIOIDES: Podem ser válidos por curto período de tempo, sempre lembrando seu grande potencial de dependência. Tramadol (50 e 100 mg), por ser um analgésico não narcótico, tem baixo risco de dependência. No entanto, deve ser empregado com cuidado em idosos, pelo risco de confusão mental.

AGENTES TÓPICOS: Capsaicina, derivado da pimenta, pode ser útil sob a forma de creme, na concentração de 0,075%. Seu uso deve ser restrito a 8 e 12 semanas, devido à irritação cutânea e possível destruição das fibras curtas nociceptoras. A lidocaína 5% associada à prilocaína (Emla®) pode ser usada em casos de dor localizada em área restrita. Os adesivos devem ser trocados a cada 12 h, respeitando-se o limite de no máximo três adesivos ao dia.

Tratamento da neuropatia autonômica

Cardiovascular

Para **hipotensão postural,** empregar medidas gerais, como aumento da ingestão de sal, dieta fracionada, uso de meias elásticas e elevação da cabeceira à noite. Manobras como cruzar as pernas, ficar agachado e contrair a musculatura da panturrilha melhoram o retorno venoso e podem diminuir os sintomas. Devem ser evitados mudanças posturais bruscas e banhos muito quentes. Em casos refratários e muito sintomáticos, pode-se empregar a fludrocortisona, na dose de 0,05 até 0,2 mg/dia, com objetivo de aumentar o tônus arterial e expandir o volume plasmático. Neste caso, é fundamental monitorar PA e níveis de potássio. Na presença de **taquicardia sinusal por disautonomia,** considerar o uso de β-bloqueadores cardiosseletivos, como carvedilol ou metoprolol.

Digestória

Para a **gastroparesia diabética**, recomenda-se estimular dietas fracionadas e com baixo teor de gorduras, além do uso de medicações procinéticas (metoclopramida 5 a 20 mg, domperidona 5 a 20 mg) ou eritromicina 40 a 250 mg, ingeridas 15 minutos antes das refeições. Deve-se atentar para possíveis efeitos extrapiramidais associados ao uso da metoclopramida, devendo seu uso ser restrito aos casos realmente necessários e pelo menor tempo possível. Em casos refratários, considerar o uso de octreotida (2 µg/kg/dia). Em pacientes com enteropatia, apresentando diarreia importante, o uso de antibióticos como metronidazol (250 mg 8/8h), amoxicilina-clavulanato (500mg 8/8h) ou norfloxacino (400 mg 12/12 h), por duas semanas, pode ser considerado, objetivando-se resolução da má absorção causada por supercrescimento bacteriano. Agentes constipantes, como loperamida e codeína, também podem ser considerados. Agentes irritantes devem ser evitados.

Geniturinária

A bexiga neurogênica provoca retenção, incontinência e infecções urinárias. Na presença de bexiga neurogênica, instruir os pacientes a realizar as manobras de Credé, visando a iniciar a micção e garantir o esvaziamento urinário completo. Podem ainda ser indicados betanecol (10 mg, 4 vezes ao dia), doxazosina (1 a 2 mg, 2 a 3 vezes ao dia) ou cateterismo vesical intermitente. Para disfunção erétil, as medicações mais efetivas são os inibidores da fosfodiesterase 5, como sildenafila 50 a 100 mg/dia, vardenafila 5 a 20 mg/dia e tadalafila 2,5 a 20mg/dia. A resposta é variável entre os pacientes. Cardiopatia isquêmica deve ser excluída antes de iniciar o uso desta classe de medicamentos. O uso de nitrato ou nitroglicerina constitui contraindicação absoluta para a utilização dos inibidores da fosfodiesterase-5.

Referências

1. Callaghan BC, Cheng HT, Stables CL, Smith AL, Feldman EL. Diabetic neuropathy: clinical manifestations and current treatments. Lancet Neurol. 2012;11(6):521-34.
2. Boulton AJ, Armstrong DG, Albert SF, Frykberg RG, Hellman R, Kirkman MS, et al. Foot examination and risk assessment: a report of the task force of the foot care interest group of the American Diabetes Association, with endorsement by the American Association of Clinical Endocrinologists. Diabetes Care. 2008;31(8):1679-85.
3. Fleischer J. Diabetic autonomic imbalance and glycemic variability. J Diabetes Sci Technol. 2012;6(5):1207-15.
4. Brownlee M, Aiello LP, Cooper ME. Complications of diabetes melito. In: Melmed S, Polansky KS, Larsen RE, Kronenberg HM. Williams textbook of endocrinology. 12th ed. Philadelphia: Elsevier; 2011. p. 1501-21.

Leituras sugeridas

American Diabetes Association. Standards of medical care in diabetes – 2015. Diabetes Care. 2015; 38 Suppl 1:S5-S80.

Attal N, Cruccu G, Baron R, Haanpää M, Hansson P, Jensen TS, et al. EFNS guidelines on the pharmacological treatment of neuropathic pain: 2010 revision. Eur J Neurol. 2010;17(9):1113-23.

Biblioteca Virtual em Saúde. Cochrane BVS. [capturado em 18 jan 2015]. Disponível em: cochrane.bvsalud.org/portal/php/index.php.

Bril V, England J, Franklin GM, Backonja M, Cohen J, Del Toro D, et al. Evidence-based guideline: treatment of painful diabetic neuropathy: report of the American Academy of Neurology, the American Association of Neuromuscular and Electrodiagnostic Medicine, and the American Academy of Physical Medicine and Rehabilitation. Neurology. 2011;76(20):345-52.

Leitão CB, Canani LH, Schmidt MI. Prevenção e manejo das complicações crônicas do diabetes. In: Duncan BB, Schmidt MI, Giulisni ERJ. Medicina ambulatorial: condutas de atenção primária baseada em evidências. 4. ed. Porto Alegre: Artmed; 2013. p. 926-28.

Martin CL, Albers JW, Pop-Busui R, DCCT/EDIC Research Group. Neuropathy and related findings in the diabetes control and complications trial/epidemiology of diabetes interventions and complications study. Diabetes Care. 2014;37(1):31-8.

Vinik AI, Casellini CM. Guidelines in the management of diabetic nerve pain: clinical utility of pregabalin. Diabetes Metab Syndr Obes. 2013;6:57-78.

5

Pé diabético

Fabíola Satler
Gabriela Heiden Teló
Marcelo Fernando Ronsoni
Sandra Pinho Silveiro

Definição e epidemiologia

O pé diabético é definido como infecção, ulceração ou destruição dos tecidos profundos associados a anormalidades neurológicas e/ou doença vascular periférica nos membros inferiores.

A prevalência de úlcera nos pés é de 4 a 10% na população diabética, e o risco de desenvolvê-la ao longo da vida é maior do que 25%.

Oitenta e cinco por cento das amputações relacionadas ao diabetes melito (DM) são precedidas por úlceras, sendo o pé diabético a maior causa de amputação não traumática dos membros inferiores, responsável por 40 a 60% dos casos.

O aumento da mortalidade pós-amputação é de 13 a 40%, no primeiro ano, e 40 a 80% após o quinto ano.

Etiologia e diagnóstico

A combinação de dois ou mais fatores de risco é necessária para a formação de úlcera no pé diabético. A tríade mais comum inclui neuropatia periférica (insensibilidade), deformidade e trauma. A lista com os principais fatores de risco está no Quadro 5.1.

Uma **avaliação clínica** completa dos pacientes com DM é necessária para prevenir úlceras e amputações. A Tabela 5.1 apresenta uma classificação de risco de desenvolvimento de pé diabético e a frequência de avaliações recomendadas. O exame dos pés feito por profissionais e o estímulo ao autoexame reduzem o risco de desenvolvimento de úlcera em 58%. Os componentes da **anamnese** devem incluir tempo de diagnóstico do DM, controle glicêmico, história de ulceração, amputação ou cirurgia vascular prévias, sintomas de neuropatia ou vasculopatia periféricas, presença de complicações micro ou macrovasculares do DM, tabagismo, alteração da acuidade visual, nível socioeconômico, acesso ao sistema de saúde.

No **exame físico**, é importante ficar atento para coloração, temperatura, ressecamento, sudorese da pele, mobilidade das articulações, além da presença de calos, rachaduras, deformidades ósseas (cavalgamento dos dedos, dedos em garra e em martelo, joanete, artropatia de Charcot – Figura 5.1), atrofia muscular, unhas distróficas, diminuição ou ausência de pulsos e pelos. Observar se o calçado usado é adequado para o paciente.

QUADRO 5.1
Fatores de risco para úlcera no pé diabético

Amputação prévia
História de úlcera prévia
Neuropatia periférica
Deformidades nos pés
Doença vascular periférica
Diminuição da acuidade visual
Nefropatia diabética (especialmente, se diálise)
Mau controle glicêmico
Tabagismo
Baixo nível socioeconômico

TABELA 5.1 Classificação de risco e frequência de avaliações do pé diabético

Risco	Características	Avaliação	Recomendações
0	Sensibilidade preservada, sem DAP ou deformidades nos pés	Anual	Educação do paciente, incluindo autoexame dos pés e uso de calçados apropriados
1	Com perda de sensibilidade ± deformidades nos pés	A cada 3–6 meses	O mesmo, além de considerar cirurgia corretiva para as deformidades dos pés
2	Com DAP ± perda de sensibilidade	A cada 2–3 meses	O mesmo, incluindo considerar acompanhamento por cirurgião vascular
3	Úlcera ou amputação prévias	A cada 1–2 meses	Os mesmos cuidados do risco 1, além de acompanhamento por cirurgião vascular

DAP, doença arterial periférica; ±, associada ou não.
Fonte: Adaptada de Boulton e colaboradores.[1]

Para avaliar a presença de **neuropatia periférica** nos pés, recomenda-se testar a sensibilidade tátil por meio do teste do monofilamento associado a um ou mais testes neurológicos.

SENSIBILIDADE TÁTIL (PROTOPÁTICA): Realiza-se pressão com o monofilamento de Semmes-Weinstein de 10 g em quatro regiões plantares dos pés bilateralmente (primeiro, terceiro e quinto metatarsos e hálux distal) determinando a presença ou não de sensibilidade (Figura 5.2). Repetir as áreas duas vezes, evitando as que contêm calosidades. Um ou mais erros torna o teste positivo para neuropatia periférica.

SENSIBILIDADE VIBRATÓRIA: O examinador deve percutir o diapasão de 128 Hz na própria mão e encostar o seu cabo na parte óssea da falange distal do hálux do paciente. Uma resposta anormal pode ser definida quando o paciente informa não sentir a vibração, mas esta é percebida pelo examinador, ou quando a percepção de intensidade de vibração nos pés é reduzida em relação à das outras proeminências ósseas do paciente (maléolo, mento, cotovelo).

O biotensiômetro é um instrumento que avalia de forma quantitativa a percepção vibratória. Valores > 25 são sugestivos de neuropatia.

SENSIBILIDADE DOLOROSA: Utiliza-se um palito próprio para o teste, realizando-se leve pressão na extremidade ungueal distal do hálux. A insensibilidade torna o teste positivo.

SENSIBILIDADE TÉRMICA: Pode-se utilizar o cabo do diapasão para avaliar a percepção ao frio ou tubos refrigerados e aquecidos.

REFLEXO: Com o paciente sentado, percute-se o tendão de Aquiles. O teste é positivo quando há ausência do reflexo de flexão plantar do pé.

PROPRIOCEPÇÃO: Com o paciente em decúbito dorsal, ele deverá descriminar se o examinador está posicionando seu dedo do pé para cima ou para baixo sem utilizar a visão.

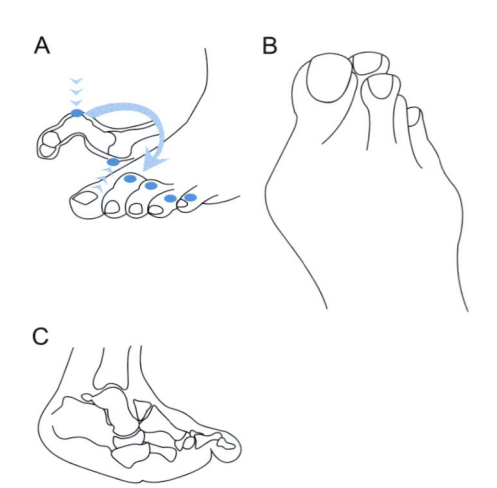

FIGURA 5.1 Deformidades nos pés por neuropatia diabética. (A) Dedo em garra ou em martelo. (B) Joanete e sobreposição de dedos. (C) Artropatia de Charcot.
Fonte: Adaptada de Boulton e colaboradores.[1]

Para a avaliação de **vasculopatia periférica**, recomenda-se verificar a presença de claudicação

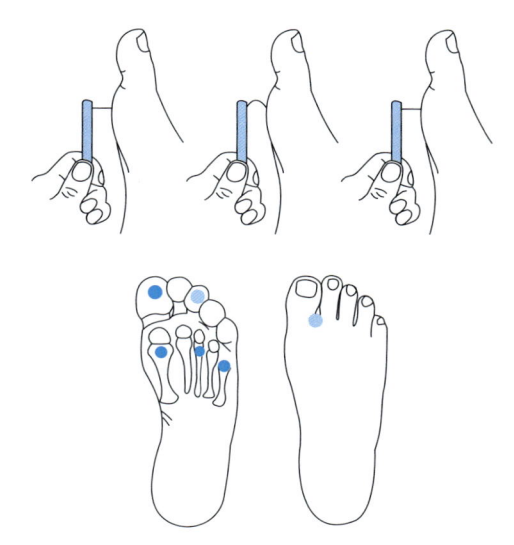

FIGURA 5.2 Monofilamento: áreas de avaliação.
Fonte: Adaptada de Boulton e colaboradores.[1]

intermitente e dor isquêmica em repouso, bem como a palpação dos pulsos pediosos e tibiais posteriores, caracterizando-os como presentes, diminuídos ou ausentes. Pode também ser evidenciada a presença de rubor ao declive e palidez à elevação, além de diminuição de temperatura, unhas distróficas e redução de pelos locais. Para aqueles pacientes com sinais e sintomas de doença vascular ou pulso ausente à palpação, deve-se realizar a medida do índice tornozelo/braço (ITB). A pressão arterial sistólica (PAS) é verificada na perna (pulso tibial posterior) e no braço, sendo calculada a razão entre ambos. Com o paciente em repouso, os índices são considerados normais quando se encontram dentro de uma faixa de 0,9 a 1,3. Diminuições no índice sugerem doença vascular, considerada leve a moderada, quando índices de 0,4 a 0,9, e, grave, quando abaixo de 0,4.

Outros aspectos que merecem ser avaliados são o sítio da ulceração, a sua extensão (preferencialmente em cm^2) e a sua causa imediata. É recomendada radiografia do pé para todos os pacientes com ulceração para avaliação de deformidades, presença de corpo estranho, gás/infecção de partes moles.

Para o **diagnóstico clínico de infecção**, é necessária a evidência de perda de integridade tecidual, com uma resposta inflamatória resultante, sugerida pela presença de dois ou mais dos seguintes fatores: eritema maior do que 0,5 cm a partir do bordo da úlcera, edema local, dor e aumento de temperatura. A gravidade da infecção deve ser estimada e poderá ser utilizada para guiar a conduta terapêutica (Tabela 5.3). Em casos de infecção leve, os principais microrganismos envolvidos são *Staphylococcus aureus* e S*treptococcus* β-hemolítico. Entretanto, infecções profundas ou com isquemia/áreas de necrose são geralmente associadas à etiologia polimicrobiana, tornando-se necessário ampliar a antibioticoterapia para cobertura de anaeróbios (Bacterioides *sp.*, Peptoestreptococos, Peptococos e Clostrídeo *sp.*) e gram-negativos (*Escherichia coli e Proteus sp.*). Cultura de *swab* não é útil para guiar o tratamento.

A **osteomielite** deve ser suspeitada clinicamente quando úlcera > 2 cm^2, duração da lesão > 2 semanas, exposição óssea e velocidade de sedimentação globular (VSG) > 70 mm/h. A radiografia simples pode não identificar alterações nas primeiras 2 a 3 semanas de infecção óssea, repetição após quatro semanas pode ser útil. A ressonância magnética (RM) é o método diagnóstico não invasivo mais acurado, com sensibilidade próxima a 100% e boa especificidade. Na impossibilidade de se realizar RM devido à insuficiência renal (risco de fibrose sistêmica) ou acessibilidade, a tomografia computadorizada (TC) ou a cintilografia óssea (de três fases, com gálio ou com leucócitos marcados) podem ser úteis. O método padrão-ouro para o diagnóstico é a biópsia de osso e, caso seja necessário o debridamento ósseo, recomenda-se enviar material para cultura e histologia.

A **artropatia de Charcot**, ou **osteoartropatia diabética**, é a causa mais comum de artropatia neuropática e afeta cerca de 1 em 700 pacientes com DM. Acomete principalmente os pés e tornozelos e se caracteriza por desestruturação articular e deformidade do pé, provavelmente devido a lesões traumáticas repetitivas, secundárias à diminuição da sensibilidade e propriocepção, com mudanças das áreas de pressão dos pés. A dor pode ser mínima ou ausente. Os achados radiográficos incluem desde alterações inespecíficas até lesões osteolíticas em falanges e metatarsos, subluxações e fraturas de estresse. O diagnóstico se baseia na suspeição clínica, na presença de neuropatia periférica e nos achados na radiografia. A Figura 5.1 demonstra as deformidades encontradas na osteoartropatia. O diagnóstico diferencial deve ser feito com celulite, tromboflebite, gota, artrite séptica, osteoartrose e outras artropatias.

Classificação e tratamento

Os sistemas mais aceitos para classificação da gravidade da úlcera no pé diabético encontram-se nas Tabelas 5.2 e 5.3. De uma forma geral, as úlceras podem ser classificadas como:

- **Neuropática** (55% das úlceras, indolor, sob calos plantares e proeminências ósseas, pulsos presentes, pés aquecidos), **isquêmica** (10% das úlceras, dor intensa, localização nos artelhos, dedos, calcâneo ou regiões laterais e mediais, pulsos ausentes, pés frios, cianose, necrose) ou **neuroisquêmica** (35% dos casos).
- **Superficial ou profunda.**
- **Infectada ou não infectada.**

TABELA 5.2 Classificação da úlcera no pé diabético

Classificação de Meggitt-Wagner		
Grau	**Descrição**	
0	Lesões pré-ulcerativas	
1	Úlcera superficial	
2	Acometimento de tendão	
3	Abscesso e/ou osteomielite	
4	Gangrena de antepé	
5	Gangrena de todo o pé	
Classificação da Universidade do Texas		
Grau	**Descrição**	**Estágio**
0	Lesões pré-ulcerativas	A-D
1	Úlcera superficial	A-D
2	Acometimento de tendão	A-D
3	Osteomielite	A-D

A, sem isquemia ou infecção; B, infecção; C, isquemia; D, Infecção e isquemia.

TABELA 5.3 Classificação da gravidade da úlcera do pé diabético segundo a IDSA/ IWGDF

Descrição clínica	IDSA	IWGDF
Ferida sem secreção purulenta ou sem qualquer manifestação de inflamação	Sem infecção	1
≥ 2 manifestações de inflamação (pus, eritema, desconforto, dor, calor, endurecimento); extensão da celulite ou eritema ao redor da úlcera ≤ 2 cm, e infecção limitada à pele ou ao tecido subcutâneo	Leve	2
Infecção em um paciente sistemicamente estável, porém com extensão ≥ 2 cm; linfangite; comprometimento de músculo, tendão, osso ou articulação; abscesso em tecido profundo; gangrena	Moderada	3
Sinais de inflamação sistêmica: • Temperatura axilar > 38 ou < 36 °C • FC > 90 bpm • FR > 20 mov./minuto ou $PaCO_2$ < 32 mmHg • Contagem de leucócitos > 12.000 ou < 4.000 cel/mcL ou ≥ 10% bastões • Anorexia, calafrios, hipotensão, confusão, vômitos, hiperglicemia, uremia	Grave	4

IDSA, Infectious Diseases Society of America; IWGDF, International Working Group on the Diabetic Foot; FC, frequência cardíaca; FR, frequência respiratória; $PaCO_2$, pressão parcial arterial de gás carbônico.

O tratamento deve ser realizado de acordo com a gravidade da lesão.

LESÃO PRÉ-ULCERATIVA OU PÉ EM RISCO PARA ULCERAÇÃO: Recomendar ao paciente inspecionar diariamente os pés e comunicar quaisquer alterações à equipe de saúde, usar sapatos confortáveis e fechados com palmilhas personalizadas com almofadas metatarsais, inspecionar o interior dos sapatos antes de calçá-los, usar meias de algodão e sem costuras, evitar andar descalço, lavar os pés com água morna e secar entre os dedos, usar hidratantes (não entre os dedos), cortar as unhas em linha reta, não usar substâncias caseiras em caso de lesão. Nos casos de hiperceratose, realizar debridamento com bisturi; não se recomendam agentes queratolíticos. Realizar tratamento para as infecções fúngicas interdigitais (tópico) e ungueais (frequentemente sistêmico). Nos casos de espessamento das unhas, realizar reduções com lixas ou bisturi. Se unha encravada, a exérese total ou parcial da matriz ungueal previne o seu crescimento irregular.

PÉ DIABÉTICO COM ÚLCERA: A maioria das úlceras nos pés é tratada ambulatorialmente e requer uma média de 6 a 14 semanas para cicatrizar. Entretanto úlceras complicadas com infecção profunda ou gangrena exigem hospitalização e tempo mais prolongado de tratamento. A abordagem deve ser multidisciplinar (endocrinologista, equipe de enfermagem, ortopedista, cirurgião vascular), e os distúrbios metabólicos devem ser corrigidos. Nos casos em que há doença vascular periférica, a revascularização do membro pode ser necessária.

Deve-se **aliviar a pressão mecânica** na área ulcerada mediante repouso absoluto do membro; uso de palmilhas específicas, calçados terapêuticos ou gesso de contato total (apenas em lesões sem infecção), este trocado a cada 7 a 10 dias.

Deve-se manter o local limpo e ocluído com **curativo** trocado a cada 12 a 24 horas. O propósito do curativo é fornecer um ambiente úmido que promova uma maior epitelização, além de proteger a úlcera de infecções externas e traumas. Podem-se realizar curativos com gaze umedecida em soro fisiológico ou hidrocoloide. Óxido de zinco nas bordas da lesão também é utilizado no Hospital de Clínicas de Porto Alegre.

O **debridamento** permite a normalização da fase cicatricial, sendo um passo fundamental do tratamento. A principal técnica de debridamento consiste em remover todo o tecido grosseiramente contaminado ou isquêmico cirurgicamente. Em infecções extensas, com ou sem necrose, o debridamento deve ser repetido a cada 12 a 48 horas. Esta abordagem agressiva é, com frequência, a única forma de salvar o membro difusamente infectado. Quando o suprimento sanguíneo é adequado, a presença de tecido necrótico progressivo geralmente representa infecção não controlada e indica a revisão de antimicrobianos e a necessidade de maior debridamento cirúrgico.

O debridamento autolítico com hidrogel pode ser útil em feridas indolores, contendo menos tecido necrótico, assim como debridamento enzimático com colagenase ou papaína 2 a 10%. O uso de larvas não é indicado.

Poucos estudos comparam os métodos de debridamento e de realização do curativo. Na impossibilidade de se fazer o debridamento cirúrgico, o mais recomendado é a aplicação de hidrogel. Os benefícios da terapia com oxigênio hiperbárico, ultrassom, estimulação elétrica, enxertos ou fatores de crescimento para o tratamento das úlceras são poucos ou controversos na literatura. A terapia com pressão negativa pode ser útil na cicatrização de úlceras extensas totalmente debridadas ou pós-amputação.

A escolha do **antimicrobiano** é feita de acordo com a gravidade. A duração do tratamento não está bem estabelecida, devendo-se levar em conta a evolução clínica da lesão.

- **Úlcera superficial e não infectada:** Não há indicação de uso de antibióticos sistêmicos ou tópicos.
- **Úlcera superficial com infecção leve:** Amoxicilina associada ou não ao clavulanato, cefalosporinas de primeira ou segunda geração (cefalexina ou cefuroxime) ou doxiciclina são os antimicrobianos de escolha, com duração aproximada de 1 a 2 semanas.
- **Úlcera profunda com infecção moderada:** Requerem tratamento imediato com antibióticos de maior espectro, com cobertura para cocos gram-positivos, gram-negativos e anaeróbios. Hospitalização pode ser requerida. Alternativas incluem: ampicilina-sulbactam, amoxicilina-clavulanato, ticarcilina-clavulanato, ou uma combinação de fluoroquinolonas (levofloxacino ou ciprofloxacino) ou cefalosporina de segunda ou terceira geração (cefuroxima ou ceftriaxone) com clindamicina ou metronidazol. Na ausência de osteomielite, 2 a 4 semanas de tratamento geralmente são suficientes.
- **Úlcera profunda com infecção grave:** Devem ser prontamente tratadas com hospitaliza-

ção e antibióticos endovenosos até que os sinais clínicos das reações inflamatórias tenham diminuído, passando o tratamento para via oral posteriormente por um período aproximado de quatro semanas. A cobertura antimicrobiana é semelhante à de infecções moderadas, mas deve-se considerar a ampliação de espectro para cobertura de *Pseudomonas aeruginosa*, como piperacilina-tazobactam ± vancomicina ou meropenem ± vancomicina.

- **Osteomielite:** Remover todo o tecido necrosado, garantir suprimento vascular adequado e estender o tratamento antimicrobiano por período de aproximadamente seis semanas, com medicamentos endovenosos nas primeiras duas semanas. Nos casos de osteomielite crônica, com osso infectado residual, considerar antibiótico por via oral por 3 a 6 meses. Caso sejam realizadas a remoção cirúrgica total do osso ou a amputação, o tempo de tratamento pode ser reduzido para até o fechamento da ferida operatória. O nível da **amputação** será determinado pela extensão dos tecidos danificados e pelo comprometimento vascular. A fim de facilitar a mobilidade, é importante que se tente preservar o joelho.
- **Artropatia de Charcot:** O tratamento consiste em imobilizar o pé com gesso fechado sem sustentação de peso por cerca de 12 a 16 semanas e carga parcial por mais 6 meses, após terem sido feitas a redução, fixação ou excisão das deformidades ósseas, quando indicado.

Referência

1. Boulton AJ, Armstrong DG, Albert SF, Frykberg RG, Hellman R, Kirkman MS, et al. Foot examination and risk assessment: a report of the task force of the foot care interest group of the American Diabetes Association, with endorsement by the American Association of Clinical Endocrinologists. Diabetes Care. 2008;31(8):1679-85.

Leituras sugeridas

Armstrong DG, Lavery AL. Clinical care of the diabetic foot. 2nd ed. Virginia: American Diabetes Association; 2010.

Forsythe RO, Brownrigg J, Hinchliffe RJ. Peripheral arterial disease and revascularization of the diabetic foot. Diabetes Obes Metab. 2014.

Game FL, Hinchliffe RJ, Apelqvist J, Armstrong DG, Bakker K, Hartemann A, et al. A systematic review of interventions to enhance the healing of chronic ulcers of the foot in diabetic. Diabetes Metab Res Rev. 2012;28 Suppl 1:119-41.

Greer N, Foman NA, MacDonald R, Dorrian J, Fitzgerald P, Rutks I, et al. Advanced wound care therapies for nonhealing diabetic, venous, and arterial ulcers: a systematic review. Ann Intern Med. 2013;159(8):532-42.

Hinchliffe RJ, Valk GD, Apelqvist J, Armstrong DG, Bakker K, Game FL, et al. A systematic review of the effectiveness of interventions to enhance the healing of chronic ulcers of the foot in diabetes. Diabetes Metab Res Rev. 2008;24 Suppl 1:S119-44.

Lázaro-Martínez JL, Aragón-Sánchez, J, García Morales E. Antibiotics versus conservative surgery for treating diabetic foot osteomyelitis: a randomized comparative trial. Diabetes Care. 2014;37(3):789-95.

Lipsky BA, Berendt AR, Cornia PB, Pile JC, Peters EJ, Armstrong DG, et al. 2012 Infectious Diseases Society of America clinical practice guideline for the diagnosis and treatment of diabetic foot infections. Clin Infect Dis. 2012;54(12):e132.

Wukich DK, Armstrong DG, Attinger CE, Boulton AJ, Burns PR, Frykberg RG, et al. Inpatient management of diabetic foot disorders: a clinical guide. Diabetes Care. 2013;36(9):2862-71.

6

Cardiopatia isquêmica no diabetes melito

Luciana V. Viana
Marina Verçoza Viana
Mirela Jobim de Azevedo
Jorge Luiz Gross

Introdução

O diabetes melito (DM) está entre as doenças crônicas mais frequentes no mundo, sendo a doença cardiovascular (DCV) uma de suas principais comorbidades e a principal causa de mortalidade nesses pacientes, especialmente na forma de doença arterial coronariana (DAC), incluindo também doença cerebrovascular, insuficiência cardíaca e doença arterial periférica. Além disso, a DCV colabora direta e indiretamente com os custos relacionados ao DM. Um em cada três pacientes com síndrome coronariana aguda (SCA) apresenta DM, e a presença de DM está associada a um risco 2 a 5 vezes maior de insuficiência cardíaca (IC) quando comparado a indivíduos sem DM. Pacientes com DM que apresentam SCA evoluem para piores desfechos do que pacientes sem DM. Em pacientes com DM tipo 1 (DM1), a DCV ocorre mais cedo e é mais frequente do que em indivíduos sem DM.

De acordo o International Diabetes Federation, no ano de 2014, mais de 11 milhões de brasileiros eram portadores de DM, em especial o DM tipo 2 (DM2), que representa a imensa maioria dos casos.[1] Considerando-se que na população ambulatorial de pacientes com DM2 do Rio Grande do Sul há uma prevalência de cardiopatia isquêmica (CI), clinicamente diagnosticada, de 36%, pode-se inferir que mais de 4,8 milhões de pacientes com DM são portadores de CI no Brasil.

O objetivo deste capítulo é revisar o diagnóstico de CI em pacientes com DM, aqui caracterizada como DAC, e o manejo da DAC estabelecida neste pacientes.

Fatores de risco para doença arterial coronariana em pacientes com diabetes melito

O Quadro 6.1 descreve, em pacientes com DM1 e DM2, a associação da presença de fatores de risco cardiovasculares com eventos cardiovasculares. É importante salientar que a presença de doença arterial em outro sítio (periférica ou de carótidas), de neuropatia autonômica, de retinopatia diabética e de história familiar de DCV configura fatores de risco adicionais para DAC.

Avaliação do paciente com diabetes melito assintomático para doença arterial coronariana

Em pacientes com DM, a DAC pode apresentar-se como dor anginosa típica ou atípica, ou, mais frequentemente, sem sintomas. De fato, cerca de um terço dos pacientes com DM apresenta infarto agudo do miocárdio (IAM) silencioso. Um estudo clás-

QUADRO 6.1
Associação entre fatores de risco cardiovasculares e eventos cardiovasculares em pacientes com diabetes melito tipo 1 e tipo 2

	DM1	DM2
HAS	+++	++
Tabagismo	++	++
LDL colesterol elevado	+	+++
HDL colesterol baixo	0,+	++
Triglicerídeos elevados	Sem dados	++
Excreção urinária de albumina elevada	+++	+++
Mau controle glicêmico	+++	+++

HAS, hipertensão arterial sistêmica; LDL, lipoproteína de alta densidade; HDL, lipoproteína de baixa densidade.
Fonte: Adaptada de Ferranti e colaboradores.[2]

sico da década de 1990, realizado em uma população com elevada incidência de DCV, demonstrou que pacientes com DM apresentavam risco para IAM semelhante ao de pacientes sem DM com IAM prévio. A partir desta publicação, todos os pacientes diabéticos passaram a ser considerados como de alto risco cardiovascular. Entretanto, a sugestão de ser o DM um equivalente de risco cardiovascular elevado não foi posteriormente confirmada em outros estudos de coorte em longo prazo. Portanto, paciente com DM sem sintomas de CI não deve ser *a priori* considerado como de risco cardiovascular equivalente àquele que apresentou um evento cardiovascular prévio. Este grupo de pacientes precisa ter seu risco cardiovascular estratificado. Neste sentido, a Sociedade Brasileira de Diabetes recomenda a estratificação de risco anual em pacientes com DM2 sem história de DCV.[3] É importante lembrar que não existe algoritmo preditivo de DCV para os pacientes com DM1. O Quadro 6.2 descreve os principais métodos de estratificação de risco cardiovascular que incluem a presença de DM como um fator de risco a ser avaliado. Não existe um método que contemple todos os fatores de risco cardiovasculares (triglicerídeos, história familiar de CI, etc.) e aspectos específicos do paciente com DM, como, por exemplo, o controle glicêmico. Portanto, a utilização de um método não exclui a de outro. Além isso, entre os métodos que avaliam parâmetros clínico-laboratoriais, apenas o UKPDS *risk engine* é específico para pacientes com DM, sendo este um dos métodos preferenciais para avaliação de risco cardiovascular em pacientes com DM. O índice de calcificação coronariana foi recentemente avaliado como um importante fator de risco cardiovascular em pacientes com DM (ver tópico específico adiante). Estes dois escores de risco são, a seguir, detalhados.

UKPDS RISK ENGINE: A calculadora de risco *UKPDS risk engine* foi validada a partir de uma população multiétnica de pacientes com DM2. Este escore é mais acurado do que o escore de Framingham, que incluiu um pequeno número de pacientes com DM e que tende a subestimar o risco cardiovascular em pacientes com DM. O UKPDS *risk engine* avalia o risco cardiovascular (DAC e acidente vascular encefálico [AVE] – fatal ou não fatal) em 10 anos em pacientes livres de DAC. A calculadora leva em consideração idade do paciente, sexo, etnia, tabagismo, presença de fibrilação atrial (FA), pressão sistólica, colesterol total e HDL e valores de HbA1c. O *download* dessa ferramenta pode ser feito a partir do *site* https://www.dtu.ox.ac.uk/riskengine/download.php. Os pacientes são estratificados de acordo com o risco cardiovascular em valor percentual, sendo considerados de baixo risco (< 10% de eventos em 10 anos); intermediário (10-20% de eventos em 10 anos) ou alto risco (> 20% de eventos em 10 anos). A calculadora apresenta melhor desempenho para categorias de risco cardiovascular intermediário.

ÍNDICE DE CALCIFICAÇÃO CORONARIANA (CÁLCIO CORONARIANO [CAC]): Em pacientes classificados como de risco cardiovascular intermediário, calculado por meio do escore do UKPDS, a SBD recomenda a avaliação adicional de risco cardiovascular pela medida do CAC. A determinação do CAC é realizada por tomografia computadorizada de tórax (TC) sem contraste e com múltiplos detectores e baseia-se em uma aquisição de uma série de cortes axiais com 3 mm de espessura cobrindo toda a extensão do coração, sendo as imagens sincronizadas com o eletrocardiograma (ECG). Em uma metanálise recentemente publicada, um valor de escore de cálcio > 10 foi capaz de prever mortalidade e a DCV com alta sensibilidade (característica importante para um exame de rastreamento) em pacientes com DM2. Preconiza-se a classificação simplificada de risco cardiovascular a partir deste ponto de corte: escore < 10 – baixo risco e escore > 10 – risco intermediário a alto. Portanto, o ponto a ressaltar é o valor preditivo negativo do exame, ou seja, um exame negativo torna improvável um evento cardiovascular nos próximos anos. Valores de escore > 100 implicam risco

QUADRO 6.2
Características dos principais métodos de avaliação de risco cardiovascular utilizados para pacientes com diabetes melito

	UKPDS[1] Risk engine	Framingham[2] risk score	NHANES[3] (non-lab)	WHO[4] (lab)	WHO[5] (non lab)	ASCVD[6] (AHA 2013)	Cálcio Coronário[7]
Idade	X	X	X	X	X	X	–
Sexo	X	X	X	X	X	X	–
Cor da pele/Raça	X	–	–	–	–	X	–
Pressão arterial	X	X	X	X	X	X	–
Colesterol total	X	X	–	X	–	X	–
HDL colesterol	X	–	–	–	–	X	–
LDL colesterol	–	–	–	–	–	–	–
Triglicerídeos	–	–	–	–	–	–	–
Tabagismo	X	X	X	–	X	X	–
DM	X	X	X	X	X	X	X
Tempo de DM	X	–	–	–	–	–	–
HbA1c	X	–	–	–	–	–	–
Glicose em jejum	–	–	–	–	–	–	–
IMC	–	–	X	–	–	–	–
Hipertensão arterial – tratamento	–	X	X	–	–	X	–
CAC	–	–	–	–	–	–	X

PA, pressão arterial; HDL, lipoproteína de alta densidade; LDL, lipoproteína de baixa densidade; HbA1c, hemoglobina glicada; IMC, índice de massa corporal.
Fonte: Stevens e colaboradores,[4] Wilson e colaboradores,[5] Gaziano e colaboradores,[6] Mendis e colaboradores,[7] Conroy e colaboradores,[8] Goff e colaboradores,[9] Kramer e colaboradores.[10]

intermediário de eventos cardiovasculares e > 400, em muito alto risco cardiovascular. Em pacientes com CAC positivo, além do próprio valor do escore, deve ser considerado o valor do escore em relação aos valores típicos para a idade do paciente (percentil do escore em relação à faixa etária). Os pacientes com CAC < 10 podem repetir o exame após 5 anos. O risco de exposição à radiação é baixo e equivalente ao de uma mamografia. No Quadro 6.3, estão descritas as doses de radiação usuais de diferentes exames radiológicos comparados com aquela decorrente da realização do CAC. No CAC, a dose de radiação é inferior à do cateterismo cardíaco, da cintilografia miocárdica e da angiotomocoronariografia. Este último exame, embora possa fornecer o índice de CAC, não deve ser utilizado para rastreamento da DAC devido à dose de radiação decorrente de sua realização. A Figura 6.1 mostra um fluxograma de sugestão de investigação de DAC em pacientes diabéticos assintomáticos e sem DCV estabelecida utilizando o escore UKPDS e o CAC.

A American Diabetes Association não recomenda o rastreamento rotineiro de DAC em pacientes assintomáticos, independente da estratificação de risco cardiovascular.[11] Esta orientação tem por base o resultado de ensaios clínicos que demonstraram que não há melhora de desfechos quando os fatores de risco cardiovascular são intensivamente tratados. Deve-se, entretanto, considerar que o tratamento medicamentoso, tanto dos fatores de risco tradicionais quanto da hiperglicemia crônica, visando a valores de glicemia o mais próximo do normal possível, não é isento de riscos e de efeitos colaterais, além do custo financeiro associado. Existem também evidências de que pacientes com maior risco cardiovascular se beneficiam mais de intervenções terapêuticas, o que reforça a indicação de avaliação de risco cardiovascular nos pacientes diabéticos.

Avaliação do paciente com diabetes melito e doença arterial coronariana estabelecida

O diagnóstico de DAC em pacientes diabéticos com sintomas típicos de *angina pectoris,* assim como em pacientes sem DM, é essencialmente clínico. Além disso, os pacientes sintomáticos para DAC, não incluídos aqui os pacientes com SCA, devem ser avaliados especificamente para a presença e a gravidade da DAC e ter intensificado o tratamento de fatores de risco cardiovascular. Na avaliação da DAC, pode ser feita avaliação do grau de aterosclerose coronariana por meio de métodos de imagem (angiotomografia coronariana, cineangiocoronariografia), do grau de isquemia (cintilografia miocárdica, ressonância magnética cardíaca) e da função sistólica ventricular (ecocardiograma e ressonância magnética cardíaca). Esta avaliação fornece importantes parâmetros para indicação posterior de procedimentos de revascularização miocárdica. O teste inicial de escolha para avaliação da DAC é a ergometria, uma vez que a resposta ao exercício é um importante fator prognóstico para mortalidade. Entretanto, devido à presença de complicações crônicas relacionadas ao DM, como a vasculopatia periférica (claudicação, amputações), a neuropatia periférica (deformidades em membros inferiores, dificuldades de marcha), a retinopatia diabética proliferativa e a incapacidade funcional para realização de exercício, frequentemente estes pacientes não podem ser submetidos à ergometria. Nesta situação, a realização de um teste de avaliação para isquemia miocárdica, como a cintilografia miocárdica ou a ecocardiografia com estresse farmacológico, está indicada. A ressonância magnética cardíaca funcional com uso do dipiridamol é uma opção com maior acurácia diagnóstica do que a cintilografia com a vantagem adicional da ausência de irradiação. A avaliação de isquemia cardíaca pode ser também realizada naqueles pacientes com outras manifestações de DCV estabelecida que não a DAC: doença vascular periférica, aterosclerose significativa em carótidas, AVE ou presença de ondas Q de eventos em ECG de repouso. Pacientes com baixo risco nos testes de estresse devem ser reavaliados a cada dois anos devido ao aumento acentuado de eventos cardíacos em pacientes com DM após esse período, refletindo, provavelmente, aterosclerose mais rapidamente progressiva.

QUADRO 6.3
Doses usuais de radiação em diferentes exames radiológicos

Exame	Dose (mSv)
Radiografia de tórax	0,02
Mamografia	0,70
Tomografia computadorizada de crânio	2,0
Angiotomocoronariografia	12,0
Angiotomografia pulmonar	4,0
Tomografia computadorizada de aorta toracoabdominal	9,0
Cateterismo coronário diagnóstico	7,0
Intervenção coronária percutânea	17,0
Cintilografia miocárdica (2 fases)	11,3
18F-FDG-Pet-Scan	5,0
Índice de calcificação coronariana (CAC)	1,2 a 3,0 (0,8 a 1,2)

FDG-Pet-Scan, tomografia por emissão de pósitrons com glicose radioativa [2-[F18]-fluoro-2-deoxi-glicose].
Fonte: Meinel e colaboradores[12] e Einstein.[13]

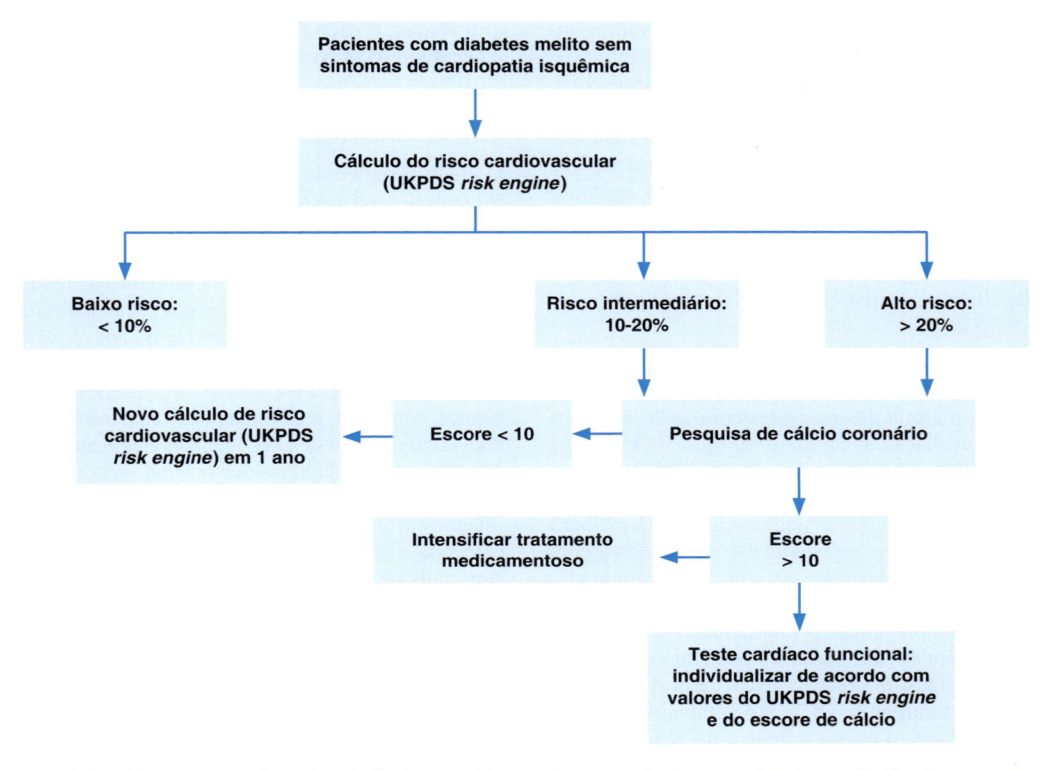

```
┌─────────────────────────────────┐
│ Pacientes com diabetes melito sem│
│ sintomas de cardiopatia isquêmica│
└─────────────────────────────────┘
                │
                ▼
┌─────────────────────────────────┐
│    Cálculo do risco cardiovascular│
│        (UKPDS risk engine)      │
└─────────────────────────────────┘
```

FIGURA 6.1 Fluxograma de avaliação de risco cardiovascular em pacientes com diabetes melito tipo 2.

Manejo e prevenção da doença arterial coronariana no paciente com diabetes melito

O manejo e a prevenção de DAC em pacientes com DM baseiam-se na intervenção conjunta sobre os múltiplos fatores de risco cardiovaculares presentes no DM. A adoção de medidas para modificação de estilo de vida, tratamento da hipertensão arterial sistêmica (HAS) e da dislipidemia perseguindo alvos com comprovada redução de desfechos e uso de ácido acetilsalicílico, quando indicado, são fundamentais no tratamento desses pacientes. A seguir, estão resumidas as principais recomendações de manejo para estes fatores.

Modificações no estilo de vida

Recomenda-se a cessação do tabagismo, a perda de peso e a redução de ingestão de gorduras saturadas, gordura trans e colesterol, com aumento do consumo de ômega 3, fibras solúveis e fitoesteróis, bem como aumento de atividade física. A adoção de dieta estilo DASH (*Dietary approaches to stop hypertension*) – dieta rica em frutas, vegetais, grãos integrais, laticínios com baixo teor de gordura, pobre em gorduras saturadas, colesterol, sal (< 1,5 g de sódio ao dia) e com pequenas quantidades de carne vermelha – é especialmente indicada para pacientes hipertensos. Recomendações para modificações do estilo de vida devem ser feitas para todos os pacientes, independente de estratificação de risco cardiovascular.

Hipertensão arterial

A pressão arterial (PA) deve ser medida em todas as consultas. Pacientes com pressão arterial sistólica (PAS) entre 120-139 mmHg e diastólica (PAD) entre 80-90 mmHg devem ser tratados com intervenções não farmacológicas. São alvos terapêuticos para tratamento de hipertensão arterial sistêmica (HAS) no DM a PAS e a PAD inferiores a 140/90 mmHg (ADA, 2015). Em pacientes jovens com DM1, a redução da pressão a valores inferiores a 130/80 mmHg pode ser desejável.

Mais de um medicamento anti-hipertensivo é, em geral, necessário para atingir o controle pressórico desejado. A ADA sugere o uso inicial de inibidores da enzima conversora de angiotensina (IECA), ou bloqueadores dos receptores do angiotensina (BRA) no tratamento da HAS. Essas duas últimas classes são especialmente recomendadas em pacientes com aumento de excreção urinária de albumina (micro- e macroalbuminúria).

Dislipidemia

Para a maioria dos pacientes com DM, recomenda-se avaliação anual do perfil lipídico. Pacientes com DM apresentam partículas de LDL colesterol menores, mais densas e mais aterogênicas. A melhora do controle glicêmico pode levar à melhora do perfil lipídico, especialmente em pacientes com mau controle glicêmico e triglicerídeos muito elevados.

Como prevenção primária da DAC, as estatinas devem ser utilizadas em pacientes com DM e um ou mais fatores de risco cardiovasculares: história familiar de DCV, HAS, tabagismo, dislipidemia ou excreção urinária de albumina aumentada. O tratamento com estatina também é recomendado para pacientes com risco intermediário-alto avaliado pelo escore UKPDS. Pacientes com CAC > 10 podem beneficiar-se de tratamento com estatina.

Pacientes com DM e evento cardiovascular prévio têm indicação de tratamento intensivo com doses mais altas de estatinas (atorvastatina 40-80 mg/Rosuvastatina 20-40 mg). Nestes pacientes, recomenda-se redução de LDL em pelo menos 50% em relação aos valores basais, associada a modificações no estilo de vida. Como alternativa, pode-se usar o alvo de LDL < 70 mg/dL. Recentemente, as recomendações da American Heart Association sugerem definir a intensidade de tratamento com estatinas de acordo com o risco, sem levar em conta os valores basais de LDL colesterol e as metas a serem atingidas.

Ácido acetilsalicílico

O AAS (75-162 mg/dia) é indicado apenas na prevenção secundária de IAM e AVE. Em relação à prevenção primária, a prescrição de AAS deve ser considerada apenas em pacientes com alto risco cardiovascular. Em pacientes de baixo risco cardiovascular, o risco de hemorragia pode suplantar o benefício da prevenção primária.

Controle glicêmico

O efeito benéfico do controle glicêmico intensivo sobre desfechos macrovasculares não parece ser indistintamente benéfico para todos os pacientes com DM. Os estudos ACCORD, ADVANCE e VADT, especificamente delineados para avaliação de redução de eventos cardiovasculares em pacientes com DM2, falharam em demonstrar que o controle glicêmico intensivo diminui DCV e mortalidade. Entretanto, nestes estudos, não foram incluídos pacientes com DM recém-diagnosticada, ou ainda com curta duração de DM. De fato, classicamente, o estudo UKPDS já havia demonstrado redução de IAM em um grupo de pacientes com DM2 recém-diagnosticados e intensivamente tratados. Hoje, recomenda-se que os alvos de controle glicêmico sejam individualizados, em especial em pacientes com doença macrovascular clinicamente estabelecida. O Quadro 6.4 resume os principais estudos sobre o efeito do controle glicêmico em desfechos cardiovasculares em pacientes com DM.

O Quadro 6.5 mostra os principais medicamentos utilizados na prática clínica para tratamento do DM e suas possíveis vantagens sobre desfechos cardiovasculares. Entre as classes de medicamentos antidiabéticos, apenas com o uso da metformina foi demonstrado benefícios cardiovasculares clinicamente comprovados (UKPDS), sendo esta a medicação de primeira escolha para pacientes com DM2, quando não houver contraindicações para seu uso. Entretanto, como o DM2 é uma doença progressiva, com taxas de elevação de HbA1c da ordem de 0,2 a 0,3% ao ano, na maioria dos pacientes, é necessária a combinação de medicamentos anti-hiperglicêmicos, sendo, muitas vezes, necessária a adição de um terceiro agente. Em termos de eficácia, a escolha de um segundo ou terceiro medicamento deve levar em conta os efeitos colaterais e os custos associados. Em paciente com DAC estabelecida, é prudente evitar hipoglicemias, devendo-se ter cuidado especialmente com a classe das sulfonilureias.

Conclusões

A associação entre DM e DCV é amplamente estabelecida. A avaliação adequada do risco cardiovascular, por meio de ferramentas para estimativa de risco cardiovascular (UKDPS *risk engine*) e da

QUADRO 6.4
Principais ensaios clínicos randomizados sobre controle glicêmico intensificado em pacientes com diabetes melito tipo 2 e desfechos cardiovasculares

Estudo (n)	Idade (anos)	Tempo DM (anos)	HbA1c (intensificado vs. controle)	Duração estudo (anos)	Desfechos primários	RR (IC 95%) para desfecho primário	RR (IC 95%) para mortalidade
UKPDS 33[1] (3867)	53	Diagnóstico recente	7,0 vs. 7,9	10	Qualquer desfecho relacionado ao DM; morte relacionada ao DM; morte por qualquer causa	0,88 (0,70–0,99)	0,94 (0,80–1,10)
UKPDS 34[2] (734)	53	Diagnóstico recente	7,4 vs. 8,0	10,0	Idem	0,680 (0,53–0,87)	0,64 (0,45–0,91)
UKPDS 33[3] 10 anos após	63		NS	–	Idem	0,91 (0,83–0,99)	0,87 (0,79–0,96)
UKPDS 34[3] 10 anos após	63		NS	–	Idem	0,79 (0,66–0,95)	0,73 (0,59–0,89)
ACCORD[4] (10251)	62	10	6,4 vs. 7,5	3,5	IAM não fatal; AVE não fatal; morte por DCV	0,90 (0,78–1,04)	1,22 (1,01–1,46)
ADVANCE[5] (11400)	66	8	6,5 vs. 7,3	5,0	Morte de causa cardiovascular; IAM não fatal ou AVE não fatal	0,94 (0,84–1,06)	0,93 (0,83–1,06)
VADT[6] (1791)	61	12	6,9 vs. 8,4	5,6	IAM; AVE; morte por DCV; ICC; intervenção por DAC ou doença arterial periférica; DAC inoperável ou amputação por isquemia	0,88 (0,74–1,05)	1,07 (0,81–1,42)

DM, diabetes melito; HbA1c, hemoglobina glicada; RR, risco relativo; IAM, infarto agudo do miocárdio; AVE, acidente vascular encefálico; DCV, doença cardiovascular; ICC, insuficiência cardíaca congestiva; DAC, doença arterial coronariana; IC, insuficiência cardíaca.
Fonte: Intensive...[14] Effect...,[15] Holman e colaboradores,[16] Action to Control Cardiovascular Risk in Diabetes Study Group e colaboradores,[17] ADVANCE Collaborative Group e colaboradores[18] e Duckworth e colaboradores.[19]

QUADRO 6.5
Principais medicamentos antidiabéticos e seus efeitos cardiovasculares

Classe	Exemplos	Efeitos
Biguanidas	Metformina	Potencialmente reduz eventos cardiovasculares (UKPDS)
Sulfonilureias	Glibenclamid Glimepirida Glicazida	
Tiazolidinedionas	Pioglitazona Rosiglitazona	Diminui eventos cardiovasculares (PROActive pioglitazona), IC
Inibidores da α-glicosidase	Acarbose	Diminuição de eventos cardiovasculares (STOP-NIDDM)
Inibidores da DPP4	Saxaglitina Sitagliptina Linagliptina Alogliptina	Possível aumento de IC
Agonistas do receptor GLP-1	Exenatide Liraglutide Lixisenatida	Ação protetora cardiovascular (incerta)
Insulinas	NPH Glargina Detemir Degludeca Regular Lispro Aspart Glulisina	Neutro

IC, insuficiência cardíaca; DPP4, enzima dipeptidil peptidase 4; GLP-1, peptídeo semelhante ao glucagon 1.
Fonte: Adaptado de Bonow e colaboradores.[20]

quantificação do cálcio coronário, permitem o tratamento individualizado do paciente. A intervenção sobre os múltiplos fatores de risco cardiovasculares (modificações no estilo de vida, HAS, dislipidemia, uso de antiadesivos plaquetários) é fundamental e prioritária para a prevenção e o manejo da DCV no DM. Benefícios de controle glicêmico intensivo ainda permanecem em debate, sendo, no momento, a metformina o medicamento comprovadamente com vantagens em relação a desfechos cardiovasculares.

Referências

1. International Diabetes Federation. Atlas do diabetes – 2014 atualização. 6. ed. 2014 [capturado em 27 fev 2015]. Disponível em: http://www.diabetes.org.br/images/pdf/Atlas-IDF-2014.pdf
2. de Ferranti SD, de Boer IH, Fonseca V, For CS, Golden SH, Lavie CJ, et al. Type 1 diabetes mellitus and cardiovascular disease: a scientific statement from the American Heart Association and American Diabetes Association. Circulation. 2014;130(13):1110-30.

3. Bertoluci MC, Pimazoni-Netto A, Pires AC, Pesaro AE, Schaan BD, Caramelli B, et al. Diabetes and cardiovascular disease: from evidence to clinical practice-position statement 2014 of Brazilian Diabetes Society. Diabetol Metab Syndr. 2014;6:58.
4. Stevens RJ, Kothari V, Adler AI, Stratton IM, United Kingdom Prospective Diabetes Study (UKPDS) Group. The UKPDS risk engine: a model for the risk of coronary heart disease in Type II diabetes (UKPDS 56). Clin Sci (Lond). 2001; 101(6):671-9.
5. Wilson PW, D'Agostino RB, Levy D, Belanger AM, Silbershatz H, Kannel WB. Prediction of coronary heart disease using risk factor categories. Circulation. 1998;97(18):1837-47.
6. Gaziano TA, Young CR, Fitzmaurice G, Atwood S, Gaziano JM. Laboratory-based versus non-laboratory-based method for assessment of cardiovascular disease risk: the NHANES I Follow-up Study cohort. Lancet. 2008;371(9616):923-31.
7. Mendis S, Lindholm LH, Mancia G, Whitworth J, Alderman M, Lim S, et al. World Health Organization (WHO) and International Society of Hypertension (ISH) risk prediction charts: assessment of cardiovascular risk for prevention and control of cardiovascular disease in low and middle-income countries. J Hypertens. 2007;25(8):1578-82.
8. Conroy RM, Pyörälä K, Fitzgerald AP, Sans S, Menotti A, de Backer G, Estimation of ten-year risk of fatal cardiovascular disease in Europe: the SCORE project. Eur Heart J. 2003;24(11):987-1003.
9. Goff DC Jr, Lloyd-Jones DM, Bennett G, Coady S, D'Agostino RB, Gibbons R, et al. 2013 ACC/AHA guideline on the assessment of cardiovascular risk: a report of the American College of Cardiology/American Heart Association Task Force on Practice Guidelines. J Am Coll Cardiol. 2014;63(25 Pt B):2935-59.
10. Kramer CK, Zinman B, Gross JL, Canani LH, Rodrigues TC, Azevedo MJ, et al. Coronary artery calcium score prediction of all cause mortality and cardiovascular events in people with type 2 diabetes: a systematic review and meta-analysis. BMJ. 2013;346:f1654.
11. American Diabetes Association. Cardiovascular disease and risk management. Diabetes Care. 2015;38 Suppl 1:S49-S57.
12. Meinel FG, Nance JW Jr., Harris BS, De Cecco CN, Costello P, Schoepf UJ. Radiation risks from cardiovascular imaging tests. Circulation. 2014;130(5):442-5.
13. Einstein AJ. Effects of radiation exposure from cardiac imaging: how good are the data? J Am Coll Cardiol. 2012;59(6):553-65.
14. Intensive blood-glucose control with sulphonylureas or insulin compared with conventional treatment and risk of complications in patients with type 2 diabetes (UKPDS 33). UK Prospective Diabetes Study (UKPDS) Group. Lancet. 1998;352 (9131):837-53.
15. Effect of intensive blood-glucose control with metformin on complications in overweight patients with type 2diabetes (UKPDS 34). UK Prospective Diabetes Study (UKPDS) Group. Lancet. 1998; 352(9131):854-65.
16. Holman RR, Paul SK, Bethel MA, Matthews DR, Neil HA. 10-year follow-up of intensive glucose control in type 2 diabetes. N Engl J Med. 2008;359(15):1577-89.
17. Action to Control Cardiovascular Risk in Diabetes Study Group, Gerstein HC, Miller ME, Byington RP, Goff DC Jr, Bigger JT, Buse JB, et al. Effects of intensive glucose lowering in type 2 diabetes. N Engl J Med. 2008;358(24):2545-59.
18. ADVANCE Collaborative Group, Patel A, MacMahon S, Chalmers J, Neal B, Billot L, et al. Intensive blood glucose control and vascular outcomes in patients with type 2 diabetes. N Engl J Med. 2008;358(24):2560-72.
19. Duckworth W, Abraira C, Moritz T, Reda D, Emanuel N, Reaven PD, et al. Glucose control and vascular complications in veterans with type 2 diabetes. N Engl J Med. 2009;361(10):1028.
20. Bonow RO, Mann DL, Zipes DP, Libby P, editors. Braunwald's heart disease: a textbook of cardiovascular medicine. 9th ed. Philadelphia: Elsevier; 2012.

Leituras sugeridas

Bloomgarden ZT. Diabetes treatment and cardiovascular safety. Diabetes Care. 2011;34:e36-e42.

Mcguire DK. Diabetes and the cardiovascular system. In: Bonow RO, Mann DL, Zipes DP, Libby P, editors. Braunwald's heart disease: a textbook of cardiovascular medicine. Philadelphia: Elsevier; 2012. p. 1365-89.

7

Cetoacidose diabética e síndrome hiperosmolar hiperglicêmica

Cristiane Bauermann Leitão
Caroline Kaercher Kramer
Luciana Reck Remonti
Sandra Pinho Silveiro

Cetoacidose diabética

Definição

A cetoacidose diabética (CAD) é uma emergência médica caracterizada por deficiência absoluta ou relativa de insulina com consequente hiperglicemia (> 200-250 mg/dL), cetonemia e acidose metabólica (pH < 7,3 e bicarbonato < 15 mEq/L) (Tabela 7.1). A incidência anual nos Estado Unidos da América é de 4,6-8 casos por 1.000 pacientes com diabetes melito (DM). Atualmente, a mortalidade associada à CAD foi reduzida a menos de 1% e aumenta com a idade e comorbidades apresentadas pelo paciente.

Quadro clínico

As principais manifestações clínicas da CAD são decorrentes da hiperglicemia (diurese osmótica e desidratação), da cetonemia (náuseas, vômitos e hálito cetônico), da acidose (taquipneia) e da hiperosmolalidade (alteração do sensório) (Quadro 7.1).

TABELA 7.1 Critérios diagnósticos e classificação da cetoacidose diabética

	Leve	Moderada	Grave
Glicemia (mg/dL)	> 200	> 250	> 250
pH arterial	7,25–7,30	7,00–7,24	< 7,00
Bicarbonato sérico (mEq/L)	15–18	10–15	< 10
Cetonúria	Positivo	Positivo	Positivo
Cetonemia	Positivo	Positivo	Positivo
Osmolalidade sérica efetiva	Variável	Variável	Variável
Ânion *gap*	> 10	> 12	> 12
Estado mental	Alerta	Alerta/sonolento	Estupor/coma

QUADRO 7.1
Manifestações clínicas da cetoacidose diabética

Sinais	Sintomas
Mucosas desidratadas	Poliúria
Hálito cetótico	Polidipsia
Respiração de Kussmaul	Fraqueza
Taquicardia	Náuseas e vômitos
Hipotensão arterial	Dor abdominal
Tendência à hipotermia	Cãibras
Alteração da consciência	Alterações visuais

Avaliação diagnóstica

A glicemia, geralmente, apresenta-se em torno de 500 a 800 mg/dL. A confirmação da cetose como etiologia do quadro de acidose é realizada pela reação do nitroprussiato (acetest) com diluição do plasma a 1:1, sendo o resultado considerado positivo se maior do que duas cruzes. No entanto, a reação do nitroprussiato avalia os níveis de acetato e acetoacetato, subestimando a concentração de β-hidroxibutirato, que é o principal corpo cetônico produzido na CAD. A correção da acidose com o uso de insulina pode, paradoxalmente, aumentar a dosagem de cetonemia, uma vez que converte β-hidroxibutirato em acetoacetato.

Os níveis séricos de sódio podem estar normais ou levemente diminuídos por diluição relacionada à hiperglicemia. Os níveis séricos de potássio e fósforo podem estar normais, aumentados ou diminuídos, apesar da depleção corporal total desses íons. Pode ocorrer diminuição da função renal por insuficiência renal pré-renal secundária à desidratação e hipovolemia. A dosagem de creatinina sérica por método de Jaffe pode apresentar resultados falsamente elevados por interferência do acetoacetato.

A presença de leucocitose de até 15.000 leucócitos/mm^3, inclusive com desvio à esquerda, pode ser decorrente da acidose, apresentando rápida correção com o tratamento da CAD. No entanto, valores acima de 25.000 leucócitos/mm^3 podem indicar infecção associada, necessitando de avaliação cuidadosa. O aumento da amilase de origem salivar pode ocorrer, sendo necessária a dosagem de lipase se suspeita de pancreatite associada.

Deve-se avaliar o intervalo iônico e, se necessária, fazer a correção do sódio sérico para o grau de hiperglicemia (Tabela 7.2).

Tratamento

O tratamento da CAD é resumido na Figura 7.1. Uma vez feito o diagnóstico de CAD, o paciente deve ser transferido para o centro de tratamento intensivo, e as medidas descritas a seguir devem ser tomadas:

TABELA 7.2 Fórmulas úteis no manejo da cetoacidose diabética e da síndrome hiperosmolar hiperglicêmica

Variável	Fórmula	Valor normal
Osmolalidade efetiva	2 × (Na + K) + glicose/18	285 ± 5 Osm/kg
Correção do sódio pela glicemia	Aumentar 1,6 mEq/L do sódio para cada aumento de 100 mg da glicemia acima de 100 mg/dL (Aumentar 2,4 mEq/L do sódio se glicose > 400 mg/dL)	135–145 mEq/L
Intervalo iônico	Na + K − (Cl + HCO3)	12 ± 2 mEq/L*

* 10 ± 2 mEq/L se a medida de Na e Cl for realizada com eletrodos íon-específicos.

- Monitorização horária de sinais vitais, nível de consciência, diurese e hidratação até que ocorra melhora clínica significativa;
- Monitorização horária de glicemia capilar;
- Monitorização cardíaca contínua;
- Estabelecimento de via aérea permeável e administração de oxigênio se pressão parcial arterial de oxigênio (PaO_2) < 80 mmHg;
- Obtenção de acesso venoso central se a rede venosa periférica não for adequada ou em pacientes em choque, com insuficiência cardíaca ou renal;
- Sondagem vesical em pacientes sem diurese espontânea, comatosos ou em choque, para controle de diurese;
- Sondagem gástrica em pacientes comatosos, com vômitos frequentes ou com dilatação gástrica por atonia;
- Nada por via oral (NPO) até suspensão dos vômitos;
- Solicitação de glicemia, cetonemia, ureia, creatinina, sódio, potássio, cloro, gasometria arterial (GA) e hemograma;
- Solicitação de radiografia de tórax e eletrocardiograma;
- Solicitação de urocultura, hemoculturas e cultura de qualquer secreção potencialmente infectada para rastreamento de infecção;
- Administração de antibióticos quando houver evidência de infecção, após a coleta das culturas;

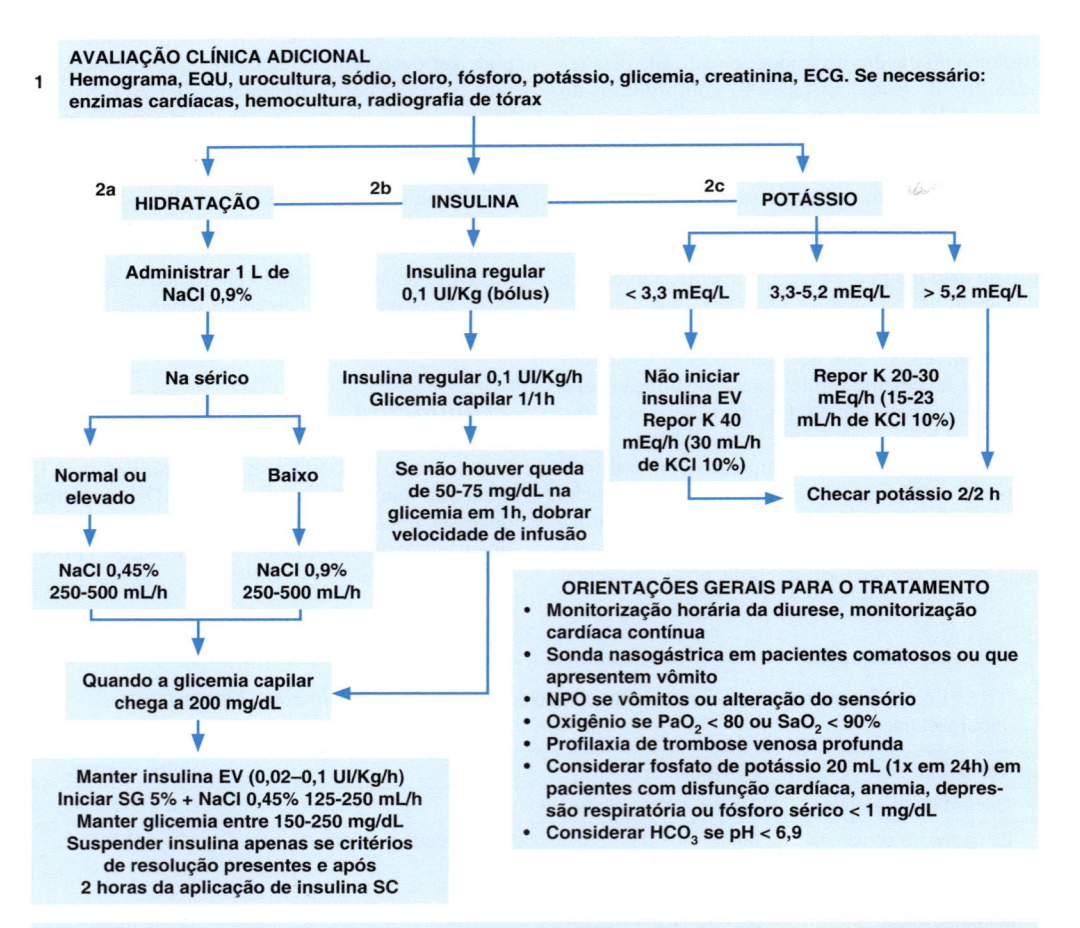

1. AVALIAÇÃO CLÍNICA ADICIONAL
Hemograma, EQU, urocultura, sódio, cloro, fósforo, potássio, glicemia, creatinina, ECG. Se necessário: enzimas cardíacas, hemocultura, radiografia de tórax

2a HIDRATAÇÃO
Administrar 1 L de NaCl 0,9%
Na sérico
- Normal ou elevado → NaCl 0,45% 250-500 mL/h
- Baixo → NaCl 0,9% 250-500 mL/h

Quando a glicemia capilar chega a 200 mg/dL

Manter insulina EV (0,02–0,1 UI/Kg/h)
Iniciar SG 5% + NaCl 0,45% 125-250 mL/h
Manter glicemia entre 150-250 mg/dL
Suspender insulina apenas se critérios de resolução presentes e após 2 horas da aplicação de insulina SC

2b INSULINA
Insulina regular 0,1 UI/Kg (bólus)
Insulina regular 0,1 UI/Kg/h
Glicemia capilar 1/1h
Se não houver queda de 50-75 mg/dL na glicemia em 1h, dobrar velocidade de infusão

2c POTÁSSIO
- < 3,3 mEq/L → Não iniciar insulina EV. Repor K 40 mEq/h (30 mL/h de KCl 10%)
- 3,3-5,2 mEq/L → Repor K 20-30 mEq/h (15-23 mL/h de KCl 10%)
- > 5,2 mEq/L → Checar potássio 2/2 h

ORIENTAÇÕES GERAIS PARA O TRATAMENTO
- Monitorização horária da diurese, monitorização cardíaca contínua
- Sonda nasogástrica em pacientes comatosos ou que apresentem vômito
- NPO se vômitos ou alteração do sensório
- Oxigênio se PaO_2 < 80 ou SaO_2 < 90%
- Profilaxia de trombose venosa profunda
- Considerar fosfato de potássio 20 mL (1x em 24h) em pacientes com disfunção cardíaca, anemia, depressão respiratória ou fósforo sérico < 1 mg/dL
- Considerar HCO_3 se pH < 6,9

Resolução da CAD: Glicemia < 200 mg/dL + 2 critérios (bicarbonato ≥ 15 mEq/L, ph venoso > 7,3, anion gap ≤ 12)

FIGURA 7.1 Manejo do paciente adulto com cetoacidose diabética.

- Anticoagulação profilática em pacientes idosos, em coma ou com osmolalidade elevada (> 320 mOsm/kg).

Hidratação

A deficiência de líquidos costuma ser de 4 a 8 litros (100 mL/kg). Deve-se realizar reposição rápida e adequada, iniciando a hidratação com soro fisiológico 0,9%, de 1 a 1,5 litros, na primeira hora, na ausência de insuficiência cardíaca. A reposição de volume, posteriormente, depende do estado de hidratação do paciente, do débito urinário e do sódio sérico. Em geral, infusão de volume 250 a 500 mL/h é adequada com soro 0,45% se o sódio sérico corrigido estiver normal ou elevado, ou 0,9% em caso de hiponatremia, sendo que o déficit de água total deve ser reposto em 24 horas.

Insulinoterapia

Deve ser realizada com insulina regular humana endovenosa em infusão contínua em bomba de infusão ou intramuscular de 1/1 hora, no caso de atendimento de paciente em local onde a bomba de infusão não se encontra disponível. Estudos têm demonstrado que o tratamento de CAD leve a moderada com insulina de ação ultrarrápida subcutânea a cada 1 ou 2 horas é tão seguro e efetivo quanto o tratamento com insulina regular endovenosa. No entanto, a via preferencial de tratamento ainda é a endovenosa. A solução é preparada com 250 mL de soro fisiológico e 25 U de insulina regular (1 U em 10 mL). Os primeiros 50 mL da solução devem ser desprezados pelo equipo para evitar a aderência da insulina ao frasco, e a solução deve ser trocada a cada 6 horas.

A dose inicial é de 0,1-0,2 UI/kg de peso em bólus, seguida da infusão contínua de 0,1 UI/kg/hora (opção de dose contínua de 0,14 UI/kg/h sem bólus). Caso a glicemia capilar não seja reduzida em 50-75 mg/dL em 1 hora, recomenda-se dobrar a dose (0,2 U/kg/hora). Quando a glicemia capilar for ≤ 200 mg/dL, deve-se iniciar a infusão de soro glicosado para evitar hipoglicemia, objetivando-se manter a glicemia capilar entre 150 e 200 mg/dL. A dose de insulina deve ser mantida ou reduzida à metade, mas não se pode suspender a infusão contínua até que a acidose seja corrigida. Em média, a glicemia atinge valores de 250 mg/dL em 6 horas, o pH aumenta a valores acima de 7,3 em 12 horas e a cetonúria desaparece em 24 horas.

A troca de insulina endovenosa para subcutânea pode ser efetuada após resolução do quadro de cetoacidose (ver critérios de resolução no na Figura 7.1). Deve-se manter a insulina endovenosa até 2 horas após a administração da primeira dose de insulina basal (NPH [do inglês, *neutral protamine hagedorn*], glargina ou detemir). Se o paciente já usava insulina previamente, administra-se a dose usada. No caso de diagnóstico recente de DM, a dose é calculada em 0,5-0,8 UI/kg/dia dividida em ⅔ a ½ de insulina basal e ⅓ a ½ de prandial em doses divididas.

Reposição de potássio

Deve ser realizada reposição de potássio devido à depleção corporal total deste íon. A hidratação e a insulinoterapia promovem uma redução adicional do potássio sérico com a diluição e a correção da acidose, respectivamente, ocasionando um nadir em 4 horas após o início do tratamento. Desde que o paciente apresente débito urinário adequado (50 mL/h), a reposição deve ser iniciada conforme o resultado do potássio sérico:

- < 3,3 mEq/L: 40 mEq/h e retardar o início da insulina até potássio > 3,3 mEq/L;
- 3,3-5,2 mEq/L: 20-30 mEq/h para manter potássio entre 4-5 mEq/L;
- > 5,2 mEq/L: não administrar e repetir de 2/2 h.

Reposição de fósforo

A determinação da fosfatemia somente deve ser realizada nos casos de CAD grave, com evolução desfavorável ou nos casos de suspeita de hipofosfatemia (hemólise, insuficiência cardíaca, depressão do sistema nervoso central [SNC], hipoventilação, rabdomiólise e insuficiência renal aguda [IRA]), uma vez que a sua reposição endovenosa pode ser acompanhada de hipocalcemia grave. Por este motivo, somente se recomenda reposição endovenosa quando os níveis séricos de fósforo forem < 1 mg/dL, com fosfato bibásico mais monobásico de potássio (1 mmol/L), 0,08 mmol ou 2,5 mg/kg de peso em pacientes sem manifestações clínicas e 0,16 mmol ou 5 mg/kg de peso em pacientes sintomáticos, em 6 horas. Nos demais casos, a hipofosfatemia é corrigida quando o paciente reassume a alimentação via oral.

Reposição de bicarbonato

O tratamento da acidose é realizado com insulina e hidratação adequada. A utilização de bicarbonato não está indicada na CAD, podendo ser deletéria. A administração de bicarbonato de sódio pode causar hipernatremia, hipocalemia, alcalose tardia, piora da acidose intracelular, retardo na metabolização dos cetoânions e desenvolvimento paradoxal de acidose no SNC. Alguns autores recomendam o uso de bicarbonato nos pacientes com pH < 6,9, embora esta seja uma indicação controversa.

Fatores precipitantes

Deve-se sempre investigar a etiologia da CAD. Os principais fatores predisponentes da CAD são suspensão ou dose inadequada de insulina, doenças infecciosas (p. ex., pneumonia e infecção urinária), DM previamente não diagnosticado (20% dos casos novos de DM têm a CAD como primeira manifestação da doença), doenças intercorrentes (p. ex., infarto agudo do miocárdico [IAM], acidente vascular encefálico [AVE]) e uso de medicamentos hiperglicemiantes (Quadro 7.2). Não se identifica a causa da CAD em cerca de 30% dos casos.

Complicações

As complicações mais frequentes são hipoglicemia, hipocalemia e hipofosfatemia, já comentadas. A acidose metabólica hiperclorêmica ocorre em 10% dos pacientes com CAD no momento da admissão e em quase todos os pacientes após a resolução da cetonemia. Apresenta intervalo iônico normal, não apresenta repercussão clínica e tem resolução espontânea em 24-48 horas. Ela é decorrente da reabsorção de cloro no túbulo proximal devido à diminuição do bicarbonato e pode ser exagerada pela administração excessiva de cloreto de sódio para hidratação.

Entre as complicações graves da CAD estão o edema cerebral, a síndrome da angústia respiratória do adulto (SARA) e o pneumomediastino.

O edema cerebral ocorre em 0,3 a 1% dos casos, de 14 a 16 horas após o início do tratamento, acometendo principalmente pacientes jovens e crianças e parece estar associado à CAD prolongada e à correção volêmica rápida. Recomenda-se a realização de reposição da volemia mais lentamente em crianças (48 horas) para prevenção do edema cerebral. A presença de cefaleia, deterioração gradual do nível de consciência, convulsões, perda do controle esfincteriano, alterações pupilares, papiledema, bradicardia, hipertensão e insuficiência ventilatória fazem parte do quadro clínico. O tratamento é realizado com medidas antiedema cerebral (manitol e ventilação mecânica [VM]), mas a mortalidade, apesar do tratamento, é de 20 a 40%.

A SARA pode ocorrer raramente em associação com CAD. O diagnóstico é sugerido pela presença de infiltrado pulmonar e hipoxemia (pressão parcial arterial de oxigênio/fração inspirada de oxigênio [PaO_2/FiO_2] < 200). Também está associada à CAD prolongada. A presença de pneumomediastino também foi descrita em associação com a CAD.

Síndrome hiperosmolar hiperglicêmica

Definição

O termo síndrome hiperosmolar hiperglicêmica (SHH) substitui a nomenclatura prévia de "coma hiperglicêmico hiperosmolar não cetótico" e de "síndrome hiperosmolar hiperglicêmica não cetótica", refletindo o fato de que outras alterações do sensório além do coma podem estar presentes e de que graus variados de cetose podem ocorrer dentro do quadro.

A SHH, em geral, ocorre em indivíduos idosos com DM tipo 2, mas pode também acometer indivíduos mais jovens. Os critérios para o diagnóstico de SHH incluem uma concentração plasmática de glicose > 600 mg/dL, osmolalidade sérica total > 320 mOsm/kg, pH sérico ≥ 7,3 e cetonemia e cetonúria leves, se presentes.

A taxa de mortalidade decorrente da presença de SHH é bastante elevada, estando entre 5-20%. A extrema hiperglicemia que caracteriza a síndrome decorre da presença de desidratação e consequente perda de função renal, com diminuição da excreção urinária de glicose.

Quadro clínico

A sintomatologia mais proeminente é neurológica. Cerca de metade dos indivíduos apresenta-se comatosa na chegada, e os demais mostram presença de estupor. Achados neurológicos variados podem estar presentes, incluindo convulsões focais e quadro compatível com AVE. Ocasionalmente, pode ser difícil a identificação dos achados como causa ou efeito da SHH.

Desidratação grave é revelada pelo exame físico, com consequente repercussão hemodinâmica. O exame clínico pode evidenciar achados relacionados ao fator desencadeante da crise hiperglicêmica.

Avaliação laboratorial

A osmolalidade calculada por fórmula evidencia níveis acima de 320 mOsm/kg, encontrando-se em média valores de cerca de 370 mOsm/kg. A osmolalidade sérica reflete os elevados níveis de sódio, que devem ser corrigidos na vigência de hiperglicemia.

Cetose leve pode estar presente, em geral relacionada ao estado de jejum do paciente, mas, por definição, não há cetoacidose, e os valores de bicarbonato são >18 mEq/L. Se presente quadro franco de acidose, possivelmente a etiologia será de acidose láctica secundária à hipóxia tecidual por diminuição de perfusão periférica. A confirmação diagnóstica pode requerer a dosagem do lactato.

Tratamento

O tratamento da SHH é representado na Figura 7.2. De forma geral, aplicam-se os mesmos princípios do tratamento da CAD.

É importante identificar o fator desencadeante da SHH por meio de dados da história e de exame físico. A coleta de culturas de sangue e urina, em geral, são necessários, assim como a realização de radiografia de tórax e seios da face, eletrocardiograma (ECG) e enzimas cardíacas e, conforme o quadro clínico, tomografia computadorizada (TC) de crânio. O evento precipitante da SHH é comumente um quadro de infecção, mas qualquer condição de estresse, como intercorrências cardiovasculares, acidente ou trauma grave e uso de alguns medicamentos podem desencadear o quadro (Quadro 7.2).

A etapa terapêutica mais importante é a reposição de líquidos por meio da reposição salina isotônica para restabelecer a estabilidade hemodinâmica e fluxo urinário. O déficit de líquido da SHH é mais grave do que o da CAD, podendo chegar até 10 L ou mais. A presença de graus extremos de hipernatremia, com níveis superiores a 165 mEq/L, requer a utilização de solução salina hipotônica a 0,45%.

Complicações

Na SHH, as complicações são semelhantes às da CAD. O colapso vascular e as infecções são as mais importantes, em particular sepse por bactérias gram-negativas e quadros de pneumonia. A ocorrência de trombose é comum, especialmente acometendo vasos cerebrais, podendo ocorrer coagulação intravascular disseminada (CIVD).

QUADRO 7.2
Fatores precipitantes da cetoacidose e da síndrome hiperosmolar hiperglicêmica

Doenças agudas	Medicamentos
Infecção (pneumonia, infecção urinária)	β-bloqueadores
Acidente vascular encefálico	Bloqueadores dos canais de cálcio
Infarto agudo do miocárdio	Antipsicóticos
Pancreatite aguda	Diuréticos tiazídicos
Embolia pulmonar	Fenitoína
Obstrução intestinal	Nutrição parenteral total
Trombose mesentérica	Corticoides
Insuficiência renal	Cocaína
Hematoma subdural	
Queimaduras	
Doenças endócrinas (acromegalia, Cushing)	

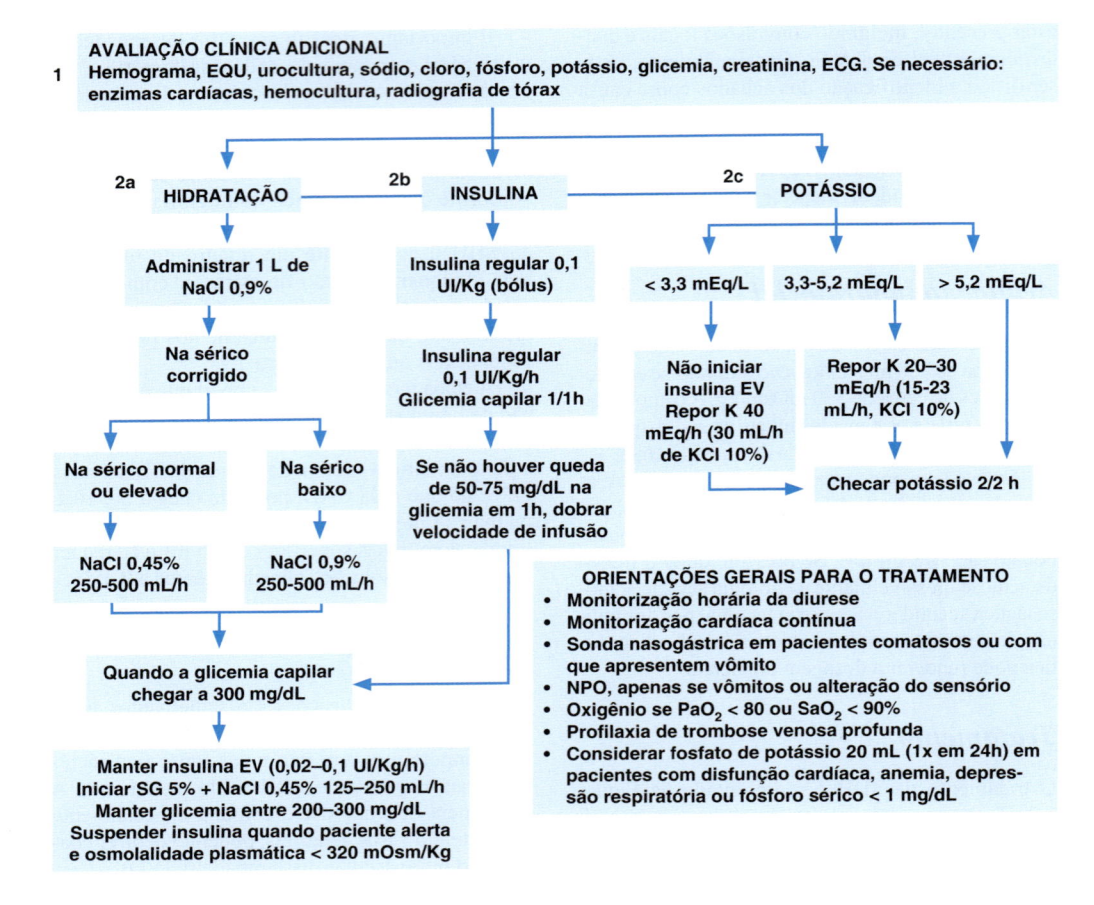

AVALIAÇÃO CLÍNICA ADICIONAL
1. Hemograma, EQU, urocultura, sódio, cloro, fósforo, potássio, glicemia, creatinina, ECG. Se necessário: enzimas cardíacas, hemocultura, radiografia de tórax

2a HIDRATAÇÃO
- Administrar 1 L de NaCl 0,9%
- Na sérico corrigido
  - Na sérico normal ou elevado → NaCl 0,45% 250-500 mL/h
  - Na sérico baixo → NaCl 0,9% 250-500 mL/h

Quando a glicemia capilar chegar a 300 mg/dL:
- Manter insulina EV (0,02–0,1 UI/Kg/h)
- Iniciar SG 5% + NaCl 0,45% 125–250 mL/h
- Manter glicemia entre 200–300 mg/dL
- Suspender insulina quando paciente alerta e osmolalidade plasmática < 320 mOsm/Kg

2b INSULINA
- Insulina regular 0,1 UI/Kg (bólus)
- Insulina regular 0,1 UI/Kg/h
- Glicemia capilar 1/1h
- Se não houver queda de 50-75 mg/dL na glicemia em 1h, dobrar velocidade de infusão

2c POTÁSSIO
- < 3,3 mEq/L: Não iniciar insulina EV. Repor K 40 mEq/h (30 mL/h de KCl 10%)
- 3,3-5,2 mEq/L: Repor K 20–30 mEq/h (15-23 mL/h, KCl 10%)
- > 5,2 mEq/L: Checar potássio 2/2 h

ORIENTAÇÕES GERAIS PARA O TRATAMENTO
- Monitorização horária da diurese
- Monitorização cardíaca contínua
- Sonda nasogástrica em pacientes comatosos ou com que apresentem vômito
- NPO, apenas se vômitos ou alteração do sensório
- Oxigênio se PaO_2 < 80 ou SaO_2 < 90%
- Profilaxia de trombose venosa profunda
- Considerar fosfato de potássio 20 mL (1x em 24h) em pacientes com disfunção cardíaca, anemia, depressão respiratória ou fósforo sérico < 1 mg/dL

FIGURA 7.2 Manejo do paciente adulto com estado hiperglicêmico hiperosmolar (EHH).

Leituras sugeridas

Corwell B, Knight B, Olivieri L, Willis GC. Current diagnosis and treatment of hyperglycemic emergencies. Emerg Med Clin N Am. 2014;32(2):437-52.

Kitabchi AE, Umpierrez GE, Miles JM, Fisher JN. Hyperglycemic crises in adult patients with diabetes. Diabetes Care. 2009;32(7):1335-43.

Kitabchi AE, Umpierrez GE, Murphy MB, Kreisberg RA. Hyperglycemic crises in adult patients with diabetes: a consensus statement from the American Diabetes Association. Diabetes Care. 2006;29(12):2739-48.

Maletkovic J, Drexler A. Diabetic ketoacidosis and hyperglycemic hyperosmolar state. Endocrinol Metab Clin N Am. 2013;42:677-95.

Nyenwe EA, Kitabchi AE. Evidence-based management of hyperglycemic emergencies in diabetes mellitus. Diabetes Res Clin Pract. 2011;94(3):340-51.

Savage MW, Dhatariya KK, Kilvert A, Rayman G, Rees JA, Courtney CH, et al. Joint British Diabetes Societies guideline for the management of diabetic ketoacidosis. Diabet Med. 2011;28(5):508-15.

Van Ness-Otunnu R, Hack JB. Hyperglycemic crisis. J Emerg Med. 2013;45(5):797-805.

8

Tratamento medicamentoso da hiperglicemia no diabetes melito tipo 1

Mateus Dornelles Severo
Letícia Schwerz Weinert
Cristiane Bauermann Leitão
Sandra Pinho Silveiro

Estudos como o Diabetes Control and Complications Trial (DCCT) e o Epidemiology of Diabetes Interventions and Complications (EDIC) demonstraram que o controle rigoroso da glicemia em pacientes com diabetes melito tipo 1 (DM1) reduz complicações micro e macrovasculares, respectivamente.[1,2] Portanto, com exceção de alguns grupos em que o tratamento pode ser prejudicial (Quadro 8.1), preconiza-se o tratamento intensivo desses pacientes. Para atingir as metas de controle glicêmico (Tabela 8.1), além das mudanças do estilo de vida, dispõe-se basicamente da insulina (Tabela 8.2). No DM1, só é possível um controle glicêmico próximo ao ideal usando-se esquemas de múltiplas injeções diárias (MID) ou infusão subcutânea contínua de insulina (bomba de insulina).

Vários fatores alteram a absorção das insulinas, como:

1. **Local de aplicação:** a absorção é mais rápida quando a insulina é aplicada no abdome, e diminui conforme o local: após no braço, após na coxa, e mais lenta, no glúteo;
2. **Temperatura:** o calor aumenta a absorção;
3. **Fricção local:** aumenta a absorção;
4. **Lipo-hipertrofia:** reduz a absorção da insulina quando aplicada nesta área;
5. **Dosagem:** doses maiores retardam a absorção e prolongam a duração do efeito.

Múltiplas injeções diárias

Vários esquemas de MIDs podem ser empregados, dependendo principalmente da preferência do paciente e da familiaridade do médico com o regime (Tabela 8.3). Estes esquemas baseiam-se em dose(s) de insulina(s) de duração intermediária ou longa para o controle basal, além de múltiplas doses de insulina rápida ou ultrarrápida pré-prandiais.

QUADRO 8.1
Grupos em que o tratamento intensivo não está indicado

Crianças menores de 13 anos
Idosos
Pacientes com múltiplas complicações micro e macrovasculares
Pacientes com retinopatia proliferativa ou com retinopatia não proliferativa grave ainda não tratada
Pacientes que não apresentam sintomas adrenérgicos quando em hipoglicemia

TABELA 8.1 Metas do controle glicêmico

Parâmetro	ADA	ACE
Glicemia de jejum (mg/dL)	70–130	< 110
Glicemia pós-prandial 2 h (mg/dL)	< 180	< 140
HbA1c (%)	< 7	< 6,5

ADA, American Diabetes Association; ACE, American College of Endocrinology; HbA1c; hemoglobina glicada.

Em pacientes recém-diagnosticados, pode-se iniciar 0,4 a 0,6 UI/kg/dia de insulina. Esta dose é dividida em 50 a 66% de insulina de ação lenta ou intermediária e o restante em insulina de ação rápida ou ultrarrápida. A insulina glargina pode ser administrada de manhã ou às 22 horas em uma única dose. No entanto, até 10% dos pacientes precisam de 2 doses para uma cobertura adequada das 24 horas, e um pequeno grupo, que faz uso às 22 horas, pode apresentar hipoglicemia de madrugada e hiperglicemia imediatamente antes da próxima dose. Na instituição de insulina glargina em um paciente que fazia uso prévio de insulina NPH, a dose total desta deve ser reduzida em 20%. Com a insulina NPH, quando administrada em 2 doses, 50% da dose é feita pela manhã e 50% às 22 horas. Quando em 3 doses, todas podem ser iguais. A insulina detemir é administrada 2 vezes ao dia em doses iguais. A dose total de insulina rápida e ultrarrápida é inicialmente dividida entre as refeições. A insulina rápida é administrada 30 minutos antes da refeição, e os análogos ultrarrápidos, imediatamente antes da refeição, os análogos podem ser aplicados até 15 minutos após a refeição, especial vantagem em crianças com ingestão variável de alimento por refeição.

Os pacientes em uso de insulina para tratamento intensivo do DM1 apresentam, em média, dois episódios de hipoglicemia sintomática por semana e um episódio de hipoglicemia grave por ano, sendo importante saber identificar o paciente sob risco desta complicação (Quadro 8.2), para instituir as medidas apropriadas para prevenção (Quadro 8.3) e tratamento (Quadro 8.4). Uma complicação frequente no tratamento intensivo é o ganho excessivo de peso e suas complicações associadas (hipertensão arterial sistêmica [HAS], dislipidemia), devendo o paciente receber aconselhamento nutricional para evitá-lo.

TABELA 8.2 Classificação das insulinas

Insulina	Início da ação	Pico de ação	Duração da ação	Posologia
Ultrarrápidas: Lispro Aspart Glulisina	5 a 15 min	30 a 90 min; média de 1 h	4 a 6 h	Aplicar logo antes ou logo após as refeições
Rápida: Regular	30 a 60 min	2 a 3 h	6 a 8 h	Aplicar 30 min antes das refeições
Intermediária: NPH	2 a 4 h	4 a 8 h	12 a 18 h	1 a 3x/dia
Ultralentas: Glargina Detemir	2 a 4 h	Sem pico	Aproximadamente 24 h (menor para detemir em baixas doses [< 20 UI])	1 ou 2x/dia

UI, unidades internacionais.

TABELA 8.3 Sugestão de esquemas de múltiplas injeções diárias

Esquema	Café da manhã	Almoço	Janta	22 horas
1	N ou D + R ou U	R ou U	R ou U	N ou D
2	N + R ou U	N + R ou U	R ou U	N
3	G + R ou U	R ou U	R ou U	
4	R ou U	R ou U	R ou U	G

R, regular; N, NPH; U, ultrarrápida (lispro, aspart e glulisina); D, detemir; G, glargina.

QUADRO 8.2
Fatores de risco para hipoglicemia

História prévia de hipoglicemia grave, hipoglicemia despercebida ou antecedentes recentes de hipoglicemia
Terapia intensiva com queda rápida da HbA1c
Doses excessivas de insulina, tipo incorreto de insulina ou horário incorreto
Jejum excessivo ou exclusão de refeições
Exercício
Alcoolismo
Insuficiência renal
Uso de IECA e β-bloqueadores

IECA, inibidores da enzima conversora da angiotensina.

QUADRO 8.3
Prevenção de hipoglicemia

Controle menos intenso para crianças, idosos, pacientes com múltiplas comorbidades e com curta sobrevida
Uso de insulinas ultralentas e ultrarrápidas diminui hipoglicemias noturnas
Orientação do paciente quanto aos sintomas de hipoglicemia
Lanche noturno (hipoglicemia noturna)
Ingestão de carboidratos antes de atividade física

QUADRO 8.4
Tratamento da hipoglicemia (glicose ≤ 70 mg/dL)

Assintomática: Fazer uma refeição ou lanche
Sintomática: 15 a 20 g de carboidrato simples (glicose, balas, suco adoçado)
Grave (paciente inconsciente e incapaz de ingerir carboidratos): Glucagon 1 mg, IM ou IV ou Glicose 50%, IV

IM, intramuscular; IV, intravenoso.

O controle da glicemia capilar pré e pós-prandial é muito importante para que se possa fazer o ajuste fino das doses de insulina após o cálculo inicial da dose. O paciente deve receber orientações de como manejar a glicemia quando ingere quantidades diferentes das habituais de carboidratos, assim como durante o exercício.

Infusão subcutânea contínua de insulina

As insulinas ultrarrápidas parecem ser superiores à insulina regular nesta modalidade terapêutica, resultando em melhor controle glicêmico, menos hipoglicemias e menos ganho de peso.

Quando se muda de um esquema de múltiplas doses para a bomba de insulina, pacientes com bom controle glicêmico (HbA1c < 7%) devem ter a dose diária total de insulina reduzida em 10 a 20%. Da dose total, 50% é administrada como basal, e o restante em bólus pré-prandiais, ajustados conforme a glicemia capilar e a quantidade de carboidratos da dieta. Em termos de desfechos clínicos, este método de administração de insulina parece ser similar ao tratamento com múltiplas doses, oferecendo aparentemente maior flexibilidade com relação à dieta.

Transplante de pâncreas e de ilhotas pancreáticas

O transplante de pâncreas pode ser realizado em situações especiais (Quadro 8.5), com uma mortalidade menor do que 5% em 1 ano e com 76% dos pacientes conseguindo manter-se sem insulina e com controle glicêmico apropriado. No entanto, pode chegar a uma mortalidade de 10 a 20%, dependendo de vários fatores, o que pode limitar a sua indicação de forma mais generalizada. O enxerto é colocado na pelve do receptor, que faz uso de anticorpos mono ou policlonais anticélulas-T, inibidores de calcineurina (ciclosporina ou tacrolimus) e antimetabólitos (azatioprina ou micofenolato) para imunossupressão, evitando-se o uso de glicocorticoides.

O transplante de ilhotas pancreáticas vem sendo estudado como uma alternativa terapêutica para pacientes com DM1. O transplante é realizado com ilhotas isoladas de pâncreas provenientes de doadores de múltiplos órgãos, e este conjunto de células é introduzido no fígado do receptor por meio de punção percutânea da veia porta. A independência da insulina pode ser atingida com as ilhotas de um único doador, mas em geral são necessárias 2 ou 3 infusões de ilhotas para que se possa suspender a insulina do paciente. A maioria dos pacientes (~85%) fica livre de insulina no primeiro ano após os transplantes, mas a massa de ilhotas pancreáticas é perdida com o tempo, e somente 10% dos receptores permaneciam livres de insulina após 5 anos. No entanto, a grande maioria dos pacientes mantém níveis circulantes significativos de insulina durante este período, fazendo com que necessitem de pequenas quantidades de insulina e eliminem totalmente a ocorrência de hipoglicemias graves. Recentemente, com o avanço dos procedimentos relacionados ao isolamento da ilhota e melhores esquemas de imunossupressão, a maioria dos centros transplantadores relatam independência de insulina em > 50% dos pacientes em 5 anos.

Mesmo com estes resultados mais favoráveis, o objetivo do transplante de ilhotas se modificou nos últimos anos e, atualmente, considera-se a estabilização da glicemia e prevenção de hipoglicemias graves, e não a independência de insulina, como sucesso do transplante. No Brasil, esta terapia ainda é considerada experimental, mas em vários países da Europa e no Canadá, o transplante de ilhotas já foi incorporado à prática clínica e faz parte dos procedimentos cobertos por planos de saúde públicos e privados. Devido aos efeitos adversos associados a imunossupressão crônica, esta modalidade de tratamento não é indicada para to-

QUADRO 8.5
Indicações de transplante de pâncreas segundo a American Diabetes Association

Paciente diabético submetido a transplante renal
Falha no tratamento com insulina em estabelecer controle glicêmico razoável e prevenir complicações secundárias do DM
Problemas clínicos e emocionais que incapacitam o paciente a fazer uso de insulina

dos os pacientes com DM1, mas somente para pacientes com labilidade glicêmica acompanhada de hipoglicemias graves (pelo menos, uma hipoglicemia grave, definida por diminuição do sensório e necessidade de ajuda para recuperação no último ano). Um estudo recente do grupo de Vancouver demonstrou que pacientes submetidos ao transplante de ilhotas apresentam menor progressão de retinopatia diabética e cardiopatia isquêmica e nenhum efeito sobre a nefropatia diabética, em comparação com pacientes com DM lábil na lista de espera para o transplante.[3]

A ADA recomendada, ainda, que o transplante de ilhotas pancreáticas para tratamento do DM1 seja somente realizado no contexto de pesquisa clínica, por ser uma terapia experimental nos Estados Unidos. No entanto, já estão sendo realizados estudos de fase três a fim de disponibilizar o enxerto de ilhotas para um maior número de pacientes fora do ambiente de pesquisa.

Referências

1. DCCT/EDIC research group. Effect of intensive diabetes treatment on albuminuria in type 1 diabetes: long-term follow-up of the Diabetes Control and Complications Trial and Epidemiology of Diabetes Interventions and Complications study. Lancet Diabetes Endocrinol. 2014;2(10):793-800.
2. Lachin JM, Orchard TJ, Nathan DM, DCCT/Grupo de Pesquisa EDIC. Update on cardiovascular outcomes at 30 years of the diabetes control and complications trial/epidemiology of diabetes interventions and complications study. Diabetes Care. 2014;37(1):39-43.
3. Thompson DM, Meloche M, Ao Z, Paty B, Keown P, Shapiro RJ, et al. Reduced progression of diabetic microvascular complications with islet cell transplantation compared with intensive medical therapy. Transplantation. 2011; 91(3):373-8.

Leituras sugeridas

Aathira R, Jain V. Advances in management of type 1 diabetes mellitus. World J Diabetes. 2014;5(5):689-96.

American Diabetes Association. Standards of medical care in diabetes 2014. Diabetes Care. 2014;37 Suppl 1:S14-80.

Cryer PE, Axelrod L, Grossman AB, Heller SR, Montori VM, Seaquist ER, et al. Evaluation and management of adult hypoglycemic disorders: an Endocrine Society Clinical Practice Guideline. J Clin Endocrinol Metab. 2009;94(3):709-28.

Jacobsen IB, Henriksen JE, Hother-Nielsen O, Vach W, Beck-Nielsen H. Evidence-based insulin treatment in type 1 diabetes mellitus. Diabetes Res Clin Pract. 2009;86(1):1-10.

Nathan DM, Cleary PA, Backlund JY, Genuth SM, Lachin JM, Orchard TJ, et al. Intensive diabetes treatment and cardiovascular disease in patients with type 1 diabetes. N Engl J Med. 2005;353(25):2643-53.

The effect of intensive treatment of diabetes on the development and progression of long-term complications in insulin-dependent diabetes mellitus. N Engl J Med. 1993;329(14):977-86.

9

Tratamento medicamentoso da hiperglicemia no diabetes melito tipo 2

Letícia Schwerz Weinert
Fabíola Satler
Amanda Veiga Cheuiche
Sandra Pinho Silveiro

O controle glicêmico adequado do diabetes melito (DM) é capaz de prevenir as complicações agudas e reduzir o risco das complicações crônicas relacionadas a ele. No caso do diabetes melito tipo 2 (DM2), o tratamento se baseia em mudanças do estilo de vida, como dieta e exercício, e uso de antidiabéticos orais e injetáveis.

Objetivos do tratamento

Os alvos de controle glicêmico a serem atingidos estão apresentados na Tabela 9.1. O tratamento objetiva atingir a HbA1c igual ou abaixo de 7%, já que este valor está associado à redução de eventos microvasculares e, em longo prazo, de eventos macrovasculares, conforme o seguimento do estudo United Kingdom Diabetes Prospective Study (UKPDS). Entretanto, o alvo do controle pode ser individualizado dentro do contexto de idade, comorbidades, preferência e tolerância do paciente. Metas de HbA1c inferiores a 6,5% não têm demonstrado redução nos desfechos clínicos. Em pacientes selecionados, como aqueles com diagnóstico recente de DM2, sem doença cardiovascular e longa expectativa de vida, pode-se reduzir a HbA1c para 6 a 6,5%, desde que não resulte em hipoglicemias graves ou outros efeitos adversos do tratamento. Entretanto, níveis de HbA1c de 7,5 a 8% podem ser satisfatórios em pacientes com múltiplas complicações, expectativa de vida limitada, história de hipoglicemias graves ou dificuldade de atingir o alvo mesmo com múltiplas doses de agentes hipoglicemiantes.

TABELA 9.1 Objetivos do tratamento

Parâmetro	ADA/EASD	ACE/ AACE
Glicemia de jejum (mg/dL)	70–130	< 110
Glicemia pós-prandial 2 h (mg/dL)	< 180	< 140
HbA1c (%)	< 7	< 6,5

ADA, American Diabetes Association; EASD, European Association for the Study of Diabetes; ACE, American College of Endocrinologists; AACE, American Association of Clinical Endocrinologists.

Medicamentos

As categorias de agentes com distintos mecanismos de ação encontram-se disponíveis na Tabela 9.2 e são listadas a seguir.

1. **Aumento da ação da insulina:** Biguanidas e tiazolidinedionas.
2. **Aumento da secreção de insulina:** Sulfonilureias, Glinidas.
3. **Retardo na absorção da glicose:** Inibidores da α-glicosidase.
4. **Incretinomiméticos:** Análogo do peptídeo 1 semelhante ao glucagon (aGLP-1) e inibidores da dipeptidil peptidase 4 (iDPP-4).
5. **Amilinomiméticos**
6. **Inibidores do cotransporte sódio-glicose (SGLT2)**
7. **Insulina**

Os antidiabéticos disponíveis no Brasil estão listados na Tabela 9.3.

Biguanidas

Metformina

A metformina é a única biguanida disponível atualmente. Seu mecanismo de ação é a inibição da gliconeogênese hepática, decorrente da redução da resistência à insulina no fígado, reduzindo principalmente a glicemia de jejum. Estimula também a captação de glicose nos tecidos periféricos. Dessa forma, a medicação não eleva os níveis séricos de insulina e não está associada à hipoglicemia.

Os efeitos adversos gastrintestinais são muito comuns, como náusea, diarreia e dor abdominal, afetando até um terço dos pacientes. Esses efeitos podem ser minimizados por meio da introdução lenta da medicação, com dose pequena no início do tratamento, uma vez ao dia após uma das refeições, e com aumento gradual da dose nas semanas subsequentes. A metformina de liberação lenta está associada a menor incidência de náuseas no início do tratamento e a outros paraefeitos gastrintestinais, podendo reduzir a taxa de descontinuação do tratamento em longo prazo. Em torno de 90% dos pacientes passam a tolerar a metformina com o uso continuado. Pode ocorrer deficiência de absorção da vitamina B_{12}, porém raramente associada à anemia. Essa medicação não está associada a ganho de peso e pode até mesmo reduzi-lo. Quanto aos efeitos adversos graves, a acidose láctica é um evento raro e ocorre quase exclusivamente em pacientes de risco, como portadores de insuficiência renal grave, insuficiência cardíaca congestiva (ICC) descompensada e insuficiência hepática e pulmonar. O uso está contraindicado em indivíduos com taxa de filtração glomerular (TFG) < 30 mL/min/1,73 m^2 e recomenda-se cautela e redução da dose quando TFG entre 30 e 45 mL/min/1,73 m^2. Entretanto, uma metanálise concluiu que não há aumento da taxa de acidose láctica em usuários de metformina em comparação aos de outros antidiabéticos. Não há evidência de risco aumentado de acidose láctica em usuários de metformina com função renal normal quando submetidos à dose de contraste iodado, comum durante exames radiológicos, o que sugere a ausência de necessidade de suspender a medicação para realização de tais exames. Em situações de uso de dose alta de contraste ou disfunção renal prévia, a metformina deve ser suspensa apenas no dia do exame e reintroduzida cerca de 2 a 3 dias após, assegurando-se de que não tenha ocorrido nefropatia do contraste.

Além da eficácia no manejo da hiperglicemia, essa medicação está associada à redução de morte e infarto agudo do miocárdio (IAM). A metformina também está associada a menor taxa de mortalidade por câncer.

Assim, a recomendação atual é a de utilizá-la em todos os pacientes com DM2 na ausência de contraindicações.

Sulfonilureias

As sulfonilureias são medicações secretagogas de insulina, que se ligam aos seus receptores na célula β-pancreática (subunidade SUR1 do canal de potássio), resultando no fechamento dos canais de potássio, com despolarização celular subsequente, o que leva a um aumento no cálcio intracelular e secreção de insulina.

Os novos agentes, de segunda geração, além de mais potentes, resultam em menos efeitos adversos. O principal efeito adverso é a hipoglicemia, principalmente com a glibenclamida, ocorrendo também aumento de peso com as sulfonilureias.

Estes agentes são efetivos, possuem boa relação custo-benefício e são bem tolerados. Dessa forma, tornam-se a segunda opção de tratamento para uso naqueles pacientes com controle inadequado dos níveis glicêmicos em uso de metformina e dieta, ou naqueles com intolerância gastrintestinal à metformina. A combinação com metformina é considerada segura.

Em pacientes com insuficiência renal, está contraindicado o uso de sulfonilureias quando a TFG < 50 mL/min/1,73 m^2 ou creatinina > 2,0 mg/dL, exceto a gliclazida e a glipizida.

TABELA 9.2 Categorias dos principais antidiabéticos com mecanismos de ação, efeitos sobre HbA1c, efeitos adversos e contraindicações

Medicamento	Mecanismo de ação	Redução da HbA1c	Peso	Perfil lipídico	Efeitos adversos	Contraindicações	Metabolismo e excreção
Biguanidas (metformina)	↓ produção hepática de glicose	1–2%	↓ ou ↔	↓ LDL ↓ TGs ↑ HDL	Náusea, diarreia, acidose láctica (raro)	TFG < 30 mL/min, ICC, insuficiência hepática, DPOC	Renal
Sulfonilureias (glibenclamida, glimepirida, gliclazida, glipizida)	↑ secreção de insulina	1–2%	↑	↔ Pode ↓ TGs	Hipoglicemia e aumento de peso	TFG < 50 mL/min ou creatinina > 2,0 mg/dL (exceto gliclazida e glipizida), insuficiência hepática	Renal/hepático
Tiazolidinediona (pioglitazona)	↑ sensibilidade à insulina em tecidos periféricos	0,5–2%	↑	↓ LDL ↓ TGs ↑ HDL	↑ peso, edema, anemia, ICC, fraturas (aumento de IAM com rosiglitazona – suspensa pela ANVISA)	Doença hepática ICC	Hepático
Glinidas (repaglinida, nateglinida)	↑ secreção de insulina	0,5–1,5%	↑	↔ Pode ↓ TGs	Hipoglicemia e aumento de peso	Hipersensibilidade	R: Hepático N: Hepático/renal
Inibidores da α-glicosidase (acarbose)	Retardo na absorção de carboidratos	0,5–0,8%	↔ ou ↓	Mínima ↓ de LDL e TGs; ↔ HDL	Flatulência, dor abdominal e diarreia	Doença intestinal IRC (TFG < 25 mL/min/1,73 m²) cirrose	–
Análogos GLP-1 (exenatida e liraglutida)	↑ insulina e ↓ glucagon; retarda esvaziamento gástrico	0,5–1,4%	↓	↓ HDL	Náusea, vômitos, reação na aplicação subcutânea	Doenças gastrintestinais exenatida: TFG < 30 mL/min	Renal
iDPP-4 (sitagliptina, vildagliptina, saxagliptina, linagliptina)	↑ secreção de insulina e ↓ glucagon dependente de glicose	0,6%	↔	↓ TGs	Infecções urinárias e nasofaríngeas, cefaleia, lesões cutâneas	Relativas: ITU repetição, cefaleia crônica, insuficiência renal e hepática graves	Sita: 80% renal/15% hepático Vilda: 69% hepático

(continua)

TABELA 9.2 Categorias dos principais antidiabéticos com mecanismos de ação, efeitos sobre HbA1c, efeitos adversos e contraindicações (cont.)

Medicamento	Mecanismo de ação	Redução da HbA1c	Peso	Perfil lipídico	Efeitos adversos	Contraindicações	Metabolismo e excreção
Amilinomiméticos (pramlintida)	↓ glucagon; retarda esvaziamento gástrico	Até 0,6%	↓	↔	Gastrintestinais, ↑ hipoglicemias	Gastroparesia, hipoglicemias graves	Renal
SGLT2	↓ reabsorção renal de glicose	1–2%	↓	↓ LDL ↑ HDL	Poliúria, infecções urinárias e genitais	TFG < 45 mL/min	Renal
Insulinas	Suplemento	1– > 2%	↑	↓ LDL ↓ TGs	Hipoglicemia e aumento de peso	Não existem	Renal

LDL, lipoproteína de baixa densidade (do inglês *low-density lipoprotein*); TGs, triglicerídeos; HDL, lipoproteína de alta densidade (do inglês *high-density lipoprotein*); TFG, taxa de filtração glomerular; aGLP-1, análogo do peptídeo 2 semelhante ao glucagon (do inglês *glucagon-like peptide*); R, repaglinida; N, nateglinida; ITU, infecção do trato urinário; ICC, insuficiência cardíaca congestiva; IAM, infarto agudo do miocárdio; IRC, insuficiência renal crônica; DPOC, doença pulmonar obstrutiva crônica; iDPP-4, inibidores da dipeptidil peptidase 4; SLGT2, inibidores do cotransporte sódio-glicose.

Tiazolidinedionas (glitazonas)

Elas agem por meio da modulação dos fatores de transcrição nuclear PPAR γ (do inglês *peroxisoma proliferator-activated receptor gamma*), com melhora na sensibilidade da insulina em tecidos periféricos.

Os dois representantes da categoria são a rosiglitazona e a pioglitazona. Porém, a rosiglitazona, por ter sido associada a eventos isquêmicos cardiovasculares, teve sua comercialização suspensa pela ANVISA em 2010. A pioglitazona foi associada com redução de 10% de desfechos cardiovasculares combinados, porém sem alcançar significância estatística. Ela está associada com redução de LDL e aumento de HDL, além de reduzir o nível sérico de triglicerídeos em 20%.

Esta classe de medicamento está associada com ganho de peso, fraturas ósseas, retenção de líquidos, insuficiência cardíaca e edema, principalmente em pacientes com uso concomitante de insulina. Há relatos de hepatotoxicidade grave e, assim, a avaliação das transaminases antes e durante o tratamento está recomendada (2 em 2 meses no primeiro ano e, após, anualmente). Por isso, há contraindicação do uso em doença hepática ativa (transaminases > 2,5 × o valor normal), além de insuficiência cardíaca. A pioglitazona não necessita de ajuste de dose para função renal. Uma vantagem é o baixo risco de hipoglicemia.

Sua principal indicação é para aqueles pacientes com controle glicêmico inadequado com medicamentos como metformina e glibenclamida e que não desejam iniciar insulinoterapia.

Glinidas

A repaglinida e a nateglinida são medicamentos da classe dos secretagogos de insulina, com ação mais rápida e mais breve do que as sulfonilureias. Dessa forma, resultam em um controle mais adequado da glicemia pós-prandial, com menor taxa de hipoglicemia e menor ganho de peso do que essas. Os principais efeitos adversos são aumento de peso e hipoglicemia.

Podem ser utilizadas como monoterapia ou em combinação com outras medicações, inclusive em pacientes com perda de função renal, embora a segurança em indivíduos com TFG < 30 mL/min/1,73 m^2 ainda não tenha sido estudada. Devem ser tomadas com as refeições.

Inibidores da α-glicosidase

Estes agentes inibem o último passo da digestão dos carboidratos, na borda em escova intestinal, retardando sua absorção. A absorção dos carboidratos ocorre tardiamente, concomitante à secreção de insulina, com redução da glicemia pós-prandial. Devem ser ingeridos com as refeições.

Flatulência é o efeito adverso mais comum, que pode ser minimizada com o início do tratamento com dose baixa (1/4 da dose máxima), apenas 1x/dia. Também pode ocorrer diarreia, que melhora com o uso continuado da medicação. Não ocorre aumento de peso ou hipoglicemia. Não devem ser utilizados em pacientes com TFG < 25 mL/min/1,73 m^2.

É uma medicação de alto custo que possui apenas modesto efeito na glicemia, estando indicada especialmente para pacientes com glicemia de jejum no alvo, mas com HbA1c elevada, indicando que as glicemias pós-prandiais ainda estão alteradas. Pode ser utilizada com outros antidiabéticos orais e insulina.

Incretinomiméticos

Análogos do peptídeo 1 semelhante ao glucagon (GLP-1)

O efeito das incretinas baseia-se no maior efeito da secreção de insulina com a ingestão de glicose oral do que com a infusão parenteral desta. Este efeito é mediado pelo GLP-1, produzido pelas células intestinais e secretado em resposta aos nutrientes ingeridos. O GLP-1 estimula a secreção de insulina, reduz a hiperglucagonemia, retarda o esvaziamento gástrico, reduz o apetite e possui propriedade antiapoptótica nas células β-pancreáticas. Seu principal efeito ocorre na glicemia pós-prandial.

A exenatida foi a primeira medicação aprovada e é recomendada para pacientes com DM2 sem controle ideal da glicemia com metformina, sulfonilureia ou tiazolidinediona. A exenatida de liberação lenta, para ser usada 1x/semana, ainda necessita de liberação no Brasil. A liraglutida, aprovada em 2010, apresenta a vantagem da posologia com apenas uma aplicação ao dia. A liraglutida possui efeito discretamente maior na redução da HbA1c do que a exenatida, com ótima tolerância.

Náusea é relatada em 40 a 50% dos pacientes e é causa frequente de descontinuação do tratamento, embora seja geralmente transitória. Outras desvantagens são o uso subcutâneo e o alto custo desta medicação. Está associada a baixa incidência de hipoglicemia, que ocorre principalmente quando há associação com outras medicações. Uma vantagem é que estas medicações estão associadas com perda de peso. Não há necessidade de ajuste da dose do liraglutida em pacientes com insuficência renal.

A exenatida deve ser administrada dentro dos 60 minutos que antecedem a alimentação. A aplicação da liraglutida é independente da alimentação.

É importante ressaltar que estas são medicações cuja segurança a longo prazo estão sob vigilância. O risco aumentado de pancreatite e de insuficiência renal está sendo analisado em usuários de exenatida. Em roedores, o liraglutida foi associado a aumento da incidência de carcinoma medular de tireoide, porém a relevância em humanos ainda não está esclarecida.

Inibidores da dipeptidil peptidase 4

A DPP-4 é uma enzima presente em todas as superfícies celulares e fluidos corporais e um dos seus substratos é o GLP-1. Vildagliptina, sitagliptina, saxagliptina a e linagliptina são novos medicamentos que atuam pela inibição desta enzima, com consequente inibição da degradação do GLP-1 e amplificação do efeito da insulina na glicemia. Também há redução da secreção pós-prandial de glucagon. Assim, há melhora do controle glicêmico no pré e pós-prandial.

As vantagens desses medicamentos são a via oral, a baixa frequência de efeitos gastrintestinais e a ausência de ganho de peso, raramente e são associados à hipoglicemia.

Pode ser utilizado em associação com metformina, sulfonilureias e glitazonas. Em pacientes com TFG abaixo de 50 mL/min, a dose da sitagliptina deve ser reduzida a 50 mg por dia, e, se abaixo de 30 mL/min, a 25 mg por dia. A saxagliptina deve ser utilizada na dose de 2,5 mg por dia em pacientes com TFG abaixo de 50 mL/min ou que façam uso de inibidores potentes do citocromo P450. Devido aos relatos de disfunção hepática associada à vildagliptina, há sugestão de monitorização da função hepática em usuários desta medicação. A linagliptina pode ser utilizada em qualquer estágio de insuficiência renal.

A DDP-4, entretanto, atua em um grande número de peptídeos corporais, e a inibição desta enzima pode atuar também em outros sistemas regulatórios. Há descrição de aumento de frequência de infecções respiratórias e urinárias com uso dessa classe de medicamentos. Os inibidores da DPP-4 também têm sido relacionados a reações de hipersensibilidade, incluindo angioedema, anafilaxia e reações cutâneas graves, incluindo síndrome de Steven-Johnson. Além disso, casos de pancreatite foram relatados em usuários de sitagliptina, de forma semelhante à exenatida. Assim, a segurança destes medicamentos ainda deve ser comprovada, sendo contraindicados em pacientes com relato de reação de hipersensibilidade em exposição anterior.

Amilinomiméticos

A amilina é um hormônio neuroendócrino cossecretado com a insulina pelas células β-pancreáticas. Ela promove saciedade, redução de apetite, lentificação do esvaziamento gástrico, além da redução da secreção de glucagon. Seu sítio de ação é o sistema nervoso central (SNC). Nos pacientes com DM2, a secreção de insulina está reduzida, assim como a de amilina.

A pramlintida é um análogo da amilina, sendo utilizado em pacientes com DM1 e DM2 em uso de insulina, quando o controle glicêmico não está dentro do alvo com a terapia em uso. Deve ser aplicado no subcutâneo, em múltiplas doses, imediatamente antes das refeições; não deve ser misturada com a insulina para a aplicação; e o sítio de aplicação deve variar. Em pacientes com DM1, os resultados são redução da HbA1C de até 0,6%, associada à redução do peso e maior taxa de hipoglicemias. Em pacientes com DM2, a indicação é de uso naqueles pacientes em uso de insulina, com ou sem uso de antidiabéticos orais associados. Em comparação à insulina rápida, o uso de pramlintida resultou em controle glicêmico semelhante, com menos hipoglicemias e sem ganho de peso. Náusea é o efeito colateral mais comum. Hipoglicemia pode ocorrer, e a dose de insulina prandial deve ser reduzida em 50% quando iniciado o tratamento. Uma desvantagem é a necessidade do uso subcutâneo desta medicação. Pode haver redução do peso em pacientes diabéticos com sobrepeso ou obesidade.

Inibidores do cotransporte sódio-glicose

Os inibidores do cotransportador sódio-glicose são uma nova classe de agentes antidiabéticos que agem inibindo a reabsorção de glicose no túbulo

TABELA 9.3 Antidiabéticos disponíveis no Brasil

Medicamento	Nome comercial	Dose inicial	Dose máxima
Metformina	Diaformin® Dimefor® Glifage® Glifage XR® Glucoformin® Meguanin®	500 mg	2.500 mg/dia, em 2–3x/dia (dose ideal 2.000 mg/dia)
Glibenclamida Gliclazida Glipizida Glimepirida	Daonil® Diamicron®/Azukon® Minidiab® Amaryl® Glimepil®	2,5 mg 30 mg 2,5 mg 1 mg	20 mg/dia, em 2 a 3x/dia 120 mg/dia, em 2x (MR 1x) 20 mg, em 1 a 2x/dia 8 mg, 1x/dia
Pioglitazona	Actos®	15 mg	45 mg, 1x/dia
Repaglinida Nateglinida	Prandin® Starlixc®	1,5 mg 120 mg	6 mg, 3x/dia 360 mg, 3x/dia
Acarbose	Aglucose® Glucobay®	50 mg	300 mg, em 3x/dia
Exenatida Liraglutida	Byetta® Victoza®	5 µg 0,6 mg	10 µg, 2x/dia, SC 1,8 mg 1x/dia, SC
Vildagliptina Sitagliptina Saxagliptina Linagliptina	Galvus® Januvia® Onglyza® Trayenta®	50 mg 100 mg 5 mg 5 mg	50 mg 2x 100 mg 1x/dia 5 mg 1x/dia 5 mg 1x/dia
Pramlintida	Symlin®	60 µg, 2 x/dia, SC	120 µg, antes das refeições
Dapagliflozina	Forxiga®	10 mg	10 mg 1x/dia

SC, subcutâneo.

renal proximal, reduzindo a hiperglicemia independente de insulina, sem causar hipoglicemia. São ineficazes e contraindicados nos pacientes com TFG estimada < 45 mL/min. Por aumentar a excreção urinária de glicose, parecem contribuir na redução de peso; porém, a glicosúria pode predispor a infecções urinárias e genitais.

A dapagliflozina é aprovada para uso no Brasil desde julho de 2013. Mais estudos de segurança e efetividade estão sendo aguardados para que essa classe seja inserida nos algoritmos para tratamento do DM2.

Insulinas

A utilização da insulina visa suplementar a produção endógena de insulina no estado basal, modulando a produção hepática de glicose, e no estado pós-prandial, facilitando a utilização de glicose pelos tecidos muscular e adiposo.

A indicação do início do tratamento com insulina no paciente com DM2 geralmente é decorrente da falha de tratamento com mudança de estilo de vida e antidiabéticos orais. Outras indicações são sintomas sistêmicos de descompensação, como perda de peso, poliúria, polidipsia, e glicemia de jejum acima de 270 mg/dL. Pacientes com HbA1 > 9% provavelmente necessitarão de insulina para compensação. Intercorrências agudas, como complicações cardiovasculares ou infecções graves, também requerem a prescrição de insulina.

As insulinas utilizadas atualmente são de origem humana ou análogas. Estas são classificadas de acordo com o tempo e duração de sua ação (Tabela 9.4). As insulinas com pré-misturas são convenientes, porém perdem em flexibilidade da dose. As pré-misturas disponíveis atualmente são NPH/regular 70/30 e 50/50, lispro protamina/lispro 75/25 e 50/50 e asparte protamina/aspart 70/30.

Em pacientes com DM2, não há vantagem evidente na utilização dos análogos de insulina. Em relação às insulinas ultrarrápidas e à insulina regular, não há diferença final na HbA1c, sendo que o controle glicêmico pós-prandial é melhor com as ultrarrápidas, e o controle pré-prandial é melhor com a insulina regular. A vantagem teórica dos análogos ultrarrápidos é a de maior conforto, uma vez que podem ser administrados no momento da refeição. Quanto às hipoglicemias, os análogos apresentaram menor taxa de eventos noturnos, porém pouca diferença nos eventos quando avaliados todos os horários.

Em relação às insulinas de longa duração, os análogos (glargina, detemir ou degludeca) são associados a menor taxa de hipoglicemia, principalmente noturna, além de maior comodidade na administração de dose única diária. Quanto à insulina detemir, é sugerido menor ganho de peso com o tratamento, em torno de 1 kg. A insulina degludeca parece estar associada a um risco ainda menor de hipoglicemia.

Os efeitos adversos da insulinoterapia são ganho de peso e hipoglicemia. Outros efeitos adversos mais raros, atualmente, são a alergia à insulina e as reações cutâneas, como a lipoatrofia e a lipo-hipertrofia.

No paciente com doença renal crônica (DRC), ocorre redução na excreção de insulina, havendo sugestão de correção de dose: TFG < 50 mL/min, reduzir dose em 25%; TGF < 10 mL/min, reduzir em 50%.

Ao misturar insulinas, a insulina rápida deve ser aspirada antes da lenta. A insulina glargina não deve ser misturada.

Vários fatores alteram a absorção das insulinas, como:

1. **Local de aplicação:** A absorção é mais rápida no abdômen, diminuindo conforme o local, seguido pelo braço, após na coxa, e, mais lenta, no glúteo.
2. **Temperatura:** O calor e fricção aumentam a absorção.
3. **Lipo-hipertrofia:** Reduz a absorção da insulina quando aplicada nesta área.
4. **Dosagem:** Doses maiores retardam a absorção e prolongam a duração do efeito.

Tratamento da hiperglicemia na doença renal crônica

A redução da função renal gera alterações importantes no controle glicêmico. As toxinas urêmicas podem aumentar a resistência à insulina na doença renal terminal, levando a uma menor habilidade de suprimir a gliconeogênese hepática e de regular a utilização periférica de glicose. Por outro lado, em estágios avançados de doença renal, quando a TFG está abaixo de 15-20 mL/min, a depuração renal da insulina reduz de forma significativa, elevando o risco de hipoglicemia. A insulina exógena é eliminada primariamente pelos rins, havendo necessidade de ajuste da dose de acordo com a TGF do paciente. O uso dos agentes antidiabéticos orais também deve ser ajustado para o nível de TFG, sendo alguns agentes contraindicados. Para maiores esclarecimentos, ver texto de cada categoria.

A medida da HbA1c parece ser menos fidedigna em pacientes com doença renal terminal. Os al-

TABELA 9.4 Insulinas disponíveis no Brasil

Insulina	Início da ação	Pico de ação	Duração da ação	Posologia
Ultrarrápidas*: Lispro Aspart Glulisina	5 a 15 min	30 a 90 min; média de 1 h	4 a 6 h	Aplicar logo antes ou logo após as refeições
Rápida: Regular	30 a 60 min	2 a 3 h	6 a 8 h	Aplicar 30 min antes das refeições
Intermediária: NPH	2 a 4 h	4 a 8 h	12 a 18 h	1 a 3x/dia
Ultralentas*: Glargina Detemir Degludeca	2 a 4 h	Sem pico	Aproximadamente 24 h (menor para detemir em baixas doses, < 20 UI)	1 ou 2x/dia

*análogos de insulina; UI, unidades internacionais.

tos níveis de ureia levam à formação de hemoglobina carbamilada, a qual é indistinguível da glicada nos ensaios com base em carga elétrica, gerando níveis falsamente elevados de HbA1c. Em contraste, níveis falsamente reduzidos de HbA1c podem ocorrer por diversos fatores, como diminuição da sobrevida das hemácias, anemia ferropriva, transfusões sanguíneas e administração de eritropoietina. Logo, a presença desses fatores indica que a correlação da HbA1c e a glicemia pode não ser tão acurada em pacientes com doença renal terminal, sendo a medida da albumina glicada superior.

Algoritmo de tratamento para o diabetes melito tipo 2

Para definir qual a opção de tratamento mais adequada para o paciente com DM2, devem ser levados em conta o nível de descompensação do diabetes e o quanto o medicamento é capaz de reduzir a HbA1c; os efeitos adversos e as contraindicações (Figura 9.1); o custo e a preferência do paciente.

A metformina deve ser a primeira opção de tratamento medicamentoso para pacientes com DM2, se não houver contraindicações. Pode ser usada em monoterapia em pacientes com diagnóstico recente e HbA1C < 7,5%. Aqueles que não conseguirem atingir o alvo de controle glicêmico necessitarão da associação de um segundo agente. As sulfonilureias devem ser consideradas como primeira opção de associação, devido ao baixo custo e mais tempo de uso com eficácia e segurança comprovadas. Alternativas aceitáveis são os inibidores da DDP-4, análogos do GLP-1, pioglitazona, glinidas, inibidores da α-glicosidase ou insulina basal. A adição de um terceiro agente oral pode beneficiar pacientes com HbA1c < 8%. Pacientes com níveis > 9% provavelmente necessitarão da adição da insulina basal (longa duração), cuja dose inicial poderá ser de 0,2 unidades por kg

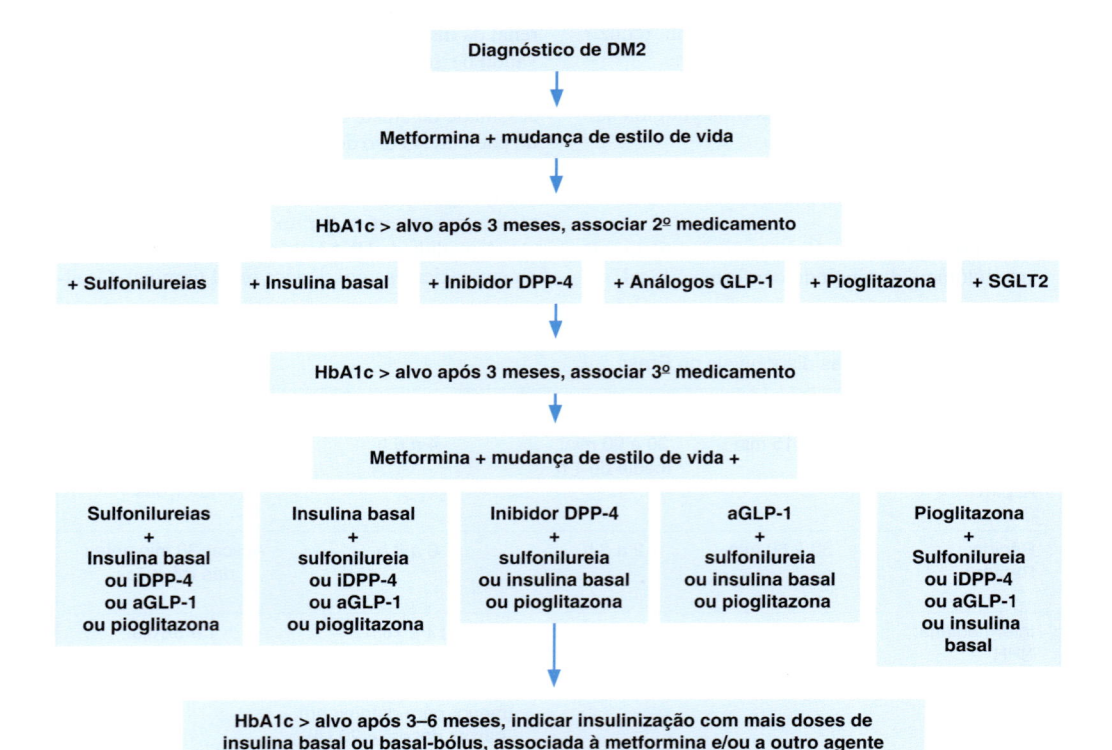

FIGURA 9.1 Algoritmo para manejo da glicemia no diabetes melito tipo 2. iDPP-4, inibidor da DPP-4; aGLP-1, análogos do GLP-1; SGLT2, inibidor do cotransporte sódio-glicose..

de peso por dia da insulina NPH ao deitar, com aumento de 10% a cada 3 dias. Aqueles que falharem no controle ou apresentarem sintomas de hiperglicemia e níveis de HbA1c > 10% se beneficiam de esquema de insulina basal-bólus, com introdução de insulina de ação rápida ou ultrarrápida pré-refeições na proporção de 50 a 70% de insulina basal e 30 a 50% de insulina rápida ou ultrarrápida, totalizando aproximadamente 0,5 a 0,7 UI/kg/dia de insulina.

Leituras sugeridas

Abe M, Okada K, Soma M. Antidiabetic Agents in patients with chronic kidney disease and end-stage renal disease on dialysis: metabolism and clinical practice. Curr Drug Metab. 2011;12(1):57-69.

American Diabetes Association. Standards of medical care in diabetes. Diabetes Care. 2015;38 Suppl 1:S41-S48.

Baley T. Options for combination therapy in type 2 diabetes: comparison of the ADA/EASD position statement and AACE/ACE algorithm. Am J Med. 2013;126(9 Suppl 1):S10-20.

Bolen S, Feldman L, Vassy J, Wilson L, Yeh HC, Marinopoulos S, et al. Systematic review: comparative effectiveness and safety of oral medications for type 2 diabetes mellitus. Ann Intern Med. 2007;147(6):386-99.

Garber AJ, Abrahamson MJ, Barzilay JI, Blonde L, Bloomgarden ZT, Bush MA, et al. American Association of Clinical Endocrinologists' comprehensive diabetes management algorithm 2013 consensus statement-executive summary. Endocr Pract. 2013;19(3):536-57.

Holman RR, Paul SK, Bethel MA, Matthews DR, Neil HA. 10-year follow-up of intensive glucose control in type 2 diabetes. N Engl J Med. 2008;359(15):1577-89.

Inzucchi SE, Bergenstal RM, Buse JB, Diamant M, Ferrannini E, Nauck M, et al. Management of hyperglycemia in type 2 diabetes: a patient-centered approach: position statement of the American Diabetes Association (ADA) and the European Association for the Study of Diabetes (EASD). Diabetes Care. 2012;35(6):1364-79.

Meneguini LF. Intensifying insulin therapy: what options are available to patients with type 2 diabetes? Am J Med. 2013;126(9 Suppl 1):S-28-37.

Philis-Tsimikas A. Initiating basal insulin therapy in type 2 diabetes: practical steps to optimize glycemic control. Am J Med. 2013;126(9 Suppl 1):S21-7.

Pratley RE. The early treatment of type 2 diabetes. Am J Med. 2013;126(9 Suppl 1):S2-9.

Ross SA. Breaking down patient and physician barriers to optimize glycemic control in type 2 diabetes. Am J Med. 2013;126(9 Suppl 1):S-38-48.

Shrishrimal K, Hart P, Michota F. Managing diabetes in hemodialysis patients: observations and recommendations. Cleve Clinic J Med. 2009;76(11):649-55.

10

Tratamento da hipertensão arterial no diabetes melito

Luciana Reck Remonti
Cristiane Bauermann Leitão

Epidemiologia

A associação de hipertensão arterial sistêmica (HAS) e diabetes melito (DM) é bastante comum. Estudos demonstram um risco 2,5 vezes maior de DM em pacientes hipertensos, e a HAS afeta mais de 60% dos pacientes com DM tipo 2 (DM2). No DM tipo 1 (DM1), o desenvolvimento de HAS está relacionado com o surgimento de nefropatia diabética, sendo secundário à perda de função renal.

A associação de HAS com DM aumenta o risco de morte em 7,2 vezes, principalmente por causas cardiovasculares.

Objetivos do tratamento da hipertensão arterial sistêmica no diabetes melito

Diversos estudos já demonstraram os benefícios do tratamento da HAS em pacientes diabéticos com diminuição de desfechos micro e macrovasculares. No United Kingdom Prospective Diabetes Study (UKPDS), o controle intensivo da pressão arterial (PA) diminuiu em 32% as mortes relacionadas ao DM e em 37% as complicações microvasculares, primariamente retinopatia diabética. Estudos epidemiológicos demonstram que o risco associado à HAS aumenta progressivamente a partir de níveis tão baixos como 110/75 mmHg.

O estudo Hypertension Optimal Treatment (HOT) Trial demonstrou benefício na redução da pressão arterial diastólica para valores menores que 80 mmHg com redução de eventos cardiovasculares e mortalidade.[1] No estudo Actions to Control Cardiovascular Risk in Diabetes (ACCORD), a redução da PA para um alvo menor que 120 mmHg levou à frequência menor de macroalbuminúria, acidente vascular encefálico (AVE) fatal e não fatal.[2] Entretanto, também houve maior frequência de eventos adversos associados ao uso de anti-hipertensivos, como hipotensão, hipocalemia e diminuição da filtração glomerular, sem diferença em outros eventos cardiovasculares e mortalidade. Não há diferença na ocorrência de infarto agudo do miocárdio (IAM) ou AVE não fatais quando se avaliam os pacientes pelo nível de PA atingido com o tratamento e sugere-se um aumento de mortalidade com pressão arterial sistólica (PAS) abaixo de 130 mmHg. A American Diabetes Association (ADA), em 2013, passou a recomendar que o objetivo do tratamento seja 140/80 mmHg em pacientes com DM, considerando o maior risco cardiovascular, e não 140/90 mmHg, como no restante da população. Em 2015, a ADA modificou essa recomendação, tendo como alvo atual, pressão arterial abaixo de 140/90 mmHg. No entanto, apesar de haver dúvidas em relação ao alvo de PA nos pacientes com DM, ainda há pouca evidência de que a redução da PA a valores abaixo de 140/80 mmHg possa ter efeito deletério. Além disso, são bem definidos os benefícios do tratamento da HAS em pacientes diabéticos e, nesse momento, nossa recomendação ainda permanece a de objetivar-se níveis de PA abaixo de 140/80 mmHg, desde que esse alvo seja atingido sem indução de efeitos colaterais maiores.

Avaliação do paciente

Algumas características podem sugerir que a causa da HAS seja secundária, como piora da função renal após início de inibidores da enzima conversora da angiotensina (IECA) (causa renovascular), história de cefaleia, palpitações e crises de ansiedade (feocromocitoma), hipocalemia (hiperaldosteronismo), proteinúria (doença renal crônica) e obesidade centrípeta e estrias violáceas (síndrome de Cushing [SC]). O Quadro 10.1 resume as causas mais comuns de HAS secundária e o *screening* indicado. Para investigação adicional das causas endócrinas de HAS, dirigir-se ao capítulo específico. Além disso, quando são necessários mais do que três medicamentos em doses máximas para o manejo da HAS, incluindo o uso de um diurético, também se deve fazer uma investigação de causa secundária de HAS. Outras indicações para investigação incluem início abrupto de HAS grave ou em pacientes abaixo de 35 ou acima de 55 anos.

A monitorização ambulatorial da pressão arterial (MAPA) é uma ferramenta útil para o diagnóstico de HAS e para monitorização do seu tratamento. Atualmente, a MAPA está indicada para confirmação de HAS resistente ao tratamento, na suspeita de HAS do avental branco ou de episódios de hipotensão. Visto que os alvos de PA recomendados para o tratamento da HAS são mais baixos nos pacientes com DM do que na população em geral, o valor de normalidade na MAPA também é menor, sendo recomendado o alvo de < 130/80 mmHg. Assim como nos pacientes hipertensos e sem DM, os valores de PA na MAPA melhor se correlacionam com o desenvolvimento de complicações crônicas em pacientes com DM. Um aspecto relevante é a elevada prevalência de indivíduos com HAS mascarada (PA normal no consultório e elevada na MAPA), sendo estimada em 30% dos pacientes com DM2 e associada a maior risco de eventos cardiovasculares se não tratada. Por este motivo, recentemente, tem-se debatido o uso da MAPA em todos os pacientes com DM, o que seria inviável do ponto de vista financeiro. Uma sugestão para a utilização racional da MAPA em pacientes com DM é o seu uso para pacientes com PA no consultório em uma faixa definida de valores nos quais a PA ambulatorial adiciona informação à medida da PA no consultório: ≥ 120/70 e < 140/90 mmHg. Valores mais baixos estão associados à PA normal na MAPA, e valores mais elevados confirmam PA elevada na MAPA.

Tratamento

Modificações no estilo de vida

O efeito da dieta no tratamento da HAS foi avaliado no estudo Dietary Approaches to Stop Hypertension (DASH), sendo a dieta associada à redução da PA em pacientes não diabéticos.[3] Essa estratégia consiste em estimular a ingestão de frutas, vegetais, laticínios com baixo teor de gordura, além de restrição da quantidade de colesterol, gordura saturada e total. Além desta intervenção dietética, a redução da ingestão de sódio (< 1.500 mg/dia), do peso corporal, do consumo de álcool, e o aumento da atividade física resultam em redução dos níveis pressóricos. Essas modificações no estilo de vida (MEV) devem ser estimuladas em pacientes diabéticos com HAS e naqueles com PA entre 130-139/80-89 mmHg, podendo inclusive ser medida única inicial para o controle da PA. Recentemente o efeito da dieta DASH foi avaliado em pacientes com DM2, e a sua prescrição foi associada redução significativa da PAS e na pressão arterial diastólica (PAD) (10 mmHg).

Principais classes de medicamentos anti-hipertensivos

A escolha do medicamento anti-hipertensivo mais adequado para o tratamento de pacientes com DM deve considerar sua associação com redução de mortalidade e seu impacto nas complicações micro e macrovasculares. Além disso, os efeitos adversos

QUADRO 10.1
Causas mais comuns de hipertensão arterial sistêmica secundária e o rastreamento indicado

Causa	Exames de rastreamento
Hipertensão renovascular	Ultrassonografia com Doppler/angiorressonância de artérias renais
Feocromocitoma	Metanefrinas fracionadas urinárias
Síndrome de Cushing	Cortisolúria ou teste supressão com 1 mg de dexametasona
Hiperaldosteronismo primário	Relação aldosterona/atividade da renina plasmática
Doença renal crônica	Creatinina sérica

de cada classe devem ser levados em consideração. Entretanto, a maioria dos pacientes necessita mais de um medicamento para obter controle adequado da PA, sendo comum o uso de mais do que três medicamentos (Figura 10.1 e Tabela 10.1).

Bloqueadores do sistema renina-angiotensina-aldosterona

Vários estudos têm demonstrado um efeito benéfico adicional dos IECAs além da redução da PA em pacientes com DM. O estudo HOPE demonstrou redução de mortalidade, AVE, IAM e complicações microvasculares com o uso de ramipril comparado com placebo, mesmo após ajuste para a diferença na PA.[4] Outros estudos também mostraram resultados semelhantes, embora existam alguns resultados contrários. Esses medicamentos também apresentam efeito protetor em relação à prevenção e à progressão da albuminúria em pacientes diabéticos. Além disso, não apresentam efeito deletério sobre o controle glicêmico ou lipídico, havendo evidência inclusive de melhora da glicemia e prevenção de DM2 com o uso de bloqueadores do receptor de angiotensina (BRA). Por esses efeitos benéficos adicionais, os bloqueadores do sistema renina-angiotensina-aldosterona (SRAA) são considerados os medicamentos de primeira escolha para o tratamento da HAS em pacientes diabéticos pelas principais diretrizes nacionais e internacionais. No entanto, a discussão de qual medicamento seria mais adequado para o tratamento inicial de pacientes com DM é, na maioria das vezes, teórica, visto que somente uma minoria dos pacientes terá sua PA normalizada apenas com um medicamento. É importante monitorar o potássio sérico e a função renal duas semanas após o início dessa classe de medicações.

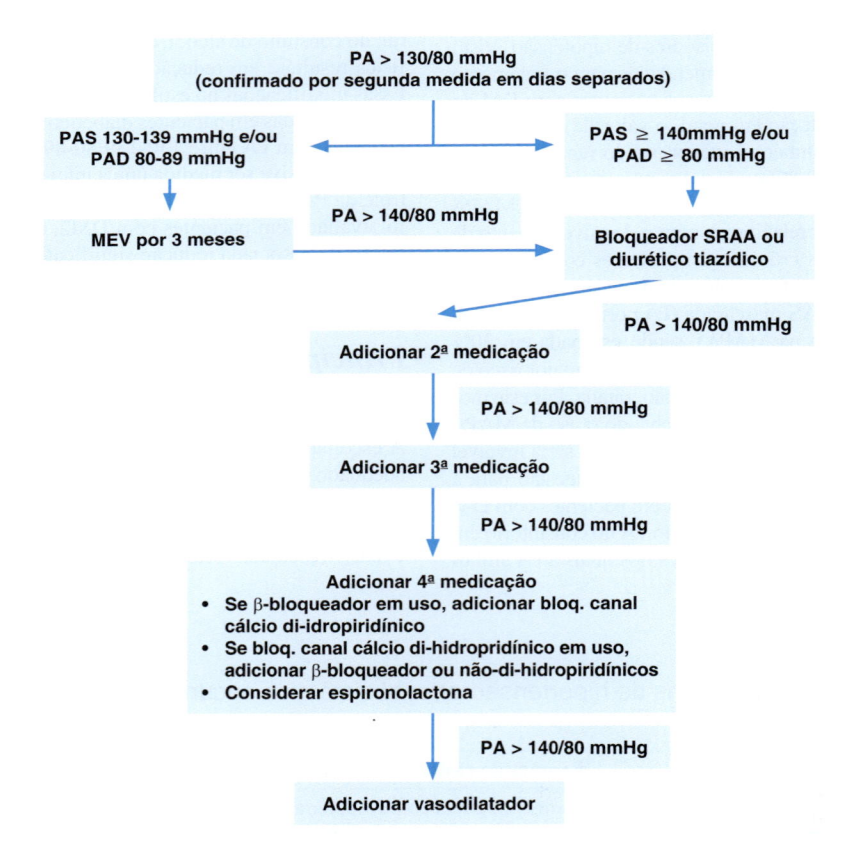

```
                    PA > 130/80 mmHg
         (confirmado por segunda medida em dias separados)
                            │
              ┌─────────────┴─────────────┐
    PAS 130-139 mmHg e/ou          PAS ≥ 140mmHg e/ou
      PAD 80-89 mmHg                  PAD ≥ 80 mmHg
              │                             │
              ▼         PA > 140/80 mmHg    ▼
        MEV por 3 meses ──────────▶  Bloqueador SRAA ou
                                       diurético tiazídico
                                             │
                              PA > 140/80 mmHg
                                             ▼
                              Adicionar 2ª medicação
                                             │
                              PA > 140/80 mmHg
                                             ▼
                              Adicionar 3ª medicação
                                             │
                              PA > 140/80 mmHg
                                             ▼
                              Adicionar 4ª medicação
                    • Se β-bloqueador em uso, adicionar bloq. canal
                      cálcio di-idropiridínico
                    • Se bloq. canal cálcio di-hidropridínico em uso,
                      adicionar β-bloqueador ou não-di-hidropiridínicos
                    • Considerar espironolactona
                                             │
                              PA > 140/80 mmHg
                                             ▼
                              Adicionar vasodilatador
```

FIGURA 10.1 Fluxograma de tratamento da hipertensão arterial em pacientes com diabetes melito.
PA, pressão arterial; PAS, pressão arterial sistólica; PAD, pressão arterial diastólica; MEV, modificações no estilo de vida; SRAA, sistema renina-angiotensina-aldosterona.

TABELA 10.1 Classe de medicamentos para tratamento da hipertensão arterial em pacientes com diabetes melito

Classe	Dose diária (frequência)	Efeitos colaterais	Contraindicações/precauções
Inibidores da ECA Captopril Enalapril Ramipril Lisinopril Benazepril	6,25–150 mg (2–3x/dia) 2,5–40 mg (1–2x/dia) 1,25–20 mg (1–2x/dia) 5–40 mg (1–2x/dia) 5–80 mg (1–2x/dia)	Tosse, angioedema, hipercalemia, leucopenia, icterícia colestática, toxicidade fetal, diminuição do paladar	Gestação, estenose de artéria renal bilateral, hipercalemia
Bloqueadores do receptor da angiotensina Losartana Valsartana Telmisartana Candesartana Olmesartana Irbesartana	 25–100 mg (1–2x/dia) 80–320 mg (1x/dia) 40–80 mg (1x/dia) 4–32 mg (1–2x/dia) 20–40 mg (1x/dia) 150–300 mg (1x/dia)	Hipercalemia, angioedema (muito raro), toxicidade fetal	Gestação, estenose de artéria renal bilateral, hipercalemia
Espironolactona	6,25–400 mg (1–2x/dia)	Hipercalemia	Hipercalemia, TFG < 30 mL/min/1,73m^2
Bloqueadores dos canais de cálcio di-hidropiridínicos Anlodipina Nitrendipino Nifedipina retard	 2,5–10 mg (1x/dia) 20–40 mg (1–2x/dia) 30–90 mg (1x/dia)	Cefaleia, edema periférico, refluxo gastresofágico, hiperplasia de gengiva, taquicardia	ICC, BAV de 2º ou 3º grau
Bloqueadores dos canais de cálcio não di-hidropiridínicos Verapamil Diltiazem Dilitiazem SR Dilitiazem CD	 80–480 mg (2–3x/dia) 120–480 mg (3–4x/dia) 90–360 mg (2x/dia) 180–360 mg (1x/dia)	Bradicardia, BAV, constipação, piora da função sistólica de VE, refluxo gastresofágico, hiperplasia de gengiva	ICC, BAV de 2º ou 3º grau
Diuréticos tiazídicos Hidroclorotiazida Clortalidona Indapamida	 6,25–50 mg (1x/dia) 6,25–25 mg (1x/dia) 1,25–5 mg (1x/dia)	Hipocalemia, hiponatremia, resistência insulínica com piora do controle glicêmico ou ocorrência de DM e hipertrigliceridemia	Gota
Diurético de alça Furosemida	 20–160 mg (2x/dia)	Nefrite intersticial, hipocalemia	Encefalopatia hepática
Inibidores β-adrenérgicos Propranolol Atenolol Metoprolol Carvedilol	 40–180 mg (2x/dia) 25–100 mg (1x/dia) 25–150 mg (2x/dia) 6,25–50 mg (1–2x/dia)	Resistência insulínica com piora do controle glicêmico ou surgimento de DM, descompensação de ICC, broncoespasmo, BAV, pesadelos, claudicação, Steven-Johnson	BAV, asma, abuso de cocaína e metanfetaminas
Inibidores α-adrenérgicos Doxazosina Prazosina	 1–16 mg (1x/dia) 1–40 mg (2–3x/dia)	Hipotensão postural, tolerância à medicação, edema periférico, ICC	Hipotensão postural, ICC e disfunção de VE

(continua)

TABELA 10.1 Classe de medicamentos para tratamento da hipertensão arterial em pacientes com diabetes melito (continuação)

Classe	Dose diária (frequência)	Efeitos colaterais	Contraindicações/ precauções
Vasodilatatodes de ação central Clonidina Metildopa	0,2–1,2 mg (2–3x/dia) 250–1.000 mg (2x/dia)	Boca seca, depressão, disfunção erétil, hipertensão de rebote com clonidina, anemia hemolítica e disfunção hepática com metildopa	Hipotensão postural
Vasodilatador periférico Hidralazina Minoxidil	25–200 mg (2x/dia) 1,25–100 mg (1x/dia)	Taquicardia reflexa, retenção hídrica Síndrome lúpus-*like* com hidralazina Hirsutismo e derrame pericárdico com minoxidil	Hipotensão postural

ECA, enzima conversora da angiotensina; TFG, taxa de filtração glomerular; ICC, insuficiência cardíaca congestiva; BAV, bloqueio atrioventricular; VE, ventrículo esquerdo; DM, diabetes melito.

Diuréticos

No estudo Antihypertensive and Lipid-Lowering Treatment to Prevent Heart Attack Trial (ALLHAT), que incluiu 15.297 pacientes com DM, o uso de diuréticos tiazídicos foi comparado com IECA e antagonistas dos canais de cálcio.[5] A mortalidade nos três grupos foi semelhante, mas os pacientes randomizados para o uso do diurético apresentaram menor incidência de insuficiência cardíaca em comparação com os em uso dos demais medicamentos. Além disto, neste estudo, o uso de IECA foi associado com maior risco de desfechos combinados. No entanto, os diuréticos tiazídicos estão associados a aumento da resistência insulínica e piora do controle glicêmico em pacientes com DM, além de aumento de incidência de DM em pacientes hipertensos. Esses efeitos são mais proeminentes em doses altas e podem estar associados à hipocalemia induzida pelo diurético. Entretanto, o pequeno aumento nos níveis glicêmicos observado não se associou com aumento de mortalidade ou eventos cardiovasculares em pacientes hipertensos com uso de diuréticos tiazídicos. Tradicionalmente, os diuréticos são considerados a segunda linha de tratamento da HAS, usados em baixa dose (equivalente hidroclorotiazida 12,5-25 mg/d), mas o seu uso como medicamento de primeira linha vem sendo discutido recentemente. Os diuréticos de alça são reservados para pacientes com taxa de filtração glomerular (TFG) abaixo de 30 mL/min/1,73 m².

β-bloqueadores

Assim como os diuréticos, o uso de β-bloqueadores está associado a aumento na incidência de DM e piora do controle glicêmico. Esse efeito se dá por vasoconstrição periférica, que diminui a captação muscular de glicose e aumenta a resistência insulínica. Em um estudo, a associação de β-bloqueador e tiazídico resultou em aumento de 0,8% na HbA1c comparado com uso de IECA e bloqueador dos canais de cálcio. Estudos com carvedilol, bloqueador dos receptores β e α_1 não demonstram aumento da resistência insulínica com esse medicamento, apresentando inclusive o contrário, provavelmente por seu efeito vasodilatador dependente de sua ação sobre receptores α_1. Por outro lado, os β-bloqueadores mostram efeitos cardioprotetores significativos em pacientes diabéticos com cardiopatia isquêmica estabelecida. Esse efeito se deve à sua ação antiarrítmica e anti-isquêmica, principalmente. Essa classe de medicamentos pode ser utilizada como terceira ou quarta medicação no tratamento dos pacientes com DM, mas tem indicação formal na prevenção secundária de eventos cardiovasculares em pacientes com IAM prévio.

Bloqueadores dos canais de cálcio

Os representantes não di-hidropiridínicos (diltiazem e verapamil) não parecem ter efeito benéfico em relação às complicações vasculares em pacientes diabéticos além do controle da PA, apesar de já ter sido descrita redução da proteinúria com uso de verapamil. Apesar de pequenos estudos terem sugerido aumento de eventos cardiovasculares em pacientes com DM, grandes estudos, como o HOT e o ALLHAT, não confirmaram esses achados. A associação de IECA com bloqueador do canal de cálcio mostrou, inclusive, diminuição de eventos cardiovasculares e progressão da doença renal crônica quanto comparada com a associação com hidroclorotiazida em pacientes hipertensos de alto risco, incluindo indivíduos diabéticos. Podem ser utilizados como terceira ou quarta medicação no tratamento desses pacientes.

Vasodilatadores centrais e periféricos

Em geral, são utilizados quando não se obtém controle adequado da HAS após instituição das outras classes de medicações. É necessário cuidado em relação à presença de neuropatia autonômica associada devido ao risco de hipotensão postural.

Bloqueador do receptor da aldosterona (espironolactona)

A associação de espironolactona ao esquema anti-hipertensivo leva à redução significativa de aproximadamente 25 mmHg na PAS e 10 mmHg na PAD, sendo uma medicação a ser considerada como quarta opção no manejo dos pacientes diabéticos, principalmente em obesos. Uma metanálise demonstrou que a associação de espironolactona a bloqueadores do SRAA reduz a proteinúria quando comparada ao tratamento com bloqueadores do SRAA apenas. Deve-se monitorar o potássio sérico pelo risco de hipercalemia, principalmente quando em associação com bloqueadores do SRAA.

Uma recente metanálise em *network* não encontrou diferença em termos de mortalidade geral ou cardiovascular entre IECA, bloqueadores do receptor da angiotensina, diuréticos tiazídicos, β-bloqueadores ou antagonistas do cálcio quando usados isoladamente no tratamento da HAS em pacientes com DM2.

Referências

1. Hansson L, Zanchetti A, Carruthers SG, Dahlöf B, Elmfeldt D, Julius S, et al. Effects of intensive blood-pressure lowering and low-dose aspirin in patients with hypertension: principal results of the Hypertension Optimal Treatment (HOT) randomised trial. Lancet. 1998;351(9118):1755-62.
2. ACCORD Study Group, Cushman WC, Evans GW, Byington RP, Goff DC Jr, et al. Effects of intensive blood-pressure control in type 2 diabetes mellitus. N Engl J Med. 2010;362(17):1575-85.
3. Sacks FM, Svetkey LP, Vollmer WM, Appel LJ, Bray GA, Harsha D, et al. Effects on blood pressure of reduced dietary sodium and the Dietary Approaches to Stop Hypertension (DASH) diet. DASH-Sodium Collaborative Research Group. N Engl J Med. 2001;344(1):3-10.
4. Effects of ramipril on cardiovascular and microvascular outcomes in people with diabetes mellitus: results of the HOPE study and MICRO-HOPE substudy. Heart Outcomes Prevention Evaluation Study Investigators. Lancet. 2000;355(9200):253-9.
5. Whelton PK, Barzilay J, Cushman WC, Davis BR, Iiamathi E, Kostis JB, et al. Clinicaloutcomes in antihypertensivetreatment of type 2 diabetes, impaired fasting glucose concentration, and normoglycemia: Antihypertensive and Lipid-Lowering Treatment to Prevent Heart Attack Trial (ALLHAT). Arch Intern Med. 2005;165(12):1401-9.

Leituras sugeridas

ACCORD Study Group, Cushman WC, Evans GW, Byington RP, Goff DC Jr, Grimm RH Jr, et al. Effects of intensive blood-pressure control in type 2 diabetes melito. N Engl J Med. 2010;362(17):1575-85.

American Diabetes Association. Standards of Medical Care in Diabetes. Diabetes Care. 2014;37 Suppl 1:S14-S80.

Bakris GL, Sarafidis PA, Weir MR, Dahlöf B, Pitt B, Jamerson K, et al. Renal outcomes with different fixed-dose combination therapies in patients with hypertension at high risk for cardiovascular events (ACCOMPLISH): a prespecified secondary analysis of a randomised controlled trial. Lancet. 2010;375(9721):1173-81.

Bakris GL, Sowers JR, American Society of Hypertension Writing Group. ASH position paper: treatment of hypertension in patients with diabetes-an update. J Clin Hypertens. 2008;10(9):707-13.

Beel DS. Treatment of diabetic hypertension. Diabetes Obes Metab. 2009;11:433-44.

Franklin SS, Thijs L, Li Y, Hansen TW, Boggia J, Liu Y, et al. Masked hypertension in diabetes mellitus: treatment implications for clinical practice. Hypertension. 2013;61(5):964-71.

James PA, Oparil S, Carter BL, Cushman WC, Dennison-Himmelfarb C, Handler J, et al. 2014 evidence-based guideline for the management of high blood pressure in adults report from the panel members appointed to the eighth Joint National Committee (JNC 8). JAMA. 2014;311(5):507-20.

Navaneethan SD, Nigwekar SU, Sehgal AR, Strippoli GFM. Aldosterone antagonists for preventing the progression of chronic kidney disease: a systematic review and meta-analysis. Clin J Am Soc Nephrol. 2009;4(3):542-51.

UK Prospective Diabetes Study Group. Tight blood pressure control and risk of macrovascular and microvascular complications in type 2 diabetes: UKPDS 38. BMJ. 1998;317:703-13.

Weber MA, Bakris GL, Jamerson K, Weir M, Kjeldsen SE, Devereux RB, et al. Cardiovascular events during differing hypertension therapies in patients with diabetes. J Am Coll Cardiol. 2010;56(1):77-85

11

Terapia nutricional no diabetes melito

Cigléa do Nascimento
Carina Andriatta Blume
Camila Lemos Marques
Ticiana C. Rodrigues

Introdução

O sucesso no tratamento do diabetes melito (DM) envolve esforços mútuos entre o paciente e a equipe multidisciplinar. A terapia de primeira escolha para o DM deve ser baseada no estabelecimento de um plano alimentar individualizado associado a mudanças no estilo de vida.

Os principais objetivos da terapia nutricional no DM são atender às necessidades nutricionais a fim de permitir o crescimento, o desenvolvimento ponderal e o peso saudável, adequar o controle glicêmico, controlar o perfil lipídico, manter os níveis pressóricos dentro da normalidade e prevenir as complicações agudas e crônicas.

Avaliação nutricional

A avaliação nutricional do paciente com DM baseia-se na história familiar, na influência socioeconômica, nos hábitos alimentares, na prática de exercícios físicos, nos dados antropométricos, nas doenças associadas e na avaliação bioquímica.

Crianças e adolescentes

Os índices antropométricos adotados pelo Sistema de Vigilância Alimentar e Nutricional, segundo as recomendações da Organização Mundial da Saúde (OMS) e do Ministério da Saúde para a avaliação antropométrica de crianças (< 10 anos de idade), são: estatura por idade (E/I), peso por estatura (P/E), peso por idade (P/I) e índice de massa corporal (IMC) por idade (IMC/I). Os parâmetros para a avaliação de adolescentes (≥ 10 anos e < 20 anos de idade) são IMC/I e E/I. As curvas de crescimento da OMS publicadas em 2006 (para crianças entre 0 e 5 anos de idade)[1] e em 2007 (para crianças e adolescentes entre 5 e 19 anos de idade)[2] estão disponíveis no seguinte endereço eletrônico: http://www.who.int/growthref/en/.

Adultos

A Tabela 11.1 apresenta a classificação antropométrica de adultos (≥ 20 anos e < 60 anos de idade).

Idosos

A Tabela 11.2 apresenta a classificação antropométrica em idosos (≥ 60 anos de idade).

Cálculo das necessidades nutricionais diárias

O valor energético total (VET) diário deve ser calculado utilizando-se os mesmos parâmetros da po-

TABELA 11.1 Classificação do índice de massa corporal e da circunferência abdominal em adultos

IMC		Circunferência abdominal		
Kg/m²	Classificação	Mulheres	Homens	Classificação
< 18,5	Baixo peso			
18,5–24,9	Adequado	≥ 80 cm	≥ 94 cm	Risco aumentado*
25–29,9	Sobrepeso			
30–34,9	Obesidade grau I			
35–39,9	Obesidade grau II	≥ 88 cm	≥ 102 cm	Risco muito aumentado*
≥ 40	Obesidade grau III			

*Risco para desenvolvimento de doenças cardiovasculares (DCVs).
IMC, índice de massa corporal.
Fonte: World Health Organization.[3]

pulação em geral conforme as necessidades individuais, considerando as fases da vida, o diagnóstico nutricional, os hábitos alimentares e socioculturais, o uso de medicamentos, o estado fisiológico e metabólico, a prática de exercício físico e as condições clínicas e de estresse intercorrentes (Tabelas 11.3 a 11.5).

Recomendações nutricionais

As estratégias para reduzir a incidência do DM tipo 2 (DM2), segundo a American Diabetes Association

TABELA 11.2 Classificação do índice de massa corporal em idosos

Índice de massa corporal	
Kg/m²	Classificação
≤ 22	Baixo peso
> 22 e < 27	Adequado
≥ 27	Sobrepeso

Fonte: Lipschitz.[4]

TABELA 11.3 Método prático para o cálculo do valor energético total em adultos

Adultos	kcal/kg/dia (peso atual)
Obesos/sedentários	20
Mulheres ativas > 55 anos	25
Homens sedentários > 55 anos	25
Homens ativos e mulheres muito ativas	30
Homens muito ativos ou atletas	40

Fonte: American Diabetes Association.[5]

TABELA 11.4 Estimativa do valor energético total em adultos de acordo com a condição clínica

Condição clínica	kal/kg/dia (peso atual)
Perda de peso	20–25
Manutenção de peso (sem estresse)	25–30
Ganho de peso (sem estresse)	30–35
Cirurgia eletiva em geral	32
Politrauma	40
Sepse	25–30

Fonte: Martins.[8]

TABELA 11.5 Método direto para cálculo do valor energético total em adultos de acordo com o grau de estresse

Grau de Estresse	Kcal/kg/dia (peso atual)
Sem estresse	22 a 25
Estresse leve	25 a 27
Estresse moderado	27 a 30
Estresse intenso	30 a 33
Obeso	20 a 22

Fonte: National Advisory Group on Standards and Practice for Parenteral Nutriton e Cardoso[6] e Sociedade Brasileira de Diabetes.[7]

(ADA), devem ser baseadas em mudanças no estilo de vida, as quais incluem perda moderada de peso, prática regular de exercícios físicos e reeducação nutricional, visto que mais de 90% dos indivíduos diabéticos tipo 2 apresentam sobrepeso ou obesidade. Recomenda-se dieta hipocalórica com redução de 500 a 1.000 kcal do gasto energético total (GET) diário previsto ou conforme anamnese alimentar.

A perda de peso moderada, em torno de 5%, tem demonstrado eficácia na melhora da resistência insulínica e do perfil lipídico e redução dos níveis pressóricos. Modificações comportamentais, incluindo reeducação alimentar e redução na ingestão de gorduras (menos de 30% do VET), associadas à prática regular de exercícios físicos (150 minutos por semana), objetivam o emagrecimento em longo prazo. Uma perda de peso de 4 kg demonstrou reduzir a hemoglobina glicada (HbA1c) em 0,5%, sendo que 1% na redução da HbA1c diminui as complicações cardiovasculares em torno de 14 a 37%.

As recomendações nutricionais para pacientes com DM são apresentadas na Tabela 11.6.

Carboidratos

A recomendação atual para ingestão de carboidratos é de 45 a 65% do VET, priorizando o consumo de hortaliças, leguminosas, grãos integrais, frutas e leite desnatado e, ainda, a recomendação mínima, segundo a Recommended Dietary Allowances (RDA), que é de 130 g/dia. Dietas com valores inferiores à RDA não são recomendadas na terapia nutricional do DM, além de não demonstrarem eficácia na perda de peso em logo prazo.

A resposta glicêmica pós-prandial é determinada principalmente pela quantidade de carboidrato ingerido, porém o tipo de carboidrato afeta essa resposta, já que ela é influenciada por diversos fatores, entre eles os intrínsecos (grau de maturação, consistência do alimento, forma de processamento e cocção) e os extrínsecos (teor de proteínas, lipídeos e fibras da refeição e sensibilidade individual). Os carboidratos complexos, devido ao maior teor de fibras, degradam-se mais lentamente do que os simples, mantendo a liberação de glicose por mais tempo. Assim, o uso de carboidratos complexos é indicado para o controle glicêmico mais adequado (exemplos de carboidratos complexos: pães integrais, arroz integral, aveia e frutas).

O monitoramento de carboidratos pode ser feito por meio da contagem de carboidratos, que é uma estratégia nutricional que leva em conta o total de carboidratos consumidos por refeição e tem o objetivo de manter a normoglicemia, com consequente aplicação de insulina ajustada para esta quantidade.

Índice glicêmico

O índice glicêmico (IG) dos alimentos compara quantidades iguais de carboidratos e fornece uma medida de qualidade do mesmo, mas não de quantidade. A carga glicêmica (CG), por sua vez, representa o produto do IG de um alimento e o seu conteúdo de carboidrato, envolvendo tanto a quantidade quanto a qualidade do carboidrato presente nos alimentos.

A Tabela 11.7 apresenta a classificação dos alimentos de acordo com o IG e a CG.

TABELA 11.6 Recomendações nutricionais para pacientes com diabetes melito

Nutriente	Ingestão recomendada	
	SBD	ADA
Carboidratos	45 a 60% do VET; mínimo 130 g/dia	45 a 65% do VET; mínimo 130g/dia
Sacarose	Até 10% do VET	–
Frutose	Não se recomenda adição nos alimentos	Menos de 12% (por meio de fontes alimentares)
Fibra alimentar	Mínimo de 20 g/dia ou 14 g/1000 kcal	14 g/1.000 kcal ou 25 g/dia para mulheres adultas e 38 g/dia para homens adultos
Gordura total	Até 30% do VET	Até 30% do VET
Ácidos graxos saturados	< 7% do VET	< 7% do VET
Ácidos graxos trans	≤ 2 g	A ingestão deve ser limitada ao máximo
Ácidos graxos poli-insaturados	Até 10% do VET	Consumir peixes no mínimo 2 vezes por semana (2 porções)
Ácidos graxos monoinsaturados	Completar de forma individualizada	–
Colesterol	< 200 mg/dia	< 200 mg/dia
Proteína	15 a 20% do VET	15 a 20% do VET
Vitaminas e minerais	Conforme as DRIs	Conforme as DRIs
Sódio	Até 2.400 mg/dia	< 2.300 mg/dia

VET, valor energético total; DRIs, do inglês *Dietary Reference Intakes*.
Fonte: Sociedade Brasileira de Diabetes[9] e American Diabetes Association.[10]

Fibras

A recomendação geral para o consumo de fibras é de 14 g a cada 1.000 kcal ingeridas. O consumo regular de fibras provenientes de alimentos como legumes, verduras, frutas, farelo de aveia, centeio e semente de linhaça tem sido associado ao aumento da sensibilidade à ação da insulina, independentemente do peso corporal. As fibras alimentares retardam o esvaziamento gástrico, promovendo maior sensação de saciedade. Além disso, atuam na redução dos lipídeos e na melhora do controle glicêmico com consequente diminuição da resposta inflamatória sistêmica e do estresse oxidativo. Não há, entretanto, evidências para aumentar a recomendação da ingestão de fibras aos portadores de DM além da quantidade já estabelecida para a população em geral.

Sacarose

A ingestão de sacarose não aumenta a glicemia em maiores proporções do que outros carboidratos quando ingerida em quantidade equivalente. Entretanto, os alimentos ricos em sacarose geralmente apresentam maiores quantidades de calorias, e seu consumo pode contribuir em até 10% do VET diário no contexto de um plano alimentar saudável.

Na prática clínica, o uso de sacarose é restrito, com o objetivo de não estimular o consumo, sendo orientado o uso racional somente em pacientes

TABELA 11.7 Classificação do índice glicêmico e da carga glicêmica dos alimentos

IG do alimento	CG do alimento	CG diária
Baixo ≤ 55	Baixa ≤ 10	Baixa ≤ 80
Médio = 56–69	Média = 11–19	Alta ≥ 120
Alto ≥ 70	Alta ≥ 20	

IG, índice glicêmico; CG, carga glicêmica.
Fonte: Sociedade Brasileira de Diabetes.[11]

que utilizam a terapia nutricional de contagem de carboidratos.

Edulcorantes

O uso de adoçantes não nutritivos é seguro desde que seja utilizado dentro do nível de ingestão aceitável estabelecido pelo Food and Drug Administration (FDA). Os adoçantes aprovados para consumo pelo FDA são: acessulfame K, aspartame, sacarina e sucralose.

Lipídeos

A estratégia primária na terapia nutricional do DM é limitar o consumo de gorduras a fim de reduzir o risco cardiovascular, devendo perfazer no máximo 30% do VET. As recomendações de ingestão de lipídeos da dieta e suas frações estão representadas na Tabela 11.6.

Recomendações da ADA para o tratamento da dislipidemia associada ao DM, com grau A de evidência, devem ser baseadas na redução da ingestão de gorduras saturadas, gorduras trans e colesterol e concomitante aumento no consumo de ácidos graxos ômega-3, fibras solúveis e fitosteróis. Exemplos de gordura saturada: carne vermelha, bacon, leite integral e derivados; exemplos de gordura trans: produtos industrializados, após um processo de hidrogenação de óleos vegetais, como a margarina, sorvetes, biscoitos recheados; exemplos de gordura monoinsaturada: abacate, azeite de oliva, óleo de girassol, óleo de gergelim, oleaginosas; exemplos de gordura poli-insaturada (ômega-3): peixes de águas frias e profundas, óleo de linhaça, chia, soja e óleo de peixe; exemplo de fitoesteroides: linhaça e soja. A ADA recomenda ingestão diária de 1,6 a 3 g de fitosteróis para pacientes com diabetes e dislipidemia.

O tratamento não farmacológico da dislipidemia, incluindo redução do peso corporal, abandono do tabagismo e prática regular de exercícios físicos, associado a um plano alimentar saudável é capaz de reduzir os triglicerídeos e a lipoproteína de baixa densidade (LDL, do inglês *low-density lipoprotein*) e aumentar a lipoproteína de alta densidade (HDL, do inglês *high-density lipoprotein*).

Em caso de hipertrigliceridemia grave (triglicerídeos séricos > 700 mg/dL), a ingestão diária de lipídeos deve limitar-se a 10 a 20% do VET, além de aumentar a oferta de fibras dietéticas.

Proteínas

As necessidades proteicas variam de acordo com as etapas da vida, e a oferta deve ser satisfatória para atender às necessidades individuais. Em geral, a recomendação diária de proteína, em indivíduos com a função renal preservada, é de 15 a 20% do VET ou de 0,8 a 1,0 g/kg/dia. Recomenda-se ofertar um terço de proteína de alto valor biológico e de fácil digestibilidade, como carnes magras (bovina, aves, peixes), soja e laticínios com baixo teor de gordura, além de incluir proteínas vegetais, como as leguminosas (feijões, ervilha, lentilha, grão de bico, fava), cereais integrais e oleaginosas (nozes, castanha do Brasil, amêndoa, avelã, macadâmia, pistache). Estes grãos oferecem fibras solúveis e amido resistente, favorecendo a resposta glicêmica pós-prandial.

Em situações de complicações renais, deve-se ajustar o consumo de proteínas, controlando hipertensão arterial e hiperglicemia. Estes cuidados podem retardar o curso da doença renal.

Vitaminas e minerais

As recomendações de consumo de vitaminas e minerais para pacientes diabéticos são similares às para a população em geral baseada na Dietary Reference Intakes (DRI's). As necessidades diárias devem ser atingidas por meio de fontes alimentares em um contexto de um plano alimentar balanceado. Não há evidência que suporte a necessidade de suplementação de vitaminas e minerais a pacientes portadores de DM que não possuam deficiências de micronutrientes.

Sódio

De acordo com as recomendações da OMS, o consumo diário de sódio deve limitar-se a 2 g, equivalente a 5 g/dia de NaCl (sal de cozinha). Em indivíduos com DM e com doença cardíaca e renal sintomática, a restrição de sódio é capaz de reduzir os sintomas da doença e deve ser realizada baseada em exames laboratoriais e conforme o estágio da doença.

Álcool

O consumo excessivo de bebida alcoólica é nocivo, podendo levar a hipoglicemias prolongadas (até 16 horas após o consumo), e um cuidado maior deve ser tomado com a ocorrência de hipoglicemia noturna. Por outro lado, o consumo de carboidratos ingeridos junto com bebidas alcoólicas pode elevar a glicemia.

No DM tipo 1 (DM1), por vezes, é necessário o ajuste nas doses de insulina, principalmente se houver associação de exercício físico durante a ingestão da bebida alcoólica. É fundamental o incentivo da monitorização da glicemia durante a noite e no dia seguinte após a ingestão de bebida alcoólica.

A ingestão de bebida alcoólica deve ser limitada a quantidades moderadas (≤ 1 dose para mulheres e ≤ 2 doses para homens). Define-se uma dose como 360 mL de cerveja, 150 mL de vinho ou 45 mL de bebida destilada.

Hipertensão arterial

Em pacientes hipertensos, mudanças no estilo de vida devem ser encorajadas. A adoção de um plano alimentar estilo DASH (Dietary Approaches to Stop Hypertension), o qual preconiza a ingestão de frutas verduras, grãos e lácteos com pouca gordura, ou seja, a redução na ingestão de sódio e aumento no consumo de alimentos fontes de potássio tem demonstrado efeitos similares ao tratamento farmacológico. A OMS recomenda que a ingestão diária de potássio em adultos seja superior a 3.510 mg. Entre os alimentos ricos em potássio estão o feijão, a ervilha, os frutos secos, os vegetais (espinafre, couve, salsa, banana, mamão, melão e tâmara). Segundo a ADA, as estratégias para o tratamento da hipertensão consistem em redução da ingestão de sódio para 1.500 mg/dia (ou 3,75 g/dia de sal de cozinha), aumento no consumo de frutas, vegetais e laticínios desnatados, moderação no consumo de álcool, redução de peso e prática de exercícios físicos regularmente. Tais estratégias, além de reduzir a pressão arterial (PA), afetam positivamente o controle glicêmico e o controle lipídico.

Doença renal do diabetes

Devido à falta de evidências, não se deve restringir a ingestão proteica em pacientes com doença renal do diabetes (DRD).

Apesar de as evidências atuais serem inconclusivas sobre o consumo aumentado de proteínas e o declínio da taxa de filtração glomerular (TFG), a substituição da carne vermelha por frango, em curto e longo prazos, mostrou-se eficaz para a redução da excreção urinária de albumina em pacientes com albuminúria aumentada, constituindo-se em uma alternativa no tratamento nutricional desses pacientes. Foi observada uma redução de 46% da excreção urinária de albumina e melhora no perfil lipídico quando a carne vermelha foi substituída por carne de frango. O uso da proteína de soja também tem sido apontado como uma alternativa no tratamento da DRD. Entretanto, não existem evidências suficientes que suportem a recomendação de dietas à base de soja para esses pacientes.

Em pacientes com DRD, as recomendações em relação ao consumo de carboidratos, gorduras e sódio são as mesmas para os pacientes com DM de acordo com a Tabela 11.6. A ADA reconhece os efeitos benéficos e estimula a adesão a um padrão dietético baseado na dieta mediterrânea, composta por cereais integrais, frutas e vegetais frescos, peixes e oleaginosas.

Contagem de carboidratos

O método de contagem de carboidratos é utilizado na Europa desde 1935 e foi uma das estratégias utilizadas no estudo Diabetes Control and Complications Trial (DCCT). A partir de 1994, a contagem de carboidratos passou a ser recomendada como mais uma ferramenta nutricional e, no Brasil, este método começou a ser utilizado de forma isolada em 1997.

A contagem de carboidratos é uma estratégia nutricional que tem o objetivo de melhorar o controle do DM com base na quantidade de carboidratos existentes nos alimentos, que é o nutriente que mais afeta a glicemia. Conforme a SBD, o método de contagem de carboidratos é considerado a chave do tratamento nutricional do DM1.

Há duas formas de contar carboidratos:

- **Método de contagem em gramas de carboidratos:** consiste em somar os gramas de carboidratos em cada porção de alimento a ser ingerida. As ferramentas utilizadas são rótulos de embalagens, tabelas e manuais contendo a quantidade exata de carboidrato do alimento.
- **Método de substituições ou lista de equivalentes:** é a maneira mais simples e menos precisa de contar carboidratos. Utiliza como ferramenta listas de alimentos com a quantidade média de carboidrato para cada grupo alimentar, considerando que os alimentos pertencentes ao mesmo grupo apresentam teor semelhante de carboidrato (uma substituição abrange alimentos que contenham entre 8 e 22 g de carboidratos).

O método de contagem em gramas de carboidrato baseia-se na quantidade exata de carboidrato presente em cada alimento, sendo, portanto, o método mais adequado. Entretanto, alguns requisitos básicos são necessários, como motivação, disciplina, habilidade e automonitorização. A principal vantagem do método de contagem de carboidratos é o ajuste da dose de insulina rápida ou ultrarrápida de acordo com o bólus da alimentação, que é a quantidade de carboidrato ingerida em cada refeição. Em geral, são utilizados 3 bólus (café da manhã, almoço e jantar), mas podem ser utilizados mais, caso o paciente necessite. Esse ajuste permite maior flexibilidade na escolha e na quantidade de alimentos e nos horários de alimentação.

O bólus de alimentação depende da relação insulina/carboidrato que é definida pela quantidade de insulina rápida ou ultrarrápida necessária de acordo com a quantidade de carboidratos por refeição, ou seja, quantos gramas de carboidrato uma unidade (UI) de insulina é capaz de cobrir. A relação insulina/carboidrato depende da sensibilidade individual à ação da insulina, nível de controle glicêmico, horário do dia, peso corporal, faixa etária, alterações hormonais e presença de infecções. Por isso, deve ser determinada individualmente pela equipe multidisciplinar. A Tabela 11.8 representa a relação insulina/carboidrato, podendo ser utilizada como um guia inicial para adultos, levando em consideração o peso corporal.

Em crianças, existem duas maneiras de estimar a quantidade média de carboidrato que 1 U de insulina é capaz de cobrir:

- **Regra geral:** 30 g de carboidratos cobrem 1 U de insulina rápida ou ultrarrápida.

TABELA 11.8 Relação insulina:carboidrato

Peso (kg)	Relação unidades de insulina/carboidrato (gramas)
50–59	1/15
60–63	1/14
64–68	1/13
69–77	1/12
78–82	1/11
83–86	1/10
87–90	1/9
91–100	1/8
101–109	1/7

- **Regra 500:** 500 ÷ dose total de insulina (basal e rápida ou ultrarrápida) administrada pelo paciente nas 24 horas do dia.

Em adultos, a regra para estimar a quantidade média de carboidrato que 1 U de insulina é capaz de cobrir é a seguinte:

- **Regra geral:** 15 g de carboidratos cobrem 1 U de insulina rápida ou ultrarrápida.

As metas terapêuticas para o controle glicêmico preconizadas para cada refeição são definidas de acordo com a sensibilidade individual de cada paciente em relação à ação da insulina. A Tabela 11.9 representa os valores de referência pré e pós-prandiais para crianças e adolescentes, e a Tabela 11.10, as metas glicêmicas para adultos. Ressalta-se que a glicemia pós-prandial deve ser medida no intervalo de 2 horas após o início da refeição, para ajustes adicionais baseados nas respostas individuais dos pacientes.

Após o estabelecimento das metas terapêuticas para o controle glicêmico, o passo seguinte é calcular o fator de sensibilidade (FS), o qual revela quanto uma unidade de insulina é capaz de reduzir a glicemia. O FS depende do tipo de insulina utilizada e é calculado pela seguinte fórmula:

Insulina rápida Regra 1.500	=	$\dfrac{1.500}{\text{Total de insulina*}}$
Insulina ultrarrápida Regra 1.800	=	$\dfrac{1.800}{\text{Total de insulina**}}$

*Total de insulina basal mais as doses de insulina rápida.
**Total de insulina basal mais as doses de insulina ultrarrápida.
Fonte: Davidson.[12]

O fator de correção (FC) é utilizado sempre que a glicemia capilar estiver diferente da meta estabelecida pela equipe multidisciplinar. As duas situações em que podem ocorrer são hipoglicemia ou hiperglicemia. Em caso de hipoglicemia, deve-se reduzir a dose de insulina rápida ou ultrarrápida a ser administrada, e, em caso de hiperglicemia, aumentar a dose de insulina rápida ou ultrarrápida a ser administrada na refeição. A ilustração a seguir apresenta a fórmula utilizada para o cálculo do fator de correção.

$$FC = \frac{\text{Glicemia capilar} - \text{Meta glicêmica}}{\text{Fator de sensibilidade}}$$

A frequência e os horários em que se deve realizar a monitorização da glicemia devem ser orientados pela equipe multidisciplinar.

TABELA 11.9 Objetivos glicêmicos e de hemoglobina glicada por idade

Idade	Glicemia pré-prandial (mg/dL)	Glicemia pós-prandial (mg/dL)	Hemoglobina glicada (%)
Menos de 6 anos	100–180	110–200	< 8,5
6–12 anos	90–180	100–180	< 8
13–19 anos	90–130	90–150	< 7 a 7,5

Fonte: Sociedade Brasileira de Diabetes.[9]

O objetivo da monitorização da glicemia é avaliar o controle glicêmico, prevenir e detectar as hipoglicemias assintomáticas, ajustar o plano alimentar conforme a prática de exercícios físicos, identificar falhas no tratamento, assegurando melhor qualidade de vida. É imprescindível que sejam estabelecidas metas a curto e em longo prazo entre o paciente e a equipe.

A contagem de carboidrato, apesar de fornecer flexibilidade ao paciente, não pode ser sinônimo de permissividade com a dieta. Deve-se ficar atento ao ganho de peso.

Hipoglicemia

O tratamento da hipoglicemia varia em função da gravidade do quadro. A oferta de 15 a 20 g de glicose é o tratamento preferencial para o indivíduo consciente, alerta e comunicativo, apresentando hipoglicemia leve ou assintomática. Entretanto, qualquer fonte de carboidrato que contenha glicose pode ser utilizada. Os alimentos mais indicados nesse caso são alimentos com 15 g de carboidrato em sua composição: 1 sachê de 15 g de glicose líquida ou em gel, 1 copo (150 mL) de suco fruta natural, 200 mL de suco concentrado, 1 colher de sopa de açúcar cristal ou mel, 1 copo (150 mL) de refrigerante normal ou 1 unidade média de banana.

Após 15 minutos, se o paciente persistir com nível de glicose inferior a 60 mg/dL, deve-se repetir o tratamento anterior e antecipar a próxima refeição. Quando isto não for possível, ou à noite, por exemplo, deve-se realizar um pequeno lanche em 30 minutos.

Exemplos:

a) café com leite – 200 mL, adoçante, pão de centeio – 1 fatia, geléia *diet*
b) 1 iogurte diet ou natural e uma fruta média

Em casos de hipoglicemias moderadas a graves, com sintomas de confusão, agressividade, dificuldade de comunicação, cefaleia, dor abdominal e visão turva, deve-se oferecer imediatamente 30 g de carboidrato (açúcar ou glicose) por via oral.

Em casos mais graves, em que o paciente estiver inconsciente ou apresentando convulsões, o tratamento extra-hospitalar é o glucagon (0,5 mg para menores de cinco anos e 1 mg (1 ampola), intramuscular, para pacientes acima de 5 anos de idade), podendo ser repetido após 10 minutos, se não houver melhora inicial. O tratamento hospitalar da hipoglicemia grave consiste na infusão venosa de glicose de 0,3 a 0,5 mg/kg, seguida por glicose endovenosa de manutenção.

Para evitar a hipoglicemia noturna, deve ser oferecido um lanche contendo fontes de carboidratos integrais e proteínas de ação prolongada.

TABELA 11.10 Metas para o controle glicêmico de adultos, conforme recomendações da Sociedade Brasileira de Diabetes e da American Diabetes Association

Parâmetro	SBD/2013–2014	ADA/2014
Glicemia de jejum (mg/dL)	< 100	< 100
Glicemia pré-prandial (mg/dL)	< 130	70 a 130
Glicemia pós-prandial (mg/dL)	Até 160	< 180
Hemoglobina glicada (%)	< 7	< 7

Alimentos com alto teor de gordura, como chocolates e sorvetes, devem ser evitados para o tratamento de hipoglicemia aguda.

Diabetes melito gestacional

A terapia de primeira escolha para o diabetes melito gestacional (DMG) consiste em orientação nutricional que permita ganho de peso adequado. As necessidades nutricionais no período gestacional são similares para mulheres com ou sem DM. O ganho de peso ponderal recomendado varia conforme o estado nutricional prévio à gestação, e o cálculo das necessidades nutricionais diárias se baseia no IMC pré-gestacional e visa ao ganho de peso em torno de 300 g a 400 g por semana, a partir do segundo trimestre de gravidez. O cálculo do VET diário conforme a classificação do IMC é apresentado na Tabela 11.11. As Tabelas 11.12 e 11.13 apresentam o ganho de peso recomendado para gestantes de acordo com o IMC pré-gestacional, e a Tabela 11.14 apresenta a avaliação do estado nutricional de gestantes acima de 19 anos segundo o IMC por semana gestacional.

A terapia nutricional no DMG consiste na elaboração de um plano alimentar individualizado, considerando os hábitos alimentares da gestante com o objetivo de adequar o CG e o controle metabólico. As Tabelas 11.15 e 11.16 apresentam as metas terapêuticas para o CG de mulheres com DMG e mulheres no período gestacional com DM1 ou 2 preexistente.

As recomendações nutricionais para o DMG, conforme a SBD são:

- **Carboidratos:** 40 a 45% do VET (mínimo de 175 g/dia).
- **Proteínas:** 15 a 20% do VET (mínimo de 1,1 g/kg/dia).
- **Lipídeos:** 30 a 40% do VET.
- **Colesterol:** < 200 mg/dia.
- **Ácidos graxos saturados:** < 7% do VET.
- **Ácidos graxos trans:** O consumo deve ser limitado ao máximo.
- **Vitamina e minerais:** As recomendações de consumo de vitaminas e minerais para gestantes com DM são similares às para gestantes sem DM baseadas nas DRI's. Recomenda-se a suplementação com ácido fólico antes da gravidez até o fechamento do tubo neural.
- **Álcool:** O uso de bebidas alcoólicas não é aconselhado no período gestacional, pois pode provocar deficiência mental e retardo de crescimento intrauterino (RCIU), bem como malformações fetais, como a síndrome alcoólica fetal.
- **Cafeína:** O consumo de cafeína durante a gestação pode alterar a frequência cardíaca e respiratória fetal e recomenda-se limitar o consumo de café a quatro xícaras diárias ou restringir o uso de cafeína a 300 mg/dia (150 mL de café instantâneo contêm 60 mg de cafeína; 150 mL de chá preto, folha ou sache contêm 30 mg; 355 mL de bebida à base de cola contêm 36 mg de cafeína).
- **Tabagismo:** O monóxido de carbono e a nicotina são capazes de reduzir em 10% o transporte de oxigênio para o feto, aumentando o

TABELA 11.11 Cálculo das necessidades nutricionais diárias para gestantes conforme o índice de massa corporal pré-gestacional

IMC (pré-gestacional)	kcal/kg/dia (peso atual)
Baixo peso	40
Adequado	35
Sobrepeso	25
Obesidade	20

IMC, índice de massa croporal.
Fonte: Adaptada de Vitolo.[13]

TABELA 11.12 Ganho de peso recomendado para gestantes de acordo com o índice de massa corporal pré-gestacional

IMC (kg/m2)	Ganho de peso semanal – 2º e 3º trimestres	Ganho de peso total (kg)
Baixo peso (< 18,5)	0,44–0,58	12,5–18,0
Adequado (18,5 a 24,9)	0,35–0,50	11,5–16,0
Sobrepeso (25 a 29,9)	0,23–0,33	7,0–11,5
Obesidade (> 30)	0,17–0,27	5–9

Fonte: Institute of Medicine.[14]

TABELA 11.13 Ganho de peso recomendado para gestação gemelar de acordo com o IMC pré-gestacional

IMC (kg/m2)	Ganho de peso total (kg)
Adequado (18,5 a 24,9)	17–25
Sobrepeso (25 a 29,9)	14–23
Obesidade (> 30)	11–19

Fonte: Institute of Medicine.[14]

risco de prematuridade e mortalidade perinatal. Gestantes fumantes necessitam de um aporte de três vezes maior de ácido fólico e duas vezes de vitamina C.
- **Adoçantes:** Conforme a SBD, adoçantes não nutritivos (aspartame, sacarina, sucralose, acessulfame K e neotame) podem ser usados com moderação no período gestacional. Entretanto, foi demonstrado que a placenta é permeável à sacarina e pode ser recuperada em tecidos fetais e seu uso deve ser evitado na gestação. Na prática clínica de atendimento, sugere-se apenas aspartame e sucralose.

TABELA 11.14 Avaliação do estado nutricional de gestantes acima de 19 anos segundo o IMC por semana gestacional

Semana gestacional	Baixo peso (kg/m^2)	Adequado (kg/m^2)	Sobrepeso (kg/m^2)	Obesidade (kg/m^2)
6	19,9	20,0–24,9	25,0–30,0	30,1
8	20,1	20,2–25,0	25,1–30,1	30,2
10	20,2	20,3–25,2	25,3–30,2	30,3
11	20,3	20,4–25,3	25,4–30,3	30,4
12	20,4	20,5–25,4	25,5–30,3	30,4
13	20,6	20,7–25,6	25,7–30,4	30,5
14	20,7	20,8–25,7	25,8–30,5	30,6
15	20,8	20,9–25,8	25,9–30,6	30,7
16	21,0	21,1–25,9	26,0–30,7	30,8
17	21,1	21,2–26,0	26,1–30,8	30,9
18	21,1	21,3–26,1	26,2–30,9	31,0
19	21,4	21,5–26,2	26,3–30,9	31,0
20	21,5	21,6–26,3	26,4–31,0	31,1
21	21,7	21,8–26,4	26,5–31,1	31,2
22	21,8	21,9–26,6	26,7–31,2	31,3
23	22,0	22,1–26,8	26,9–31,3	31,4
24	22,2	22,3–26,9	27,0–31,5	31,6
25	22,4	22,5–27,0	27,1–31,6	31,7
26	22,6	22,7–27,2	27,3–31,7	31,8
27	22,7	22,8–27,3	27,4–31,8	31,9
28	22,9	23,0–27,5	27,6–31,9	32,0
29	23,1	23,2–27,6	27,7–32,0	32,1
30	23,3	23,4–27,8	27,9–32,1	32,2
31	23,4	23,5–27,9	28,0–32,2	32,3

(continua)

TABELA 11.14 Avaliação do estado nutricional de gestantes acima de 19 anos segundo o IMC por semana gestacional (continuação)

Semana gestacional	Baixo peso (kg/m²)	Adequado (kg/m²)	Sobrepeso (kg/m²)	Obesidade (kg/m²)
32	23,6	23,7–28,0	28,1–32,3	32,4
33	23,8	23,9–28,1	28,2–32,4	32,5
34	23,9	24,0–28,3	28,4–32,5	32,6
35	24,1	24,2–28,4	28,5–32,6	32,7
36	24,2	24,3–28,5	28,6–32,7	32,8
37	24,4	24,5–28,7	28,8–32,8	32,9
38	24,5	24,6–28,8	28,9–32,9	33,0
39	24,7	24,8–28,9	29,0–33,0	33,1
40	24,9	25,0–29,1	29,2–33,1	33,2
41	25,0	25,1–29,2	29,3–33,2	33,3
42	25,0	25,1–29,2	29,3–33,2	33,3

Fonte: Atallah, Castillo e Castro.[15]

TABELA 11.15 Metas para o controle glicêmico (glicemia em mg/dL) de mulheres com diabetes melito gestacional

Glicemia pré-prandial	Glicemia 1 hora pós-prandial	Glicemia 2 horas pós-prandial
≤ 95	≤ 140	≤ 120

Fonte: Metzger e colaboradores.[16]

TABELA 11.16 Metas para o controle glicêmico de mulheres no período gestacional com diabetes tipo 1 ou tipo 2 preexistente

Pré-prandial, antes de dormir e durante a madrugada	Pico pós-prandial	Hemoglobina glicada (%)
Glicemia de 60 a 99 mg/dL	Glicemia de 100 a 129 mg/dL	< 6

Fonte: American Diabetes Association.[17]

Deve-se estimular o consumo de fibras e ingestão hídrica para evitar a obstipação intestinal. Dietas hipocalóricas podem resultar em cetonemia e cetonúria; porém, uma redução de 30% do VET pode ser eficaz para melhorar o controle glicêmico de mulheres obesas com DMG, e estudos evidenciam que dietas restritivas com cerca de 1.600 kcal a 1.800 kcal diárias não produzem cetose. Outro estudo demonstrou que uma dieta com baixo IG reduziu pela metade o número de mulheres com DMG que necessitaram utilizar insulina durante o período gestacional. Uma recente metanálise confirmou os benefícios da dieta com baixo IG no controle glicêmico e no ganho de peso gestacional.

O aumento no fracionamento da dieta pode ser útil para amenizar náuseas e vômitos, e a ADA recomenda que o carboidrato dietético seja distribuído entre 3 a 4 refeições pequenas a moderadas e 2 a 4 lanches diários. Antes de dormir, a gestante deve realizar um lanche com 25 g de carboidratos complexos para evitar cetose noturna.

A prática de exercícios físicos, conforme orientação médica, deve fazer parte do tratamento do DMG e pode ajudar no melhor controle glicêmico materno. Para as gestantes que fazem uso de insulina, o objetivo primário da terapia nutricional deve ser o ajuste nas quantidades de carboidratos distribuídos nas refeições.

O DMG apresenta-se como fator de risco para o desenvolvimento de DM2 após a gestação; portanto, modificações comportamentais, incluindo redução do peso, quando necessário, e prática regular de exercícios físicos devem ser encorajados e mantidos após o parto.

Doenças catabólicas

O valor energético total recomendado para pacientes com DM e doenças catabólicas é em torno de 25 a 30 kcal/kg/dia, e a necessidade média proteica entre 1g e 1,5 g/kg/dia, e, para ambos os cálculos, deve ser utilizado o peso atual. A oferta de carboidratos é cerca de 200 g/dia.

Referências

1. World Health Organization. Child growth standards: WHO Anthro (version 3.2.2, January 2011) and macros. [capturado em 2 mar 2015]. Disponível em: http://www.who.int/childgrowth/software/en/
2. World Health Organization. Growth reference 5-19 years: application tools. [capturado em 2 mar 2015]. Disponível em: http://www.who.int/growthref/tools/en/
3. World Health Organization. Physical status: the use and interpretation of onthropometry. Geneva: WHO; 1995.
4. Lipschitz DA. Scrrening for nutricional statusin the elderly. Prim Care. 1994;21(1): 55-67.
5. American Diabetes Association. ADA's definitions for nutrion screening an nutrition assessment. J Am Diet Assoc. 1994;94:838-9.
6. Martins C, Cardoso SP. Terapia nutricional enteral e parenteral: manual de rotina técnica. Curitiba: NutroClínica; 2000.
7. Sociedade Brasileira de Diabetes. Diretrizes da Sociedade Brasileira de Diabetes 2007: tratamento e acompanhamento do diabetes mellitus. São Paulo: SBD; 2007.
8. National Advisory Group on Standards and Practice for Parenteral Nutrition. Safe practices for parenteral nutrition formulations. J Parenter Enteral Nutr. 1998;22(2):49-66.
9. Sociedade Brasileira de Diabetes. Diretrizes da Sociedade Brasileira de Diabetes 2013-2014. São Paulo: AC Farmacêutica; 2014.
10. American Diabetes Association. Executive Summary: standards of medical care in diabetes – 2014. Diabetes Care. 2014;37 Suppl 1:S5-13.
11. Sociedade Brasileira de Diabetes. Diretrizes da Sociedade Brasileira de Diabetes 2009. 3. ed. São Paulo: AC Farmacêutica; 2009.
12. Davidson P. Bolus and supplemental insulin. In: Fredrickson L, editor. The insulin pump therapy book: insights from the experts. Sylmar: MiniMed Technologies; 1995. p. 59-71.
13. Vitolo MR. Nutrição: da gestação ao envelhecimento. 2. ed. Rio de Janeiro: Rubio; 2008.
14. Institute of Medicine. National Research Council. (Committee to Reexamine IOM Pregnancy Weight Guidelines, Food and Nutrition Board on Children, Youth and Families). Weight gain during pregnancy: reexamining the guidelines. Washington: National Academies Press; 2009.
15. Atalah SE, Castillo CL, Castro RS. Propuesta de um nuevo estándar de evaluacion nutricional em embarazadas. Rev Med Chile. 1997;125:1429-36.
16. Metzger BE, Buchanan TA, Coustan DR, de Leiva A, Dunger DB, Hadden DR, et al. Summary and recommendations of the Fifth International Workshop – Conference on gestacional diabetes mellitus. Diabetes Care. 2007;30 Suppl 2:S251-60.
17. American Diabetes Association. Standards of medical care. Diabetes Care. 2014;37 Suppl 1:S14-80.

Leituras sugeridas

Cowie CC, Rust KF, Byrd-Holt DD, Eberhardt MS, Flegal KM, Engelgau MM, et al. Prevalence of diabetes and impaired fasting glucose in adults in the U.S population: National Health and Nutrition Examination Survey 1999–2002. Diabetes Care. 2006;29(6):1263–8.

Dietary Reference Intakes: applications in dietary planning. Washington: National Academy Press; 2003.

Evert AB, Boucher JL, Cypress M, Dunbar SA, Franz MJ, Mayer-Davis EJ, et al. Nutrition therapy recommendations for the management of adults with diabetes. Diabetes Care. 2014;37 Suppl 1:S120-43.

Franz MJ, Boucher JL, Evert AB. Evidence-based diabetes nutrition therapy recommendations are effective: the key is individualization. Diabetes Metab Syndr Obes. 2014;7:65-7.

Food and Drug Administration [Internet]. [capturado em 18 de jan. 2015]. Disponível em: http://www.fda.gov/

Gross JL, Zelmanovitz T, Moulin CC, De Mello V, Perassolo M, Leitão C, et al. Effect of a chicken- based diet on renal function and lipid profile in patients with type 2 diabetes: a randomized crossover trial. Diabetes Care. 2002;25(4):645-51.

Levitan EB, Cook NR, Stampfer MJ, Ridker PM, Rexrode KM, Buring JE, et al. Dietary glycemic index, dietary glycemic load, blood lipids, and C-reactive protein. Metabolism. 2008;57(3):437-43.

Sociedade Brasileira de Diabetes. Departamento de Nutrição. Manual oficial de contagem de carboidratos regional. Rio de Janeiro: Dois C: Sociedade Brasileira de Diabetes; 2009.

Sociedade Brasileira de Diabetes. Diretrizes da Sociedade Brasileira de Diabetes 2013. São Paulo: AC Farmacêutica; 2013.

Tuttle KR, Bakris GL, Bilous RW, Chiang JL, de Boer IH, Goldstein-Fuchs J, et al. Diabetic kidney disease: a report from an ADA Consensus Conference. Diabetes Care. 2014;37(10):2864-83.

Viana LV, Gross JL, Azevedo MJ. Dietary intervention in patients with gestational diabetes mellitus: a systematic review and meta-analysis of randomized clinical trials on maternal and newborn outcomes. Diabetes Care. 2014;37(12):3345-55.

12

Hipoglicemia em adultos

Cristina Bergmann Triches
Luciana Reck Remonti

Definição

A hipoglicemia em pacientes não diabéticos é uma manifestação incomum, e esse diagnóstico não deve ser feito com base apenas em uma medida baixa de glicemia no paciente assintomático.

A hipoglicemia é definida pela presença das características descritas na tríade de Whipple:

1. Sintomas de neuroglicopenia (confusão, alteração de comportamento ou coma);
2. Glicemia concomitante menor do que 40 mg/dL;
3. Alívio dos sintomas após administração de glicose.

Para o diagnóstico de hipoglicemia, é necessário que os três itens da tríade estejam presentes. No entanto, pacientes com níveis de glicemia menores do que 50 mg/dL devem ser avaliados e aqueles com glicemia menor do que 60 mg/dL devem ser considerados suspeitos. Pacientes com sintomas compatíveis com hipoglicemia, mas com glicemia concomitante normal, não necessitam de avaliação adicional.

A dosagem da glicemia deve ser realizada em tubo contendo fluoreto para evitar a degradação da glicose e níveis falsamente baixos.

Quadro clínico

As manifestações clínicas são decorrentes da ativação simpático-suprarrenal, seguidas por sintomas de neuroglicopenia:

- **Sintomas decorrentes da ativação simpático-suprarrenal:** sudorese, calor, ansiedade, tremor, náusea, palpitação e taquicardia, fome;
- **Sintomas decorrentes da neuroglicopenia:** fadiga, tontura, cefaleia, alteração visual, dificuldade na fala, torpor, dificuldade de concentração, alteração de comportamento, perda de memória, confusão mental, perda de consciência e convulsões.

Os sintomas simpático-suprarrenais geralmente precedem os neuroglicopênicos. No entanto, os pacientes podem apresentar não percepção da hipoglicemia, que é definida pela redução do nível glicêmico a níveis em que a ativação simpático-suprarrenal deveria ocorrer, porém os pacientes permanecem assintomáticos até o início dos sintomas neuroglicopênicos. Esses episódios são comuns em pacientes com crises repetidas de hipoglicemia.

Etiologia e classificação

A classificação dos distúrbios hipoglicêmicos em hipoglicemia de jejum e pós-prandial não é mais utilizada, uma vez que descreve apenas o momento da ocorrência dos sintomas e não o mecanismo fisiológico do distúrbio. Além disso, muitos pacientes podem apresentar sintomas tanto em jejum quanto no período pós-prandial. As hipoglicemias também podem ser classificadas em mediadas ou não mediadas por insulina. No entanto, na prática clínica, a classificação mais útil classifica os pacientes com hipoglicemia em pacientes doentes ou medicados e pacientes aparentemente saudáveis. A maioria dos casos de hipoglicemia está associada ao uso de drogas, principalmente as usadas no tratamento do diabetes. As demais causas de hipoglicemia estão listadas no Quadro 12.1.

DROGAS: A insulina e seus secretagogos (sulfonilureias e glinidas) e, possivelmente, a metformina são as principais causas de hipoglicemia, mesmo em pacientes sem história de diabetes, pois muitas vezes são ingeridas inadvertidamente, de maneira intencional ou não. O etanol inibe a gliconeogênese e também a resposta hormonal do cortisol e do hormônio do crescimento, além de poder retardar a resposta da epinefrina e do glucagon à queda na glicose, levando à hipoglicemia após a depleção dos estoques de glicogênio, em geral após 12-72 horas. Outos medicamentos menos comumente relacionados a eventos hipoglicêmicos estão listados no Quadro 12.2. Hipoglicemia induzida por outros medicamentos ocorre mais frequentemente em pacientes com doença hepática ou renal concomitante.

DOENÇAS GRAVES: Entre os pacientes hospitalizados, os medicamentos ainda são a principal causa de hipoglicemia; porém, quadros graves podem associar-se a eventos hipoglicêmicos. Fatores de risco independentes para sua ocorrência incluem diabetes, choque séptico, insuficiência renal, ventilação mecânica (VM) e gravidade da doença.

- **Insuficiência hepática:** O fígado é o órgão responsável pelo fornecimento da maior parte da glicose para a circulação por meio da glicogenólise e da gliconeogênese. As doenças hepáticas mais comumente associadas à hipoglicemia são o carcinoma hepatocelular e a falência hepática fulminante (viral ou tóxica). Pode relacionar-se à hipoglicemia também devido ao comprometimento na metabolização de medicamentos.
- **Insuficiência cardíaca:** A patogênese da hipoglicemia em pacientes com insuficiência cardíaca grave é desconhecida. Possibilidades incluem congestão hepática e hipoxemia, inanição e insuficiência de precursores gliconeogênicos.
- **Insuficiência renal:** A patogênese da hipoglicemia na insuficiência renal também é pouco clara, mas provavelmente envolve depuração mais lenta da insulina, produção renal de glicose e gliconeogênese diminuídas. Fatores predisponentes incluem vômitos, restrição proteica, inanição, hemodiálise e diminuição da depuração de medicamentos.
- **Sepse:** A hipoglicemia ocorre por aumento da utilização periférica de glicose e redução da produção hepática de glicose. Tal fenômeno é resultado da menor resposta a estímulos glicorregulatórios, ou seja, baixos níveis de insulina e altos níveis de glucagon e epinefrina, provavelmente decorrente da ação de citocinas inflamatórias.
- **Inanição:** Nesses pacientes com depleção total de gordura, a glicose se torna o único combustível oxidativo e que a elevada demanda de glicose supera a capacidade de produção em virtude da limitação do aporte de substratos (p. ex., aminoácidos).

QUADRO 12.1
Causas de hipoglicemia

Hipoglicemia no paciente doente ou medicado	Hipoglicemia no paciente aparentemente saudável
Drogas Insulina ou secretagogo de insulina Álcool Outros	**Hiperinsulinismo endógeno** Insulinoma Distúrbio funcional de células β Hipoglicemia autoimune Secretagogo de insulina
Doenças graves Insuficiência hepática, cardíaca e renal Sepse Inanição	**Hipoglicemia factícia ou acidental**
Deficiências hormonais Cortisol Hormônio do crescimento Glucagon e epinefrina (em pacientes com DM insulino-dependente)	**Deficiências congênitas de enzimas do metabolismo dos carboidratos** Intolerância hereditária à frutose Galactosemia Intolerância à leucina
Tumores não de células β-pancreáticas	

Fonte: Adaptado de Cryer e colaboradores.[1]

> **QUADRO 12.2**
> **Medicamentos associados à hipoglicemia (excluindo anti-hiperglicêmicos e álcool)**
>
> | Com evidência de qualidade moderada | Com evidência de qualidade muito baixa (> 25 casos de hipoglicemia documentados) |
> |---|---|
> | Gatifloxacino | Inibidores da enzima conversora da angiotensina |
> | Pentamidina | Antagonistas do receptor da angiotensina |
> | Quinino | β-bloqueadores |
> | Indometacina | Levofloxacino |
> | Cibenzolina | Mifepristone |
> | Glucagon (durante endoscopia) | Sulfametoxazol-trimetoprim |
> | **Com evidência de qualidade baixa** | Heparina |
> | IGF-1 | 6-mercaptopurina |
> | Lítio | Disopiramida |
> | Propoxifeno | |
> | Artesunate | |
>
> Fonte: Adaptado de Cryer e colaboradores.[1]

DEFICIÊNCIAS HORMONAIS: A maioria dos adultos com deficiências de hormônio do crescimento, cortisol ou ambos não apresentam hipoglicemia. No entanto, a hipoglicemia pode ocorrer nos casos de deficiência crônica desses hormônios no período neonatal e em crianças menores de cinco anos de idade.

TUMORES NÃO RELACIONADOS ÀS CÉLULAS β-PANCREÁTICAS: Tumores mesenquimais, carcinomas hepatocelulares, adrenocorticais, leucemias e linfomas são os tumores mais frequentemente associados à hipoglicemia. A produção de um fator com ação semelhante à insulina, uma molécula de IGF-2 (do inglês, *insulin growth factor*) incompleta, é a causa da hipoglicemia na maioria dos pacientes. Alguns raros casos de produção ectópica de insulina já foram relatados.

HIPERINSULINEMIA ENDÓGENA: Pode ser causada por um tumor de células β-pancreáticas (insulinoma), ou, menos frequentemente, por um distúrbio funcional com hipertrofia ou hiperplasia das células β.

- **Insulinoma:** Os sintomas ocorrem em jejum, mas podem também ocorrer no período pós-prandial. Raramente, os pacientes podem apresentar sintomas exclusivamente no período pós-prandial (menos de 5% dos casos).
- **Hipoglicemia pancreatogênica não insulinoma (nesidioblastose):** Nessa síndrome, os pacientes apresentam sintomas predominantemente pós-prandiais, em geral entre 2 e 4 horas após a refeição. Esses pacientes apresentam hipertrofia de células β. Apesar do quadro clínico ser semelhante ao encontrado em pacientes com hipoglicemia pós *bypass* gástrico, são consideradas entidades clínicas diferentes. Ocorre mais frequentemente em homens.
- **Hipoglicemia pós *bypass* gástrico:** Ocorre quando ocorre a passagem rápida do bolo alimentar ao intestino delgado, levando à hiperinsulinemia e hipoglicemia. Em geral ocorre entre 1,5 e 3 horas após a refeição. Tem sido comumente descrita em pacientes submetidos à cirurgia bariátrica (*bypass* gástrico com derivação em Y de Roux), sendo que alguns desses pacientes apresentam hiperplasia de células β-pancreáticas semelhantes à nesidioblastose. Deve ser diferenciada dos sintomas da síndrome de Dumping que ocorrem na primeira hora pós-prandial, em geral nos primeiros 15 minutos, e não há hipoglicemia documentada nesses casos.
- **Autoimune:** Autoanticorpos devem ser dosados em pacientes com hiperinsulinemia endógena confirmada. Os anticorpos antirreceptores de insulina são uma causa rara na qual o anticorpo se liga ao receptor de insulina e mimetiza sua ação. Os anticorpos anti-insulina ligam-se à insulina circulante e liberam insulina de maneira desordenada, levando à hiperinsulinemia inapropriada e hipoglicemia.

HIPOGLICEMIA FACTÍCIA: Ocorre pelo uso inadvertido acidental ou proposital de insulina ou secretagogos de insulina como as sulfonilureias ou glinidas.

Avaliação diagnóstica

O primeiro passo é a confirmação da hipoglicemia por meio da documentação dos elementos da tríade de Whipple. A maioria dos pacientes preenche os critérios diagnósticos após uma noite de jejum, particularmente se forem avaliados em três ocasiões separadas.

Se o diagnóstico não for evidente ambulatorialmente, o paciente deverá ser internado para realizar teste de jejum prolongado. Esse teste é realizado com duas finalidades: confirmar a ocorrência da hipoglicemia e estabelecer o mecanismo causador. As orientações para a realização do teste de jejum estão no Quadro 12.3. A ausência de hipoglicemia documentada após 72 horas de jejum evidencia teste negativo, porém tem sido sugerido que 48 horas em jejum seriam suficientes para descartar a presença de distúrbio hipoglicêmico.

Nos pacientes com insulinoma, em 35% dos casos, o teste é encerrado nas primeiras 12 h, 75% em 24 h e 95% em 48 h. Na investigação de pacientes com hipoglicemias exclusivamente no período pós-prandial, pode ser utilizado o teste com refeição mista. O teste oral de tolerância à glicose (TOTG) não tem valor na investigação diagnóstica de hipoglicemia pós-prandial.

Pacientes com hiperinsulinemia apresentam níveis de insulina inapropriadamente altos em vigência de hipoglicemia. Uma dosagem de insulina maior do que 3 µUI/mL, com uso de ensaios quimioluminescentes, concomitante a uma glicemia menor do que 45 mg/dL confirma que hiperinsulinemia é a causa da hipoglicemia. Quando for utilizado o radioimunoensaio, cujo limite inferior de detecção é maior, considera-se 6 µUI/mL como ponto de corte para o diagnóstico de hiperinsulinemia. Quando a produção de insulina excessiva é endógena, acompanha-se de aumento também dos níveis de peptídeo-C (acima de 0,6 ng/mL). Em geral, pacientes com insulinoma apresentam dosagens de insulina menores do que 100 µUI/mL, e nos casos de administração exógena de insulina, esses níveis podem ser maiores do que 1.000 µUI/mL e o peptídeo-C está suprimido. Nos casos de uso de sulfonilureias, o padrão laboratorial é semelhante ao do insulinoma, motivo pelo qual é importante a dosagem de sulfonilureia no teste de jejum. A resposta da glicemia à administração de glucagon também é importante na avaliação: um aumento de pelo menos 25 mg/dL sugere o diagnóstico de hiperinsulinemia. Paciente com hiperinsulinemia endógena confirmada deve realizar a pesquisa de anticorpos anti-insulina e antirreceptor de insulina; porém, essa dosagem não precisa ser realizada no momento da hipoglicemia. A Tabela 12.1 descreve os resultados característicos dos exames no diagnóstico diferencial da hipoglicemia.

Localização

Uma vez confirmada a hipoglicemia e se o teste de jejum for sugestivo de hiperinsulinismo, devem-se realizar exames de imagem na tentativa de localizar a origem.

A ultrassonografia transabdominal tem sensibilidade de aproximadamente 30% para o diagnóstico de insulinomas. O uso de transdutor endoscópico aumenta esse valor para 79 a 82% em algumas séries.

QUADRO 12.3

Teste de jejum de 72 horas

1. Descontinuar todas as medicações não essenciais
2. Garantir acesso venoso
3. Manter ingestão apenas de líquidos livres de calorias e cafeína
4. Manter atividade física durante o dia
5. Medir glicemia capilar a cada 6 horas ou se ocorrerem sintomas de hipoglicemia. Quando a glicemia atinge 60 mg/dL, o intervalo deve ser diminuído para 2 horas
6. O teste deve ser interrompido após 72 horas de jejum ou quando a glicemia for menor do que 45 mg/dL e o paciente apresentar sintomas de hipoglicemia
7. Ao término do jejum, dosar glicose, insulina, peptídeo-C, cetonemia e sulfonilureia na mesma amostra
8. Após a coleta, injetar glucagon 1 mg EV e dosar glicemia 10, 20 e 30 minutos após. A dieta pode ser liberada após as coletas
9. Se existe suspeita de deficiência hormonal, dosar cortisol e GH no fim do jejum, 60 e 120 minutos após

EV, endovenoso; GH, hormônio do crescimento (do inglês *growth hormone*).

A tomografia computadorizada (TC) apresenta sensibilidade de 82 a 92%, e a ressonância magnética (RM) tem 91% de sensibilidade.

Nos casos em que os métodos de imagem não localizam o tumor, pode ser realizado o cateterismo com injeção de cálcio intra-arterial. Nesse procedimento, são cateterizadas as artérias esplênica, gastroduodenal e mesentérica superior, além da veia hepática. O aumento de mais de duas vezes na concentração de insulina na veia hepática após a injeção de cálcio (0,025 mEq/kg) na artéria gastroduodenal sugere que a região responsável pela hiperinsulinemia seja a cabeça do pâncreas. Caso esse aumento ocorra após infusão do cálcio na artéria mesentérica superior ou esplênica, acredita-se que a região responsável pela hiperinsulinemia seja o processo uncinado ou o corpo e a cauda respectivamente.

Tratamento

A terapia inicial baseia-se na correção da hipoglicemia e na manutenção de níveis glicêmicos normais por meio da administração de glicose por via oral ou endovenosa.

O tratamento complementar é direcionado à causa subjacente. No caso de hipoglicemia induzida por medicação, a suspensão ou ajuste da dose da medicação é suficiente, devendo-se garantir a manutenção da glicemia até que o excesso do medicamento seja eliminado, assim como a reposição hormonal adequada naqueles pacientes com deficiência é a base do tratamento nesses casos.

Os raros casos de hipoglicemia autoimune são, em geral, autolimitados e tratamento com glicocorticoides em altas doses pode ser utilizado para bloquear o efeito insulinomimético do anticorpo no receptor de insulina. Nos casos de tumores *non-beta cell*, o tratamento é direcionado ao tumor primário.

O tratamento ideal nos casos de insulinoma é a ressecção cirúrgica. Nos casos de tumores irressecáveis ou de nesidioblastose, o tratamento com diazóxido pode ser utilizado. O diazóxido ativa os canais de potássio bloqueando a secreção de insulina pela célula β-pancreática. A dose utilizada em adultos é de 3 a 8 mg/kg/dia dividida, em 2 ou 3 doses. No Brasil, não há disponível a forma oral da medicação (Proglycem - 50mg/mL). Na falta dessa medicação, pode ser utilizada via oral a formulação de uso injetável (Tensuril - 15mg/mL). Entretanto, essa formulação tem baixa palatabilidade e deve ser diluída em sucos ácidos para melhorar a tolerância gastrintestinal à medicação. Análogos da somatostatina como o octreotide também podem ser usados, mas o efeito na secreção de insulina é menos intenso do que o observado em outros tumores endócrinos.

Referência

1. Cryer PE, Axelrod L, Grossman AB, Heller SR, Montori VM, Seaquist ER, et al. Evaluation and management of adult hypoglycemic disorders: an Endocrine Society Clinical Practice Guideline. J Clin Endocrinol Metab. 2009;94(3):709-28.

Leituras sugeridas

Cryer PE. Hypoglycemia. In: Melmed S, Polansky KS, Larsen RE, Kronenberg HM. Williams textbook of endocrinology. 12th ed. Philadelphia: Elsevier; 2011. p. 1552-77.

Guettier J, Gorden P. Hypoglicemia. Endocrinol Metab Clin N Am. 2006;35(4):753-66.

Murad MH, Coto-Yglesias F, Wang AT, Sheidaee N, Mullan RJ, Elamin MB, et al. Clinical review: drug-induced hypoglycemia: a systematic review. J Clin Endocrinol Metab. 2009;94(3):741-5.

TABELA 12.1 Diagnóstico diferencial das causas de hipoglicemia no teste de jejum

	Insulina (μU/mL)	Peptídeo-C (ng/mL)	Ac anti--insulina ou antirreceptor	Sulfonilureia	Resposta da glicemia ao glucagon
Hipoglicemia não hiperinsulinêmica	< 3	< 0,6	Negativo	Negativo	< (25 mg/dL)
Insulinoma ou nesidioblastose	> 3	> 0,6	Negativo	Negativo	> (25 mg/dL)
Hipoglicemia autoimune	> 3	> 0,6	Positivo	Negativo	> (25 mg/dL)
Hipoglicemia factícia por sulfonilureia	> 3	> 0,6	Negativo	Positivo	> (25 mg/dL)
Hipoglicemia factícia por insulina	> 3	< 0,6	Negativo	Negativo	> (25 mg/dL)

Ac, anticorpo.

Hipoglicemia em crianças

Leila Cristina Pedroso de Paula
Carolina Fischinger Moura de Souza
Ticiana C. Rodrigues
Mauro A. Czepielewski

Definição

A medida da glicemia abaixo de 40 mg/dL para qualquer faixa etária, mesmo que assintomática, é considerada hipoglicemia. Para recém-nascidos (RNs) sintomáticos, considera-se o valor de glicose sérica abaixo de 45 mg/dL e, para crianças maiores, considera-se o valor de 50 mg/dL.

Epidemiologia

Antes da primeira mamada, cerca de 10% dos RNs saudáveis e aproximadamente 67% dos neonatos pequenos para idade gestacional (PIGs) pré-termo apresentam níveis de glicose abaixo de 30 mg/dL. Parece que hipoglicemia assintomática em RN saudável é uma manifestação da transição normal da vida fetal para a extrauterina, porém a hipoglicemia persistente ou recorrente pode provocar sequelas neurológicas. Estudo de 2012 com 514 RNs com fatores de risco para hipoglicemia demonstrou que cerca de metade dessas crianças em risco realmente apresentou hipoglicemia nas primeiras 24 horas de vida, 20% delas com hipoglicemias graves ou recorrentes.[1] Logo, investiga-se somente uma mínima parcela destes casos quando taxas de infusão de glicose (TIGs) superiores a 10 mg/kg/minuto forem necessárias para manter a glicemia acima de 50 mg/dL por mais de uma semana, ou quando a hipoglicemia for associada à perda da consciência, a convulsões ou a anormalidades físicas sugestivas de uma etiologia (ver Quadro 13.3).

Quadro clínico

O diagnóstico de hipoglicemia pode ser feito no período neonatal por medidas da glicemia capilar que são rotina nas primeiras 24 horas em pacientes nascidos pequenos, prematuros ou grandes para a idade gestacional (GIGs), assim como filhos de mães diabéticas (Quadro 13.1). Este diagnóstico também pode ocorrer em uma situação de urgência, com a criança apresentando um quadro de hipotonia, convulsão e até mesmo coma e apneia.

Nas demais situações, o diagnóstico de hipoglicemia necessita de elevado grau de suspeita clínica, pois os sintomas são inespecíficos e frequentemente atribuídos a distúrbios neuropsiquiátricos. Os lactentes podem manifestar choro fraco, dificuldade de sucção, abalos, bradicardia, cianose, taquipneia, hipotermia, palidez, irritabilidade e sudorese. As crianças maiores, além destes sintomas, podem se queixar de fome, fadiga, palpitações, náuseas e dor abdominal, assim como apresentarem irritabilidade, raiva, tremores, ansiedade, diminuição da cognição, vômitos e convulsões (Quadro 13.2).

Etiologia

A hipoglicemia pode ser provocada por anormalidades da absorção, do transporte, do armazenamento e do metabolismo da glicose. Essas anormalidades podem ter causas endócrinas, metabólicas ou genéticas.

No Quadro 13.3, podem-se ver em detalhes as etiologias de hipoglicemia na infância, com seu

> **QUADRO 13.1**
> **Pacientes em risco para hipoglicemia (monitorar por 12 a 24 horas)**
>
> Prematuros
> PIGs
> GIGs
> Filhos de mães diabéticas*
> Neonatos que necessitam de tratamento intensivo (sepse, asfixia)
> Filhos de mães tratadas com hipoglicemiantes orais ou β-adrenérgicos
> Neonatos com policitemia
> Toda criança em primeira crise convulsiva
>
> *O controle glicêmico e o IMC materno são preditores do risco de hipoglicemia
> PIG, pequeno para a idade gestacional; GIG, grande para a idade gestacional; IMC, índice de massa corporal.

mecanismo fisiopatológico e características sugestivas do diagnóstico. O hiperinsulinismo congênito é a causa mais frequente de hipoglicemia neonatal persistente.

Diagnóstico

A investigação etiológica da hipoglicemia inicia na anamnese com questões sobre a gestação e o peso ao nascer, uso de medicações, o momento da primeira hipoglicemia e sua duração e quais as medidas utilizadas no manejo desta e a resposta (dieta, bólus de glicose e TIG).

Em um primeiro momento, o organismo utiliza a glicose sérica por meio da ação da insulina; após, realiza a glicogenólise do glucogênio hepático e, depois, junto com a cetogênese, faz a gliconeogênese. O tempo de jejum até o episódio de hipoglicemia é uma informação particularmente relevante em crianças maiores, pois serve de pista sobre o fator envolvido na sua patogenia.

Idealmente, deve-se fazer a coleta durante o episódio de hipoglicemia, seja espontânea ou induzida por um teste de jejum. O tempo de jejum varia conforme a idade da criança (Tabela 13.1). A Tabela 13.2 fornece informações detalhadas sobre a realização do teste de jejum na forma de um formulário a ser preenchido e descreve os exames laboratoriais que devem ser realizados com amostras coletadas no momento da hipoglicemia. Na Figura 13.1, observa-se o fluxograma diagnóstico de interpretação do teste de hipoglicemia. Na Figura 13.2, é apresentada a abordagem diagnóstica das hipoglicemias de causa metabólica hereditária, com base no período da hipoglicemia, no tamanho do fígado e nas alterações metabólicas encontradas.

Tratamento

O tratamento se baseia na clínica, na gravidade da hipoglicemia e na sua etiologia.

> **QUADRO 13.2**
> **Sinais e sintomas da hipoglicemia na infância**
>
> | Sinais | Sintomas |
> | --- | --- |
> | Adrenérgicos | Palidez |
> | | Sudorese |
> | | Tremores |
> | | Hipotermia |
> | | Fome |
> | | Palpitações |
> | Neuroglicopênicos | Choro fraco |
> | | Dificuldade de sucção |
> | | Abalos |
> | | Irritabilidade/ansiedade |
> | | Diminuição da cognição |
> | | Náusea/dor abdominal |
> | | Hipotonia |
> | | Convulsão |
> | | Estupor/coma |
> | | Apneia |
> | | Bradicardia |
> | | Cianose |

QUADRO 13.3
Causas de hipoglicemia em crianças e recém-nascidos

Mecanismo básico	Causa	Características clínicas
Hiperinsulinismo	RN de mãe diabética Prematuro, PIG, GIG, sepse neonatal, asfixia	Macrossomia
	Erro inato da regulação de insulina pelas células β (genes descritos)	Macrossomia, hipoglicemia persistente IGFBP-1 baixo
	Síndrome de Beckwith-Wiedemann	Macrossomia, macroglossia, dobra anterior do lobo da orelha, hemi-hipertrofia, tumores embrionários, defeitos de parede abdominal
Deficiência de hormônio contrarregulador	Deficiência isolada de GH ou Pan-hipopituitarismo	Alterações de linha média (lábio leporino, fenda palatina), icterícia prolongada, micropênis, criptorquidia
	IS	Hiperpigmentação cutânea, hiponatremia, hipercalemia (quando IS primária)
Glicogenoses	Defeitos enzimáticos de causa genética que interferem na degradação, na síntese e na utilização do glicogênio hepático e/ou muscular. (p. ex., defeito da glicose 6 fosfatase, defeito da glicogênio sintase)	Hepatomegalia Retardo de crescimento Intolerância ao exercício Miocardiopatia Hipertrigliceridemia, hiperuricemia, hiperlactacidemia
Defeito da oxidação de ácidos graxos	Defeitos enzimáticos de causa genética que interferem na metabolização dos ácidos graxos e formação de corpos cetônicos a acetil CoA durante estados catabólicos (p. ex., MCAD)	Hipoglicemia hipocetótica Acidose láctica Miocardiopatia Hepatopatia Encefalopatia Intolerância ao exercícios Acúmulo de ácidos graxos
Defeitos da cetogênese e cetólise	Defeitos enzimáticos mitocondriais que estão associados à formação e degradação de corpos cetônicos (p. ex., defeito da acetoacetil CoA Tiolase)	Encefalopatia Vômitos Desidratação Hipoglicemia hipocetótica ou grave cetoacidose
Defeitos da Gliconeogênese	Defeitos enzimáticos que causam inibição da produção de glicose por bloqueio da gliconeogênese e glicogenólise (p. ex., deficiência de frutose 1,6 bi fosfatase)	Hiperlactacidemia grave Acidose metabólica Hepatomegalia Crises desencadeadas por processos infecciosos
Medicamentos exógenos	Insulina/álcool/salicilatos/sulfunilureia/ sulfa-trimetropim Intoxicação por β-bloqueador	Pode apresentar insulina alta e peptídeo C baixo

(continua)

QUADRO 13.3
Causas de hipoglicemia em crianças e recém-nascidos (continuação)

Mecanismo básico	Causa	Características clínicas
Hipoglicemia cetótica	Hipoglicemia funcional em jejum prolongado em pacientes pequenos, magros, na vigência de doença intercorrente/infecção que sobrecarrega as limitadas reservas fisiológicas	Com resolução até 8-9 anos de idade. Acompanhada de cetonemia/cetonúria, insulina baixa, glicogenólise e gliconeogênese preservadas por provável imaturidade do SNC na liberação de epinefrina

PIG, pequeno para idade gestacional; GIG, grande para a idade gestacional; IGFBF, proteína ligadora do fator de crescimento semelhante à insulina; GH, hormônio do crescimento (do inglês, *growth hormone*); IS, insuficiência suprarrenal; MCAD, defeito da desidrogenase de cadeia média.

TABELA 13.1 Duração máxima recomendada do teste de jejum para crianças conforme a faixa etária

Idade	< 6 meses	6–8 meses	8–12 meses	1–2 anos	2–7 anos	> 7 anos
Tempo máximo (horas)	8	12	16	18	20	24

Um neonato a termo alimentado com fórmula e assintomático pode apenas necessitar de um aumento da frequência de aleitamento e apenas receberá glicose intravenosa se sua glicemia for menor do que 25 mg/dL nas primeiras quatro horas de vida ou menor do que 35 mg/dL entre quatro e 24 horas. A glicose pode ser administrada em minibólus endovenoso (EV) ou em infusão contínua conforme Tabela 13.3. A criança deverá ter sua glicemia monitorada, e o objetivo do tratamento é manter sua glicemia em torno de 50 mg/dL.

Em 2013, foi publicado um ensaio clínico randomizado com 237 neonatos com hipoglicemia comparando o tratamento com 3 mL de gel de glicose a 40% (0,5 mL/kg) com gel de placebo.[3] Este gel era esfregado em mucosa bucal em situações de hipoglicemias assintomáticas, e todos os bebês eram estimulados a se alimentar depois. Os neonatos que receberam o gel de glicose reduziram o número de admissões em unidades de tratamento intensivo (UTIs) por hipoglicemia (14% × 25%), reduziram a necessidade de glicose e o uso de suplementação com fórmulas nas duas primeiras semanas. Não se observou hipoglicemia rebote ou efeitos adversos. Portanto, o gel de glicose pode ser uma boa opção para o tratamento de hipoglicemia nas primeiras 48 horas de vida.

Em crianças maiores, o teste do jejum já informa qual a tolerância da criança ao tempo de jejum e se intervém com valores abaixo de 50 mg/dL. Durante hipoglicemia, se a criança estiver consciente, pode ser oferecido líquido com 15 a 20 g de carboidratos de absorção rápida. O tratamento também pode ser dietético preventivo nas causas metabólicas, com a suplementação de amido cru (Maisena®) na dose de 1 a 2 g/kg/dose diluído em água a temperatura ambiente a cada 4 a 6 horas, dependendo da causa e da gravidade da hipoglicemia.

A hiperinsulinemia representa um grupo heterogêneo de doenças da regulação insulínica que diferem quanto à responsividade ao tratamento medicamentoso, à necessidade de pancreatectomia, à histopatologia e à etiologia molecular. Os defeitos moleculares mais comumente associados à hiperinsulinemia são os que provocam diminuição de atividade do canal de potássio dependente de adenosina trifosfato nas células β-pancreáticas, levando a uma persistente despolarização de membrana com liberação de insulina (no cromossomo 11p15.1:ABCC8 gene do receptor 1 de sulfonilureia (SUR1) e KCNJ11 proteína Kir6.2). Essas mutações podem ser dominantes ou recessivas, provocando alterações difusas ou focais no pâncreas. Estas causas de hiperinsulinismo tendem a ser pouco responsivas ao tratamento com diazoxide. Dissomia uniparental paterna destes genes tende a provocar alterações focais, nas quais a cirurgia pode ser curativa.

TABELA 13.2 Teste do jejum e do glucagon

Duração máxima do teste:
Hora da última alimentação ou suspensão da infusão de glicose:
Glicemias capilares de hora em hora:

HORA	Glicose sérica (mg/dL) VR: Acima de 70	Glicemia capilar	Lactato (mmol/L) VR: 0,5–2,2	Insulina (µU/mL) VR: < 5 µUi/mL ***	Peptídeo-C (ng/mL) VR: < 0,6 ng/mL	Cortisol	Cetonas (sangue) e cetona (urina) (µg/dL)	Gasometria venosa	GH (ng/mL)
Dosagens no momento da hipoglicemia:									
Basal	X	X	X	X	X	X	X	X	X
Dosagens após aplicação de Glucagon 0,03 mg/kg									
20 minutos	X								
30 minutos	X	X							
60 minutos			X			X			X
120 minutos						X			X
180 minutos						X			X

X = dosagens a serem realizadas nos tempos determinados.

Antes do Teste:
\# Registrar a duração máxima do teste conforme a idade e a história do paciente. Informar os pais e a equipe médica.
\# Obter consentimento informado dos pais, pelo risco da hipoglicemia.
\# Iniciar o teste às 8 horas.
\# Certificar-se que carnitina e acilcarnitinas são normais, pois jejum em crianças com defeito de oxidação de ácidos graxos pode ser fatal.

Durante o Teste:
\# Manter acesso venoso com *butterfly* heparinizado ou com soro fisiológico.
\# Registrar o horário do início do teste e o das coletas.
\# A criança poderá ingerir água.
\# Medir glicemia capilar de hora em hora durante o período de jejum. Caso a glicemia baixe, mas ainda não esteja menor do que 40, diminua o intervalo entre as glicemias capilares.
\# Quando a glicemia capilar for menor do que 40 mg/dL, coletar sangue e urina para os exames acima (glicemia, peptídeo-C, insulina, cetonemia/cetonúria, lactato, hormônio do crescimento, cortisol e gasometria) e avaliar com geneticista a necessidade de coleta de exames adicionais (acilcarnitinas, ácidos orgânicos, etc.).
\# Injetar glucagon EV na dose de 0,03 mg/kg e dosar glicemia, cortisol e GH nos tempos assinalados. Nos pacientes com suspeita de doença de depósito do glicogênio (ver Quadro 13.3), coletar também lactato nos tempos 30 e 60 minutos após glucagon.
\# O hiperinsulinismo em neonatos, além de ter níveis elevados de insulina e peptídeo-C, também terá cetonemia negativa e resposta ao glucagon com elevação da glicemia de ao menos 25-40 mg/dL.

***Reduzindo o ponto de corte da insulina de 5 para 3 mui/mL, aumenta-se a sensibilidade no diagnóstico de hiperinsulinismo, entretanto com aumento concomitante dos falso-positivos.
GH, hormônio do crescimento.

As formas de se avaliar, no pré-operatório, o padrão focal ou difuso do hiperinsulinismo e sua localização são a tomografia computadorizada (TC), a ressonância magnética (RM), o cateterismo seletivo de veia pancreática e o PET-*scan* com F-fluoro-L-Dopa.

A segunda causa mais comum de hiperinsulinismo resulta de uma mutação da glutamato desidrogenase (cromossomo 10 GLUD1), que causa a síndrome de hiperinsulinismo/hiperamonemia, responsiva ao diazoxide.

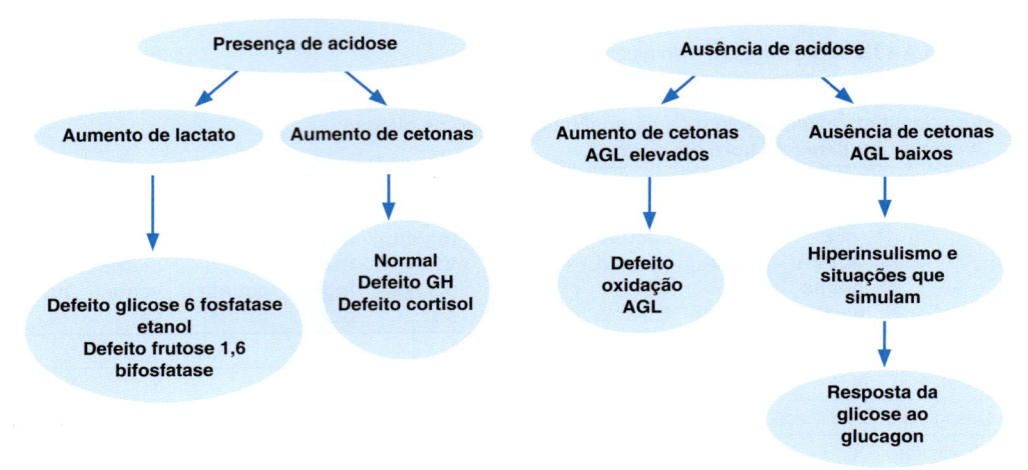

FIGURA 13.1 Algoritmo de avaliação diagnóstica da hipoglicemia em crianças.
AGL, ácidos graxos livres; GH, hormônio do crescimento.
Fonte: Palladino, Bennett e Stanley.[2]

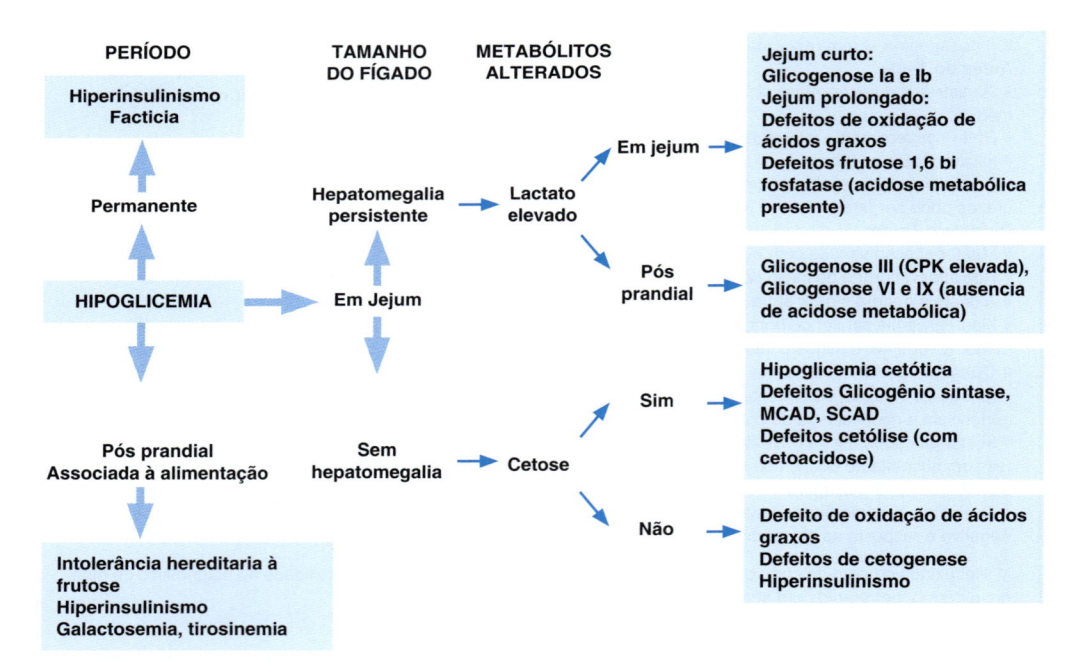

Fluxograma:

Presença de acidose:
- Aumento de lactato → Defeito glicose 6 fosfatase, etanol, Defeito frutose 1,6 bifosfatase
- Aumento de cetonas → Normal, Defeito GH, Defeito cortisol

Ausência de acidose:
- Aumento de cetonas AGL elevados → Defeito oxidação AGL
- Ausência de cetonas AGL baixos → Hiperinsulismo e situações que simulam → Resposta da glicose ao glucagon

FIGURA 13.2 Abordagem diagnóstica das hipoglicemias de causa metabólica hereditária, com base no período da hipoglicemia, no tamanho do fígado e nas alterações metabólicas encontradas.

PERÍODO / TAMANHO DO FÍGADO / METABÓLITOS ALTERADOS:

- Permanente → Hiperinsulinismo Facticia
- HIPOGLICEMIA → Em Jejum → Hepatomegalia persistente → Lactato elevado:
  - Em jejum → Jejum curto: Glicogenose Ia e Ib; Jejum prolongado: Defeitos de oxidação de ácidos graxos, Defeitos frutose 1,6 bi fosfatase (acidose metabólica presente)
  - Pós prandial → Glicogenose III (CPK elevada), Glicogenose VI e IX (ausencia de acidose metabólica)
- Sem hepatomegalia → Cetose:
  - Sim → Hipoglicemia cetótica, Defeitos Glicogênio sintase, MCAD, SCAD, Defeitos cetólise (com cetoacidose)
  - Não → Defeito de oxidação de ácidos graxos, Defeitos de cetogenese, Hiperinsulinismo
- Pós prandial Associada à alimentação → Intolerância hereditaria à frutose, Hiperinsulinismo, Galactosemia, tirosinemia

TABELA 13.3 Tratamento da hipoglicemia

Medicação	Indicação	Posologia	Avaliação de resposta	Efeitos colaterais
Glicose a 10%	< 40 sintomático < 25 1ªs 4 h e < 35 de 4 a 24 h assintomático	2 mL/kg bólus ou contínua de 80–100 mL/kg/dia.	Manter glicemia próxima de 50 mg/dL	Evitar glicemias mais altas, pois podem provocar hiperinsulinismo reacional
Hidrocortisona	Hipoglicemia neonatal	5 mg/kg/dia	Dosar cortisol e insulina antes de iniciar terapia	A longo prazo, suprime o eixo e riscos usuais
Glucagon (Glucagen®)	Hipoglicemia persistente Pode ser associado ao octreotide no hiperinsulinismo	0,03 mg/kg a 1 mg IM, EV ou SC	Elevação da glicemia em 20 minutos	Náusea, vômitos, hipertensão, hipotensão, hiponatremia, neutropenia
Diazoxide (Proglycem®)	Hiperinsulinismo	5–20 mg/kg/dia VO 8/8 h em neonatos 3–8 mg/kg/dia em crianças e adolescentes de 12/12 ou 8/8 h	Mutações GLUD1, HADH, HNF4A, HNF1A, UCP2 são responsivas Mutações GCK e KATP recessiva são irresponsivas	Hipotensão, taquicardia, tontura, hirsutismo, dor abdominal, alteração função renal e hepática, edema, evitar em RN com hiperbilirrubinemia
Análogos da somatostatina Octreotide (Sandostatin®) Lanreotide (Somatuline®)	Hiperinsulinismo não responsivo a diazoxide	SC 2–10 μg/kg/dia até 40 μg/kg/dia EV 0,08 a 0,4 μg/kg/h até 1,67 μg/kg/h	Manter glicemia próxima de 50 mg/dL	Colelitíase, náusea, dor abdominal, má absorção, alergia, dispneia, tosse, artralgia, mialgia, anorexia, edema
Pancreatectomia parcial	Hiperinsulinismo focal	Não responsivo a tratamento medicamentoso	Mutação KATP recessiva paterna 97% de sensibilidade para HI focal	DM e riscos cirúrgicos
Amido cru (Maisena®)	Glicogenoses, defeitos do metabolismo dos ácidos graxos, defeitos de cetólise, defeitos da gliconeogenese	1–2 g/kg /dose VO de 4/4 h (glicogenoses), de 6/6 h (defeitos de oxidação de ácidos graxos, de cetólise e de glicogênese)	Normalização dos exames laboratoriais Normalização do crescimento Diminuição das crises de hipoglicemia Melhora da fadiga e intolerância aos exercícios	Diarreia, que melhora com o tempo de uso Alguns casos, constipação
L-Carnitina	Defeitos de oxidação de ácidos graxos (com exceção de defeitos de cadeia longa – LCHAD)	100 mg/kg/dia – em 3 doses VO ao dia	Melhora da intolerância ao exercício Melhora da cardiomiopatia	Odor urinário fétido Diarreia

VO, via oral; SC, subcutâneo; EV, endovenoso; IM, intramuscular; RN, recém-nascido; DM, diabetes melito; HI, hiperinsulinismo.

O diazoxide bloqueia os receptores de sulfonilureia das células β, resultando em abertura dos canais de potássio dependentes de ATP e diminuindo a liberação de insulina. Octreotide e lanreotide são análogos da somatostatina que inibem a secreção de insulina. Os glicocorticoides são utilizados apenas nas hipoglicemias neonatais sem melhora após três dias em tratamento com TIG contínua a uma taxa superior a 12 mg/kg/minuto. Nos pacientes que não apresentam melhora com hidrocortisona, pode ser associado o glucagon. O glucagon também é utilizado via intramuscular (IM) em situações agudas em que não há acesso venoso, e o paciente não tem condições de alimentar-se.

A Tabela 13.3 resume os tratamentos, as indicações terapêuticas e seus possíveis efeitos colaterais.

Referências

1. Harris DL, Weston PJ, Harding JE. Incidence of neonatal hypoglycemia in babies identified as at risk. J Pediatr. 2012;161(5):787-91.
2. Palladino AA, Bennett MJ, Stanley CA. Hyperinsulinism in infancy and childhood: when an insulin level is not always enough. Clin Chem. 2008;54(2):256-63.
3. Harris DL, Weston PJ, Signal M, Chase JG, Harding JE. Dextrose gel for neonatal hypoglycaemia (the Sugar Babies Study): a randomised, double-blind, placebo-controlled trial. Lancet. 2013;382(9910):2077-83.

Leituras sugeridas

Committee on Fetus and Newborn, Adamkin DH. Postnatal glucose homeostasis in late-preterm and term infants. Pediatrics. 2011;127(3):575-79.

Dowllard C, Mention K, Dobbelare D, Wemeau JL, Saudubray JM, Vantyghem MC. Hypoglicaemia related to inherited metabolic disease in adult. Ophanet J Rare Dis. 2012;7:26.

Lord K, Dzata E, Snider KE, Gallagher PR, De León DD. Clinical presentation and management of children with diffuse and focal hyperinsulinism: a review of 223 cases. J Clin Endocrinol Metab. 2013;98(11):1786-89.

Saudubray J-M, Van den Berghe G, Walter J, editors. Inborn metabolic diseases: diagnosis and treatment. 4th ed. [S.l.]: Springer; 2012.

Snider KE, Becker S, Boyajian L, Shyng SL, MacMullen C, Hughes N, et al. Genotype and phenotype correlations in 417 children with congenital hyperinsulinism. J Clin Endocrinol Metab. 2013;98(2):355-63.

Zschocke J, Hoffmann G. F. Vademecum metabolicum: diagnosis and treatment of inborn errors of metabolism. 3rd ed. Germany: Schattau; 2011.

14

Dislipidemias

Iuri M. Goemann
Fernando Gerchman

Definição

O colesterol é o principal esterol dos seres humanos, sendo precursor dos hormônios esteroides, ácidos biliares e vitamina D, assim como constituinte das membranas celulares. A maior parte do colesterol circula na forma de éster, no núcleo de lipoproteínas (Lps).

Os triglicerídeos (TGs) são constituídos por um glicerol com três carbonos, ligado de forma covalente a três cadeias de ácidos graxos. O número de ligações duplas define o grau de saturação do TG (p. ex., poli- mono- saturado). As ligações também são hidrofóbicas e circulam no núcleo de Lps.

As Lps, por sua vez, são complexos lipídicos e proteicos essenciais para o transporte de colesterol, TGs e vitaminas lipossolúveis. Possuem um centro hidrofóbico (TGs e ésteres de colesterol) circundado por lipídeos hidrofílicos (fosfolípides e colesterol não esterificado). São divididas em cinco classes, conforme suas densidades: lipoproteína de alta densidade (HDL, do inglês *high-density lipoprotein*), lipoproteína de baixa densidade (LDL, do inglês *low-density lipoprotein*), lipoproteína de densidade intermediária (IDL, do inglês *intermediate-density lipoprotein*), lipoproteína de muito baixa densidade (VLDL, do inglês *very low density lipoprotein*) e quilomícrons (QM). Podem-se encontrar as Lps ricas em TGs (QM e VLDL) e as ricas em colesterol (LDL, HDL, IDL, Lp(a) [lipoproteína (a)]).

As apolipoproteínas (Apo) possuem o papel de agrupar e dar a estrutura às Lps, inibir ou ativar enzimas e ligar-se a receptores de membrana para captação da partícula ou componentes dela pela célula. A compreensão das principais funções das apolipoproteínas é clinicamente importante, pois defeitos em seu metabolismo levam a alterações no metabolismo lipídico.

Classificação

As dislipidemias eram tradicionalmente classificadas por padrões de elevação de lípides e Lps, de acordo com a categorização fenotípica de Fredrickson. Com a evolução do conhecimento neste campo, tornou-se mais prático um sistema que categoriza as dislipidemias em primárias ou secundárias e as caracteriza por aumento isolado de colesterol (hipercolesterolemia), TGs (hipertrigliceridemia) ou ambos (hiperlipidemias mistas/combinadas).

Classificação fenotípica de Fredrickson

A classificação proposta por Fredrickson se baseia nos padrões de Lps associados a concentrações elevadas de colesterol e/ou TGs, não sendo considerado o colesterol HDL. Indica se a elevação de TGs é procedente de fontes alimentares – TGs contidos nos QM – ou de partículas ricas em TGs de origem endógena (VLDL). Entretanto, estabelecer o fenótipo das Lps plasmáticas não substitui o diagnóstico da etiologia da dislipidemia. A classificação de Fredrickson tem por base a separação eletroforética e/ou por ultracentrifugação das frações lipoproteicas, distinguindo-se seis tipos (Quadro 14.1).

Dislipidemias primárias

A identificação de genes responsáveis por formas genéticas de hiperlipidemias trouxe importantes esclarecimentos a respeito de componentes do metabolismo lipídico. Descrevem-se a seguir as principais dislipidemias primárias:

> **QUADRO 14.1**
> **Classificação de Fredrickson**
>
> | Tipo | Descrição |
> |---|---|
> | Tipo I | Níveis de QM elevados. Níveis de TGs bastante elevados. O CT é normal ou pouco elevado. Aparência do soro com presença de camada cremosa sobre a coluna líquida de plasma transparente. Associado à deficiência de lipase lipoproteica, deficiência de Apo C-II |
> | Tipo IIa | Elevado LDL, colesterol total acima do percentil 90. Concentrações de TGs e ApoB também podem estar elevadas. O plasma de jejum é límpido. Associado à hipercolesterolemia familiar, hipercoloesterolemia poligênica, nefrose, hipotireoidismo, hiperlipidemia familiar combinada |
> | Tipo IIb | Elevados LDL e VLDL. O CT, os TGs e a ApoB também podem estar maior do que o percentil 90. O plasma de jejum é límpido ou turvo. Associado à hiperlipidemia familiar combinada |
> | Tipo III | Elevados VLDL e QM. O CT e os TGs acima do percentil 90. A relação CT e TGs é em torno de 1. O plasma de jejum é frequentemente turvo e, às vezes, com tênue camada de QM. Associado à disbetalipoproteinemia |
> | Tipo IV | Aumento dos TGs devido ao acúmulo das pré-β-Lps, correspondendo à elevação das VLDL. O CT é normal ou pouco aumentado, à custa do colesterol contido nas VLDL. O soro tem aspecto turvo. Associado à hipertrigliceridemia familiar, hiperlipidemia familiar combinada, diabetes |
> | Tipo V | Elevados VLDL. TGs > percentil 99. O plasma de jejum é turvo com camada de QM presente. Associado ao diabetes |
>
> TGs, triglicerídeos; CT, colesterol total; LDL, lipoproteína de baixa densidade; VLDL, lipoproteína de muito baixa densidade; QM, quilomícrons.

Hipercolesterolemia familiar (tipo II)

- Elevação do LDL colesterol.
- Gene afetado: LDL-R.
- Autossômica dominante, prevalência de 1/500 em descendentes europeus.
- Manifestações clínicas: arco corneano, xantomas tendinosos em tendões extensores e xantelasmas.
- Diagnóstico: LDL elevado (dobro do que os familiares não afetados, 200-400 mg/dL em heterozigotos), história familiar e presença de xantomas.
- TGs normais ou aumentados (se obeso).
- Aumento de risco cardiovascular.

Deficiência familiar de ApoB100 (tipo II)

- Prevalência de 1/1.000.
- Perfil semelhante à hipercolesterolemia familiar.

Hiperlipidemia combinada familiar (tipo II)

- Prevalência de 1/100.
- Níveis elevados de LDL, TGs, ou ambos. Fenótipo variável, desde hipertrigliceridemia isolada à hipercolesterolemia isolada. Baixo HDL.
- Prevalência de 1 a 2% na população geral.
- Em geral, há aumento de TGs e LDL, e sempre há aumento de apolipoproteína B (ApoB).
- Associado à obesidade central, hipertensão, resistência insulínica.
- Aumento significativo no risco cardiovascular.
- Diagnóstico: sugestivo quando: TGs entre 200 e 800 mg/dL + CT entre 200 e 400 mg/dL + HDL < 40 mg/dL + HF de DCV precoce.

Disbetalipoproteinemia familiar (tipo III)

- Prevalência de 1/10.000.
- Mutação no gene da apolipoproteína E (ApoE) causando defeito na captação hepática de LPs contendo ApoE, reduzindo a conversão de VLDL em IDL e LDL.
- As manifestações clínicas aparecem quando esta mutação está associada a alguma outra doença, como hipercolesterolemia familiar ou hiperlipidemia combinada.
- Aumento do CT e dos TGs.
- Aumento do risco cardiovascular e doença arterial periférica,
- Xantomas palmares e tuberoeruptivos, depósitos lipídicos alaranjados nas dobras das mãos,

achados patognomônicos, mas nem sempre presentes.
- Diagnóstico: sugestivo se razão VLDL/TGs > 0,3.

Hipertrigliceridemia familiar (tipo IV)

- Autossômica dominante, prevalência de 1% na população.
- Altos níveis de VLDL; HDL e LDL são baixos.
- Em metade dos familiares, TGs entre 250 e 1000 mg/dL.
- Aparentemente sem risco elevado de DCV prematura.
- Diagnóstico: sugestivo quando TGs entre 250 e 1.000 mg/dL, CT normal ou levemente aumentado, HDL reduzido.

Hipoalfalipoproteinemia

- Principal causa genética de HDL baixo.
- O CT e os TGs geralmente são normais.

Síndrome de quilomicronemia

- Síndrome caracterizada por dor abdominal, xantomas eruptivos nas nádegas e face extensora dos membros superiores, perda de memória transitória, podendo levar a pancreatites agudas recorrentes, se não corrigida, com mecanismo desconhecido.

Dislipidemias secundárias

Diversas alterações clínicas levam à alteração no *status* das Lps, as quais estão resumidas no Quadro 14.2.

Hipertrigliceridemia

O papel dos TGs na aterogênese permanece controverso.

Por outro lado, está bem definido que hipertrigliceridemia grave está associada a um maior risco de pancreatite aguda, sendo prudente seu rastreamento em pacientes com fatores de risco, classificando o grau de hipertrigliceridemia conforme a Tabela 14.1.

Uma vez identificada a hipertrigliceridemia, é importante a avaliação por meio de história clínica, de exame físico e de exames complementares de possíveis causas secundárias (Quadro 14.3), na busca de fatores potencialmente reversíveis. Para hipertrigliceridemia grave ou muito grave, recomenda-se adicionar às medidas não farmacológicas o tratamento com medicamentos, a fim de reduzir o risco de pancreatite, sendo a classe dos fibratos os agentes de primeira escolha (ver tópico *Tratamento*).

Dislipidemias e risco cardiovascular

Alterações nos níveis de colesterol e TGs são grandes determinantes de risco cardiovascular e doença arterial coronariana (DAC). Diversos en-

QUADRO 14.2
Causas secundárias de dislipoproteinemias

Metabólicas	Diabetes melito Distúrbios do armazenamento de glicogênio Lipodistrofia
Renais	Doença renal crônica Glomerulonefrite
Hepáticas	Cirrose Obstrução biliar Porfirias
Hormonais	Estrogênios Progesterona Hormônio do crescimento Hipotireoidismo Corticosteroides
Estilo de vida	Sedentarismo Obesidade Dieta rica em gordura Etilismo Tabagismo
Medicações	Ácido retinoico e derivados Tiazídicos β-bloqueadores Anabolizantes Ciclosporina Inibidores da protease Antipsicóticos

TABELA 14.1 Classificação das hipertrigliceridemias

Grau	TGs
Normal	< 150 mg/dL
Leve	150–199 mg/dL
Moderada	200–999 mg/dL
Grave	1.000–1999 mg/dL
Muito grave	≥ 2.000 mg/dL

Fonte: Endocrine Society.[1]

saios clínicos demonstraram que o tratamento das dislipidemias relaciona-se à redução de morbi-mortalidade. A redução do LDL colesterol reduz eventos coronarianos e mortalidade em diversos estudos, tanto em prevenção primária como prevenção secundária. Estudos de coorte têm demonstrado relação inversa entre o HDL e o risco cardiovascular; entretanto, ainda faltam evidências claras de que o aumento do HDL com medidas farmacológicas reduza o risco. Assim, dados observacionais consistentes ainda suportam fortemente o HDL baixo como fator negativo para risco cardiovascular. A utilização da ApoB100 como marcador de risco se compara ao colesterol não HDL (colesterol total – HDL), sendo que a utilização deste marcador e da Apo A-I persistem com pouca utilidade clínica.

Estratificação por risco e tratamento

A decisão de tratamento da hipercolesterolemia e sua intensidade dependem primariamente do risco cardiovascular do paciente. Enquadram-se na categoria de alto risco pacientes com doença cardiovascular (DCV) estabelecida, ou equivalente (Quadro 14.4). Os pacientes que não fazem parte do grupo citado devem ser avaliados em relação a fatores de risco (Quadro 14.5) para a decisão sobre o tratamento.

Existem diversos modelos matemáticos para a definição do risco cardiovascular de pacientes assintomáticos, cada um com suas vantagens e desvantagens. A escolha do escore de risco deve levar em conta as características dos pacientes (idade, etnia, presença ou não de DM, história familiar de DCV precoce) e envolver preferencialmente piores desfechos (morte, infarto agudo do miocárdio [IAM], acidente vascular encefálico [AVE]). A American Heart Association (AHA) e o American College of Cardiology (ACC) propuseram recentemente uma nova calculadora de risco. Entretanto, dúvidas têm sido levantadas em relação à acurácia de seus resultados, assim como sua aplicabilidade a pacientes diabéticos com diferentes graus de controle glicêmico ou pacientes com história familiar de DCV precoce.

De forma resumida, a terapia com estatinas para redução dos níveis de colesterol é recomendada para os seguintes grupos de risco:

- DCV estabelecida;
- Pacientes com alto risco de DCV: DM acima de 40 anos, pacientes com doença renal crônica estágios III-V não dialítica, hipercolesterolemia familiar;
- Indivíduos com um risco de DCV em 10 anos elevado (a ser definido pelo escore de risco utilizado);
- Pacientes ≥ 21 anos com LDL colesterol maior ou igual a 190 mg/dL;

Mais importante do que o estabelecimento de metas de LDL colesterol é a definição do risco do paciente, sendo que a decisão da intensidade do tratamento deve basear-se neste risco, e não em alvos de LDL. Tem sido proposto que o tratamento com estatinas de alta potência em pacientes com risco elevado, como atorvastatina e rosuvastatina, possa promover benefício adicional quando comparados com estatinas de média potência.

Escore de cálcio coronariano

O escore de cálcio coronariano (ECC) tem sido utilizado na predição de eventos coronarianos, como fator adicional e independente ao escore de risco de Framinghan. Os *guidelines* atuais sugerem avaliação de ECC em paciente com escore de risco Framingham entre 10 a 20%. Embora não haja evidências que suportem o uso de estatinas com base somente no *screening* com ECC, uma metanálise demonstrou que um ECC menor do que 10 UH é capaz de predizer menor risco cardiovascular e de mortalidade quando comparado a um escore de risco maior ou igual a 10, embora não se tenham evidências de que o início ou intensificação de terapia farmacológica em pacientes com base unicamente no ECC resulte em melhores desfechos.[2]

Grupos especiais

Diabetes melito

Pacientes com DM2 e doença cardiovascular estabelecida devem receber estatinas, salvo contraindicação, objetivando uma redução de LDL de pelo menos 50% em relação ao basal ou como alvo alternativo, LDL colesterol < 70 mg/dL.

Paciente com DM2, porém assintomáticos do ponto de vista cardiovascular, devem ter seu risco estratificado por calculadora de risco (UKPDS), devendo ser classificados como de baixo, médio e alto risco para desenvolvimento de DAC em 10 anos, sendo o tratamento indicado para pacientes com médio ou alto risco, ou de forma independente do risco para aqueles com colesterol LDL ≥ 190 mg/dL. Para pacientes com idade entre 40 a 75 anos, com algum fator de risco (hipertensão, retinopatia, albuminúria, tabagismo ou história familiar de DCV), o tratamento com estatinas deverá ser iniciado.

Para pacientes com diabetes e risco baixo, pode-se orientar tratamento com medidas não farmacológicas, reavaliando o risco individual anualmente.

Doença renal crônica e Insuficiência cardíaca congestiva

Não se recomenda, até o momento, iniciar terapia com estatinas para pacientes em hemodiálise e insuficiência cardíaca congestiva (ICC) (FE < 35%), uma vez que ensaios clínicos recentes (4D, AURORA, CORONA, GISSI-HF) não demonstraram redução de eventos com a terapia nestes pacientes.

Tratamento

Mudanças de estilo de vida

As mudanças incluem alterações na dieta, realização de atividade física e suspensão do tabagismo, sendo essas medidas particularmente benéficas para o aumento dos níveis séricos de colesterol HDL. Os benefícios da prática regular de exercícios, da perda de peso e redução de circunferência abdominal no paciente com sobrepeso associam-se à redução de marcadores inflamatórios, aumento da sensibilidade à insulina, redução dos níveis de pressão arterial (PA) e melhora da função endotelial. A American Diabetes Association (ADA) recomenda

---

QUADRO 14.3
Causas de hipertrigliceridemia

Hipertrigliceridemia primária
Hiperlipidemia familiar combinada
Hipertrigliceridemia familiar
Disbetalipoproteinemia familiar
Hipoalfalipoproteinemia familiar
Quilomicronemia familiar
Hipertrigliceridemia secundária
Etilismo
Medicamentos (tiazídicos, β-bloqueadores, estrogênios, isotretinoína, corticosteroides, inibidores de protease, imunossupressores, antipsicóticos)
Diabetes melito
Hormonais
Doenças endócrinas
Doenças renais
Gravidez
Doenças autoimunes

QUADRO 14.4
Equivalentes de doença arterial coronariana

Outras formas de doença aterosclerótica:
- doença arterial periférica
- aneurisma de aorta abdominal
- doença carotídea sintomática

DM1 ou DM2
Fatores de risco que conferem um risco em 10 anos para DAC > 20%

DM, Diabetes melito;
DAC, doença arterial coronariana.

QUADRO 14.5
Principais fatores de risco para doença cardiovascular

Tabagismo
Hipertensão
HDL < 40 mg/dL
História familiar de DCV precoce
Idade (homens ≥ 45 anos, mulheres ≥ 55 anos)
DM (considerado equivalente DAC)

HDL, lipoproteína de alta densidade; DCV, doença cardiovascular; DM, diabetes melito; DAC, doença arterial coronariana.

a prática de 150 minutos de exercício aeróbico semanal, acompanhada de exercícios de resistência três vezes por semana com intervalos não maiores do que 48 horas para pacientes diabéticos. A duração do exercício está fortemente relacionada com redução dos níveis séricos de TGs e de peso, melhora do controle glicêmico, além do aumento dos níveis de colesterol HDL.

Dieta

Ao seguirem as orientações dietéticas, a maioria dos pacientes terá uma redução de 10 a 15% dos níveis de colesterol LDL, sendo essa uma redução significativa para aqueles casos em que a dislipidemia é leve. Hipertrigliceridemias respondem à redução de ingestão de gordura, açúcares simples, álcool e redução de peso. O envolvimento da família é fundamental, especialmente naqueles casos em que o alimento é fornecido ao paciente pelo familiar.

A inclusão de fibras solúveis, como as β-glucanas, também é uma estratégia dietoterápica interessante no controle da dislipidemia. Em uma metanálise recente de 30 estudos epidemiológicos que avaliaram a associação entre o consumo de β-glucanas da aveia e os lipídeos sanguíneos, o consumo de 3 g/dia (equivalente a 40 g de farelo ou 60 g de farinha de aveia) promoveu a redução do CT e do colesterol LDL e um discreto incremento do colesterol HDL.

A dieta do tipo mediterrânea, que é caracterizada por um elevado consumo de frutas, vegetais, grãos integrais, lácteos desnatados, carnes brancas (especialmente peixes), ácidos graxos monoinsaturados provenientes do azeite de oliva e por um moderado consumo de álcool, tem sido associada com a prevenção dos desfechos cardiovasculares. Em recente metanálise, foi demonstrado um aumento dos níveis de colesterol HDL e uma redução dos níveis de TGs plasmáticos em indivíduos que receberam este tipo de intervenção dietética.

Terapia farmacológica

Estatinas

São inibidores da síntese de colesterol. Causam um aumento do número de receptores para LDL e um aumento da depuração desta Lp. Em doses elevadas, promovem a redução dos níveis de TGs por meio de um aumento da depuração de VLDL e pela redução da síntese de Lps. Estatinas reduzem colesterol LDL (20-60%) (Tabela 14.2), aumentam HDL (2-16%) e reduzem TGs (7-37%), dependendo do tipo, da dose e dos níveis de TGs. A redução dos níveis de colesterol começa a ocorrer 1 a 2 semanas após a sua introdução e atinge a estabilização 4 a 6 semanas após o início do tratamento. Atorvastatina e fluvastatina sofrem mínima depuração renal, sendo mais indicadas na presença de insuficiência renal. Atorvastatina e rosuvastatina podem ser utilizadas a qualquer hora do dia devido às suas longas meias-vidas, respectivamente, de 14 e 21 horas.

As estatinas são bem toleradas, ocorrendo efeitos adversos em 5% dos casos. Os mais comuns são dor abdominal, constipação, flatulência, náusea, cefaleia e fadiga. Queixas musculares ocorrem em 10% dos pacientes, devendo ser descartados hipotireoidismo, deficiência de vitamina D e depressão. Fármacos metabolizados pelo sistema P450, como imidazólicos e macrolídeos, aumentam os níveis plasmáticos de estatinas. Outros fármacos que, associados a estatinas, aumentam o risco associado à miopatia são: genfibrozil, ciclosporina, verapamil, diltiazem, amiodarona, colchicina e inibidores da protease. O efeito adverso mais grave é a rabdomiólise, levando à mioglobinúria e insuficiência renal, ou agudização da insuficiência renal crônica (IRC). Fatores de risco para rabdomiólise são: insuficiência renal, idade avançada, outras comorbidades, uso de múltiplas medicações e período perioperatório. Monitorização da enzima muscular creatinocinase (CK) não é útil na maioria dos casos, devendo ser solicitada apenas na presença de queixas musculares. Após o início do tratamento, o paciente sempre deve ser orientado a suspender a medicação e avisar o seu médico se apresentar novas queixas musculares. Hepatotoxicidade significativa raramente acontece, sendo a ocorrência de aumento das aminotransferases acima de três vezes de 0,1 a 1,9%, dependendo do tipo de estatina e da dose. Insuficiência hepática ocorre em um caso por milhão de pessoas-ano. O aumento de aminotransferases frequentemente é transitório. Em caso de persistência, a estatina pode ser trocada, e outras causas, descartadas. Provas de função hepática devem ser realizadas 6 e 12 semanas após o início do tratamento. É contraindicado o seu uso em gestantes, na lactação e em pacientes com disfunção hepática significativa.

Fibratos

Agentes de primeira linha para o tratamento da hipertrigliceridemia grave. Por meio de sua ativação do PPRα (do inglês, *peroxisome proliferator-activated receptor alpha*), essas medicações reduzem significativamente os níveis de TGs (30-50%) e

TABELA 14.2 Redução de colesterol LDL com diferentes doses de estatinas

Tratamento	5 mg	10 mg	20 mg	40 mg	80 mg
Rosuvastatina	40	46	52	55	–
Atorvastatina	–	37	43	48	51
Sinvastatina	26	30	38	41	47
Lovastatina	–	21	27	31	40
Pravastatina	–	20	24	30	36
Fluvastatina	–	–	22	25	35
Ezetimibe 10 mg + sinvastatina	–	45	52	55	60

aumentam os níveis de colesterol HDL (10-20%) naqueles com hipertrigliceridemia. A redução do LDL é discreta. Os efeitos colaterais mais comuns são desconforto gastrintestinal, *rash* e prurido. O risco de litíase biliar pode aumentar. Enzimas hepáticas podem aumentar, especialmente com fenofibrato. Devem ser evitados em pacientes com insuficiência renal, pois aumentam a predisposição para miopatias nessa situação. A associação de genfibrozil com estatinas aumenta significativamente o risco de miopatias, devendo ser utilizado fenofibrato nesses casos, por seu menor risco de causar miopatia quando associado às estatinas. A dose de warfarina pode necessitar ajustes quando associada ao seu uso. São contraindicados na presença de hepatopatias avançadas ou litíase biliar. Genfibrozil pode ser iniciado no segundo trimestre de gravidez em mulheres com aumento do risco de pancreatite devido à hipertrigliceridemia grave. Os estudos até o momento que demonstraram benefícios dos fibratos em reduzir morte cardiovascular e a redução de eventos cardiovasculares compostos são discutíveis. A associação de fenofibrato com sinvastatina reduziu desfechos cardiovasculares naqueles pacientes com níveis de colesterol HDL baixos e TGs elevados. Adicionalmente, uso de fenofibrato demonstrou reduzir a incidência de progressão da retinopatia diabética nos estudos FIELD e ACCORD em pacientes com DM2. Embora não haja consenso na literatura, estes agentes podem ser indicados em pacientes com diabetes selecionados com retinopatia diabética avançada, níveis de HDL baixos e TGs.

Ácido nicotínico

Reduz a síntese de TGs, levando à redução de secreção de VLDL. Não é conhecido o mecanismo pelo qual aumenta os níveis de HDL. É a droga existente mais eficaz em aumentar os níveis de HDL. Nas doses de 500 a 2.000 mg, o ácido nicotínico ou niacina aumenta o HDL em 10 a 40% e reduz os TGs em 10 a 30% (Tabela 14.3). *Flush* cutâneo é notado com as primeiras doses, sendo o efeito colateral mais frequente; ocorre 15 a 60 minutos após a tomada do ácido nicotínico, durando 15 a 30 minutos. O uso de ácido acetilsalicílico 30 minutos antes de sua tomada reduz a incidência e intensidade do *flush*. Deve ser iniciada na hora de dormir por um mês e progressivamente aumentada até a dose máxima de 2.000 mg em 8 a 12 semanas. Provas de função hepática devem ser monitorizadas, sendo a hepatotoxicidade seu efeito colateral mais importante. Piora do controle glicêmico por aumento da resistência insulínica também pode ocorrer. Apesar disso, pode ser utilizado de forma segura em pacientes com DM, sendo esse efeito normalmente transitório. Também pode causar hiperuricemia, devendo ser utilizado com cautela na presença de gota. É contraindicado na gestação. Seu uso em monoterapia não se associou à redução de risco cardiovascular em ensaios clínicos randomizados e consistentes. Em pacientes com síndrome metabólica, HDL baixo, TGs elevados e doença aterosclerótica estável, não houve benefício da sua adição ao tratamento com estatinas. Pode elevar níveis tensionais e ácido úrico. Contraindicada em pacientes com úlcera péptica.

Sequestradores de ácidos biliares

Colestipol, colestiramina e colesevelam (disponível nos Estados Unidos), representantes dessa classe farmacológica, ligam-se com carga negativa aos sais e ácidos biliares, reduzindo a sua circulação entero-hepática e aumentando a conversão de colesterol em bile. A redução do colesterol hepático causa aumento dos receptores para colesterol e produção de colesterol, resultando em aumento da secreção de VLDL e consequente aumento dos níveis de TGs e menor impacto na redução de colesterol LDL. Como monoterapia, reduzem o colesterol LDL em 5 a 30%, sendo esse efeito dose-dependente. São mais eficazes quando há níveis isoladamente elevados de colesterol LDL. Não são metabolizados, nem absorvidos, não apresentando toxicidade sistêmica identificada. Podem ser utilizados em mulheres em fase reprodutiva que não utilizam contracepção. Efeitos colaterais são frequentes, incluindo constipação, náusea, flatulência, dores abdominais e piora de hemorroidas. Podem ser combinados com estatinas ou ácidos biliares para se obterem melhores resultados na redução de colesterol LDL. Podem ser utilizados em monoterapia em pacientes que não toleram estatinas. São considerados agentes de segunda linha para redução dos níveis de colesterol LDL, sendo então indicados como opção no tratamento combinado com estatinas para este fim, sendo mais úteis quando utilizados em pacientes com hipercolesterolemia familiar.

Ezetimibe

Reduz a absorção de colesterol e os níveis de colesterol LDL (14-25%). Reduz os níveis de colesterol LDL em mais 15 a 20% quando combinado com estatinas. Podem ser úteis em pacientes que não toleram as estatinas. Efeitos colaterais incluem diarreia e possivelmente mialgias. Pode aumentar os níveis circulantes de ciclosporina. Aminotransferases podem aumentar quando utilizado em combinação com estatinas. É contraindicado na gestação e na presença de disfunção hepática grave.

Acidos graxos 3

Reduzem os níveis de TGs pós-prandiais de forma dose-dependente. Cerca de 4 g reduzem os TGs em até 50%. Não há estudos evidenciando benefício cardiovascular. No estudo ORIGIN, com 12.536 pacientes com pré-diabetes e diabetes, o uso de ômega 3 também não foi capaz de reduzir a incidência de desfechos cardiovasculares.[3]

A tabela 14.3 resume os principais efeitos dos hipolipemiantes.

TABELA 14.3 Efeito dos hipolipemiantes sobre as diferentes classes de lipoproteínas

Medicamento	HDL	LDL	TGs
Estatinas	↑ ↔	↓	↓
Ácido nicotínico	↑	↓	↓
Fibratos	↑	↔	↓
Ezetimibe	↔	↓	↔
Sequestradores de ácidos biliares	↔	↓	↑
Ômega 3	↑	↓	↓

HDL, lipoproteína de alta densidade; LDL, lipoproteína de baixa densidade; TGs, triglicerídeos.

Referências

1. Endocrine Society. Evaluation and treatment of hypertriglyceridemia: an Endocrine Society clinical practice guideline. 2012 [capturado em 24 fev 2015]. Disponível em: https://www.endocrine.org/~/media/endosociety/Files/Publications/Clinical%20Practice%20Guidelines/082312_Hypertriglyceridemia_FinalA.PDF
2. Kramer CK, Zinman B, Gross JL, Canani LH, Rodrigues TC, Azevedo MJ, Retnakaran R. Coronary artery calcium score prediction of all cause mortality and cardiovascular events in people with type 2 diabetes: systematic review and meta-analysis. BMJ. 2013;346:f1654.
3. ORIGIN Trial Investigators, Bosch J, Gerstein HC, Dagenais GR, Díaz R, Dyal L, et al. n-3 fatty acids and cardiovascular outcomes in patients with dysglycemia. N Engl J Med. 2012;367(4):309-18.

Leituras sugeridas

Berglund L, Brunzell JD, Goldberg AC, Goldberg IJ, Sacks F, Murad MH, et al. Evaluation and treatment of hypertriglyceridemia: an Endocrine Society clinical practice guideline. J Clin Endocrinol Metab. 2012;97 (9):2969-89.

Bertoluci MC, Pimazoni-Netto A, Pires AC, Pesaro AE, Schaan BD, Caramelli B, et al. Diabetes and cardiovascular disease: from evidence to clinical practice – position statement 2014 of Brazilian Diabetes Society. Diabetol Metab Syndr. 2014;6:58.

Cholesterol Treatment Trialists' (CTT) Collaboration, Baigent C, Blackwell L, Emberson J, Holland LE, Reith C, et al. Efficacy and safety of more intensive lowering of LDL cholesterol: a meta-analysis of data from 170 000 participants in 26 randomised trials. Lancet. 2010;376(9753):1670-81.

Collins R, J Armitage, Freguesia S, Sleigh P, Peto R, Heart Protection Study Collaborative Group. MRC/BHF Heart Protection Study of cholesterol-lowering with simvastatin in 5963 people with diabetes: a randomised placebocontrolled trial. Lancet. 2003;361(9374):2005-16.

Reiner Z, Catapano AL, De Backer G, Graham I, Taskinen MR, Wiklund O, et al. ESC/EAS Guidelines for the management of dyslipidaemias: the Task Force for the management of dyslipidaemias of the European Society of Cardiology (ESC) and the European Atherosclerosis Society (EAS). Eur Heart J. 2011;32(14):1769-818.

Expert Panel on Detection, Evaluation, and Treatment of High Blood Cholesterol in Adults. Executive summary of the third report of the National Cholesterol Education Program (NCEP) expert panel on detection, evaluation, and Treatment of High Blood Cholesterol in Adults (Adult Treatment Panel III). JAMA. 2001;285(19):2486-97.

JBS3 Board. Joint British Societies' consensus recommendations for the prevention of cardiovascular disease (JBS3). Heart. 2014;100 Suppl 2:ii1-ii67.

Mooradian AD. Dyslipidemia in type 2 diabetes Mellitus. Nat Clin Pract Endocrinol Metab. 2009;5(3):150-9.

Reiner Z, Catapano AL, De Backer G, Graham I, Taskinen MR, Wiklund O, et al. ESC/EAS Guidelines for the management of dyslipidaemias: the Task Force for the management of dyslipidaemias of the European Society of Cardiology (ESC) and the European Atherosclerosis Society (EAS). Eur Heart J. 2011;32(14):1769-818.

Sociedade Brasileira de Cardiologia, Xavier HT, Izar MC, Faria Neto JR, Assad MH, Rocha VZ, et al. V Diretriz Brasileira de Dislipidemias e Prevenção da Aterosclerose. Arq Bras Cardiol. 2013;101(4 Suppl 1):1-20.

Stone NJ, Robinson JG, Lichtenstein AH, Merz CNB, Blum CB, Eckel RH, et al. 2013 ACC/AHA Guideline on the treatment of blood cholesterol to reduce atherosclerotic cardiovascular risk in adults: a report of the American College of Cardiology/American Heart Association task force on practice guidelines. J Am Coll Cardiol. 2014;63(25 Pt B):3024-25.

Watts GF, Ooi EM, Chan DC. Demystifying the management of hypertriglyceridaemia. Nat Rev Cardiol. 2013;10(11):648-61.

PARTE II

Nutrição e obesidade

15

Avaliação nutricional em adultos

Cigléa do Nascimento
Camila Lemos Marques
Carina Andriatta Blume
Mirela Jobim de Azevedo

Definição

A avaliação do estado nutricional tem o objetivo de identificar pacientes em risco para desnutrição e possibilitar uma intervenção adequada, evitando as complicações associadas ao estado nutricional insatisfatório.

A desnutrição ocorre por ingestão inadequada, absorção diminuída de nutrientes, sendo, geralmente, acompanhada de perda de peso involuntária. Os pacientes podem também apresentar-se com condições inflamatórias e/ou hipercatabolismo. No entanto, deve ser salientado que os fatores inflamatórios têm sido cada vez mais associados à desnutrição, podendo modificar a resposta às intervenções nutricionais.

O estado nutricional está associado ao prognóstico de pacientes hospitalizados, influenciando no tempo de internação, na cicatrização, na morbidade e na mortalidade. Mesmo pacientes obesos ou com sobrepeso que tenham uma doença grave aguda ou um trauma maior estão em risco para desnutrição.

A avaliação nutricional é um instrumento diagnóstico que compreende os parâmetros clínicos, antropométricos e bioquímicos. Entretanto, cada parâmetro apresenta limitações e, isoladamente, não caracteriza o diagnóstico nutricional global. Portanto, a avaliação nutricional deve levar em consideração todos os índices anteriores analisados em conjunto.

Avaliação clínica

A avaliação clínica baseia-se na avaliação dos hábitos alimentares, na identificação de alterações do padrão alimentar e das inadequações em relação ao consumo de macro e micronutrientes, na identificação das influências socioculturais e socioeconômicas, nos antecedentes médicos, nas doenças associadas, na avaliação da capacidade funcional e na atividade física usual, no uso de medicamentos e no exame físico. O exame físico dirigido utiliza técnicas de inspeção e palpação para identificar deficiências de nutrientes, como proteína, vitaminas e minerais (Tabela 15.1).

Perdas nutricionais significativas, alterações na ingestão alimentar e na capacidade funcional podem ser também identificadas por meio da avaliação subjetiva global (ASG) (Quadro 15.1). Este instrumento foi planejado originalmente para avaliação de riscos pré-operatórios relacionados ao estado nutricional e passou a ser utilizado na prática clínica mais amplamente para detecção de pacientes com risco de desnutrição. A ASG pode ser realizada por diferentes profissionais de saúde.

Avaliação antropométrica

A antropometria consiste na avaliação de medidas corporais e de suas proporções. A utilização de

TABELA 15.1 Sinais e sintomas de alterações nutricionais específicas conforme avaliação clínica

Localização	Sinais/Sintomas/Quadro clínico	Nutriente relacionado
Pele	Seca, com falhas de pigmentação	Vitamina A e zinco
	Sangramento fácil	Vitaminas K e C
	Hiperpigmentação	Niacina (B_3)
	Seborreia nasolabial	Riboflavina (B_2), ácidos graxos essenciais
	Palidez	Ferro, ácido fólico (B_9), cobalamina (B_{12})
	Pelagra	Niacina (B_3)
Gengivas	Esponjosas, sangramento	Vitamina C
Língua	Glossite, língua magenta (púrpura), atrofia e hipertrofia das papilas	Niacina (B_3), riboflavina (B_2), ácido fólico (B_9) e cobalamina (B_{12})
Cabelos	Secos, quebradiços, alopecia, perda de brilho, fáceis de arrancar, despigmentados (sinal de bandeira)	Proteína, biotina (B_7) e zinco
Unhas	Fissuras transversais	Proteína
	Coiloníquia, rugosas, quebradiças	Ferro
Olhos	Cegueira noturna, manchas de Bitot	Vitamina A e zinco
	Palidez conjuntival, xerose, blefarite angular	Ferro, vitamina A, riboflavina (B_2) e piridoxina (B_6)
	Inflamação da conjuntiva	Vitamina A e riboflavina (B_2)
	Defeito no campo da retina	Vitamina E
Boca	Glossite	Complexo B, ácido fólico (B_9), ferro
	Sangramento gengival	Vitamina C, riboflavina (B_2)
	Estomatite angular e queilose	Riboflavina (B_2), niacina (B_3) e piridoxina (B_6)
	Redução do paladar	Zinco
	Perda de esmalte nos dentes	Flúor, zinco
Coração	Insuficiência cardíaca	Tiamina (B_1)
Sistema nervoso	Demência	Tiamina (B_1), niacina (B_3), cobalamina (B_{12}) e folato
	Tetania	Cálcio e magnésio
	Parestesias	Tiamina (B_1) e cobalamina (B_{12})
Tecido subcutâneo	Edema	Proteína
Glândulas	Aumento da tireoide	Iodo
	Aumento da paratireoide	Inanição

Fonte: Cuppari.[1]

técnicas e de equipamentos não invasivos, de fácil aplicabilidade e de baixo custo, permite realizar a avaliação, a classificação e a monitorização do estado nutricional. É importante complementar com outros métodos de avaliação do estado nutricional, pois a antropometria apresenta a limitação de não identificar deficiências de nutrientes específicos, principalmente em indivíduos doentes por carências nutricionais.

A antropometria inclui medidas de peso, estatura, circunferências (braço, cintura, quadril e abdome) e pregas cutâneas (bicipital, tricipital, su-

QUADRO 15.1

Avaliação subjetiva global para avaliação do estado nutricional (marcar com um X a categoria apropriada ou entre com valor numérico onde está indicado "#"):

A. HISTÓRIA

1. Alteração no peso

Perda total nos últimos 6 meses: quantidade: #_____ kg; #_____ % perda

Alteração nas últimas 2 semanas: _____

Aumento _____ Sem alteração _____ Diminuição _____

2. Alteração na ingestão alimentar

Sem alterações _____

Alterada: _____ Duração:# _____ semanas.

Tipo de alteração:

Sólida subótima: _____ Líquida completa: _____ Líquidos hipercalóricos: _____
Inanição: _____

3. Sintomas gastrintestinais persistentes há mais de 2 semanas:

Nenhum: _____ Vômitos: _____ Náuseas: _____ Diarreia: _____ Anorexia: _____

4. Capacidade funcional:

Sem disfunção (capacidade completa): _____

Disfunção: _____ Duração: # _____ semanas.

Tipo: Trabalho subótimo: _____ Ambulatório: _____ Acamado: _____

5. Doença principal e sua correlação com necessidades nutricionais

Diagnóstico principal (especificar): _____

Demanda metabólica (estresse):

Estresse baixo: _____ Estresse moderado: _____ Estresse elevado: _____

B. EXAME FÍSICO
(Em cada item, especificar: 0 = normal, 1 = leve, 2 = moderado, 3 = grave)

Perda de gordura subcutânea (bíceps, tríceps, tórax): #_____

Perda muscular (têmporas, ombros, clavícula, escápula, costelas, músculo interósseo do dorso da mão, joelho, panturrilha, quadríceps) #_____

Edema de tornozelo: #_____

Edema sacral: #_____

Ascite: #_____

C. AVALIAÇÃO SUBJETIVA
(Selecione uma das opções a seguir)

( ) Bem nutrido
( ) Moderadamente desnutrido ou suspeita de desnutrição
( ) Gravemente desnutrido

Fonte: Detsky e colaboradores.[2]

bescapular e supra-ilíaca). Na impossibilidade de mensuração de peso e de estatura, como, por exemplo, em pacientes restritos ao leito, estas medidas devem ser estimadas para obter-se um diagnóstico nutricional mais próximo da realidade.

Por meio da associação das medidas antropométricas de peso e de estatura, calcula-se o índice de massa corporal (IMC), um dos indicadores de estado nutricional mais utilizados.

Peso

Peso corporal atual

O peso do indivíduo é uma estimativa importante para avaliar e monitorar o estado nutricional. Além disso, o peso é necessário para definir condutas dietoterápicas, utilização de determinados medicamentos e avaliação de resposta a tratamentos médicos de patologias específicas. O peso representa a soma de todos os compartimentos corporais, e sua variação indica desequilíbrio de energia por diversas causas. Em algumas situações clínicas, deve ser avaliado considerando os seguintes itens:

- Presença de edema (ascite, anasarca ou insuficiência cardíaca congestiva [ICC]);
- Obesidade acompanhada de rápida perda de peso involuntária;
- Presença de tumores maciços ou organomegalias importantes;

Em pacientes com edema, o peso seco deve ser estimado subtraindo-se o excesso de peso hídrico (Tabela 15.2).

Em pacientes que sofreram amputação, a aferição do peso é realizada normalmente, porém corrige-se o peso subtraindo o percentual de peso da parte amputada do peso ideal, de acordo com a fórmula a seguir e a Figura 15.1

$$\text{Peso ideal} = \frac{(100\% - \%\text{ de peso do segmento amputado}) \times \text{peso ideal}}{100}$$

Peso corporal usual

O peso corporal usual representa a última aferição de peso feita antes da alteração de peso que traz o paciente à avaliação. A partir do peso usual do paciente, é calculado o percentual de perda de peso, que reflete a velocidade de alterações recentes na composição corporal. O percentual estimado de perda de peso involuntária, levando em consideração o tempo em que este ocorreu, permite classificar a perda de peso como significativa ou grave (Tabela 15.3), o que auxiliará na avaliação nutricional como um todo, independente do peso atual do paciente.

$$\%\text{ Perda de peso} = \frac{(\text{peso usual} - \text{peso atual}) \times 100}{\text{peso usual}}$$

TABELA 15.2 Estimativa do peso corporal em pacientes com edema

Edema	Localização	Excesso hídrico (kg)
+	Tornozelo	1
++	Joelho	3–4
+++	Base da Coxa	5–6
++++	Anasarca	10–12

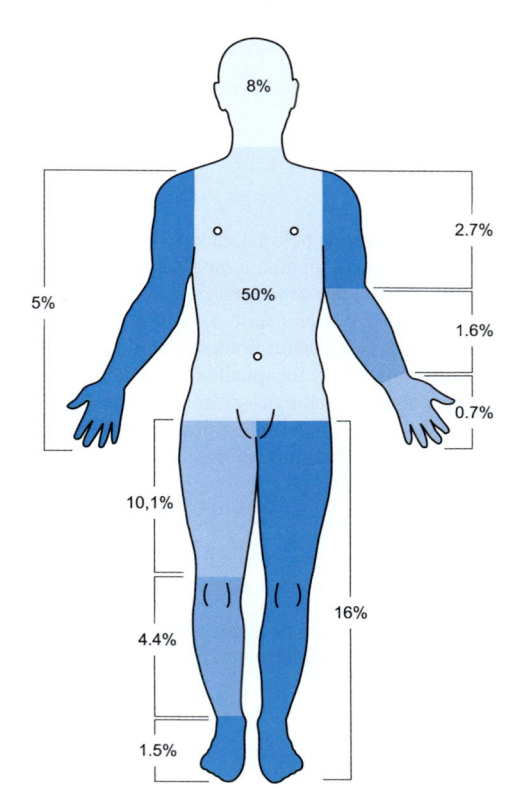

Fonte: Martins e Cardoso.[3]

FIGURA 15.1 Percentual dos segmentos corporais amputados em relação ao peso corporal total.

Fonte: Adaptada de Osterkamp.[4]

Peso corporal ideal

O peso ideal é definido como o peso saudável para o indivíduo, classificado como eutrofia de acordo com o cálculo do IMC descrito pela Organização Mundial da Saúde (ver Tabela 15.4). Indivíduos com peso corporal ideal possuem menor risco de desenvolver doenças metabólicas relacionadas ao peso.

Para o cálculo do peso ideal, devem ser considerados a estatura, o gênero e o IMC, conforme ilustrado a seguir. A Food and Agriculture Organization (FAO) considera ideal para as mulheres IMC médio de 20,8 kg/m² e, para os homens, IMC de 22 kg/m².

Peso ideal (kg) = Estatura² (m) × IMC (kg/m²) médio

Adequação do peso

Representa o cálculo do peso ajustado que permite avaliar o quão distante ou adequado em relação ao peso ideal está o paciente, sendo uma forma de classificar o estado nutricional (Tabela 15.3). Este cálculo é feito a partir do peso atual corrigido pelo peso ideal por meio da seguinte fórmula:

$$\text{Adequação do peso (\%)} = \frac{\text{peso atual} \times 100}{\text{peso ideal}}$$

Estatura

A estatura é aferida pelo estadiômetro ou fita métrica não extensível afixada a uma parede plana sem rodapés. O paciente deve estar descalço e sem adornos na cabeça, posicionando-se o mais ereto possível e com os calcanhares unidos tocando a parede.

Em indivíduos incapacitados de permanecer em pé, como em pacientes acamados, é realizada a medida de estatura estimada por meio da medida de altura do joelho ou de extensão dos braços.

TABELA 15.3 Classificação de perda de peso involuntária em função do tempo

Tempo	Perda de peso significativa (%)	Perda de peso grave (%)
semana	1–2	> 2
1 mês	5	> 5
3 meses	7,5	> 7,5
6 meses	10	> 10

Fonte: Blackburn e colaboradores.[5]

Estatura estimada

a) **Altura do joelho:** Medida aferida com o indivíduo em posição supina, de modo que a curvatura do joelho e do tornozelo forme um ângulo de 90°. São necessárias, no mínimo, duas medidas sucessivas, não devendo estas diferirem em 5 mm ou mais. A estimativa da estatura do indivíduo pode ser calculada a partir das fórmulas apresentadas no Quadro 15.2:

b) **Medida de extensão dos braços:** Permite a estimativa de estatura no paciente sem condições de ortostatismo. É aferida com o indivíduo sentado em posição ereta com apoio nas costas e braços estendidos formando um ângulo de 90° com o corpo. É a distância entre a ponta do dedo médio e o ponto médio do esterno à direita ou esquerda. A altura em metros é estimada utilizando a seguinte fórmula:

Estatura (m) = (0,73 × [2 × metade da envergadura do braço]) + 0,43

Índice de massa corporal

O IMC é um método de avaliação nutricional bastante utilizado por ser prático, rápido e de baixo custo. Ele permite avaliar o estado nutricional do indivíduo, porém apresenta como limitação não identificar a composição corporal, subestimando ou superestimando a quantidade de gordura corporal e de massa muscular.

$$\text{IMC (kg/m}^2\text{)} = \text{peso (kg)/altura (m)}^2$$

TABELA 15.4 Classificação do índice de massa corporal para adultos

IMC (kg/m²)	Classificação
< 16,0	Desnutrição grave
16,0–16,99	Desnutrição moderada
17,0–18,49	Desnutrição leve
18,5–24,99	Eutrofia
25,0–29,99	Sobrepeso
30–34,99	Obesidade grau I
35–39,99	Obesidade grau II
≥ 40,0	Obesidade grau III

Fonte: Blackburn e Thornton.[6]

> **QUADRO 15.2**
> **Estimativa de estatura a partir da altura do joelho**
>
> Homens   [64,19 – (0,04 × I) + (2,02 × AJ)]
> Mulheres [84,88 – (0,24 × I) + (1,83 × AJ)]
>
> I = Idade (anos), AJ = altura do joelho (cm).
> Fonte: Chumlea, Roche e Steibaugh.[7]

Para indivíduos adultos, a OMS classifica o estado nutricional de acordo com o IMC, conforme Tabela 15.4.

Para indivíduos idosos com mais de 60 anos, utiliza-se uma classificação própria (Tabela 15.6).

Circunferências e dobras

São utilizadas para avaliação de tecido muscular e adiposo e devem ser realizadas por profissionais de nutrição treinados.

Circunferência abdominal

A circunferência abdominal (CA) é medida no ponto médio entre a última costela e a crista ilíaca. Segundo o International Diabetes Federation (IDF, 2009), valores superiores a 80 cm para mulheres e 94 cm para homens representam risco aumentado para doenças cardiovasculares (DCVs). Valores de CA ≥ 102 cm para homens ≥ 88 cm para mulheres são considerados como risco de complicações metabólicas muito aumentadas, segundo a OMS.

Circunferência do braço

Aferida com uma fita métrica não extensível no ponto médio entre o acrômio e o olécrano do braço não dominante. Para aferição da técnica, o braço deve estar estendido ao longo do corpo e a palma da mão voltada para o corpo. A circunferência do braço (CB), isoladamente, é empregada para estimar a composição de tecido adiposo, sendo também utilizada em conjunto com a dobra cutânea triciptal para o cálculo de circunferência muscular do braço.

Circunferência muscular do braço

A circunferência muscular do braço (CMB) é uma medida de estimativa de tecido muscular, sendo calculada a partir das medidas de CB e dobra cutânea triciptal (DCT).

CMB (cm) = CB (cm) – (0,314 × DCT [mm])

Os valores de referência da CB e da CMB são classificados de acordo com o gênero: para homens, o percentil 50 da CB é de 32 cm e da CMB é de 28 cm; para mulheres, o percentil 50 da CB é de 29 cm e da CMB é de 22 cm.[9]

A determinação da CB e, especialmente, da CMB, representa uma das formas de avaliar o estado nutricional, sendo uma estimativa da massa magra do indivíduo, permitindo a classificação de desnutrição:

Desnutrição moderada: percentil 5 a 15
Desnutrição grave: < percentil 5

Dobra cutânea tricipital

A dobra cutânea tricipital (DCT) avalia a quantidade de tecido adiposo corporal, sendo útil para ponderar alterações de gordura corporal em pacientes portadores de doenças crônicas ou em terapia nutricional enteral. Em idosos, a distribuição de gordura modifica-se, ocorrendo um acúmulo de tecido adiposo na região abdominal e intramuscular. Com isso, a DCT não é um método acurado para esta faixa etária, bem como para indivíduos extremamente musculosos ou obesos, onde a medida acurada é de difícil execução.

TABELA 15.5 Classificação do estado nutricional de acordo a adequação do peso

Adequação do peso (%)	Estado nutricional
≤ 70	Desnutrição grave
70,1–80	Desnutrição moderada
80,1–90	Desnutrição leve
90,1–110	Eutrofia
110,1–120	Sobrepeso
> 120	Obesidade

Fonte: Blackburn.[8]

TABELA 15.6 Classificação do índice de massa corporal para idosos

IMC (Kg/m^2)	Classificação
< 22,0	Magreza
22,0–27,0	Eutrofia
> 27,0	Excesso de peso

Fonte: Lipschitz.[10]

A aferição é realizada no mesmo ponto médio localizado para a medida da CB, podendo ser feita com o indivíduo em pé ou sentado. A técnica consiste em aferição da dobra cutânea na região do tríceps com o uso do plicômetro, devendo antes pinçar com o dedo indicador e o polegar apenas o tecido gorduroso e a pele que deverão ser aferidos, excluindo o tecido muscular. O plicômetro deve então ser posicionado de forma perpendicular ao ponto médio do braço a aproximadamente 1 cm do local pinçado com os dedos. Durante a leitura, contam-se quatro segundos, mantendo o plicômetro na posição de 90° com o braço do indivíduo. Após três medidas de aferição, calcula-se a média. Para homens, o percentil 50 é de 12 mm e, para mulheres, é de 22 mm. O estado nutricional pode ser classificado pela DCT de acordo com o gênero e a faixa etária:

Desnutrição moderada: percentil 5 a 15
Desnutrição grave: < percentil 5

Bioimpedância elétrica

A bioimpedância elétrica (BIA) avalia a composição corporal (massa de gordura, massa livre de gordura e água total do corpo) por meio de uma corrente elétrica de baixa energia e alta frequência, com o intuito de obter a condutibilidade elétrica de vários tecidos biológicos. Os fluidos corporais intra e extracelulares atuam como condutores elétricos, e as membranas celulares, como elementos reativos. Portanto, devido à grande quantidade de água e eletrólitos presentes na massa corporal livre de gordura, a condutividade é muito maior na massa magra do que na massa de gordura.

A BIA é um método de alta precisão em pessoas sadias, com enfermidades crônicas, na obesidade leve ou moderada e em situações sem distúrbios hídricos (edema, insuficiência cardíaca, ascite) e eletrolíticos. Para a realização da BIA, devem ser consideradas as condições ideais: fazer jejum de 4 horas, não fazer exercício físico extenuante ou dieta diferente da usada no dia anterior, urinar antes do exame, não consumir cafeína, bebida alcoólica e diurético 24 horas antes do exame e não estar no período menstrual.

A Tabela 15.7 apresenta a clssificação do percentual de gordura corporal.

Densitometria corporal total

Atualmente, a densitometria corporal total realizada por meio do DXA (do inglês *dual-energy X-ray absorptiometry*) é o método de referência para a avaliação da composição corporal. Baseia-se na quantificação do conteúdo de gordura e de massa magra corporal, incluindo o conteúdo mineral ósseo. O fator limitante para a utilização do DXA na prática clínica é o custo elevado do equipamento.

Avaliação bioquímica

Os marcadores bioquímicos, associados a outros parâmetros, compõem uma importante ferramenta de avaliação do estado nutricional e têm como principais objetivos avaliar a função de órgãos, detectar deficiências nutricionais, avaliar o estado hidreletrolítico, dar subsídios à prescrição dietoterápica e monitorar a sua adequação. Os resultados dos indicadores laboratoriais podem sofrer interferência de diversos fatores, como idade, gênero, massa muscular, ciclo menstrual, gravidez, estado de hidratação, dieta, cafeína, tabagismo, álcool, medicamentos, tempo de jejum, doença aguda, estados infecciosos e inflamatórios e estresse metabólico. Estes fatores podem sofrer alterações não nutricionais e confundir o diagnóstico de desnutrição.

Albumina, pré-albumina e transferrina

A medida das proteínas plasmáticas fornece uma estimativa do conteúdo proteico corporal. Entretanto, a medida de proteínas intravasculares está sujeita a inúmeras variações não associadas ao estado nutricional e não pode ser considerada de forma independente, devendo ser interpretada com cuidado. Estas proteínas podem ser consideradas como proteínas de fase aguda e, muitas vezes, refletem mais a gravidade

TABELA 15.7 Classificação do percentual de gordura corporal

Homens (%)	Mulheres (%)	Classificação
< 8	< 13	Baixo
8–15	13–23	Adequado
16–20	24–27	Moderadamente aumentado
21–24	28–32	Excessivo
≥ 25	≥ 33	Obesidade

Fonte: Lee e Nielman.[11]

da resposta inflamatória a uma lesão do que um estado de desnutrição. A meia-vida da proteína em questão pode também limitar a detecção de um estado de desnutrição mais agudo ou de curta duração. Nesse sentido, prefere-se usar o termo depleção proteica em vez de desnutrição proteica, ao se avaliar isoladamente a medida plasmática da proteína.

A albumina é a mais abundante proteína plasmática, sendo considerada um bom indicador de morbimortalidade cirúrgica e hospitalar; porém, não é um bom marcador nutricional, principalmente por apresentar meia-vida de em torno de 20 dias. A pré-albumina ou transtiretina (TTR) é uma proteína de síntese hepática de rápido *turnover*, com vida média de 2 dias, muito útil na monitorização da melhora do estado proteico-energético.

A transferrina sérica é um marcador laboratorial de depleção proteica visceral utilizada na avaliação do estado nutricional. Possui vida média de 7 a 8 dias e responde, portanto, mais rapidamente do que a albumina em relação ao estado proteico.

A Tabela 15.8 apresenta os principais biomarcadores do estado nutricional proteico e os respectivos valores na faixa de normalidade e de depleção proteica.

Contagem total de linfócitos

A contagem total de linfócitos (CTL) avalia a competência imunológica e indica as condições de defesa celular do organismo. A desnutrição, em especial nas formas graves, causa uma diminuição da competência imunológica do indivíduo. A consequente redução marcada do número de linfócitos torna o indivíduo mais suscetível às doenças.

A Tabela 15.9 descreve valores de depleção de linfócitos.

Balanço nitrogenado

O balanço nitrogenado (BN) é um parâmetro para a avaliação da ingestão e degradação proteica e é obtido pela diferença entre a qualidade do nitrogênio ingerida e o valor eliminado. O nitrogênio pode ser excretado através da urina e das fezes e também pode ser perdido por meio de descamação epitelial, secreções nasais, cortes de cabelo e fluidos menstruais e seminais.

O BN representa um valor referencial objetivo para acompanhar a evolução nutricional do paciente. O BN pode ser positivo, negativo ou igual a zero, este último representando o equilíbrio. Um BN positivo significa que a quantidade de nitrogênio ingerida é suficiente para repor as perdas, como durante a fase de crescimento, gravidez e atividade física. Um valor negativo demonstra que a quantidade de nitrogênio introduzido é menor do que a necessária, podendo ocorrer na anorexia, em que há ingestão inadequada de nutrientes ou de energia, desequilíbrio entre os aminoácidos, ou em casos em que as perdas nitrogenadas estão elevadas (catabolismo), como em infecções, sepse, fístulas, queimaduras e traumas graves. Em pacientes em suporte nutricional, o BN deve ser avaliado semanalmente, permitindo que a quantidade de proteína administrada seja ajustada.

Para o cálculo da estimativa do BN, é necessário obter urina de 24 horas, além da quantidade de proteína ao dia que está sendo oferecida ao paciente.

O BN é calculado a partir da seguinte equação:

$$BN = \text{ingestão proteica 24h (g)} \div (6{,}25 - \text{NUU 24h [g]}) + 4g \text{ [perdas estimadas]}$$

Em que NUU, nitrogênio ureico urinário.

$$NUU = \text{volume urinário 24h (L)} \times (\text{ureia urinária [g/L]} \div 2{,}14)$$

Graus de catabolismo (BN negativo):
Catabolismo leve = BN – 5 a – 10g
Catabolismo moderado = BN – 10 a – 15g
Catabolismo grave = BN > – 15g

Outros exames

Outros indicadores de inflamação, como proteína C-reativa, contagem de leucócitos, glicose sérica e

TABELA 15.8 Valores de proteínas plasmáticas na faixa de normalidade e na depleção proteica

Marcador	Valor de referência	Depleção proteica leve/moderada	Depleção proteica grave
Albumina	3,5–5,0 g%	3,49–2,40 g%	< 2,40 g%
Transferrina	212–360 mg%	100–150 mg%	< 150 mg%
Pré-albumina	18–45 mg%	5,0–9,9 mg%	< 5 mg%

TABELA 15.9 Classificação da imunocompetência por meio da contagem total de linfócitos

Depleção leve (mm³)	Depleção moderada (mm³)	Depleção grave (mm³)
1.200–2.000	800–1.199	< 800

eletrólitos, podem ser úteis na determinação da etiologia da desnutrição, mas não em seu diagnóstico propriamente dito.

Considerações finais

A avaliação nutricional identifica pacientes em risco para desnutrição e visa a uma intervenção precoce e adequada, evitando as complicações associadas. Compreende a avaliação conjunta de parâmetros clínicos, antropométricos e bioquímicos. Na avaliação clínica, a anamnese deve ser detalhada e incluir história dietética. O exame físico deve priorizar a detecção de sinais sugestivos de deficiências nutricionais. A ASG é um instrumento de fácil aplicação que complementa a avaliação médica. Na avaliação antropométrica, os índices mais utilizados na prática clínica são o peso, com suas diferentes interpretações, e o cálculo do IMC. A avaliação da composição corporal, por meio do cálculo da circunferência muscular do braço (avaliação de massa magra) e da medida da prega triciptal (estimativa de massa de gordura), requer treinamento específico para sua realização, sendo sua acurácia dependente do examinador. A bioimpedância avalia adequadamente a composição corporal de indivíduos normais ou obesos moderados desde que realizada em condições padronizadas. Na pratica clínica, a densitometria corporal total pode ser substituída por outras medidas de composição corporal. Finalmente, na avaliação bioquímica do estado nutricional, a medida de albumina plasmática tem valor prognóstico para morbimortalidade, independente da doença de base. Outras proteínas, como transferrina e pré-albumina, avaliam a desnutrição que ocorre em menor prazo por terem meia-vida mais curta. A contagem de leucócitos pode estar reduzida em estados de desnutrição. O cálculo do BN estima o estado proteico do indivíduo; entretanto, a coleta de urina de 24 h limita a utilização deste instrumento na prática clínica diária do paciente ambulatorial.

Referências

1. Cuppari L. Guias de nutrição: nutrição clínica no adulto. 2. ed. São Paulo: Manole; 2005. p. 112-3.
2. Detsky AS, McLaughlin JR, Baker JP, Johnston N, Whittaker S, Mendelson RA, et al. What is subjective global assessment of nutritional status? J Parenter Enteral Nutr. 1987;11(1):8-13.
3. Martins C, Cardoso SP. Terapia nutricional enteral e parental: manual de rotina técnica. Curitiba: Nutroclínica; 2000.
4. Osterkamp LK. Current perspective on assessment of human body proportions of relevance to amputees. J Am Diet Assoc. 1995;95(2):215-8.
5. Blackburn GL, Benotti PN, Bistrian BR, Bothe A, Maini BS, Schlamm HT, et al. Nutritional assessment and treatment of hospital malnutrition. Infusionsther Klin Ernahr. 1979;6(4):238-50.
6. Blackburn GL, Thornton PA. Nutrional assessment of the hospitalized patient. Med Clin North Am. 1979;63(5):1103-15.
7. Chumlea WC, Roche AF, Steinbaugh ML. Estimating stature from knee heigth for persons 60 to 90 yaers of age. Am Geriatric Scoc. 1985;33(2):116-20.
8. World Health Organization. Physical status: the use and interpretation of anthropometry. Report of a WHO expert committee. WHO technical report series n. 854. Geneva: World Health Organization; 1995.
9. Frisancho AR. New norms of upper limb fat and muscle áreas for assessments of nutritional status. Am J Clin Nutr. 1981;34(11):2540-5.
10. Lipschitz DA. Screening for nutritional status in the elderly. Prim Care. 1994;21(1):55-67.
11. Lee R, Nielman DC. Anthropometry. In: Lee R, Nielman DC, editors. Nutritional assessment. New York: McGraw-Hill; 2002. p. 223-88.

Leituras sugeridas

Borges RM, Nonino-Borges CB, Marchini JS, Vannucchi H. Avaliação do estado nutricional. In: Vannucchi H, Marchini JS. Nutrição clínica. Rio de Janeiro: Guanabara Koogan; 2007.

Duarte ACG. Avaliação nutricional: aspectos clínicos e laboratoriais. 4. ed. São Paulo: Atheneu; 2007.

Mahan LK, Escott-Stump S. Krause: alimentos, nutrição e dietoterapia. 12. ed. Rio de Janeiro: Elsevier; 2010. p. 400-2. cap. 14.

Waitzberg DL. Nutrição oral, enteral e parenteral na prática clínica. 4. ed. São Paulo: Atheneu; 2009. p. 303-71. cap. 17-9.

White JV, Guenter P, Jensen G, Malone A, Schofield M, Academy Malnutrition Work Group. Consensus statement of the academy of nutrition and dietetics/American Society for parenteral and enteral nutrition: characteristics recommended for the identification and documentation of adult malnutrition (Undernutrition). Acad Nutr Diet. 2012;112(5):730-8.

Tratamento clínico-cirúrgico da obesidade

Vanessa Lopes Preto de Oliveira
Rogério Friedman

Definição

Obesidade é o acúmulo de tecido genduroso localizado ou generalizado, provocado por desequilíbrio nutricional, associado ou não a distúrbios genéticos ou endócrino-metabólicos.

Epidemiologia

A prevalência mundial da obesidade quase dobrou nas últimas décadas. Segundo a Organização Mundial da Saúde (OMS), em 2008, 10% dos homens e 14% das mulheres do mundo eram obesos.[1] A porcentagem de obesos é maior nas Américas (26%) e menor no sudeste da Ásia (3%). No Brasil, a prevalência de obesidade em adultos, de acordo com os dados da Vigitel, é de 17,4%.[2]

Etiologia

Obesidade é uma doença multifatorial que envolve fatores genéticos, comportamentais, culturais, psicológicos, metabólicos e sociais que levam a um desequilíbrio entre a ingestão alimentar e o gasto calórico. A forma mais comum é a obesidade exógena, resultante dos mecanismos citados. No entanto, na avaliação do paciente, devem-se excluir outras causas de obesidade, sempre mais raras, tais como as listadas a seguir.

- **Endocrinológicas:**
  - Síndrome de Cushing;
  - Hipotireoidismo;
  - Síndrome dos ovários policísticos;
  - Deficiência do hormônio do crescimento (GH, do inglês *growth hormone*);
  - Lesão hipotalâmica (tumor, trauma, pós-cirúrgica, inflamatória).
- **Medicamentosas:** Considerar medicamentos que levam ao aumento de peso (Tabela 16.1).
- **Transtornos psiquiátricos**: Compulsão alimentar, bulimia.
- **Síndromes genéticas e congênitas:** Síndrome de Prader-Willi, síndrome de Cohen, síndrome de Alstrom, deficiência de leptina, deficiência do receptor da leptina, deficiência da via melanocortinérgica (pró-opiomelanocortina [POMC], receptor da melanocortina 4 [MC4R, do inglês *melanocortin 4 receptor*]), síndrome de Bardet-Biedl, osteodistrofia hereditária de Albright, síndrome Biemond tipo 2, entre outras.

Diagnóstico e classificação

Os critérios clínicos mais utilizados para o diagnóstico e a classificação de obesidade continuam sendo o índice de massa corporal (IMC = peso/altura^2) e a circunferência abdominal (Tabela 16.2). A circunferência abdominal é medida localizando-se a crista ilíaca e passando-se uma fita métrica ao redor do corpo do paciente, paralelamente ao chão, sempre verificando se a fita está justa, mas sem comprimir a pele.

TABELA 16.1 Medicamentos que podem induzir o aumento de peso		
CATEGORIA	Medicamentos que induzem aumento do peso	Alternativas menos obesogênicas
Antipsicóticos	Tioridazina, Olanzapina, Clozapina, Quetiapina, Risperidona	Haloperidol, Ziprasodona, Aripiprazol
Lítio	Carbonato de lítio	
Antidepressivos tricíclicos	Amitriptilina, Nortriptilina, Clomipramina, Imipramina	
Antidepressivos ISRS	Paroxetina	Outros ISRS
Outros antidepressivos	Mirtazapina	Bupropiona
Anticonvulsivantes	Valproato, Carbamazepina, Gabapentina	Topiramato, Lamotrigina, Zonisamida
Antidiabéticos	Insulina, Sulfonilureias, Tiazolidinedionas, Glinidas	Metformina, Inibidores da DPP-4, Análogos do GLP-1, Miméticos da amilina, Inibidores da α-glicosidase, Glifozinas
β-bloqueadores	Propranolol, Atenolol, Metoprolol	
Esteroides	Glicocorticoides progestogênios: acetato de megestrol, acetato de medroxiprogesterona	

ISRS, inibidores seletivos da recaptação de serotonina; GLP-1, peptídeo 1 semelhante ao glucagon (do inglês *glucacon-like peptide 1*).

Tratamento

O tratamento da obesidade deve sempre ter como base mudanças do estilo de vida. É importante salientar ao paciente a importância da dieta e atividade física, mesmo que se decida por uso de terapia medicamentosa ou cirurgia bariátrica.

Para todos os pacientes com sobrepeso e obesidade, deve-se informar sobre o aumento dos riscos cardiovasculares, de diabetes e de mortalidade com o aumento do IMC.

A Figura 16.1 demonstra um fluxograma de avaliação e tratamento do paciente obeso.

Tratamento não farmacológico

TRATAMENTO DIETÉTICO: Para ocorrer perda de peso, deve-se gerar um balanço energético negativo, independente do tipo de dieta prescrita. Recomenda-se que se utilize uma das seguintes técnicas:

- Um déficit calórico de 500 a 1.000 kcal/dia na forma de dieta balanceada;
- Dieta com 1.200 a 1.500 Kcal/dia para mulheres e 1.500 a 1.800 kcal/dia para homens;
- Prescrever dieta baseada em evidências: dietas balanceadas, dieta mediterrânea, dieta dos grupos alimentares, dietas ricas em gorduras e escassas em carboidratos, dietas escassas em gorduras, dietas de baixíssimas calorias, substituição de refeições, dietas com gorduras modificadas e dieta do índice glicêmico.

ATIVIDADE FÍSICA: Recomenda-se atividade física de moderada intensidade e com duração cumulativa > 150 minutos por semana.

TERAPIA COGNITIVO-COMPORTAMENTAL: Baseia-se na avaliação e mudança de comportamentos e/ou pensamentos associados ao aumento da ingestão alimentar.

Tratamento farmacológico

O tratamento farmacológico sempre deve estar associado à dieta, à atividade física e à terapia comportamental. Está indicado em pacientes com IMC ≥ 30 ou ≥ 27 com fatores de risco, após a falha do tratamento clínico em 6 meses. A Tabela 16.3 lista os medicamentos atualmente disponíveis no Brasil.

TABELA 16.2 Classificação de obesidade segundo índice de massa corporal e circunferência abdominal e risco de comorbidade cardiovasculares

Classificação	IMC (kg/m^2)	Risco de comorbidades cardiovasculares	
		Circunferência abdominal ≤ 80 cm em mulheres e ≤ 94 cm em homens	Circunferência abdominal > 80 cm em mulheres e > 94 cm em homens
Baixo peso	< 18,5	Baixo	Baixo
Peso normal	18,5–24,9	Baixo	Médio
Sobrepeso	25–29,9	Aumentado	Alto
Obesidade grau 1	30–34,9	Alto	Muito alto
Obesidade grau 2	35–39,9	Muito alto	Muito alto
Obesidade grau 3	≥ 40	Extremamente alto	Extremamente alto

IMC, índice de massa corporal.

FLUXOGRAMA DE AVALIAÇÃO E TRATAMENTO DO PACIENTE OBESO

Avaliação inicial:
- Anamnese
- Peso, altura e circunferência abdominal (CA)
- Calcular IMC
- Avaliar fatores de risco*

IMC ≥ 30 IMC ou 25–29,9 + CA elevada** e 2 fatores de risco

NÃO
- Orientar manter o peso
- Periodicamente avaliar IMC, peso e CA (a cada 2 anos)

SIM

Avaliar causas da falha do tratamento

Definir meta (reduzir 10% do peso inicial em 6 meses [500g–1 kg/semana]) e estratégia para reduzir peso e fatores de risco

Iniciar mudanças do estilo de vida
- Dieta
- Atividade física
- Terapia comportamental

Para os pacientes com IMC ≥ 30 ou IMC ≥ 27 + 2 ou mais fatores de risco que não atingiram a meta em 6 meses, considerar farmacoterapia

Para os pacientes com IMC ≥ 40 ou IMC ≥ 35 com 2 ou mais fatores de risco e cujas tentativas de perda de peso falharam, considerar cirurgia bariátrica

NÃO

Meta atingida?

SIM

Manter comportamento (dieta, terapia comportamental e atividade física) Periodicamente avaliar peso, IMC e CA

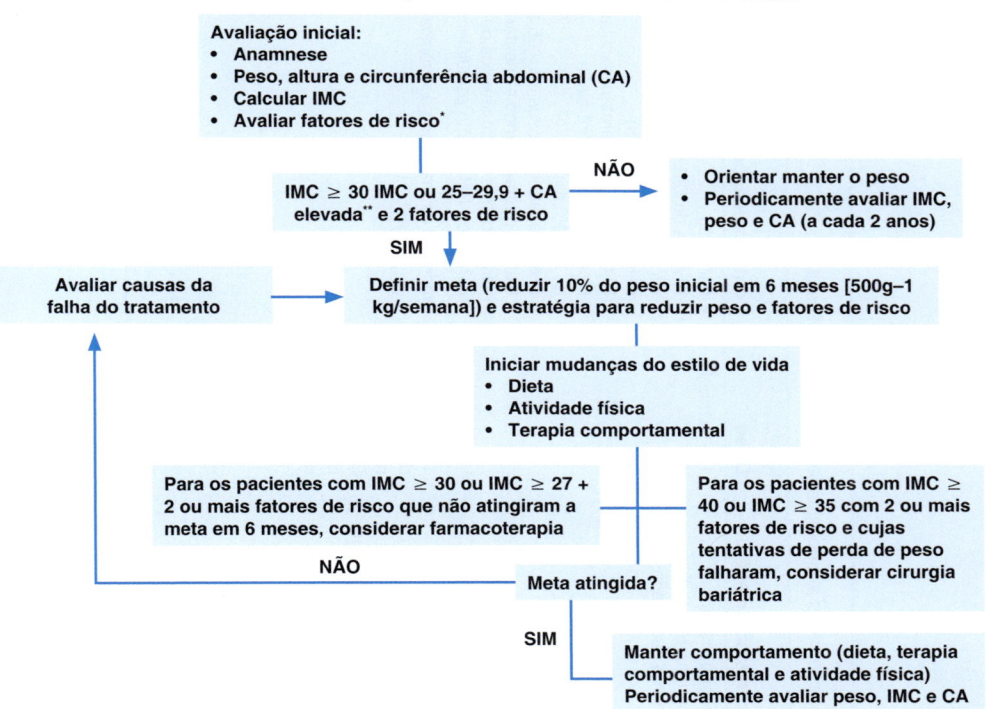

FIGURA 16.1 Fluxograma de avaliação e tratamento do paciente obeso. *Fatores de risco maiores: doença coronariana, outras doenças ateroscleróticas, diabetes melito tipo 2 e apneia do sono. Fatores de risco menores (3 ou mais = 1 fator de risco maior): tabagismo, hipertensão, LDL-C elevado, HDL-C baixo, intolerância à glicose, história familiar de doença cardiovascular prematura, idade ≥ 55 anos (mulheres). ** A circunferência abdominal é considerada elevada quando for > 80 cm em mulheres e > 94 cm em homens. CA, circunferência abdominal; IMC, índice de massa corporal.

TABELA 16.3 Medicamentos antiobesidade disponíveis no Brasil

	Mecanismo de ação	Dose	Contraindicações	Principais efeitos adversos	Observações
Sibutramina	Inibidor da recaptação de serotonina e noradrenalina. Aumenta saciedade	10–15 mg/dia	• IMC < 30 • História de DM2 com outro fator de risco (HAS, dislipidemia, tabagismo, nefropatia diabética) • História de DAC cerebrovascular. • hipertensão mal controlada (> 145/90 mmHg) • crianças, adolescentes ou > 65 anos • história de transtornos alimentares • uso de outros medicamentos de ação central ou tratamento psiquiátrico	Aumento da PA e da FC Palpitações	Receituário B2 Termo de responsabilidade do prescritor para uso do medicamento Monitorizar PA e FC Descontinuar caso não ocorra perda de, no mínimo, 2 kg em quatro semanas de tratamento com dose máxima (15 mg/d)
Orlistate	Inibidor da lipase gastrintestinal. Reduz a absorção gastrintestinal de gordura da dieta	120 mg antes de cada refeição. Dose máxima diária 360 mg/dia	Síndrome de má absorção crônica	Evacuações oleosas, flatulência com perdas oleosas, urgência para evacuar, aumento de evacuações, incontinência fecal. Os efeitos são diretamente relacionados à ingestão de gorduras. Pode ocorrer redução de vitaminas lipossolúveis	Pacientes devem ser orientados a manter uma dieta rica em frutas e vegetais. Prescrição de vitaminas A, D, E e K pode ser considerada

(continua)

TABELA 16.3 Medicamentos antiobesidade disponíveis no Brasil (continuação)

	Mecanismo de ação	Dose	Contraindicações	Principais efeitos adversos	Observações
Bupropiona*	Inibidor duplo da recaptação de monoaminas (dopamina e norepinefrina)	Iniciar com 150 mg/dia e aumentar para 300 mg/dia, dividido em duas tomadas ou em uma tomada com XR (liberação prolongada)	História de epilepsia, História de anorexia/bulimia, uso de IMAO	Taquicardia, insônia, cefaleia, tonturas, xerostomia, náuseas	Medicação aprovada para o tratamento de transtornos do humor e tabagismo. Pacientes com história de cefaleia crônica/enxaqueca podem ter aumento dos sintomas
Topiramato*	Anticonvulsivante. Atua em receptores GABA, modulando comportamento alimentar	Iniciar com 25-50 mg/dia e aumentar gradualmente até 200 mg/dia (em duas doses)	Mulheres em idade fértil sem método anticoncepcional	Parestesias, alterações do paladar, alterações cognitivas e de fluxo do pensamento, sonolência	Medicação aprovada para tratamento de epilepsia e profilaxia de enxaqueca

*O uso destes medicamentos no tratamento específico da obesidade é considerado *off-label*.
HAS, hipertensão arterial sistólica; PA, pressão arterial; FC, frequência cardíaca; IMC, índice de massa corporal; DM2, diabetes melito tipo 2; IMAO, inibidores da monoaminoxidase; GABA, ácido gama-aminobutírico (do inglês *gamma-aminobutyric acid*).

FUTURAS POSSIBILIDADES TERAPÊUTICAS: Algumas possibilidades terapêuticas para o tratamento da obesidade encontram-se em estudo, outras não são liberadas ou encontram-se em processo de avaliação pela Agência Nacional de Vigilância Sanitária (Anvisa). Essas possibilidades estão descritas a seguir.

- **Liraglutida:** Análogo do GLP-1. Administrado por via subcutânea, exerce efeito incretínico por tempo prolongado, sendo aplicado em dose única diária. Foi desenvolvido para o tratamento de DM2 e, devido a seus efeitos gastrintestinais (retardo do esvaziamento gástrico) e inibição do apetite, tornou-se um atrativo para o tratamento de pacientes diabéticos obesos. O uso para tratamento de obesidade na ausência de diabetes não foi ainda suficientemente estudado e não é formalmente aprovado no Brasil.
- **Locarserina:** Agonista seletivo do receptor serotoninérgico 5-HT2c, reduz a ingestão alimentar. Ainda não está liberado para uso no Brasil.
- **Cetilistate:** Inibidor das lipases pancreáticas e gastrintestinais. Mostrou eficácia similar ao orlistate, mas com menos efeitos gastrintestinais e maior tolerância.
- **Fentermina em associação com topiramato:** Fentermina é um análogo da anfetamina tendo efeitos anoréticos devido a suas propriedades simpaticomiméticas. Esta associação é liberada nos Estados Unidos para o tratamento da obesidade, mas, devido às restrições da Anvisa quanto ao uso de anfetamínicos, não está liberada no Brasil.
- **Naltrexona em associação com bupropiona:** Naltrexona é um antagonista do receptor opioide utilizado no tratamento do etilismo e dependência de opioides. A combinação parece exercer efeitos adicionais causando menor prazer associado à comida. Aguardam-se novos estudos para avaliar segurança e liberação no Brasil.
- **Zonisamida em associação com bupropiona:** Zonisamida é um anticonvulsivante e devido ao seu efeito supressor do apetite apresentou como efeito colateral perda ponderal. Esta combinação ainda se encontra em fase de estudos.
- **Pramlintide em associação com metreleptina:** Pramlintide é um análogo da amilina utilizado como antidiabético injetável. A leptina é um neuro-hormônio secretado pelos adipócitos e regula a homeostase energética; sua deficiência causa obesidade. A associação ocasionou maior perda de peso do que o uso em monoterapia. Ainda em estudos.
- **Anfepramona (dietilpropiona):** É um dos agentes anorexígenos mais antigos. É derivado da β-fenetilamina e, apesar do risco de dependência ser baixo, deve ser evitado em pacientes com história prévia de alguma adicção. Foi retirado do mercado farmacêutico brasileiro em 2011 e, no momento, encontra-se em trâmite, para nova liberação pela Anvisa.
- **Mazindol:** Agente catecolaminérgico com baixo potencial de dependência. Já foi estudado no tratamento da síndrome de Prader-Willi com resultados positivos, mas encontra-se atualmente proibido tanto no Brasil quanto nos Estados Unidos, mas poderá voltar ao mercado brasileiro junto com os demais anorexígenos em avaliação pela Anvisa.
- **Femproporex:** Potente agente anorexígeno. Como os demais anfetamínicos, está proibido no Brasil e encontra-se em trâmite para liberação pela Anvisa.

Tratamento cirúrgico

A cirurgia bariátrica (CB) é indicada para pacientes com IMC ≥ 40 (ou ≥ 35 com comorbidades relacionadas à obesidade) que estão motivados a perder peso e não responderam ao tratamento comportamental com ou sem terapia medicamentosa. Atualmente, estuda-se a cirurgia em pacientes com IMC > 30 e < 35 com comorbidades relacionadas à obesidade classificadas como graves ("cirurgia metabólica").

Antes de indicar a cirurgia, deve-se realizar uma avaliação psicológica aprofundada para definir se o paciente é um bom candidato à cirurgia e/ou se necessita de tratamento e acompanhamento psicológico prévio.

A CB está contraindicada em pacientes com dependência de álcool ou drogas ilícitas, doenças psiquiátricas graves, risco anestésico e cirúrgico classificado como ASA-IV, ou com dificuldade de compreender riscos, benefícios, resultados esperados, alternativas de tratamento e mudanças do estilo de vida requeridas com a CB.

Deve-se salientar ao paciente que, após a cirurgia, ele deverá manter acompanhamento clínico regular, principalmente nas cirurgias disabsortiva e mista, pois terá necessidade de suplementação vitamínica e, por vezes, dietética, permanente.

O paciente tabagista deve cessar o uso pelo menos oito semanas antes da cirurgia para reduzir o risco de complicações tromboembólicas.

O tratamento cirúrgico pode ser avaliado pela porcentagem de perda do excesso de peso (% EPP). Para isso, calcula-se o peso ideal do paciente (peso com IMC = 24,9) com a fórmula peso ideal = altura^2 × 24,9 e subtrai-se o valor obtido do peso atual. Após a cirurgia, calcula-se o peso perdido (peso pré-operatório – peso pós-operatório) e verifica-se a porcentagem do resultado em relação ao total de excesso de peso (% EPP = peso perdido 100/excesso de peso).

Técnicas cirúrgicas

As técnicas cirúrgicas podem ser divididas em três grupos (restritivas, disabsortivas e mistas), de acordo com a maneira como causam redução do aporte calórico.

Atualmente, prefere-se a via laparoscópica por estar associada a menos complicações e recuperação mais rápida, mas pode ser executada também por laparotomia.

RESTRITIVAS:

- **Banda gástrica ajustável:** É um procedimento reversível e realizado por via laparoscópica; uma cinta é posicionada em volta do estômago, podendo ser ajustada por injeções periódicas de soro fisiológico em um portal suturado no subcutâneo. Por ser apenas restritiva, pode ter maus resultados em pacientes "que costumam beliscar a toda hora" e "comedores de doces". A perda de excesso de peso é de aproximadamente 50%.
- **Gastrectomia vertical (*sleeve*):** Realiza-se uma gastrectomia retirando-se a grande curvatura e o fundo gástrico a aproximadamente 4 a 6 cm do piloro até o ângulo de Hiss. O volume gástrico restante fica em torno de 150 a 200 mL em formato de tubo. Além do mecanismo restritivo, também ocorre redução de grelina (hormônio orexígeno produzido no fundo gástrico), levando à redução da fome. Parece também ocorrer aumento do peptídeo YY, hormônio saciotógeno, pela rápida passagem da comida ao intestino. Não leva à má absorção de nutrientes, exceto vitamina B$_{12}$ (Figura 16.2).
- **Balão intragástrico:** É colocado por via endoscópica e pode ser usado por até seis meses. Em geral, ocorre reganho de peso após sua retirada.

DISABSORTIVAS: Entre as técnicas disabsortivas, estão a derivação biliopancreática com gastrectomia horizontal (Scopinaro) e a derivação biliopancreática com desvio (*switch*) duodenal.

- **Derivação biliopancreática com gastrectomia horizontal (Scopinaro):** Realizada uma gastrectomia horizontal com uma derivação biliopancreática a 50 cm da valva ileocecal. Causa importante perda de peso, principalmente de forma disabsortiva, causando deficiência de vitaminas lipossolúveis e desnutrição proteica (Figura 16.3).
- **Derivação biliopancreática com desvio (*switch*) duodenal:** Realizada uma gastrectomia vertical com derivação iliopancreática, com anastomose entre o íleo e o duodeno (Figura 16.4).

CIRURGIA MISTA: A **Derivação (*bypass*) gástrico em Y de Roux** é a técnica mais utilizada atualmente. É realizada uma gastrectomia com confecção de uma bolsa (*pouch*) gástrica, com volume de aproximadamente 30 mL, excluindo o fundo e o antro gástrico e uma derivação gastroje-

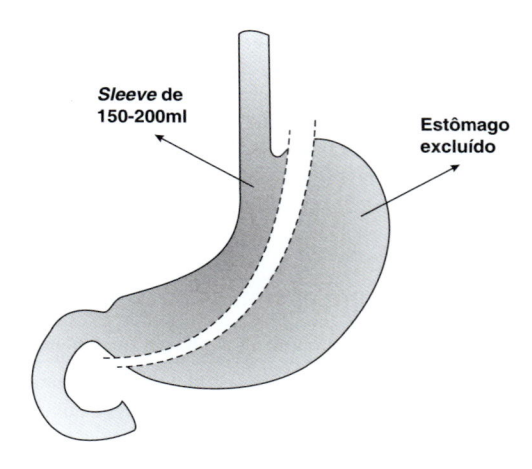

FIGURA 16.2 *Sleeve* gástrico.

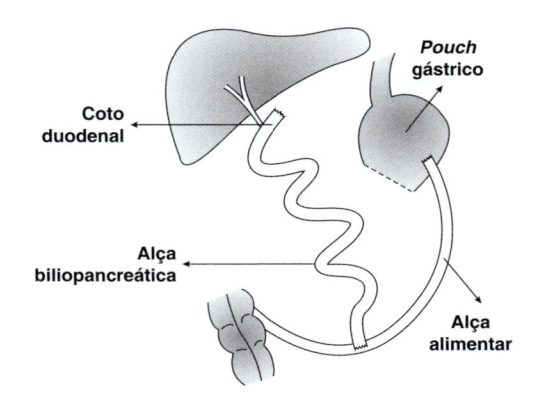

FIGURA 16.3 Técnica de Scopinaro.

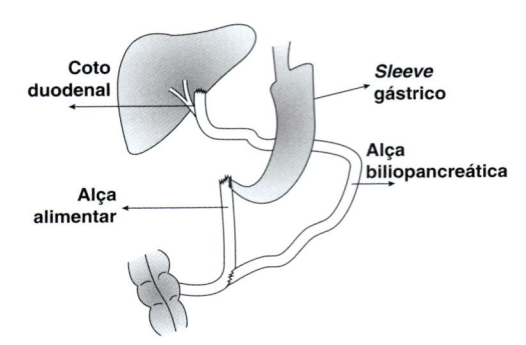

FIGURA 16.4 *Switch* duodenal.

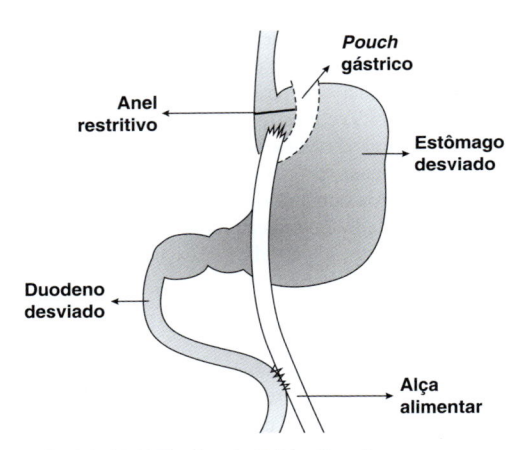

FIGURA 16.5 Técnica de Fobi e Capella.

junal em Y de Roux. Devido ao seu efeito disabsortivo, deve-se garantir reposição de complexo vitamínico, vitamina B_{12} e cálcio e, muitas vezes, necessita-se de reposição de ferro e vitamina D. Pode-se utilizar um anel em torno da bolsa gástrica, causando estreitamento e maior efeito restritivo (técnicas de Fobi e Capella). A perda de excesso de peso é por volta de 70% (Figura 16.5).

Avaliação pré-operatória

A avaliação pré-operatória deve ser realizada mediante história médica, exame físico e exames laboratoriais e de imagem, tendo atenção em possíveis causas de obesidade e suas complicações (Quadro 16.1).

QUADRO 16.1
Avaliação pré-operatória na cirurgia bariátrica.

O que não deve faltar na avaliação pré-operatória de CB
Exame físico e anamnese completos (peso; altura; CA; avaliação de sinais de causas raras de obesidade, história de ganho e perda de peso, nível de atividade física, comprometimento com a cirurgia, etc.)
Avaliação e manejo de comorbidades relacionadas à obesidade (diabetes, hipertensão, dislipidemia, apneia do sono, doença venosa profunda, esteatose, etc.)
Avaliação laboratorial: hemograma completo, glicemia de jejum (± TTGO 75 g), perfil lipídico, perfil hepático, função renal, eletrólitos, tipo sanguíneo, TP/KTTP, ferro, ferritina, vitamina B_{12}, ácido fólico, 25OH-vitamina D (± PTH e cálcio), albumina, TSH
Avaliação cardiopulmonar: ECG, radiografia torácica, ecocardiografia em caso de suspeita de doença cardíaca ou hipertensão pulmonar
Pacientes com doença cardiovascular conhecida devem receber avaliação formal de cardiologista
Suspeitos de apneia do sono devem receber avaliação formal, incluindo GA e polissonografia
Cessar tabagismo no mínimo oito semanas antes da CB
Endoscopia digestiva alta com investigação de *H. Pylori*
US abdominal em casos de suspeita de colelitíase e/ou esteatose/esteato-hepatite pode ser indicada
Avaliação e aconselhamento nutricional
Avaliação psicossocial
Aconselhamento sobre gestação (realizar teste de gravidez e aconselhar uso de anticoncepcional). Terapia estrogênica deve ser descontinuada três semanas antes da CB para redução de risco tromboembólico
Consentimento informado

CB, cirurgia bariátrica; CA, circunferência abdominal; TTGO, teste de tolerância oral à glicose; TP, tempo de protrombina; TTPa, tempo de tromboplastina parcialmente ativada; PTH, paratormônio; TSH, tireotrofina; ECG, eletrocardiograma; GA, gasometria arterial; US, ultrassonografia.

Seguimento pós-operatório

O paciente deve ser avaliado a cada 3 ou 6 meses no primeiro ano pós-operatório e, depois, anualmente, conforme a cirurgia realizada. As sugestões de exames estão listadas no Quadro 16.2, e de suplementação, no Quadro 16.3.

QUADRO 16.2
Seguimento pós-operatório na cirurgia bariátrica

Cirurgia restritiva (banda gástrica)	Cirurgia mista (bypass gástrico)	Cirurgia disabsortiva (derivação biliopancreática)
Hemograma completo Albumina Eletrólitos Glicemia e/ou HbA1c Ferro, ferritina Função hepática Perfil lipídico Vitamina D e cálcio (± PTH)	Hemograma completo Albumina Eletrólitos Glicemia e/ou HbA1c Ferro, ferritina Função hepática Perfil lipídico Vitamina D e cálcio (± PTH) Vitamina B_{12} Ácido fólico Opcional: tiamina, zinco, selênio	Hemograma completo Albumina Eletrólitos Glicemia e/ou HbA1c Ferro, ferritina Função hepática Perfil lipídico Vitamina D + cálcio + PTH Vitamina B_{12} Ácido fólico Vitaminas lipossolúveis (vitamina A, E, K + RNI) Urina 24 horas (cálcio, citrato, ácido úrico e oxalato) Zinco Selênio
	Densitometria óssea anual	Densitometria óssea anual

PTH, paratormônio.

QUADRO 16.3
Suplementação pós-operatória na cirurgia bariátrica

Suplemento	Dose
Multivitamínico	1–2 vezes ao dia
Ácido fólico	400 µg/dia (incluído nos multivitamínicos)
Citrato de cálcio e Vitamina D	1.200–2.000 mg/dia + 400–800 UI/dia
Ferro	Ferro elementar (quelado) conforme necessidade, principalmente em mulheres em idade fértil
Vitamina B_{12}	≥ 350 µg/dia VO ou 1.000 µg/mês IM ou 5.000 µg/ cada 3–4 meses IM
Albumina	Dieta rica em proteína e suplemento proteico quando necessário
Vitaminas lipossolúveis	Após cirurgias disabsortivas apenas

IM, intramuscular; VO, via oral.

Referências

1. World Health Organization. Global health observatory (GHO) data: overweight and obesity. 2008 [capturado em 23 fev 2015]. Disponível em: http://www.who.int/gho/ncd/risk_factors/overweight/en/
2. Brasil. Ministério da Saúde. Secretaria de Vigilância em Saúde. Secretaria de Gestão Estratégica e Participativa. Vigitel Brasil 2012: vigilância de fatores de risco e proteção para doenças crônicas por inquérito telefônico. Brasília: Ministério da Saúde; 2013 [capturado em 23 fev 2015]. p. 44-50. Disponível em: http://bvsms.saude.gov.br/bvs/publicacoes/vigitel_brasil_2012.pdf

Leituras sugeridas

Jensen MD, Ryan DH, Apovian CM, Ard JD, Comuzzie AG, Donato KA, et al. 2013 AHA / ACC / TOS Guideline for the Management of Overweight and Obesity in Adults : A Report of the American College of Cardiology / American Heart Association Task Force on Practice Guidelines and The Obesity Society. Circulation. 2014;129(25 Suppl 2):S102-38.

Kushner RF. Weight loss strategies for treatment of obesity. Prog Cardiovasc Dis. 2014;56(4):465-72.

Kushner RF, Ryan DH. Assessment and lifestyle management of patients with obesity. JAMA. 2014;312(9):943.

Mechanick JI, Youdim A, Jones DB, Garvey WT, Hurley DL, Mcmahon MM, et al. AACE / TOS / ASMBS Guidelines Clinical Practice Guidelines for the Perioperative Nutritional, Metabolic, and nonsurgical support of the bariatric surgery patient – 2013 update: cosponsored by American Association of Clinical Endocrinologists. Endocr Prac. 2013;19(2):1-36.

Puzziferri N, Roshek TB, Mayo HG, Gallagher R, Belle SH, Livingston EH. Long-term follow-up after bariatric surgery. JAMA. 2014;312(9):934-42.

Yanovski SZ, Yanovski JA. Long-term drug treatment for obesity a systematic and clinical review. JAMA. 2014;311(1):74-86.

PARTE III

Tireoide

17

Avaliação da função tireoideana

José Miguel Dora
Rafael Selbach Scheffel
Ana Luiza Maia

Aspectos fisiológicos

A tireoide é uma das maiores glândulas endócrinas, pesando aproximadamente 15 a 20 g no indivíduo adulto. Ela é formada por dois lobos unidos por uma fina banda de tecido, o istmo. A tireoide é composta de uma série de folículos de tamanhos variáveis, cujo conteúdo é chamado de coloide. As células foliculares sintetizam a tireoglobulina, que, a partir de vários passos, como captação, oxidação e acoplamento do iodo nas moléculas de tirosina, formam os hormônios tireoideanos. As alterações da função da tireoide devem-se ao aumento ou diminuição dos níveis séricos ou da ação dos hormônios tireoideanos: tiroxina (T_4) e tri-iodotironina (T_3).

A função tireoideana é controlada basicamente por três mecanismos:

1. Eixo hipotálamo-hipófise-tireoide: estímulo hipotalâmico por meio do hormônio liberador da tireotrofina (TRH), que atua na síntese e na liberação do hormônio estimulante da tireoide (TSH, também conhecido por tireotrofina) pela adeno-hipófise, o qual, por sua vez, promove a síntese e a secreção de hormônios tireoideanos.
2. Efeito de retroalimentação dos hormônios tireoideanos sobre hipófise e hipotálamo.
3. Autorregulação da síntese hormonal pela glândula tireoide, de acordo com a disponibilidade de iodo inorgânico.

O principal hormônio produzido pela tireoide é o T_4 (80 a 100 µg/dia). O hormônio metabolicamente ativo é o T_3, que é produzido principalmente (80%) em tecidos periféricos por meio da desiodação do T_4. Apenas 20% da produção de T_3 (30 a 40 µg/dia) é proveniente da tireoide. Fatores que inibem a conversão do T_4 para T_3, alteram a concentração desses hormônios na circulação periférica.

Fração total e livre dos hormônios tireoideanos

Os hormônios tireoideanos estão disponíveis na circulação periférica na forma ligada a proteínas e na forma livre. A fração livre, embora extremamente pequena (0,04% e 0,3% do T_4 e T_3 circulantes, respectivamente), é a responsável pelos diferentes efeitos dos hormônios da tireoide. A principal proteína carreadora dos hormônios tireoideanos é a globulina ligadora de tiroxina (TBG, do inglês *thyroxin-binding-globulin*), que transporta aproximadamente 75% dos hormônios ligados. As outras proteínas carreadoras são a pré-albumina ligadora de tireoide (TBPA, do inglês *thyroid-binding-prealbumin*) e albumina (15 e 10% da fração ligada, respectivamente). Alterações na concentração plasmática das proteínas carreadoras, principalmente da TBG, produzirão alterações na concentração total dos hormônios tireoideanos circulantes (Quadro 17.1). No entanto, como as frações livre e ligada coexistem em equilíbrio dinâmico, não ocorrem alterações na fração livre (metabolicamente ativa), e, consequentemente, não ocorrem modificações na função tireoideana.

Testes da função tireoideana

Dosagens hormonais

TSH: É o método mais adequado para avaliação da função tireoideana. Os ensaios de "terceira gera-

QUADRO 17.1
Fatores que alteram a concentração sérica da globulina ligadora de tiroxina

Excesso de TBG (↑T_4 e T_3)	Deficiência de TBG (↓ T_4 e T_3)
Gravidez	Hereditariedade
Período neonatal	Medicamentos: glicocorticoides
Autoimunidade	Transtornos psiquiátricos agudos
Medicamentos: amiodarona, heroína, metadona e clofibrato	Hipoproteinemia (IRC, cirurgia de grande porte, desnutrição, cirrose, síndrome nefrótica)
Administração de estrogênios (terapia de reposição hormonal e contraceptivos orais); tumor produtor de estrogênio	Administração de andrógenos; tumor produtor de testosterona
Doenças agudas: Aids, hepatite, cirrose biliar primária	Acromegalia
Idiopático	
Hereditariedade	
Doenças psiquiátricas agudas	

IRC, insuficiência renal crônica; TBG, globulina ligadora de tiroxina (do inglês *thyroxine-binding globulin*); T_4, tiroxina; T_3, tri-iodotironina

ção" (método de quimioluminescência) são capazes de detectar níveis tão baixos quanto 0,01 mU/L, sendo cerca de 100 vezes mais sensíveis do que a dosagem por radioimunoensaio. Pequenas variações nas concentrações dos hormônios tireoideanos podem provocar grandes alterações nas concentrações séricas do TSH. Concentrações séricas elevadas do T_4/T_3, como ocorre no hipertireoidismo, causam supressão do TSH, ao passo que suas concentrações diminuídas, como no hipotireoidismo, provocam sua elevação. Assim, a mensuração do TSH é o método mais sensível, conveniente e específico para o rastreamento da função tireoideana.

Tiroxina total (T_4 total): É o principal hormônio produzido pela tireoide. Representa a fração ligada às proteínas carreadoras. Concentrações elevadas do T_4 estabelecem o diagnóstico de hipertireoidismo, e concentrações reduzidas ocorrem no hipotireoidismo. Uma série de fatores pode alterar a concentração do T_4 total sem que, no entanto, ocorram alterações no metabolismo tireoideano.

Tiroxina livre (T_4 livre): Corresponde à fração não ligada às proteínas, aproximadamente 0,04% da concentração de T_4 total. Como a fração livre não se modifica com alterações na concentração das proteínas carreadoras, a determinação do T_4 livre é superior à dosagem do T_4 total para avaliação da função tireoideana.

Tri-iodotironina (T_3 Total): Como também é ligado às proteínas carreadoras, sua determinação sofre as mesmas limitações do T_4 total. A determinação do T_3 é importante no diagnóstico diferencial do hipertireoidismo e como fator prognóstico na doença de Graves.

Relação T_3 Total/T_4 Total (T_3/T_4): Utilizada no diagnóstico diferencial de hipertireoidismo por tireoidite destrutiva ou hiperfunção tireoideana. Nos casos de hiperfunção tireoideana, como na doença de Graves, por haver aumento da síntese de T_3 pela glândula, a relação T_3/T_4 é geralmente maior do que 20.

Captação de iodo: O exame da captação de iodo pela tireoide é realizado por meio da administração oral de iodo radioativo (^{123}I ou ^{131}I) e posterior determinação da porcentagem de iodo captado 2 a 24 horas após. A mensuração da captação de ^{131}I pela glândula tireoide pode ser útil no diagnóstico diferencial de diversas patologias tireoideanas, principalmente no diagnóstico diferencial das causas de hipertireoidismo:

- Captação diminuída: administração de compostos iodados (contrastes radiológicos), tireoidite subaguda e outras condições com lesão glandular (cirurgia, ^{131}I), tecido tireoideano ectópico (*struma ovarii*), hipopituitarismo, uso exógeno de hormônio tireoideano.
- Captação elevada: bócio difuso tóxico (doença de Graves), adenoma tóxico, coriocarcinoma, bócio multinodular tóxico, "hashitoxicose", recuperação da tireoidite subaguda, tumor produtor de TSH.

Em nosso meio, valores entre 15 a 35% em 24 horas são considerados normais.

Teste de estímulo com TRH: O desenvolvimento de métodos sensíveis para determinação do TSH sérico diminuiu consideravelmente a necessidade de utilização do teste do TRH. É útil no diagnóstico diferencial entre resistência aos hormônios tireoideanos e tumores hipofisários produtores de TSH, situações em que há aumento dos níveis de hormônios tireoideanos e do TSH. Consiste na administração endovenosa de 200 μg de TRH com determinação do TSH sérico nos tempos 0, 30 e 60 minutos. A resposta máxima à estimulação farmacológica ocorre após 20 à 30 minutos, com aumento do TSH em 7 mUI/L ou o pico de resposta entre 10 e 15 mUI/L. Em pacientes com tumores produtores de TSH, os níveis elevados de TSH não respondem ao estímulo com TRH, ao contrário do quadro de resistência, no qual ocorre elevação do TSH como resposta. O teste do TRH também pode ser utilizado no diagnóstico diferencial entre hipotireoidismo hipotalâmico e hipofisário. Nos casos de hipotireoidismo terciário, observa-se aumento tardio nos níveis de TSH (maior aos 60 min. do que aos 30 min.). No entanto, a sensibilidade do teste para este fim é baixa.

Outros testes

Tireoglobulina (Tg): É uma proteína produzida somente pela célula folicular da tireoide. Por ser um marcador muito específico desse tecido, é utilizada no seguimento dos pacientes com carcinomas diferenciados da tireoide, após tireoidectomia. Os níveis de Tg podem estar elevados em casos de destruição da tireoide, como nas tireoidites. Pode também ser útil no diagnóstico diferencial da tireotoxicose, quando há suspeita de tireotoxicose factícia (nesta situação, seu nível sérico é baixo).

Medida de autoanticorpos

A presença de anticorpos contra antígenos tireoideanos são encontrados nas chamadas doenças autoimunes da tireoide (doença de Graves, tireoidite de Hashimoto).

Anticorpo antitireoperoxidase (AntiTPO): Fração específica do antigo anticorpo antimicrossomal, é um anticorpo da classe IgG que se correlaciona com o grau de infiltração linfocitária e dano à glândula. Encontra-se presente em 95% dos casos de tireoidite Hashimoto e em 50 a 90% dos casos de doença de Graves.

Anticorpo antirreceptor de TSH (TRAb): Este autoanticorpo liga-se ao receptor do TSH, promovendo o crescimento e a vascularização da glândula tireoide, bem como aumento da síntese e liberação dos hormônios. O anticorpo é específico para doença de Graves, ocorrendo em cerca de 90% dos casos. É útil no diagnóstico diferencial de alguns casos de hipertireoidismo e na avaliação de risco de hipertireoidismo neonatal em filhos de gestantes com doença de Graves.

Anticorpo antitireoglobulina (AntiTg): Tem como única utilidade o seguimento dos pacientes com carcinomas diferenciados da glândula tireoide (Ca Papilar e Ca Folicular), após realização de tireoidectomia. O anticorpo AntiTg é um interferente na dosagem da tireoglobulina (Tg). O AntiTg sempre deve ser dosado junto à Tg, visto que cerca de 15 a 20% dos pacientes com carcinoma diferenciado de tireoide apresentam antiTg positivo.

Métodos de imagem

Ultrassonografia: É utilizada para determinação do volume e avaliação anatômica da glândula tireoide, sendo possível a detecção de nódulos tão pequenos quanto 2-3 mm. Também é utilizada para guiar biópsia com agulha fina em nódulos suspeitos. As principais indicações da ultrassonografia da tireoide estão resumidas no Quadro 17.2.

Cintilografia: Pode ser realizada com vários rádio-fármacos (^{99}Tc, ^{123}I, ^{131}I). No nosso meio, o mais utilizado é o ^{131}I, embora o ^{123}I apresente algumas vantagens. A cintilografia é útil na avaliação funcional da tireoide, informando tamanho e distribuição da captação de iodo pela glândula. Nódulos funcionantes são chamados "quentes", e os não funcionantes, "frios". O Quadro 17.2 resume as principais indicações da cintilografia tireoideana.

Investigação laboratorial dirigida para suspeita clínica

Hipotireoidismo

Na suspeita clínica, é indicada a solicitação de TSH, T_4 livre e antiTPO. Como já mencionado, concentrações séricas elevadas de TSH, com T_4 livre diminuído determinam o diagnóstico de hipotireoidismo primário. Níveis séricos elevados de antiTPO sugerem o diagnóstico de tireoidite de Hashimoto, estando presentes em até 95% dos pacientes acometidos. Concentrações diminuídas tanto de TSH e de T_4, levam à suspeita de hipotireoidismo secundário (falência hipofisária), sendo indicada a realização de testes confirmatórios, como, por exemplo, o teste do TRH.

Hipertireoidismo

Em um paciente com quadro clínico sugestivo, está indicada a dosagem de TSH, T_4 e T_3. Os níveis de TSH séricos suprimidos com níveis elevados de T_4/T_3 confirmam o diagnóstico, sendo o T_3 considerado fator prognóstico. A realização de captação tireoidiana de ^{131}I e a dosagem de autoanticorpos (especificamente o TRAb) podem auxiliar no diagnóstico diferencial etiológico, porém são necessários apenas em alguns casos.

Pacientes com outras doenças

Estresse ou doenças sistêmicas graves podem provocar alterações no metabolismo dos hormônios tireoideanos. Essas alterações são conhecidas como síndrome do T_3 baixo ou *euthyroid sick syndrome*, já que são encontrados níveis diminuídos de T_3, com níveis normais a elevados de T_4, e TSH dentro dos limites de referência. Com agravamento da condição de base, somado ao uso de medicamentos, como corticosteroides e dopamina, pode ocorrer diminuição das concentrações do T_4 e TSH. O benefício da reposição hormonal nessas situações ainda não foi estabelecido.

Medicamentos e função tireoideana

Os medicamentos utilizados no tratamento de diferentes doenças não tireoideanas são capazes de alterar o metabolismo da tireoide por meio de diferentes mecanismos, principalmente em indivíduos com doenças tireoideanas subjacentes.

1. Ação central no controle da secreção do TSH: glicocorticoides e dopamina causam supressão do TSH sérico.
2. Alteração da síntese e secreção dos hormônios tireoideanos:
    2.1 Hipertireoidismo
        Iodeto (efeito Jod-Basedow, em pacientes com bócio multinodular), administração prolongada de amiodarona (grande quantidade de iodo).
    2.2 Hipotireoidismo
        Iodeto (efeito Wolff-Chaikoff); amiodarona e carbonato de lítio.
3. Alterações na concentração plasmática das proteínas carreadoras (Quadro 17.1)
4. Alteração do metabolismo dos hormônios tireoideanos
    Aumento do metabolismo hormonal: fenitoína e fenobarbital (pacientes em uso desses agentes podem necessitar de doses mais elevadas de levotiroxina).
5. Alteração na absorção dos hormônios tireoideanos administrados.
    Infecção por *H. pylori*, inibidores da bomba de prótons (IBPs), bloqueadores H_2, hipocloridria, colestiramina, colestipol e outros agentes hipolipêmicos similares.

QUADRO 17.2

Indicações para ultrassonografia e cintilografia da tireoide

Ultrassonografia	Cintilografia
Determinação do volume da tireoide quando houver suspeita de bócio	Avaliação de nódulo de tireoide com níveis baixos de TSH ou com punção sugestiva de lesão folicular (diagnóstico de nódulo hiperfuncionante)
Avaliação de pacientes com anormalidades ao exame clínico da tireoide (nódulos, irregularidade)	Avaliação de extensão intratorácica da tireoide
Tireoidite aguda	Detecção de tecido tireoideano ectópico (tireoide sublingual, struma ovariano)
Diagnóstico de cistos do ducto tireoglosso	Manejo pós-operatório do câncer da tireoide
Manejo pós-operatório do câncer da tireoide quando houver suspeita clínica de tecido remanescente ou linfonodos	

TSH, tireotrofina.

Indicação de rastreamento para as disfunções tireoideanas

A dosagem do TSH constitui o melhor método na avaliação inicial, tanto do hipotireoidismo quanto do hipertireoidismo. Dados de estudos de bases populacionais não encorajam o rastreamento da população em geral, mas sugerem que determinados subgrupos tenham benefício, considerando tanto sua incidência quanto prevalência: recém-nascidos (RNs), mulheres com mais de 50 anos e no início da gestação, familiares de primeiro grau de pacientes com doença autoimune da tireoide, pacientes com dislipidemia, doença cardiovascular e arritmias (fibrilação atrial).

Existem evidências de que o rastreamento com dosagem de antiTPO deva ser feito em mulheres planejando gestação e de que a reposição de levotiroxina (LT_4), nessas situações, possa ter benefício em termos de desfechos materno-fetais.

A seguir, fluxograma para orientar o rastreamento de disfunção tireoideana (Figura 17.1).

Leituras sugeridas

Carvalho GA, Perez CL, Ward LS. The clinical use of thyroid function tests. Arq Bras Endocrinol Metabol. 2013;57(3):193-204.

Cooper DS, Laderson PW. Tests of thyroid fuction. In: Gardner DS, Shoback D, editors. Greenspan's basic & clinical endocrinology. 9th ed. Appleton: Lange; 2011. p. 184-226.

Ladenson PW, Singer PA, Ain KB, Bagchi N, Bigos ST, Levy EG, et al. American thyroid association guidelines for detection of thyroid dysfunction. Arch Intern Med. 2000;160(11):1573-75.

Maia AL, Kim BW, Huang SA, Harney JW, Larsen PR. Type 2 iodothyronine deiodinase is the major source of plasma T3 in euthyroid humans. J Clin Invest. 2005;115(9):2524-33.

Salvatore D, Davies TF, Schlumberger MJ, Hay ID, Larsen PR. Thyroid physiology and diagnostic evaluation of patients with thyroid disorders. In: Melmed S, Polonsky KS, Larsen PR, Kronenberg, HM. Williams textbook of endocrinology. 12th ed. Philadelphia: Elsevier; 2011. p. 327-61.

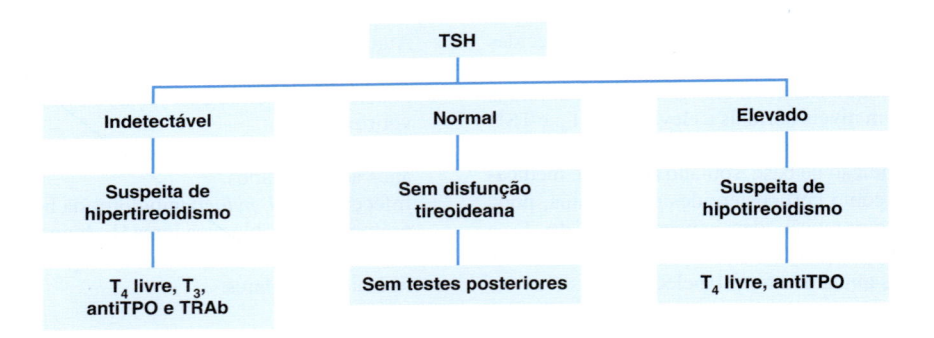

FIGURA 17.1 Algoritmo para a avaliação da função tireoideana.
TSH, tireotrofina; T_4, tiroxina; T_3, tri-iodotironina; antiTPO, anticorpo antitireoperoxidase; TRAb, anticorpo antirreceptor de TSH.

18

Hipotireoidismo

Simone Magagnin Wajner
Ana Luiza Maia

Definição

Hipotireoidismo refere-se à síndrome clínica e bioquímica secundária à redução da produção dos hormônios tireoideanos. O hipotireoidismo subclínico, por sua vez, compreende a elevação dos níveis de tireotrofina (TSH), também conhecido por hormônio tireoestimulante, com níveis normais de tiroxina (T_4) e tri-iodotironina (T_3) circulantes.

Epidemiologia

O hipotireoidismo é uma das patologias mais prevalentes encontradas na prática clínica endocrinológica. A prevalência é de 2% da população de mulheres adultas e de 0,1 a 0,2% da população de homens adultos. A incidência da doença em ambos os sexos aumenta com a idade. A prevalência de hipotireoidismo subclínico varia entre 4 a 10% da população adulta, podendo ser diagnosticado em até 15% das mulheres acima de 55 anos.

Etiologia

Diversas patologias estruturais ou funcionais da glândula tireoide podem alterar a produção hormonal e levar ao quadro clínico de hipotireoidismo. O hipotireoidismo primário é responsável por aproximadamente 99% dos casos. O Quadro 18.1 descreve as causas de hipotireoidismo.

Na maior parte dos casos, a etiologia da falência tireoideana pode ser estabelecida por meio da história clínica: tratamento com ^{131}I, tireoidectomia, uso de medicamentos antitireoideanos ou alta frequência de doença tireoideana na família.

Quadro clínico

O hipotireoidismo pode afetar o funcionamento de qualquer órgão ou sistema, e as manifestações clí-

---

QUADRO 18.1
Causas de hipotireoidismo transitório ou permanente

Hipotireoidismo primário

Tireoidite autoimune crônica
Tireoidite subaguda, silenciosa ou pós-parto
Deficiência de iodo
Tireoidectomia, tratamento com ^{131}I, irradiação externa
Doenças infiltrativas
Medicamentos: amiodarona, iodo, lítio, tionamidas
Agenesia ou disgenesia da glândula tireoide

Hipotireoidismo central

Tumores hipofisários, metástases, hemorragia
Cirurgia, trauma
Doenças infiltrativas
Doenças infecciosas
Hipofisite linfocítica crônica
Tumores cerebrais
Alterações congênitas, defeitos na liberação de TSH ou TRH

TSH, tireotrofina; TRH, hormônio liberador de tireotrofina.

nicas são decorrentes do grau de deficiência hormonal. Indivíduos com hipotireoidismo apresentam um largo espectro de manifestações clínicas que variam do quadro assintomático, diagnosticado por meio de testes de rastreamento (hipotireoidismo subclínico), ao quadro de mixedema grave, dependendo do grau e da duração da deficiência hormonal. A avaliação clínica pode ser inespecífica na maioria dos pacientes (O Quadro 18.2 lista os sinais e sintomas mais comuns no hipotireoidismo). O desenvolvimento dos sinais e sintomas do hipotireoidismo pode ser insidioso, e estudos sugerem benefício no *screening* laboratorial das populações de alto risco: neonatos, indivíduos com história familiar de doença tireoideana, pacientes idosos, mulheres 4 a 8 semanas pós-parto e pacientes com doenças autoimunes (doença de Addison e diabetes melito). Pacientes que fazem uso de determinados medicamentos, como interferon-α e β também têm risco aumentado para desenvolvimento de hipotireoidismo.

Nos indivíduos que interrompem a reposição hormonal, as manifestações de hipotireoidismo franco manifestam-se mais rapidamente, em torno de seis semanas, com sintomas de mixedema em três meses.

Diagnóstico

A dosagem do TSH é indispensável para o diagnóstico de hipotireoidismo e para diferenciar o hipotireoidismo primário (patologia primária da tireoide) do secundário ou terciário (central hipofisário ou hipotalâmico) (Figura 18.1). Como os níveis séricos do T_4 total sofrem alterações dependentes da concentração sérica das proteínas carreadoras, como TBG (do inglês *thyroxine binding globulin*), TBPA (do inglês *thyroxine binding prealbumin*) e albumina (ver Capítulo 17, Avaliação da função tireoideana), a determinação dos níveis séricos de T_4 livre (T_4L) é recomendada como medida inicial da concentração dos hormônios tireoideanos. Níveis séricos elevados do TSH associados à diminuição dos níveis séricos do T_4 estabelece o diagnóstico de hipotireoidismo primário, e o nível sérico do TSH normal ou diminuído associado a T_4 baixo estabelece o diagnóstico de hipotireoidismo central. Títulos elevados de anticorpos antitireoperoxidase (AntiTPO) sugerem o diagnóstico de tireoidite de Hashimoto ou disfunção tireoideana pós-parto (tireoidite *postpartum*). A determinação do nível sérico de T_3

QUADRO 18.2
Sinais e sintomas de hipotireoidismo

Sinais	Sintomas
Gerais: Hipotermia, obesidade leve	Intolerância ao frio, fadiga, aumento de peso, rouquidão
Sistema nervoso: Sonolência, fala lenta, redução da audição, ataxia cerebelar, reflexos tendinosos retardados, síndrome do túnel do carpo	Letargia, redução da memória e capacidade de concentração, alteração de personalidade
Sistema musculoesquelético: Força normal Exame articular normal	Fraqueza e cãibras musculares, dor articular
Sistema gastrintestinal: Macroglossia, ascite	Náuseas, constipação
Sistema cardiorrespiratório: Bradicardia, hipertensão leve, derrame pleural e pericárdico	Redução da tolerância ao exercício
Sistema reprodutivo: Características sexuais secundárias normais	Redução da libido e da fertilidade, alterações menstruais
Pele e fâneros: Edema de face, mãos e tornozelos, edema periorbitário, palidez, pele amarelada.	Pele seca, edema facial, queda de cabelos, unhas brilhantes

não é útil no diagnóstico do hipotireoidismo porque pode ser normal em 20 a 30% dos casos.

O diagnóstico laboratorial é mais complexo em pacientes hospitalizados com doenças graves devido às alterações na secreção, na distribuição, no metabolismo e na concentração das proteínas carreadoras e presença de inibidores circulantes da ligação do T_4 e T_3. Essas alterações podem resultar em anormalidades dos testes de função tireoideana. Pacientes com enfermidades graves apresentam níveis séricos normais ou baixos de T_4 ou T_4L e TSH inapropriadamente normal ou baixo. Até o presente momento, não se sabe se essas alterações são uma resposta adaptativa benéfica para redução de consumo de energia, ou uma forma de hipotireoidismo secundário que necessita de tratamento. Recomenda-se que os testes de função tireoideana não sejam realizados em pacientes criticamente doentes, a menos que exista uma forte suspeita de disfunção tireoideana. Se realizados, é necessária a medida de TSH, T_4 e T_3. Níveis de TSH maiores do que 20 mU/L sugerem hipotireoidismo permanente.

Tratamento

O tratamento do hipotireoidismo é realizado por meio da administração oral de levotiroxina. A meia-vida do hormônio é de sete dias, sendo que 80% é absorvido lentamente. A dose típica de levotiroxina consiste em 1,6 a 1,8 µg/kg de peso ideal/dia. O controle hormonal deve ser feito em seis semanas.

A dose inicial a ser prescrita depende do grau de hipotireoidismo, da idade do paciente, bem como do seu estado geral de saúde. Pacientes jovens e saudáveis, sem doença cardiovascular e com hipotireoidismo moderado (TSH entre 5 e 50 mUI/L) podem iniciar o tratamento com doses completas de reposição. No outro extremo, pacientes idosos com doença cardíaca devem iniciar a reposição com doses pequenas (25 ou até mesmo 12,5 µg/dia), e a dose deve ser aumentada em 12,5 µg em intervalos de 2 a 3 meses, com avaliação clínica e laboratorial cuidadosa. O objetivo do tratamento é a normalização dos níveis de TSH. Em pacientes com hipotireoidismo central, o controle deve ser feito pela medida dos níveis de T_4L, mantendo seus níveis no limite superior da normalidade.

Aspectos especiais do hipotireoidismo

Hipotireoidismo subclínico

O hipotireoidismo subclínico representa uma condição de insuficiência tireoideana moderada, caracterizada por níveis normais de hormônios tireoideanos circulantes e aumento moderado dos níveis séricos de TSH. Pode ser dividido em duas categorias: pacientes com aumento discreto dos níveis de TSH (4,5 a 10 mUI/L) e pacientes com níveis superiores a 10 mUI/L. A etiologia do hipotireoidismo subclínico é a mesma do hipotireoidismo franco, sendo a tireoidite linfocítica (Hashimoto) a causa mais comum.

O diagnóstico de hipotireoidismo subclínico persistente deve ser confirmado com a reavaliação do TSH 6 a 12 meses após a primeira dosagem. Altos títulos de AntiTPO associados com aumento persistente do TSH podem identificar aqueles indivíduos com doença tireoideana autoimune com

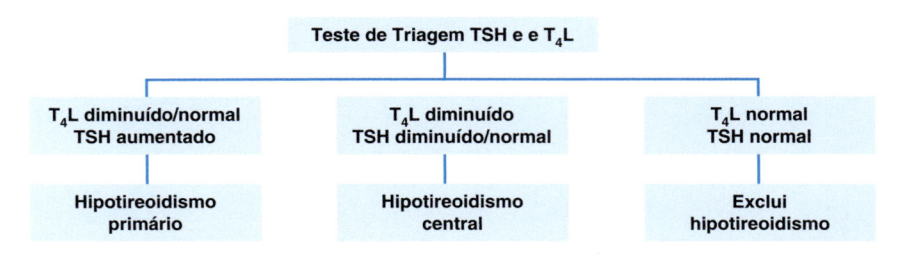

```
                    Teste de Triagem TSH e e T4L
                              │
        ┌─────────────────────┼─────────────────────┐
   T4L diminuído/normal   T4L diminuído          T4L normal
   TSH aumentado          TSH diminuído/normal   TSH normal
        │                     │                     │
   Hipotireoidismo        Hipotireoidismo         Exclui
   primário               central                hipotireoidismo
```

FIGURA 18.1 Algoritmo para o diagnóstico inicial de hipotireoidismo.

risco aumentado de desenvolver hipotireoidismo permanente.

Hipotireoidismo na gravidez e hipotireoidismo congênito

O hipotireoidismo pode ser diagnosticado em até 2,5% das gestações, sendo que os sintomas são facilmente mascarados pelo estado de hipermetabolismo dessas pacientes. O tratamento deve ser iniciado tão logo seja feito o diagnóstico, devendo ser ajustado a cada quatro semanas, com o objetivo de se manterem os níveis de TSH no limite inferior da normalidade. Estudos sugerem que o hipotireoidismo na gravidez, mesmo leve, pode acarretar comprometimento do nível de QI do feto. Nas mulheres em reposição hormonal, o TSH deve ser medido assim que confirmada a gravidez. Geralmente, é necessário um aumento de 30 a 50% na dose do hormônio, com checagem periódica dos níveis de TSH e T_4.

A disgenesia da tireoide é responsável pela maior parte dos casos de hipotireoidismo congênito (85%). A maior parte dos casos é esporádica (1/3.500 nascidos vivos). A medida do TSH é feita no teste de rastreamento neonatal (teste do pezinho), e qualquer valor acima de 20 mUI/L deve ser seguido com determinação dos níveis de T_4 (ver Capítulo 19, Hipotireoidismo congênito).

Estes assuntos estão amplamente abordados nos capítulos específicos (Capítulo 46, Gestação e diabetes melito, e Capítulo19, Hipotireoidismo congênito).

Leituras sugeridas

Biondi B. Natural history, diagnosis and management of subclinical thyroid dysfunction. Best Pract Res Clin Endocrinol Metab. 2012;26(4):431-46.

Brent JA, Davies TF. Hypothyroidism and Thyroiditis In: Melmed S, Polonsky KS, Larsen PR, Kronenberg HM. Williams textbook of endocrinology. 12th ed. Philadelphia: Elsevier; 2011. p. 406-39.

Brenta G, Vaisman M, Sgarbi JA, Bergoglio LM, Andrada NC, Bravo PP, et al. Clinical practice guidelines for the management of hypothyroidism. Arq Bras Endocrinol Metabol. 2013;57(4):265-91.

Cooper DS, Laderson PW. Hypothyroidism. In: Gardner DS, Shoback D, editors. Greenspan's basic & clinical endocrinology. 9th ed. Appleton: Lange; 2011. p. 191-7.

Garber JR, Cobin RH, Gharib H, Hennessey JV, Klein I, Mechanick JI, et al. Clinical practice guidelines for hypothyroidism in adults: cosponsored by the American Association of Clinical Endocrinologists and the American Thyroid Association. Thyroid. 2012;22(12):1200-35.

Sgarbi JA, Teixeira PF, Maciel LM, Mazeto GM, Vaisman M, Montenegro Junior RM, et al. The Brazilian consensus for the clinical approach and treatment of subclinical hypothyroidism in adults: recommendations of the thyroid Department of the Brazilian Society of Endocrinology and Metabolism. Arq Bras Endocrinol Metabol. 2013;57(3):166-83.

Hipotireoidismo congênito

Dimitris Rucks Varvaki Rados
Leila Cristina Pedroso de Paula

Definição

O hipotireoidismo congênito engloba uma série de doenças que têm como característica comum a deficiência total ou relativa dos hormônios tireoideanos se manifestando no período neonatal. Laboratorialmente, define-se pela redução dos níveis de hormônios tireoideanos ajustados para a idade (ver Tabelas 19.1 e 19.2). Sua relevância fica clara ao observarmos as descrições clássicas de cretinismo, com retardo mental grave, baixa estatura, infertilidade; manifestações facilmente preveníveis se o diagnóstico e o tratamento forem realizados no momento adequado.

Epidemiologia

Trata-se da endocrinopatia congênita mais frequente e a principal causa de deficiência cognitiva potencialmente tratável. A sua incidência vem aumentando ao longo dos últimos 40 anos (segundo dados norte-americanos e europeus): na época pré-rastreamento, a incidência era estimada em 1:7.000, passando para 1:4.000 com rastreamento universal e 1:2.500 após mudanças no rastreamento (mudanças nos valores de referência e no momento de realizar o rastreamento). No Brasil, a incidência parece ser semelhante aos valores americanos, se forem usados como referência dados dis-

TABELA 19.1 Valores normais para idade a termo

Idade	T_4L (ng/dL)	T_4 total (µg/dL)	T_3 livre (µg/dL)	T_3 (ng/dL)	TSH (mUI/L)	TBG (mg/dL)
Sangue de cordão	0,9–2,2	7,8–13,1	20–240	15–75	2,2–10,7	1,4–9,4
1–4 dias	2,2–5,3	9,3–20,9	180–760	100–740	2,7–26,5	
4–30 dias	0,9–3,4	8,0–21,8	293–508	105–387	1,2–13,1	1,9–4,5
1–12 meses	0,9–2,3	7,2–15,7	267–521	105–245	0,6–7,3	1,9–4,4
1–5 anos	0,8–1,8	6,4–13,5	273–495	105–269	0,7–6,6	1,6–4,2
6–10 anos	1,0–2,1	6,0–12,8	273–469	94–241	0,8–6,0	1,4–3,7
11–18 anos	0,8–1,9	4,7–12,4	267–462	80–210	0,6–5,8	1,2–2,9
> 18 anos	0,9–2,5	5,3–10,5	210–440	70–200	0,4–4,2	1,5–3,4

TSH, tireotrofina; T_4, tiroxina; T_3, tri-iodotironina; TBG, globulina ligadora de tiroxina; T_4L, tiroxina livre.
Fonte: Adaptada de Elmlinger e colaboradores.[1]

TABELA 19.2 Valores normais para prematuros					
Idade gestacional (semanas)	Idade na coleta	T₄L (ng/dL)	T₄ total (µg/dL)	T₃ (ng/dL)	TSH (mUI/L)
23–27 semanas	Cordão umbilical	1,28 ± 0,4	5,4 ± 2,0	20 ± 15	6,8 ± 2,9
	7 dias	1,47 ± 0,6	4,0 ± 1,8	33 ± 20	3,5 ± 2,6
	14 dias	1,45 ± 0,5	4,7 ± 2,6	41 ± 25	3,9 ± 2,7
	28 dias	1,50 ± 0,4	6,1 ± 2,3	63 ± 27	3,8 ± 4,7
28–30 semanas	Cordão umbilical	1,45 ± 0,4	6,3 ± 2,0	29 ± 21	7,0 ± 3,7
	7 dias	1,82 ± 0,7	6,3 ± 2,1	56 ± 24	3,6 ± 2,5
	14 dias	1,65 ± 0,4	6,6 ± 2.3	72 ± 28	4,9 ± 11,2
	28 dias	1,71 ± 0,4	7,5 ± 2,3	87 ± 31	3,6 ± 2,5
31–34 semanas	Cordão umbilical	1,49 ± 0,3	7,6 ± 2,3	35 ± 23	7,9 ± 5,2
	7 dias	2,14 ± 0,6	9,4 ± 3,4	92 ± 36	3,6 ± 4,8
	14 dias	1,98 ± 0,4	9,1 ± 3,6	110 ± 41	3,8 ± 9,3
	28 dias	1,88 ± 05	8,9 ± 3,0	120 ± 40	3,5 ± 3,4
≥ 37 semanas	Cordão umbilical	1,41 ± 0,3	9,2 ± 1,9	60 ± 35	6,7 ± 4,8
	7 dias	2,70 ± 0,6	12,7 ± 2,9	148 ± 50	2,6 ± 1,8
	14 dias	2,03 ± 0,3	10,7 ± 1,4	167 ± 31	2,5 ± 2,0
	28 dias	1,65 ± 0,3	9,7 ± 2,2	176 ± 32	1,8 ± 0,9

TSH, tirotrofina; T_4, tiroxina; T_3, tri-iodotironina; T_4L, tiroxina livre.
Fonte: Adaptada de Williams e colaboradores.[2]

poníveis a partir das informações dos programas de rastreamento estaduais: Minas Gerais 1:9.448; Rio de Janeiro 1:2.500; Sergipe 1:4.850; São Paulo 1:2.595.

Quadro clínico

Graças aos programas de rastreamento, felizmente, a maior parte das crianças é diagnosticada antes do aparecimento de sinais ou sintomas da doença. Por vezes, as mães descrevem a criança como "muito boazinha" e que "incomoda pouco, chora pouco e se esquece de mamar". Os sinais clássicos são choro rouco e fraco, hipotonia e sucção fraca, constipação, icterícia prolongada, face edemaciada, base nasal alargada, macroglossia (e consequentes episódios de engasgos e apneia), olhar vago, pele seca e cabelo quebradiço, *livedo reticularis*, icterícia e sonolência. Adicionalmente, é comum a presença de hérnia umbilical (até 50% dos pacientes), fontanela anterior aumentada, fontanela posterior aberta. Em um estudo brasileiro, hipotonia, macroglossia e dificuldade alimentar foram os sinais relacionados com maior grau de alteração laboratorial.[3] Em longo prazo, pode-se identificar o retardo de desenvolvimento neuropsicomotor, a baixa estatura (com atraso de idade óssea) e, posteriormente, amenorreia e infertilidade. Deve-se atentar para o fato de que crianças com hipotireoidismo congênito têm maior risco de outras malformações se comparadas com crianças normais (10% x 3% respectivamente), em especial alterações cardíacas, do trato urinário e do sistema esquelético.

Etiologia

As causas de hipotireoidismo congênito estão resumidas no Quadro 19.1. Destaca-se como causa mais frequente a formação inadequada da glândula (disgenesia tireoideana), responsável por aproximadamente 80 a 85% dos casos. Dentro desta categoria, têm-se as glândulas ectópicas, as agenesias e as hipoplasias.

Como segunda causa mais frequente, responsável por 10 a 15% dos casos, tem-se a falha de produção hormonal, de herança autossômica recessiva. Neste grupo, existem mutações nos genes do transportador Na-I, da tireoglobulina, da tireoperoxidase, entre outros. Os casos de hipotireoidismo transitório correspondem a 5% dos casos e são relacionados a ingestão excessiva de iodo pela mãe, passagem transplacentária de anticorpos ou medicamentos antitireoideanos.

O hipotireoidismo central é bem menos comum (1:25.000/50.000), porém não é identificado nos programas de rastreamento adotados no País, uma vez que se dosa apenas TSH no teste do pezinho. Sua relevância deve-se não só pelas consequências do hipotireoidismo não diagnosticado e tratado, mas também por estar frequentemente associado com deficiência de outros hormônios hipofisários.

QUADRO 19.1
Etiologias

Hipotireoidismo primário
1. Disgenesia tireoideana
   a) Aplasia
   b) Hipoplasia
   c) Ectopia
2. Defeito na síntese
   a) Defeito no transportador Na-I
   b) Deficiência de peroxidase tireoideana
   c) Defeito na tireoglobulina
   d) Resistência ao TSH

Hipotireoidismo central
1. Deficiência isolada de tireotrofina
2. Pan-hipopituitarismo

Hipotireoidismo periférico
1. Defeito no transportador de tiroxina
2. Defeito do metabolismo da tiroxina
3. Resistência aos hormônios tireoideanos

Hipotireoidismo transitório
1. Passagem de autoanticorpos
2. Deficiência de iodo
3. Uso materno de antitireoideanos
4. Exposição excessiva ao iodo
5. Hemangioma hepático congênito
6. Heterozigose dos genes THOX2 ou DUOXA2

TSH, tireotrofina.
Fonte: Adaptado de LaFranchi.[4]

Diagnóstico

A avaliação diagnóstica (Figura 19.1), em geral, inicia-se por um rastreamento alterado. O ponto de corte do rastreamento para indicar investigação é um assunto bastante discutido na literatura (variando entre 9 e 30 mUI/L) – com valores mais baixos, perdem-se menos casos (aprox., 30% dos pacientes com hipotireoidismo congênito tem TSH no exame de *screening* entre 10 e 20 mUI/L, e com valores mais altos, evitam-se investigações excessivas. No nosso meio, crianças com valores de TSH no exame do papel filtro > 9 mUI/L são encaminhadas para confirmação diagnóstica. Nesse momento, é recomendada a dosagem sérica de TSH associada com T_4 total (T_4) e/ou T_4 livre (T_4L).

Uma medida de TSH elevada (ver Quadro 19.1) associada com T_4 ou T_4L baixos confirma o diagnóstico. No hipotireoidismo central, há redução do T_4 e T_4L com TSH normal, baixo ou mesmo um pouco elevado; nestes pacientes, sinais de disfunção dos demais eixos hipofisários (hipoglicemia, micropênis, criptorquidia, defeitos de linha média) corroboram e reforçam o diagnóstico.

Hipotireoidismo subclínico é definido por um TSH elevado com T_4 ou T_4L normais. Nessa situação, deve-se, levando em conta a situação clínica, optar por iniciar o tratamento ou repetir os exames em uma semana. Por volta do primeiro mês de vida, o TSH deve estar normalizado; do contrário, recomenda-se o tratamento com reavaliação após os três anos de vida.

Nos prematuros e nos pacientes com intercorrências graves no período neonatal, o diagnóstico (e, consequentemente, a indicação de tratamento) são especialmente complexos. Fisiologicamente, o nascimento está associado à elevação transitória do TSH e T_4 séricos, denominada pico neonatal, e esta é a razão pela qual se adia o rastreamento neonatal para depois de dois dias de vida. Nas crianças a termo, o TSH apresenta um pico imediatamente após o parto (até 60-80 mUI/L na primeira hora de vida), com rápida queda até as primeiras 24 horas de vida. Nos prematuros, há uma elevação e queda mais lentas – refletindo um eixo hipotálamo-hipófise-tireoide (H-H-T) ainda imaturo. É necessário, portanto, ajustar os valores para prematuridade (Tabela 19.2) e, em caso de dúvida diagnóstica, repetir dosagens em 2 a 6 semanas.

Nas crianças instáveis, costuma ocorrer a síndrome do eutireóideo doente, cursando em um primeiro momento com redução do TSH, T_4 e T_3 e níveis de T_4L normais (havendo confusão com hipotireoidismo central). Em um segundo momento, na fase de recuperação, há elevação do TSH, e o T_4 mantém-se baixo, podendo confundir-se com hipotireoidismo primário. A repetição dos exames em 2 a 6 semanas costuma resolver as dúvidas diagnósticas. Ainda neste contexto clínico, como mais um fator interferente, há o uso de medicamentos, em especial anticonvulsivantes (carbamazepina e oxcarbazepina reduzem T_4 total e livre por acelerar o metabolismo da tiroxina, e ácido valproico eleva o TSH) e glicocorticoides e vasopressores (suprimem TSH). Como regra geral, não há indicação de tratamento de crianças com síndrome do eutireóideo doente, exceto em casos que persistam dúvidas diagnósticas (em especial se o T_4L também está reduzido), casos estes para os quais se pode considerar tratamento e posterior suspensão (ver "Tratamento" a seguir).

Quanto ao diagnóstico etiológico, a ultrassonografia auxilia na detecção da glândula (mesmo tecidos ectópicos costumam ser identificados com esse método), e a cintilografia fica reservada para os casos em que a ultrassonografia não consegue identificar tecido tireoideano. A dosagem de tireoglobulina também pode ser útil após a não localização de tecido tireoideano na ultrassonografia. Em filhos de mães com tireoidite de Hashimoto ou doença de Graves, o hipotireoidismo associado com a detecção de anticorpos antitireoideanos (antitireoperoxidase [antiTPO] e antirreceptor de TSH [TRAb]) no recém-nascido (RN) reforça a provável transitoriedade do quadro. Em certas circunstâncias, pacientes com hipotireoidismo congênito e glândula tópica, apenas 35% terão hipotireoidismo persistente após o terceiro ano de vida.

A radiografia do joelho pode ser útil na caracterização do quadro, especialmente em casos duvidosos. A ausência de núcleo de ossificação das

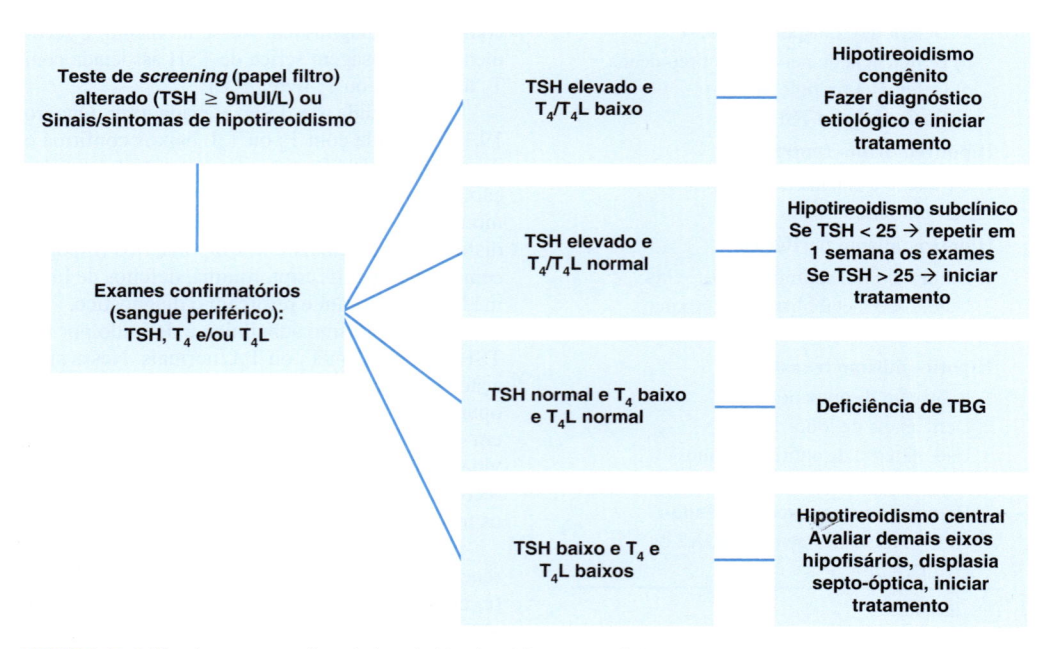

FIGURA 19.1 Algoritmo para o diagnóstico de hipotireoidismo congênito.
TBG, globulina ligadora de tiroxina; TSH, tireotrofina; T_4, tiroxina; T_4L, tiroxina livre.

epífises reforça o diagnóstico e indica um quadro mais grave.

O rastreamento (teste do pezinho) deve ser realizado idealmente após as primeiras 48 horas de vida (passado o pico pós-natal fisiológico) até o quarto dia de vida. Em prematuros ou crianças com intercorrências graves, a recomendação é coletar por volta do sétimo dia de vida – alguns autores recomendam ainda a repetição do teste em 2 a 6 semanas.

Tratamento

Evitar o surgimento das manifestações clínicas, em especial o prejuízo cognitivo, é o objetivo do tratamento do hipotireoidismo congênito. A reposição de levotiroxina deve ser iniciada imediatamente após o rastreamento alterado, enquanto se aguarda o resultado dos exames confirmatórios. A dose inicial recomendada para RNs é de 10 a 15 µg/kg/dia (para demais faixas etárias, ver Tabela 19.3). A intervenção mais precoce e com doses mais elevadas de levotiroxina é fundamental para reduzir o déficit do desenvolvimento intelectual destes pacientes. Porém, mesmo em crianças tratadas até o sexto dia de vida, o desenvolvimento neurológico pode ser diferente das crianças sadias.

Como no Brasil se dispõe apenas da formulação em comprimido e está contraindicada a manipulação, alguns cuidados devem ser tomados na administração da medicação: deve-se diluir em um pequeno volume de água ou leite (materno ou fórmula) e administrar 30 minutos antes da amamentação/refeição. Leite de soja, cálcio e ferro podem dificultar a absorção e devem ser oferecidos separadamente, com um intervalo mínimo de três horas idealmente. Diferentes técnicas de administração podem ser utilizadas (administrar com seringa por via oral, junto à bochecha); o mais importante é manter sempre a mesma técnica dia a dia, com ajuste da dose conforme a necessidade.

Os alvos (Quadro 19.2) de tratamento são manter o TSH < 5 mUI/L, (idealmente entre 0,5 a 2,0), T_4 e T_4L na metade superior do intervalo de normalidade para a idade, e o acompanhamento (Quadro 19.2) deve ser especialmente rigoroso até se atingir o alvo terapêutico e nos primeiros 2 ou 3 anos de vida.

Na comparação entre apresentações da levotiroxina, vale ressaltar que, em pacientes com sonda nasoenteral ou gastrostomia, o Levoid apresenta melhor diluição e, para pacientes pediátricos com intolerâncias específicas, a marca Puran T_4 e Levoid não possuem lactose no excipiente, e a marca Euthyrox não possui corantes.

Em situações em que o diagnóstico não fica completamente estabelecido (suspeita de transitoriedade em prematuros e crianças criticamente doentes) ou quando o diagnóstico etiológico não pode ser determinado, recomenda-se iniciar o tratamento visando a evitar as graves complicações do hipotireoidismo não tratado. Nesses pacientes, após o terceiro ano de vida (período crítico da formação neuronal), recomenda-se suspensão temporária do tratamento para definição da persistência ou não do quadro.

TABELA 19.3 Doses de tiroxina por idade	
Idade	Dose (µg/kg/dia)
0–1 mês	10–15
1–6 meses	8–10
7–11 meses	6–8
1–5 anos	5–6
6–10 anos	3–4
11–20 anos	2–3
Adultos	1–2

QUADRO 19.2
Seguimento e monitorização

Seguimento: monitorizar TSH e T_4 e/ou T_4L

Inicialmente na 2ª e 4ª semana de tratamento
Primeiros seis meses: a cada 1–2 meses
Seis meses a três anos de vida: a cada 2–3 meses
Após, a cada 6–12 meses
Em 4–6 semanas após mudança de dose

Alvos terapêuticos

T_4L: metade superior do normal para idade
T_4: 10–16 µg/dL nos primeiros dois anos de vida; após, na metade superior do normal
TSH: < 5 mUI/L; idealmente, 0,5–2,0 mUI/L

TSH, tireotrofina; T_4L, tiroxina livre; T_4, tiroxina.
Fonte: Adaptado de LaFranchi.[4]

Durante o tratamento, é importante monitorizar o desenvolvimento psicomotor, a curva de crescimento e o desenvolvimento puberal, que pode ser atrasado, assim como a idade óssea. Alguns pacientes podem apresentar hipoacusia associada e devem ser observados.

Recém-nascidos de mães com tireopatia

O nascimento de crianças cuja mãe é portadora de tireopatia é uma situação clínica frequente na prática clínica. De forma geral, quando a doença materna não é grave e seu manejo é adequado, os riscos para o RN são mínimos.

A situação clínica mais comum, filhos de mães com hipotireoidismo primário, é associada a uma maior incidência de retestagem do *screening* do pezinho. Essas crianças estão expostas a um risco maior de hipotireoidismo congênito, em geral transitório, pela passagem placentária de anticorpos (antiTPO) maternos. Adicionalmente, se houve um controle inadequado do hipotireoidismo materno, há um maior risco de comprometimento cognitivo (em especial no primeiro trimestre, quando a tireoide fetal ainda não está ativa), porém a relevância clínica dessa alteração é questionável. Deve-se atentar para o fato de que os suplementos vitamínicos comumente prescritos na gestação são ricos em cálcio e ferro, o que pode inibir a absorção de levotiroxina materna. Apesar deste risco, o manejo dessas crianças é semelhante ao da população geral, devendo ser submetidas ao rastreamento e tratamento se houver indicação. Em raras situações, o diagnóstico de bócio fetal por ultrassonografia pode sugerir hipotireoidismo, que pode ser confirmado por medida de T_4 e TSH por cordocentese. Há relatos de tratamento com injeção intra-amniótica de levotiroxina resultando em resolução do bócio.

No caso de filho de mãe com hipertireoidismo, o manejo é mais complexo, uma vez que ele pode apresentar alterações intra-útero ou ao nascimento provocadas por diferentes mecanismos de ação, seja pelos anticorpos relacionados à doença de Graves (TRAb), que podem cruzar a barreira placentária e ter efeitos deletérios no feto, bem como pelos medicamentos antitireoideanos que também cruzam esta barreira, são secretados no leite materno e podem ter efeitos no feto e RN.

A primeira situação – hipertireoidismo fetal – é encontrada em até 5% das gestações em mulheres com doença de Graves e manifesta-se com restrição do crescimento intrauterino, prematuridade, baixo peso, taquicardia fetal, bócio fetal e craniossinostose. Casos mais graves podem apresentar insuficiência cardíaca e óbito fetal.

É importante ressaltar que essa complicação pode ocorrer mesmo se a mãe houver sido submetida a tratamentos definitivos (iodo radioativo ou cirurgia), pois, apesar do controle do hipertireoidismo, os anticorpos podem manter-se em altos títulos. Em geral, as complicações fetais e neonatais são relacionadas com o grau de controle do hipertireoidismo.

A recomendação atual para gestantes com doença de Graves ativa ou prévia é o acompanhamento do crescimento fetal e taquicardia fetal, bem como dosagem materna dos anticorpos TRAb: se os níveis forem > 3 vezes o limite superior do normal, deve-se investigar o feto.

O ideal é o tratamento definitivo antes do planejamento de engravidar. Caso a paciente engravide com doença ativa, há indicação de tratamento com medicações antitireoideanas para o controle estrito do hipertireoidismo, com um alvo de T_4 livre no limite superior da normalidade. Ambos os medicamentos têm efeito teratogênico, com a incidência de malformações fetais variando de 2 a 10% e diferindo de perfil entre o propiltiouracil (8,0%) e o tapazol (9,1%). Os efeitos teratogênicos com ambos incluem estenose anal, aplasia cutânea, defeitos cardíacos congênitos e anormalidades gastrintestinais, os associados ao propiltiouracil foram defeitos de membros e malformações de face e pescoço e os efeitos teratogênicos associados com metimazol foram onfalocele e atresia de coanas. O Guideline da American Thyroid Association de 2011 sugere que o propiltiouracil seja usado no primeiro trimestre e o tapazol a partir do segundo trimestre da gestação, apesar de evidências conflitantes posteriores.[5] O uso de iodo radioativo está contraindicado na gestação, e a tireoidectomia somente pode ser realizada durante o segundo trimestre, porém com um risco de perda fetal de 5% ou mais.

Nas crianças com suspeita de hipertireoidismo fetal, a ultrassonografia é fundamental para avaliar a presença de bócio e confirmar o hipertireoidismo pelo aumento do fluxo da glândula. Ela deve ser realizada idealmente uma vez ao mês a partir de 22 semanas de gestação. O uso de cordocentese para confirmar os achados ecográficos é um procedimento de exceção, reservado apenas para casos duvidosos (em que se considera tratamento). Se confirmado o hipertireoidismo fetal, o tratamento consiste na administração de medicamentos antitireoideanos para a mãe (independente da função tireoideana desta) visando ao controle da doença no feto. Nestes RNs, está indicada avaliação de função tireoideana de 3 a 5 dias de vida, assim como dosagem de anticorpos e avaliação do núcleo de ossificação distal do fêmur.

Por fim, quando a doença materna exigir o uso de antitireoideanos no período de lactação, recomenda-se o uso de metimazol, uma vez que o propiltiuracil está relacionado com hepatotoxicidade grave. Recomenda-se a administração do metimazol em doses fracionadas e sempre imediatamente após a amamentação. Doses de metimazol de até 10 a 20mg ao dia parecem ser seguras; quando usadas doses maiores, recomenda-se a monitorização estrita (mensal) da função tireoideana da criança.

Referências

1. Elmlinger MW, Kuhnel W, Lambrecht HG, Ranke MB. Reference intervals from birth to adulthood for serum thyroxine (T4), triiodothyronine (T3), free T3, free T4, thyroxine binding globulin (TBG) and thyrotropin (TSH). Clin Chem Lab Med. 2001;39(10):973-9.
2. Williams FL, Simpson J, Delahunty C, Ogston SA, Bongers-Schokking JJ, Murphy N, et al. Developmentaltrends in cord and postpartum serumthyroidhormones in preterminfants. J Clin Endocrinol Metab. 2004;89(11):5314-20.
3. Pezzuti IL, Lima PP, Dias VM. Congenital hypothyroidism: the clinical profile of affected newborns identified by the newborn screening program of the state of Minas Gerais, Brazil. J Pediatr (Rio J). 2009;85(1):72-9.
4. LaFranchi SH. Approach to the diagnosis and treatment of neonatal hypothyroidism. J Clin Endocrinol Metab. 2011;96(10):2959-67.
5. Stagnaro-Green A, Abalovich M, Alexander E, Azizi F, Mestman J, Negro R, et al. Guidelines of the American Thyroid Association for the diagnosis and management of thyroid disease during pregnancy and postpartum. Thyroid. 2011;21(10):1081-125.

Leituras sugeridas

Kreisner E, Neto EC, Gross JL. High prevalence of extrathyroid malformations in a cohort of brazilian patients with permanent primary congenital hypothyroidism. Thyroid. 2005;15(2):165-9.

LaFranchi SH. Approach to the diagnosis and treatment of neonatal hypothyroidism. J Clin Endocrinol Metab. 2011;96(10):2959-67.

Léger J, Olivieri A, Donaldson M, Torresani T, Krude H, van Vliet G, et al. Congenital Hypothyroidism Consensus Conference Group.European Society for Paediatric Endocrinology consensus guidelines on screening, diagnosis, and management of congenital hypothyroidism. J Clin Endocrinol Metab. 2014;99(2):363-84.

Maciel LM, Kimura ET, Nogueira CR, Mazeto GMFS, Magalhães PKR, Nascimento ML, et al. Hipotireoidismo congênito: recomendações do departamento de tireoide da sociedade brasileira de endocrinologia e metabologia. Arq Bras Endocrinol Metab. 2013;57(3):184-92.

Rabbiosi S, Vigone MC, Cortinovis F, Zamproni, I, Fugazzola L, Persani L, et al. Congenital hypothyroidism with Eutopic thyroid gland: analysis of clinical and biochemical features at diagnosis and after reevaluation. J Clin Endocrinol Metab. 2013; 98(4):1395-402.

Rivkees SA. Propylthiouracil versus methimazole during pregnancy: an evolving tale of difficult choices. J Clin Endocrinol Metab. 2013;98(11):4332-5.

20

Hipertireoidismo

José Miguel Dora
Rafael Selbach Scheffel
Ana Luiza Maia

Definição

O termo hipertireoidismo se aplica às doenças caracterizadas por hiperfunção da glândula tireoide, e o termo tireotoxicose se refere às manifestações clínicas e bioquímicas do excesso de hormônios tireoideanos em nível tecidual, independente da etiologia.

Epidemiologia

A tireotoxicose é uma doença relativamente comum. Na Inglaterra, apresenta uma prevalência de 2% em mulheres e 0,2% em homens, ao passo que, nos EUA, estima-se que a doença acometa 0,4% da população. Na Europa, apresenta uma incidência de 3/1.000 mulheres/ano, e o risco calculado de mulheres e homens desenvolverem hipertireoidismo em alguma fase de suas vidas é de 5 e 1%, respectivamente. A doença de Graves é a causa mais comum de tireotoxicose (60 a 80%), seguida por bócio multinodular tóxico (BMNT: 10 a 30%), adenoma tóxico (2 a 10%) e tireoidites.

Quadro clínico

O quadro clínico da tireotoxicose é resultado final dos efeitos de quantidades excessivas dos hormônios tireoideanos. De modo geral, é observada uma correlação entre os níveis hormonais e a apresentação clínica. O aumento do metabolismo celular leva à produção de energia e ao aumento da termogênese, com as manifestações clínicas de intolerância ao calor, sudorese, pele quente e úmida. O aumento do consumo de oxigênio com hipermetabolismo acarreta perda de peso e disfunção muscular. Observa-se aumento do inotropismo, da contratilidade e da frequência cardíaca (FC) e redução da resistência vascular periférica, com consequente aumento do débito cardíaco (DC). No hipertireoidismo prolongado e mais grave, essas alterações podem culminar em miocardiopatia com insuficiência cardíaca congestiva (ICC). Os principais sinais e sintomas da tireotoxicose estão resumidos no Quadro 20.1.

Em idosos, no entanto, o quadro clínico pode ser ausente ou discreto, manifestando-se por meio de arritmias cardíacas (fibrilação atrial [FA]) ou depressão (hipertireoidismo apático).

Diagnóstico

A avaliação inicial do paciente com suspeita de hipertireoidismo deve incluir história clínica e exame físico cuidadoso, com o objetivo de buscar o diagnóstico e estabelecer a sua etiologia. A história deve avaliar a presença de sintomas de tireotoxicose, tempo de início dos sintomas, história de excesso de exposição ao iodo (realização de exames com contraste iodado ou uso de compostos com alto teor de iodo), gestação recente (tireoidite pós-parto) ou história familiar de doença tireoideana autoimune (doença de Hashimoto ou doença de Graves). No exame físico, deve ser avaliada a presença de bócio (difuso ou nodular; sensível ou doloroso), sopro tireoideano, dor à palpação da tireoide, tremor, taquicardia, sinais oculares, alterações na pele e cabelos. A presença de sinais como hiperemia conjuntival e palpe-

QUADRO 20.1
Sinais e sintomas de tireotoxicose

Sinais	Sintomas
Aumento da temperatura corporal, calor irradiante, hiperidrose	Intolerância ao calor
	Fraqueza/Fadiga
Fraqueza muscular	Palpitações
Taquicardia, fibrilação atrial	Disfagia
Bócio	Nervosismo
Taquipneia	Perda de peso
Tremores	Rouquidão
Atrofia tenar e hipotenar	Queda de cabelos
Alopecia, cabelos finos e brilhantes	Alterações no ciclo menstrual
Oligomenorreia	Sensação de corpo estranho nos olhos

bral, edema palpebral, quemose, paralisia de músculos extraoculares ou exoftalmia são característicos da oftalmopatia da doença de Graves.

Exames complementares

A avaliação inicial consiste na determinação do nível sérico da tireotrofina (TSH), tiroxina (T_4) tiroxina livre (T_4L) e tri-iodotironina (T_3). A determinação dos níveis do TSH, por meio de metodologia ultrassensível (sensibilidade funcional < 0,02 mUI/L), é o método mais sensível para diagnóstico de tireotoxicose (sensibilidade de 95%, especificidade de 92%). A grande maioria dos pacientes com tireotoxicose apresenta TSH baixo ou indetectável, com exceção dos raros casos com adenoma hipofisário secretor de TSH ou com síndrome de resistência aos hormônios tireoideanos. Níveis de TSH dentro dos limites de referência (0,4 a 4,5 mUI/L) excluem o diagnóstico, e valores reduzidos (< 0,2 mUI/L) confirmam a suspeita clínica e indicam a continuidade da investigação (Figura 20.1). A combinação de concentração sérica normal de T_4L com TSH baixo sugere o diagnóstico de hipertireoidismo recente ou leve (subclínico). Pacientes com doenças sistêmicas graves ou em uso de medicamentos (corticosteroides ou dopamina) podem apresentar níveis séricos de T_4L normais e TSH baixos. Em casos suspeitos de tireotoxicose factícia (ingestão de hormônios tireoideanos), níveis séricos baixos ou indetectáveis de tireoglobulina sérica podem ser úteis no diagnóstico.

O T_3 é o hormônio metabolicamente ativo e estudos têm demonstrado que níveis séricos elevados de T_3 têm valor prognóstico para recorrência do hipertireoidismo após tratamento cirúrgico ou com medicamentos antitireoideanos e desenvolvimento ou piora do quadro de oftalmopatia após tratamento com ^{131}I na doença de Graves.

A dosagem do anticorpo antirreceptor de TSH (TRAb) pode auxiliar na avaliação de pacientes eutireoideanos com oftalmopatia de Graves e nos que intercalam períodos de hiper e hipotireoidismo devido a flutuações nos anticorpos bloqueadores e estimuladores do receptor do TSH. Também pode ser útil no diagnóstico diferencial entre tireoidite silenciosa e doença de Graves induzida por sobrecarga de iodo. Em gestantes com doença de Graves, o TRAb é utilizado também para determinar o risco de disfunção tireoideana neonatal (passagem transplacentária dos anticorpos estimuladores ou inibidores). A dosagem do TRAb é raramente necessária para o diagnóstico do hipertireoidismo de Graves, sendo indicada apenas em casos selecionados.

A taxa de captação de iodo avaliada pela utilização de iodo radioativo (^{131}I ou ^{123}I) permite diferenciar as causas de tireotoxicose associadas ao aumento da captação (hipertireoidismo) daquelas com captação baixa ou ausente. Na tireotoxicose consequente à hiperfunção da tireoide (Quadro 20.2), a captação de iodo está elevada devido à ação de estimuladores tireoideanos não fisiológicos como os TRAb (doença de Graves) ou gonadotrofina coriônica humana (mola hidatiforme, coriocarcinoma), ou da presença em excesso do TSH (adenomas hipofisários). O hipertireoidismo também pode ocorrer como consequência de mutações no receptor do TSH, causando ativação contínua desse receptor e surgimento de neoplasias que vão constituir os cha-

```
Suspeita clínica de hipertireoidismo
              │
         TSH, T₄L e T₃
         ┌────┴────┐
   TSH↓ e T₄L/T₃↑        TSH↑ e T₄L/T₃↑
   ┌────┴────┐                │
Bócio difuso   Diagnóstico    Adenoma hipofisário
ou quadro      indefinido     secretor de TSH
clínico                       Resistência
sugestivo                     hipofisária a T₃ e T₄
   │              │
Doença de      Captação de ¹³¹I
Graves         ┌────┴────┐
             Alto        Baixo
          ┌───┴───┐    ┌───┼───┬─────────┐
      Bócio    Nódulo(s) ↑VSG  Tireoglobulina  AntiTPO+
      difuso     │       + Dor  baixa,
                 │              ausência
         Cintilografia          de bócio
         da tireoide
       ┌────┴────┐     │          │           │
    Bócio      Adenoma Tireoidite Ingesta     Tireoidite
    multinodular tóxico subaguda  exógena     silenciosa,
    tóxico,                       de T₄       Hashimoto
    doença de                     (p. ex.,
    Graves                        tireotoxi-
    sobreposta à                  cose factícia)
    doença nodular
```

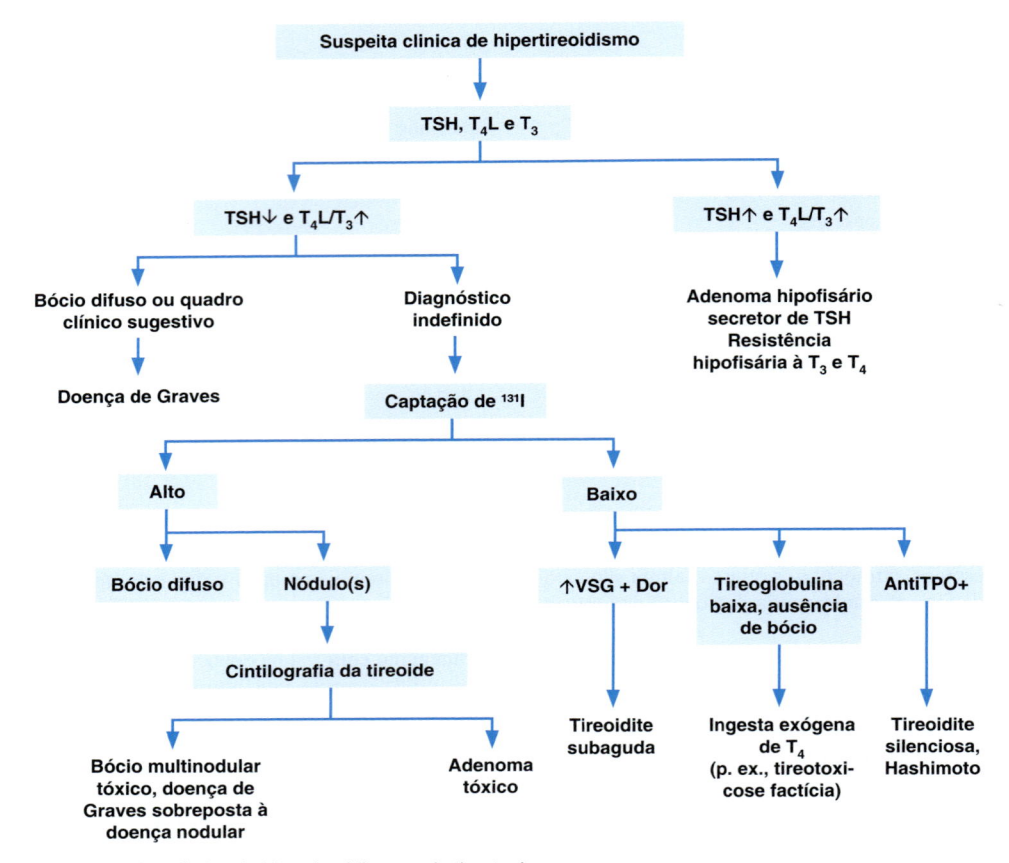

FIGURA 20.1 Diagnóstico do hipertireoidismo e da tireotoxicose.

mados adenomas tóxicos. Por outro lado, a tireotoxicose na ausência de hiperfunção da glândula tireoide (Quadro 20.3) está associada à captação reduzida do radioiodo. A origem do excesso de hormônios tireoideanos pode ser exógena (tireotoxicose factícia), secundária ao extravasamento de hormônios pré-formados na tireoide (tireoidites) ou devido à produção ectópica de hormônios tireoideanos (*struma ovarii*, carcinoma folicular metastático).

A cintilografia de tireoide evidencia a distribuição do radiomarcador na glândula e tem indicações limitadas na avaliação do hipertireoidismo. É caracteristicamente difusa na doença de Graves e heterogênea no BMNT (focos de hipercaptação entremeados com áreas hipocaptantes). A principal indicação da cintilografia é na suspeita de adenoma folicular hiperfuncionante (nódulo quente). A ultrassonografia (US) da tireoide não está indicada rotineiramente na avaliação do hipertireoidismo e está reservada somente nos casos de nódulo tireoideano pela palpação. No entanto, quando o exame da captação de iodo não pode ser realizado ou é contraindicado (gestação e amamentação), ou ainda não for elucidativo no diagnóstico (exposição recente ao iodo), a US da tireoide com *Doppler* pode ser útil no diagnóstico etiológico. A *Doppler*fluxometria da tireoide pode contribuir para o diagnóstico diferencial dos subtipos de tireotoxicose induzida por amiodarona (tipos 1 e 2) e entre doença de Graves e tireoidite destrutiva.

Diagnóstico diferencial da tireotoxicose

O diagnóstico diferencial da tireotoxicose é de extrema importância, uma vez que o tratamento é diferente para cada causa. Para a diferenciação, são utilizados dados clínicos, laboratoriais e de exames de imagem.

QUADRO 20.2
Causas de hipertireoidismo

Descrição	Mecanismo
Doença de Graves	Estímulo tireoidiano anormal pelos anticorpos TRAbs
Nódulo hiperfuncionante	Adenoma folicular autônomo; ativação mantida dos receptores do TSH
BMNT tóxico	Múltiplos nódulos autônomos funcionantes
Hashitoxicose	Doença tireoideana autoimune com sobreposição da doença de Graves e da doença de Hashimoto
Tireotoxicose Jod-Basedow	Sobrecarga de iodo na presença de nódulos autônomos e doença de Graves
Hiperemese *gravidarum*	Ligação hCG aos receptores do TSH
Mola hidatiforme	Ligação da hCG aos receptores do TSH
Coriocarcinoma	Ligação da hCG aos receptores do TSH
Adenoma hipofisário	Superprodução de TSH

hCG, gonadotrofina coriônica humana (do inglês *human chorionic gonadotropin*); TSH, tireotrofina; BMNT, bócio multinodular tóxico; TRAb, anticorpo antirreceptor de TSH.

Causas de tireotoxicose

TIREOTROFINA SUPRESSA COM CAPTAÇÃO DE ^{131}I NORMAL OU ELEVADA

Doença de Graves (Bócio difuso tóxico): Causa mais comum de hipertireoidimo em indivíduos jovens (20 a 50 anos). Geralmente, o quadro clínico é exuberante, com sinais e sintomas característicos de tireotoxicose (Quadro 20.1). A tireoide está difusamente aumentada, e a presença de sopro sobre a glândula tireoide é patognomônico dessa patologia. As outras manifestações clássicas da doença de Graves, oftalmopatia infiltrativa e mixedema pré-tibial, podem estar presentes em cerca de 30 e 5% dos casos, respectivamente.

Adenoma tóxico ou bócio multinodular tóxico: Mais comum em idosos. Caracteriza-se pela presença de nódulo único, ou múltiplos palpáveis; cintilografia da tireoide revela aumento de captação do ^{131}I nas áreas correspondentes aos nódulos. Em alguns casos, ocorre apenas elevação dos níveis de T_3 (tireotoxicose por T_3).

Mola hidatiforme/Coriocarcinoma: Níveis séricos de gonadotrofina coriônica humana elevados.

TIREOTROFINA SUPRESSA COM CAPTAÇÃO DE ^{131}I REDUZIDA

Tireoidites subagudas:
- **Tireoidite subaguda ou viral:** Dor cervical, hipersensibilidade à palpação, elevação da velocidade de sedimentação globular (VSG).
- **Tireoidite silenciosa ou linfocítica:** Bócio indolor, de consistência firme e níveis elevados de anticorpos microssomais (anticorpos antiTPO).

QUADRO 20.3
Causas de tireotoxicose na ausência de hipertireoidismo

Descrição	Mecanismo
Tireotoxicose factícia	Dose excessiva de medicações contendo hormônios tireoideanos
Tireoidite de Quervain	Inflamação subaguda da tireoide com ruptura dos folículos e liberação dos hormônios tireoideanos
Tireoidite silenciosa ou pós-parto	Processo autoimune subagudo com infiltração linfocitária da tireoide, citotoxicidade mediada por anticorpos e descarga de hormônios tireoideanos na circulação
Struma ovarii	Tecido tireoideano ectópico localizado em cisto dermoide de ovário
Tireoidite induzida por amiodarona	Destruição dos folículos com descarga dos hormônios tireoideanos na circulação
Carcinoma folicular metastático	Em geral, carcinoma folicular causando excessiva e autônoma produção de hormônios tireoideanos

- **Tireoidite pós-parto:** Ocorre nos 12 primeiros meses pós-parto; a tireoide é indolor e os anticorpos antiTPO estão elevados.

Tireotoxicose factícia: Níveis séricos de tireoglobulina diminuídos.

Carcinoma folicular metastático: Captação do radioisótopo pelas metástases.

Teratoma (*struma ovarii*): Captação do radioisótopo pelo teratoma.

TIREOTROFINA NORMAL OU AUMENTADO (MUITO RARO)

Adenoma hipofisário secretor de TSH: Tumor hipofisário na tomografia computadorizada (TC) ou ressonância magnética (RM).

Síndrome da resistência aos hormônios tireoideanos: Ocorre devido a mutações dos receptores dos hormônios tireoideanos, caracterizando-se por níveis de TSH, T_4 e T_3 aumentados, com hipófise normal ao exame de imagem.

TIREOTROFINA INDETECTÁVEL E TIROXINA LIVRE NORMAL

- **Tireotoxicose por T_3:** Aumento do T_3 com T_4L normal ocorre em menos de 5% dos pacientes com tireotoxicose.
- **Hipertireoidismo recente ou subclínico.**
- **Indivíduos hospitalizados com doenças sistêmicas graves** podem ter nível de TSH indetectável, T_4 baixo ou normal baixo e T_4L normal (síndrome do eutireoideano doente); esses pacientes também podem apresentar T_3 baixo devido à redução da conversão periférica do T_4 para T_3.

Tratamento

O tratamento com β-bloqueadores deve ser considerado em pacientes sintomáticos, com suspeita ou diagnóstico de tireotoxicose. Estes medicamentos diminuem os sintomas de ativação adrenérgica: FC, palpitações, tremores, sudorese, labilidade emocional e intolerância ao exercício. Os β-bloqueadores frequentemente utilizados são propranolol (dose de 80 a 320 mg ao dia, em 2 a 4 tomadas), atenolol (dose de 25 a 100 mg ao dia, em uma tomada) e metoprolol (dose de 50 a 300 mg ao dia, em 1 a 2 tomadas). Os bloqueadores de canais de cálcio, verapamil e diltiazem, administrados oralmente, podem ser utilizados nos casos de contraindicação ao uso de β-bloqueadores.

No BMNT e no adenoma tóxico, o controle do hipertireoidismo por meio do uso de antitireoideanos é temporário, e o tratamento de escolha deve ser a ablação com ^{131}I ou tireoidectomia. A alcoolização dos nódulos por injeção percutânea guiada por US ou mesmo a ablação térmica com *laser* podem ser utilizados como tratamentos alternativos em casos selecionados.

As tireoidites destrutivas caracterizam-se pela inflamação da tireoide e consequente liberação desregulada dos hormônios tireoideanos, secundária à destruição dos folículos tireoideanos e proteólise da tireoglobulina armazenada. As manifestações clínicas da tireotoxicose são, na maioria das vezes, mais leves do que nas outras causas de hipertireoidismo e têm curso autolimitado (com duração de 2 a 6 semanas). Por estas razões, recomenda-se o tratamento com β-bloqueadores somente naqueles pacientes sintomáticos. Não é recomendado o uso de medicamentos antitireoideanos, uma vez que a causa da tireotoxicose não é decorrente do aumento da produção dos hormônios tireoideanos. O uso de radioiodo também não é indicado, pois a captação é caracteristicamente baixa nas tireoidites. Naqueles raros pacientes em que a tireotoxicose se apresenta com maior gravidade, existem relatos de uso de contrastes iodados com objetivo de controle mais rápido dos níveis de hormônios tireoideanos.

O tratamento da doença de Graves tem como objetivo reduzir sintomas decorrentes do excesso de hormônios tireoideanos nos tecidos periféricos e evitar complicações. As opções de tratamento que visam a controlar o hipertireoidismo de forma definitiva devem ser consideradas. Isto pode ser feito com a diminuição da síntese dos hormônios tireoideanos utilizando-se medicamentos antitireoideanos, destruição de tecido tireoideano com ^{131}I ou tireoidectomia total. Os três tratamentos apresentam vantagens e desvantagens, sendo que os dois últimos são considerados tratamentos definitivos. A escolha de uma modalidade em detrimento de outras é muito variável e deve ser feita baseada em características clínicas, socioeconômicas e preferências do médico assistente e do paciente.

Medicamentos antitireoideanos

Os medicamentos antitireoideanos, metimazol e propiltiouracil, agem inibindo a síntese de hormônios pela tireoide por meio da interferência na utilização do iodeto e na reação de acoplamento, ambas as reações catalisadas pela peroxidase tireoideana. O propiltiouracil apresenta ainda ação inibitória sobre a conversão intratireoideana e periférica do T_4 para T_3. Os medicamentos antitireoideanos são muito efetivos no controle do hipertireoidismo durante seu uso, porém os índices de remissão de doença de Graves em pacientes tratados com medicamentos antitireoideanos ficam em torno de 40%. Pacientes com doença de Graves com bócio de pequeno volume e níveis de T_3 não muito elevados têm maiores chances de atingir remissão após controle do hipertireoidismo com o uso desses medicamentos por 12 a 18 meses.

O metimazol é o medicamento de primeira escolha na maioria dos pacientes com doença de Graves, ficando o propiltiouracil como o medicamento de escolha para gestantes no primeiro trimestre. As doses iniciais de metimazol variam de 5 a 10 mg/dia para os casos leves, podendo chegar a até 40 mg/dia para os casos graves, sempre em uma dose diária. Após controle do hipertireoidismo, na maioria dos pacientes, a dose de metimazol pode ser progressivamente reduzida para níveis de manutenção de 5 a 10 mg/dia. A dose inicial de propiltiouracil é de 300 a 600 mg/dia, em 2 a 3 tomadas, podendo ser reduzida até a dose de 100 a 200 mg ao dia.

Os efeitos colaterais leves (*rash* cutâneo, prurido, urticária ou artralgia) ocorrem em 1 a 5% dos pacientes em uso destes medicamentos. Efeitos colaterais graves (poliartrite, agranulocitose, anemia aplástica, trombocitopenia, hepatite, vasculites, síndrome lúpus-*like*, hipoprotrombinemia e hipoglicemia) são descritos em aproximadamente 1% dos pacientes. A agranulocitose é o mais frequente dos efeitos colaterais graves, e o paciente deve ser orientado a procurar o médico e suspender o medicamento se apresentar febre, odinofagia ou lesões na mucosa oral.

Iodo radioativo (^{131}I)

O ^{131}I é um tratamento seguro, definitivo, de baixo custo, de fácil administração e de efeito rápido. Administrado via oral, em nível ambulatorial, é considerado uma terapia definitiva para pacientes com hipertireoidismo por doença de Graves, adenoma tóxico ou BMNT. Exceto pela indução de hipotireoidismo iatrogênico, nenhum efeito colateral significativo tem sido relatado. Antes da administração de ^{131}I para mulheres em idade fértil, é importante excluir gravidez e assegurar uso de método contraceptivo eficaz por 6 a 12 meses após a dose.

Em pacientes com doença de Graves, o controle do hipertireoidismo ocorre em cerca de 2 a 3 meses após a dose de ^{131}I, e as taxas de cura em um ano ficam em torno de 85%. A incidência de hipotireoidismo depende da dose de ^{131}I, chegando a até 80% no primeiro ano nos pacientes tratados com altas doses de ^{131}I.

A dose de ^{131}I pode ser calculada ou empírica. Para cálculo da dose, utilizam-se fórmulas que levam em consideração o tamanho da glândula e a captação de ^{131}I em 24 horas (em geral, recomenda-se 160 a 200 μCi por grama de tecido tireóideo). A dose empírica, em geral, é de 10 a 15 mCi. Estudos comparativos demonstraram que não há superioridade em calcular a dose em relação a taxas de cura e taxas de hipotireoidismo.

Tireoidectomia total

Antes muito utilizada, a tireoidectomia total, hoje, é raramente indicada para pacientes com doença de Graves. As indicações nas quais a tireoidectomia total persiste como primeira opção terapêutica são preferência do paciente, sintomas compressivos, nódulos suspeitos ou malignos e gestantes com intolerância a medicamentos antitireoideanos. Idealmente, deve ser realizada em paciente com hipertireoidismo controlado, para evitar riscos de taquiarritmias perioperatórias.

As evidências sugerem que não há benefício na melhora da oftalmopatia em pacientes com doença de Graves submetidos à tiroidectomia total. Portanto, o tratamento de pacientes com doença de Graves com tiroidectomia, objetivando melhora do quadro ocular, é discutível.

A vantagem da cirurgia é que ela permite o controle rápido e efetivo do hipertireoidismo. Os riscos de hipoparatireoidismo e de lesão de nervo laríngeo recorrente ficam em torno de 1 a 2% nos melhores centros, porém com relatos em algumas séries de até 5 a 10% dessas complicações. O hipotireoidismo pós-operatório é uma consequência da cirurgia.

Iodeto

O iodeto diminui a síntese de T_4 e T_3 pela tireoide pela inibição da organificação do iodo (efeito Wolff-Chaikoff). É utilizado nos casos em que o controle rápido dos níveis hormonais é necessário, como hipertireoidismo grave ou como preparação para cirurgia. O efeito é rápido, porém dura apenas alguns dias/semanas, ocorrendo, após esse período, "escape" glandular. As formulações utilizadas são de solução de Lugol (3 a 5 gotas, 3 vezes ao dia) e de iodeto de potássio (1 gota, 3 vezes ao dia).

Glicocorticoides

Em doses elevadas, os glicocorticoides bloqueiam a conversão de T_4 em T_3. Devido aos seus efeitos adversos, raramente são usados para controle dos níveis hormonais, sendo utilizados apenas em pacientes com crise tireotóxica grave.

O uso de glicocorticoides está indicado no tratamento e na prevenção de piora da oftalmopatia de Graves. Em pacientes com oftalmopatia moderada/grave em atividade, para os quais se considera o tratamento com ^{131}I, o uso de glicocorticoide (prednisona 0,3 a 0,5 mg/kg/dia) concomitante a dose de ^{131}I mostrou benefício na prevenção de piora da oftalmopatia. Em pacientes com oftalmopatia grave, o glicocorticoide pode ser usado para o tratamento, de forma oral (prednisona 40 mg ao dia) ou intravenosa (pulsoterapia com metilprednisona na dose de 500 a 1.000 mg/dia por três dias, com 2 a 4 semanas de intervalo).

Leituras sugeridas

Bahn Chair RS, Burch HB, Cooper DS, Garber JR, Greenlee MC, Klein I, et al. Hyperthyroidism and other causes of thyrotoxicosis: management guidelines of the American Thyroid Association and American Association of Clinical Endocrinologists. Thyroid. 2011;21(6):593-646.

Maia AL, Scheffel RS, Meyer EL, Mazeto GM, Carvalho GA, Graf H, et al. The Brazilian consensus for the diagnosis and treatment of hyperthyroidism: recommendations by the Thyroid Department of the Brazilian Society of Endocrinology and Metabolism. Arq Bras Endocrinol Metabol. 2013;57(3):205-32.

Ross DS. Radioiodine therapy for hyperthyroidism. N Engl J Med. 2011;364(6):542-50.

21

Tireoidites

Erika Laurini de Souza Meyer
Ana Luiza Maia

Definição

As tireoidites são caracterizadas pela presença de reação inflamatória da glândula tireoide decorrente de diversas etiologias. As tireoidites podem ser classificadas de acordo com o curso clínico, a patogênese ou a apresentação clínica. A Tabela 21.1 demonstra os tipos de tireoidites conforme o curso clínico.

TABELA 21.1 Tipos de tireoidites conforme o curso clínico

Tipo	Causa	Apresentação clínica	Função tireoideana	Captação ^{131}I em 24 horas
Tireoidite aguda				
Supurativa	Infecção (não viral)	Dolorosa	Normal	Normal
Radiação ou trauma	Destruição do parênquima glandular	Dolorosa	Hiper, hipo ou normal	< 5%
Tireoidite subaguda				
Subaguda Granulomatosa	Infecção (Viral)	Dolorosa	Hiper e/ou hipo; normal	< 5%
Subaguda Linfocítica	Autoimune	Não dolorosa	Hiper e/ou hipo; normal	< 5%
Pós-parto	Autoimune	Não dolorosa	Hiper e/ou hipo; normal	< 5%
Tireoidite aguda/subaguda				
Induzida por medicamentos				
Amiodarona	Inflamação	Não dolorosa	Hiper ou hipo	Baixa
Interferon-α	Inflamação	Não dolorosa	Hiper ou hipo	Baixa
Interleucina-2	Inflamação	Não dolorosa	Hiper ou hipo	Baixa
Lítio	Autoimune	Não dolorosa	Hiper e/ou hipo; normal	Baixa
Tireoidite crônica				
Tireoidite de Hashimoto	Autoimune	Não dolorosa	Normal ou hipo	Normal ou baixa
Tireoidite de Riedel	Fibrose	Não dolorosa	Normal ou hipo	Normal ou baixa

Tireoidites agudas

Tireoidite supurativa (tireoidite infecciosa, tireoidite bacteriana)

DEFINIÇÃO E ETIOLOGIA: É uma forma de tireoidite causada por infecção bacteriana (*Staphylococcus aureus*, *Streptococcus pyogenes* e *Streptococcus pneumoniae*), fúngica ou por organismos anaeróbios. Os fatores predisponentes para tireoidite supurativa incluem defeitos anatômicos na região cervical, como persistência de ducto tireoglosso ou fístula do seio piriforme, idade avançada e imunossupressão. A infecção atinge a glândula via hematogênica ou linfática, ou através das estruturas adjacentes.

EPIDEMIOLOGIA: Muito rara

QUADRO CLÍNICO: Os pacientes apresentam-se com dor cervical de início súbito, unilateral, acompanhada de febre, calafrios e outros sinais e sintomas de doença infecciosa aguda. A região cervical apresenta massa unilateral dolorosa, podendo haver flutuação (sinal que, geralmente, diferencia do quadro de tireoidite subaguda). A dor é, em geral, intensa, com alívio após drenagem. A pele sobre a tireoide pode apresentar-se eritematosa.

DIAGNÓSTICO: Os achados laboratoriais incluem leucocitose com desvio à esquerda, função tireoideana e captação de ^{131}I normais. A ultrassonografia (US) da tireoide estabelece o diagnóstico do abscesso. A cintilografia mostra ausência de captação na área afetada.

DIAGNÓSTICO DIFERENCIAL: É feito com a tireoidite subaguda granulomatosa e celulite da região cervical anterior.

TRATAMENTO: Recomenda-se a drenagem com cultura do material para identificação do agente patológico e emprego endovenoso (EV) de agentes antimicrobianos específicos.

Tireoidite induzida por radiação ou trauma

Aproximadamente 1% dos pacientes submetidos à radioiodoterapia para hipertireoidismo desenvolve tireoidite radioativa, caracterizada por dor local e exacerbação do hipertireoidismo. Um breve curso de anti-inflamatórios não esteroides (AINEs) ou, se necessário, prednisona 40 a 60 mg/dia aliviam a dor. O uso de β-bloqueadores está indicado para o bloqueio dos efeitos periféricos dos hormônios tireoideanos nos pacientes sintomáticos. As tireoidites também podem ser induzidas após radioterapia externa para linfomas ou cânceres de cabeça e pescoço e por traumas.

Tireoidites subagudas

Tireoidite granulomatosa (tireoidite de Quervain, tireoidite de células gigantes, tireoidite dolorosa)

DEFINIÇÃO E ETIOLOGIA: É a causa mais comum de dor na topografia tireoideana. Caracteriza-se por infiltração inflamatória autolimitada da glândula tireoide associada à infecção viral prévia das vias aéreas superiores.

EPIDEMIOLOGIA: É relativamente frequente; afeta 4 a 5 vezes mais as mulheres do que os homens, apresentando-se, em geral, entre 30 e 50 anos.

QUADRO CLÍNICO: Os pacientes apresentam dor cervical anterior ou referida para a orofaringe e ouvidos. Febre, fadiga, anorexia e mialgia são comuns. Mais de 50% dos pacientes têm história de infecção de vias aéreas superiores seguida pelas manifestações de tireoidite subaguda em dias ou semanas. O hipertireoidismo que ocorre em metade dos pacientes é devido ao dano citotóxico dos linfócitos T sobre as células foliculares tireoideanas e à liberação de grandes quantidades de tiroxina (T_4) e tri-iodotironina (T_3) na circulação. Esse processo, geralmente, é transitório, desaparecendo com o esgotamento das reservas hormonais. A doença propriamente dita começa (estágio 1) com quadro agudo de mal-estar, febre e dor na região cervical anterior. A dor tende a ser constante, geralmente em toda glândula, mas pode iniciar unilateralmente e com envolvimento posterior da região central, contralateral e irradiação para a região submandibular. Ao exame, palpa-se um bócio difuso ou nodular, firme, bem definido e bastante sensível. Outros achados incluem sinais e sintomas de tireotoxicose: sudorese, intolerância ao calor, ansiedade, tremores, taquicardia, palpitações e perda de peso. O quadro de tireotoxicose dura de 4 a 10 semanas e 30 a 50% dos pacientes evoluem para o estágio 2, com hipotireoidismo resultante da destruição das células foliculares. Esta fase dura entre 4 a 8 semanas, seguida, na maioria dos casos, pela recuperação completa da glândula (estágio 3) e eutireoidismo. O hipotireoidismo permanente ocorre em 10 a 15% dos pacientes.

DIAGNÓSTICO LABORATORIAL: Outros achados incluem a elevação da velocidade de sedimentação globular (VSG) (> 50 mm/h), elevação da tireoglobulina e da proteína C-reativa, leve anemia e leucocitose e baixa captação de ^{131}I (menos do que 5%). Os níveis de anticorpos antitireoperoxidase (antiTPO) e antitireoglobulina geralmente são normais; porém, 10 a 20% dos pacientes apresentam anticorpos antitireoideanos positivos na fase tireotóxica. Após a fase aguda, o T_3 e o T_4 diminuem para níveis normais ou subnormais seguidos pelo aumento do TSH e da captação de ^{131}I (2 a 4 semanas).

DIAGNÓSTICO DIFERENCIAL: É feito com outras causas de hipertireoidismo com baixa captação de ^{131}I (Tabela 21.2), tireoidite aguda supurativa, hemorragia intranodular da tireoide e abscesso dentário.

TRATAMENTO: Consiste no uso de AINEs para alívio da dor. O uso de prednisona 40 a 60 mg/dia fica reservado para os casos de ineficácia dos AINEs. Os sintomas de hipertireoidismo podem ser aliviados com o uso de propranolol (40 a 120 mg/dia) ou atenolol (25 a 50 mg/dia) até a normalização dos níveis séricos de T_3 e T_4. As tionamidas não são utilizadas, pois o hipertireoidismo não decorre da síntese aumentada de hormônios tireoideanos.

Tireoidite linfocítica subaguda (tireoidite silenciosa, tireoidite indolor)

DEFINIÇÃO E ETIOLOGIA: Variante da tireoidite autoimune crônica. A glândula tireoide apresenta infiltrado linfocitário semelhante à tireoidite de Hashimoto; porém sem evidência de fibrose, células de Hürthle ou folículos linfoides. Pode ser induzida por interferon-α e interleucina-2.

EPIDEMIOLOGIA: Pouco comum, sendo responsável por 1 a 5% de todos os casos de tireotoxicose. A idade ao diagnóstico é entre 30 e 40 anos, com prevalência sexo feminino/masculino de 2:1.

QUADRO CLÍNICO: Curso transitório de tireotoxicose, hipotireoidismo e recuperação completa da função tireoideana. Os achados clínicos mais importantes são tireotoxicose leve de curta duração (geralmente, de 1 a 4 semanas), bócio difuso discreto e ausência de oftalmopatia. O início e a severidade das manifestações são variáveis, e alguns pacientes são assintomáticos. A tireoide está aumentada e firme na maioria dos casos, simétrica e raramente maior do que 2 a 3 vezes o tamanho normal. A maioria dos pacientes se apresenta na fase de tireotoxicose, mas também pode apresentar-se com quadro de hipo ou eutireoidismo. Após a fase de tireotoxicose, 40% dos pacientes apresentam sintomas de hipotireoidismo por 4 a 8 semanas, seguidos pela recuperação completa. Em alguns casos, o hipotireoidismo pode ser permanente.

DIAGNÓSTICO: Os achados laboratoriais característicos são elevação das concentrações séricas de T_3 e T_4 e baixa captação de ^{131}I. A punção aspirativa por agulha fina demonstra alterações compatíveis com tireoidite linfocítica, confirmando o diagnóstico; porém, raramente, é necessária. Os resultados dos testes de função tireoideana variam dependendo do estágio da doença: na fase de tireotoxicose, ocorre extravasamento do conteúdo dos folículos para a circulação, com aumento da concentração total e livre dos hormônios tireoideanos, da tireoglobulina e supressão do TSH sérico. Os anticorpos antiTPO são positivos em 60% dos casos. O leucograma e a taxa de sedimentação de eritrócitos (VSG) podem ser elevados, sendo que o VSG raramente ultrapassa valores de 50 mm/hora.

DIAGNÓSTICO DIFERENCIAL: O principal diagnóstico diferencial é com a doença de Graves. A captação de ^{131}I elevada e a presença de anticorpos antirreceptor de TSH (TRAb) sugerem a presença de doença de Graves. É distinguida da tireoidite granulomatosa pela ausência de dor. Também devem ser excluídas outras causas de hipertireoidismo com baixa captação de ^{131}I (Tabela 21.2).

TRATAMENTO: Uso de β-bloqueadores para alívio dos sintomas de hipertireoidismo. As tionamidas não são indicadas, pois o hipertireoidismo é decorrente da liberação de hormônios pré-formados secundária à destruição glandular. A L-tiroxina está indicada no hipotireoidismo clínico, sendo retirada após 6 a 9 meses de tratamento.

Tireoidite pós-parto

O curso clínico e os achados patológicos são similares à tireoidite silenciosa, exceto que, por defini-

TABELA 21.2 Diagnóstico diferencial da tireotoxicose com baixa captação de ^{131}I

Patologia	Início dos sintomas	Tireoide	T_3 / T_4	Anticorpos tireoideanos
Tireoidite silenciosa	Súbito	Firme, não dolorosa, pouco aumentada	< 20/1	Positivos (50%)
Tireoidite subaguda	Súbito	Bócio doloroso	< 20/1	Positivos (transitório)
Induzido por iodo	Súbito	Multinodular	Variado	Negativos
Carcinoma folicular metastático	Gradual	Nódulo ou massa tumoral	Variado	Negativos
Struma ovarii	Gradual	Normal	Variado	Negativos
Factícia	Variado	Normal ou não palpável	Variado (tipo de preparação)	Negativos

T_3, tri-iodotironina; T_4, tiroxina.

ção, acomete mulheres até 1 ano após o parto (ou aborto). Ocorre de 8 a 10% das gestações e tende a recorrer em gestações subsequentes, especialmente nas pacientes com altos níveis de anticorpos antiTPO. Aproximadamente 50% das mulheres desenvolvem hipotireoidismo permanente dentro de nove anos de acompanhamento. Os fatores preditivos para o hipotireoidismo permanente incluem a ocorrência de hipotireoidismo na fase aguda da tireoidite pós-parto, presença de altos níveis anticorpos antiTPO e hipoecogenecidade do parênquima glandular à ultrassonografia (US). O tratamento é semelhante à tireoidite silenciosa, exceto que os β-bloqueadores devem ser usados com precaução na amamentação.

Tireoidite induzida por medicação

Pode apresentar curso clínico agudo ou subagudo. A amiodarona, o interferon-α, a interleucina-2 e o lítio podem causar tireoidite destrutiva, com hipertireoidismo ou hipotireoidismo, baixa captação ^{131}I e presença variável de anticorpos antiTPO. O tratamento é similar ao da tireoidite granulomatosa e linfocítica. As anormalidades tireoideanas normalmente se resolvem com a descontinuação do medicamento.

Tireoidites crônicas

Tireoidite linfocítica crônica (tireoidite de Hashimoto, tireoidite crônica autoimune)

DEFINIÇÃO E ETIOLOGIA: A tireoidite de Hashimoto é uma condição autoimune caracterizada pela infiltração linfocítica da glândula tireoide e presença de células de Hürthle. É comum a associação com outras enfermidades endócrinas (diabetes melito [DM] tipo 1, Addison, hipoparatireoidismo primário e insuficiência gonadal primária) e autoimunes (anemia perniciosa, vitiligo, artrite reumatoide, *miastenia gravis*, síndrome de Sjögren, hepatite crônica ativa, lúpus eritematoso e cirrose biliar primária).

EPIDEMIOLOGIA: É uma patologia comum; sua prevalência situa-se em torno de 5 a 15% em mulheres e 1 a 5% em homens. A incidência aumenta com a idade, com pico entre 40 e 60 anos. É a causa mais comum de hipotireoidismo adquirido na idade adulta.

QUADRO CLÍNICO: Na forma clássica, a tireoide está difusamente aumentada, com consistência firme e superfície irregular. O tamanho do bócio é variável, mas, com frequência, é de 2 a 3 vezes maior que o tamanho da tireoide normal. Em 10% dos pacientes, pode ocorrer atrofia glandular. A dor ou o desconforto são muito raros, bem como os sintomas compressivos. A tireoidite autoimune crônica é rara em crianças com menos de 5 anos; porém é responsável por aproximadamente 40% dos bócios em adolescentes. O curso clínico da doença é variável. Os pacientes podem ter uma função tireoideana normal, hipotireoidismo subclínico (TSH elevado com níveis séricos normais de T_4) ou hipotireoidismo franco (TSH elevado com níveis séricos baixos de T_4).

DIAGNÓSTICO: A presença de anticorpos antiTPO em títulos elevados é o mais sensível e específico marcador da doença, presente em 90 a 95% dos pacientes. Anticorpos antitireoglobulina podem estar presentes em 20 a 50% dos pacientes, porém não são sensíveis para o diagnóstico. A captação de ^{131}I pode estar baixa, normal ou alta, não sendo útil para o diagnóstico. A punção aspirativa com agulha fina deve ser feita em pacientes com nódulo suspeito. Embora o linfoma de tireoide seja raro, a tireoidite de Hashimoto é o único fator de risco conhecido. Em pacientes com tireoidite de Hashimoto e bócio de crescimento rápido, deve ser realizada biópsia excisional para exclusão de linfoma.

TRATAMENTO: As indicações de tratamento da tireoidite de Hashimoto são a presença de bócio ou hipotireoidismo clínico. O tratamento do hipotireoidismo subclínico persistente está indicado para pacientes com níveis de TSH > 10 mUI/L e em alguns subgrupos especiais de pacientes.

Tireoidite de Riedel

DEFINIÇÃO E ETIOLOGIA: É uma rara condição, de etiologia desconhecida, caracterizada por extenso processo fibrótico da glândula tireoide e infiltração das estruturas vizinhas.

QUADRO CLÍNICO: Apresenta-se com sintomas de compressão de vias aéreas e, ao exame, identifica-se uma tireoide aumentada, extremamente endurecida e fixa. Pode estar associada a outras síndromes de esclerose focal (fibrose mediastinal, retroperitoneal e colecistite ascendente). O hipotireoidismo ocorre em 25 a 80% dos casos, determinado pela extensão da infiltração do parênquima tireoideano. Hipocalcemia pode decorrer do acometimento fibrótico das paratireoides.

DIAGNÓSTICO: É feito pela biópsia aberta ou ressecção da tireoide, pois geralmente a punção aspirativa é não diagnóstica.

DIAGNÓSTICO DIFERENCIAL: Engloba especialmente o carcinoma anaplásico e o linfoma da tireoide.

TRATAMENTO: A tireoidectomia total alivia os sintomas compressivos e permite o diagnóstico definitivo.

Leituras sugeridas

Brent JA, Davies TF. Hypothyroidism and Thyroiditis In: Melmed S, Polonsky KS, Larsen PR, Kronenberg HM. Williams textbook of endocrinology. 12th ed. Philadelphia: Elsevier; 2011. p. 406-39.

Burman KD, Ross DS, Mulder JE. Subacute thyroiditis. UpToDate [Internet]. 2013. [capturado em 18 de jan 2015]. Disponível em: http://www.uptodate.com/contents/subacute-thyroiditis?source=search_result&search=Subacute+thyroiditis.&selectedTitle=1~20.

Farwel AP. Sporadic painless, painful subacute and acute infectious thyroiditis. In: Braverman LE, Cooper DS, editors. The thyroid: a fundamental and clinical text. 10th ed. Philadelphia: Lippincott Williams & Wilkins; 2013. p. 414.

Paes JE, Burman KD, Cohen J, Franklin J, McHenry CR, Shoham S, et al. Acute bacterial suppurative thyroiditis: a clinical review and expert opinion. Thyroid. 2010; 20(3):247-55.

Pearce EN, Farwell AP, Braverman LE. Thyroiditis. N Engl J Med. 2003;348(26):2646-55.

22

Nódulo e bócio multinodular de tireoide

Rafael Selbach Scheffel
José Miguel Dora
Ana Luiza Maia

Nódulo de tireoide

Definição

O nódulo de tireoide é definido como uma lesão circunscrita identificada por exame físico ou exames de imagem. Os nódulos de tireoide podem representar adenomas (originários de proliferação anormal de tecido benigno, com estrutura celular semelhante à glândula normal), cistos, carcinomas, lóbulos de tecido normal ou outras lesões focais da glândula.

Epidemiologia

Nódulos de tireoide são frequentes e constituem a principal manifestação clínica de uma série de doenças da tireoide. Estudos epidemiológicos realizados em áreas com oferta adequada de iodo têm demonstrado que 4 a 7% das mulheres e 1% dos homens adultos apresentam nódulos tireoideanos palpáveis. Nas áreas de deficiência de iodo, esses números aumentam consideravelmente. Nos casos em que o diagnóstico inicial é decorrente do estudo ultrassonográfico da glândula, essa prevalência passa a variar entre 19 a 67%, com incidência maior entre mulheres e idosos.

A grande importância no manejo dos nódulos tireoideanos baseia-se na necessidade de exclusão do diagnóstico de câncer de tireoide, que corresponde a 5 a 10% dos casos. O risco de câncer é semelhante em pacientes com nódulos palpáveis ou incidentalmente detectados por métodos diagnósticos de imagem. Das neoplasias diagnosticadas, 95% dos casos correspondem ao carcinoma bem diferenciado.

Quadro clínico

Quando se detecta um nódulo tireoideano, o passo inicial da investigação deverá ser a realização de uma história clínica completa, sobretudo no que se refere ao passado de irradiação de cabeça e pescoço ou de corpo inteiro e história familiar positiva para câncer de tireoide ou neoplasia endócrina múltipla. O passo seguinte deve ser a execução de um exame físico minucioso, com definição das características do nódulo e da presença de adenomegalias cervicais.

Apesar de a história clínica na maioria das vezes não ser sensível ou específica na diferenciação de doença benigna ou maligna, alguns sinais e sintomas sugerem um maior risco para malignidade, entre eles o crescimento rápido do nódulo, a fixação a estruturas adjacentes, o nódulo de consistência endurecida, a paralisia de prega vocal ipsilateral ao nódulo e a adenomegalia regional ipsilateral. Além disso, características epidemiológicas também aumentam a probabilidade de malignidade, como sexo masculino e idade menor do que 20 anos ou maior de 70 anos. Estas características estão resumidas no Quadro 22.1.

Diagnóstico

Como a avaliação clínica nem sempre é sensível para detectar uma disfunção tireoideana, princi-

QUADRO 22.1
Características clínicas sugestivas de carcinoma de tireoide

Sexo e idade	História	Sinais	Sintomas
Sexo masculino Idade < 20 anos Idade > 70 anos	Irradiação de cabeça e pescoço na infância e adolescência Nódulo de crescimento rápido ou lentamente progressivo História familiar de câncer de tireoide	Nódulo fixo, duro, irregular e indolor Linfadenopatia cervical ipsilateral Metástases à distância Nódulo > 4 cm	Rouquidão, disfonia Disfagia Dispneia

palmente em pacientes idosos, a dosagem de tireotrofina (TSH) deve ser solicitada na investigação inicial. Se a concentração de TSH estiver abaixo da faixa de normalidade, as concentrações de tiroxina (T_4) e de tri-iodotironina (T_3) deverão ser solicitadas para caracterizar a presença e o grau de tireotoxicose, depois de afastadas situações ou uso de medicamentos que levem à supressão do TSH. Cerca de 10% dos pacientes com nódulos solitários apresentam TSH suprimido e nódulo hiperfuncionante. Nestes casos, não é necessária a realização de punção aspirativa com agulha fina (PAAF), uma vez que esses nódulos raramente são malignos.

Se as concentrações de TSH estiverem elevadas, a dosagem de anticorpo antitireoperoxidase (AntiTPO) poderá ser solicitada para confirmar a presença de tireoidite de Hashimoto. Diante de um quadro de tireoidite de Hashimoto, havendo um nódulo bem definido na ultrassonografia (US), a PAAF será realizada seguindo os mesmos critérios dos pacientes sem esta condição.

A dosagem de calcitonina pode ser interessante para afastar tumores medulares em pacientes acima de 40 anos com nódulos pequenos, não sendo, entretanto, rotina na investigação inicial. A dosagem de tireoglobulina é um teste relativamente insensível no diagnóstico de neoplasia maligna da tireoide e não é indicada durante a avaliação.

Exames de Imagem

ULTRASSONOGRAFIA DE TIREOIDE: A US da tireoide é um excelente método para a detecção de nódulos, com sensibilidade de 95%, superior aos outros métodos de imagem mais sofisticados, como a tomografia computadorizada (TC) e a ressonância magnética (RM). Algumas características do nódulo evidenciadas pela US estão associadas a um maior risco de malignidade, conforme Quadro 22.2.

Ela deverá ser realizada em todos os pacientes com um ou mais nódulos tireoideanos. O exame permite uma avaliação adequada do tamanho do(s) nódulo(s) e de suas características, a monitorização e o acompanhamento do crescimento nodular, diferenciando cistos simples, com baixo risco de malig-

QUADRO 22.2
Achados ultrassonográficos sugestivos de benignidade e malignidade

Nódulos benignos	Nódulos malignos
Ecotextura hiper ou isoecoica	Hipoecoico
Margens regulares	Contornos irregulares
Halo hiperecoico periférico completo e uniforme	Halo hipoecoico periférico parcial ou ausente
Calcificações grosseiras	Microcalcificações
Cisto puro de paredes finas e lisas	Cistos com área sólida em parede
Vascularização periférica ao *Doppler*	Vascularização central ao *Doppler*

nidade, de nódulos sólidos ou mistos. A US pode servir também como guia para procedimentos diagnósticos, como a PAAF guiada por US, e terapêuticos, como a aspiração de cistos, a injeção intranodular de etanol e a terapia com *laser*.

A elastografia é avaliação da elasticidade do nódulo por meio da US. A sua combinação com os achados da US aumenta a sensibilidade e a especificidade para detecção de lesões malignas, porém o seu papel definitivo na avaliação dos nódulos e suas limitações ainda precisam ser mais bem avaliados.

TOMOGRAFIA COMPUTADORIZADA, RESSONÂNCIA MAGNÉTICA E TOMOGRAFIA COM EMISSÃO DE PÓSITRONS: A TC, a RM e a tomografia com emissão de pósitrons (PET *scan*) são exames raramente necessários na avaliação da doença nodular tireoideana. Os dois primeiros são úteis na avaliação de bócios mergulhantes e nos casos de compressão ou invasão de estruturas adjacentes à tireoide.

PUNÇÃO ASPIRATIVA COM AGULHA FINA: A PAAF é o método mais acurado disponível para distinguir nódulos benignos de malignos, com sensibilidade de 65 a 98% e especificidade de 72 a 100%, dependendo da experiência do examinador e do citopatologista que interpreta o material aspirado. É um procedimento relativamente fácil, de baixo custo e praticamente sem riscos de complicações mais sérias.

A indicação de PAAF deve levar em consideração a história clínica (em especial, os fatores de risco para malignidade), o tamanho do nódulo e os achados da US. Os nódulos hipercaptantes e os puramente císticos não devem ser puncionados para exclusão de malignidade. As indicações de PAAF estão resumidas no Quadro 22.3.

Os resultados da análise citológica devem ser descritos conforme o sistema de Bethesda, dividido em seis categorias: I (amostra não satisfatória), II (lesão benigna), III (atipias/lesão folicular de significado indeterminado), IV (suspeita de neoplasia folicular ou neoplasia folicular), V (suspeita de malignidade) e VI (maligna).

Alguns fatores contribuem para a obtenção de amostras insatisfatórias, como inexperiência do examinador, vascularização aumentada, componente cístico do nódulo e critérios utilizados na adequação da amostra. A repetição da PAAF guiada por US provavelmente resultará em amostras adequadas. Se a reaspiração não obtiver resultado, a retirada cirúrgica do nódulo deverá ser considerada, principalmente se a lesão for maior do que 2 cm ou apresentar outros critérios de malignidade (clínicos ou ultrassonográficos).

CINTILOGRAFIA: O mapeamento pode ser realizado com iodo radioativo (^{131}I ou ^{123}I) e pertecnetato de Tecnécio (^{99m}Tc), preferindo-se os radioisótopos iodados, que são captados e organificados pela glândula e apresentam menor risco de falso-negativo.

O mapeamento tireoideano com iodo radioativo está indicado na suspeita de nódulo funcionante, com TSH subnormal. O nódulo hiperfuncionante (nódulo quente) com ou sem supressão extranodular é quase sempre benigno. Nos casos de amostras de PAAF compatíveis com o diagnóstico de lesão folicular (categoria IV de Bethesda), o mapeamento com radioiodo pode ser considerado. Caso se documente um nódulo quente, a cirurgia não é necessária.

Tratamento

O tratamento supressivo com levotiroxina na doença nodular benigna da tireoide não é recomen-

QUADRO 22.3
Indicações de punção aspirativa com agulha fina em nódulos de tireoide

Tamanho do nódulo	Indicação de PAAF
< 0,5 cm	Não indica
≥ 0,5 cm	Paciente com alto risco de malignidade (clínico ou US)
≥ 1 cm	Nódulo sólido hipoecoico
≥ 1,5 cm	Nódulo sólido iso ou hiperecoico
≥ 2,0 cm	Nódulo complexo ou espongiforme
Nódulo com aparente extensão extratireoideana	Todos
Linfonodo suspeito na US	PAAF do linfonodo

PAAF, punção aspirativa com agulha fina; US, ultrassonografia.

dado, em parte devido a restrições de uso de doses elevadas em longo prazo e seus efeitos colaterais sobre os sistemas cardiovascular e ósseo.

Nas citologias benignas (categoria II de Bethesda), nenhum outro estudo diagnóstico é recomendado. Não é necessário repetir a PAAF quando o resultado for negativo para malignidade, na maioria dos casos. Os pacientes devem ser seguidos em intervalos regulares, com exame ultrassonográfico seriado 12 a 18 meses após a PAAF inicial, podendo ser ampliados com o passar do tempo nos casos de estabilidade do tamanho do nódulo. A punção guiada deverá ser repetida caso haja aumento do nódulo maior do que 20% neste período de tempo ou o nódulo apresente características sugestivas de malignidade na US.

Nos pacientes que apresentarem nódulos classificados na categoria III de Bethesda (atipias/lesão folicular de resultado indeterminado), a PAAF deve ser repetida em 3 a 6 meses. Se o resultado se mantiver, recomenda-se cirurgia para aqueles pacientes com alta suspeita de malignidade. Os pacientes que apresentarem nódulos com baixa suspeita de malignidade podem ser acompanhados.

Quando as amostras são compatíveis com o diagnóstico de neoplasia folicular (categoria IV de Bethesda), e o nódulo for não funcionante, é indicada a cirurgia. A lobectomia pode ser considerada nos nódulos solitários com menos de 4 cm e baixa suspeita de malignidade, e a tireoidectomia total deve ser considerada quando os nódulos forem maiores do de 4 cm, bilaterais ou com alto risco de malignidade.

No caso da citologia do material aspirado ser suspeita de malignidade (categoria V de Bethesda) ou maligna (categoria VI de Bethesda), a tireoidectomia total está indicada.

A Figura 22.1 resume a avaliação e o tratamento dos nódulos tireoideanos.

Nódulos tireoideanos em situações especiais

A avaliação diagnóstica na infância e durante a gravidez é similar à descrita. A exceção é a contraindicação formal à cintilografia durante o período gestacional e de lactação.

Na gravidez, a PAAF deve ser realizada se a paciente apresenta eutireoidismo ou hipotireoidismo. Se o TSH estiver suprimido, deve-se aguardar até o final da gestação para a realização da cintilografia.

Se a PAAF em uma mulher grávida for positiva para malignidade, pode-se aguardar o término da gestação para a intervenção cirúrgica, uma vez que dados retrospectivos indicam que atrasos no tratamento menores do que 1 ano parecem não interferir no prognóstico, e o comportamento biológico do tumor não parece ser diferente durante a gravidez. Se, entretanto, o nódulo apresentar crescimento rápido, a cirurgia deve ser indicada preferencialmente no segundo trimestre da gestação.

Bócio multinodular

Definição

Bócio corresponde ao aumento de volume da glândula tireoide, podendo ser difuso ou nodular. O bócio difuso ocorre devido à disormonogênese, infiltração glandular (p. ex., algumas tireoidites) ou estímulo dos receptores de TSH (p. ex., TSH, anticorpo antirreceptor de tireotrofina [TRAb], gonadotrofina coriônica humana [hCG]), que fazem a glândula aumentar de volume homogeneamente. O bócio coloide multinodular (BCM) decorre da replicação excessiva multifocal das células foliculares tireoideanas, com crescimento heterogêneo da glândula. Este aumento pode ocorrer com aumento da função tireoideana (bócio multinodular tóxico [BMNT]), sem alteração da função ou, em alguns casos, com hipotireoidismo.

Epidemiologia

A ocorrência de BCM é mais frequente em mulheres e se correlaciona inversamente com o aporte de iodo para a população. A prevalência de BCM na população adulta varia de < 5% em regiões suficientes em iodo para > 30% em regiões com insuficiência de iodo.

Quadro clínico

A maioria dos pacientes com BCM não apresenta sintomas, e o desconforto estético pode ser a única queixa do paciente. Quando o BCM é sintomático, as manifestações clínicas variam de acordo com o tamanho, o estado funcional e a localização do bócio (extra ou intratorácico). Hipertireoidismo, clínico e subclínico, ocorre em 25% dos pacientes. Bócios intratorácicos podem apresentar compressão traqueal e, menos frequentemente, esofagiana. Nesses casos, dispneia, tosse, rouquidão ou disfagia podem estar presentes. Paralisia do nervo frênico, síndrome de Horner e síndrome da veia cava superior podem ocorrer, embora sejam extremamente raros.

Em pacientes com BCM, sintomas de dor ou compressivos de instalação aguda geralmente decorrem de degeneração cística ou hemorragia intranodular.

Diagnóstico

A avaliação de pacientes com BCM deve levar em consideração dois aspectos principais: a função tireoideana e os sintomas compressivos. O TSH deve ser solicitado para todos os pacientes com BCM, sendo investigação adicional realizada naqueles com TSH suprimido (ver Capítulo 20, Hipertireoidismo).

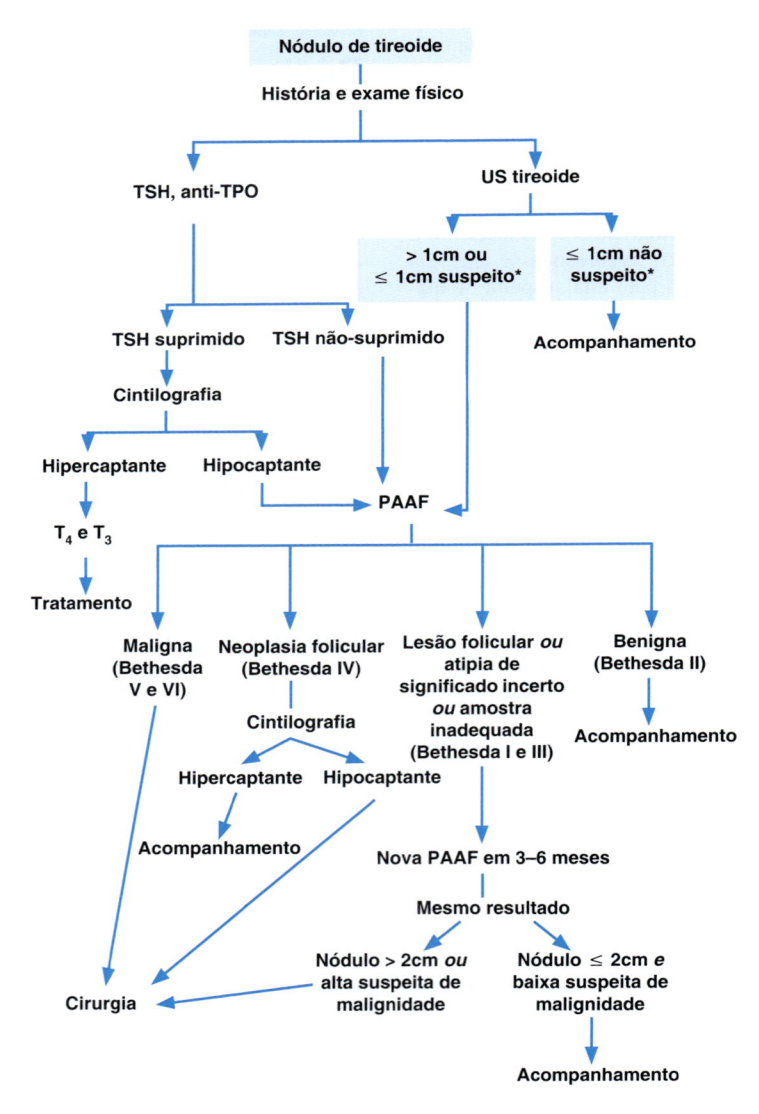

FIGURA 22.1 Investigação e conduta do nódulo tireoideano. *Ver Quadro 22.3.
PAAF, punção aspirativa com agulha fina.

Nos pacientes com sintomas compressivos ou com bócio de extensão intratorácica, a realização de TC ou RMN de região cérvico-torácica pode ser de auxílio no planejamento terapêutico: avaliação de extensão e relação anatômica com estruturas adjacentes. Quando se opta pela TC, esta deve ser realizada sem contraste. Na necessidade de uso de contraste, o uso de medicamento antitireoideano previamente à realização do exame deve ser considerada, visando a evitar o efeito Jod-Basedow (hipertireoidismo induzido por sobrecarga de iodo). A RMN apresenta rendimento semelhante à TC; entretanto, apresenta custo mais elevado e é menos disponível. A realização de espirometria pode auxiliar na avaliação de compressão traqueal, visto que os achados de obstrução de via aérea no exame podem anteceder os sintomas.

Diversos estudos mostram que o risco de malignidade de um nódulo em um BCM é semelhante ao de um nódulo isolado da tireoide. Portanto, o risco de carcinoma deve ser avaliado seguindo os mesmos princípios aplicados para os nódulos tireoideanos isolados.

Tratamento

O tratamento de escolha para BCM com suspeita de neoplasia, sintomas compressivos importantes ou extensão intratorácica ainda é o cirúrgico. Visto que o BCM tende a aumentar de volume com o tempo e que os riscos de complicações cirúrgicas aumentam com a idade, o tratamento precoce do BCM sintomático é uma tendência. Em pacientes com sintomas compressivos ou extensão intratorácica que não são candidatos à cirurgia, o iodo radioativo pode ser usado. Redução de volume ocorre na ordem de 30 a 50% um ano após tratamento com iodo, e melhora dos sintomas em 66 a 100% dos pacientes tem sido relatada.

Leituras sugeridas

American Thyroid Association (ATA) Guidelines Taskforce on Thyroid Nodules and Differentiated Thyroid Cancer, Cooper DS, Doherty GM, Haugen BR, Kloos RT, Lee SL, et al. Revised American Thyroid Association management guidelines for patients with thyroid nodules and differentiated thyroid cancer. Thyroid. 2009;19(11):1167-214.

Cooper DS, Laderson PW. The thyroid gland. In: Gardner DS, Shoback D, editors. Greenspan's basic & clinical endocrinology. 9th ed. New York: McGraw-Hill Education; 2011. p. 209-26.

Rosário PW, Ward LS, Carvalho GA, Graf H, Maciel RM, Maciel LM, et al. Thyroid nodules and differentiated thyroid cancer: update on the Brazilian consensus. Sociedade Brasileira de Endocrinologia e Metabologia. Arq Bras Endocrinol Metab. 2013;57(4):240-64.

Schlumberger MJ, Filetti S, Hay ID. Nontoxic difuse and nodular goiter ant thyroid neoplasia. In: Melmed S, Polonsky KS, Larsen PR, Kronenberg HM. Williams textbook of endocrinology. 12th ed. Philadelphia: Elsevier; 2011. p. 440-77.

23

Carcinoma diferenciado de tireoide

Rafael Selbach Scheffel
José Miguel Dora
Simone Magagnin Wajner
Erika Laurini de Souza Meyer
Ana Luiza Maia

Epidemiologia

O câncer de tireoide é uma neoplasia maligna incomum, sendo responsável por 1% do total de neoplasias (0,5% do total de cânceres nos homens e 1,5% nas mulheres). No entanto, constitui a neoplasia maligna mais comum do sistema endocrinológico, respondendo por aproximadamente 95% dos casos de carcinomas desse sistema. A incidência de neoplasia maligna da tireoide em Porto Alegre (RS) é de 1,1/100.000 habitantes para homens e 2,7/100.000 habitantes para mulheres. No Brasil, a estimativa para o câncer da tireoide em mulheres para o ano de 2014 é de 9.200 casos novos, sendo o 4º tumor maligno mais frequente em mulheres e o 13° em homens. Nas últimas três décadas, observou-se um aumento da incidência deste tipo de neoplasia em praticamente todos os países do mundo. Estudos realizados nos Estados Unidos demonstraram que a incidência triplicou de 1975 a 2009 (4,9 para 14,3 casos por 100.000 habitantes). No Brasil, um levantamento realizado na cidade de Florianópolis[1] e na cidade de São Paulo[2] também demonstrou um aumento da incidência, inclusive com taxa superior à observada nos estudos americanos.

Patologia

Os três tipos histológicos mais comuns do câncer de tireoide são o carcinoma papilar de tireoide (CPT), o carcinoma folicular de tireoide (CFT) e o carcinoma medular de tireoide (CMT). Os dois primeiros são denominados carcinomas diferenciados da tireoide (CDT) e correspondem a cerca de 90% dos casos. As células dos CDTs mantêm algumas características das células foliculares das quais se originaram, como resposta ao hormônio estimulante da tireoide (TSH), capacidade de captar e incorporar iodo, bem como de expressar a proteína tireoglobulina (Tg). Essas características da célula folicular, preservadas nos tumores diferenciados de tireoide, têm implicações no tratamento e no seguimento desses pacientes.

O carcinoma papilar tem disseminação preferencialmente linfática, com 20 a 50% dos casos apresentando metástases linfonodais ao diagnóstico. Histologicamente, este tumor se apresenta com estruturas papilares com núcleos em vidro-despolido e inclusões intracelulares. Invasão vascular é incomum, e corpos psamomatosos em geral são abundantes.

O carcinoma folicular é mais agressivo do que o carcinoma papilar e apresenta disseminação hematogênica. A diferenciação entre adenoma folicular e carcinoma folicular é desafiadora, podendo ser feita apenas por meio da identificação de metástases ou da invasão capsular ou vascular ao exame histopatológico.

Diagnóstico

A apresentação clínica do CDT é geralmente por meio de nódulo palpável ou detectado em exame de imagem cervical. A suspeita de carcinoma de tireoide pode ocorrer por sinais ou sintomas sugestivos de invasão local, de crescimento rápido ou por achados com ultrassonografia (US) sugestivos de malignidade (ver Capítulo 22, Nódulo e bócio multinodular da tireoide).

Nódulos suspeitos ou maiores do que 1 cm em diâmetro devem ser puncionados com orientação ultrassonográfica para avaliação citológica. A punção aspirativa com agulha fina (PAAF), principalmente quando realizada por examinador experiente e com orientação ultrassonográfica, é satisfatória em cerca 85% dos casos. Se, na US, forem identificados nódulos linfáticos suspeitos nas cadeias centrais e laterais no pescoço, a aspiração com agulha fina também está indicada. Essa abordagem permite um plano cirúrgico inicial mais abrangente, que aborda não só o tumor primário na tireoide, mas também linfonodos metastáticos. As punções diagnósticas sugestivas de carcinoma, de neoplasia folicular, indeterminadas ou repetidamente insatisfatórias, devem ser encaminhadas para tratamento cirúrgico. O diagnóstico definitivo de carcinoma de tireoide é sempre feito por meio da histologia. Devido à implicação do diagnóstico histológico para os pacientes e familiares, todos os carcinomas de tireoide devem ser submetidos à imuno-histoquímica para Tg e calcitonina, marcadores de célula folicular e parafolicular, respectivamente.

Tratamento inicial

Cirurgia

A tireoidectomia total é o tratamento recomendado para os CDTs. Esse procedimento elimina a necessidade da reintervenção cirúrgica (totalização) e facilita o acompanhamento desses tumores por meio da dosagem da Tg. A dissecção dos linfonodos cervicais deve ser realizada nos casos de suspeita de metástases detectados pela US cervical pré-operatória, pela dosagem da Tg no aspirado ou durante a cirurgia. A dissecção profilática dos linfonodos do compartimento central (nível VI), frequentemente acometidos, não está recomendada na ausência de linfonodos suspeitos e nos pacientes com proposta de radioiodoterapia pós-tireoidectomia.

Radioiodoterapia

A terapia com iodo radioativo (^{131}I) tem como objetivo tratar restos cervicais que não tenham sido tratados com a cirurgia (chamada então de ablativa) ou tratar metástases cervicais (chamada de terapêutica). A indicação de terapia ablativa é tema de controvérsia na literatura, com visões divergentes entre os atuais consensos de câncer de tireoide. De maneira geral, aceita-se que a terapia com iodo radioativo (^{131}I) está indicada nos pacientes com alto risco de recorrência/doença persistente, ressecção tumoral incompleta e para tratamento de metástases à distância. De forma semelhante, a maioria dos consensos também concorda que, nos pacientes de baixo risco (em especial, naqueles tumores menores do que 1 cm, únicos e com ressecção completa), a terapia com ^{131}I não é recomendada. Estratégias alternativas para selecionar os pacientes candidatos ao uso de ^{131}I vêm sendo estudadas, em especial o uso da dosagem da Tg pós-operatória, sendo que dois estudos já testaram a estratégia de selecionar os pacientes para o tratamento ablativo com iodo pela dosagem da Tg pós-operatória. No primeiro deles, 104 pacientes de baixo risco (CDT limitado à tireoide e sem variante histológica agressiva) foram avaliados com Tg pós-operatória, e aqueles que apresentassem nível sérico < 1 ng/mL (59 pacientes; 59,6% da amostra) não receberam iodo.[3] Em um seguimento médio de 3,3 anos, nenhum dos pacientes apresentou recidiva. No segundo estudo, 136 pacientes com CPT de baixo risco (variantes histológicas não agressivas, estágio TNM/AJCC T1b-3 N0 M0) com Tg pós-operatória < 1 ng/mL e ultrassonografia cervical sem anormalidades foram incluídos.[4] Durante acompanhamento médico de 44 meses (variação 12 a 72 meses), apenas dois pacientes apresentaram recorrência cervical do CPT. Estes dois estudos demonstram que a utilização do nível de Tg pós-operatória para selecionar pacientes de baixo risco para o uso de dose ablativa de iodo parece ser uma estratégia eficiente e, de fato, a National Comprehensive Cancer Network incorporou esta recomendação em seu último consenso.

Em relação à dose de ^{131}I, com base em estudos recentes em pacientes com risco de recorrência/doença persistente, que mostraram equivalência entre as doses de 30 e 100 mCi, a preferência é pela utilização da dose de 30 mCi. As doses de 100 mCi são reservadas para o tratamento de pacientes com doença cervical volumosa sem condições de tratamento cirúrgico e para aqueles com metástases à distância. A dose de ^{131}I pode ser repetida, se necessário. Cabe ressaltar, entretanto, que os riscos associados à radiação se correlacionam com a dose de ^{131}I acumulada.

O preparo para a ablação tireoideana/terapia com ^{131}I é feito com hipotireoidismo endógeno ocasionado pela suspensão da reposição de levotiroxina por 3 a 4 semanas, ou pelo uso do TSH recombinante (rhTSH), que está reservado a pacientes com comorbidades agravadas pelo hipotireoidismo. Estas duas estratégias objetivam elevar o TSH acima de > 30 mUI/L. Devido ao seu efeito positivo e baixo custo, uma dieta restrita em iodo é recomendada durante duas semanas prévias ao ^{131}I. Dosagens séricas da Tg e do anticorpo antitireoglobulina devem ser solicitadas imediatamente antes da administração do ^{131}I, pois a Tg com o TSH > 30 mUI/L estão diretamente correlacionados com a presença de metástases, sendo preditores da evolução a médio e longo prazos. A gravidez e a amamentação são contraindicações absolutas à terapia ablativa.

Terapia supressiva

O nível de supressão do TSH com levotiroxina deve ser individualizado de acordo com a classificação de risco e efeitos adversos. Indica-se atenção nos pacientes idosos, com cardiopatia isquêmica ou arritmia, e naqueles com baixa densidade mineral óssea. Níveis iniciais de TSH < 0,1 mUI/L estão indicados em pacientes de alto risco e naqueles com doença persistente evidente. Pacientes de alto risco sem doença aparente e Tg indetectável após o tratamento inicial podem ser acompanhados com níveis de TSH entre 0,1 e 0,5 mUI/L durante os primeiros 5 anos e, após esse período, a ausência de recidiva tumoral permite a manutenção da reposição de levotiroxina com níveis de TSH entre 0,5 e 2 mUI/L. Os pacientes de baixo risco com evidência de cura após a terapia inicial podem ser acompanhados com níveis de TSH entre 0,5 e 2 mUI/L desde o início do seguimento.

Tratamento da doença persistente

Após o tratamento inicial, 65% dos pacientes são considerados livres de doença, e 35% são classificados como tendo doença persistente. Estes com doença persistente podem ser classificados como tendo apenas doença bioquímica ou com doença estrutural (locorregional ou à distância).

Doença locorregional

Cerca de 10 a 20% dos pacientes com CDT apresenta doença persistente cervical, e o tratamento mais indicado para esta situação é a excisão cirúrgica. Quando a ressecção cirúrgica for incompleta e/ou a lesão for ^{131}I-captante, o paciente pode ser encaminhado para uma dose terapêutica de ^{131}I. A radioterapia externa também pode ser uma opção em pacientes selecionados.

Metástases à distância

Apesar de pouco frequentes (5-10%), as metástases à distância são importantes determinantes do prognóstico e constituem a principal causa de morte relacionada ao CDT. A sobrevida média dos pacientes com metástase à distância no momento do diagnóstico é de 30 a 50% em 5 anos, e as taxas de mortalidade são ainda maiores na presença de metástases no sistema nervoso central (SNC) (mediana de sobrevida de 1 ano). Os principais fatores prognósticos em pacientes com metástase à distância são a idade, o local da metástase e a capacidade de captar ^{131}I.

PULMONARES: No caso de metástases pulmonares ^{131}I-captantes, em geral micronodulares, recomendam-se doses empíricas de 100 a 150 mCi de ^{131}I. Essa dose pode ser repetida a cada 6 a 12 meses, desde que as lesões permaneçam ^{131}I-captantes. O exame de rastreamento corporal total (RCT) realizado após a dose, que indica os sítios e a intensidade de captação de ^{131}I, e a Tg sérica fornecem as informações sobre a resposta ao tratamento. Pneumonite actínica e fibrose pulmonar são complicações raras do tratamento com doses repetidas de ^{131}I. Recomenda-se, portanto, o acompanhamento da função pulmonar nos pacientes com doença pulmonar volumosa. Para as macrolesões pulmonares não iodocaptantes, podem ser consideradas a exérese cirúrgica, a radioterapia externa paliativa.

ÓSSEAS: Quando a metástase óssea é isolada, a ressecção cirúrgica completa da lesão é a alternativa terapêutica mais indicada. A radioterapia externa é uma opção a ser considerada, principalmente nos casos de metástase óssea dolorosa em que há contraindicação à ressecção.

SISTEMA NERVOSO CENTRAL: Metástases no SNC são complicações raras no CDT, acontecendo em cerca de 1% dos pacientes. Estes pacientes apresentam sobrevida bastante reduzida (em geral, menor do que um ano). O tratamento pode ser cirúrgico ou com radioterapia externa, sendo que estudos observacionais sugerem que o tratamento cirúrgico, quando possível, apresenta melhores resultados, devendo ser a primeira escolha.

Novas terapias

Nos últimos anos, o conhecimento cumulativo dos mecanismos moleculares e das vias de sinalização intracelulares, envolvidas na patogênese das neoplasias, tem possibilitado o desenvolvimento de novas terapias-alvo dirigidas.

A ativação descontrolada dos receptores tirosina-cinases corresponde a um dos principais mecanismos envolvidos no desenvolvimento e na progressão do câncer. O fator de crescimento endotelial vascular (VEGF, do inglês *vascular endothelial growth factor*) é uma molécula que exerce funções críticas na angiogênese fisiológica e patológica e na linfangiogênese. A inibição do VEGF via bloqueio de seus receptores representa um novo enfoque para a terapia contra o câncer. Estudos recentes com novas medicações que inibem o VEGF e seus receptores em CDT têm demonstrado bons resultados. Além do VEGF, a patogênese do CDT envolve também a presença de mutações somáticas de genes da via MAPK, como o B-RAF e o RAS. Desse modo, a utilização de medicamentos com atividade antitirosina-cinase se apresenta como uma nova opção terapêutica no manejo do CDT avançado, principalmente nos casos refratários ao iodo.

Acompanhamento

O CDT é considerado uma neoplasia de comportamento indolente, com baixas taxas de morbidade e mortalidade. A sobrevida média em 10 anos é de 93 a 98%, caracterizando o CDT como uma das neoplasias malignas com maior chance de cura. No entanto, uma pequena parcela destes pacientes apresenta curso clínico mais agressivo, caracterizado por persistente e recorrência que levam à morbidade e mortalidade. O grande desafio no manejo do CDT é a identificação desta parcela de pacientes.

Na tentativa de melhorar a predição do prognóstico dos pacientes com CDT, diversos sistemas de estadiamento combinando os fatores citados foram propostos. Em comum, todos têm como objetivo estimar o risco de mortalidade e/ou a recorrência, guiar o tratamento e o seguimento, garantir uma comunicação efetiva entre os diferentes profissionais, permitindo a comparação de dados entre diferentes centros. A maioria dos sistemas foi desenvolvida para estratificar corretamente as taxas de mortalidade, porém são menos precisos para predição de recorrências e presença de doença persistente.

A maioria dos sistemas inclui idade ao diagnóstico, tamanho do tumor, invasão extratireoideana e presença de metástases à distância (Tabela 23.1). O American Joint Committee on Cancer Staging System of Tumor Size, Nodal Metastases and Distant metastases (TNM/AJCC) e o Metastasis, Age, Completeness of Ressection, Invasion and Size (MACIS) são os dois sistemas com melhor desempenho para predizer desfechos em pacientes com CDT.

O TNM/AJCC é o sistema de estadiamento mais comumente utilizado (Quadro 23.1). Ele inclui como variáveis a idade do paciente (dicotomizada em 45 anos), o tamanho do tumor, a presença de invasão extratireoideana e a presença de metástases em linfonodos e à distância. Os pacientes são classificados em 4 estágios, com diminuição progressiva da sobrevida de acordo com os níveis mais elevados de estágio. Os pacientes classificados como TNM/AJCC I têm uma sobrevida de aproximadamente 100%, ao passo que os pacientes com classificação IV têm sobrevida de 5%. As principais críticas a este sistema apontam a não inclusão de variáveis que sabidamente influenciam na evolução e no prognóstico dos pacientes (tipo histológico, multifocalidade, dados relacionados ao tratamento) e a sua inabilidade em predizer desfechos que não a mortalidade (como recorrências e presença de doença persistente). O TNM/AJCC é atualizado periodicamente, sendo que a última versão (sétima) foi publicada em janeiro de 2010.

Outro sistema amplamente utilizado é o Metastasis, Age, Completeness of ressection, Invasion and Size (MACIS). Esse sistema utiliza um cálculo que inclui as seguintes variáveis: idade do paciente, tamanho do tumor primário, completude da ressecção, presença de invasão e presença de metástases à distância. O paciente é classificado em quatro grupos (1-4), de acordo com o escore obtido. Os pacientes com escore < 6 são classificados como grupo 1, apresentando mortalidade relacionada ao CDT < 1%. Os pacientes do grupo 2 são aqueles com escores de 6 a 6,99, com mortalidade de ~11%. O grupo 3 compreende os pacientes com pontuação de 7 a 7,99 e apresenta mortalidade de 44%, e os pacientes com escore > 7,99 são incluídos no grupo 4 e apresentam mortalidade de 76%.

Conforme já mencionado, esses sistemas de estadiamento foram concebidos com o objetivo de avaliar a mortalidade relacionada ao CDT. Uma vez que as taxas de mortalidade nessa neoplasia são relativamente baixas (5 a 10%), sistemas que avaliem também a chance de recidiva são considerados importantes nas definições do manejo destes pacientes. Com este objetivo, a American Thyroid Association (ATA) propôs um sistema que tem como objetivo avaliar o risco de recorrência. Nesse sistema, o paciente é classificado como de baixo, moderado ou alto risco. Os pacientes de baixo risco são aqueles com diagnóstico de carcinoma papilar sem histologia agressiva, sem invasão vascular, que não apresentam extensão extratireoideana ou metásta-

TABELA 23.1 Comparação entre os diversos sistemas de estadiamento para o carcinoma diferenciado da tireoide

	EOTRC (1979)	AGES (1987)	AMES (1988)	MACIS (1993)	MSK (1995)	NTCTCS (1998)	TNM/AJCC (2010)
Fatores do paciente							
Idade	X	X	X	X	X	X	X
Sexo	X		X				
Fatores do tumor							
Tamanho		X	X	X	X	X	X
Multicentricidade						X	X
Grau do tumor		X			X		
Invasão extratireoideana	X	X	X	X	X	X	X
Metástases em linfonodos					X	X	X
Metástases à distância	X	X	X	X	X	X	X
Fatores do tratamento							
Completude da ressecção				X			

EORTC, European Organization for Research on Treatment of Cancer; AGES, Age, histologic grade, tumor extent and size of the primary tumor; AMES, Age, Metastases, Extent and Size of the primary tumor; MACIS, Metastasis, Age, Completeness of ressection, Invasion and Size; MSK, Memorial Sloan-Kettering Cancer Center; NTCTS, National Thyroid Cancer Treatment Cooperative Study; TNM/AJCC, American Joint Committee on Cancer staging system of tumor size, nodal metastases and distant metastases; X, variáveis incluídas no sistema.

QUADRO 23.1
Classificação TNM para carcinoma diferenciado de tireoide

T (Tumor)	N (Metástases linfonodais)	M (Metástases à distância)
T1 < 2 cm	**N0** ausentes	**M0** ausentes
T2 2–4 cm	**N1a** metástases no nível VI	**M1** metástases à distância
T3 > 4 cm limitado à tireoide ou com invasão extratireoideana mínima	**N1b** metástases cervicais laterais ou mediastino superior	
T4a invasão tecido subcutâneo, laringe, traqueia, esôfago ou nervo recorrente		
T4b invasão de fáscia pré-vertebral ou envolvimento de carótida ou vasos mediastinais		
Tx tamanho desconhecido sem invasão extratireoideana		

ses, tiveram todo o tumor ressecado e rastreamento com iodo demonstrando captação restrita à região cervical. Os pacientes de risco moderado são aqueles com pelo menos um dos critérios: invasão microscópica de tecido extratireoideano, metástases em linfonodos cervicais, captação fora do leito da tireoide no rastreamento ou tumores com histologias mais agressivas. O grupo de pacientes de alto risco é composto por aqueles que apresentam metástases à distância ou tumor parcialmente ressecado ou invasão macroscópica no momento da cirurgia. Além deste, a Latin American Thyroid Society (LATS) e a European Thyroid Association (ETA) desenvolveram sistemas semelhantes. As principais diferenças entre esses sistemas é que, nas propostas da LATS e da ETA, os pacientes classificados como baixo risco pela ATA são subdivididos em muito baixo risco (tumores menores do que 1 cm) e baixo risco (os demais considerados de baixo risco pela ATA). Além disso, nos dois primeiros, todos os pacientes não classificados como muito baixo ou baixo risco são considerados de alto risco, ao passo que no sistema da ATA, existe a categoria de risco intermediário (Quadro 23.2).

QUADRO 23.2
Comparação dos diferentes sistemas de classificação de risco propostos pelas sociedades americana, europeia e latino-americana de tireoide

Risco	ATA	ETA	LATS
Muito baixo risco	NA	Tumor unifocal com menos de 1 cm, sem invasão extratireoideana, sem metástases	Tumor unifocal com menos de 1 cm, sem invasão extratireoideana, sem metástases
Baixo risco	Tumor intratireoideano Sem histologia agressiva Sem invasão vascular Sem metástases para linfonodos ou à distância Sem captação fora do leito da tireoide no RCT	Tumor multifocal Tamanho de 1–4 cm Sem metástases para linfonodos ou à distância	Tumor multifocal Tamanho de 1–4 cm Sem metástases para linfonodos ou à distância Sem histologia agressiva Sem invasão vascular Sem captação fora do leito da tireoide no RCT
Risco intermediário	Metástase para linfonodo Invasão extratireoideana mínima Invasão vascular Histologia agressiva Captação fora do leito tireoideano no RCT	NA	NA
Risco elevado	Invasão extratireoideana importante Ressecção incompleta do tumor Metástases à distância Tg inapropriadamente elevada no seguimento	Tumor com mais de 4 cm Invasão extratireoideana importante Metástases para linfonodos Metástases à distância	Metástases para linfonodos Metástases à distância Presença de doença residual Histologia agressiva Invasão extratireoideana Tumor maior do que 4 cm em pacientes com mais de 45 anos

ATA, American Thyroid Association; ETA, European Thyroid Association; LATS, Latin American Thyroid Society; NA, não se aplica; RCT, rastreamento corporal total; Tg, tireoglobulina

O seguimento dos pacientes com CDT é realizado com avaliação clínica, monitorização de exames laboratoriais e de imagem. A avaliação clínica deve ser feita por meio de exame clínico com palpação cuidadosa da região cervical e linfonodos. Recomenda-se que os pacientes de baixo risco com a primeira avaliação negativa tenham seguimento anual, e os indivíduos de alto risco ou aqueles com doença persistente na avaliação inicial devem ser acompanhados semestralmente.

A Tg é um marcador específico do tecido tireoideano, sendo uma ferramenta importante no seguimento dos pacientes com CDT. Diversas séries da literatura já demonstraram a importância da Tg no acompanhamento dos pacientes com CDT. Com base em tais dados, os consensos atuais de tratamento de CDT recomendam a sua dosagem 6 a 12 meses após o tratamento inicial em todos os pacientes, com o intuito de avaliar a eficácia do tratamento e guiar o seguimento do paciente. De maneira semelhante à Tg, a dosagem do anticorpo antitireoglobulina (AATg) tem papel importante no seguimento dos pacientes com CDT e está presente em cerca de 10% da população em geral, porém é descrito em até 25% dos pacientes com CDT. A sua principal importância é a possibilidade de interferência na dosagem da Tg, causando resultados falso-negativos e falso-positivos. Em função disso, recomenda-se a mensuração dos níveis dos AATg em todos os pacientes em seguimento de CDT. A Tg deve ser dosada antes da ablação com ^{131}I, com TSH > 30 mUI/L (retirada hormonal ou TSH recombinante), sendo considerada um fator prognóstico importante, independente das variáveis clássicas de risco. O seguimento dos pacientes deve ser feito com a medida da Tg sob supressão hormonal e do AATg. Se a medida da Tg for indetectável, deve-se realizar a medida da Tg estimulada em 9 a 12 meses após a ablação com ^{131}I. Aproximadamente 20% dos pacientes com Tg negativa em supressão positivam este exame após a retirada do hormônio tireoideano e, em um terço desses pacientes, pode-se diagnosticar tumor persistente. Da mesma forma, uma Tg em elevação pode indicar doença em evolução. A presença de AATg ocorre em até 25% dos pacientes com câncer de tireoide e altera a medida da Tg.

A US cervical deve ser realizada 6 a 12 meses após o tratamento inicial. Linfonodos cervicais com microcalcificações, degeneração cística ou arredondados sem hilo ecogênico na US são suspeitos para metástases. Deve-se realizar a punção por agulha fina do linfonodo suspeito para avaliação citológica e também medida da Tg no lavado da agulha.

O RCT pré-dose de iodo apresenta baixa sensibilidade e deve ser realizado apenas em casos selecionados. O rastreamento pós-dose tem maior sensibilidade e é capaz de identificar metástases não visualizadas com outros métodos de imagem.

A tomografia computadorizada (TC) deve ser feita naqueles pacientes que apresentem suspeita de metástases à distância, devendo ser realizada nos sítios onde há suspeita.

Referências

1. Cordioli MI, Canalli MH, Coral MHA. Increase incidence of thyroid cancer in Florianopolis, Brazil: comparative study of diagnosed cases in 2000 and 2005. Arq Bras Endocrinol Metabol. 2009;53(4):453-60.
2. Veiga LH, Neta G, Aschebrook-Kilfoy B, Ron E, Devesa SS. Thyroid cancer incidence patterns in Sao Paulo, Brazil, and the U.S. SEER program, 1997-2008. Thyroid. 2013;23(6):748-57.
3. Vaisman A, Orlov S, Yip J, Hu C, Lim T, Dowar M, Freeman JL, Walfish PG. Application of post-surgical stimulated thyroglobulin for radioiodine remnant ablation selection in low-risk papillary thyroid carcinoma.Head Neck. 2010;32(6):689-98.
4. Rosario PW, Mineiro Filho AF, Prates BS, Silva LC, Calsolari MR. Postoperative stimulated thyroglobulin of less than 1 ng/ml as a criterion to spare low-risk patients with papillarythyroid cancer from radioactive iodine ablation.Thyroid. 2012;22(11):1140-3.

Leituras sugeridas

Cooper DS, Doherty GM, Haugen BR, Kloos RT, Lee SL, Mandel SJ, et al. Revised American Thyroid Association management guidelines for patients with thyroid nodules and differentiated thyroid cancer. Thyroid. 2009;19(11):1167-214.

National Comprehensive Cancer Network. NCCN Clinical Practice Guidelines in Oncology (NCCN Guidelines®). Thyroid Carcinoma. 2014 [capturado em 18 jan 2015]. Disponível em: http://www.nccn.org/professionals/physician_gls/pdf/thyroid.pdf. [Acesso restrito].

Pitoia F, Ward L, Wohllk N, Friguglietti C, Tomimori E, Gauna A, et al. Recommendations of the Latin American Thyroid Society on diagnosis and management of differentiated thyroid cancer. Arq Bras Endocrinol Metabol. 2009;53(7):884-7.

Rosario PW, Ward LS, Carvalho GA, Graf H, Maciel RM, Maciel LM, et al. Thyroid nodules and differentiated thyroid cancer: update on the Brazilian consensus. Arq Bras Endocrinol Metabol. 2013;57(4):240-64.

PARTE IV

Hipófise

24

Síndrome de Cushing

Fabíola Costenaro
Ticiana C. Rodrigues
Alex Pospich Cioffi
Guilherme Rollin
Mauro A. Czepielewski

Definição

A síndrome de Cushing (SC) é um estado clínico decorrente do excesso de glicocorticoides circulantes e foi descrita inicialmente em 1912 por Harvey Cushing. Ela pode ser ocasionada pelo uso de glicocorticoide exógeno ou pela produção endógena excessiva de esteroides suprarrenais, especialmente cortisol.

A Doença de Cushing (DC) é diagnosticada quando o excesso de cortisol decorre de causa hipofisária.

Epidemiologia

O amplo uso de glicocorticoides exógenos na prática clínica, seja por via oral, injetável, inalatória, por pomadas ou colírios, faz desta a principal causa de SC, podendo chegar a 99% dos casos em algumas casuísticas, reforçando a importância da anamnese detalhada diante de um caso suspeito de SC.

Descartado o uso exógeno de glicocorticoides, a principal causa da SC endógena na população adulta é a DC, responsável por 80 a 85% dos casos. O adenoma suprarrenal representa 10 a 15%, e o carcinoma suprarrenal, 5% dos casos de SC. As outras causas são raras.

A DC ocorre predominantemente em mulheres (relação 3 ou 4:1), com pico de incidência entre a terceira e quarta décadas de vida. A incidência estimada é de 0,7 a 2,4 casos/milhão/ano, com prevalência de 39,1 casos/milhão de habitantes. O risco relativo de morbidade e mortalidade na DC varia de 2 a 6 vezes acima da população em geral, podendo equiparar-se durante a remissão da doença.

Fisiopatologia

Em condições fisiológicas, o cortisol apresenta seu pico de secreção em torno das seis horas da manhã, com uma redução gradual ao longo do dia e seu nadir entre a meia-noite e três horas da manhã.

Na SC, independente da etiologia, haverá excesso de glicocorticoides circulantes e perda da regulação fisiológica do eixo hipotálamo-hipófise suprarrenal (HHS), comprometendo o ritmo circadiano de secreção do cortisol. Na DC, pode haver a produção excessiva de todos os esteroides suprarrenais, (cortisol, sulfato de desidroepiandrosterona [SDHEA] e desidroepiandrosterona [DHEA]); no carcinoma suprarrenal, além do aumento dos esteroides suprarrenais, os esteroides sexuais também podem estar elevados; e no adenoma suprarrenal, apenas a produção de cortisol é excessiva.

Em alguns pacientes, a SC pode apresentar-se de forma cíclica, ou seja, com períodos de inatividade da doença.

Quadro clínico

As manifestações clínicas da SC estão descritas no Quadro 24.1. Entretanto, muitas vezes, os quadros

QUADRO 24.1
Manifestações clínicas da síndrome de Cushing

Manifestações clínicas mais específicas	Manifestações clínicas menos específicas
Pletora e fácies em lua-cheia	Obesidade centrípeta (95%)
Fragilidade capilar e estrias violáceas	HAS (80%)
Miopatia proximal	DM/intolerância à glicose (25–60%)
Osteopenia/osteoporose	Dislipidemia (40–70%)
Em crianças	Transtornos psiquiátricos (70%)
Ganho de peso com redução da velocidade de crescimento	Hipogonadismo
	Hiperandrogenismo/hirsutismo
	Irregularidade menstrual
	Eventos tromboembólicos
	Fraturas vertebrais (30–50%)
	Nefrolitíase

DM, diabetes melito; HAS, hipertensão arterial sistêmica.

são mais leves, e é necessária uma alta suspeita clínica para que o diagnóstico possa ser estabelecido em fases iniciais da patologia.

Diagnóstico diferencial

Conforme mencionado, deve ser investigada a utilização de glicorticoides exógenos. Há situações que simulam o diagnóstico clínico e/ou laboratorial da SC por interferirem na regulação do eixo HHS, como alcoolismo, síndrome dos ovários policísticos, DM descompensado, depressão grave e obesidade mórbida, sendo denominados estados hipercortisolêmicos sem SC.

Diagnóstico

Para o sucesso no manejo destes pacientes, é necessário que a investigação obedeça a uma sequência lógica: inicialmente, o diagnóstico sindrômico e, depois, o diagnóstico etiológico (Figura 24.1).

1º passo: Diagnóstico da síndrome de Cushing

O diagnóstico da SC é realizado por meio da presença de manifestações clínicas sugestivas de hipercortisolismo associadas a exames laboratoriais confirmatórios da hipersecreção de cortisol (Tabela 24.1). É importante ressaltar que é necessária a pre-

TABELA 24.1 Desempenho dos testes no diagnóstico da síndrome de Cushing.

Teste	Ponto de corte	Sensibilidade (%)	Especificidade (%)
Cortisol após 1 mg de dexa *overnight*	≥ 1,8 µg/dL ≥ 5 µg/dL	95 85	80 95
Cortisolúria de 24 h	> limite superior da normalidade	90–100	50–98
Cortisol salivar à meia-noite	> 145 ng/dL	95–100	93–100
Cortisol sérico à meia-noite	Dormindo: > 1,8 µg/dL Acordado: > 7,5 µg/dL	100 96	20 83–96
Cortisol após 0,5 mg de dexa 6/6 h por 48 h	Sérico: > 1,8–5 µg/dL Urinário: > 200 µg/24 h	67–95	70–100

dexa: dexametasona.

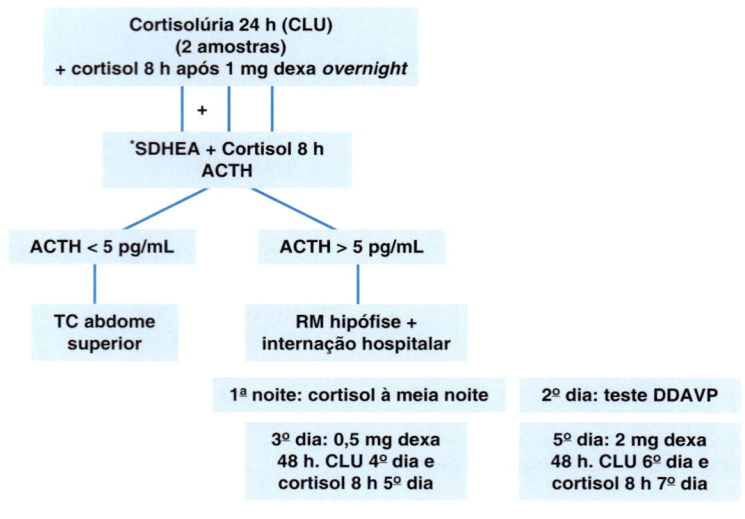

```
                    Cortisolúria 24 h (CLU)
                         (2 amostras)
                + cortisol 8 h após 1 mg dexa overnight
                              +
                     *SDHEA + Cortisol 8 h
                            ACTH
              ┌─────────────────┴─────────────────┐
         ACTH < 5 pg/mL                    ACTH > 5 pg/mL
              │                                   │
         TC abdome                          RM hipófise +
          superior                      internação hospitalar
                                    ┌──────────────┴──────────────┐
                          1ª noite: cortisol à meia noite    2º dia: teste DDAVP
                          3º dia: 0,5 mg dexa                5º dia: 2 mg dexa
                          48 h. CLU 4º dia e                 48 h. CLU 6º dia e
                          cortisol 8 h 5º dia                cortisol 8 h 7º dia
```

*Aguardar, no mínimo, duas semanas após uso de 1 mg de dexametasona.

FIGURA 24.1 Fluxograma da rotina dos casos suspeitos de síndrome de Cushing.

sença de dois ou mais testes alterados para realização do diagnóstico sindrômico. Com a validação do cortisol salivar à meia-noite, tornou-se possível a avaliação ambulatorial do ritmo circadiano dos pacientes, tendo em vista que o cortisol plasmático à meia-noite necessita de internação hospitalar para sua realização. Para a exclusão do diagnóstico da SC, é necessária a realização de, no mínimo, dois testes distintos e em momentos diferentes, tendo em vista a elevada prevalência de um dos testes normais nos casos de SC leve ou cíclica: 54% para o cortisol pós 1 mg de dexametasona *overnight*, 92% para cortisol salivar e 88% para a cortisolúria. Por este motivo, os exames devem ser repetidos. Por esta mesma razão, devem ser coletadas 2 a 3 amostras de cortisolúria de 24 horas. A cortisolúria de 24 horas deve ser sempre acompanhada de creatinúria de 24 horas para avaliação da adequação da coleta. A elevação da cortisolúria acima do limite superior da normalidade é considerada alterada; entretanto, acima de 3 a 4 vezes o limite superior da normalidade sugere mais fortemente o diagnóstico de SC.

2º passo: Dosagem do hormônio adrenocorticotrófico

Divide-se a investigação da SC conforme o nível sérico do hormônio adrenocorticotrófico (ACTH) em ACTH-dependente (nível normal ou elevado) (Quadro 24.2), ou ACTH-independente (nível indetectável, < 5 pg/mL) (Quadro 24.3), que corresponde de 15 a 20% dos casos de SC.

Deve ser observada a condição de coleta do ACTH, pois se trata de hormônio instável em temperatura ambiente. Caso a amostra não seja coletada em frasco congelado e processada em centrífuga congelada, o ACTH pode ser degradado, ocasionando um resultado falsamente indetectável. Por esta razão, recomenda-se que, diante do valor de ACTH < 5 pg/mL, uma nova amostra confirmatória, coletada em condições ideais, seja sempre realizada.

3º passo: Diagnóstico etiológico da síndrome de Cushing conforme nível do hormônio adrenocorticotrófico

Síndrome de cushing hormônio adrenocorticotrófico-dependente:

DOENÇA DE CUSHING: A DC caracteriza-se pela presença de um corticotrofinoma hipofisário. O diagnóstico etiológico de DC nos pacientes com SC é estabelecido por meio de:

1. O ACTH sérico normal ou elevado;
2. Supressão do cortisol sérico ou urinário após a administração de 8 mg de dexametasona *overnight* ou 2 mg 6/6h por 48h (Liddle II);

QUADRO 24.2
Causas da síndrome de Cushing hormônio adrenocorticotrófico-dependente

Produção hipofisária de ACTH (85–90%)	Produção ectópica de ACTH ou CRH (10–15%)
Adenoma hipofisário (corticotrofinoma)	Carcinoma pulmonar (55%)
10% macroadenoma	Carcinoide brônquico e outros (12%)
90% microadenoma	Tumor pancreático (10%)
Carcinoma hipofisário	Tumor tímico (5%)
Estímulo crônico suprarrenal pelo ACTH	Carcinoma medular de tireoide (5%)
Hiperplasia suprarrenal macronodular	Feocromocitoma (3%)
	Carcinoma próstata, mama, ovário, cólon, vesícula biliar (10%)

*Em relação à SC ACTH-independente, o adenoma suprarrenal é a principal causa, correspondendo a 70-75% dos casos, e o carcinoma suprarrenal representa 20-25% dos casos. As outras causas são raras.
**Importante descrever que, em crianças, diferentemente que nos adultos, 65% da SC é ACTH-independente. Destes 65%, o carcinoma suprarrenal é responsável por 50% dos casos, e os 15% restantes são secundários ao adenoma suprarrenal.
ACTH, hormônio adrenocorticotrófico; CRH, hormônio liberador de corticotrofina.

QUADRO 24.3
Causa de síndrome de Cushing hormônio adrenocorticotrófico-independente

Adenoma suprarrenal (70–75%)
Carcinoma suprarrenal (20–25%)
Hiperplasia suprarrenal macronodular ACTH-independente (< 1%)
PPNAD
Síndrome de Carney
Síndrome de McCune-Albright
Expressão aberrante de receptor: GIP IL-1
Iatrogênico: glicocorticoide exógeno

ACTH, hormônio adrenocorticotrófico; PPNAD, hiperplasia suprarrenal nodular pigmentada primária; GIP, polipeptídeo insulinotrópico dependente da glicose (do inglês *glucose-dependent insulinotropic polypeptide*, também conhecido por peptídeo inibitório gástrico); IL-1, interleucina 1.[1]
Fonte: Adaptado de Stewart e Krone.[1]

3. Presença de adenoma em imagem hipofisária por ressonância magnética (RM) (S: 60 a 70%);
4. Nos pacientes com imagem hipofisária negativa, é necessária a presença de gradiente central/ periférico do ACTH durante cateterismo bilateral simultâneo do seio petroso inferior com estímulo de CRH ou de desmopressina (1-desamino-8- -d-arginina vasopressina [DDAVP]);
5. Adicionalmente, pode ser utilizado o estímulo periférico do cortisol /ACTH ao CRH ou DDAVP (Tabela 24.2).

Em relação ao teste com estímulo ao CRH, a resposta do ACTH periférico ao CRH > 50% no diagnóstico diferencial da DC dos tumores ectópicos produtores de ACTH apresenta uma acurácia diagnóstica de 86% (Tabela 24.2). A utilização do CRH no diagnóstico diferencial do estado hipercortisolêmico sem SC e DC tem sensibilidade de 98 a 100% e especificidade de 60 a 62% para a elevação do cortisol sérico acima de 1,4 µg/dL com o estímulo do CRH após o término do teste de Liddle II. Com relação ao teste do DDAVP, tem se mostrado acurado na diferenciação da DC com os estados hipercortisolêmicos sem SC, com acurácia de 85 a 94% para o pico de ACTH ≥ 27 pg/mL após DDAVP e de 90% para o incremento do ACTH > 18 pg/mL após DDAVP associado ao cortisol sérico basal > 12 µg/dL.

TUMOR ECTÓPICO PRODUTOR DE HORMÔNIO ADRENOCORTICOTRÓFICO: Nos pacientes com SC ACTH-dependente com investi-

TABELA 24.2 Desempenho dos testes para diagnóstico da doença de Cushing

Teste	Ponto de corte	Sensibilidade (%)	Especificidade (%)
Liddle II	Cortisol sérico ou urinário < 50% basal	65–100	50–100
Cateterismo bilateral simultâneo do seio petroso inferior	Gradiente central/periférico ACTH > 2 basal ou >3 após CRH ou 3 após DDAVP	96 84–95	93–100 62–100
Estímulo ao CRH periférico	ACTH > 50% do basal	85	100
Estímulo ao DDAVP periférico	Pico ACTH > 27 pg/mL do basal	82–87*	90–91*

*No diagnóstico diferencial com estados hipercortisolêmicos sem síndrome de Cushing.
ACTH, hormônio adrenocorticotrófico; CRH, hormônio liberador de corticotrofina; DDAVP, desmopressina.

gação não compatível com DC, deve ser investigada a topografia do tumor ectópico produto de ACTH por meio de exames complementares conforme o Quadro 24.4, com a sequência de investigação podendo ser determinada pela clínica do paciente ou história familiar de risco para determinado tumor.

Síndrome de Cushing hormônio adrenocorticotrófico independente

O ACTH indetectável indica doença suprarrenal primária. Dessa forma, é necessário um exame de imagem das suprarrenais. Indica-se, geralmente, a TC de abdome, focada em suprarrenais, com cortes finos de 3 a 5 mm e com descrição das características da imagem. Se houver nódulo suprarrenal, é importante descrever a densidade pré-contraste, em Unidades Hounsfield (UH), 1 minuto após contraste (fase portal, de máxima densidade) e 10 minutos após contraste (fase venosa tardia, já de desimpregnação do contraste). Tendo esses valores, pode-se calcular o *washout* da lesão, que é importante na diferenciação entre adenoma e carcinoma suprarrenal.[1] Para explicações mais aprofundadas sobre avaliação da TC em relação à densidade pré-contraste e *washout* ver Capítulo 29, Incidentaloma suprarrenal.

A ressonância magnética (RM) não é o primeiro exame a ser realizado, pois ela não é mais acurada do que a TC nestes casos e tem um custo muito superior. É indicada apenas em casos selecionados, como em casos indeterminados pela TC ou suspeitos de invasão local ou envolvimento da veia cava.

QUADRO 24.4
Investigação da fonte de tumor ectópico produtor de hormônio adrenocorticotrófico

Imagem tórax
Radiografia torácica → TC tórax → Fibrobroncoscopia
Imagem abdome
TC abdome
Endoscopia digestiva alta
Colonoscopia
Mamografia: ♀
PSA: ♂
Ultrassonografia de tireoide
TC de região cervical
Catecolaminas e metanefrinas urinárias
Octreoscan
Cromogranina sérica
Ácido 5 hidroxi indolacético em urina de 24 h
Calcitonina sérica

TC, tomografia computadorizada; PSA, antígeno prostático específico.

Características das lesões suprarrenais

Adenoma suprarrenal

É menor do que 4 cm, homogêneo, com bordas regulares e tem densidade pré contraste menor do que 10 UH (indicando densidade de gordura devido à sua natureza rica em lipídeos). Há casos em que a densidade pré-contraste é maior do que 10 UH; no entanto, o *washout* em 10 minutos é rápido (maior do que 50%). Clinicamente, há início gradual dos sinais e sintomas de SC.

Carcinoma suprarrenal

Geralmente, é maior do que 4 cm, heterogêneo e com bordas irregulares. A presença de áreas de necrose, hemorragia, calcificação, invasão local e aumento de linfonodos também é sugestiva de carcinoma. A densidade pré-contraste é maior do que 20 UH e o *washout* em 10 minutos é lento (menor do que 50%), devido à vascularização do carcinoma.

Clinicamente, há início súbito do quadro clínico de SC. O paciente pode apresentar também dor e massa abdominal palpável. Pode haver a secreção concomitante de outros esteroides suprarrenais, como androgênios ou mineralocorticoides. Assim, pode haver virilização, se for mulher (hirsutismo, acne, engrossamento da voz, clitoromegalia, atrofia mamária e calvície temporal). Desta maneira, hiperandrogenismo associado a SC ACTH-independente é indicativo de carcinoma suprarrenal.

É importante lembrar que a biópsia de suprarrenal não diferencia adenoma de carcinoma. Na presença de nódulo suprarrenal unilateral sugestivo de carcinoma, devem ser solicitados androgênios suprarrenais (sulfato de DHEA, androstenediona, testosterona e 17-hidroxi-progesterona) e também estradiol em homens ou mulheres na pós-menopausa. Além disso, pelo risco de haver metástases em pulmão, fígado, linfonodos e ossos, deve-se também fazer TC de tórax e cintilografia óssea como exames de estadiamento.

Hiperplasia suprarrenal macro ou micronodular

Apresentam-se como alterações em ambas as suprarrenais. O complexo de Carney (mixoma atrial, lesões de pele pigmentadas, tumores de nervo periférico, mama e testículo) pode estar associado à PPNAD.

Avaliação e manejo das comorbidades

Estabelecido o diagnóstico de SC, em todos os pacientes se deve avaliar a presença ou não de diabetes melito (DM), hipertensão arterial, cardiopatia isquêmica, dislipidemia, osteoporose, fraturas e coagulopatias. Estes distúrbios podem exigir manejos específicos cujo resultado pode interferir no risco cirúrgico. Como rotina, deve-se também prevenir a estrongiloidíase sistêmica, tratando todos os pacientes com tiabendazol, cambendazol ou ivermectina.

Tratamento

Tratamento da síndrome de Cushing ACTH dependente

Doença de Cushing

Atualmente, a cirurgia transesfenoidal (CTE) com adenomectomia seletiva constitui-se no tratamento de escolha para a maioria dos pacientes com DC. Os demais tratamentos encontram seu papel na falência terapêutica da CTE, na recidiva após CTE ou em pacientes muito enfermos, no sentido de permitir uma posterior realização da CTE.

CIRURGIA TRANSESFENOIDAL: A taxa de remissão após CTE observada em bons centros atinge até 96% nos microadenomas e 53% nos macroadenomas. Além disso, as taxas de cura na segunda CTE são inferiores às da primeira CTE, e as chances de hipopituitarismo aumentam nas reintervenções. A mortalidade perioperatória após CTE na DC é 1 a 4% em centros com experiência e, na maioria das vezes, ocorre por infarto agudo do miocárdio (IAM) ou tromboembolia pulmonar (TEP). O risco de complicações perioperatórias maiores (fístulas, hiponatremia grave, diabetes insípido permanente) é de 3 a 15%, e o risco de hipopituitarismo, de 30 a 50%. A possibilidade de reintervenção cirúrgica precoce, menos de 15 dias de intervalo entre as CTE, foi proposta por alguns autores; entretanto, a experiência do Hospital de Clínicas de Porto Alegre na reintervenção precoce foi muito ruim, com taxa de remissão de 0% nos cinco pacientes com doença persistente submetidos precocemente à segunda CTE. Sugere-se que não seja administrado glicocorticoide de rotina no período perioperatório, para que possa ser coletado cortisol sérico 6, 12, 24, 36, 48 horas e 10 a 12 dias após a cirurgia e que hidrocortisona ou mesmo prednisona só sejam administradas em casos de insuficiência suprarrenal clínica ou laboratorial (cortisol ≤ 5 μg/dL). De acordo com Czepielewski e colaboradores,[2] a presença do nadir do cortisol ≤ 3,5 μg/dL nas primeiras 48 horas permitiu um valor preditivo positivo (VPP) para remissão cirúrgica de 100%; em 10 a 12 dias de pós--operatório, o nadir do cortisol ≤ 5,7 µg/dL apresentou VPP de 100% e valor preditivo negativo (VPN) de 78% para remissão da DC, e o nadir do cortisol ≥ 10,3 µg/dL, um VPP de 100% e VPN de 95% para persistência da DC no pós-operatório.

SUPRARRENALECTOMIA BILATERAL: Está associada à cura de aproximadamente 100% dos casos de DC, com rápida resolução do hipercortisolismo. No entanto, implica uso de reposição de glicocorticoide e mineralocorticoide ao longo de toda a vida do indivíduo, além do risco de 8 a 45% dos pacientes desenvolverem síndrome de Nelson. Em pacientes operados por videolaparoscopia, a mortalidade PO é em torno de 1,1%.

RADIOTERAPIA: A radioterapia convencional apresenta remissão em até 83% dos casos entre 2 a 10 anos após a aplicação. O hipopituitarismo é frequente. Há elevação do risco relativo de mortalidade cerebrovascular em até 5,2, e o risco de uma segunda neoplasia está em torno de 2 a 2,4%. Em relação à radioterapia convencional, a radiocirurgia provavelmente apresenta menor risco de complicações cerebrovasculares. O uso da radioterapia como rotina para prevenção da síndrome de Nelson nos pacientes suprarrenalectomizados não tem mais sido sugerida (Tabela 24.3).

TRATAMENTO MEDICAMENTOSO: Os medicamentos mais utilizados no controle da DC são os inibidores da esteroidogênese suprarrenal, destacando-se o mitotano e o cetoconazol. O **cetoconazol** é o medicamento mais comumente utilizado. Em metanálise recente, o cetoconazol ocasionou remissão da DC em 70% (intervalo de confiança [IC] 95%: 25 a 93%) dos casos. Recentemente, duas entidades regulatórias internacionais (US Food and Drug Administration e a Agência Europeia de Regulamentação de Medicamentos) publicaram parecer sugerindo a suspensão do uso/fabricação do cetoconazol sistêmico como medicamento antifúngico devido ao risco de hepatotoxicidade fatal.[3,4] Estas barreiras regulatórias podem limitar o uso deste medicamento no tratamento da DC em um futuro próximo. O **mitotano** apresenta maior frequência de eventos adversos, sendo necessário um nível plasmático de mitotano de 8 a 8,5 mg/L para controle do hipercortisolismo. A **metirapona** apresenta eficácia semelhante ao cetoconazol (75%); entretanto, os efeitos mineracorticoides decorrentes do bloqueio da 11-β-hidroxilase, além do hirsutismo e acne, limitam o tratamento em longo prazo. A **mifepristona** apresenta melhora clínica como redução de peso em 5,8% e melhora no metabolismo glicêmico nos pacientes com DC; contudo, como não reduz os níveis de cortisol circulantes, acarreta dificuldade na mensuração do seu efeito e está liberada nos Estados Unidos apenas para pacientes com DC diabéticos. Estudos recentes têm avaliado as medicações que atuam inibindo a secreção de ACTH pelo tumor como a **cabergolina**, que atua nos receptores dopaminérgicos tumorais, e o **pasireotide**, que atua nos receptores tumorais de somatostatina (SST1, SST2, SST3, SST5).[4] A associação de diferentes classes medicamentosas tem sido avaliada em pequenos grupos de pacientes, porém com excelentes resultados, como a associação de **cetoconazol** à **cabergolina**, que normalizou a cortisolúria de 24 horas em dois terços dos pacientes, e a combinação escalonada de **pasireotide**, de **cabergolina** e de **cetoconazol** normalizou a cortisolúria em 88% dos pacientes (Tabela 24.4).

TABELA 24.3 Tratamento não medicamentoso da doença de Cushing

	Cirurgia primária	Cirurgia secundária	Radioterapia	Suprarrenalectomia bilateral
Remissão (%)	53–96	0–67	54–83	100
Recidiva (%)	5–64	5–64	Até 20	Até 10
Hipopituitarismo(%)	30–50	46–100	76–100	Não
Desvantagens	Complicações PO maiores: até 15%	Complicações PO menores: 85%	Início ação tardio 2–10 anos, risco de DCV	Dependência glico/mineralocorticoide síndrome de Nelson 8–45%
Mortalidade	1–4%	1–4%	5,3x DCV	1,1%

PO, pós-operatório; DCV, doença cerebrovascular.

TABELA 24.4 Tratamento medicamentoso da doença de Cushing

	Cabergolina	Pasireotide	Cetoconazol	Metirapona	Mitotano	Mifeprestona
Sítio de ação	Hipófise	Hipófise	Suprarrenal	Suprarrenal	Suprarrenal	Periferia
Mecanismo	Agonista dopaminérgico	Análogo somatostatina	Inibe esteroidogênese	Inibe esteroidogênese	Adrenolítico	Antagonista receptor de cortisol
Doses	2–3,5 mg/sm	900 µg bid	400–1.200 mg/d	500–6.000 mg/d	2,6±1,1g	300–1.200 mg/d
Remissão	30–40%	26–29%	50–70%	50%	70%	60%
Paraefeitos	Valvopatia cardíaca*	GI hiperglicemia/ diabetes	GI e10% disfunção hepática, raramente insuficiência hepática	HAS, edema, hipocalemia, hirsutismo	GI, neurológicos, hipercolesterolemia, IS, teratogenicidade residual	Fadiga, vômitos, hipocalemia, espessamento endometrial, IS

Bid, 2x/dia; d, dia; sm, semana; GI, gastrintestinal; HAS, hipertensão arterial sistêmica; IS, insuficiência suprarrenal.
*Incerteza nas doses utilizadas.

Remissão/Recidiva/Seguimento

Considera-se remissão da DC a resolução do hipercortisolismo clínico, a normalização da cortisolúria de 24 horas e a presença de supressão do cortisol sérico após 1 mg de dexametasona *overnight* < 1,8 µg/dL ou a dependência de glicocorticoide. A taxa de recidiva da DC é muito variável entre os diferentes centros, devendo-se, em parte, aos diferentes critérios de remissão adotados e à duração do seguimento dos pacientes. É importante acompanhar indefinidamente os pacientes com DC com no mínimo uma avaliação anual com três amostras de cortisolúria de 24 horas e teste de supressão cortisol com 1 mg de dexametasona *overnight*, tendo em vista que a recidiva da DC pode ocorrer mesmo após vários anos de remissão clínica. Devido ao importante comprometimento da densidade óssea durante a doença, é importante a avaliação periódica do ganho de massa óssea após o tratamento da DC, além do controle das outras comorbidades associadas à doença que contribuem para o aumento da morbimortalidade destes pacientes. Neste contexto, é importante a recuperação da miopatia e o controle da hipertensão arterial, do DM, das dislipidemias e a vigilância quanto ao desenvolvimento de vasculopatias, tanto periféricas quanto cardíacas e cerebrais.

Tumor ectópico produtor de hormônio adrenocorticotrófico

A ressecção do tumor, quando identificado, é o tratamento de escolha. Quando a fonte tumoral não é identificada ou o tumor é irressecável, deve ser realizado tratamento medicamentoso da SC ou suprarrenalectomia bilateral, conforme descrito acima para DC. A suprarrenalectomia precoce pode ser útil para reduzir a morbimortalidade destes pacientes.

Tratamento da síndrome de Cushing hormônio adrenocorticotrófico-independente

Adenoma suprarrenal

O tratamento de escolha para o adenoma suprarrenal produtor de cortisol, independente do seu tamanho, é a suprarrenalectomia unilateral videolaparoscópica, com taxa de cura de 100%. Após cirurgia, sempre se deve avaliar a presença de insuficiência suprarrenal por supressão da suprarrenal contralateral, que pode durar de meses a anos. Deve-se realizar reposição com glicocorticoides, com redução gradual até a recuperação da suprarrenal contralateral.

Carcinoma suprarrenal

O tratamento de escolha é suprarrenalectomia unilateral, geralmente aberta, pelo risco de ruptura da cápsula do tumor pela manipulação que ocorre se for realizar via videolaparoscópica. Na maioria dos casos, também se realiza tratamento adjuvante com mitotano (agente adrenolítico), na dependência do estadiamento oncológico (critérios de McFarlaine e Weiss): estágio I: tumor < 5 cm, II: >

5 cm, sem invasão de linfonodos, III: qualquer tamanho tumoral, com invasão local ou linfonodos comprometidos e IV: presença metástase à distância. Mesmo havendo metástase, realiza-se suprarrenalectomia, pois diminui a sintomatologia da SC e também aumenta a eficácia do mitotano adjuvante. O prognóstico é dependente do estadiamento tumoral, com 50% de sobrevida em 40 meses nos estágios I, II e III e apenas 10% no estágio IV.

Hiperplasia suprarrenal bilateral (macro ou micronodular)

Em casos de SC leve à moderada, indica-se suprarrenalectomia unilateral e, nos casos de SC grave, indica-se suprarrenalectomia bilateral.

Referências

1. Stewart PM, Krone NP. The suprarrenal cortex. In: Melmed S, Polomsky KS, Larson PR, Kronenberg MH. Williams textbook of endocrinology.12th ed. Philadelphia: Elsevier; 2011. p. 479-536.
2. Czepielewski MA, Rollin GA, Casagrande A, Ferreira NP. Criteria of cure and remission in Cushing's disease: an update. Arq Bras Endocrinol Metabol. 2007;51(8):1362-72.
3. United States Food an Drug Administration (FDA). FDA Drug Safety Communication: FDA limits usage of Nizoral (ketoconazole) oral tablets due to potentially fatal livery injury and risk of drug interactions and adrenal gland problems [Internet]. 2013 [capturado em 4 mar 2015]. Disponível em: http://www.fda.gov/downloads/Drugs/DrugSafety/UCM362444.pdf
4. European Medicines Agency science Medicines Health. European Medicines Agency recommends suspension of marketing authorisations for oral ketoconazole [Internet]. 2013 [capturado em 26 fev 2015]. Disponível em: http://www.ema.europa.eu/ema/index.jsp?curl=pages/news_and_events/news/2013/07/news_detail_001855.jsp&mid=WC0b01ac058004d5c1
5. Gadelha MR, Vieira Neto L. Efficacy of medical treatment in Cushing's disease: a systematic review. Clin Endocrinol (Oxf). 2014;80(1):1-12.

Leituras sugeridas

Bertagna X, Guignat L. Approach to the Cushing's disease patient with persistent/recurrent hypercortisolism after pituitary surgery. J Clin Endocrinol Metab. 2013;98(4):1307-18.

Clayton RN, Raskauskiene D, Reulen RC, Jones PW. Mortality and morbidity in Cushing's disease over 50 years in stoke-on-trent, UK: audit and meta-analysis of literature. J Clin Endocrinol Metab. 2011;96(3):632-42.

Costenaro F, Rodrigues TC, Rollin GA, Czepielewski MA. [Assessment of the hypothalamic-pituitary-adrenal axis in Cushing's disease diagnosis and remission]. Arq Bras Endocrinol Metabol. 2012;56(3):159-67.

Czepielewski MA, Colli M, Harlos T, Silveiro SP, Maraschin J, Copette F, Leitão CB, et al. [Octreotide + bilateral adrenalectomy in the management of ACTH-producing carcinoid tumors]. Arq Bras Endocrinol Metab. 2005;49(5):791-6.

Feelders RA, Hofland LJ. Medical treatment of Cushing's disease. J Clin Endocrinol Metab. 2013;98(2):425-38.

Nieman LK, Biller BM, Findling JW, Newell-Price J, Savage MO, Stewart PM, et al. The diagnosis of Cushing's syndrome: an Endocrine Society Clinical Practice Guideline. J Clin Endocrinol Metab. 2008;93(5):1526-40.

Rollin G, Ferreira NP, Czepielewski MA. Prospective evaluation of transsphenoidal pituitary surgery in 108 patients with Cushing's disease. Arq Bras Endocrinol Metabol. 2007;51(8):1355-61.

Rollin GA, Costenaro F, Gerchman F, Rodrigues TC, Czepielewski MA. Evaluation of the DDAVP Test in the diagnosis of cushing's disease. Clin Endocrinol (Oxf). 2014.

Rollin GAF, Ferreira NP, Junges M, Gross JL, Czepielewski MA. Dynamics of Serum cortisol levels after transsphenoidal surgery in a cohort of patients with Cushing's disease. J Clin Endocrinol Metab. 2004;89(3):1131-9.

Incidentalomas hipofisários

Eduardo Bardou Yunes Filho
Mauro A. Czepielevski

Definição

Incidentalomas hipofisários são lesões encontradas em exames de imagem como ressonância magnética (RM) e tomografia computadorizada (TC), realizados por outros motivos não relacionados ao eixo hipotálamo-hipófise, e para os quais não havia suspeição clínica prévia. Por definição, não há ocorrência de sintomas específicos da lesão hipofisária, como déficit visual ou neurológico, nem manifestações clínicas de hipopituitarismo ou de produção hormonal excessiva. Quando menores do que 1 cm, as lesões são consideradas microincidentalomas e, quando maiores ou iguais a essa medida, macroincidentalomas.

Epidemiologia

A prevalência de incidentalomas hipofisários é estimada por meio de dados de necropsia e de exames de imagem, como RM e/ou TC de crânio, realizados para investigação de doenças não hipofisárias. A frequência encontrada é de 10% em autópsias com distribuição semelhante entre gêneros e faixas etárias, sendo a maioria de microadenomas. Nos pacientes submetidos à TC, microincidentalomas são encontrados em 4 a 20% e, na RM, em 10 a 38% dos pacientes. Macroincidentalomas foram evidenciados em 0,2% dos que realizaram TC contra 0,16% dos que realizaram RM. Não há dados de estudos epidemiológicos realizados em pacientes de faixa etária pediátrica.

Quadro clínico

Por definição, a maioria dos incidentalomas é assintomática, sendo encontrados em exames realizados para outros fins e, portanto, sem apresentar quadro clínico sugestivo de lesão hipofisária. No entanto, esses tumores podem crescer e, com o tempo, apresentar sintomas compressivos com comprometimento visual e sintomas inespecíficos, como, por exemplo, cefaleia. Se forem tumores secretores, podem vir a apresentar a síndrome específica do hormônio produzido em excesso. Além disso, podem ocorrer sinais clínicos de hipopituitarismo e de acometimento de nervos cranianos próximos ao seio cavernoso (pares III, IV, V e VI).

Na história natural de incidentalomas e adenomas não secretores hipofisários, há uma tendência maior para crescimento tumoral em macroincidentalomas e em lesões sólidas quando comparados aos microincidentalomas e lesões císticas. A ocorrência de apoplexia hipofisária e piora visual em geral é rara.

Etiologia

Cerca de 90% dos casos que evoluem para cirurgia são adenomas hipofisários, e os 10% restantes, lesões de origem não hipofisária, na maior parte craniofaringeomas e cistos de bolsa de Rathke.

O Quadro 25.1 mostra os possíveis diagnósticos diferenciais de lesões selares.

> **QUADRO 25.1**
> **Diagnóstico diferencial das massas selares**
>
> **Adenomas hipofisários:** Micro ou macroadenomas produtores ou não de hormônios (prolactina, FSH, LH, GH, ACTH, TSH, subunidade α);
> **Tumores de restos celulares:** Craniofaringeoma, cisto de bolsa de Rathke, cordoma, lipoma, cisto coloide;
> **Lesões benignas:** Meningiomas, gangliocitomas, hamartoma, mioblastoma;
> **Tumores de células germinativas:** Germinoma, teratoma, disgerminoma;
> **Lesões vasculares:** Aneurisma;
> **Lesões malignas:** Sarcomas, linfomas, carcinomas metastáticos;
> **Doenças granulomatosas:** Sarcoidose, histiocitose X, granuloma de células gigantes;
> **Outras:** Gliomas, hipofisite linfocítica, hipertrofia hipofisária, cisto aracnoide, lesões infecciosas (tuberculose, abscesso).
>
> FSH, hormônio floliculoestimulante; LH, hormônio luteinizante; GH, hormônio de crescimento; ACTH, hormônio adrenocorticotrófico; TSH, tireotrofina.

Diagnóstico

Sempre devem ser realizados anamnese e exame físico detalhados, bem como avaliação laboratorial de hipersecreção hormonal, em todos os pacientes com incidentaloma hipofisário, independentemente de seu tamanho ou da presença de sintomas. Além disso, a presença de hipopituitarismo deve ser avaliada naqueles com macroadenomas (uma ou mais deficiência hormonal hipofisária anterior pode estar presente em até 30% desses pacientes) e em pacientes com microadenomas maiores (6 a 9 mm).

Na avaliação da presença de deficiências hormonais, deve ser medido tiroxina livre (T_4L) e TSH, cortisol e ACTH, testosterona, LH, FSH e fator de crescimento semelhante à insulina tipo 1 (IGF-1). Níveis baixos de gonadotrofinas em mulheres pós-menopáusicas indicam hipopituitarismo, e em homens excluem a presença de hipogonadismo primário quando a testosterona está baixa. Em mulheres pré-menopáusicas, a avaliação gonadal pode ser realizada com a história e exame físico. Se os exames basais não forem esclarecedores, podem ser necessários testes funcionais, como a realização do teste de estímulo de ACTH com 1 µg de cortrosina nos casos de níveis de cortisol entre 3-15 µg/dL.

Para avaliar a presença de hiperfunção hipofisária, deve ser medida a prolactina, o GH e IGF-1 e ACTH/cortisol. Níveis de prolactina ≥ 250 µg/L são frequentemente indicativos de diagnóstico de prolactinoma, exceto na presença de gestação ou uso de alguns medicamentos. Nos casos de níveis baixos/moderados em macroadenomas volumosos, deve ser realizada a dosagem de prolactina com diluição de soro para se assegurar que estes valores não sejam falsamente reduzidos devido à presença do efeito gancho. Se persistirem dúvidas diagnósticas entre prolactinoma e adenomas não funcionantes (provocando compressão da haste hipofisária e aumento de prolactina), pode ser feito teste terapêutico com agonistas dopaminérgicos em baixa dose por curto tempo, avaliando a ausência de resposta em relação ao tamanho do tumor, ou eventual crescimento na presença de tumores não funcionantes.

Mesmo que a presença de tumores secretores de GH silenciosos seja rara, a avaliação de sua presença deve ser feita com a dosagem inicial de IGF-1 e teste de tolerância oral à glicose com dosagens de GH. O rastreamento universal da síndrome de Cushing é controverso, devendo ser feito apenas em vigência de suspeita clínica, devido à elevada taxa de falso-positivos. Para a presença de tumores mais raros, como tireotropinomas e gonadotrofomas, a avaliação é feita com dosagens de TSH/tiroxina livre (T_4L) e FSH/LH, respectivamente, quando suspeita clínica.

Pacientes com história pessoal ou familiar de neoplasia endócrina múltipla devem ser investigados para a síndrome suspeita.

Mais detalhes da investigação de hipopituitarismo e de doenças específicas em que há hipersecreção hormonal (acromegalia, síndrome de

Cushing, etc.) são apresentados nos capítulos específicos.

O campo visual deve ser avaliado em todos os pacientes em que há abaulamento ou compressão do quiasma ou de nervos ópticos evidenciados pela ressonância magnética, já que as anormalidades de campo visual podem estar presentes em 5 a 15% dos pacientes assintomáticos ao diagnóstico. Para esse fim, deve ser feito exame físico e campimetria visual.

É recomendada a realização de RM em todos os pacientes para melhor avaliação do incidentaloma, já que, em alguns casos, o achado inicial é feito pela TC, mas a RM é o método de imagem de escolha nestes casos.

Tratamento

O seguimento e o tratamento dos incidentalomas hipofisários estão esquematizados no fluxograma da Figura 25.1.

Tratamento medicamentoso com agonistas dopaminérgicos (cabergolina, bromocriptina) está indicado para os prolactinomas. A eficácia deste tratamento em incidentalomas hipofisários mostra redução de 10 a 60% do volume tumoral. O uso de análogos da somatostatina e da cabergolina oferece alguma resposta também para os tumores não funcionantes; porém, os dados são insuficientes para indicar tratamento medicamentoso nos incidentalomas hipofisários, com exceção dos prolactinomas.

A indicação cirúrgica é feita para todos os tumores hipofisários hiperfuncionantes que não os prolactinomas, ou para aqueles em que há abaulamento ou compressão do quiasma óptico pela lesão, déficit visual relacionado, oftalmoplegia ou comprometimento neurológico por compressão tumoral. Outra indicação seria a apoplexia hipofisária com déficit visual. A cirurgia também deve ser considerada em casos de crescimento tumoral significativo, cefaleia persistente, perda de função hipofisária e em mulheres com desejo de gestar quando há lesão próxima ao quiasma óptico. Não há consenso para se definir o conceito de crescimento tumoral significativo, devendo-se individualizar cada caso; por exemplo, um crescimento de 1 mm em um tumor intraselar de 5 mm pode não

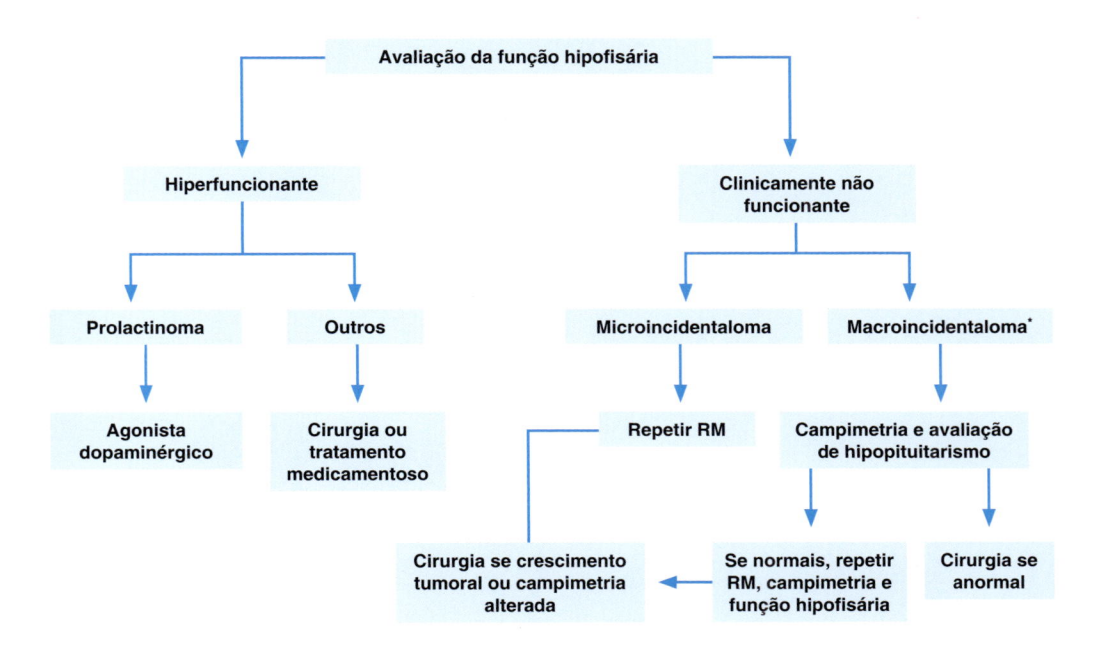

FIGURA 25.1 Seguimento e tratamento de incidentalomas hipofisários. *Considerar essa abordagem em pacientes com microincidentalomas maiores (6 a 9 mm).
RM, ressonância magnética.

ser significativo clinicamente, mas o mesmo crescimento em uma lesão a 3 mm do quiasma pode ser importante.

Nos pacientes para quem a cirurgia não for indicada, o seguimento clínico é recomendado com realização de RM após seis meses, nos casos de macroincidentalomas, e um ano, em microincidentalomas. Se não houver aumento de tamanho, repetir anualmente nos primeiros casos e a cada 1 a 2 anos nos microincidentalomas pelos três anos seguintes e menos frequentemente após isso.

A campimetria visual está indicada quando houver crescimento do tumor por exames de imagem, com abaulamento ou compressão do quiasma ou nervos ópticos.

A avaliação clínica e laboratorial para hipopituitarismo deve ser feita após seis meses da avaliação inicial e, após isso, anualmente em casos de macroincidentalomas. Essa avaliação não é necessária nos casos de microincidentalomas, quando o quadro clínico e a avaliação radiológica permanecem inalterados.

Leituras sugeridas

Buurman H, Saeger W. Subclinical adenomas in postmortem pituitaries: classification and correlations to clinical data. Eur J Endocrinol. 2006;154(5):753-8.

Fernández-Balsells MM, Murad MH, Barwise A, Gallegos-Orozco JF, Paul A, Lane MA, et al. Natural history of nonfunctioning pituitary adenomas and incidentalomas: a systematic review and metaanalysis. J Clin Endocrinol Metab. 2011;96(4):905-12.

Freda PU, Beckers AM, Katznelson L, Molitch ME, Montori VM, Post KD, et al. Pituitary Incidentaloma: an endocrine society clinical practice guideline. J Clin Endocrinol Metab. 2011;96(4):894-904.

Molitch ME. Management of incidentally found nonfunctional pituitary tumors. Neurosurg Clin N Am. 2012;23(4):543-53.

Molitch ME. Nonfunctioning pituitary tumors and pituitary incidentalomas. Endocrinol Metab Clin North Am. 2008;37(1):151-71.

Orija IB, Weil RJ, Hamrahian AH. Pituitary Incidentaloma. Best Pract Res Clin Endocrinol Metab. 2012;26(1):47-68.

Scangas GA, Laws ER Jr. Pituitary incidentalomas. Pituitary. 2014;17(5):486-91.

26

Acromegalia

Fabíola Costenaro
Alessandra Casagrande
Mauro A. Czepielewski

Definição

Acromegalia é uma doença sistêmica crônica decorrente da secreção excessiva do hormônio do crescimento (GH, do inglês *growth hormone*) e da consequente superprodução, especialmente hepática, do fator de crescimento semelhante à insulina tipo 1 (IGF-1) também denominado somatomedina C. O termo acromegalia é derivado das palavras gregas *akro,* que significa extremidade, e *megas,* que significa grande, e a doença foi descrita em 1886, por Pierre Marie. O gigantismo resulta do aumento da produção de GH antes do fechamento da cartilagem de crescimento, ocasionando alta estatura.

Epidemiologia

A doença é rara, com incidência de 3 a 4 casos por milhão e prevalência de 40 a 70 casos por milhão de habitantes. Entretanto, estas estimativas podem estar subestimadas, especialmente pelo atraso no diagnóstico. A maior prevalência ocorre entre 30 e 50 anos, não havendo predileção por gênero.

Etiologia

Em mais de 95% dos casos, a doença é causada por um adenoma hipofisário secretor de GH (somatotropinoma). As demais causas estão listadas no Quadro 26.1.

Fisiopatologia

O somatotropinoma é um tumor hipofisário produtor de GH, seu crescimento é lento e, apesar de sua possível invasividade, é geralmente benigno. A secreção de GH ocorre de forma pulsátil; entretanto, a frequência e a amplitude dos pulsos de GH estão aumentadas na acromegalia, com consequente elevação dos níveis séricos de IGF-1. Em aproximadamente 30% dos tumores, existe cossecreção de GH e prolactina. O tumor pode originar-se de uma mutação ativadora da subunidade α da proteína G (α-Gs), presente em torno de 30% dos casos, resultando em ativação constitutiva da adenilciclase. O somatotropinoma pode ser de origem familiar, neste caso, geralmente acomete indivíduos mais jovens, e nos indivíduos com adenoma hipofisário familiar isolado (FIPA, do inglês *familiar isolated pituitary adenomas*), foi descrita mutação na linhagem germinativa do gene *AIP* (*aryl hydrocarbon receptor interacting protein*). A secreção excessiva de hormônio liberador de GH (GHRH) por um tumor ectópico pode ocasionar a hiperplasia dos somatotrofos hipofisários.

Durante o jejum, o GH promove a lipólise e a oxidação de ácidos graxos, além de inibir a oxidação da glicose e estimular a neoglicogênese hepática; no período pós-prandial, estimula a síntese proteica. O IGF-1 é responsável por muitos dos efeitos do GH, que incluem síntese de proteínas e proliferação celular.

Quadro clínico

As modificações decorrentes da acromegalia ocorrem de forma insidiosa, contribuindo para o atraso

> **QUADRO 26.1**
> **Causas de acromegalia**
>
> | Produção hipofisária de GH (98%) | Produção excessiva de GHRH (< 1%) |
> |---|---|
> | **Adenoma hipofisário (95%)**
Densamente granulado (30%)
Esparsamente granulado (30%)
Células produtoras de GH e PRL (25%)
Células mamosomatotróficas (10%)
Células pluri-hormonais (*)
Stem-cells acidófilas (*) | **Central**
Tumor hipotalâmico (hamartomas, ganglioneuromas, coristoma)

Periférico
Carcinoide brônquico
Tumores pancreáticos
Carcinoma pulmonar de pequenas células |
> | **Carcinoma hipofisário (*)** | Adenoma suprarrenal
Carcinoma medular de tireoide |
> | **Tumor ectópico (*)**
Seio esfenoidal
Seio parafaríngeo | Feocromocitoma

Produção ectópica de GH (< 1%)
Tumores de ilhotas pancreáticas |
> | **Síndromes familiares (*)**
Neoplasia endócrina múltipla tipo 1
Síndrome de McCune-Albright
Síndrome de Carney
FIPA | |
>
> * < 1%
> GH, hormônio do crescimento; PRL, prolactina; FIPA, adenoma hipofisário familiar isolado; GHRH, hormônio liberador de hormônio do crescimento.

de 7 a 10 anos entre o surgimento dos primeiros sinais e sintomas e o diagnóstico da doença. As manifestações podem ser decorrentes do excesso de GH/IGF-1 ou secundárias ao efeito de massa exercido pelo tumor, já que a maioria (60 a 70%) deles se apresenta como macroadenomas (> 1 cm) no momento do diagnóstico. A apresentação clínica é muito variável e sofre influência de vários fatores, como idade, duração da doença, tamanho e invasividade tumoral, além da susceptibilidade genética para desenvolver comorbidades, como diabetes melito e hipertensão. Muitos pacientes são diagnosticados por acaso, quando procuram atendimento médico por cefaleia, distúrbios visuais, alterações em arcada dentária, distúrbios menstruais, artralgias ou apneia do sono (Quadro 26.2).

Diagnóstico diferencial

Algumas poucas situações apresentam características clínicas semelhantes e podem levar à suspeita de acromegalia, como, acromegaloidismo, paquidermoperiostose, gigantismo cerebral (síndrome de Sotos), esclerosteose e fácies leonina (hanseníase). Em mulheres grávidas, podem-se desenvolver fácies com algumas características de acromegalia, decorrentes das ações somatotróficas do hormônio lactogênio placentário.

Diagnóstico

Diagnóstico laboratorial

HORMÔNIO DO CRESCIMENTO BASAL: Como a secreção de GH é pulsátil e estimulada por uma série de fatores, incluindo jejum, exercício, estresse e sono, há grande variabilidade da concentração sérica ao longo do dia. Na acromegalia, além do aumento da frequência e da amplitude dos pulsos de secreção, os níveis de GH não decrescem tanto entre os pulsos secretórios. Entretanto, existe grande sobreposição de valores entre os acromegálicos e pessoas normais, sendo necessários outros parâmetros além da medida de GH basal para o diagnóstico de acromegalia. Geralmente, indivíduos sem acromegalia possuem GH basal < 0,4 ng/mL.

QUADRO 26.2
Manifestações clínicas da acromegalia

Efeito local do tumor
Defeito de campo visual
Alteração em nervos cranianos
Cefaleia

Efeitos sistêmicos
Crescimento excessivo de extremidades e de partes moles

Sistema musculoesquelético
Gigantismo
Prognatismo
Má oclusão mandibular
Artralgias e artrites
Síndrome do túnel do carpo
Acroparestesias
Miopatia proximal
Hipertrofia dos ossos da face

Sistema gastrintestinal
Pólipos colônicos

Pele
Hiper-hidrose
Pele oleosa
Skin tags

Sistema cardiovascular
Hipertrofia ventricular esquerda
Hipertrofia septal assimétrica
Miocardiopatia
Hipertensão
IC

Visceromegalia
Língua
Tireoide
Glândulas salivares
Fígado
Baço
Rim
Próstata

Sistema respiratório
Distúrbios do sono
Apneia do sono
Narcolepsia

Alterações endócrinas e metabólicas
Irregularidades menstruais
Galactorreéia
↓da libido, impotência, ↓de SHBG
Neoplasia endócrina múltipla tipo 1
Intolerância à glicose/DM
Hipertrigliceridemia
Hipercalciúria
↑ 1,25-(OH) D_3
Hiporeninemia
↑ da aldosterona
↓de TBG

Skin tags, papiloma cutâneo; IC, insuficiência cardíaca; SHBG, globulina carreadora de esteroides sexuais, hiperparatireoidismo e tumor de célula β-pancreática; DM, diabetes melito; 1,25-(OH) D_3, calcitriol; TBG, globulina carreadora de tiroxina.

FATOR DE CRESCIMENTO SEMELHANTE À INSULINA TIPO 1: Os níveis séricos de IGF-1 não apresentam secreção pulsátil nem variação circadiana e, por isso, é um marcador mais robusto da secreção de GH das últimas 24 horas. O IGF-1 está elevado em praticamente todos os indivíduos com acromegalia e fornece boa distinção entre indivíduos normais e acromegálicos. Contudo, os resultados devem ser interpretados de acordo com a idade e o sexo de cada paciente. Em indivíduos saudáveis, as concentrações séricas de IGF-1 são mais elevadas na puberdade e diminuem gradualmente após esse período.

TESTE DE TOLERÂNCIA ORAL À GLICOSE: Em indivíduos saudáveis, existe supressão dos níveis de GH após sobrecarga oral de glicose, possivelmente pela ação estimuladora da glicose sobre a secreção de somatostatina. Em pacientes com acromegalia, a resposta à glicose está diminuída, podendo ocorrer inclusive aumento paradoxal dos níveis de GH. O teste é realizado dosando o GH basal (antes da ingestão de glicose) e em 30, 60, 90, e 120 minutos após administração de 75 g de glicose via oral. A resposta ao teste é considerada diagnóstica de acromegalia quando o menor valor de GH após a ingestão de glicose (nadir) for > 0,4 ng/mL (Figura 26.1). Em casos em que o IGF-1 e o GH estejam indubitavelmente elevados, o teste de tolerância oral à glicose (TOTG) não é obrigatório. Pacientes diabéticos não devem ser submetidos ao TOTG (Quadro 26.3).

PROLACTINA E FUNÇÃO HIPOFISÁRIA: Todos os pacientes com acromegalia (Figura 26.1) confirmada laboratorialmente devem realizar também dosagem de prolactina e avaliação do restante da função hipofisária. Níveis muito elevados da prolactina (acima de 200 ng/mL) demonstram sua secreção concomitante, e níveis intermediários são sugestivos de hiperprolactinemia funcional decorrente da interferência de macroadenoma hipofisário no sistema dopaminérgico túbero-infundibular. A avaliação da função hipofisária é fundamental no sentido de detectar graus variados de hipopituitarismo que necessitam de manejo específico.

Diagnóstico por imagem

Após o diagnóstico laboratorial de excesso de GH, é necessária localização anatômica do tumor, e a ressonância magnética (RM) da glândula hipófise é o exame de escolha. Tamanho tumoral, proximidade ao quiasma óptico, expansão e invasão extrasselar pelo tumor são importantes para determinar o tratamento. Na suspeita de tumor ectópico, o Octreoscan (cintilografia marcada com octreotide) ou de PET-*Scan* podem ser necessários, junto com exames de imagens do tórax e abdome.

Complicações

A taxa de mortalidade de pacientes com acromegalia ativa é 1,7 vezes maior do que a população em geral. Entretanto, com a normalização dos níveis de GH e IGF-1, a sobrevida pode igualar-se à da população de mesma faixa etária. Fatores que contribuem para o aumento da mortalidade incluem maior prevalência de hipertensão, doença cardiovascular, hiperglicemia ou DM, miocardiopatia e apneia do sono, além do tempo prolongado de doença e idade avançada ao diagnóstico. A avaliação dos distúrbios associados é importante, recomendando-se função renal e hepática, perfil lipídico e glicêmico, eletro e ecocardiograma, espirometria, ultrassonografia de tireoide, colonoscopia, avalia-

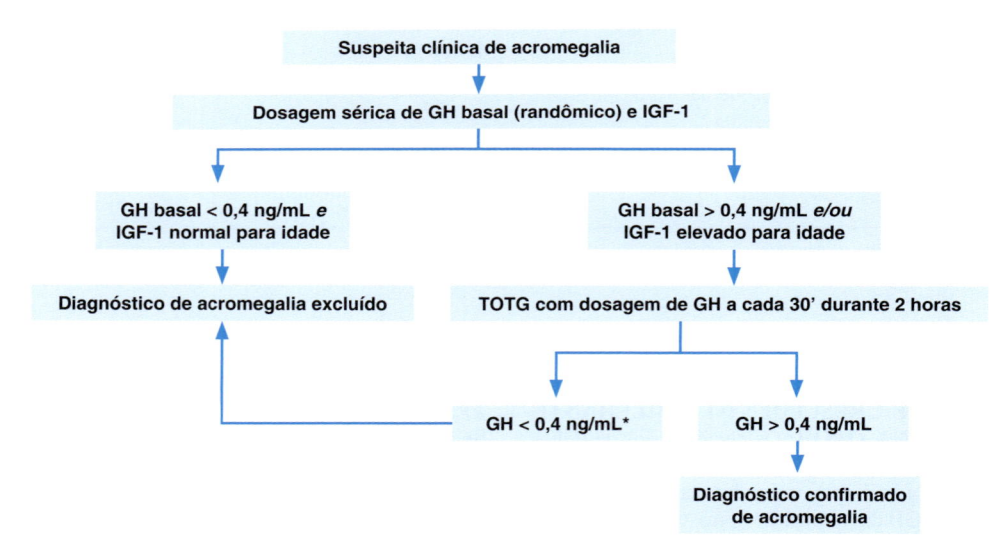

FIGURA 26.1 Diagnóstico de acromegalia. *Raros casos de acromegalia podem apresentar supressão do GH abaixo de 0,4 mg/mL durante o TOTG, associada, no entanto, a níveis elevados de IGF-1.
GH, hormônio do crescimento; IGF-1, fator de crescimento semelhante à insulina tipo 1; TOTG, teste oral de tolerância à glicose.

QUADRO 26.3
Possíveis limitações dos testes no diagnóstico de acromegalia

↑ GH (falso-positivo)	GH↑ no TOTG (falso-positivo)	GH ↓ no TOTG (falso-negativo)	↑ IGF-1 (falso-positivo)	↓ IGF-1 (falso-negativo)
DM descompensado	DM descompensado	Idosos	Puberdade	DM descompensado
Hepatopatia	Doença renal/ hepática	Raramente em microadenoma	Gravidez	Doença renal/ hepática
Desnutrição	Desnutrição Anorexia nervosa Hipertireoidismo Adolescência		Hipertireoidismo	Desnutrição Anorexia nervosa Hipotireoidismo Estrogênio oral

↓, diminuir; ↑, aumentar; TOTG, teste oral de tolerância à glicose; DM, diabetes melito.

ção de osteoporose, além de outras investigações, na dependência do quadro clínico dos pacientes.

Tratamento

Os objetivos do tratamento da acromegalia são reduzir os níveis séricos de GH basal < 1 ng/mL ou nadir GH < 0,4 ng/mL durante o TOTG e normalizar os níveis de IGF-1 para sexo e idade, além de reduzir o volume tumoral e preservar a função hipofisária (Quadro 26.4).

As opções de tratamento estão resumidas na Tabela 26.1.

CIRURGIA TRANSESFENOIDAL: É o tratamento de escolha para microadenoma (< 1 cm), macroadenoma restrito à sela túrcica ou macroadenoma que comprima o nervo óptico. A cirurgia pode ser considerada em macroadenomas não inteiramente ressecáveis, com o objetivo de diminuir o volume tumoral na tentativa de aumentar a eficácia do tratamento medicamentoso. Dependendo da experiência do cirurgião, os índices de cura cirúrgica em micro e macroadenoma intrasselares são em torno de 75 a 91%. Em macroadenoma com expansão parasselar, a cura é alcançada em torno de 33 a 48%. Em mãos experientes, a mortalidade perioperatória é < 1%. As complicações graves como alteração visual e meningite são raras, e outras complicações, como sinusite, fístula liquórica e diabetes insípido permanente ocorrem em torno de 5% dos casos. Todas essas complicações são mais comuns em macroadenoma.

TRATAMENTO MEDICAMENTOSO: As medicações disponíveis para tratamento clínico da acromegalia incluem os inibidores da secreção de GH e da proliferação celular: octreotide-LAR (10, 20, 30 mg) e lanreotida (90 e 120 mg), o inibidor do receptor do GH pegvisomanto (10, 15 e 20 mg) e o agonista dopaminérgico cabergolina (0,5 mg). O tratamento medicamentoso primário com octreotide/lanreotide está indicado quando o paciente apresenta risco cirúrgico inaceitável, recusa-se a operar ou quando possui tumores invasivos, provavelmente não curáveis com a cirurgia. Em pa-

QUADRO 26.4
Critérios laboratoriais de inatividade da acromegalia

GH basal < 1 ng/mL ou nadir GH < 0,4 ng/mL no TOTG e IGF-1 normal para sexo e idade

cientes com adenomas cossecretores de prolactina e GH e em pacientes com níveis pouco elevados de IGF-1, pode-se iniciar o tratamento com cabergolina. Indica-se o tratamento secundário, quando a cirurgia não é curativa ou como adjuvante da radioterapia (Figura 26.2).

RADIOTERAPIA: A radioterapia (RT) convencional resulta em controle da doença em 50 a 60% dos pacientes em 10 anos. Por meio da RT estereotáxica, seja fracionada ou radiocirurgia, os resultados são mais precoces, entre 2 a 5 anos. O efeito colateral mais comum é o hipopituitarismo, e os mais temidos são o aumento do risco de evento cerebrovascular, dano cerebral e surgimento de segundo tumor no sistema nervoso central (SNC). Indica-se tratamento radioterápico na falha dos outros tratamentos, especialmente em tumores agressivos.

O seguimento dos pacientes está resumido na Tabela 26.2.

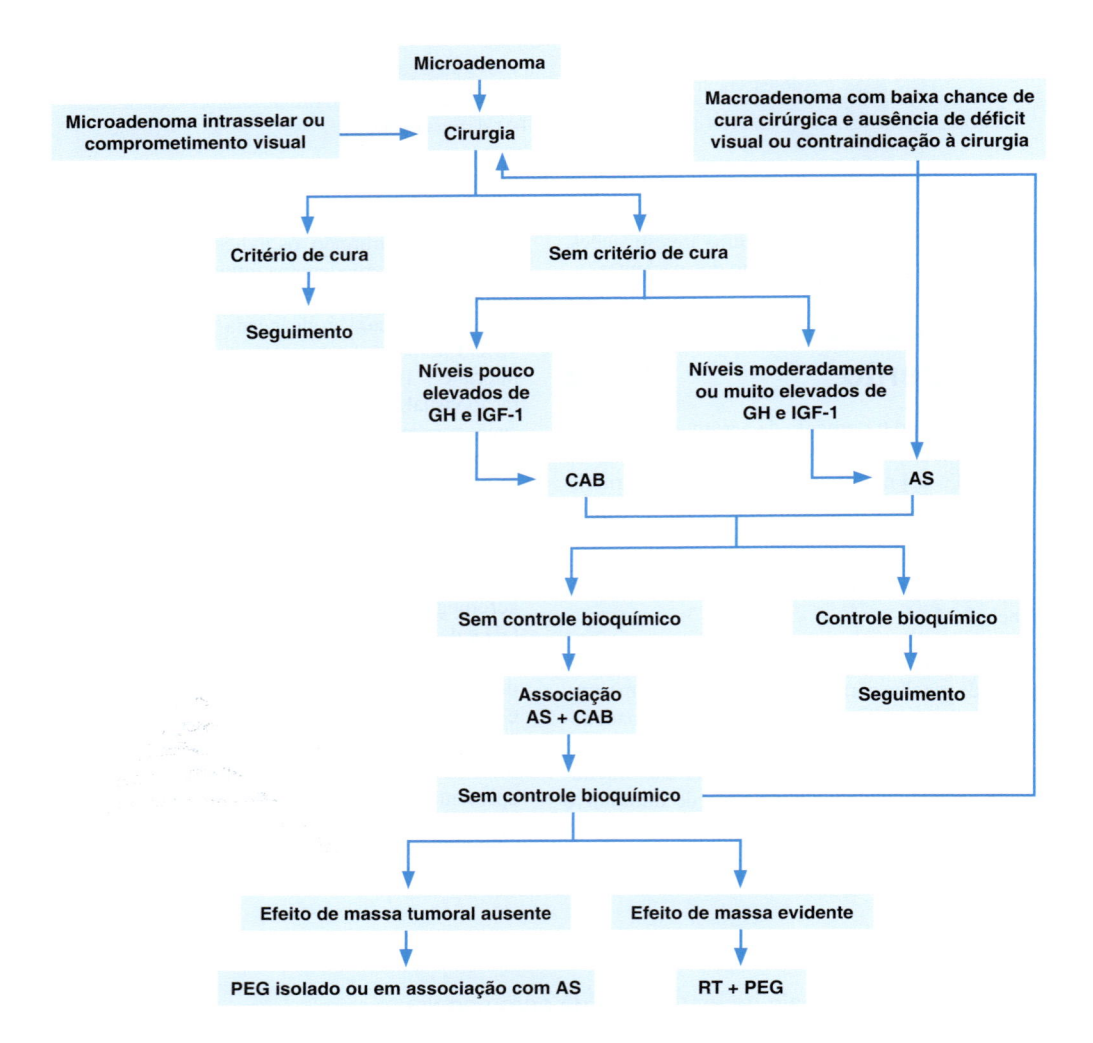

FIGURA 26.2 Fluxograma do tratamento da acromegalia.

AS, análogo da somatostatina; CAB, cabergolina; RT, radioterapia; PEG, pegvisomanto.

TABELA 26.1 Modalidades de tratamento da acromegalia

	Cirurgia (< 1 cm)	Cirurgia (> 1 cm)	Radioterapia	Análogo somatostatina	Cabergolina	Pegvisomanto
IGF-1 normal	70–80%	30–60 %	50–60 % em 2–10 anos	50 % 6 m	20%	70–95 %
↓ Tumor	100–95 %	20–70 %	27–58%, não ↑ em até 90%	50 %	40 %	não
Vantagens	Potencial cura	Rápida ↓ tu	Estabilização do tu	↓ do tu	Via oral	Controle doença refratária
Desvantagens	Recorrência 0,4–10 %	Pouca chance de cura, hipopituitarismo 10–30%	Efeito lento, hipopituitarismo: 30–100%, risco de dano cerebral	Injetável, risco de litíase biliar	Risco de valvopatia cardíaca	Injetável risco de ↑ tu, risco ↑ transaminases, custo
Dose	–	–	CV: 4–5x sem/4 sem, EF:2–3x, RC: dose única	OCT: 10–30 mg IM, LAN 90–120 mgSC/4 s	1,5–3,5 mg VO/s	10–30 mg SC/d

↓ diminuir; ↑ aumentar; tu, tumor; OCT, octreotide; LAR, LAN, lanreotide autogel; s, semanas; m, meses; d, dias; VO, via oral; IM, intramuscular; SC, subcutânea; SNC, Sistema nervoso central; CV, radioterapia convencional; EF, radioterapia estereotáxica fracionada; RC, radiocirurgia.

TABELA 26.2 Seguimento dos pacientes acromegálicos

Exames	Cirurgia	Radioterapia	Análogo somatostatina	Cabergolina	Pegvisomanto
IGF-1/GH	1–3 m PO, após cura: semestral	Anual ou semestral se estereotáxica	Trimestral, se normal, anual	Trimestral, se normal, anual	Apenas IGF-1 mensal, se normal, semestral
TOTG	1–3 m PO, após cura: anual	Anual	–	–	–
Função hipofisária	1–3 m PO, após cura: anual	Anual ou semestral se estereotáxica	Semestral	Semestral	Semestral
Transaminases	–	–	–	–	1 m por 6 m, após semestral
Glicemia jejum, HbA1c			3–6 meses		3–6 meses
USs			US abdome basal e, após, anual	Ecocardiografia: basal e, após, anual	
RM de hipófise	3–6 m PO, sem ↑ tu: 2–3 anos		6–12 m, sem ↑ tu, 2–3 anos	6–12 m, sem ↑ tu: 2–3 anos	6–12 m, sem ↑ tu: anual

TOTG, teste de tolerância oral à glicose; sem, semanas; m, meses; PO, pós-operatório; US, ultrassonografia; RM, ressonância magnética; HbA1c, hemoglobina glicada; tu, tumor.

Leituras sugeridas

Bronstein MD, Bruno OD, Abreu A, Mangupli R, Mercado M. A practical approach to acromegaly management in Latin America. Pituitary. 2014;17 Suppl 1:S30-5.

Giustina A, Chanson P, Bronstein MD, Klibanski A, Lamberts S,Casanueva FF, et al. A consensus on criteria for cure of acromegaly. J Clin Endocrinol Metab. 2010;95(7):3141-8.

Giustina A, Chanson P, Kleinberg D, Bronstein MD, Clemmons DR, Klibanski A, et al. Expert consensus document: a consensus on the medical treatment of acromegaly. Nat Rev Endocrinol. 2014;10(4):243-8.

Mathioudakis N, Salvatori R. Management options for persistent postoperative acromegaly. Neurosurg Clin N Am. 2012;23(4):621-38.

Melmed S, Casanueva FF, Klibanski A, Bronstein MD, Chanson P, Lamberts SW, et al. A consensus on the diagnosis and treatment of acromegaly complications. Pituitary. 2013;16(3):294-302.

Vieira Neto L, Abucham J, Araujo LA, Boguszewski CL, Bronstein MD, Czepielewski M, et al. Recommendations of Neuroendocrinology Department from Brazilian Society of Endocrinology and Metabolism for diagnosis and treatment of acromegaly in Brazil. Arq Bras Endocrinol Metabol. 2011;55(2):91-105.

27

Distúrbios da homeostase do sódio e da água

Dimitris Rucks Varvaki Rados
Luciana Reck Remonti

Definição

O sódio (Na) é o principal íon extracelular e, consequentemente, o principal determinante da osmolalidade plasmática. Considerando-se que a água flui livremente pelos diferentes compartimentos do organismo, as alterações no balanço do sódio são alterações no balanço da água corporal. Dessa forma, na hiponatremia, tem-se trânsito de água para o compartimento intracelular, e na hipernatremia, o efeito contrário. Por fim, para uma melhor compreensão dos distúrbios da natremia, é importante diferenciar o manejo da osmolalidade do manejo do volume efetivo circulante.

- **Osmolalidade (tonicidade):** Mesmo pequenas alterações na osmolalidade são detectadas pelo "osmostato" no hipotálamo, promovendo (a) o estímulo da sede (principal responsável por evitar desidratação) e liberação do hormônio antidiurético (ADH) na desidratação; ou (b) supressão do ADH (principal responsável por evitar a hipervolemia). Dessa forma, na falta de acesso livre à água ou na incapacidade de suprimir o ADH, tem-se hiper e hiponatremia, respectivamente.
- **Volume efetivo circulante:** É detectado por meio de receptores na arteríola aferente nos glomérulos, no seio carotídeo e nos átrios e ventrículos. Os dois primeiros são mecanismos protetores contra a hipovolemia e através da secreção de renina e adrenalina, respectivamente, estimulam o aumento da reabsorção tubular de Na e o aumento da pressão arterial (PA). O terceiro responde à sobrecarga hídrica e é um estímulo para supressão da renina e estímulo da natriurese. Em casos de redução marcada do volume circulante efetivo, há também secreção de ADH como forma de tentar recuperar a perfusão, mesmo que à custa de certa hipervolemia extravascular.

Os distúrbios do Na são frequentes, em especial em pacientes com acesso restrito à água, como aqueles internados em Unidades de Tratamento Intensivo (UTI) chegando a 50% em uma grande coorte europeia. Os desequilíbrios da natremia podem ser também marcadores prognósticos de diversas doenças, como insuficiência cardíaca, cirrose hepática e em pacientes criticamente enfermos. Na maior parte das vezes, são alterações transitórias e relacionadas com sobrecarga ou déficit hídrico (hipervolemia e desidratação).

Classificação da hiponatremia

A hiponatremia é o distúrbio eletrolítico mais comum na prática clínica, presente em 2,5% dos pacientes internados e em até 40% daqueles internados em UTI. A investigação etiológica está resumida na Figura 27.1 e inicia-se pela avaliação da osmolalidade efetiva (tonicidade), que pode ser calculada por meio da fórmula:

$$Osm\ (mOsm/L) = 2 \times [Na] + \frac{[Gli]}{18}$$

A classificação da hiponatremia de acordo com a osmolalidade plasmática está descrita na Tabela 27.1.

- **Hiponatremia hipertônica:** Hiperglicemia é a causa mais comum, com a glicose atuando como

```
                              Hiponatremia
                    ┌──────────────┼──────────────┐
              Hipertônica      Hipotônica      Isotônica
                 │                                   │
          • Hiperglicemia                    Pseudo-hiponatremia
          • Manitol                          (hipertrigliceridemia,
          • Meios de contraste               hiperproteinemia)
                              Sódio urinário
                        ┌──────────┴──────────┐
                   diminuído              aumentado
                   (< 20 mEq/l)           (> 40 mEq/l)
                  ┌────┴────┐            ┌────┴────┐
            hipovolemia  hipervolemia  hipovolemia  euvolemia

        Perda extrarrenal  Estados edematosos  Perda renal
        • Diarreia         • ICC               • Diuréticos         • SIADH
        • Ingestão         • Cirrose           • Def. mineralo-     • Insuficiência
          diminuída        • Síndrome            corticoide           suprarrenal
                             nefrótica         • Nefropatias        • Hipotireoidismo
                                               • Síndrome cerebral  • Reset osmotástico
                                                 perdedora de sal
```

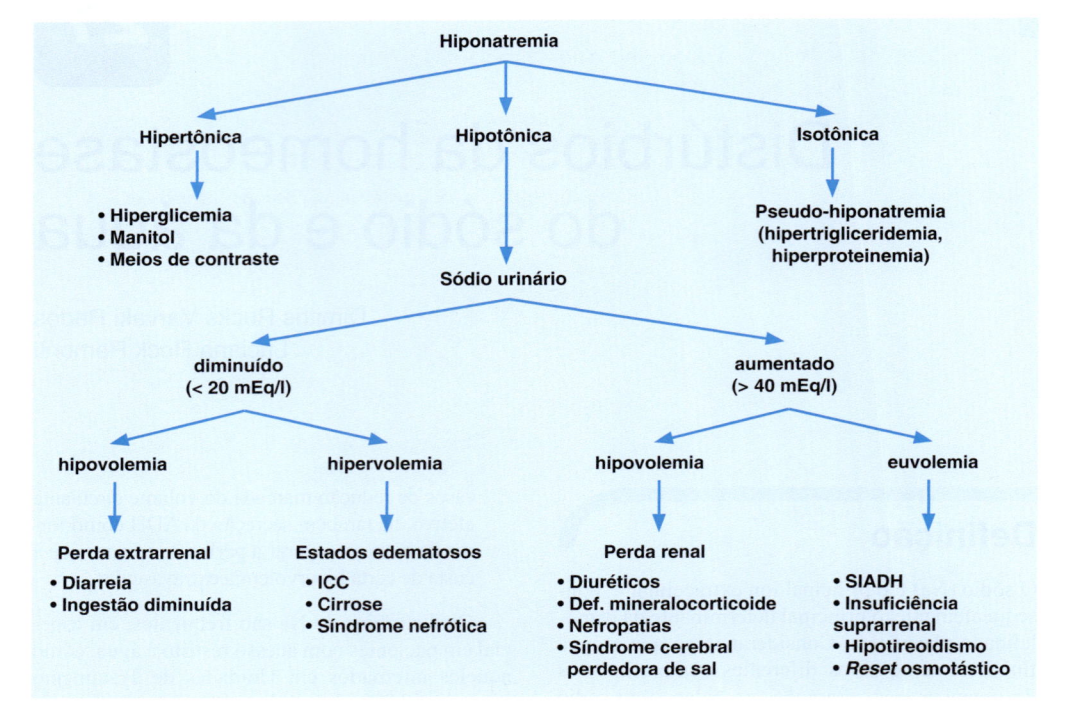

FIGURA 27.1 Fluxograma diagnóstico de hiponatremia.
SIADH, síndrome da secreção inapropriada do hormônio antidiurético; ICC, insuficiência cardíaca congestiva.

partícula osmoticamente ativa, levando ao movimento de água do meio intra para o extracelular e, consequentemente, a queda da concentração de Na (1,7 mEq/L para cada 100 mg/dL de glicemia). O manitol (diurético osmótico) leva à hiponatremia pelo mesmo mecanismo.

- **Hiponatremia isotônica:** A hipertrigliceridemia e a hiperproteinemia graves causam pseudo-hiponatremia, uma medida falsamente baixa de Na, quando realizada pelo método de espectrometria (o método com eletrodo íon sensível corrige esse problema). A ressecção transuretral de próstata, em função da irrigação vesical contínua com manitol, também se encaixa neste grupo.
- **Hiponatremia hipotônica:** Neste grande grupo, estão as causas relacionadas à hipovolemia, consequência do aumento fisiológico da secreção do ADH, podendo ser hipovolemia absoluta (diarreia, ingestão reduzida) ou relativa (ICC, síndrome nefrótica, cirrose). Neste grupo, existe, também, o uso de diuréticos, a insuficiência suprarrenal e as causas de hiponatremia euvolêmica, como o hipotireoidismo, a polidipsia psicogênica e a SIADH.

Síndrome da secreção inapropriada do hormônio antidiurético

Como o próprio nome desta síndrome já define, trata-se de uma incapacidade de suprimir a secreção do ADH em condições em que ele estaria suprimido. O diagnóstico deve ser sempre considerado em pacientes com hiponatremia euvolêmica. Das possíveis causas (Quadro 27.1), destacam-se as doenças do sistema nervoso central (SNC), as patologias pulmonares, as neoplasias e os medicamentos.

Manifestações clínicas

As manifestações do SIADH são aquelas da doença de base e decorrentes das manifestações de hiponatremia. Por definição, no SIADH, o paciente deve estar euvolêmico, e os critérios diagnósticos estão descritos no Quadro 27.2. Quanto às manifestações laboratoriais, tem-se uma hiponatremia com osmolalidade sérica baixa (< 270 mOsm/L) e urinária

TABELA 27.1 Classificação da hiponatremia pela osmolalidade plasmática

	Sódio sérico (mEq/L)	Osmolalidade plasmática (mOsm/L)	Causas mais comuns
Hipertônica	< 135	Alta (> 295)	Hiperglicemia com desidratação, manitol
Isotônica	< 135	Normal (280–295)	Hiperglicemia, pseudo-hiponatremia
Hipotônica	< 135	Baixa (< 280)	SIADH, ICC, cirrose

SIADH, Síndrome da secreção inapropriada do hormônio antidiurético; ICC, insuficiência cardíaca congestiva.

elevada (> 100 e, em geral, > 300 mOsm/L), Na urinário elevado, ácido úrico e ureia séricos baixos (diluição), creatinina, potássio e pH normais.

Tratamento

O primeiro passo do tratamento deve ser, sempre que possível, o controle da causa do SIADH. Entretanto, quando isto não for possível, ou a hiponatremia necessitar de correção com brevidade pela sua gravidade e repercussões clínicas, o alvo passa a ser a correção da natremia.

A restrição hídrica é parte fundamental e central do tratamento do SIADH. O objetivo é reduzir a ingestão hídrica para 800 mL/dia. Alguns pacientes apresentam depleção do estoque total de Na, podendo haver necessidade de aumento do aporte de NaCl para auxiliar no controle e evitar depleção do volume intravascular. Idealmente, esse aporte deve ser por via oral/enteral. Em casos em que isso não for possível (pacientes sem disponibilidade de via oral ou com quadros graves), podem-se usar soluções hipertônicas, sempre lembrando que a correção deve ser gradual (elevação máxima de 1 mEq/L/h e 12 mEq/L/h) para evitar mielinólise pontina.

Além da alteração no aporte hídrico de Na, pode-se lançar mão de medicamentos. Os de maior disponibilidade e com larga experiência de uso são os diuréticos de alça (furosemida 20 mg 2 vezes ao dia como dose inicial), que promovem a excreção de água livre e reduzem o gradiente corticomedular no rim, neutralizando, em parte, os efeitos do ADH.

Na falha das opções citadas, a demeclociclina (300 a 600 mg, 2 vezes ao dia), pode ser uma opção, com resultados consistentes e duradouros, porém seu custo e indisponibilidade no marcado nacional limitam o uso. O carbonato de lítio, pelo seu efeito inibidor do ADH, é de ampla disponibilidade e também é uma opção no manejo destes pacientes, porém seu nível sérico deve ser monitorado, e os efeitos neuropsiquiátricos limitam muito o uso.

Mais recentemente, novos agentes antagonistas dos receptores do ADH (V1a/V2) têm sido estudados no tratamento da hiponatremia (euvolêmica e hiper-

QUADRO 27.1
Causas da síndrome da secreção inapropriada do hormônio antidiurético

Doenças do SNC	Medicamentos
Trauma	Antidepressivos
AVE	Carbamazepina
Hidrocefalia	Neurolépticos
Tumores	Antineoplásicos
Encefalite	Clofibrato
	AINEs
Doenças pulmonares	**Neoplasias malignas**
Tuberculose	Rim, colo do intestino, linfoma, pulmão, pâncreas
Pneumopatia crônica	
Bronquiectasias	

SNC, sistema nervoso central; AVE, acidente vascular encefálico; AINEs, anti-inflamatórios não esteroides.

volêmica). Esses medicamentos produzem aumento de excreção de água livre na urina. Entre eles, o conivaptan e tolvaptan foram aprovados pelo FDA para o tratamento de hiponatremia euvolêmica e hipervolêmica em pacientes hospitalizados. O conivaptan, bloqueador dos receptores V1a e V2, é administrado por via endovenosa com dose inicial em bólus de 20 mg em 30 minutos seguida por infusão contínua de 20 a 40 mg/dia. O tolvaptan, bloqueador específico do receptor V2, é administrado por via oral com dose inicial de 15 mg no primeiro dia, a qual é titulada até 30 a 60 mg/d a cada 24 h. A titulação de ambos os medicamentos deve ser feita de acordo coma natremia e sua velocidade de correção, e durante a fase inicial de manejo, é fundamental a medida do sódio sérico a cada 6 ou 8 horas. O alto custo e sua não disponibilidade no Brasil limitam seu uso atualmente.

Hipernatremia

As principais causas de hipernatremia (Na > 145 mEq/L) estão resumidas no Quadro 27.3. Na maior parte dos pacientes, a causa é rapidamente identificada pela história e pelo contexto clínico. Entretanto, em certas situações, a abordagem sistemática pode ser útil. Se a osmolalidade urinária estiver aumentada (> 600 mOsm/L), a ação do ADH está íntegra, sendo os diagnósticos possíveis: perdas não repostas (renal x extrarrenal), sobrecarga salina ou, mais raramente, hipodipsia central. Nesse contexto, a dosagem de Na urinário (geralmente maior do que 100 mEq/L na sobrecarga de Na) e o cálculo da fração de excreção de Na (menor do que 0,1% nas perdas extrarrenais) são úteis para diferenciação etiológica. Por outro lado, se a osmolalidade urinária estiver abaixo de 600 mOsm/L, o diabetes insípido (DI) deve ser avaliado.

Diabetes insípido

Define-se pela ausência (DI central) ou resistência (DI nefrogênico) ao ADH, levando à incapacidade de concentrar a urina e, portanto, à perda de água livre pelo rim. Quanto à etiologia (Quadro 27.4), destacam-se o DI central adquirido, que pode necessitar de extensa investigação de causas infiltrativas (autoimunes, neoplásicas e infecciosas) e o DI nefrogênico adquirido, forma mais comum, com diversas causas subjacentes, como medicamentos, envelhecimento e doenças sistêmicas.

Manifestações clínicas

Poliúria (> 40 mL/kg/dia), polidipsia e sede, especialmente por líquidos gelados, são as principais manifestações clínicas. Débitos urinários maiores sugerem DI central. Além disso, em casos de evolução prolongada, podem-se encontrar também perda de peso (a polidipsia pode levar à anorexia) e redução da densidade mineral óssea. Pacientes sem livre acesso à água podem apresentar manifestações de hipernatremia, como irritabilidade, *delirium* e até coma, bem como hipertermia, ataxia e hipotensão arterial.

Diagnóstico

Em pacientes com poliúria e hipernatremia com urina diluída (densidade < 1.005 ou osmolalidade

---

QUADRO 27.2

Critérios para o diagnóstico da síndrome da secreção inapropriada do hormônio antidiurético

Osmolalidade sérica (líquido extracelular) diminuída (< 270 mOsm/L)
Osmolalidade urinária elevada (> 100 mOsm/L)
Euvolemia
Sódio urinário elevado (> 40 mEq/L)
Função renal, hepática, tireoideana e suprarrenal normais

QUADRO 27.3

Causas de hipernatremia

Suor
Diarreia
Vômito
DI (central ou nefrogênico)
DM com hiperglicemia sustentada
Uso de diurético osmótico (manitol)
Convulsões
Sobrecarga de Na (oral ou parenteral)
Hipodipsia primária – lesão hipotalâmica
Hiperaldosteronismo

DI, diabetes insípido; Na, sódio; DM, diabetes melito

urinária < osmolalidade plasmática), o diagnóstico está estabelecido e não é recomendado o teste de restrição hídrica, mas apenas avaliação da resposta à desmopressina (1-desamino-8-d-arginina vasopressina [DDAVP]) para diferenciação de DI central ou nefrogênico.

O teste da restrição hídrica deve ser iniciado pela manhã (ou mesmo na noite anterior em pacientes com diurese < 10 L/dia), com suspensão completa da ingestão oral e verificação de hora em hora do peso e osmolalidades sérica e urinária. O tempo para concentração urinária máxima varia de 4 a 18 horas, e são critérios para suspensão: perda de 3% do peso corporal ou o incremento na osmolalidade urinária menor do que 30 mOsm/L em duas coletas seguidas. Neste momento, deve ser realizada a administração do DDAVP (1 μg via subcutânea ou 10 μg via nasal). Uma hora após o DDAVP, são coletadas amostras de sangue e urina para a medida da osmolalidade. A interpretação do teste é apresentada na Tabela 27.2.

Ainda na investigação, nos casos de DI central, a ressonância magnética (RM) pode ser útil na identificação de alterações na neuro-hipófise (perda do hipersinal em T1), bem como na elucidação do diagnóstico etiológico de lesões selares ou supra-selares. Cabe ressaltar ainda que até 10% das pessoas normais, diabéticos descompensados, pacientes com anorexia nervosa e em choque séptico apresentam perda do hipersinal em T1 característico da neuro-hipófise.

Tratamento

No DI central, o tratamento de escolha é a reposição do ADH com o análogo sintético da vasopressina de longa duração (DDAVP), que tem um potente efeito antidiurético, sem ter propriedades vasopressoras. Há uma grande variação individual na dose necessária para controlar os sintomas de poliúria e polidipsia. O DDAVP é geralmente administrado intranasal, mas formulações orais e intravenosas/subcutâneas também estão disponíveis. A dose inicial sugerida é de 5 μg ao deitar e pode ser aumentada em 5 μg, gradativamente, de acordo com a resposta do paciente em relação ao controle da noctúria. Após, doses diurnas vão sendo adicionadas, até uma dose de manutenção que varia de 10 a 20 μg 1 ou 2 vezes ao dia. A formulação por via oral tem menor absorção e potência, o que a torna menos eficaz no controle da doença, e, com frequência, os pacientes não ficam adequadamente controlados com esta apresentação.

QUADRO 27.4
Etiologia do diabetes insípido

DI central congênito	DI nefrogênico familiar
Familiar (autossômico dominante)	Ligado ao X (defeito no receptor V2 do ADH)
Síndrome de Wolfram (autossômica recessiva)	Autossômico recessivo (mutação no gene da aquaporina 2)
Hipopituitarismo familiar	
Infecções congênitas (toxoplasmose, CMV)	
Displasia sépto-óptica	
DI central adquirido	**DI nefrogênico adquirido**
Idiopático	Hipocalemia
Doenças granulomatosas: histiocitose, granulomatose de Wegener, sarcoidose	Medicamentos: lítio, anfotericina B, demeclociclina, vincristina, orlistat, ofloxacin, ifosfamida, foscarnet
Neoplasias: craniofaringeoma, tumores hipofisários, linfoma, meningeoma, metástases, germinomas	Doença renal com acometimento do túbulo intersticial: anemia falciforme, amiloidose, rins policísticos, uropatia obstrutiva, nefrolitíase, síndrome de Sjogren, rim esponja medular e glicosúria
Isquemia (síndrome de Sheehan)	
Trauma ou pós-operatório	
Hipofisite autoimune (linfocítica)	
Infecções: tuberculose, blastomicose, sífilis, encefalite viral, meningite bacteriana	Hipercalcemia
Anorexia nervosa	Gestação
Hidrocefalia	

DI, diabetes insípido; ADH, hormônio antidiurético; CMV, citomegalovírus.

TABELA 27.2 Interpretação do teste de restrição hídrica

	Aumento da osmolalidade urinária durante a restrição hídrica	Aumento da osmolalidade urinária após a injeção de vasopressina
Resposta fisiológica	> 30 mOsm/L	< 9 %*
DI central completo	< 30 mOsm/L	10–15 %
DI central parcial	Variável	> 9%
DI nefrogênico	< 30 mOsm/L	< 9%
Polidipsia compulsiva	> 30 mOsm/L **	< 9%

*Se ocorrer desidratação adequada antes da injeção de vasopressina (osmolalidade sérica > 288 mOsm/L)
**Podem apresentar menor variação da osmolalidade urinária devido à incapacidade de concentração da urina e devido à perda do gradiente osmótico da medula renal, decorrente da poliúria crônica (medula lavada).
Obs: Se osmolalidade urinária atingir 600 mOsm/L, o teste deve ser interrompido por exclusão do diagnóstico de DI. O tempo máximo de teste é definido em 6 horas para crianças de até 6 meses de idade, 8 horas para crianças de 6 meses a 2 anos e 12 horas para maiores de 2 anos. Para adultos, esse tempo não é definido.
DI, diabetes insípido.

O principal efeito adverso a ser monitorado é a hiponatremia dilucional, já que durante o tratamento o paciente não tem a atividade do ADH supressível, como em situação fisiológica, e pode não ser capaz de excretar a água ingerida. Esse risco é diminuído usando-se a dose mínima para controlar a poliúria. É relevante ressaltar que o medicamento é seguro em gestantes.

No DI nefrogênico, pelo seu mecanismo fisiopatológico (resistência ao ADH no rim), o uso do DDAVP e dos medicamentos que potencializam seu efeito (clorpropramida, carbamazepina e clofibrato) não é benéfico. O diagnóstico e o tratamento da causa etiológica devem ser buscados. Nos casos em que isso não é possível, redução do volume urinário pode ser obtida com restrição de sal, uso de diuréticos tiazídicos e anti-inflamatórios não esteroides (AINEs). Nos adultos, geralmente, o mecanismo da sede é suficiente para manter a concentração plasmática de Na em níveis normais. Portanto, a decisão de tratar o paciente vai depender da tolerância individual à poliúria e à polidipsia. Por outro lado, nas crianças de pouca idade, o tratamento imediato deve ser instituído, a fim de que se evite a deficiência mental causada pelos repetidos episódios de desidratação e hipernatremia. Deve ser oferecida água a cada duas horas e, nos casos mais graves, instituir hidratação contínua por sonda nasogástrica.

No DI nefrogênico, a osmolalidade urinária é fixa; portanto, o que determina o volume urinário é a excreção de solutos. A redução do fluxo urinário será diretamente proporcional à diminuição da ingestão e excreção de solutos. Uma restrição da ingestão de sal para quantidades ≤ 100 mEq/dia (2,3 g sódio) e de proteínas ≤ 1,0 g/kg é útil, porém é de difícil adesão por parte do paciente.

Leituras sugeridas

Adrogué HJ, Madias NE. Hyponatremia. N Engl J Med. 2000;342(21):1581-9.

Darmon M, Diconne E, Souweine B, Ruckly S, Adrie C, Azoulay E, et al. Prognostic consequences of borderline dysnatremia: pay attention to minimal serum sodium change. Crit Care. 2013;17(1):R12.

Maghnie M, Cosi G, Genovese E, Manca-Bitti ML, Cohen A, Zecca S, et al. Central diabetes insipidus in children and young adults. N Engl J Med. 2000;343 (14):998-1007.

Qureshi S, Galiveeti S, Bichet D G, Roth J. Diabetes insipidus: celebrating a century of vasopressin therapy. Endocrinology. 2014;155(12):4605-21.

Verbalis JG, Goldsmith SR, Greenberg A, Korzelius C, Schrier RW, Sterns RH, et al. Diagnosis, evaluation, and treatment of hyponatremia: expert panel recommendations. Am J Med. 2013;126(10 Suppl 1):S1-42.

Wong LL, Verbalis JG. Systemic diseases associated with disorders of water homeostasis. Endocrinol Metab Clin North Am. 2002;3(1):121-40.

Yeates KE, Singer M, Morton AR. Salt and Water: a simple approach to hyponatremia. CMAJ. 2004;170 (3):365-9.

Young Lee JJ, Kilonzo K, Nistico A, Yeates K. Management of hyponatremia. CMAJ. 2014;186(8):E281-6.

PARTE V

Suprarrenal

28

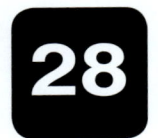

Insuficiência suprarrenal

Paloma Dias da Cruz
Thizá Massaia Londero
Luciana Reck Remonti
Sandra Pinho Silveiro

Definição

A insuficiência suprarrenal (IS) resulta da deficiência de hormônios produzidos pelas suprarrenais. A IS primária, ou doença de Addison (DA), corresponde à doença do córtex suprarrenal, levando à deficiência de cortisol, de aldosterona e de androgênios. A IS secundária ocorre pela deficiência de hormônio adrenocorticotrófico (corticotrofina, ou ACTH, do inglês *adrenocorticotropic hormone*), a qual pode ocorrer por comprometimento hipofisário ou hipotalâmico, com redução da secreção do hormônio liberador da corticotrofina (CRH, do inglês *corticotropin-releasing hormone*), levando à deficiência de glicocorticoides (GCs) (cortisol).

Epidemiologia

A DA é uma condição rara, com prevalência de 4 a 11 casos por 100.000 e incidência de 0,8 casos por 100.000 habitantes, com pico de incidência na quarta década de vida, sendo as mulheres mais frequentemente afetadas do que os homens. A prevalência da IS secundária é de 15 a 28 casos por 100.000, com pico na sexta década de vida.

Quadro clínico

A IS pode se apresentar como forma crônica, com início insidioso, ou agudamente, como crise suprarrenal. A sintomatologia dependerá da extensão da doença, do comprometimento da produção de mineralocorticoides (MCs), bem como da exposição a fatores estressantes agudos. É necessário que haja perda de mais de 90% do córtex das suprarrenais para manifestação do quadro clínico.

O achado clínico mais característico, que diferencia a IS primária da secundária (Quadro 28.1), é a hiperpigmentação de pele e mucosas, que ocorre apenas na primária. A causa da hiperpigmentação é a estimulação aumentada dos receptores da melanocortina tipo 1 pelo ACTH, bem como a secreção aumentada do hormônio estimulante do melanócito (α-MSH), produto de clivagem da pro-opiomelanocortina (POMC; polipeptídeo precursor do ACTH).

Os sintomas de insuficiência suprarrenal crônica costumam ser vagos, podendo incluir fraque-

QUADRO 28.1
Diferenciação entre insuficiência suprarrenal primária e secundária crônicas

	IS primária	IS secundária
Deficiência de GCs	+	+
Deficiência de MCs	+	–
Hipercalemia	+	–
ACTH elevado	+	–
Hiperpigmentação	+	–
Deficiência de androgênios	+	+

+ presente; – ausente; IS, insuficiência suprarrenal; GCs, glicocorticoides; MCs, mineralcorticoides; ACTH, hormônio adrenocorticotrófico.

za, emagrecimento, anorexia, náuseas, vômitos, diarreia ou constipação e dor abdominal (Quadro 28.2). Achados de doenças autoimunes associadas, como vitiligo, podem estar presentes. Amenorreia pode ocorrer pela perda de peso, pela doença crônica de base ou mesmo devido à falência ovariana primária (ooforite autoimune) associada. A redução de secreção de andrógenos suprarrenais é clinicamente mais aparente nas mulheres, resultando em perda de pelos pubianos e axilares, redução de libido e xerodermia. Sintomas psiquiátricos em quadros de longa evolução podem ocorrer, incluindo síndrome cerebral orgânica, depressão, alteração da memória e psicose.

Hiponatremia, hipercalemia e acidose metabólica ocorrem na DA por deficiência de MCs. No entanto, mesmo nos quadros de IS secundária, nos quais a produção de aldosterona está preservada, pode haver hiponatremia devido à redução da depuração de água livre causada pelo hipocortisolismo, bem como pelo aumento da secreção de hormônio antidiurético (ADH). Outras alterações laboratoriais que podem ocorrer são anemia leve, linfocitose, eosinofilia e hipercalcemia.

Hipoglicemia grave é um achado mais comum na infância e pode ocorrer nos adultos após período de jejum prolongado, febre, infecção, náuseas e vômitos, abuso de álcool, ou quando há deficiência concomitante de hormônio de crescimento (GH, do inglês *growth hormone*). Pacientes com diabetes melito tipo 1 (DM1) podem ter hipoglicemias recorrentes como sinal inicial de IS.

A IS secundária ocorre principalmente após interrupção do uso crônico de GCs em doses suprafisiológicas. Nos casos de IS secundária no contexto de hipopituitarismo, achados relacionados à deficiência de outros hormônios hipofisários, principalmente hormônio luteinizante (LH, do inglês *luteinizing hormone*) hormônio foliculoestimulante (FSH, do inglês *follicle-stimulating hormone*) e TSH poderão estar presentes. Em casos de apoplexia hipofisária, a apresesentação do quadro pode ser aguda. Sintomas compressivos como cefaleia e alteração do campo visual podem estar presentes quando a IS é secundária a tumores selares e suprasselares.

A crise suprarrenal ocorre quando o paciente se expõe a fatores estressantes (infecção, cirurgia, trauma, desidratação) sem ter tido diagnóstico e tratamento prévio de IS ou sem concomitante aumento da dose habitual do tratamento com GC. Manifesta-se com quadro grave de hipotensão com evolução para choque, associado a outros achados inespecíficos, como anorexia, náuseas, vômitos, dor e distensão abdominal (por vezes, simulando abdome agudo), alteração do sensório, febre, cianose ou palidez. Pode ser precipitada também quando a IS crônica se associa a hipertireoidismo ou a hipotireoidismo com início de reposição isolada de hormônio tireoideano, o que leva a aumento da depuração do cortisol. É situa-

---

QUADRO 28.2

Manifestações clínicas da insuficiência suprarrenal

Sinais	Sintomas
Hiperpigmentação de pele e mucosas*	Astenia
Febre	Fadiga
Hipotensão e hipotensão postural	Indisposição
Azotemia	Anorexia
Hiponatremia	Emagrecimento
Hipercalemia*	Sintomas gastrintestinais
Anemia, linfocitose, eosinofilia	Artralgias
Elevação do TSH	Mialgias
Hipercalcemia	Avidez por sal
Hipoglicemia	Redução de libido (em mulheres)
Perda de pelos pubianos e axilares (em mulheres), ausência de pubarca em crianças	Xerodermia (em mulheres)
Calcificação auricular	

*exclusivamente na IS primária.
TSH, tireotrofina

ção incomum na IS secundária. O diagnóstico de crise suprarrenal deve ser sempre considerado em pacientes com instabilidade hemodinâmica refratária a volume, dor abdominal ou em flancos inexplicada, hipoglicemia ou coma.

Etiologia

As principais causas de IS estão listadas no Quadro 28.3.

Insuficiência suprarrenal primária

A suprarrenalite autoimune é responsável por mais de 80% dos casos de IS primária. Pode apresentar-se de forma isolada, em 40% dos casos, ou ocorrer como parte de uma síndrome poliglandular autoimune tipo 1 ou tipo 2 (ver Capítulo 48). A IS infecciosa é a segunda causa mais comum, estando associada principalmente à tuberculose e a doenças micóticas sistêmicas.

Medicamentos que inibem a biossíntese ou que aumentam o metabolismo do cortisol e de GCs sintéticos podem induzir IS em pacientes com reserva de hipófise ou suprarrenal reduzida.

Infarto suprarrenal pode ser causado por hemorragia ou trombose de veia suprarrenal. A hemorragia bilateral suprarrenal pode ser causada por meningococemia (síndrome de Waterhouse-Friderichsen), sepse por outros agentes infecciosos, síndrome do anticorpo antifosfolipídeo, trauma, coagulação intravascular disseminada (CIVD) e uso de anticoagulantes orais.

QUADRO 28.3

Causas de insuficiência suprarrenal

IS primária	IS secundária
Autoimune	Uso exógeno de GCs
Doenças infecciosas:	Tumores da região selar:
Tuberculose, paracoccidioidomicose, histoplasmose, Aids	Adenomas hipofisários, craniofaringeoma, metástases, tumores de terceiro ventrículo
Medicamentos – inibição de síntese:	Isquêmicas:
Etomidato, cetoconazol, fluconazol, itraconazol, metirapona, mitotano	Apoplexia hipofisária, síndrome de Sheehan, trombose vascular
Medicamentos – aumento de metabolismo:	Pós-cirúrgicas:
Fenitoína, barbitúricos, rifampicina, mitotano	Hipofisectomia, lesão de haste hipofisária, correção de aneurisma
Infarto suprarrenal	Irradiação da hipófise
Hemorragia suprarrenal	Hipofisite linfocítica autoimune
Metástases suprarrenais	Trauma craniano
Genéticas	Infiltrativas:
Adrenoleucodistrofia ligada ao X, hiperplasia suprarrenal congênita	Sarcoidose, histiocitose X, hemocromatose
	Infecciosas:
	Tuberculose, meningoencefalite
	Anorexia nervosa
	Porfiria intermitente aguda
	Deficiência isolada de ACTH:
	Idiopática, mutações no gene do TPIT (fator de transcrição para a expressão do gene da POMC), outras mutações gênicas (PCSK 1, POMC), associada à síndrome de Prader-Willi
	Hipopituitarismo por mutações gênicas HESX1, LHX4, SOX3, PROP1

IS, insuficiência suprarrenal; GCs, glicocorticoides; ACTH, hormônio adrenocorticotrófico; POMC, pró-opiomelanocortina; HESX 1, homeodomínio Hesx 1.

Metástases suprarrenais, principalmente decorrentes de carcinoma de pulmão e de mama, causam IS primária parcial em cerca de 20% dos casos, progredindo menos frequentemente para doença clínica.

Entre as causas genéticas, a adrenoleucodistrofia deve ser lembrada no diagnóstico diferencial de indivíduos do sexo masculino, já que a IS pode preceder os sintomas neurológicos, bem como pode ser a única manifestação da doença em até 15% dos casos. No período neonatal, a hiperplasia suprarrenal congênita configura a etiologia mais comum de IS.

Insuficiência suprarrenal secundária

A principal causa de IS secundária é o uso crônico de GCs em doses suprafisiológicas, levando à supressão do eixo hipotálamo-hipófise-suprarrenal, com redução da secreção de ACTH e CRH e subsequente atrofia suprarrenal. Deve-se considerar a possibilidade de IS secundária em pacientes em uso de mais de 30 mg de hidrocortisona por dia via oral (equivalente a mais de 7,5 mg de prednisona ou 0,75 mg de dexametasona) por mais de três semanas. A manifestação clínica decorre da suspensão abrupta do medicamento ou em situações de estresse nas quais não seja realizado o ajuste da dose do GC. De forma análoga ao supracitado, IS secundária pode ocorrer em pacientes com síndrome de Cushing após remoção cirúrgica de tumores hipofisários secretores de ACTH, ou mesmo tumores suprarrenais secretores de cortisol.

Outra causa frequente de IS secundária são tumores na região hipotalâmica-hipofisária, o que, na maioria das vezes, está associado a pan-hipopituitarismo devido ao crescimento tumoral e ao tratamento cirúrgico e radioterápico.

A deficiência isolada de ACTH é rara, sendo, com mais frequência, relacionada com processo autoimune. Entre outras causas, a hipofisite linfocítica autoimune afeta principalmente mulheres durante ou após a gestação, devendo ser pensada no diagnóstico diferencial com necrose hipofisária pós-parto (síndrome de Sheehan).

Diagnóstico

O primeiro passo na avaliação de IS é a confirmação do diagnóstico (Figura 28.1). A maioria dos casos de IS primária é confirmada pela presença de cortisol sérico reduzido com ACTH elevado, não sendo necessário realizar-se teste com infusão de ACTH. Em caso de dúvida persistente, o teste-padrão consiste na aplicação de 250 µg de ACTH sintético por via endovenosa ou intramuscular e a coleta do cortisol nos tempos 0, 30 e 60 minutos. O pico de secreção, em geral, ocorre em torno de 60 minutos. A atividade da renina plasmática (ARP) é elevada, confirmando a deficiência de aldosterona. A avaliação da ARP, assim como a dosagem do ACTH devem ser feitas em amostras de sangue colhidas em tubo de ensaio gelado e processadas em centrífuga gelada.

Para diagnosticar-se IS secundária, evidenciam-se níveis de cortisol e ACTH, ambos reduzidos. Se valores duvidosos desses hormônios, o teste de hipoglicemia insulínica é considerado padrão-ouro. Entretanto, esse teste, além de ser trabalhoso, é contraindicado em pacientes com cardiopatia isquêmica e história de convulsões. O teste do ACTH curto com baixa dosagem é usado como forma alternativa. O teste se baseia na administração, nesse caso, de doses mais baixas de ACTH, 1 µg, que é suficiente para causar um estímulo suprarrenal para produção de cortisol, já que o estímulo suprafisiológico com 250 µg poderia levar a testes com resultados falsamente normais na IS secundária. O teste é realizado de maneira semelhante ao padrão com os mesmos tempos de coleta; dilui-se 250 µg de ACTH em 250 mL de soro fisiológico 0,9%, e é aplicado 1 mL dessa solução.

Nos casos de IS secundária, deve-se realizar ressonância magnética (RM) de sela túrcica para identificação de doenças hipotálamo-hipofisárias e avaliar os demais eixos hipofisários.

Nos casos de IS primária, é fundamental a identificação da etiologia da doença (Figura 28.2), uma vez que o quadro pode ser revertido com o tratamento da doença de base em alguns casos. Atualmente, recomenda-se como passo inicial a pesquisa por anticorpos anti-21 hidroxilase, que estão presentes em cerca de 80% dos casos de suprarrenalite autoimune e, se presentes, confirmam a origem autoimune da doença, dispensando a necessidade de exames adicionais. Nos casos com pesquisa de autoanticorpos negativos, ou na impossibilidade de realizar-se esse exame (não amplamente disponível), deve-se realizar uma tomografia computadorizada (TC) ou RM de suprarrenais para identificação de alterações anatômicas, como doenças infiltrativas, infecciosas ou hemorragia, por exemplo. Testes sorológicos para identi-

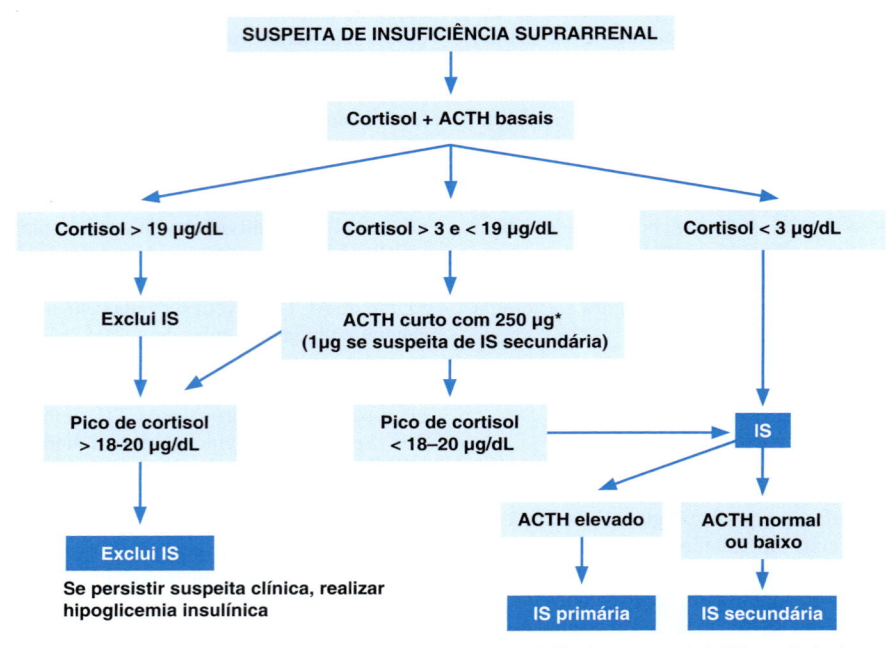

```
                    SUSPEITA DE INSUFICIÊNCIA SUPRARRENAL
                                    │
                                    ▼
                          Cortisol + ACTH basais
                    ┌───────────────┼───────────────┐
                    ▼               ▼               ▼
           Cortisol > 19 µg/dL  Cortisol > 3 e < 19 µg/dL  Cortisol < 3 µg/dL
                    │               │                       │
                    ▼               ▼                       │
                Exclui IS   ACTH curto com 250 µg*          │
                            (1µg se suspeita de IS secundária)
                    │               │                       │
                    ▼               ▼                       │
            Pico de cortisol   Pico de cortisol          ┌──▼──┐
             > 18-20 µg/dL      < 18–20 µg/dL            │ IS  │
                    │                                    └──┬──┘
                    │                               ┌───────┴───────┐
                    ▼                               ▼               ▼
                                              ACTH elevado    ACTH normal
                Exclui IS                                      ou baixo
        Se persistir suspeita clínica, realizar      │               │
             hipoglicemia insulínica                 ▼               ▼
                                                IS primária   IS secundária
```

FIGURA 28.1 Fluxograma de avaliação diagnóstica inicial de insuficiência suprarrenal. *Na maioria dos casos de IS primária, não é necessário realizar teste com ACTH.
ACTH, hormônio adrenocorticotrófico.

ficação de infecções como tuberculose e paracoccidioidomicose podem também ser úteis. Recomenda-se a medida de ácidos graxos de cadeia muito longa para diagnóstico de adrenoleucodistrofia em homens com anticorpos negativos. Biópsia suprarrenal pode ser indicada nos casos em que persistir dúvida em relação à etiologia da doença.

Tratamento

A terapia de reposição hormonal na IS compreende tratamento com GCs, MCs (somente na IS primária) e, algumas vezes, com precursores de andrógenos suprarrenais.

O tratamento objetiva repor as deficiências hormonais, melhorar a qualidade de vida do paciente, assim como aumentar a sua expectativa de vida. Pacientes com IS primária têm um risco duas vezes maior de morte por causas cardiovasculares e infecciosas; aqueles com IS secundária apresentam também taxas maiores de doença cardiovascular.

De fundamental importância é a educação do paciente e de seus familiares quanto à necessidade de tratamento em longo prazo, aumento da dose oral do GC em períodos de estresse como infecções e trauma, notificação de profissionais de saúde sobre seu agravo e identificação das situações com indicação de uso de medicação endovenosa de urgência.

Reposição de glicocorticoides

Sabe-se que a reposição de GC para tratamento da IS crônica não mimetiza adequadamente o ritmo circadiano: após tomada via oral de hidrocortisona, ocorrem picos de concentração variável e suprafisiológica de cortisol, seguidos por um rápido declínio após 5 a 7 horas da ingestão. Desse modo, o desafio da terapêutica é adequar a reposição de GC às necessidades do paciente – excesso de GC pode levar à obesidade, à disglicemia, à osteoporose e a distúrbios do sono. Inversamente, subdoses resultam em prejuízo do bem-estar e risco de crise suprarrenal.

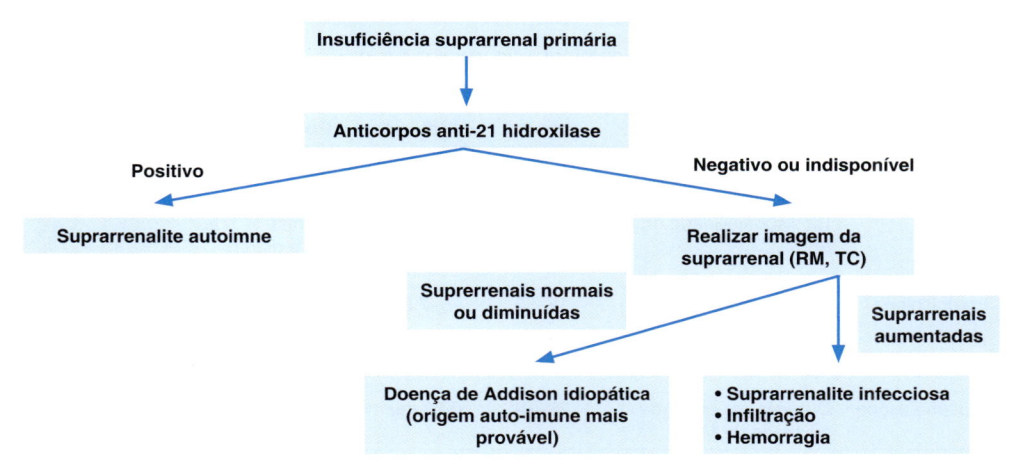

```
                    Insuficiência suprarrenal primária
                                    │
                                    ▼
                    Anticorpos anti-21 hidroxilase
         Positivo        ╱                    ╲    Negativo ou indisponível
                       ╱                        ╲
         Suprarrenalite autoimne              Realizar imagem da
                                              suprarrenal (RM, TC)
                            Suprerrenais normais
                              ou diminuídas              Suprarrenais
                                                         aumentadas

                       Doença de Addison idiopática   • Suprarrenalite infecciosa
                       (origem auto-imune mais        • Infiltração
                              provável)               • Hemorragia
```

FIGURA 28.2 Fluxograma para diagnóstico diferencial da insuficiência suprarrenal primária. RM, ressonância magnética; TC, tomografia computadorizada.

A hidrocortisona deve ser administrada na dose de 10 a 12 mg/m², dividida em 2 a 3 tomadas, sendo a primeira equivalente a 2/3 da dose total. Contudo, sua apresentação oral não está amplamente disponível comercialmente no Brasil. Em substituição, podem ser utilizados corticoides sintéticos de duração prolongada, como a prednisona, tomada em dose única matinal de 5 mg, ou 5 mg pela manhã e 2,5 mg à tarde, e a prednisolona (Tabela 28.1). A dexametasona geralmente não é recomendada, porque os estudos mostram pior desfecho em relação à tolerância à glicose e densidade mineral óssea, com risco maior de síndrome de Cushing iatrogênica. Pode-se assumir a seguinte equipotência em relação aos GCs: 10 mg de hidrocortisona oral corresponde a 2,5 mg de prednisona, a 2 mg de prednisolona e a 0,25 mg de dexametasona.

A monitorização da reposição de GC é baseada em achados clínicos, já que não há um marcador laboratorial identificado. Na IS primária, o ACTH plasmático não deve ser utilizado como parâmetro para ajuste, uma vez que se mantém elevado, e sua normalização invariavelmente está associada à reposição excessiva de GCs. A dose ótima de GC é aquela que alia o controle dos sintomas de IS aos menores efeitos adversos possíveis. A dose diária também depende da interação dos GCs com outros medicamentos; recomenda-se checar possíveis interações a cada consulta (Quadro 28.4). Não existe recomendação de acompanhar rotineiramente a densidade mineral óssea, já que osteoporose somente foi relatada em pacientes usando altas doses de GC (p. ex., > 30 mg de hidrocortisona/dia).

Novas opções de reposição de GC, ainda em estudo, são: bomba de infusão contínua de hidrocortisona, hidrocortisona de liberação modificada (em duas fases) e prednisona de liberação modificada (antes de despertar).

Prevenção e manejo da crise suprarrenal

Todo paciente com IS deve portar um cartão informando seu diagnóstico, a conduta nas situações de emergência e o contato do médico responsável. Nos quadros de crise suprarrenal, deve-se imediatamente administrar 100 mg de hidrocortisona IV, seguida de 25 a 50mg IV de 6/6h, além de soro fisiológico a 1 L/h. É necessário manter monitorização cardíaca e investigar fator de descompensação.

Atividade física vigorosa e sustentada (p. ex., corridas longas) e estresse psicológico intenso podem necessitar de dose adicional de 5 a 10 mg de hidrocortisona oral, ou equivalente, antes do evento. Estressores físicos, como procedimentos dentários, exigem dose dobrada de GC oral por 24 horas. Em caso de doença infecciosa, principalmente febril, a reposição deve ser dobrada até sua resolução. Nas cirurgias de grande porte, trauma grave e no início do trabalho de parto, administrar de 100 a 400 mg/hidrocortisona IV por dia, reduzindo gradualmente a dose em 2 a 5 dias.

TABELA 28.1 Resumo da terapêutica da insuficiência suprarrenal

Hormônio	Características	Meia-vida (horas)	Dose-alvo diária	Posologia	Monitorização
Glicocorticoides					
Hidrocortisona	GC fisiológico Biodisponibilidade oral 96%	1–2	20–25 mg; IS primária 15–20mg; IS secundária	2 a 3 tomadas Manhã: 2/3 da dose diária	Avaliação clínica
Prednisolona	Duração intermediária	12–36	5–7,5 mg	Dose única matinal, ou 5,mg manhã e 2,5 mg à tarde	
Dexametasona	Duração maior, sem atividade de MC	36–72	0,23 mg/m^2	Dose única matinal	
Mineralocorticoides					
Fludrocortisona	Ligação seletiva ao receptor de MC		0,1 mg	Dose única matinal Ajustar: clima quente, sudorese, gravidez, HAS	Eletrólitos Pressão arterial Atividade de renina (limite superior do valor de referência)
Andrógenos					
DHEA	Não é reposição padrão Não há preparação farmacêutica licenciada		25–50 mg	Dose única matinal	SDHEA sérico

DHEA, desidroepiandrosterona; HAS, hipertensão arterial sistêmica; SDHEA, sulfato de desidroepiandrosterona.

Reposição de mineralocorticoides

Pacientes com IS primária necessitam de reposição de MCs para prevenir perda de sal, depleção de volume intravascular e hipercalemia. A medicação disponível é a fludrocortisona, que tem ligação seletiva ao receptor e ação exclusivamente MC. A dose inicial de fludrocortisona é de 0,1 mg ao dia, podendo variar de 0,05 a 0,25 mg/dia. Dietas hiperssódicas podem reduzir a necessidade de MC, assim como climas quentes e úmidos exigem aumento de até 50% da dose pela perda de sal no suor.

Monitorização da dose deve ser feita por pesquisa de hipotensão postural, sódio e potássios séricos e atividade plasmática de renina (tendo-se como alvo o limite superior da normalidade). Caso o paciente desenvolva HAS, pode-se reduzir a dose da fludrocortisona, porém suspensão completa deve ser evitada. Também verificar se não há excesso de GC, já que uma dose ótima do MC, em geral, leva à necessidade de menores doses dos GCs.

Reposição de desidroepiandrosterona

Tanto na IS primária como secundária, a secreção de DHEA está reduzida. Além de efeitos androgênicos leves, o DHEA tem ação neuroesteroide sobre o comportamento, cognição e bem-estar. Mulheres com deficiência de DHEA apresentam diminuição da libido e da vitalidade, podendo haver melhora com sua reposição. Terapia com DHEA pode ser considerada em pacientes com sensação subjetiva de mal-estar, apesar da terapêutica com GC otimizada, principalmente nas mulheres que apresentam sinais de deficiência androgênica. A dose é de 25 a 50 mg em tomada única matinal. A

QUADRO 28.4
Interações medicamentosas com glicocorticoides

Metabolismo hepático		
Mecanismo	Indução da CYP3A4	Inibição da CYP3A4
Medicamentos	Rifampicina, mitotano, fenitoína, carbamazepina, oxcarbamazepina, fenobarbital, topiramato, levotiroxina	Antirretrovirais, maraviroque, cetoconazol
Efeito	Aumento da inativação do cortisol	Aumento da biodisponibilidade do cortisol
Conduta	Aumentar em 2–3 vezes a dose diária do GC	Reduzir a dose diária do GC

GC, glicocorticoide.

reposição pode ser monitorizada por meio de dosagem sérica de SDHEA 24 horas após a dose matinal prévia (alvo dentro do valor de referência), androstenediona, testosterona e globulina ligadora de hormônio sexual (SHBG, do inglês *sex hormone-binding globulin*). Essa terapêutica, contudo, não deve ser empregada rotineiramente, já que as evidências científicas são escassas. Se não houver melhora das queixas após 3 a 6 meses de uso, suspender a reposição.

Insuficiência suprarrenal e gestação

A gestação, *per se*, é um estado fisiológico de excesso de GC, associado a aumento das concentrações de globulina carreadora de cortisol, cortisol total e livre e progesterona, principalmente nos estágios finais da gravidez. Também ocorrem aumento dos níveis de aldosterona e renina, de modo que esta não pode ser usada para monitorização da dose de MC. A maioria das gestantes com IS não necessita de ajuste nos GCs durante os primeiros dois trimestres. A recomendação de aumentar a dose de GC nos últimos meses da gestação é controversa, porém a paciente deve ser acompanhada frequentemente, e caso necessário, aumentar a dose diária em 50%. Nas gestantes com IS primária, o ajuste da dose de MC deve ser por seguimento do potássio sérico e pressão arterial (PA). Pode também haver necessidade de aumentar a dose no último trimestre pela maior ação antimineralocorticóide da progesterona.

Leituras sugeridas

Arlt W. The approach to the adult with newly diagnosed suprarrenal insufficiency. J Clin Endocrinol Metab. 2009;94(4):1059-67.

Chakera AJ1, Vaidya B. Addison disease in adults: diagnosis and management. Am J Med. 2010;123(5):409-13.

Charmandari E, Nicolaides NC, Chrousos GP. Suprarrenal insufficiency. Lancet. 2014;383(9935):2152-67.

Grossman A, Johannsson G, Quinkler M, Zelissen P. Perspectives on the management of suprarrenal insufficiency: clinical insights from across Europe. Eur J Endocrinol. 2013;169(6):R165-75.

Hahner S, Allolio B. Therapeutic management of adrenal insufficiency. Best Pract Res Clin Endocrinol Metab. 2009;23(2):167-79.

Husebye ES, Allolio B, Arlt W, Badenhoop K, Bensing S, Betterle C, et al. Consensus statement on the diagnosis, treatment and follow-up of patients with primary suprarrenal insufficiency. J Intern Med. 2014;275(2):104-15.

29

Incidentaloma suprarrenal

Alex Pospich Cioffi
Mauro A. Czepielewski

Definição

O incidentaloma suprarrenal é definido como qualquer lesão suprarrenal de diâmetro maior do que 1 cm, descoberto incidentalmente durante algum exame de imagem que foi realizado para avaliação de patologias não relacionadas à suprarrenal. Ele pode ser uni ou bilateral.

A importância clínica de avaliar um incidentaloma suprarrenal reside no fato de que ele pode causar aumento da morbimortalidade do paciente, caso seja maligno e/ou hormonalmente funcionante.

Epidemiologia

Dados da literatura internacional demonstram uma prevalência de cerca de 4%, e dados nacionais demonstram uma prevalência semelhante, de 2,5%.

Houve um progressivo aumento da prevalência devido ao uso cada vez maior dos exames de imagem e à melhora da sua qualidade, além do surgimento de novos métodos de diagnóstico por imagem.

O incidentaloma é incomum antes dos 30 anos e acomete de forma semelhante homens e mulheres.

Etiologia

Após a identificação do incidentaloma suprarrenal, deve-se sempre buscar sua etiologia por meio da avaliação do fenótipo da imagem e da secreção hormonal (Quadro 29.1). Dependendo da causa, diferentes condutas podem ser tomadas, como tratamento imediato ou apenas acompanhamento.

Quanto à malignidade, 1,6 a 4,1% dos incidentalomas suprarrenais são malignos (carcinoma suprarrenocortical ou metástase em suprarrenal). Para avaliação de malignidade, é de fundamental importância interpretar o fenótipo radiológico da imagem.

Quanto à secreção hormonal, 15% são funcionantes, ou seja, secretam algum hormônio suprarrenal. O hormônio mais comumente secretado é o cortisol (síndrome de Cushing [SC]), em cerca de 9% dos casos.

O adenoma suprarrenal não funcionante é o tipo de incidentaloma mais comum, em 80% dos casos.

Avaliação

O principal objetivo da avaliação do incidentaloma é a confirmação ou a exclusão de malignidade, principalmente de carcinoma suprarrenocortical primário, pois sua identificação, em um estágio inicial, pode aumentar a sobrevida do paciente. Também é importante nos casos suspeitos de metástase em suprarrenal de câncer extrassuprarrenal conhecido ou suspeito. Nos casos de câncer extrassuprarrenal já conhecido, confirmar se o incidentaloma suprarrenal corresponde à metástase pode mudar o tratamento do câncer. Nos casos de suspeita de câncer extrassuprarrenal sem sítio conhecido, um incidentaloma com características de malignidade na imagem pode levar a uma busca mais intensa das principais neoplasias que metastatizam para suprarrenal (pulmão, mama, linfoma, colo do intestino, estômago, melanoma, rim).

Para avaliação de malignidade, é de fundamental importância interpretar o fenótipo da imagem (Tabela 29.1), ou seja, as características ra-

> **QUADRO 29.1**
> **Causas mais comuns de incidentaloma suprarrenal, divididas em não funcionantes e funcionantes**
>
> | Não-funcionantes (85%) | Funcionantes (15%) |
> |---|---|
> | Adenoma suprarrenal: maioria | SC subclínica: 9,2% (até 20%) |
> | Cisto | Feocromocitoma: 4,2% |
> | Hemorragia suprarrenal (sepse, cumarínico) | Aldosteronoma: 1,6% |
> | Infecção granulomatosa (TB, fungo) | Tumor esteroides sexuais → raro |
> | Mielolipoma | Masculinização (50 casos relatados) |
> | Hamartoma | Feminilização |
> | Metástase em suprarrenal (0,5%) → Ca Pulmão (20%) | Hiperplasia micro/macronodular |
> | CS: 1,1 – 4,1% (20% assintomáticos) | CS (80% funcionantes) |
>
> TB, tuberculose; SC, síndrome de Cushing; CS, carcinoma suprarrenocortical.

diológicas do incidentaloma suprarrenal, entre as quais:

- Tamanho;
- Densidade pré-contraste da lesão na tomografia computadorizada (TC) (coeficiente de atenuação);
- *Washout* (desimpregnação) absoluto ou relativo após 10 ou 15 minutos do contraste na TC;
- Outros aspectos, como forma, contornos, homogeneidade, necrose, hemorragia, calcificação;
- Intensidade da lesão em relação ao fígado, na ressonância magnética (RM);
- Crescimento da lesão em 1 ano.

Assim, pode-se dividir esta avaliação da seguinte forma:

1º) **Avaliar o tamanho da lesão:**
   - Se lesão > 4 cm, aumenta bastante a chance de carcinoma primário, sendo essa a principal suspeita diagnóstica;

TABELA 29.1 Fenótipo da imagem para a diferenciação entre adenoma, carcinoma, metástase ou feocromocitoma

Características radiológicas	Adenoma benigno	Carcinoma	Metástase	Feo
Tamanho	< 4 cm (6 cm) Unilateral	> 4 cm (6 cm) (S93% E24%) Unilateral	Variável 53% bilateral	Variável 10% bilateral
Coef. aten. TC pré-contr. (HU)	< 10 HU (E100%)	> 20 HU	> 20 HU	> 20 HU
Washout	> 50% 10 min > 60% 15 min Rápido	< 50% 10 min < 60% 15 min Lento	< 50% 10 min < 60% 15 min Lento	< 50% 10 min < 60% 15 min Lento
Aspecto na TC	Homogênea Regular/Lisa redonda	Heterogênea Irregular Calcificação Invasão local / Metástase	Heterogênea Irregular	Hipervasc.
Intensidade na RM (em relação ao fígado)	Iso T2 e T1	Hiper T2 Hipo T1	Hiper T2 Iso T1	Hiper T2

S, sensibilidade; E, especificidade; TC, tomografia computadorizada; HU, unidades Honsfield; RM, ressonância magnética.

- Se < 4 cm, dirigir-se para o 2º passo.
2º) **Avaliar densidade pré-contraste da lesão na TC (é melhor do que a RM nesses casos):**
    - Se lesão < 10 UH (unidades Hounsfield), sugere o diagnóstico de adenoma típico, com muitas células lipídicas. Se UH negativo, avaliar também a possibilidade de mielolipoma;
    - Se > 10 UH, passar para o 3º passo.
3º) **Avaliar *washout* absoluto após 10 minutos do contraste:**
    - Se *washout* rápido, ou seja, > 50% em 10 minutos, sugere adenoma atípico (com poucas células lipídicas);
    - Se *washout* lento, ou seja, < 50% em 10 minutos, sugere lesão não adenoma: carcinoma, metástase, feocromocitoma, sendo o diagnóstico final sugerido após observar as demais características radiológicas e hormonais. Também pensar em doença granulomatosa;
    - Se não houver *washout*, ou seja, a densidade em 10 minutos for igual ou maior do que a densidade máxima do contraste na fase portal (1 minuto após injetar o contraste), sugere ganglioneuroma.
    - Além do *washout* absoluto em 10 minutos, pode-se usar o *washout* absoluto em 15 minutos. No entanto, como estudos demonstram que 10 minutos é similar ou até melhor do que 15 minutos, além do fato de durar menos tempo, recomenda-se usar o tempo de 10 minutos.

O QUE É E COMO SE CALCULA O *Washout* DO CONTRASTE NA TC? O *washout* é o percentual de desimpregnação do contraste da lesão após 10 a 15 minutos do mesmo ser injetado. Quanto menos ele desimpregnar, menor será o *washout*, sugerindo que a lesão tem mais vascularização. Este achado é característico de lesão não adenomatosa: carcinoma, metástase ou feocromocitoma.

A fórmula para se calcular o *washout* é a seguinte:

a) ***Washout* absoluto:**
(UH contraste máx. – UH final) / UH contraste máx. – UH pré-contraste) × 100
$$\geq 50\% \text{ em 10 min} \rightarrow \text{benigno}$$
$$\geq 60\% \text{ em 15 min} \rightarrow \text{benigno}$$

Em que:
- UH contraste máx.: densidade UH na fase portal, ou seja, 1 minuto após injetar o contraste, que é a fase de maior captação do contraste;
- UH final: densidade UH na fase venosa tardia, ou seja, 10 minutos após injetar o contraste, que é a fase de desimpregnação do contraste;
- UH pré-contraste: densidade UH antes de injetar o contraste.

b) ***Washout* relativo:**
(UH contraste máx. – UH final) / (UH contraste máx.) × 100
$$\geq 40\% \text{ em 10 ou 15 min} \rightarrow \text{benigno}$$

Para medir a densidade UH da lesão, é muito importante colocar o cursor (ROI) sobre a imagem e medir uma área correspondente a 2/3 da lesão.

4º) **Avaliar outras características importantes da imagem na TC:**
    - Lesão com densidade homogênea e contornos lisos sugere adenoma;
    - Lesão com densidade heterogênea, necrose central, contornos irregulares, calcificações, invasão local ou metástase sugere carcinoma suprarrenocortical;
    - Lesão hipervascularizada, com áreas hemorrágicas ou císticas, sugere feocromocitoma;
    - Lesão cística ou calcificada, com atrofia suprarrenal, sugere doença granulomatosa;
    - Se, após esta investigação, ainda não se tem o diagnóstico definido, dirigir-se para o 5º passo.
5º) **Avaliar a intensidade da lesão em relação ao fígado em T2 na RM:**
    Caso o fenótipo da imagem na TC seja indeterminado, pode-se realizar RM para complementar avaliação. Na RM, o mais importante é avaliar a intensidade da lesão em relação ao fígado em T2. Caso seja hiperintensa em T2, é bastante sugestiva de lesão não adenoma, como carcinoma, metástase ou feocromocitoma.
6º) **Avaliar crescimento da lesão em um ano:**
    O seguimento da evolução também é importante, pois o seu crescimento de 1 cm em um ano ou menos sugere malignidade.
7º) **Biópsia suprarrenal: Pode ser realizada nos casos suspeitos de metástase em suprarrenal, cisto suprarrenal ou doença granulomatosa:**
    - **Punção aspirativa com agulha fina (PAAF) guiada por imagem:**
        – Não diferencia adenoma de carcinoma suprarrenal primário;
        – Diferencia tumor suprarrenal de metástase suprarrenal;
        – Contraindicada nos casos de existência de feocromocitoma: deve-se sempre excluir essa possibilidade antes, pois pode

ocasionar hemorragia e crise hipertensiva durante punção;
- Complicações: 2,8% – Podem ocorrer principalmente hematoma suprarrenal, dor abdominal, hematúria, pancreatite, pneumotórax, abscesso suprarrenal, disseminação do tumor no trajeto, se for carcinoma suprarrenocortical;
• **Indicações da biópsia:**
- Estadiamento de câncer extrassuprarrenal conhecido;
- Suspeita de câncer extrassuprarrenal com metástase em suprarrenal;
- Avaliação de cisto suprarrenal;
- Suspeita de doença granulomatosa, como tuberculose ou doença fúngica (paracoccidioidomicose ou histoplasmose, principalmente).

Avaliação para Secreção Hormonal (funcionalidade)

Pelo fato de aproximadamente 15% dos incidentalomas suprarrenais serem funcionantes, é importante avaliar a secreção hormonal, pois seu tratamento diminui comorbidades.
Esta avaliação consiste nos seguintes itens:

a) **Anamnese e exame físico detalhados de todos os pacientes, que podem sugerir lesão hormonalmente funcionante:**
   • SC (9% dos casos): Estigmas como fácies em lua cheia, pletora facial, gordura supraclavicular, giba, obesidade centrípeta, miopatia proximal, equimoses espontâneas, estrias largas e violáceas;
   • Feocromocitoma (4%): Paroxismos de palpitações, sudorese ou cefaleia, picos hipertensivos;
   • Hiperaldosteronismo (2%): Hipertensão arterial sistêmica (HAS) ou hipocalemia.
   • Hiperandrogenismo (raro): Hirsutismo.

b) **Dosagens hormonais (Tabela 29.2):**
   • Para todos os casos, independente do quadro clínico, deve-se avaliar laboratorialmente a SC e o feocromocitoma, pois são os distúrbios mais comuns;
   • Se estiver presente HAS (independente do potássio) ou hipocalemia, deve-se avaliar também o hiperaldosteronismo primário;
   • Se quadro clínico for sugestivo do aumento de algum outro hormônio suprarrenal, como hirsutismo, também se deve avaliar hiperandrogenismo. A ginecomastia progressiva e volumosa pode sugerir um raro tumor secretor de estrogênios em homens.

Síndrome de Cushing subclínica

- É o hipercortisolismo leve sem estigmas clínicos de SC;
- Anormalidade hormonal mais comum, sendo hormônio adrenocorticotrófico (ACTH) independente;
- Presença de SDHEA baixo sugere SC, pois indica supressão do ACTH pelo hipercortisolismo;
- Embora o quadro clínico não seja exuberante, este hipercortisolismo crônico pode provocar alterações metabólicas como:
  • HAS, dislipidemia, obesidade;
  • Diminuição da sensibilidade à insulina, diminuição da tolerância à glicose e diabetes melito tipo 2 (DM2);
  • Aumento do fibrinogênio;
  • Aumento do risco cardiovascular, semelhante à SC clínica e HAS, índice de massa corporal (IMC) e fibrinogênio melhoram com a ressecção da lesão;
  • Diminuição de massa óssea e/ou osteoporose (controverso).

A avaliação deve ser feita da seguinte forma:

1. **Rastreamento:** Teste supressão 1 mg (2 comprimidos 0,5 mg) dexametasona
   • cortisol 8 h > 1,8 ug/dL → rastreamento positivo para SC.
   Se rastreamento positivo, repete-se novamente teste de supressão 1 mg dexametasona e são feitos outros exames para confirmar o diagnóstico.
2. **Confirmação:**
   • Repete-se teste de supressão 1 mg dexametasona;
   • Dosa-se também: cortisolúria em 24 horas, cortisol basal, ACTH, SDHEA, cortisol salivar à meia noite (se disponível);
   • Dois ou mais resultados anormais (confirmados após repetição do exame) confirmam o diagnóstico. Um desses dois exames deve ser obrigatoriamente o teste de supressão 1 mg dexametasona anormal.

Feocromocitoma

Deve ser avaliado e excluído em todos pacientes com incidentaloma suprarrenal, independente dos

TABELA 29.2 Avaliação para secreção hormonal

Avaliação	Rastreamento inicial	Em quem?	Observações
Exame clínico	Anamnese + exame físico	Todos	Paroxismos Estigmas de Cushing HAS
SC subclínica (9%; 5–20%)	Teste supressão 1 mg dexametasona	Todos	Cort 8 h > 2 ug/dL Confirmar após
Feocromocitoma (4%; 3–10%)	metanefrinas urinárias 24 h ou metanefrinas + catecolaminas frações em urina de 24 h	Todos	• Se baixa probabilidade • Se alta probabilidade
Aldosteronoma (1,6%; < 2%)	Relação A/ARP	HAS ou hipocalemia	A/ARP > 20 Confirmar após
Hiperandrogenismo (raro)	SDHEA Androstenediona Testosterona	Hirsutismo Masculinização	

HAS, hipertensão arterial sistêmica; SC, síndrome de Cushing; dexa, dexametasona; cort, cortisol; metan, metanefrinas; ur 24 h, urina de 24 h; catec, catecolaminas; A/ARP, relação aldosterona/renina plasmática; SDHEA, sulfato de desidroepiandrosterona.

sintomas ou de o paciente apresentar HAS, pois esta ocorre em menos de 50% dos casos. Dosam-se metanefrinas totais e frações em urina de 24 horas em todos os casos. Se alta suspeita clínica ou radiológica (massa hipervascularizada), dosam-se também catecolaminas em urina de 24 horas.

Resultados anormais (duas vezes o limite superior da normalidade) em duas ocasiões ou mais, excluindo-se falso-positivos, confirmam o diagnóstico.

Metanefrinas plasmáticas não estão disponíveis no Brasil.

Hiperaldosteronismo primário

Pelo fato de cerca de 100% dos casos apresentarem HAS ou hipocalemia, só é realizada avaliação para hiperaldosteronismo na presença destas alterações.

Essa avaliação é realizada por meio de rastreamento e do teste confirmatório após, como classicamente usados para diagnóstico de hiperaldosteronismo primário (ver Capítulo 31, Hiperaldosteronismo primário).

- **Rastreamento:** Dosam-se aldosterona e atividade da renina plasmática (ARP).
  - Se aldosterona > 15 (ng/dL) e ARP < 1 e relação aldosterona/ARP > 20, é considerado rastreamento positivo. Deve-se, então, realizar um teste confirmatório.
- **Confirmação:** Realiza-se um teste confirmatório: teste da infusão salina ou teste da sobrecarga oral de sódio. Diagnóstico é confirmado se não houver supressão da aldosterona sérica ou urinária, respectivamente.

Hiperandrogenismo

A ocorrência desse distúrbio é rara. Avaliar hirsutismo ou masculinização (virilização). Nestes casos, dosar SDHEA, androstenediona e testosterona.

Insuficiência suprarrenal por doença granulomatosa

No Brasil, são comuns a tuberculose e as doenças fúngicas, que podem provocar incidentaloma suprarrenal e insuficiência suprarrenal ainda não clinicamente manifesta.

Dessa forma, devem-se dosar cortisol basal, SDHEA e ACTH em todos os casos, pois se se observar ACTH alto, cortisol intermediário ou baixo e SDHEA baixo, deve-se sempre suspeitar de doença granulomatosa acometendo as suprarrenais.

Tratamento

O tratamento do incidentaloma suprarrenal, quando indicado, é a suprarrenalectomia unilateral.

A suprarrenalectomia unilateral é **recomendada** nos seguintes casos:

- Feocromocitoma;
- Aldosteronoma;
- Suspeita de malignidade:
  - > 4 cm;
  - Densidade pré-contraste > 10 UH e *washout* lento < 50% em 10 minutos;
  - Crescimento de 1 cm ou mais no período de um ano ou menos.

A suprarrenalectomia é controversa, mas **sugerida**, nos seguintes casos:

- Suspeita limítrofe de malignidade: Idade, cenário clínico e características da imagem;
- SC Subclínica: Se jovem + alterações metabólicas pelo hipercortisolismo.

Quanto à via cirúrgica, prefere-se a videolaparoscópica, pois tem eficácia similar com menor morbidade do que a cirurgia aberta. No entanto, nos casos de alta suspeita de carcinoma suprarrenocortical, é indicada cirurgia por via aberta.

Nos casos em que se diagnostica doença granulomatosa, o tratamento não é cirúrgico, e sim tratamento da doença granulomatosa de base e reposição mineralocorticoide (MC) e/ou glicocorticoide (GC), se necessário.

Seguimento

Nos casos em que não houver indicação de tratamento, que são a maioria, em geral nos adenomas não funcionantes, deve-se realizar o acompanhamento. A frequência e a duração ideal para este acompanhamento não são bem conhecidas, especialmente no que se refere ao seu custo/efetividade.

Considerando todos estes aspectos, o seguinte seguimento é sugerido:

- TC focada em suprarrenais após 6 ou 12 meses e também após 24 meses;
- TC em 3 meses, se o fenótipo for suspeito e ocorrer crescimento, pois isso sugere malignidade;
- Avaliação hormonal: anual por quatro anos em função de que 4% dos casos desenvolvem secreção hormonal neste período, ocorrendo um platô de incidência após cinco anos.

Leituras sugeridas

Arnaldi G, Boscaro M. Suprarrenal incidentaloma. Best Pract Res Clin Endocrinol Metab. 2012;26(4):405-19.

Ferreira EV, Czepielewski MA, Faccin CS, Accordi MC, Furtado APA. Prevalência de lesão suprarrenal incidental em pacientes submetidos à tomografia computadorizada de tórax e abdome em um hospital geral brasileiro. Arq Bras Endocrinol Metab. 2005;49(5):769-75.

McDermott S, O'Connor OJ, Cronin CG, Blake MA. Radiological evaluation of suprarrenal incidentalomas: current methods and future prospects. Best Pract Res Clin Endocrinol Metab. 2012;26(1):21-33.

Morelli V, Reimondo G, Giordano R, Della Casa S, Policola C, Palmieri S, et al. Long-term follow-up in suprarrenal incidentalomas: an Italian multicenter study. J Clin Endocrinol Metab. 2014;99(3):827-34.

Terzolo M, Stigliano A, Chiodini I, Loli P, Furlani L, Arnaldi G, et al. AME position statement on suprarrenal incidentaloma. Eur J Endocrinol. 2011;164(6):851-70.

Zeiger MA, Siegelman SS, Hamrahian AH. Medical and surgical evaluation and treatment of suprarrenal incidentalomas. J Clin Endocrinol Metab. 2011;96(7):2004-15.

30

Feocromocitoma

Paloma Dias da Cruz
Ana Marina Moreira
Caroline Kaercher Kramer
Marcelo Fernando Ronsoni
Luciana Reck Remonti

Definição e epidemiologia

Feocromocitoma é uma rara neoplasia secretora de catecolaminas que tem origem nas células cromafins da medula suprarrenal. Quando ocorre em tecido extrassuprarrenal, com origem em gânglios simpáticos, é chamado de paraganglioma e pode ter diversas localizações.

A incidência é semelhante em ambos os sexos, com pico nas quarta e quinta décadas de vida. Ocorre em menos de 0,5% dos pacientes hipertensos e é um achado incidental em cerca de 14% dos casos. O feocromocitoma representa 3 a 10% dos incidentalomas suprarrenais.

Cerca de 80% dos casos são esporádicos, porém existem formas familiares. Podem ocorrer de forma isolada ou em associação a síndromes genéticas, como a neoplasia endócrina múltipla tipo 2 (NEM 2), a doença de von Hippel-Lindau (VHL) e a neurofibromatose tipo 1 (NF1).

O diagnóstico de feocromocitoma deve ser sempre considerado nos casos de hipertensão arterial, visto o potencial de cura com tratamento cirúrgico, o risco de letalidade e de malignidade, bem como a possibilidade de ser familiar e estar associado a outras doenças.

Quadro clínico

A chamada tríade clássica do feocromocitoma consiste em episódios de cefaleia, sudorese e palpitações (Quadro 30.1). Menos de 50% dos pacientes adultos apresenta esses três sintomas, porém, se presentes em pacientes hipertensos, têm sensibilidade de 90,9% e especificidade de 93,8% para o diagnóstico de feocromocitoma. Quando ausentes, em indivíduos normotensos, têm valor preditivo negativo de 99,9%.

A hipertensão arterial é o sinal mais comum do feocromocitoma; no entanto, cerca de 5 a 15% dos pacientes apresentam níveis pressóricos normais. A hipertensão pode ser paroxística, mas em 60% dos casos é sustentada. Normotensão é mais frequente nos pacientes com diagnóstico de incidentaloma suprarrenal ou nos pacientes submetidos a rastreamento para formas familiares.

Algumas alterações laboratoriais que podem ser encontradas são hipercalcemia, leucocitose e hemoconcentração devido à depleção do volume circulante. Alterações do metabolismo dos carboidratos podem ocorrer como consequência direta do aumento da produção de catecolaminas, promovendo resistência insulínica. Essas anormalidades têm resolução com a remoção do tumor.

Em 30% das crianças com feocromocitoma, podem ser encontrados sintomas por efeito de massa tumoral, como dor, distensão abdominal e lombalgia. Hipertensão é vista em 64% das crianças e geralmente é persistente. Hipertensão maligna, em associação com aumento da pressão intracraniana e (PIC) da encefalopatia, pode surgir como complicação.

Síndromes genéticas associadas

Pacientes com feocromocitoma apresentam mutações em linhagens germinativas de genes associa-

QUADRO 30.1
Principais manifestações do feocromocitoma

Cefaleia (90%)	Taquicardia/arritmia
Palpitações (48%)	Perda de peso
Ansiedade (35%)	Palidez
Tonturas (18%)	Febre
Dor abdominal	Choque
Mialgias e artralgias	Hipotensão ortostática
Crises de pânico	SCA
Sudorese excessiva	IC
Hipertensão paroxística	Tremores
Hipotensão ortostática	Parestesias
	Convulsões

SCA, síndrome coroanariana aguda; IC, insuficiência cardíaca.

dos a síndromes familiares em 17 a 25% dos casos (Quadro 30.2). As formas familiares ocorrem mais comumente em jovens e, apesar da sua tendência à benignidade, apresentam predisposição maior a recidivas, comprometimento bilateral de suprarrenais e doença multifocal. Além disso, a associação dessas síndromes a outros tipos de neoplasias torna o diagnóstico precoce fundamental.

Recomendações atuais indicam que sejam submetidos a testes genéticos os pacientes com história familiar positiva de feocromocitoma, evidência desta doença antes dos 50 anos, presença

QUADRO 30.2
Principais síndromes genéticas associadas

Síndrome genética	Gene envolvido	Manifestações clínicas associadas	Risco de feocromocitoma
NEM 2A	RET	Carcinoma medular de tireoide, hiperparatireoidismo	40%
NEM 2B	RET	Carcinoma medular de tireoide, neuromas mucosos, ganglioneuromas intestinais e *habitus* marfanoide	40%
Von Hippel-Lindau	VHL	Carcinoma de células renais; hemangioblastomas cerebrais e de retina; tumores e cistos pancreáticos	10–20%
Neurofibromatose tipo 1	NF1	Manchas cutâneas café com leite, gliomas de nervo óptico, neurofibromas, hamartomas de íris	< 5%
Síndromes de paragangliomas familiares (PGL 1 a 4)	SDHB, SDHC e SDHD	Raramente associadas a outras patologias	Desconhecido
Tríade de Carney	Desconhecido	Leiomiossarcoma gástrico, condroma pulmonar	Paragangliomas múltiplos

NEM, neoplasia endócrina múltipla.

de tumores bilaterais ou multifocais e associação com neoplasias possivelmente relacionadas.

Diagnóstico

O diagnóstico se baseia na confirmação laboratorial de excesso de metanefrinas ou catecolaminas, seguido da localização anatômica do tumor secretor. A investigação é realizada na vigência de incidentaloma suprarrenal ou nas seguintes situações:

- Sintomas adrenérgicos não relacionados ao exercício;
- Hipertensão arterial resistente;
- Síndromes genéticas que predispõem à hipersecreção de catecolaminas ou história familiar de feocromocitoma;
- Resposta hipertensiva durante anestesia, cirurgia ou angiografia;
- Hipertensão diagnosticada em pacientes com menos de 20 anos de idade;
- Miocardiopatia dilatada idiopática.

Diagnóstico laboratorial

Os métodos comumente utilizados para o diagnóstico bioquímico de feocromocitoma incluem as dosagens de metanefrinas totais ou fracionadas e catecolaminas urinárias e plasmáticas. As metanefrinas plasmáticas têm-se mostrado, em vários estudos, como o método mais sensível disponível atualmente, com sensibilidade em torno de 99% e especificidade de 89%. O desempenho diagnóstico dos testes utilizados na investigação de feocromocitoma está na Tabela 30.1.

A sensibilidade dos métodos é menor nos casos de síndromes familiares. Acredita-se que a dosagem das metanefrinas seja mais sensível do que das catecolaminas devido ao metabolismo rápido das catecolaminas em metanefrinas dentro do tumor pela presença de grande quantidade de catecol-O-metiltransferase (COMT). Dessa forma, as metanefrinas apresentam uma maior meia-vida, maiores níveis plasmáticos, além de praticamente não sofrerem influência da ativação simpático-suprarrenal do indivíduo.

A maior parte dos pacientes com feocromocitoma tem resultados muito acima do limite superior do método, diminuindo a probabilidade de um resultado falso-positivo. Entretanto, níveis intermediários (menos do que 2 vezes o limite superior) podem representar resultados falsos, uma vez que essas dosagens sofrem muitas interferências devido ao método de coleta, à dieta ou a medicamentos. Recomenda-se a coleta de amostra plasmática com paciente em repouso após uma noite em jejum. Os fatores dietéticos e os medicamentos que podem influenciar nos resultados estão listados no Quadro 30.3. Deve-se evitar também a dosagem destes hormônios em pacientes criticamente doentes ou submetidos a estresse importante. Pacientes com doença renal crônica devem ter os resultados cuidadosamente interpretados, pois comumente apresentam valores elevados de norepinefrina, porém a filtração glomerular das catecolaminas é reduzida.

A interpretação dos resultados depende da probabilidade pré-teste. Resultados positivos em pacientes de baixo risco ou negativos em casos de alto risco requerem a repetição do exame com a suspensão de medicações que possivelmente influenciem o teste. Em pacientes com baixa proba-

TABELA 30.1 Desempenho dos principais testes diagnósticos

	Sensibilidade (%)	Especificidade (%)
Metanefrinas plasmáticas	99	89
Catecolaminas plasmáticas	84	81
Catecolaminas urinárias	86	88
Metanefrinas urinárias totais	77	93
Metanefrinas urinárias fracionadas	97	77
Metanefrinas e catecolaminas urinárias totais	90	98
VMA	64	95

VMA, ácido vanilmandélico.

bilidade pré-teste, é preferível a dosagem de metanefrinas e catecolaminas em urina de 24 horas, visando a minimizar os resultados falso-positivos. Em pacientes de alto risco, como aqueles com suspeita de síndrome genética, as metanefrinas plasmáticas são o teste de eleição.

Apenas metade dos tumores produzem norepinefrina e epinefrina. Alguns tumores produzem dopamina de forma seletiva. Em pacientes com tumores volumosos, doença extrassuprarrenal com manifestações atípicas, ou ainda com suspeita de malignidade, deve-se dosar a dopamina plasmática ou metoxitiramina (metabólito da dopamina) em associação às metanefrinas.

A cromogranina A também pode ser medida na suspeita de feocromocitoma. Consiste em um polipeptídeo secretado pelas células cromafins e está elevado em 91% dos pacientes com feocromocitoma/paraganglioma. Aumenta a sensibilidade de diagnóstica, chegando a 100% quando em associação com as catecolaminas/metanefrinas. Apesar de ser um marcador inespecífico de tumores neuroendócrinos, pode ser utilizado para monitorar a doença.

Diagnóstico por imagem

A realização de exames de imagem para localização tumoral só deve ocorrer após a confirmação do diagnóstico laboratorial. O método de escolha inicial para o diagnóstico anatômico deve ser a tomografia computadorizada (TC), ou, nos casos em que não puder ser realizada, a ressonância magnética (RM).

Tomografia computadorizada

A maioria dos feocromocitomas tem coeficiente de atenuação maior do que 10 Unidades Hounsfield (UH), e alguns podem apresentar coeficiente de atenuação muito alto devido à presença de sangramento. Costumam captar avidamente o contraste e apresentam *washout* tardio bastante variável. Podem ser heterogêneos devido a áreas de degeneração cística.

A TC apresenta sensibilidade de 85 a 94% nos feocromocitomas suprarrenais e em torno de 90% nos extrassuprarrenais ou metastáticos. A especificidade em alguns estudos tem se mostrado baixa, em torno de 29 a 50%. Entretanto, quando realizada TC com contraste e com *washout* tardio, a sensibilidade é de 98% e especificidade de 92% para os tumores suprarrenais.

Ressonância nuclear magnética

Em geral, os feocromocitomas apresentam-se como lesões hipointensas em T1 que captam avidamente o gadolíneo e bastante hiperintensas em T2. Entretanto, existe importante sobreposição do aspecto à RM dos feocromocitomas e de outros tumores suprarrenais.

A RM apresenta sensibilidade alta para doença suprarrenal (93 a 100%) e cerca de 90% para doença extrassuprarrenal ou metastática, e a especificidade fica em torno de 50%.

Cintilografia com metaiodobenzilguanidina

A cintilografia com metaiodobenzilguanidina (MIBG) pode ser utilizada para se localizar um tumor não identificado na TC ou na RM e confirmar que o tumor é um feocromocitoma ou excluir doença metastática.

Esse método apresenta sensibilidade de 77 a 90% e especificidade de 95 a 100%. Falso-negativos podem se dever à necrose tumoral, a tumores indiferenciados ou a efeito de substâncias, como bloqueadores do canal de cálcio, cocaína, labetolol, reserpina, simpaticomiméticos e ADTs tricíclicos.

QUADRO 30.3

Substâncias relacionadas a resultados falso-positivos

Amostras plasmáticas	Urina de 24 horas
Paracetamol	Buspirona
Fenoxibenzamina	Fenoxibenzamina
ADTs	ADTs
β-bloqueadores	β-bloqueadores
Simpaticomiméticos	Simpaticomiméticos
Levodopa	Álcool
Cafeína	Estimulantes (ex.: nicotina)
Álcool	
IMAOs	IMAOs
Clonidina	Clonidina
	Paracetamol

ADTs, antidepressivos tricíclicos; IMAOs, inibidores da monoaminoxidase.

Outros métodos de imagem

A tomografia com emissão de pósitrons (PET) pode ser utilizada como alternativa nos casos em que a cintilografia com MIBG for negativa. A PET com ^{18}F-fluorodeoxiglicose tem baixas sensibilidade e especificidade para feocromocitoma, mas pode ser útil nos tumores indiferenciados que não captam medicamentos mais específicos. A PET com ^{18}F-fluorodopamina apresenta maior sensibilidade do que a cintilografia com MIBG na localização de feocromocitoma, em especial no diagnóstico de doença metastática.

A cintilografia com octreotide (Octreoscan) pode ser utilizada nos casos de MIBG negativo, mas estudos têm demonstrado resultados negativos na maioria dos pacientes com doença benigna. Nos casos de doença maligna ou metastática, tem melhor performance do que a cintilografia com MIBG.

Tratamento

A ressecção cirúrgica é o tratamento de escolha. Estudos demonstram a prevalência de morbidade e mortalidade cirúrgicas de 23,6% e 2,4% dos casos, respectivamente. Os principais eventos adversos são hipertensão e arritmias no transoperatório (devido à liberação de catecolaminas pela manipulação tumoral) e hipotensão pós-ressecção tumoral.

A definição da via da cirurgia – se aberta ou videolaparoscópica – deve levar em consideração o volume tumoral e a experiência da equipe cirúrgica. Em geral, lesões maiores do que 4 cm devem ser ressecadas mediante cirurgia aberta.

Para reduzir a possibilidade de instabilidade hemodinâmica durante a cirurgia do feocromocitoma, o uso de bloqueadores α-adrenérgicos é preconizado (Figura 30.1). Até o momento, não existem ensaios clínicos randomizados comprovando sua eficácia na redução de morbimortalidade cirúrgica. Entretanto, recomenda-se sua utilização por, pelo menos, 15 dias antes do procedimento. Têm-se como objetivos o controle da pressão arterial (PA) e da frequência cardíaca (FC) e a reexpansão do volume intravascular, visto que, após a retirada tumoral, ocorre vasodilatação com possível hipotensão grave associada. Deve-se liberar o sal da alimentação e estimular hidratação oral. Os agentes mais comumente utilizados são a fenoxibenzamina (dose inicial de 10 mg, 2x ao dia) ou a prazosina (dose de 2 a 5 mg, 3x ao dia). O uso de bloqueadores β-adrenérgicos (propranolol ou atenolol) pode ser combinado ao uso dos α-bloqueadores, especialmente para reduzir a taquicardia induzida pelos α-bloqueadores não seletivos, como a fenoxibenzamina. Nunca, entretanto, indica-se o uso isolado de bloqueadores β-adrenérgicos. Os bloqueadores de canal de cálcio são uma opção no preparo pré-operatório.

Bloqueadores α-adrenérgicos – 7-15 dias antes do procedimento
Fenoxibenzamina (10 mg 2x/dia), ou
Prazosina (2 a 5 mg 3x/dia)

↓

Ajustar doses a cada 2 dias de acordo com a PA

↓

Se taquicardia, acrescentar β-bloqueador:
Propranolol 40 mg 2x/dia, ou
Atenolol 50 mg 1x/dia

↓

Ajustar doses a cada 2 dias de acordo com PA e FC

↓

Se PA não controlada:
Acrescentar bloqueador do canal do cálcio

↓

Antes do procedimento e após retirada da lesão:
Expansão volumétrica com solução isotônica (soro fisiológico a 0,9% ou Ringer lactato) + hidratação oral

FIGURA 30.1 Fluxograma do manejo perioperatório do feocromocitoma.
PA, pressão arterial; FC, frequência cardíaca.

Leituras sugeridas

Bravo EL, Tagle R. Pheochromocytoma: state-of-the-art and future prospects. Endocr Rev. 2003;24(4):539-53.

Lenders JW, Duh QY, Eisenhofer G, Gimenez-Roqueplo AP, Grebe SK, Murad MH, et al. Pheochromocytoma and paraganglioma: an Endocrine Society clinical practice guideline. J Clin Endocrinol Metab. 2014;99(6):1915-42.

Lenders JW, Pacak K, Walther MM, Linehan WM, Mannelli M, Friberg P, et al. Biochemical diagnosis of pheochromocytoma: which test is best? JAMA. 2002;287(11):1427-34.

Pacak K, Linehan WM, Eisenhofer G, Walther MM, Goldstein DS. Recent advances in genetics, diagnosis, localization, and treatment of pheochromocytoma. Ann Intern Med. 2001;134(4):315-29.

van Berkel A, Lenders JW, Timmers HJ. Diagnosis of endocrine disease: biochemical diagnosis of phaeochromocytoma and paraganglioma. Eur J Endocrinol. 2014;170(3): R109-19.

Hiperaldosteronismo primário

Mateus Dornelles Severo
Alice Ângela Slomp
Beatriz D. Schaan

Definição

Hiperaldosteronismo primário é uma síndrome caracterizada pela produção excessiva e autônoma (independente do sistema renina-angiotensina) de aldosterona. A produção inapropriada de aldosterona causa hipertensão arterial acompanhada de supressão da renina plasmática, retenção de sódio e hipercaliúria, podendo causar hipocalemia, com consequente aumento de risco cardiovascular em longo prazo.

Epidemiologia

O hiperaldosteronismo primário é a principal causa de hipertensão secundária. Sua prevalência entre hipertensos ainda é estimada em aproximadamente 5 a 13%, dependendo do cenário em que é avaliada e o critério diagnóstico utilizado, ocorrendo mais frequentemente em pessoas com hipertensão refratária.

Quadro clínico

Na maioria das vezes, os pacientes com hiperaldosteronismo primário são assintomáticos. A principal característica clínica do hiperaldosteronismo primário é a hipertensão arterial, que costuma ser moderada a grave e refratária ao tratamento. Alguns pacientes podem referir sintomas relativos à hipocalemia (poliúria, fraqueza muscular, cãibras, parestesias, tetania). A hipocalemia não é essencial para o diagnóstico, já que pode não ocorrer em até 50% dos casos. Uma vez que a hipercaliúria depende, em parte, da troca de sódio por potássio no rim, a adoção de dieta pobre em sódio pode impedir a ocorrência da excreção excessiva de potássio e hipocalemia decorrente. Quando ocorre hipocalemia grave, são manifestações clínicas possíveis: fibrilação ventricular, tetraparesia e rabdomiólise. A hipocalemia pode ser espontânea ou induzida pelo uso de diuréticos. Outros distúrbios eletrolíticos possíveis são hipernatremia moderada, hipomagnesemia e alcalose metabólica. Ao exame físico, os sinais de Chvostek e Trousseau podem estar presentes, principalmente nos pacientes com graus mais acentuados de alcalose metabólica. Apesar da retenção hidrossalina característica, não há edema, devido ao fenômeno de "escape mineralocorticoide".

Etiologia

As principais causas de hiperaldosteronismo primário são os adenomas produtores de aldosterona (APA, 35% dos casos) e a hiperplasia suprarrenal bilateral idiopática (HAI, 60% dos casos). Causas menos comuns incluem: hiperplasia suprarrenal unilateral, carcinoma adrenocortical produtor de aldosterona, hiperaldosteronismo familiar (aldosteronismo remediável por glicocorticoides [GCs] ou hiperaldosteronismo familiar tipo 1 e hiperaldosteronismo familiar tipo 2) e adenoma ou carcinoma produtor de aldosterona ectópico.

Diagnóstico

Para o diagnóstico, inicialmente se realiza um teste de rastreamento. Se positivo (Figura 31.1), faz-se um teste confirmatório e, posteriormente, procura-se identificar o subtipo de hiperaldosteronismo primário (Figura 31.2).

Rastreamento

O rastreamento deve ser realizado nos pacientes hipertensos que tenham maior risco para hiperaldosteronismo primário. É recomendado na presença de hipertensão arterial e hipocalemia, com ou sem uso de diuréticos; hipertensão arterial grave (pressão arterial sistólica [PAS] maior do que 160 mmHg ou PAD

HAS ≥ estágio 2 (PA > 160/100 mmHg)
HAS resistente (PA ≥ 140/90 mmHg em uso de 3 ou mais drogas anti-hipertensivas em dose máxima)
HAS e hipocalemia
Incidentaloma de suprarrenal e HAS
Pacientes com HAS e história familiar de: hiperaldosteronismo primário, hipertensão precoce ou AVE precoce (< 40 anos)

↓

Descontinuar anti-hipertensivos por 4 semanas
(todos os diuréticos, especialmente espironolactona)*
Suplementar K oral – manter K sérico > 3,5 mEq/L
Dieta normal em sódio

↓

Aldosterona e atividade da renina plasmáticas**

↓ ↓

| Aldosterona plasmática ≥ 15 ng/dL + Relação A/ARP ≥ 30 | Aldosterona plasmática < 15 ng/dL Atividade da renina plasmática > 1 ng/mL/h**** Relação A/ARP < 30 |

↓ ↓

| Possível hiperaldosteronismo primário | Hiperaldosteronismo primário descartado |

↓

Realizar teste confirmatório**
1. Infusão salina intravenosa
ou
2. Sobrecarga oral de sódio

↓

1. Aldosterona plasmática > 10 ng/dL após infusão salina intravenosa
ou
2. Aldosterona urinária > 12 μg/24 h com sódio urinário > 200 mEq/24 h

↓

Hiperaldosteronismo primário confirmado

↓

Buscar diagnóstico etiológico (Figura 31.2)

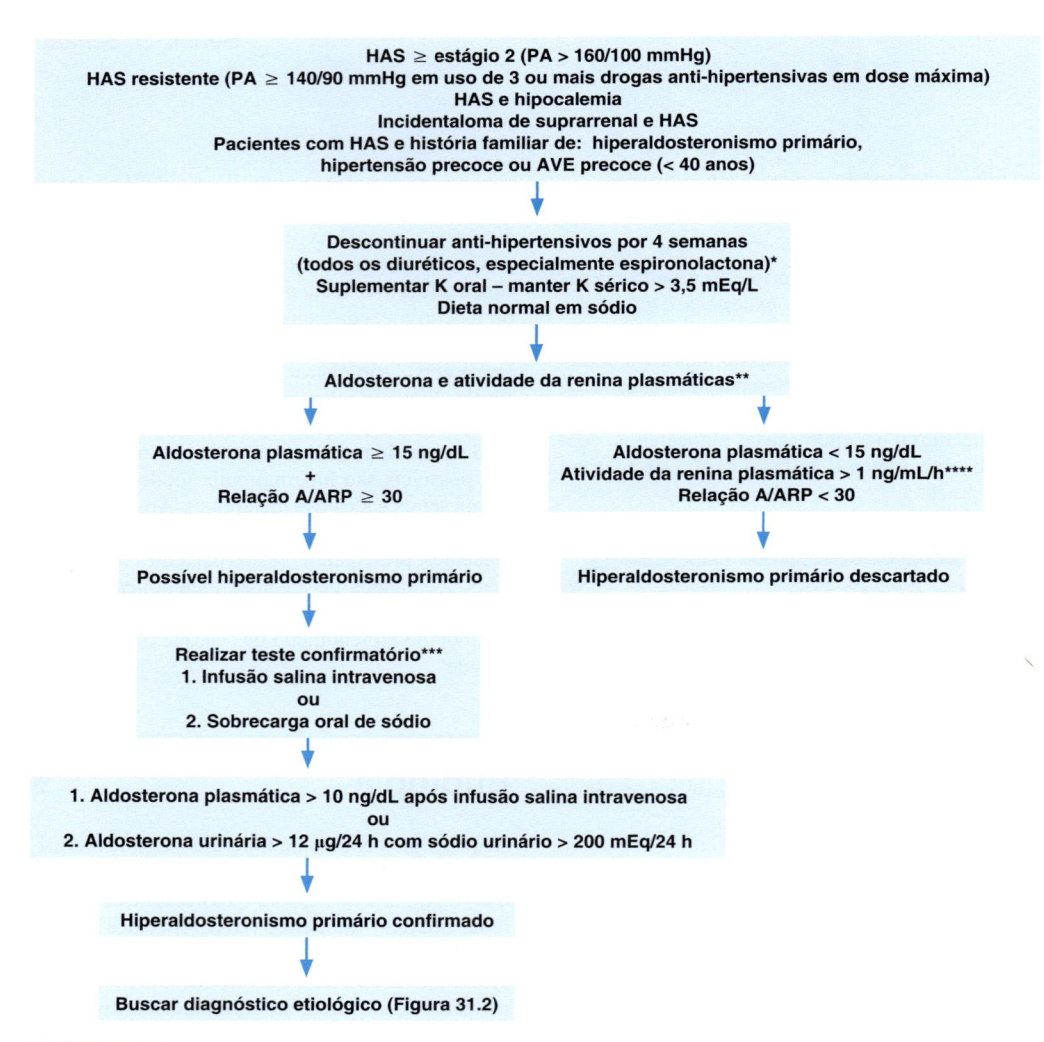

FIGURA 31.1 Fluxograma para investigação de hiperaldosteronismo primário.

* Amilorida e trianteremo apenas se em dose > 5 mg/dia; **Realizar entre 8 h e 10 h, após 2 h de deambulação; o paciente deve permanecer sentado por 5-15 min antes da coleta. ***Anti-hipertensivos permitidos: verapamil, hidralazina, prazosina, doxasozina, terasozina. **** 1 ng/mL/h da atividade da renina plasmática é igual a aproximadamente 12 mUI/L (7,6 ng/L) da concentração direta da renina quando medida por quimioluminescência.
HAS, hipertensão arterial sistêmica; PA, pressão arterial; AVE, acidente vascular encefálico; K, potássio; A, aldosterona; ARP, atividade da renina plasmática.

maior do que 100 mmHg); hipertensão arterial resistente (uso de pelo menos 3 anti-hipertensivos em doses plenas, sendo um diurético); hipertensão arterial e incidentaloma de suprarrenal; hipertensão arterial e história familiar de hipertensão de inicio precoce ou doença cerebrovascular em idade jovem (< 40 anos); em familiares de primeiro grau hipertensos de pacientes com hiperaldosteronismo primário.

A coleta de sangue para o rastreamento deve ser realizada preferencialmente entre 8 horas e 10 horas, após 2 horas de deambulação, permanecendo o paciente sentado por 5 a 15 minutos antes da coleta. A ingesta de sal deve ser a habitual do paciente, pois a restrição salina eleva a renina, podendo determinar resultado falso-negativo. Os níveis de potássio devem ser previamente adequados (> 3,5 mEq/L), mesmo que seja necessária suplementação oral, pois a hipocalemia reduz os níveis de aldosterona, podendo determinar resultado falso-negativo. Espironolactona e eplerenona devem ser descontinuadas por 6 semanas.

O rastreamento deve ser realizado por meio da relação aldosterona plasmática/atividade de renina plasmática. Se essa relação for menor do que 30, o diagnóstico é pouco provável. Se for maior ou igual a 30, deve-se considerar o rastreamento positivo. Pode-se utilizar o ponto de corte de 20, que se associa a maior número de falso-positivos. Sempre que o rastreamento for positivo, é necessário teste confirmatório.

A medida 1 ng/mL/h da atividade da renina plasmática é igual a aproximadamente 12 mUI/L

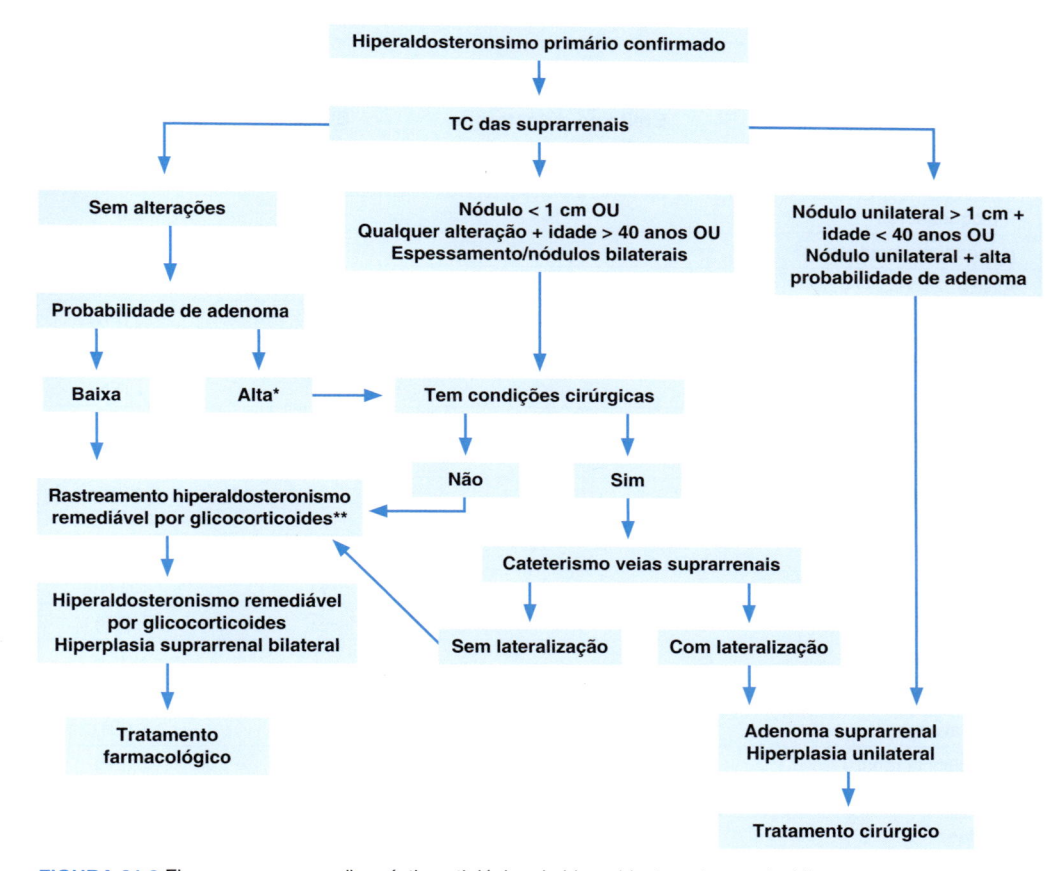

FIGURA 31.2 Fluxograma para o diagnóstico etiológico de hiperaldosteronismo primário.

* Presença de 2 critérios clínicos (HAS resistente ou valores pressóricos ≥ 180/110 mmHg, potássio sérico < 3 mEq/L, aldosterona plasmática > 25 ng/dL, aldosterona urinária > 30 µg/24 h, idade do paciente inferior a 50 anos).
** Paciente com início do hiperaldosteronismo primário com < 20 anos ou com história familiar positiva para: hiperaldosteronismo primário ou acidente vascular encefálico diagnosticados precocemente.
TC, tomografia computadorizada.

(7,6 ng/L) da concentração direta da renina quando medida por quimioluminescência.

Quando a renina estiver suprimida, deve-se considerar a possibilidade de falso-positivo se o valor da aldosterona for < 15 ng/dL.

Não é necessário suspender o uso de anti-hipertensivos para realizar o rastreamento; porém, deve-se ter em mente que algumas medicações e algumas condições podem influenciar os resultados (Tabela 31.1), podendo ser necessário repetir essas dosagens.

Teste confirmatório

Quando o teste de rastreamento for positivo, deve-se comprovar a autonomia da secreção de aldosterona por meio de algum teste de supressão (Quadro 31.1). Ambos os testes são contraindicados em paciente com hipertensão arterial grave não controlada, insuficiência renal, insuficiência cardíaca (IC), arritmia cardíaca ou hipocalemia grave.

Antes da realização dos testes, inibidores da enzima conversora da angiotensina (IECA), antagonistas do receptor da angiotensina, β-bloqueadores, α_2-agonistas adrenérgicos centrais (clonidina e metildopa), antagonistas do canal de cálcio diidropiridínicos (anlodipina) e anti-inflamatórios não esteroides (AINEs) devem ser descontinuados por duas semanas; espironolactona e amilorida por seis semanas. Os medicamentos listados na Tabela 31.2 são liberados, já que pouco afetam a secreção de renina. Em pacientes com hipertensão de difícil controle, com frequência, há

TABELA 31.1 Fatores que podem afetar os níveis de aldosterona plasmática e atividade da renina

Fator	Efeito na aldosterona	Efeito na renina	Efeito na relação A/ARP
Medicamentos			
β-bloqueadores	↓	↓↓	↑ (FP)
α_2-agonistas centrais	↓	↓↓	↑ (FP)
AINEs	↓	↓↓	↑ (FP)
Diuréticos espoliadores de K^+	→↑	↑↑	↓ (FN)
Diuréticos poupadores de K^+	↑	↑↑	↓ (FN)
IECA	↓	↑↑	↓ (FN)
BRA	↓	↑↑	↓ (FN)
Antagonistas do Ca^{+2}	→↓	↑	↓ (FN)
Inibidores da renina	↓	↓↑	↑ (FP) ou ↓ (FN)
Outros fatores			
Hipocalemia	↓	→↑	↓ (FN)
Hipercalemia	↑	→↑	↑ (FP)
Restrição de sódio	↑	↑↑	↓ (FN)
Excesso de sódio	↓	↓↓	↑ (FP)
Idade avançada	↓	↓↓	↑ (FP)
Insuficiência renal	→	↓	↑ (FP)
Pseudo-hiperaldosteronismo tipo 2	→	↓	↑ (FP)
Gravidez	↑	↑↑	↓ (FN)
Hipertensão renovascular	↑	↑↑	↓ (FN)
Hipertensão maligna	↑	↑↑	↓ (FN)

AINEs, anti-inflamatórios não esteroides; IECA, enzima conversora de angiotensina; BRA, bloqueador do receptor de angiotensina; FN, falso-negativo; FP, falso-positivo; ↑ = aumenta; ↓ = diminui; → = efeito neutro; A, aldosterona; ARP, atividade da renina plasmática..

QUADRO 31.1
Principais testes confirmatórios de hiperaldosteronismo primário

1. **Sobrecarga oral de sódio:** Aumentar a ingestão de sódio para > 6 g/dia/3 dias (10–12 g de cloreto de sódio/dia/3 dias). Coletar urina de 24 h (aldosterona, creatinina, sódio) da manhã do dia 3 até a manhã do dia 4. Durante o teste, os pacientes devem ter o potássio dosado e receber suplementação, se necessário. Resultado:
   - Aldosteronúria < 10 µg/24 h na ausência de doença renal torna o diagnóstico de hiperaldosteronismo primário improvável
   - Aldosteronúria > 12 µg/24 h é um forte indicativo de hiperaldosteronismo primário
   - Sódio urinário > 200 mEq/24 h confirma a adesão do paciente à sobrecarga de sódio
   - Creatinina urinária > 15 mg/kg peso ideal (7,5 mg/kg se > 50 anos) para mulheres e > 20 mg/kg peso ideal (10 mg/kg se > 50 anos) para homens confirma coleta da urina de 24 h adequada

2. **Teste de infusão salina:** O exame é realizado com o paciente em posição supina, após repouso noturno de 8 h, iniciando entre 8h e 9h30min, quando é realizada infusão de 2 L de soro fisiológico 0,9% em 4 h, seguida de dosagem de aldosterona plasmática. Aldosterona plasmática e atividade da renina plasmática e K sérico são avaliados antes e após a infusão. O paciente deve permanecer deitado 1 h antes e durante todo o teste. Resultado:
   - Aldosterona plasmática após a infusão < 5 ng/dL: o diagnóstico de hiperaldosteronismo é pouco provável
   - Aldosterona plasmática após a infusão > 10 ng/dL: diagnóstico de hiperaldosteronismo bastante provável
   - Aldosterona plasmática após a infusão entre 5 e 10 ng/dL: teste inconclusivo
   - Se o K sérico ao final da infusão for < 3,5 mEq/L e a aldosterona estiver baixa, o resultado pode representar falso-negativo (K baixo leva à diminuição de aldosterona)

dificuldade de seguir rigidamente este esquema. Nesses casos, pode-se manter as medicações em uso, exceto espironolactona e amilorida, desde que a renina esteja suprimida.

Diferenciação dos subtipos

Todos os pacientes com diagnóstico de hiperaldosteronismo primário devem ser submetidos à tomografia computadorizada (TC) de suprarrenais para diferenciar as formas unilaterais (adenomas e carcinoma adrenocortical produtor de aldosterona), passíveis de tratamento cirúrgico, das causas bilaterais (hiperplasia suprarrenal bilateral idiopática principalmente), de tratamento clínico (Figura 31.2). A TC de alta resolução com contraste e cortes finos apresentam maior sensibilidade e especificidade para identificar nódulos suprarrenais.

São potenciais achados na TC de suprarrenais que auxiliam no diagnóstico da causa do hiperaldosteronismo primário:

a) Adenoma produtor de aldosterona: Podem ser encontrados nódulos hipodensos, geralmente < 2 cm. Quando muito pequenos, podem ser confundidos com hiperaldosteronismo idiopático;
b) Hiperaldosteronismo idiopático: As suprarrenais são, em geral, normais ou com alterações nodulares;
c) Carcinoma suprarrenal produtor de aldosterona: Geralmente > 4 cm, às vezes menor, bordos irregulares, densidade não é baixa.

TABELA 31.2 Medicamentos para uso em testes confirmatórios

Medicamento	Dose usual
Verapamil	80–320 mg, 2–3x/dia
Hidralazina	25–100 mg, 2x/dia
Prazosina	1–15 mg, 2–3x/dia
Doxazosina	1–16 mg, 1x/dia
Terazosina	1–20 mg, 1x/dia

A ressonância magnética (RM) não oferece vantagens adicionais em relação à tomografia computadorizada.

O cateterismo de veias suprarrenais é o exame-padrão de referência no diagnóstico etiológico do hiperaldosteronismo primário (sensibilidade de 95% e especificidade de 100%). Trata-se de exame invasivo, caro e de difícil realização, que demanda radiologista intervencionista experiente, ou seja, é realizado apenas em centros de referência. Sua indicação está descrita na Figura 31.2. É importante enfatizar que sua realização é para todos os pacientes, exceto: idade < 40 anos e adenoma suprarrenal unilateral com suprarrenal contralateral normal; risco cirúrgico inaceitável; suspeita de carcinoma adrenocortical; hiperaldosteronismo familiar comprovado.

Para realização do exame, as mesmas recomendações quanto à suspensão dos anti-hipertensivos devem ser seguidas conforme descrito para os testes confirmatórios, assim como corrigida a hipocalemia. São coletados aldosterona e cortisol simultaneamente em ambos os efluentes suprarrenais e na veia cava inferior (VCI). É realizada infusão contínua de cosintropina 50 µg/hora (250 µg de cosintropina em 500 mL de solução glicosada 5% infundido a 100 mL/h) iniciada 30 minutos antes do exame e mantida durante todo o procedimento. A relação do cortisol periférico das veias suprarrenais/cortisol deve ser > 10:1 para as amostras obtidas de ambas as veias suprarrenais para considerar o exame adequado. Avaliar a relação aldosterona corrigida pelo cortisol (A/C) do lado de maior valor dividida pela relação A/C do lado de menor valor (A/C do lado de maior valor)/(A/C do lado de menor valor). Uma razão aldosterona/cortisol > 4:1 entre o lado com maior valor em relação ao lado com menor valor indica excesso unilateral de aldosterona. A relação < 3:1 indica hipersecreção bilateral de aldosterona (hiperplasia suprarrenal bilateral ou hiperaldosteronismo remediável por GCs). Se a razão for intermediária (3:1 a 4:1), o resultado é indeterminado.

Em pacientes com hipertensão de difícil controle, em que o cateterismo foi realizado sem suspender as medicações em uso (exceto espironolactona e amilorida), a renina deve estar suprimida e o potássio normal para correta interpretação. Se houver lateralização, o resultado é confiável; entretanto, se não houver lateralização, o resultado deve ser interpretado com cautela.

Deve-se suspeitar de hiperaldosteronismo suprimível por dexametasona (hiperaldosteronismo familiar tipo 1) em pacientes com imagem de suprarrenais normais em TC e sem lateralização no cateterismo de veias suprarrenais, em hipertensos jovens com história familiar de hipertensão arterial precoce e nas famílias com mais de um indivíduo com hiperaldosteronismo.

Tratamento

O objetivo do tratamento é prevenir a morbimortalidade associada à hipertensão arterial, à hipocalemia e a dano a órgãos-alvo.

HIPERPLASIA SUPRARRENAL UNILATERAL E APA: Suprarrenalectomia videolaparoscópica é o procedimento de escolha pelo baixo tempo de permanência hospitalar e pela baixa incidência de complicações. Espera-se redução de níveis pressóricos em todos os pacientes e cura da hipertensão arterial em 35 a 60% dos pacientes, o que se relaciona com variáveis clínicas pré-operatórias (Tabela 31.3). No pré-operatório, o paciente deve ter a hipertensão arterial e a hipocalemia controladas com antagonistas da aldosterona (espironolactona ou eplerenona) e suplementação de potássio, se necessário. No pós-operatório, é necessário suspender antagonistas da aldosterona e suplementação de potássio e ajustar dose dos outros anti-hipertensivos conforme necessário. A dosagem de aldosterona plasmática 24 horas após o procedimento pode ser útil para avaliar cura. Importante avaliar periodicamente o potássio sérico (semanalmente, por quatro semanas), pois pode ser necessária a suplementação de potássio, ou até mesmo o uso de fludrocortisona. Também se deve monitorar a função renal, já que o hiperaldosteronismo está associado à hiperfiltração renal, podendo mascarar uma possível insuficiência renal prévia. Dieta generosa em sal deve ser estimulada para evitar a hipercalemia, que pode surgir devido ao hipoaldosteronismo secundário à supressão crônica da glândula suprarrenal contralateral.

Nos pacientes que se recusam ou não são candidatos à cirurgia, os antagonistas da aldosterona são a alternativa efetiva, associados à restrição de sódio na dieta (< 100 mEq/dia), à manutenção do peso ideal, ao não consumo de álcool e à prática de exercício físico regular.

A espironolactona é um antagonista mineralocorticoide com efeitos progestogênico e antiandrogênico que pode ser usada nas doses de 25 a 200 mg, 1 a 2 vezes ao dia. Doses mais elevadas não são recomendadas, pela alta incidência de efeitos adversos. Devido aos efeitos progestogêni-

TABELA 31.3 Escore clínico para avaliação de resolução completa da hipertensão arterial sistêmica após suprarrenalectomia (*aldosteronoma resolution score*)*

Dois ou menos medicamentos anti-hipertensivos	2 pontos
IMC ≤ 25 kg/m^2	1 ponto
Hipertensão com menos de 6 anos de duração	1 ponto
Sexo feminino	1 ponto

*Após soma dos pontos, a resolução da hipertensão após suprarrenalectomia ocorre em 27% (0 a 1 ponto), 46% (2 a 3 pontos) e 75% (4 a 5 pontos) dos pacientes.
IMC, índice de massa corporal.

co e antiandrogênico, está associada de maneira dose-dependente à dor mamária e à irregularidade menstrual, em mulheres, e à diminuição da libido, à disfunção erétil e à ginecomastia, em homens. Mulheres em idade fértil devem ser orientadas a fazer uso de anticoncepção segura devido a potenciais efeitos teratogênicos (feminilização de fetos masculinos em estudos com animais). Monitorar a função renal e o potássio nas primeiras semanas após o início do uso.

A eplerenona é um antagonista mineralocorticoide altamente específico. Quando comparada à espironolactona, tem afinidade de apenas 0,1% aos receptores androgênicos e 1% aos receptores progestogênicos, o que confere uma melhor tolerabilidade (menos efeitos adversos hormonais). Pode ser usada na dose de 25 a 100 mg, 2 vezes ao dia.

HIPERPLASIA SUPRARRENAL IDIOPÁTICA: Deve ser tratada clinicamente com espironolactona ou eplerenona conforme descrito.

HIPERALDOSTERONISMO REMEDIÁVEL COM GC (HIPERALDOSTERONISMO FAMILIAR TIPO 1): Nos casos suspeitos (Figura 31.2), antes de começar o tratamento, recomenda-se teste genético específico. Após confirmado o diagnóstico, o tratamento é feito com doses fisiológicas de GCs (prednisona, prednisolona ou dexametasona).

Leituras sugeridas

Funder J, Carey R, Fardella C, Gomez-Sanchez C, Mantero F, Stowasser M, et al. Case detection, diagnosis, and treatment of patients with primary aldosteronism: an Endocrine Society clinical practice guideline. J Clin Endocrinol Metab. 2008;93(9):3266-81.

Kronenberg HM, Melmed S, Polonsky KS, Larsen PR. Williams textbook of endocrinology. 11th ed. Philadelphia: W.B. Saunders Company; 2008.

Mulatero P, Bertello C, Rossato D, Mengozzi G, Milan A, Garrone C, et al. Roles of clinical criteria, computed tomography scan, and suprarrenal vein sampling in differential diagnosis of primary aldosteronism subtypes. J Clin Endocrinol Metab. 2008;93(4):1366-371.

Rossi GP, Auchus RJ, Brown M, Lenders JW, Naruse M, Plouin PF, et al. An expert consensus statement on use of suprarrenal vein sampling for the subtyping of primary aldosteronism. Hypertension. 2014;63(1):151-60.

Xavier RM, Dora JM, Souza CFM, Barros E. Laboratório na prática clínica: consulta rápida. 2. ed. Porto Alegre: Artmed; 2010.

PARTE VI

Metabolismo mineral

Distúrbios do metabolismo do cálcio

Eduardo Bardou Yunes Filho
Fabíola Satler
Luis Henrique Canani

Hipercalcemia

A hipercalcemia é um problema clínico comum, podendo ocorrer por aumento da reabsorção óssea (o mais comum), pelo aumento da absorção intestinal de cálcio ou pela diminuição da excreção renal deste eletrólito. O cálcio é normalmente encontrado no sangue, 45% ligado a proteínas plasmáticas, principalmente a albumina; 10% ligado a pequenos ânions, como fosfato e citrato; e 45% no estado livre ou ionizado, sendo esta a fração metabolicamente ativa.

Epidemiologia

A prevalência na população em geral é de 1%, chegando a 3% em alguns hospitais. O hiperparatireoidismo primário (HPP) e a hipercalcemia da malignidade são responsáveis por mais de 90% dos casos. Em 20 a 30% dos casos de câncer, a hipercalcemia ocorre em algum momento da doença.

Quadro clínico

Os sintomas de hipercalcemia estão diretamente ligados aos níveis de cálcio sérico e pela velocidade de aumento da sua concentração. O paciente pode ser assintomático ou ter sintomas inespecíficos em casos mais leves (< 12 mg/dL) e crônicos. O Quadro 32.1 lista os principais sinais e sintomas da hipercalcemia.

Etiologia

O HPP e a hipercalcemia da malignidade são responsáveis pela maior parte dos casos de hipercalcemia, sendo o primeiro mais provável em pacientes ambulatoriais, e o segundo, em pacientes hospitalizados, nos quais a hipercalcemia é mais acentuada e aguda. Outras causas de hipercalcemia estão descritas no Quadro 32.2.

Diagnóstico

Existe variação dos valores de referência do cálcio sérico entre os laboratórios. Atualmente, no Hospital de Clínicas de Porto Alegre, os valores de referência do cálcio total e iônico são de 8,3 a 10,6 mg/dL e 4,0 a 4,8 mg/dL, respectivamente. Na avaliação de hipercalcemia, deve-se confirmar o diagnóstico com uma segunda medida e corrigir os valores de cálcio para a albuminemia do paciente, já que 45% deste eletrólito estão ligados a proteínas plasmáticas. Portanto, pode haver aumento do cálcio total sem alteração do cálcio iônico em pessoas com hiperalbuminemia (p. ex., desidratação), quadro chamado de pseudo-hipercalcemia, ou a hipercalcemia pode ser subestimada em estados de hipoalbuminemia. Outro cuidado na confirmação da hipercalcemia é o aumento artificial que pode ocorrer por coleta venosa com garroteamento prolongado.

Para a correção do cálcio sérico para albumina, usa-se a fórmula a seguir:

Ca corrigido = Ca sérico + 0,8 × (albumina normal* – albumina do paciente)

*valor de albumina normal = 4,0 ou 4,4, dependendo da referência

Uma vez confirmada a hipercalcemia, devem-se diferenciar as causas dependentes ou não do PTH, baseando-se na medida do PTH intacto. Preferencialmente, medicamentos que podem levar a hipercalcemia, como diuréticos tiazídicos e lítio, devem ser suspensos previamente. A avaliação inicial deve incluir anamnese (ingestão de vitamina D, história de neoplasias, urolitíase, fraturas, história familiar), exame físico (presença de massas, adenopatias e achados sugestivos de doenças endócrinas), dosagens de fósforo, fosfatase alcalina e creatinina, já que disfunção renal pode ser tanto a causa primária do distúrbio como estar alterada em consequência dos efeitos deletérios da hipercalcemia no rim.

Em casos de níveis elevados de PTH, o diagnóstico diferencial principal fica entre HPP e hipercalcemia hipocalciúrica familiar (HHF), devendo-se dosar cálcio e creatinina em urina de 24 horas nestes casos. Se calciúria maior do que 200 mg/dia, o diagnóstico mais provável é de HPP e, quando menor do que 100 mg/dia, sugere HHF, principalmente se idade < 40 anos e história familiar positiva. Alguns índices que refletem a ação do PTH em nível tubular ainda podem auxiliar no diagnóstico diferencial entre essas duas condições:

QUADRO 32.1
Sinais e sintomas da hipercalcemia

Renais
Poliúria
Polidipsia
Urolitíase
Nefrocalcinose
ATR distal
DI nefrogênico
IRA e IRC

Gastrintestinais
Náuseas
Vômitos
Anorexia
Constipação
Pancreatite
Úlcera péptica

Musculoesqueléticos
Fraqueza
Osteopenia
Osteoporose
Dores ósseas

Cardiovasculares
Encurtamento do intervalo QT
Bradicardia
Hipotensão

Neuropsiquiátricos
Confusão
Fadiga
Coma
Estupor
Ansiedade
Depressão
Disfunção cognitiva

ATR, acidose tubular renal; DI, diabetes insípido; IRA, insuficiência renal aguda; IRC, insuficiência renal crônica.

DEPURAÇÃO DO CÁLCIO (DCa)

$$DCa = \frac{\text{cálcio urina} \times \text{creatinina sérica}}{\text{cálcio sérico} \times \text{creatinina urina}}$$

Auxilia no diagnóstico diferencial HPP e HHF. Valores < 0,01 sugerem HHF.

RELAÇÃO CLORO-FÓSFORO (RCP)

$$RCP = (\text{cloro sérico/fósforo sérico}).$$

Em geral, está aumentada no HPP (acima de 33). Valores isolados do cloro acima 102 mEq/L descartam HHF.

TAXA DE REABSORÇÃO RENAL DE FÓSFORO (TRP)

$$TRP = 1 - [(\text{fósforo urina/fósforo sérico}) \times (\text{creatinina sérica/creatinina urina})]$$

Pela ação do PTH ao nível tubular, reduzindo a reabsorção do fósforo, a TRP no HPP costuma estar reduzida. Valores normais de TRP estão entre 83-95%.

Nos casos de níveis de PTH baixos (< 20 pg/mL) com sinais e sintomas de malignidade, a dosagem do peptídeo relacionado ao PTH (PTHrP), quando disponível, pode ser útil, uma vez que ele pode ser secretado pelas células tumorais. Os tumores que habitualmente secretam PTHrP são os de células escamosas (cabeça, pescoço, esôfago, colo uterino, pulmões, pâncreas), carcinoma de rim, bexiga, ovário, endométrio, mama, linfomas associados ao vírus da leucemia de células T humanas tipo 1, (HTLV-1, do inglês *human T cell leukemia virus-I*), melanoma metastático, carcinoma anaplásico de tireoide e neoplasias endócrinas pancreáticas. Outro mecanismo de hipercalcemia associada à malignidade são as metástases ósseas líticas, a produção de calcitriol (1,25 OH_2-D) pelo tumor, especialmente os linfomas e disgerminomas e raros casos de hiperparatireoidismo ectópico.

Na presença de PTH baixo e sem evidência clara de malignidade, a elevação de vitamina D (25 OH-D) sérica em valores superiores a 150 ng/mL sugere intoxicação por vitamina D, e o uso de medicações, suplementos herbais e/ou suplementos vitamínicos deve ser investigado. Nível sérico de calcitriol elevado também indica presença de doenças granulomatosas.

Caso esta investigação inicial não identifique a causa da hipercalcemia, outras situações menos

---

QUADRO 32.2
Causas de hipercalcemia

Relacionadas ao PTH (PTH elevado)
    Hiperparatireoidismo primário (adenoma, hiperplasia, carcinoma, NEM I ou IIa)
    Hipercalcemia hipocalciúrica familiar
    Hiperparatireoidismo terciário
    PTH ectópico da malignidade (muito raro)

Associadas à malignidade (PTH baixo)
    Mecanismo humoral por excesso de PTHrP – 80% (carcinomas de células escamosas, como pulmão, esôfago e cabeça e pescoço, e outros, como mama, ovário, rim, etc.)
    Lesões osteolíticas locais (carcinomas de mama, mieloma múltiplo e linfomas)
    Produção ectópica de $1,25[OH]_2$ vitamina D – nos linfomas

Insuficiência renal
    Rabdomiólise e IRA
    Transplante renal

Vitamina D
    Intoxicação por vitamina D
    Doenças granulomatosas com produção de $1,25[OH]_2$ vitamina D (tuberculose, sarcoidose, paracoccidiodomicose, histoplamose, granulomatose de Wegener, etc.)

Doenças endócrinas
    Hipertireoidismo
    Insuficiência suprarrenal aguda
    Feocromocitoma
    Vipoma
    Insulinoma

Medicamentos
    Tiazídicos
    Lítio (relacionado com PTH – aumento)
    Aminofilina
    Vitamina A
    Tamoxifeno
    NPT

Outras causas
    Síndrome leite-alcalino
    Imobilização
    Intoxicação por alumínio
    LES
    Hiperplasia de mama
    Hipofosfatemia

PTH, paratormônio; NEM, neoplasia endócrina múltipla; IRA, insuficiência renal aguda; NPT, nutrição parenteral total; LES, lúpus eritematoso sistêmico; PTHrP, peptídeo relacionado ao paratormônio (do inglês *parathyroid hormone-related peptide*).

comuns devem ser avaliadas, como hipertireoidismo, insuficiência suprarrenal, feocromocitoma, entre outros.

O nível de hipercalcemia também pode sugerir o diagnóstico, uma vez que, no HPP, os níveis de cálcio costumam estar abaixo de 11 mg/dL, ao passo que valores acima de 13 mg/dL são sugestivos de hipercalcemia da malignidade. A exceção desta regra pode ser o paciente idoso e/ou desidratado, no qual os níveis de cálcio podem elevar-se de forma importante. O HPP e a hipercalcemia da malignidade mediada pelo PTHrP frequentemente se apresentam com hipofosfatemia, pela inibição da reabsorção do fósforo no túbulo proximal (TRP baixo). Nas doenças granulomatosas, intoxicação por vitamina D, tireotoxicose, imobilização, doença metastática e síndrome leite álcali, o fósforo sérico é normal ou elevado. A investigação de hipercalcemia está esquematizada na Figura 32.1.

Hiperparatireoidismo primário

O HPP é a causa mais frequente de hipercalcemia no paciente ambulatorial. Sua incidência anual vem caindo em alguns estudos para níveis de 0,04 por 1000 habitantes, e a causa para isso ainda é desconhecida, mas provavelmente está relacionada à alimentação mais adequada em vitamina D e redução da exposição à radiação ionizante. Pode ocorrer em qualquer idade, mas mais frequentemente na faixa etária de 45 a 60 anos, sendo duas vezes mais comum em mulheres. Quando descoberto em crianças, provavelmente faz parte de NEMs ou de outras doenças genéticas.

Em 85% dos casos, o HPP é decorrente de adenoma solitário de paratireoide, 15% de adenomas múltiplos ou hiperplasia e, raramente, em 0,5% dos casos por carcinoma de paratireoides.

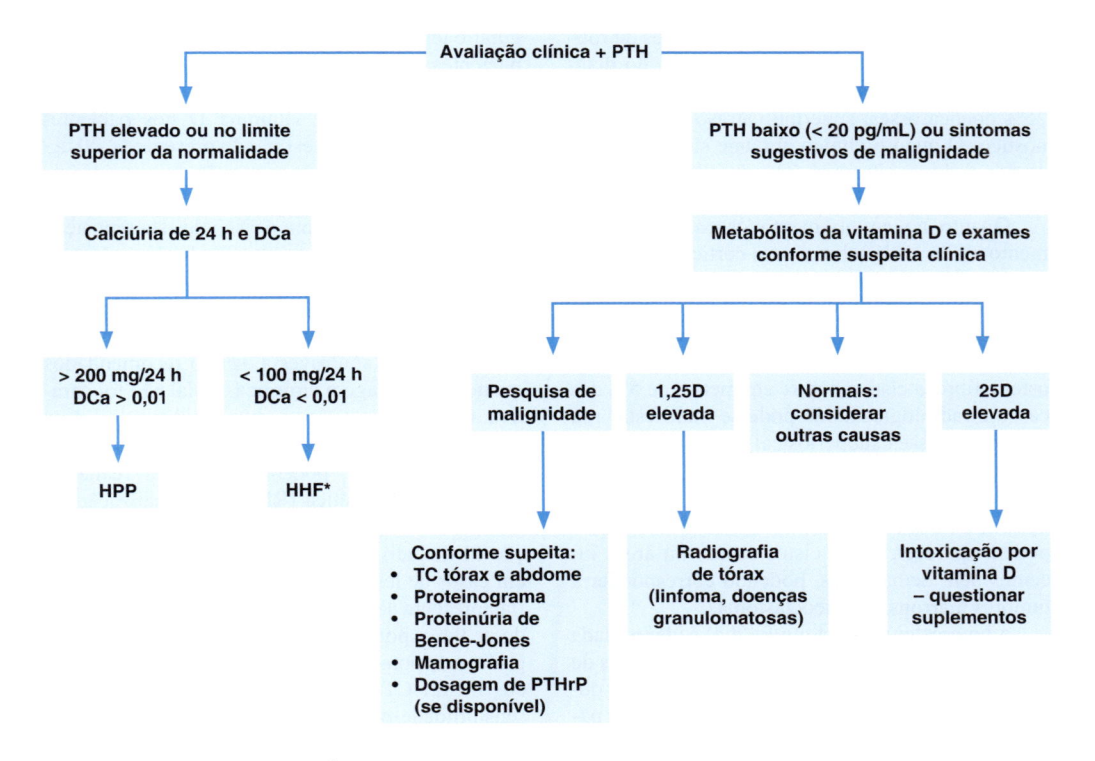

FIGURA 32.1 Algoritmo para investigação de hipercalcemia confirmada.

*Reforçado se idade < 40 anos e história familiar. Dosagem de vitamina D pode ser necessária para descartar HPP com deficiência de vitamina D.
PTH, paratormônio; DCa, depuração de cálcio sérico; HPP, hiperparatireoidismo primário; HHF, hipercalcemia hipocalciúrica familiar; TC, tomografia computadorizada; PTHrP, peptídeo relacionado ao PTH.

O diagnóstico do HPP (Tabela 32.1) é feito pela elevação do PTH (valor de referência – HCPA 14-72 pg/mL) na presença de hipercalcemia. Entretanto, em 20 a 25% dos casos, o PTH pode ser normal, mas geralmente no limite superior da normalidade. O hiperparatireoidismo normocalcêmico pode refletir um estágio mais inicial da doença ou estar associado à deficiência de vitamina D, à hipoalbuminemia, à doença celíaca assintomática e/ou à acidose. Este grupo de pacientes pode demonstrar alterações ósseas e desenvolvimento das outras manifestações clínicas clássicas do HPP ao longo do tempo.

As causas de hiperparatireoidismo secundário devem ser excluídas, como deficiência de vitamina D, medicamentos (tiazídicos, lítio), insuficiência renal. O diagnóstico de hiperparatireoidismo terciário deve ser afastado nos pacientes renais crônicos.

A maioria dos pacientes (80-90%) apresenta a forma assintomática da doença (ausência de envolvimento ósseo ou renal), com sintomas vagos e diagnóstico realizado por meio de exames de rotina. Entretanto, no Brasil, estima-se que no diagnóstico, 35% dos pacientes apresentam urolitíase e 25% doença óssea, sugerindo atraso no seu diagnóstico. O quadro clínico abrange sintomas associados à hipercalcemia (Quadro 32.1), quando presente, e alterações próprias do HPP.

Quanto ao envolvimento ósseo, o acometimento maior se dá sobre o osso cortical, como clavícula, rádio e crânio. Os sintomas mais comuns são dores ósseas, fraturas patológicas e fraqueza proximal, podendo também estar presentes deformidades e comprometimento da deambulação. A osteíte fibrosa cística ocorre em menos de 5% dos casos e radiologicamente pode se manifestar por reabsorção óssea subperiosteal (achado radiológico mais sensível e específico), nas falanges e nas porções distais das clavículas, além de rarefação tipo sal e pimenta no crânio. Outras lesões ósseas podem aparecer, como cistos ósseos ou áreas lucentes bem demarcadas, podendo corresponder a tumores marrons ou osteoclastomas.

A hipercalciúria (> 4 mg/kg/dia) é identificada em aproximadamente 40% dos pacientes. Mais de 20% apresenta urolitíase ou nefrocalcinose por deposição de complexos de fosfato de cálcio no parênquima renal, e ultrassonografia de vias urinárias deve ser solicitada se suspeita clínica.

Ainda podem ocorrer manifestações neurológicas, como a síndrome neuromuscular do HPP, que consiste em fraqueza muscular proximal e atrofia muscular, e as cardiovasculares, como hipertensão arterial. Sintomas gerais, como fadiga, fraqueza, indisposição e depressão, podem estar presentes.

A paratireoidectomia é o tratamento de escolha da hipercalcemia do HPP, e não há dúvidas de sua indicação nos casos sintomáticos, chegando a índices de 98% de cura em casos de adenoma, quando realizada por cirurgião experiente. Entretanto, com o diagnóstico precoce, uma grande proporção dos pacientes é assintomática, e o tratamento deste grupo de pacientes é alvo de constante discussão na literatura. Os critérios cirúrgicos clássicos para o HPP assintomático, estabelecido pelo National Institute of Health (NIH), atualizados em 2008, são a presença de qualquer uma das alterações do Quadro 32.3.[1]

A calciúria de 24 horas > 400 mg/dia não está mais entre os critérios de indicação cirúrgica no último consenso, mas ainda é considerado por alguns para este fim. Entretanto, mesmo os pacientes com HPP assintomáticos que não são submetidos à cirurgia necessitam de acompanhamento regular e tendem a ter mais complicações do que os pacientes operados. Dessa forma, a escolha de não fazer cirurgia deve ser exceção.

A deficiência de vitamina D nos pacientes com HPP é frequente e, quando presente (< 20 ng/mL), está indicada a sua reposição, com evidência de melhora de algumas manifestações clínicas. A preocupação teórica com o risco de esta reposição piorar a hipercalcemia e hipercalciúria não tem sido confirmada nos estudos.

Nos casos em que a cirurgia é indicada, a utilização de exames de imagem no período pré-operatório ainda é controversa, sendo recomendados quando a abordagem cirúrgica inicial não foi curativa. Os métodos de imagem mais utilizados são a cintilografia de paratireoides com ^{99}Tc-sestamibi e a ultrassonografia, podendo ainda ser realizada ressonância magnética (RM) para localização de glândulas anormais principalmente se investigação for negativa ou discordante, sendo útil ainda em casos de lesões mediastinais. A ultrassonografia apresenta sensibilidade de 88% e especificidade de 94%, porém quando combinada com tomografia computadorizada por emissão de fóton único (SPECT-CT) com ^{99}Tc-sestamibi, o aumento da sensibilidade pode chegar a 97% e da especificidade a 100%.

Além da técnica de exploração cervical bilateral, com identificação de todas as paratireoides e retirada daquelas que se mostrarem anormais, outra abordagem cirúrgica possível é a paratireoidectomia minimamente invasiva. Esta técnica tem in-

TABELA 32.1 Diagnóstico diferencial de hipercalcemia

Diagnóstico	História clínica	Cálcio sérico	Fósforo	PTH	Calciúria	Depuração do cálcio	Relação cloro/fósforo séricos	Reabsorção tubular de fósforo
HPP	Fraturas, osteoporose, NEM, radiação cervical	N ou ↑	↓	N ou ↑	↑	> 0,01	↑	↓
HHF	Idade < 40 anos, história familiar de hipercalcemia	↑	N	N ou ↑	↓↓	< 0,01	N	N
Hipercalcemia da malignidade	Emagrecimento, mal estado geral							
Produção PTHrP		↑	↓	N	↑	> 0,01	↑	↓
Produção de vitamina D		↑	↑	N	↑		N	N ou ↑
Intoxicação por vitamina D	Uso exógeno de vitamina D	↑	↑	N ou ↓	↑		N	N ou ↑

HPP, hiperparatireoidismo primário; HHF, hipercalcemia hipercalciúrica familiar; NEM, neoplasia endócrina múltipla; PTH, paratormônio; PTHrP, peptídeo relacionado ao paratormônio; N, normal; ↑, aumentado; ↓, diminuído.

> **QUADRO 32.3**
> **Indicações de paratireoidectomia no hiperparatireoidismo primário: a presença de uma alteração indica cirurgia**
>
> Cálcio sérico 1 mg/dL acima da referência do laboratório
> Taxa filtração glomerular estimada < 60 mL/min/1,73 m²
> Escore T < –2,5 DP na DMO em qualquer sítio e/ou fratura de fragilidade prévia
> Idade < 50 anos
> Pacientes cujo acompanhamento médico não seja desejado ou exequível
>
> DMO, densidade mineral óssea.

dicação para exames de imagem pré-operatórios para identificação do adenoma de paratireoide, além da dosagem do PTH intraoperatório para monitorar ressecção completa (a queda de mais de 50% dos níveis do PTH é indicativa de sucesso cirúrgico). Síndrome de fome óssea pode ocorrer nos pacientes com HPP prolongado e é descrita na sessão de hipocalcemia a seguir.

Nos pacientes que não forem candidatos à cirurgia, devem-se evitar fatores que agravem a hipercalcemia, como ingesta excessiva de cálcio, uso de medicamentos com efeito hipercalcemiante ou desidratação. É recomendada hidratação adequada (pelo menos 6-8 copos de água/dia). O estímulo à atividade física também deve ser realizado, visando à redução da reabsorção óssea. A monitorização periódica para indicação cirúrgica deve ser feita com medida anual de cálcio e creatinina séricos, além de avaliação da DMO a cada 1 a 2 anos.

O uso de bifosfonatos em casos não submetidos à cirurgia está associado a aumento de massa óssea e à redução nos marcadores de remodelação, sem efeito importante sobre o cálcio ou PTH séricos, porém ainda não se demonstrou diminuição do risco de fraturas com essa terapia. Existem evidências que seu uso pré-cirurgia de paratireoides diminua a formação óssea pós-procedimento, devendo-se limitar aos pacientes com osteoporose ou osteopenia que não serão submetidos à paratireoidectomia.

O uso de estrogênios tem efeito benéfico em mulheres pós-menopáusicas com HPP pela diminuição da reabsorção óssea. Diminui o cálcio sérico em 0,5 a 1,0 mg/dL, sem modificar os níveis de PTH, além do efeito no aumento da DMO; entretanto, essa terapia pode aumentar o risco de câncer de mama, tromboembolia venosa (TEV) e eventos cardiovasculares.

O raloxifeno é um modulador seletivo do receptor de estrogênios, podendo ser utilizado na prevenção e no tratamento da osteoporose. Em pacientes com HPP, parece ter um pequeno efeito na diminuição do cálcio sérico (0,5 mg/dL) na dose de 60-120 mg/dia, com redução dos marcadores de remodelação óssea. Pode ser uma potencial alternativa ao estrogênio.

Os calcimiméticos (cinacalcet) têm sido estudados no tratamento do HPP. Essas medicações atuam no receptor de membrana cálcio-sensível, aumentando a sensibilidade e o cálcio intracelular, cujo efeito final é a redução na secreção de PTH pelas células da paratireoide. Essa medicação é aprovada pelo Food and Drug Administration (FDA) para tratamento de HPP associado à perda de função renal com aumento do produto cálcio-fósforo e carcinoma de paratireoide, na presença de hipercalcemia intratável ou doença inoperável.

Tratamento da hipercalcemia

O manejo da hipercalcemia baseia-se fundamentalmente no tratamento da doença primária. Pacientes assintomáticos ou pouco sintomáticos com níveis de cálcio menores do que 12 mg/dL ou até 14 mg/dL de maneira crônica geralmente não necessitam de tratamento imediato. Entretanto, quando os níveis de cálcio são superiores a 14 mg/dL ou há aumento abrupto dos níveis deste eletrólito, o tratamento deve ser instituído, conforme o Quadro 32.4. A abordagem inicial nos casos moderados e graves geralmente inclui hidratação salina associada ao bifosfonato e calcitonina.

Os bifosfonatos são potentes inibidores da reabsorção óssea, com efeito na diminuição do cálcio sérico maior do que o da hidratação salina e da calcitonina, mas com demora de 2 a 4 dias para iniciar, persistindo por muitas semanas. Por isso, são utilizados em conjunto com hidratação salina e calcitonina em hipercalcemias graves. Osteonecrose de mandíbula tem sido uma preocupação nos pacientes em uso crônico de bifosfonatos. Esta condição está associada à infecção local e extrações dentárias e ocorre mais em pacientes com câncer e tratamento prévio com bifosfonatos EV, sendo raros os relatos de osteonecrose de mandíbula em pacientes em uso oral para osteoporose.

> **QUADRO 32.4**
> **Tratamento da hipercalcemia**
>
> **Hidratação com soro fisiológico 0,9%:** 200–300 mL/h, mantendo diurese de 100 a 150 mL/h. Início da ação em algumas horas e duração enquanto infusão. Monitorização cautelosa (especialmente se ICC ou IRC); suspender se ocorrer edema e iniciar diuréticos de alça nestes casos
> **Bifosfonatos:** Início da ação em 24–72 h e duração por 2–4 semanas. Pamidronato 60–90 mg EV em 2–4 h ou ácido zoledrônico 4 mg EV em 15–30 minutos
> **Furosemida:** 10–20 mg EV a cada 12 h, para estimular a calciurese. Usada principalmente após hidratação quando presentes ICC e/ou insuficiência renal para evitar hipervolemia
> **Calcitonina:** Aumento da excreção renal do cálcio e diminuição da reabsorção óssea. Calcitonina de salmão: dose inicial de (4 U/kg) IM ou SC 12/12 h. Pode-se aumentar para 6–8 U/kg 6/6 h. O início do efeito é rápido (4–6 h), pequeno (diminui o cálcio 1–2 mg/dL) e autolimitado, ocorrendo escape após 48 h; por isso, reservar para casos mais graves (cálcio > 14 mg/dL)
> **Nitrato de gálio:** Inibição da reabsorção óssea pelos osteoclastos. Início de ação em 3–5 dias e duração por 2 semanas
> **Hemodiálise:** Na insuficiência renal ou hipercalcemia grave, como última opção ou se contraindicação às demais terapias (p. ex., hidratação em ICC grave)
> **GCs:** Prednisona na dose de 60 mg/dia por 10 dias, quando produção aumentada de calcitriol, como em doenças granulomatosas e em alguns linfomas. Usados também em casos de intoxicação por vitamina D, associado à hidratação oral e furosemida.
> **Calcimiméticos (cinacalcet):** Age no receptor de cálcio com redução do PTH. Início de ação em 2–3 dias. Reservado para carcinoma de paratireoide ou hiperparatireoidismo secundário à IRC
>
> IRC, insuficiência renal crônica; ICC, insuficiência cardíaca congestiva; PTH, paratormônio; IM, intramuscular; SC, subcutânea; GCs, glicocorticoides; IRC, insuficiência renal crônica.

Sintomas *flu like* transitórios (artralgias, fadiga, mialgia, febre) são comuns a todos os bifosfonatos EV. O ácido zoledrônico é preferido ao pamidronato na hipercalcemia da malignidade, por ter se mostrado mais potente nesses casos e por poder ser infundido de forma mais rápida.

O nitrato de gálio é uma opção no tratamento, mais estudado em casos de hipercalcemia associada à malignidade. Este medicamento inibe a reabsorção óssea e a secreção de PTH e tem efeito na hipercalcemia mediada por PTH e PTHrP. Dados preliminares sugerem ser mais eficaz do que alguns bifosfonatos e calcitonina. Um estudo com infusão contínua de 200 mg/m^2 EV por 5 dias em pacientes com cálcio > 13,5 mg/dL, a normocalcemia foi atingida em 70% dos pacientes, persistindo em média por 14 dias.[2] Eventos adversos incluem a hipofosfatemia e a nefrotoxicidade.

A sarcoidose e outras doenças granulomatosas estão associadas a aumento da absorção de cálcio intestinal devido ao aumento da produção de calcitriol endógeno. O manejo nestas situações é de restrição dietética e uso de corticosteroides, além de tratar a doença de base.

Quando há intoxicação exógena por vitamina D, o tratamento depende da gravidade da hipercalcemia. Em quadros leves, é suficiente a suspensão da vitamina D exógena, diminuição do cálcio da dieta e estimulação da hidratação oral. Como a hipercalcemia por uso de vitamina D pode ser grave e duradoura, pode ser necessário uso de hidratação EV, bem como demais medidas já mencionadas para hipercalcemia, associado à prednisona e furosemida via oral por mais 1 a 2 semanas após suspensão da hidratação EV. Em alguns casos, é necessária diálise.

A HHF geralmente é assintomática e sem repercussão em órgão-alvo, não necessitando tratamento.

Hipocalcemia

A hipocalcemia consiste em uma redução anormal da concentração de cálcio sérico. Como já descrito, grande parte do cálcio está ligado a proteínas plasmáticas, principalmente à albumina, podendo ocorrer redução no cálcio sérico total, sem refletir necessariamente uma redução no cálcio ionizado naqueles pacientes com hipoalbuminemia. Por esse motivo, deve-se corrigir o cálcio para os níveis de albumina. Na prática, eleva-se o valor do cálcio total em 0,8 mg/dL para cada 1 g/dL de albumina abaixo de 4 g/dL ou usa-se a fórmula de correção já descrita na sessão de hipercalcemia.

Epidemiologia

A prevalência de hipocalcemia em pacientes hospitalizados é de aproximadamente 18%, chegando a 85% nos pacientes internados em UTI. A causa mais comum de hipocalcemia em nível primário de atenção à saúde é a deficiência de vitamina D, a qual apresenta prevalência muito variável, podendo chegar a mais de 50% dos indivíduos, dependendo muito do local e da população estudada.

Quadro clínico

A duração, a gravidade e a velocidade de instalação da hipocalcemia determinam o quadro clínico. Os principais sinais e sintomas da hipocalcemia resultam principalmente do aumento da excitabilidade neuromuscular, tanto da musculatura esquelética, quanto miocárdica. O Quadro 32.5 resume os principais sinais e sintomas da hipocalcemia.

Os achados clássicos no exame físico são os sinais de Trosseau, observados em 1 a 4% dos indivíduos normais, presentes em 94% dos casos de hipocalcemia, e Chvostek, vistos em 10% dos indivíduos normais e ausentes em 29% dos casos de hipocalcemia. O primeiro exame se baseia em insuflar o esfigmomanômetro cerca de 20 mmHg acima da pressão sistólica durante 3 minutos e verificar a presença de espasmo carpal. O segundo consiste na contração do lábio superior após a per-

---

QUADRO 32.5
Sinais e sintomas da hipocalcemia

Musculoesqueléticos

Tetania: parestesias em extremidades e região perioral e até espasmos musculares, mialgia, laringospasmo e convulsões

Massa óssea aumentada no hipoparatireoidismo adquirido (pós-cirúrgico, idiopático)

Deformidades craniofaciais, osteoesclerose em causas congênitas

Cardiovasculares

Prolongamento do intervalo QT (podendo precipitar Torsades de Pointes)

Alterações de QRS e segmento ST que podem simular infarto agudo do miocárdio

Bradicardia

Disfunção miocárdica

Neurológicos

Disartria
Distonia
Hemibalismo
Parkinsonismo
Convulsões focais ou generalizadas

Psiquiátricos

Instabilidade emocional
Irritabilidade
Ansiedade
Depressão
Alucinações
Psicose

Oculares

Papiledema
Catarata
Ceratoconjuntivite

Dermatológicos

Pele seca, frágil
Edema
Hiperpigmentação
Dermatite
Eczema
Psoríase
Alopecia

Dentários

Hipoplasia de esmalte
Defeitos da dentina
Erupção dentária retardada
Cárie

cussão do nervo facial ipsilateral abaixo do arco zigomático.

Etiologia

As principais causas de hipocalcemia estão listadas no Quadro 32.6.

Diagnóstico

Deve-se revisar a história médica e familiar do paciente visando a esclarecer a causa da hipocalcemia. A realização de cirurgia em região do pescoço sugere comprometimento da função paratireoideana. História familiar positiva sugere causas genéticas, assim como a presença de outras endocrinopatias autoimunes (p. ex., insuficiência suprarrenal, vitiligo) ou candidíase leva a pensar em síndrome poliglandular tipo 1. Imunodeficiência ou outros defeitos congênitos levantam suspeitas para síndrome de DiGeorge. O algorítimo diagnóstico da hipocalcemia está representado na Figura 32.2.

A hipocalcemia deve ser confirmada com nova dosagem de cálcio total ou iônico e, após isso, deve ser realizada medida do PTH sérico, já que seus níveis guiam o diagnóstico, estando em geral reduzidos em casos de hipoparatireoidismo, elevados em doentes renais crônicos, deficientes de vitamina D e no pseudo-hipoparatireoidismo e normais ou baixos em indivíduos com hipomagnesemia e nas mutações ativadoras do gene de receptor sensor do cálcio. Outros exames devem ser solicitados de acordo com a suspeita clínica (vitamina D, creatinina, magnésio, fósforo, fosfatase alcalina, estudo radiológico, cálcio e magnésio em urina de 24 h).

Nos casos de hipoparatireoidismo, ocorre redução dos níveis de cálcio associado a níveis baixos ou indetectáveis de PTH (podendo ser inadequadamente normal) e elevação do fósforo sérico. A calciúria de 24 horas é, em geral, reduzida. O **hipoparatireoidismo pós-cirúrgico** pode ser transitório em 20% e definitivo em 0,8 a 3% dos casos de tireoidectomia total, dependendo da experiência do cirurgião e da extensão da cirurgia. Vários estudos mostram que a dosagem do PTH pós-operatório pode predizer a possibilidade de hipoparatireoidismo definitivo pós-cirúrgico, porém o momento para esta dosagem varia nestes estudos em poucos minutos até 24 horas após a cirurgia. Também há variações do melhor ponto de corte a ser utilizado para este fim, mas geralmente níveis de PTH > 12-15 pg/mL no pós-operatório podem predizer a ausência de hipoparatireoidismo definitivo na maioria dos casos.

A **síndrome da fome óssea** é uma situação associada à hipocalcemia e hipofosfatemia que segue a paratireoidectomia por hiperparatireoidismo, devido à ávida captação desses eletrólitos pelos ossos. Parece ocorrer de forma mais comum nos pacientes com doença óssea radiológica, volume maior de adenoma ressecado e naqueles com idade mais avançada. Alguns estudos mostram que os valores pré-operatórios de fosfatase alcalina, cálcio e PTH elevados também são fatores de risco.

Nos casos de PTH elevado ou no limite superior da normalidade, as causas podem ser **deficiência de vitamina D**, se os níveis de fósforo estiverem normais ou baixos, ou **doença renal crônica**, se os níveis de fósforo estiverem elevados (hiperparatireoidismo secundário). A dosagem de 25 OH-D e 1,25 OH$_2$-D também pode ser importante para o diagnóstico de raquitismo tipo 1 e 2, discutidos no Capítulo 34, Osteomalácia e raquitismo.

Conforme descrito, tanto a hipermagnesemia quanto a hipomagnesemia podem levar á hipocalcemia. Esta última, geralmente, apresenta fósforo sérico normal ou baixo, devido ao baixo aporte (p. ex., alcoolismo, disabsorção).

A elevação da fosfatase alcalina é comum na osteomalácia (como resultado de deficiência grave de vitamina D e hiperparatireoidismo secundário) e pode ocorrer também em metástases ósseas osteoblásticas. Dosagem de enzimas pancreáticas pode ser útil na pancreatite e radiografia de abdome para calcificações pancreáticas na pancreatite crônica. O cálcio urinário se encontra reduzido na deficiência de vitamina D e no hipoparatireoidismo não tratado, e a dosagem de magnésio urinário pode ser útil em casos de hipomagnesemia.

Tratamento

O tratamento inicial depende do quadro clínico, níveis de cálcio sérico e velocidade de instalação da hipocalcemia.

Em casos de hipocalcemia aguda com menor gravidade ou quadros crônicos, pode-se iniciar suplementação de cálcio oral (1,5-3,0 g de cálcio elementar por dia) e calcitriol (em geral 0,50-1,0 μg/dia). O sal mais usado na prática é o carbonato de cálcio, cujo conteúdo de cálcio elementar é de 40%; portanto, 1 g deste sal contém 400 mg de cálcio elementar. O citrato de cálcio tem 21% de cálcio elementar, mas é melhor absorvido do que o carbonato.

QUADRO 32.6
Causas de hipocalcemia

Hipoparatireoidismo

Pós-cirúrgico (tireoidectomia, paratireoidectomia, dissecção radical cervical)
Autoimune (isolado ou síndrome poliglandular)
Doenças infiltrativas/destrutivas (hemocromatose, talassemia, doença de Wilson, doenças granulomatosas, metástases)
Síndrome da fome óssea (pós-paratireoidectomia)
Radioterapia
HIV (seis vezes mais comum do que na população em geral, podendo ser também devido ao uso de medicações, distúrbios hidreletrolíticos ou deficiência de vitamina D)
Idiopático

Neonatal transitório (p. ex., secundário a hiperparatireoidismo materno)

Distúrbios genéticos

Desenvolvimento anormal das paratireoides (mutações com hipoparatireoidismo isolado ou associado a síndromes genéticas)
Mutações ativadoras do gene de receptor sensor do cálcio
Mutações no gene do pré-pró-PTH (hipoparatireoidismo isolado)
Distúbios mitocondriais (síndrome de Kearns-Sayre, síndrome MELAS, entre outras)
Hipoparatireoidismo familiar ligado ao X
Hipoparatireoidismo familiar autossômico dominante ou recessivo
Síndrome de DiGeorge (hipoplasia ou aplasia de paratireoide e timo, defeitos cardíacos, atraso do desenvolvimento, alterações faciais)
Síndrome de Kenny-Caffey, síndrome de Sanjad-Sakati, síndrome HDR, entre outras

Relacionada à vitamina D

Deficiência nutricional, baixa exposição solar
Má absorção, doença hepática grave/cirrose, doença renal crônica
Raquitismo dependente de vitamina D
Osteomalácia oncogênica

Distúrbios do magnésio

Hipomagnesemia: Resistência ao PTH (geralmente níveis menores do que 1 mg/dL) ou redução da secreção de PTH, quando mais grave
Hipermagnesemia: Inibição da secreção de PTH, quando em níveis muito altos (> 6 mg/dL – geramente em eclâmpsia medicadas com sulfato de magnésio)

Resistência à ação do PTH

Hipomagnesemia
Pseudo-hipoparatireoidismo
   Tipo 1a (mutação Gs-α): Hipocalcemia, hiperfosfatemia, aumento dos níveis de PTH, osteodistrofia hereditária de Albright (face arrendondada, deficiência mental, pescoço curto, baixa estatura, braquidactilia, ossificações ectópicas), hipotireoidismo e hipogonadismo podem ocorrer (resistência ao TSH e gonadotrofinas). Resposta ao AMPc urinário, ao PTH e fosfato reduzidos
   Tipo 1b (defeitos na impressão do GNAS1): Sem fenótipo da osteodistrofia hereditária de Albright, mas as mesmas alterações bioquímicas e resposta ao AMPc urinário reduzida da mesma maneira
   Tipo 2: Menos comum, ocorrência esporádica, mesmas alterações bioquímicas, mas com resposta ao AMPc urinário normal ao PTH e reduzida ao fosfato

(continua)

QUADRO 32.6
Causas de hipocalcemia (continuação)

Outras causas

Hiperfosfatemia
Sepse, choque, queimaduras
Pancreatite aguda
Rabdomiólise
Fármacos (calcitonina, bifosfonatos, denosumab, cinacalcet, etc.)
Metástases osteoblásticas
Alcalose respiratória aguda

PTH, paratormônio; AMPc, adenosina monofosfato cíclico; TSH, tireotrofina; HIV, vírus da imunodeficiência humana.

No fosfato de cálcio há 36% de cálcio elementar. O calcitriol é o metabólito da vitamina D mais ativo, mantendo os níveis séricos de cálcio principalmente por aumento da absorção intestinal. Apresenta rápido início de ação (horas) e persistência de 2 a 3 dias após sua suspensão, além de não precisar de hidroxilação renal, sendo ideal para pacientes com hipoparatireoidismo ou insuficiência renal. Seu principal inconveniente é o custo elevado. Alguns pacientes podem necessitar de doses maiores (3 µg/dia).

A terapia com cálcio endovenoso geralmente é indicada em pacientes sintomáticos graves (espasmos musculares, laringospasmo, convulsões, prolongamento do intervalo QT ao eletrocardiograma, broncoespasmo, alteração do estado mental), devendo-se considerar também para os assintomáticos com uma queda abrupta dos níveis de cálcio para valores < 7,5 mg/dL. O gluconato de cálcio endovenoso é o medicamento de escolha, diluindo-se 1-2 ampolas de 10 mL a 10% (equivalente a 90-180 mg de Ca elemento) em 50-100 mL de soro glicosado a 5% com infusão em 10 minutos. A infusão pode ser repetida até o desaparecimento dos sintomas. O efeito dura por 2 a 4 horas, necessitando de um tratamento de manutenção EV com 10 ampolas de gluconato de cálcio 10% em 1 L de SG 5% na velocidade de infusão de 50 mL/h, mantendo-se até que o paciente esteja recebendo terapia via oral efetiva. Uma opção é o uso de cloreto de cálcio, mas prefere-se o gluconato pela menor incidência de necrose tecidual em caso de extravasamento.

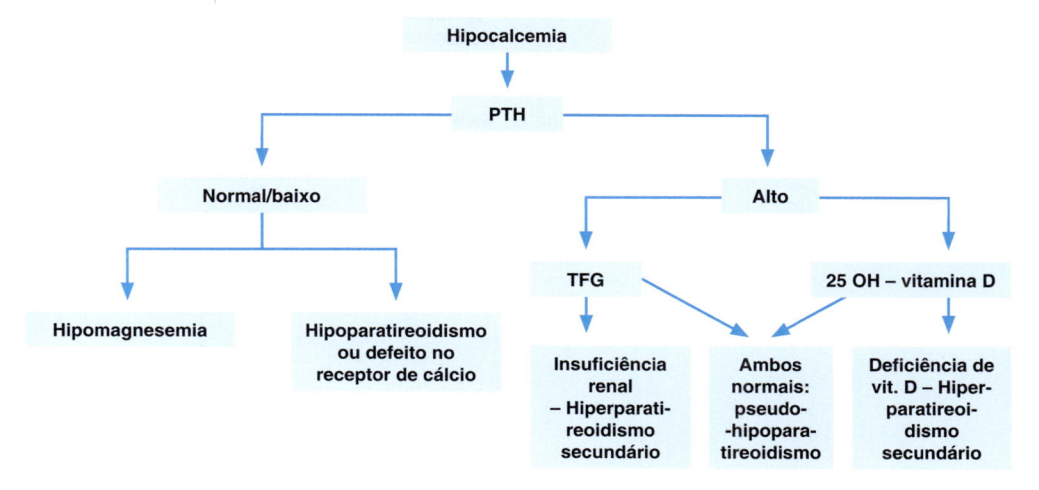

FIGURA 32.2 Algoritmo para investigação de hipocalcemia confirmada.
PTH, paratormônio; TFG, taxa de filtração glomerular.

```
                        Hipocalcemia
                             │
                            PTH
                   ┌─────────┴─────────┐
               Normal/baixo          Alto
                ┌───┴───┐         ┌────┴────┐
                                 TFG    25 OH – vitamina D
        Hipomagnesemia  Hipoparatireoidismo
                        ou defeito no
                        receptor de cálcio
                                 │         │          │
                         Insuficiência   Ambos    Deficiência de
                              renal     normais:    vit. D – Hiper-
                         – Hiperparati-  pseudo-    paratireoi-
                          reoidismo    -hipopara-    dismo
                          secundário   tireoidismo  secundário
```

Se houver hipomagnesemia associada, ocorrerá dificuldade para normalização dos níveis de cálcio até sua correção. Portanto, em casos de deficiência grave e sintomática, deve ser infundida solução de sulfato de magnésio a 10% 2 g (16 mEq) em 10-20 minutos, seguida de infusão contínua de 1g (8 mEq) em 100 mL/L de SF ou SG. Casos leves a moderados podem ser tratados com reposição via oral.

Nos casos de deficiência de vitamina D, o tratamento deve ser feito com cálcio via oral e vitamina D_3 (colecalciferol) ou D_2 (ergocalciferol), com vantagem de preço em relação à forma ativa, mas necessitando de metabolização renal e hepática. As formulações e doses de vitamina D são discutidas no Capítulo 34, Osteomalácia e raquitismo.

O objetivo do tratamento é controlar os sintomas e manter os níveis de cálcio no limite inferior da normalidade (8,0-8,5 mg/dL) para evitar hipercalciúria e aumento do produto cálcio x fósforo (manter em níveis inferiores a 55 mg/dL) pelo risco de precipitação em partes moles.

O cálcio sérico deve ser checado a cada 7 a 30 dias durante os ajustes iniciais e semestralmente após estabilização. O uso de diurético tiazídico, associado à dieta pobre em sódio, pode ser necessário naqueles com hipercalciúria. A calciúria de 24 horas é útil para avaliar se a reposição de cálcio está adequada e a adesão do paciente ao tratamento. Valores baixos (< 200 mg/24 h) sugerem cálcio oral insuficiente, pouca absorção intestinal ou baixa adesão. A medida do cálcio urinário também é útil para evitar hipercalciúria (> 4 mg/kg/dia).

Referências

1. Bilezikian JP, Khan AA, Potts JT Jr, Third International Workshop on the Management of Asymptomatic Primary Hyperthyroidism. Guidelines for the management of asymptomatic primary hyperparathyroidism: summary statement from the third international workshop. J Clin Endocrinol Metab. 2009;94(2):335-9.
2. Cvitkovic F, Armand JP, Tubiana-Hulin M, Rossi JF, Warrell RP Jr. Randomized, double-blind, phase II trial of gallium nitrate compared with pamidronate for acute control of cancer-related hypercalcemia. Cancer J. 2006;12(1):47-53.

Leituras sugeridas

Bilezikian JP, Khan A, Potts Jr. JT, Brandi ML, Clertke BL, Shoback D, et al. Hypoparathyroidism in the adult: epidemiology, diagnosis, pathophysiology, target organ involvement, treatment, and challenges for future research. J Bone Miner Res. 2011;26(10):2317-37.

Bilezikian JP. Primary hyperparathyroidism. Endocr Pract. 2012;18(5):781-90.

Cooper MS, Gittoes NJL. Diagnosis and management of hypocalcaemia. BMJ. 2008;336(7656):1298-302.

Endres DB. Investigation of hypercalcemia. Clin Biochem. 2012;45(12):954-63.

Michels TC, Kelly KM. Parathyroid disorders. Am Fam Physician. 2013;88(4):249-57.

Pallan S, Khan A. Primary hyperparathyroidism: update on presentation, diagnosis, and management in primary care. Can Fam Physician. 2011;57(2):184-9.

Sociedade Brasileira de Endocrinologia e Metabologia, Bandeira F, Griz L, Chaves N, Carvalho NC, Borges LM, et al. Diagnosis and management of primary hyperparathyroidism: a scientific statement from the Department of Bone Metabolism, the Brazilian Society for Endocrinology and Metabolism. Arq Bras Endocrinol Metab. 2013;57(6):406-24.

Stewart AF. Clinical practice. Hypercalcemia associated with cancer. N Engl J Med. 2005;352(4):373-9.

33

Osteoporose

Juliana Keller Brenner
Thizá Massaia Londero
Sabrina Coelli
Luis Henrique Canani

Definição

A osteoporose é a doença metabólica óssea mais comum do adulto, inicialmente silenciosa, que se caracteriza pela diminuição da massa óssea e pela deterioração da microarquitetura do tecido ósseo, levando ao aumento da fragilidade óssea e a um maior risco de fraturas.

Epidemiologia

A osteoporose apresenta uma prevalência crescente atribuída em parte ao envelhecimento populacional, afetando especialmente mulheres brancas e de idade avançada. No Brasil, a prevalência de osteoporose entre a população geral varia de 6 a 33%, sendo menor naqueles estudos que incluem homens e jovens. Um estudo de base populacional, que avaliou 2.420 brasileiros maiores de 40 anos (70% homens), estimou 6% de prevalência autorrelatada de osteoporose.[1] Outro estudo, que avaliou osteoporose e fraturas sem trauma por meio da densitometria por absorção de raio X de dupla energia (DXA) em 4.332 mulheres maiores de 40 anos, encontrou frequência de até 33% da doença.[2]

Fraturas osteoporóticas estão associadas a um significativo aumento em morbimortalidade, gerando gastos substanciais na saúde, principalmente as relacionadas ao colo do fêmur. Estudo latino americano que avaliou fraturas de coluna lombar e torácica por raios X em 1.922 mulheres acima de 50 anos de 5 países, incluindo o Brasil, mostrou prevalência geral dessas fraturas de 11%.[3] Quando avaliados os subgrupos de mulheres de 50 a 59 anos, a prevalência foi 7%, aumentando para 28% em maiores de 80 anos. Há grande variedade nos estudos conduzidos exclusivamente no Brasil, mas, de maneira geral, a incidência anual de fraturas osteoporóticas ajustada por idade varia de 5.6 a 13/10.000 e de 12 a 27/10.000 nos homens. No Brasil, estima-se que de 15 a 30% dos pacientes com fratura de quadril morrem no primeiro ano após o evento.

De grande importância é o impacto econômico da osteoporose. Aproximadamente 11% dos gastos com medicações de alto custo do Sistema Único de Saúde (SUS) são de medicamentos para osteoporose. O gasto *per capita* mensal de um paciente com osteoporose inicia em 51 dólares, havendo aumentos graduais com o avançar da idade. Naqueles com fraturas osteoporóticas, o gasto chega a ser 56% maior. Nos pacientes idosos hospitalizados por essas fraturas, o gasto atinge 2% do orçamento total disponibilizado para internação de idosos.

Dessa forma, apesar da diversidade entre os dados publicados sobre osteoporose no Brasil, a frequência de osteoporose e fraturas osteoporóticas é alta, e seu impacto na morbimortalidade e nos gastos em saúde também é elevado.

Fisiopatologia

O risco de fraturas está relacionado a vários fatores, como o pico de massa óssea inadequado, os efeitos da idade e as causas secundárias, como, por exemplo, o uso de corticoides.

A massa óssea de um indivíduo em qualquer idade é o resultado da quantidade adquirida durante o crescimento, a partir da vida intrauterina, e das perdas acumuladas durante o processo de envelhecimento. Ao nascer, a massa óssea corresponde a 70 a 95 g, aumentando para 2.400 a 3.300 g no adulto jovem. Esse crescimento ósseo deve-se principalmente às alterações esqueléticas que ocorrem durante a infância e a adolescência.

Na infância, a massa óssea aumenta de forma constante e linear, ao passo que, no período de estirão puberal, acumula-se entre 25 a 50% do pico de massa óssea da idade adulta. Durante esses períodos, os ossos mudam de composição, de tamanho e de forma, até o fechamento completo das epífises, ao final da puberdade. Esse processo é seguido por 5 a 10 anos de consolidação do esqueleto até que o pico de massa óssea do adulto seja atingido, geralmente por volta dos 25 anos.

A variabilidade interindividual observada no pico de massa óssea é influenciada por fatores genéticos, ambientais, hormonais, antropométricos e dietéticos. Admite-se que entre 70 a 80% do pico de massa óssea seja determinado geneticamente, incluindo polimorfismos de genes envolvidos no processo de formação e reabsorção óssea e de genes de receptores hormonais, como o do estrogênio. Doenças genéticas, como a osteogênese imperfeita, também podem resultar em redução do pico de massa óssea na vida adulta. Diferenças étnicas têm sido correlacionadas ao risco de fraturas, sendo menor em negros do que em brancos e menor em brancos do que em asiáticos.

A prática de atividade física é outro importante determinante no pico de massa óssea. Exercícios de alto impacto resultam em maiores ganhos na massa óssea. Entretanto, exercícios aeróbios intensos podem limitar esse ganho durante o crescimento, provavelmente como resultado de um menor peso corporal e menarca tardia, por diminuição da função ovariana.

O desenvolvimento ósseo normal requer a interação adequada de hormônios sexuais, do crescimento e tireoideanos. Pacientes com hipogonadismo, hipertireoidismo ou deficiência do hormônio do crescimento (GH, do inglês *growth hormone*), por exemplo, têm valores baixos de densidade óssea, resultantes do acúmulo mineral ósseo inadequado durante a puberdade.

O peso corporal correlaciona-se positivamente com a massa óssea. Além disso, ele interage com os hormônios sexuais, protegendo, até certo ponto, dos efeitos deletérios do hipoestrogenismo no pico de massa óssea. A deficiência nutricional de substâncias como cálcio, fosfato, vitamina D e proteínas limita a capacidade do organismo de sintetizar a matriz óssea e de atingir um pico ósseo adequado.

Após atingir o pico de massa óssea, ocorre um decréscimo progressivo, devido ao remodelamento ósseo, processo no qual o osso velho é substituído por outro novo. A perda óssea ocorre quando o equilíbrio entre a reabsorção e a formação está alterado, característica da menopausa e do envelhecimento, predominantemente após a quinta década de vida em indivíduos hígidos. Quanto maior o pico de massa óssea, maior será a reserva óssea com o avanço da idade.

O remodelamento é o resultado da ação dos osteoclastos, responsáveis pela reabsorção do osso, e dos osteoblastos, produtores de um osso novo. Esse processo é regulado por fatores locais, entre os quais estão o receptor ativador do fator nuclear kappa B (RANK, do inglês *receptor activator of nuclear factor kappa B*), seu ligante RANKL e a osteoprotegerina (OPG). O RANK, encontrado em células progenitoras dos osteoclastos, liga-se ao RANKL, sintetizado por osteoblastos e células estromais, promovendo a osteoclastogênese. Já a OPG, também sintetizada por osteoblastos e células estromais, impede a ligação entre RANK e RANKL. A quantidade relativa dessas moléculas, por sua vez, depende de hormônios, como o estrogênio, e de outros fatores, como a interleucina-6 e o fator de necrose tumoral (TNF, do inglês *tumor necrosis factor*). A deficiência de estrogênio prolonga o tempo de vida dos osteoclastos e reduz o dos osteoblastos, aumentando a taxa de remodelamento.

A osteoporose pode ser dividida em primária ou secundária. Primária é aquela que resulta da perda de massa por aumento da reabsorção do osso decorrente do envelhecimento e da menopausa. A osteoporose secundária é a provocada ou exacerbada por outros distúrbios ou medicamentos. As causas secundárias são mais comuns nas mulheres na pré-menopausa e em homens. Nestes, atinge a prevalência de 50 a 55%, sendo hipogonadismo, glicocorticoides e alcoolismo as principais causas. Na perimenopausa, 40 a 50% são atribuídos a causas secundárias, principalmente hipoestrogenismo, glicocorticoides, hipertireoidismo e uso de anticonvulsivantes. Outras causas mais recentemente implicadas são distúrbios alimentares, doença celíaca e cirurgia bariátrica. Na pós-menopausa, até 30% das mulheres apresentam outras condições que podem contribuir para perda de massa óssea. Um número crescente de doenças, deficiências e medicamentos está sendo reconhecido como causa de osteoporose secundária (Quadro 33.1).

QUADRO 33.1
Causas de osteoporose secundária

Causas genéticas	Medicamentos
Ehlers-Danlos	Anticoagulantes
Doença de Gaucher	Anticonvulsivantes
Síndrome de Marfan	Glicocorticoides
Osteogênese imperfeita	Antidepressivos
Porfiria	Quimioterapia
Distúrbios endócrinos	IBPs
Acromegalia	Lítio
Insuficiência suprarrenal	Metotrexato
Síndrome de Cushing	Excesso de vitamina A
Diabetes melito	**Distúrbios hematológicos**
Hiperparatireoidismo	Anemia falciforme
Hiperprolactinemia	Talassemia
Hipertireoidismo	Hemofilia
Hipogonadismo	Mieloma múltiplo
Distúrbios gastrintestinais	Leucemias e linfoma
Gastrectomia	**Outros**
Doença inflamatória intestinal	Etilismo
Doença celíaca	Tabagismo
Cirrose biliar primária	Insuficiência cardíaca congestiva
Doença hepática crônica	Fibrose cística
Doenças reumatológicas	Esclerose múltipla
Espondilite anquilosante	Sarcoidose
Artrite reumatoide	Anorexia nervosa e bulimia
	Insuficiência renal
	Imobilização prolongada
	Déficit nutricional
	HIV/Aids

IBP, inibidores da bomba de prótons; HIV, vírus da imunodeficiência humana; Aids, síndrome da imunodeficiência adquirida.

Quadro clínico

A manifestação clínica mais importante da osteoporose é a fratura óssea atraumática, aquela decorrente da ausência de trauma ou trauma mínimo, como queda da própria altura, excetuando-se fratura de face e dos dedos. O risco de fraturas também está diretamente associado à ocorrência de quedas e, após uma primeira fratura osteoporótica, o risco de fratura no mesmo sítio ou em outros é aumentado.

Na avaliação de pacientes com osteoporose, a anamnese deve buscar informações sobre sexo, etnia, desenvolvimento puberal, uso de anticoncepcionais orais, ingestão de cálcio, exposição solar, intensidade de atividade física atual e passada, fraturas prévias, história familiar de osteoporose e fraturas, doenças concomitantes, história de tabagismo e consumo de álcool e medicamentos em uso.

No exame físico, medir peso e altura, avaliar deformidades ósseas, cifose, massa e força muscular, além de especial atenção a sinais clínicos de doenças que cursam com redução da massa óssea (p. ex., hipertireoidismo, hiperparatireoidismo e SC).

Em 2008, a Organização Mundial da Saúde (OMS) desenvolveu um instrumento eletrônico capaz de fornecer uma estimativa da probabilidade de fraturas, ajustado para a idade, denominado FRAX.[4] O FRAX utiliza características clínicas, estando seu uso restrito a pacientes que não se encontram em tratamento para a osteoporose, com idade superior a 50 anos (Quadro 33.2).

Em geral, a osteoporose é assintomática, reservando-se a apresentação clínica a casos de fraturas ósseas, especialmente fraturas vertebrais e de quadril. Dor, deformidade, incapacidade, falta de condicionamento físico pela imobilização e sintomas psicossociais, como a depressão e a perda da autoestima, estão entre as complicações mais importantes.

As fraturas vertebrais podem se apresentar como deformidades e redução da altura das vértebras (especialmente naquelas torácicas abaixo de T6 e lombares). O paciente pode apresentar-se com dor lombar, perda de altura em 20% ou mais de sua altura original, cifose e perda da lordose lombar fisiológica. Compressão das raízes nervosas espinais raramente ocorre. A coexistência de outras alterações de coluna (osteoartrose, espondilolistese e anormalidades dos discos intervertebrais) é comum. Múltiplas fraturas torácicas podem resultar em doenças pulmonares, assim como fraturas lombares restritivas podem levar à constipação, à dor abdominal e à saciedade precoce. Além disso, as fraturas osteoporóticas vertebrais estão associadas a um aumento de 30% na mortalidade, ajustada para a idade, principalmente relacionada a causas pulmonares.

A fratura de fêmur proximal é a principal causa de morbimortalidade associada à osteoporose em pessoas idosas. A taxa de mortalidade após fratura de quadril nos países desenvolvidos é em torno de 25% no primeiro ano da fratura. Entre todas as fraturas osteoporóticas, as de quadril são as mais graves. Geralmente decorrem de situações de risco para traumas leves, como queda da própria altura. Podem, ainda, ocorrer fraturas em outros sítios, como rádio distal (fratura de Colles).

Diagnóstico

Em mulheres na pós-menopausa e em homens maiores de 50 anos, o diagnóstico de osteoporose é por critério densitométrico, conforme a OMS, conforme apresentado na Tabela 33.1. O diagnóstico é feito de acordo com o menor escore T medido excluindo a medida no triângulo de Ward's.

Em mulheres pré-menopáusicas, homens menores de 50 anos e crianças (≤ 20 anos), não se deve usar esse critério. A ISCD (International Society for Clinical Densitometry) recomenda que, em vez dos escores T, sejam utilizados os escores Z, sendo que escore menor ou igual a 2 desvios-padrão (DP) definem "baixa DMO" ou "DMO abaixo do esperado para idade". O diagnóstico de osteoporose, nesses grupos, é sugerido pela presença de fratura de baixo impacto/sem trauma significativo ou pela associação de fatores de risco e baixa massa óssea. Em crianças, alguns autores sugerem que é necessária a presença dos 3 itens citados para firmar o diagnóstico (Figura 33.1).

QUADRO 33.2

Fatores de risco para fraturas osteoporóticas incluídos no FRAX

Idade atual
Sexo
Baixo IMC
Fratura por osteoporose prévia (incluindo fraturas assintomáticas vertebrais)
DMO do colo femoral
Uso de glicocorticoides orais (≥ 5 mg/dia de prednisona por ≥ 3 meses)
Artrite reumatoide
Osteoporose secundária: DM1, osteogênese imperfeita em adultos, hipertireoidismo não tratado, hipogonadismo ou menopausa precoce (< 45 anos), má nutrição ou má absorção, doença hepática crônica
História familiar de fratura de quadril
Tabagismo
Consumo de álcool (3 ou mais doses/dia)

IMC, índice de massa corporal; DMO, densidade mineral óssea; DM1, diabetes melito tipo 1.

TABELA 33.1 Critérios diagnósticos de osteoporose da Organização Mundial de Saúde em mulheres pós-menopáusicas e homens acima de 50 anos

Classificação	Escore T
Normal	Maior ou igual a –1 DP
Osteopenia	Entre –1 e –2,5 DP
Osteoporose	Menor ou igual –2,5 DP
Osteoporose grave ou definida	Menor ou igual a –2,5 DP com uma ou mais fraturas de baixo impacto/sem trauma

DP, desvio-padrão.

Avaliação laboratorial convencional

Inicialmente, a avaliação laboratorial deve ser direcionada à exclusão de causas secundárias de osteoporose com base na suspeita clínica. Também é necessário avaliar possíveis distúrbios do metabolismo mineral que possam contribuir para a perda de massa óssea (Figura 33.2).

Medida de massa óssea

A medida da massa óssea é realizada para estabelecimento do diagnóstico de osteoporose e como teste preditivo do risco de fraturas.

Densitometria óssea

Atualmente, o método-padrão para medida da massa óssea é a densitometria óssea por absorção de raio X de dupla energia (DXA) (Figura 33.3). Este exame permite o cálculo da DMO em g/cm². Os valores absolutos em g/cm² não são padronizados para o diagnóstico de osteoporose, mas sim o escore T, que representa a diferença em DP entre a DMO aferida e a média para a população jovem de mesmo sexo e etnia. O escore Z representa o DP em relação ao esperado em pessoas saudáveis da mesma faixa etária e sexo. O escore Z é útil em crianças (< 20 anos), homens com menos de 50 anos e em mulheres pré-menopáusicas.

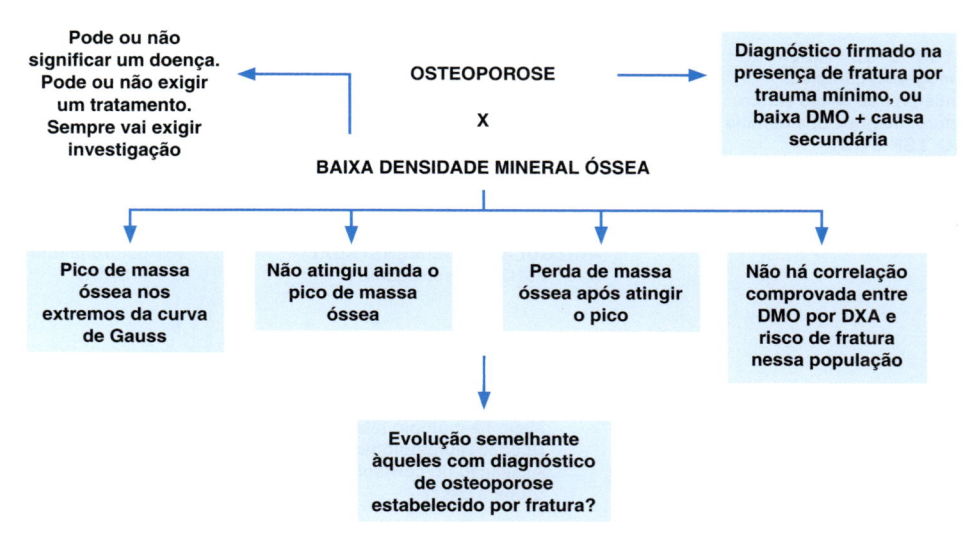

FIGURA 33.1 Interpretação da baixa densidade mineral óssea em pacientes jovens, incluindo mulheres na pré-menopausa.
DMO, densidade mineral óssea; DXA, densitometria óssea por absorção de raio X de dupla energia.

Com a DXA, são examinados principalmente os sítios coluna lombar (L1-L4 ou L2-L4) e fêmur (colo, região intertrocantérica e/ou fêmur total) porém, outros também podem ser avaliados, como antebraço distal (33% rádio), calcanhar e falanges. Quanto mais baixo o valor da DMO, maior o risco de fraturas. De uma maneira geral, estima-se que para cada DP a menos de DMO, o risco de fratura aumente de 1,5 a 3 vezes.

A medida da DMO no punho ou corpo total pode ser útil na avaliação do hiperparatireoidismo, no qual ocorre, preferencialmente, perda de osso cortical.

Não há consenso sobre as indicações para realização de densitometria óssea. Somente se deve aferir a DMO caso o resultado desta avaliação influencie a decisão de iniciar ou modificar o tratamento do paciente. A maioria dos posicionamentos oficiais sobre osteoporose recomenda o rastreamento de mulheres e homens sem risco adicional de fratura aos 65 e 70 anos, respectivamente, e antes para aqueles com alto risco de fraturas (Quadro 33.3).

Limitações da densitometria óssea

Uma série de artefatos pode influenciar na medida da massa óssea. Calcificações em partes moles se sobrepondo à coluna lombar ou lateral a esta (p. ex., colelitíase ou urolitíase) e presença de material metálico (clipes cirúrgicos, próteses) podem afetar a

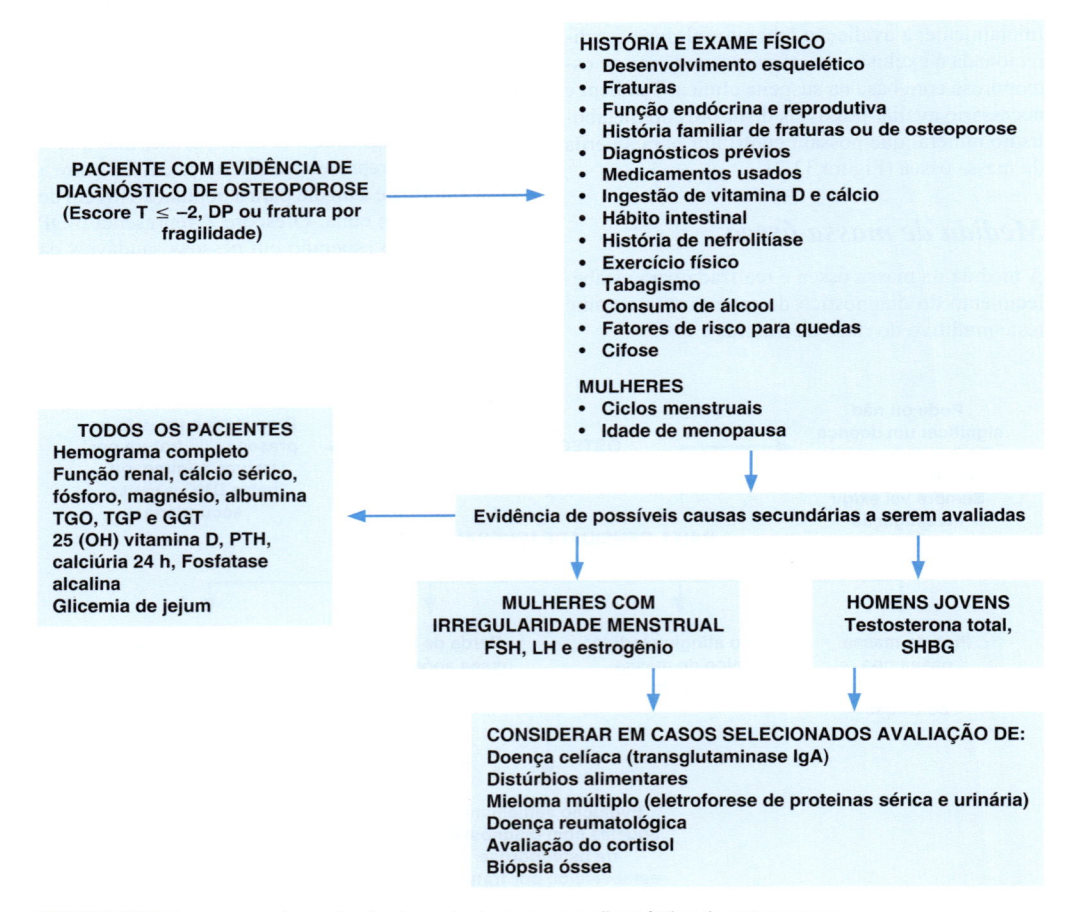

FIGURA 33.2 Fluxograma de avaliação do paciente com novo diagnóstico de osteoporose.

FSH, hormônio foliculoestimulante; LH, hormônio luteinizante; DP, desvio-padrão; SHBG, globulina ligadora de hormônio sexual; TGO, transaminase glutâmico oxalética; TGP, transaminase glutâmico pirúvica; PTH, paratormônio; IgA, imunoglobulina A; GGT, gama glutamiltranspeptidase.

medida da densidade de massa óssea aferida pela DXA. Nos pacientes com mais de 65 anos, em que as alterações degenerativas da coluna e as calcificações da aorta abdominal são comuns, a medida de DMO no rádio pode ser utilizada. O mesmo pode ser feito quando o fêmur ou coluna não podem ser utilizados pela presença de próteses ou material metálico.

Quando um paciente é submetido a duas ou mais avaliações por DXA na mesma região do esqueleto, não se esperam dois resultados idênticos, mesmo que não tenha havido mudança real na massa óssea, e os procedimentos e a técnica do teste tenham sido rigorosamente reproduzidos. Essa diferença ocorre porque, apesar da precisão do teste ser muito boa, não é total. É necessário estabelecer a magnitude da diferença que indica uma real mudança na massa óssea, e não apenas uma variação intrínseca ao método. Para isso, é necessário conhecer o erro de precisão (CV % – coeficiente de variação) de cada centro de densitometria e a mínima variação significativa (MVS), que corresponde à diferença considerada significativa entre dois exames considerando o intervalo de confiança desejado (geralmente de 95%). Uma mudança significativa na DMO (comparar os va-

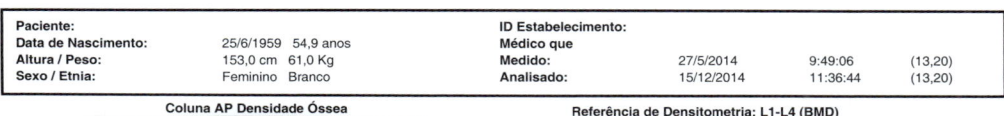

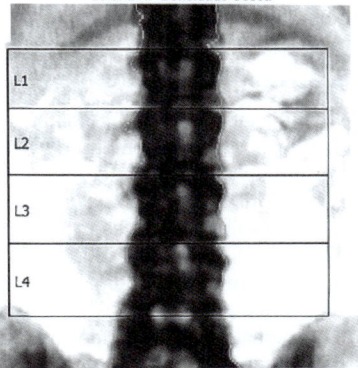

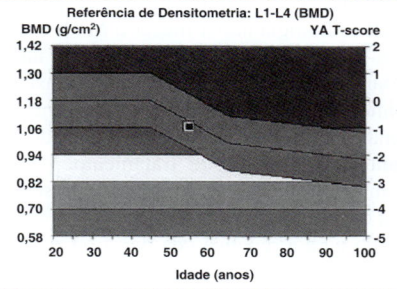

Paciente:		ID Estabelecimento:			
Data de Nascimento:	25/6/1959 54,9 anos	Médico que			
Altura / Peso:	153,0 cm 61,0 Kg	Medido:	27/5/2014	9:49:06	(13,20)
Sexo / Etnia:	Feminino Branco	Analisado:	15/12/2014	11:36:44	(13,20)

Coluna AP Densidade Óssea

Referência de Densitometria: L1-L4 (BMD)

Região	BMD (g/cm^2)	Jovem Adulto T-score	Corr. Etária Z-score
L1	0,989	-1,2	-0,4
L2	1,051	-1,2	-0,5
L3	1,135	-0,5	0,2
L4	1,061	-1,2	-0,4
L1-L2	1,022	-1,2	-0,4
L1-L3	1,064	-0,9	-0,1
L1-L4	1,063	-1,0	-0,2
L2-L3	1,095	-0,9	-0,1
L2-L4	1,082	-1,0	-0,2
L3-L4	1,096	-0,9	-0,1

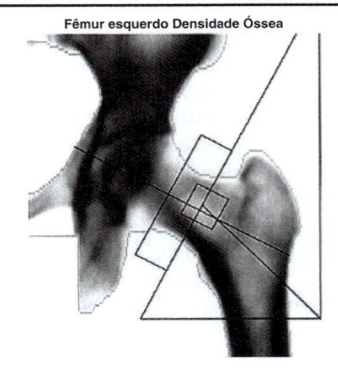

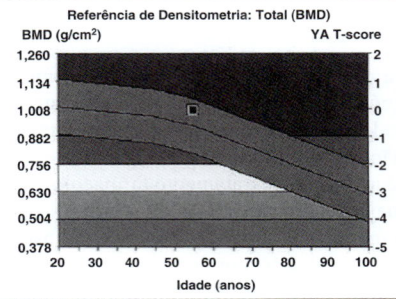

Fêmur esquerdo Densidade Óssea

Referência de Densitometria: Total (BMD)

Região	BMD (g/cm^2)	Jovem Adulto T-score	Corr. Etária Z-score
Colo	0,869	-1,2	-0,2
Total	1,003	0,0	0,6

FIGURA 33.3 Densitometria óssea por densitometria com raios X de dupla energia.

> **QUADRO 33.3**
> **Indicações de densitometria óssea em mulheres segundo a National Osteoporosis Foundation[5]**
>
> Mulheres ≥ 65 anos e homens ≥ 70 anos, independentemente dos fatores de risco*
> Mulheres pós-menopáusicas < 65 anos, mulheres no climatério e homens de 50–69 anos com fatores de risco para fraturas
> Adultos com fratura após os 50 anos de idade
> Adultos com uma comorbidade (p. ex., AR) ou em tratamento medicamentoso que se associa à baixa DMO (glicocorticoides em dose diária ≥ 5mg prednisona ou equivalente por ≥ 3 meses)
>
> *Os fatores de risco validados são: idade avançada, fratura prévia, uso prolongado de glicocorticoides, baixo peso (< 58 kg), história familiar de fratura de quadril, tabagismo, consumo excessivo de álcool (Quadro 33.2).
> AR, artrite reumatoide; DMO, densidade mineral óssea.

lores absolutos em g/cm² em vez dos escores T) será considerada quando esta for superior à MVS. Se o centro de radiologia não fornecer o MVS e o CV, costuma-se usar, na prática clínica, o CV na coluna lombar de 2% e no quadril de 1,6%. Considerando o intervalo de confiança de 95% monocaudal (apenas a redução na DMO seria considerada relevante na vigência de tratamento, por exemplo), uma redução de 4 a 5% na massa óssea (g/cm²) seria considerada significativa.

O intervalo para a repetição da densitometria óssea também depende da MVS. Em geral, o período necessário para haver mudança na DMO é de, pelo menos, um ano. Em algumas circunstâncias, quando se prevê rápida mudança na DMO, como durante tratamento com glicocorticoides ou terapias anabólicas, esse intervalo pode ser menor (p. ex., 6 meses). Pela variação do MVS e CV entre os aparelhos densitométricos, sempre é preferível realizar o exame no mesmo aparelho para comparação posterior.

Radiografia convencional

Uma fratura vertebral atraumática é consistente com o diagnóstico de osteoporose independentemente da idade e de outros fatores de risco, mesmo que ainda não haja o critério densitométrico estabelecido, e é indicação de tratamento farmacológico para reduzir o risco de fraturas subsequentes.

Como a maioria das fraturas vertebrais são assintomáticas, a avaliação por imagem é a única maneira de diagnosticá-las (Quadro 33.4). O seu achado aumenta o risco de novas fraturas no mesmo sítio em cinco vezes e de 2 a 3 vezes no quadril ou outros locais. As imagens podem ser obtidas por radiografia de coluna torácica e lombar, ou por avaliação de fraturas vertebrais (VFA, do inglês *vertebral fracture assessment*), realizada pela própria DXA.

Novas técnicas para avaliação da massa óssea

Técnicas utilizando tomografia computadorizada (TC) estão disponíveis. A tomografia computadorizada quantitativa (QCT) avalia osso total, trabecular e cortical na coluna e no quadril. A QCT periférica (PQCT) faz as mesmas medidas, mas em antebraço ou tíbia. A PQCT de alta resolução (HR-PQCT) permite medidas volumétricas, da estrutura e da microarquitetura do osso. A QCT prediz fratura de coluna em mulheres pós-menopáusicas com acurácia semelhante à DXA, mas não em homens ou em fratura de quadril. Entretanto, a tomografia apresenta menor reprodutividade em exames subsequentes, tem custo elevado e maior exposição à radiação. Os escores T provenientes dessas aferições não podem ser classificados de acordo com os critérios diagnósticos da OMS, pois não são equivalentes aos escores da DXA.

A ultrassonografia quantitativa óssea (QUS) avalia, por meio da velocidade do som, as propriedades quantitativas e qualitativas dos ossos periféricos, principalmente do calcâneo. É tão boa quanto escores clínicos de fatores de risco para identificar pacientes de alto risco para osteoporose. No entanto, apresenta baixa sensibilidade e especificidade quando comparada com DXA.

O TBS (do inglês *trabecular bone score*) é uma técnica que permite estimar a microarquitetura do osso a partir de uma imagem da densitometria óssea da coluna lombar. Há associação dos escores por TBS com fratura de coluna e fêmur em mulheres na pós-menopausa. Pode ser utilizado para melhorar a predição do risco de fraturas por DXA.

> **QUADRO 33.4**
> **Indicações para rastreamento de fratura vertebral por meio de radiografia de coluna, segundo a National Osteoporosis Foundation[5]**
>
> **Indicações**
>
> Todas as mulheres > 70 anos e todos os homens > 80 anos se escore T < –1,0 em coluna vertebral, fêmur total ou colo femoral
> Mulheres entre 65–69 anos e homens entre 70–79 anos se escore T < –1,5 em coluna vertebral, fêmur total ou colo femoral
> Mulheres na pós-menopausa e homens ≥ 50 anos com fatores de risco específicos:
> - Fratura sem trauma após os 50 anos
> - Perda relatada de estatura ≥ 4 cm
> - Perda documentada de estatura ≥ 2 cm
> - Tratamento recente ou vigente com glicocorticoides

Marcadores de remodelamento ósseo

Diversos marcadores foram desenvolvidos nos últimos anos, refletindo a taxa de formação ou reabsorção óssea (Quadro 33.5). A maioria consiste em imunoensaios que utilizam anticorpos, os quais reconhecem um componente específico da matriz óssea que é liberado na corrente sanguínea durante o remodelamento do osso. Outros ensaios reconhecem uma atividade enzimática associada à atividade osteoblástica (p. ex., fosfatase alcalina) ou osteoclástica (p. ex., fosfatase ácida tártaro-resistente).

As mudanças nos marcadores de remodelamento induzidas pelo tratamento da osteoporose ocorrem mais rapidamente do que a mudança da massa óssea aferida por DXA; por isso, os marcadores podem ser medidos em 3 a 6 meses do início da terapia. O uso de agentes antirreabsortivos está associado a uma redução mais precoce dos marcadores de reabsorção e a uma redução mais tardia dos marcadores de formação óssea. No caso do teriparatide, o principal marcador de resposta é o aumento dos índices de formação óssea. Os marcadores são úteis em avaliar a adesão ao tratamento e predizer os pacientes com maior potencial de resposta à intervenção farmacológica durante o acompanhamento. Costumam ser medidos no início e após 3 e 6 meses do tratamento.

Os marcadores mais informativos e usados na prática clínica são o peptídeo de extensão do pró-colágeno 1 N-terminal (P1NP) para avaliar formação óssea e o C-telopeptídeo do colágeno tipo 1 (CTX), para reabsorção óssea. Espera-se uma queda de 25% em relação aos níveis iniciais no CTX e P1NP após 6 meses de tratamento com agentes antirreabsortivos e um aumento de 25% no P1NP após 6 meses de uso de teriparatide. Deve-se usar sempre a mesma metodologia na dosagem de qualquer marcador. O CTX e P1NP são aferidos preferencialmente no sangue periférico e têm ritmo circadiano, sendo o ideal sua coleta no máximo 2 a 3 horas após o paciente acordar e começar a caminhar, respeitando um jejum mínimo de 4 horas.

Tratamento

O principal objetivo do tratamento é reduzir a ocorrência de fraturas, pois nenhum tratamento elimina completamente o risco de fraturas. Este tratamento baseia-se em medidas não farmacológicas (prevenção de quedas, mudanças de fatores de risco) e farmacológicas (aporte de cálcio, vitamina D e uso de agentes antirreabsortivos ou anabólicos). As indicações de tratamento farmacológico podem ser vistas no Quadro 33.6.

Na osteoporose secundária, o princípio geral do tratamento consiste em tratar a causa básica ou remover possíveis medicações envolvidas na causa. Recentemente se discute outra classificação de osteoporose que inclui a forma idiopática. É uma condição clínica mais comum em homens e mulheres jovens saudáveis, com incidência estimada de 0,4/10.000 pessoas-ano, caracterizada por comprometimento significativo da microarquitetura e da resistência dos ossos cortical e esponjoso, levando a fraturas sem traumas. Ainda é incerto se, nessa população, a baixa DMO prediz risco de fraturas como na população pós-menopáusica e se há indicação de tratamento para prevenir fraturas.

QUADRO 33.5
Marcadores de remodelamento ósseo

Marcadores de reabsorção óssea	Metodologia
Produtos de degradação do colágeno tipo 1	
Piridinos cruzados (PYD e DPD)	Urina*
C-Telopeptídeos (CTX)	Soro¹ ou urina
N-Telopeptídeos (NTX)	Urina¹* ou soro
Enzimas	
Fosfatase ácida tártaro-resistente fração 5b	Soro
Marcadores de formação óssea	
Proteínas da matriz	
Pró-peptídeos do pró-colágeno Tipo 1	
C-terminal (PICP)	Soro
N-terminal (P1NP)	Soro¹
Osteocalcina	Soro
Enzimas	
Fração óssea da fosfatase alcalina	Soro

*primeira urina da manhã. ¹ método preferencial.

Medidas gerais

Os pacientes devem ser encorajados a cessar o tabagismo, a limitar o consumo de álcool (até 3 e 2 doses ao dia, para homens e mulheres, respectivamente) e a praticar atividade física, a qual se relaciona ao aumento de massa óssea no quadril e na coluna. O benefício é maior naqueles que praticam atividade física regular desde a infância e a mantêm ao longo da vida. De maneira geral, pode-se recomendar caminhadas e musculação de 30 minutos, 5 vezes na semana. A imobilização deve ser evitada e atenção com risco de queda deve ser mantida (Quadro 33.7).

Cálcio

Uma dieta deficitária em cálcio (Tabela 33.2), a longo prazo, pode levar à perda de massa óssea, pelo hiperparatireoidismo secundário e aumento compensatório da reabsorção do osso. Há controvérsia na literatura sobre a redução de risco de fratura com uso de cálcio isoladamente, havendo melhor evidência para uso combinado de cálcio e de vitamina D na prevenção de fraturas de quadril (Tabela 33.3).

Alguns ensaios clínicos demonstraram uma taxa maior de infarto nas pessoas que estavam em reposição de cálcio na forma de suplementos quando comparada ao placebo. Não se sabe ao certo se a reposição dietética de cálcio teria um efeito cardiovascular diferente do uso suplementar de cálcio. De qualquer modo, a reposição de cálcio de até 1.000 mg ao dia em suplementos, uma dieta enriquecida em cálcio ou a suplementação de vitamina D não estão associadas, até o momento, a um aumento de mortalidade. Uma metanálise, inclusi-

QUADRO 33.6
Indicações de tratamento farmacológico da osteoporose segundo a National Osteoporosis Foundation

Mulheres na pós-menopausa e homens ≥ 50 anos apresentando os seguintes critérios (pelo menos um):
- Fratura vertebral ou de quadril (clinicamente aparente ou por imagem)
- T escore ≤ –2,5 em colo femoral, colo total ou coluna lombar
- Osteopenia e probabilidade de fratura de quadril ≥ 3% em 10 anos ou fratura osteoporótica ≥ 20%*

*Este risco costuma ser estimado pelo FRAX.

ve, demonstrou redução na mortalidade no uso de vitamina D com ou sem cálcio comparada ao placebo ou ausência de tratamento em idosos.[6]

Há diferenças na biodisponibilidade das diferentes apresentações de sais de cálcio. O carbonato de cálcio é a forma mais utilizada em nosso meio, com 400 mg de cálcio elementar para 1 g de sal (40%). Deve ser ingerido preferencialmente com refeições leves. Citrato de cálcio é bem absorvido, independentemente da secreção ácida gástrica e do período de jejum. Cada 1g de citrato de cálcio contém aproximadamente 211 mg de cálcio elementar (21%).

Vitamina D

A vitamina D tem papel determinante no metabolismo ósseo, especialmente sobre a absorção intestinal de cálcio e fósforo. A deficiência de vitamina D em adultos pode precipitar ou exacerbar osteopenia e osteoporose, causar osteomalácia e fraqueza muscular, aumentando o risco de fraturas.

A suplementação de vitamina D associada ao cálcio aumenta a massa óssea e diminui sua perda sazonal, podendo reduzir a incidência de fraturas de quadril, especialmente em populações com pouca exposição ao sol e com ingestão alimentar insuficiente. Como regra geral, a ingestão diária de vitamina D recomendada para pacientes > 50 anos com osteopenia/osteoporose é de pelo menos 800 UI/dia, sendo, muitas vezes, necessários níveis maiores de reposição quando há deficiência de vitamina D (p. ex., 50.000 UI/semana por 6-8 semanas naqueles com 25 (OH) vitamina D dosada < 20 ng/mL). Apesar do leite, cereais, peixes de água salgada e fígado serem fontes dietéticas dessa vitamina, nas populações com risco para deficiência de vitamina D (baixa exposição solar), dificilmente, o aporte necessário é obtido exclusivamente a partir da alimentação, sendo necessária a suplementação por meio de formulações de vitamina D_3 (colecalciferol) (Tabela 33.3).

O efeito do calcitriol na massa óssea é variado. Estudos têm demonstrado ser efetivo na prevenção de perda de massa óssea associado ao uso de corticosteroides e no período pós-transplante de órgãos.

QUADRO 33.7
Orientações para prevenção de quedas

- Evitar móveis baixos
- Evitar fios no chão ou atravessados no caminho
- Evitar o uso de carpetes ou tapetes
- Usar barras de apoio no box do banheiro e vaso sanitário
- Usar tapete antiderrapante no box do banheiro
- Tomar banho sentado, se necessário
- Usar bengalas ou andadores, se necessário
- Caminhar acompanhado, se necessário
- Deixar áreas da casa iluminadas à noite
- Corrigir distúrbios do equilíbrio, instabilidade glicêmica e hipotensão postural
- Corrigir anormalidades visuais

TABELA 33.2 Estimativas da ingestão diária de cálcio

ALIMENTOS	MEDIDAS CASEIRAS	mg
Leites e derivados		
Leite integral	1 copo médio (200 mL)	228
Leite desnatado	1 copo médio (200 mL)	248
Iogurte	1 copo médio (200 g)	240
Queijo muzzarela	1 fatia (30 g)	200
Queijos amarelos	1 fatia (30 g)	250
Sorvete de creme	1/2 xícara (60 g)	90
Frutas e vegetais		
Laranja	1 unidade (150 g)	68
Mamão	1 fatia fina (150 g)	32
Couve manteiga	1 xícara (60 g)	198
Brócolis	1 xícara (100 g)	165
Rabanete	4 unidades (100 g)	138
Acelga	1 xícara (100 g)	112
Agrião	1 xícara (100 g)	168
Cereais, leguminosas e oleaginosas		
Aveia	1 colher (30 g)	16
Amêndoas	1/2 xícara (100 g)	254
Feijão cozido	1 xícara (120 g)	55
Arroz cozido	1 xícara (90 g)	18
Outras fontes		
Sardinha ou atum	2 médias (90 g)	321

Fonte: Hospital de Clínicas de Porto Alegre.[7]

TABELA 33.3 Descrição de algumas das formulações de vitamina D e de seus análogos disponíveis no Brasil

Nome e composição		Uso
Vitamina D (associações)		
Calcigenol irradiado (15 mL) Fosfato de cálcio tribásico Ergocalciferol (Vitamina D$_2$) Fluoreto de sódio	150 mg 562,5 UI 1,5 mg	VO
Ad-Til Acetato de retinol (vitamina A) Colecalciferol (vitamina D$_3$)	500 UI/gota 250 UI/gota	VO
Vitadesan Palmitato de retinol (vitamina A) Colecalciferol (vitamina D$_3$)	150 UI/gota 40 UI/gota	VO
Adeforte Palmitato de retinol (vitamina A) Colecalciferol (vitamina D$_3$) Acetato de tocoferol (vitamina E)	1.000 UI/gota 80 UI/gota 1,5 mg	VO
Kalyamon B-12 (5 mL) Lactato de cálcio Fosfato de cálcio dibásico Fluoreto de sódio Colecalciferol (vitamina D$_3$) Vitamina B$_{12}$	50,00 mg 200,00 mg 0,10 mg 500 UI 10,00 µg	VO
Aderogil D$_3$ Gotas Acetato de retinol (vitamina A) Colecalciferol (vitamina D$_3$)	200 UI/gota 80 UI/gota	VO
Aderogil D$_3$ Ampolas (1 ampola) Acetato de retinol (vitamina A) Colecalciferol (vitamina D$_3$)	13.200 UI 66.000 UI	VO/IM
Vitamina D (isolada)		
DePura; D$_3$ Gotas; DeSol D$_3$ Gotas; Devera Gotas; Devi Gotas; Vit D$_3$ Gotas; DoseD Gotas; Maxxi D$_3$ Gotas; Supra D Gotas Colecalciferol (vitamina D$_3$)	200 UI/gota	VO
Addera D$_3$ Gotas Colecalciferol (vitamina D$_3$)	132 UI/gotas	VO
Addera D$_3$ Comprimidos Colecalciferol (vitamina D$_3$)	1.000 UI, 7.000 UI ou 50.000 UI/comprimido	VO
ViterSol D$_3$ cápsulas Colecalciferol (vitamina D$_3$)	200 U/cápsula	VO
Vitamina D + cálcio		
Nutrical D; Os-cal 500 + D (1 comprimido) Carbonato de cálcio Colecalciferol (vitamina D$_3$)	1.250 mg 200 UI	VO
Osteonutri (1 comprimido) Fosfato de cálcio tribásico Colecalciferol (vitamina D$_3$)	600 mg 400 UI	VO

(continua)

TABELA 33.3 Descrição de algumas das formulações de vitamina D e de seus análogos disponíveis no Brasil (continuação)

Nome e composição		Uso
Maxicalc D-400 (1 comprimido) Carbonato de cálcio Colecalciferol (vitamina D_3)	1.250 mg 400 UI	VO
Calcium D_3; Caltrate 600 D (1 comprimido) Carbonato de cálcio Colecalciferol (vitamina D_3)	1.500 mg 200 UI	VO
Miocalven D (1 comprimido) Citrato de cálcio Colecalciferol (vitamina D_3)	2.375 mg 200 UI	VO
Caldê (1 comprimido) Carbonato de cálcio Colecalciferol (vitamina D_3)	1.500 mg 400 UI	VO
Bonecal D (1 comprimido) Fosfato de cálcio trifásico Colecalciferol (vitamina D_3)	1.661,6 mg 400 UI	VO
Ossotrat-D (1 comprimido) cColecalciferol	600mg 200 UI	VO
Prosso (1 comprimido) Cálcio citrato malato Colecalciferol (vitamina D_3)	250 mg 2,5 µg (100 UI)	VO
VO, via oral; IM, intramuscular; 1 µg vitamina D = 40 UI (unidades internacionais).		

Agentes antirreabsortivos

Bifosfonatos

Bifosfonatos são análogos do pirofosfato, os quais se ligam à matriz óssea inibindo a ação dos osteoclastos, reduzindo a reabsorção óssea. Disponíveis no mercado estão alendronato, ibandronato, risedronato e ácido zoledrônico (Tabela 33.4).

Estes agentes aumentam a massa óssea no quadril e na coluna e reduzem significativamente o risco de fraturas vertebrais e não vertebrais (exceto o ibandronato). De uma forma geral, eles reduzem 30 70% a incidência de fraturas vertebrais, 40 a 50% a incidência de fraturas de quadril e 15 a 20% a incidência de fraturas não vertebrais. Possuem baixa absorção por via oral e efeitos gastrintestinais indesejáveis e, por isso, devem ser ingeridos em jejum com água, evitando o decúbito dorsal imediatamente após a tomada, com objetivo de reduzir irritação esofágica. Efeitos colaterais são provavelmente reduzidos com a tomada semanal ou mensal. Apesar de infrequentes, osteonecrose de mandíbula (0,03-4,3% ao ano) e fratura subtrocantérica de fêmur (2-100/100.000 mulheres) são eventos adversos relacionados à dose e ao tempo de uso.

São os agentes de primeira linha no tratamento da osteoporose, pelo seu menor custo, comparado aos demais, pela experiência de uso e pela efetividade. Existem, ainda, incertezas em relação à duração do tratamento com bifosfonatos. Como esses medicamentos se acumulam no esqueleto, mesmo após meses ou anos da sua suspensão, eles continuam liberados. Os benefícios documentados para redução de fratura são de tratamento por 3 a 5 anos, podendo ser postergado para até 10 anos naquelas com fratura vertebral prévia ao início da terapia e/ou com T escore menor do que –2,5 no quinto ano de tratamento.

Moduladores seletivos do receptor estrogênico

Os moduladores seletivos do receptor estrogênico (SERMs) têm efeitos semelhantes ao estrogênio sobre o osso, porém com menor potência, e têm ação antiestrogênica no tecido mamário. Raloxifeno aumenta a massa óssea em coluna e quadril e reduz risco de fraturas vertebrais em pacientes

TABELA 33.4 Principais bifosfonatos, doses e posologia

Agente	Dose/Posologia
Alendronato	10 mg/dia ou 70 mg/semana (VO)
Risedronato	5 mg/dia ou 35 mg/semana (VO)
Ibandronato	2,5mg/dia ou 150 mg/mês (VO), ou 3mg (IV) a cada 3 meses
Ácido zoledrônico*	4 ou 5mg/ano (IV)

*infundir em ≥ 15 minutos e monitorar função renal após; realizar somente em ambiente hospitalar/ hospital-dia.
VO, via oral; IV, intravenoso.

com osteoporose. Este agente também reduz a lipoproteína de baixa densidade (LDL, do inglês *low-density lipoprotein*) e diminui o risco de carcinoma de mama invasivo. Entretanto, pode aumentar o risco de trombose venosa e causar sintomas vasoativos (fogachos). A dose geralmente empregada é de 60 mg, uma vez ao dia.

Calcitonina

Age inibindo a função dos osteoclastos. Redução modesta no risco de fraturas, sendo menos efetiva que os bifosfonatos. É opção para tratamento da dor associada à fratura osteoporótica. Pode haver efeito sinérgico com terapia de reposição estrogênica em osteoporose grave (tratamento adjuvante). A dose usada é de 200 UI /dia por via subcutânea. Possui custo elevado e tem como principais efeitos colaterais rinite, cefaleia, rubor e diarreia. Seu uso a longo prazo está associado ao desenvolvimento de resistência ao tratamento, não sendo a terapia de primeira escolha.

Denosumab

É um anticorpo monoclonal que inibe o ligante RANKL, inibindo os osteoclastos e a reabsorção óssea. Sua posologia é de 60 mg subcutâneos a cada 6 meses. Reduz, em 3 anos de uso, a ocorrência de fraturas vertebrais em 68%, de quadril em 40% e não vertebrais em 20% comparado com placebo. O tratamento em longo prazo associa-se com aumento sustentado da DMO e redução dos marcadores de remodelamento ósseo, havendo eficácia contra fraturas estendida por 6 anos após sua suspensão. Apesar de raros, existem relatos de fraturas atípicas (subtrocantérica) de fêmur e osteonecrose de mandíbula.

Ranelato de estrôncio

O ranelato de estrôncio é um cátion divalente com efeito calcimimético. Possui efeitos anabólicos sobre a massa óssea, atuando tanto na inibição da reabsorção quanto no estímulo à formação óssea. Aumenta a massa óssea e reduz o risco de fraturas vertebrais e de quadril comparado a placebo. Está associado a eventos tromboembólicos e a um suposto risco de intoxicação pelo metal, não sendo mais usado em muitos países. A dose usada é de 2 g, via oral, ao dia.

Agentes formadores ósseos

Teriparatide

Teriparatide é uma porção (1-34PTH) da molécula completa do PTH 1-84 (que contém 84 aminoácidos). A administração intermitente tanto da molécula completa quando dessa porção tem efeito anabólico sobre o osso por meio do aumento do número e da função dos osteoblastos, estimulando a formação óssea. O uso da teriparatide em doses diárias de 20 µg por via subcutânea, por no máximo 2 anos, aumenta a massa óssea e reduz o risco de fraturas vertebrais e não vertebrais (mas não especificamente as de quadril). Pode causar elevações transitórias no cálcio sérico e cãibras. É contraindicado na gestação, na presença de tumores ósseos ou em doenças osteometabólicas em atividade (doença de Paget, hiperparatireoidismo).

Devido ao alto custo e administração injetável, seu uso deve ser reservado a casos de osteoporose grave (sugestão de uso: DXA com escore T < –3,5 DP, intolerância ao uso de bifosfonatos e falha ao tratamento com bifosfonatos). No Brasil, a medicação é liberada apenas para casos de falha no tratamento inicial.

Escolha do medicamento

Em geral, inicia-se com bifosfonatos, como o alendronato diário ou semanal, devido ao seu menor custo e maior experiência de uso. A escolha sempre deve ser individualizada de acordo com os riscos de cada paciente, com a adesão e a tolerância aos efeitos adversos. Um problema frequente no tratamento medicamentoso da ostreoporose é a adesão do paciente ao tratamento. A escolha de medicamentos como ácido zoledrônico ou o denusumab (1 a 2x/ano) pode facilitar o tratamento.

Monitorização da terapia

- Os pacientes que não estão em tratamento com escores T > –1,5 raramente progridem para osteoporose dentro de um prazo de 15 anos.
- A resposta à terapia na osteoporose é feita por meio de:
  - Reavaliação clínica em busca de novas fraturas e modificação dos fatores de risco;
  - Acompanhamento com DXA (geralmente anual ou bianual);
- Pacientes com osteoporose em tratamento têm benefício terapêutico mesmo que a DMO por DXA não aumente, pois mudanças na DMO não predizem 100% o risco de fratura. Logo, apesar de classicamente haver recomendações para repetição do exame a cada 1 a 2 anos do tratamento, a monitorização é mais indicada nas mulheres que sofreram fratura vertebral prévia e após o uso de bifosfonatos por 5 anos;
- Marcadores de remodelamento ósseo, quando disponíveis, são mais uma ferramenta para o acompanhamento da terapia:
  - Nesse caso, sugere-se dosagem antes e 6 meses após início do tratamento;
  - Espera-se uma redução ≥ 25% nos valores de CTX, NTX ou P1NP em pacientes em uso de bifosfonatos e um aumento de ≥ 25% no P1NP em pacientes em uso do teriparatide.
- A suspeita de falha terapêutica indica a necessidade de revisar alguns aspectos relacionados ao tratamento e de possível ajuste no medicamento (Quadro 33.8).

QUADRO 33.8
Critérios de falha terapêutica

Considera-se falha terapêutica se após 1 ano de tratamento a paciente apresentar:
- ≥ 2 fraturas por fragilidade novas
- 1 fratura por fragilidade nova e
  - Redução de DMO maior do que a MVS com 95% de confiança ou
  - CTX/P1NP basais elevados sem redução de ≥ 25% nos níveis de CTX ou P1NP com o uso de antirreabsortivos ou sem elevação de ≥ 25% do P1NP com o uso de teriparatide
- Redução de DMO maior do que a MVS com 95% de intervalo de confiança e
  - CTX/P1NP basais elevados sem redução de ≥ 25% nos níveis de CTX ou P1NP com o uso de antirreabsortivos ou sem elevação de ≥ 25% do P1NP com o uso de teriparatide

Considerações:
- Não são consideradas no critério de falha terapêutica as fraturas que ocorrerem em crânio, mãos, pés e tornozelos, pois respondem menos às intervenções farmacológicas
- Uma MVS com 95% de confiança, na prática clínica, costuma ser de 4% para densidade óssea no quadril e 5% na coluna lombar

Se falha terapêutica confirmada, sugere-se:
- Avaliar adesão ao tratamento
- Buscar causa secundária de osteoporose

Sugestões de conduta farmacológica em caso de falha terapêutica:
- Substituir o agente antirreabsortivo em uso por outro mais potente da mesma classe*
- Substituir uma medicação oral por injetável
- Substituir um agente antirreabsortivo por um agente anabólico

*Dados de comparações indiretas.
DMO, densidade mineral óssea; MVS, mínima variação significativa; CTX, telopeptídeo do colágeno tipo 1; P1NP, pró-colágeno 1 N-terminal.

Referências

1. Martini LA, Moura EC, Santos LC, Malta DC, Pinheiro MM. Prevalência de diagnóstico auto-referido de osteoporose, Brasil, 2006. Rev Saúde Pública. 2009;43 Suppl 2:107-16.
2. Pinheiro MM, dos Reis Neto ET, Machado FS, Omura F, Yang JHK, Szejnfeld J, et al. Risk factors for osteoporotic fractures and low bone density in pre and postmenopausal women. Rev Saúde Pública. 2010;44(3):479-85.
3. Clark P, Cons-Molina F, Deleze M, Ragi S, Haddock L, Zanchetta JR, et al. The prevalence of radiographic vertebral fractures in Latin American countries: the Latin American Vertebral Osteoporosis Study (LAVOS). Osteoporos Int. 2009;20(2):275-82.
4. World Health Organization Collaborating Centre for Metabolic Bone Diseases. FRAX. [capturado em 3 jan 2015]. Disponível em: www.shef.ac.uk/FRAX
5. National Osteoporosis Foundation. Clinician's guide to prevention and treatment of osteoporosis. Washington: National Osteoporosis Foundation; 2014.
6. Schöttker B, Jorde R, Peasey A, Thorand B, Jansen EH, Groot Ld, et al. Vitamin D and mortality: meta-analysis of individual participant data from a large consortium of cohort studies from Europe and the United States. BMJ. 2014;348:g3656.
7. Hospital de Clínicas de Porto Alegre. Orientações nutricionais: ingestão de cálcio. Porto Alegre; 2011. (Educação em Saúde; 51).

Leituras sugeridas

Bonnick SL. Dual-energy X-Ray absorptiometry: interpreting reports and serial measurements. Clin Obstet Gynecol. 2013;56(4):677-85.

Comparative effectiveness of pharmacologic treatments to prevent fractures: an update systematic review. Ann Inter Med. 2014;161(10):711-23.

Crandall CJ, Newberry SJ, Diamant A, Lim YW, Gellad WF, Booth MJ, et al.

Diez-Perez A, Adachi JD, Agnusdei D, Bilezikian JP, Compston JE, Cummings SR, et al. Treatment failure in osteoporosis. Osteoporosis Int. 2012;23(12):2769-74.

Ferrari S, Bianchi ML, Eisman JA, Foldes AJ, Adami S, Wahl DA, et al. Osteoporosis in young adults: pathophysiology, diagnosis and management. Osteoporos Int. 2012;23(12):2735-48.

Leslie WD, Morin SN. Osteoporosis epidemiology 2013: implications for diagnosis, risk assessment and treatment. Curr Opin Rheumatol. 2014;26(4):440-6.

Miller PD. Unrecognized and unappreciated secondary causes of osteoporosis. Endocrinol Metab Clin N Am. 2012;41(3):613-28.

Mora S, Gilsanz V. Establishment of peak bone mass. Endocrinol Metab Clin N Am. 2003;32(1):39-63.

Murad MH, Drake MT, Mullan RJ, Mauck KF, Stuart LM, Lane MA, et al. Comparative effectiveness of drug treatments to prevent fragility fractures: a systematic review and network meta-analysis. J Clin Endocrinol Metab. 2012;97(6):1871-80.

Seeman E, Elmas PD. Bone quality – the material and structural basis of bone strength and fragility. N Engl J Med. 2006;354(21):2250-61.

Wlaker-Bone K. Recognizing and treating secondary osteoporosis. Nat Rev Rheumatol. 2012;8(8):480-92.

Sites

http://www.shef.ac.uk/FRAX/?lang=pt

Raquitismo e osteomalácia

Rafael Vaz Machry
Leila Cristina Pedroso de Paula
Luis Henrique Canani

Definição

A mineralização óssea deficiente pode resultar em raquitismo ou osteomalácia. Osteomalácia é a diminuição da mineralização no osteoide recém-formado em locais de *turnover* ósseo, e o raquitismo é o defeito na mineralização da cartilagem nas placas de crescimento nas epífises ósseas em crianças. Os dois podem ocorrer associados nas crianças. Nos adultos, quando já ocorreu o fechamento das epífises ósseas, somente a osteomalácia é possível. O osteoide é a matriz orgânica do osso, composta primariamente por colágeno tipo 1. Quando há quantidade insuficiente de minerais (cálcio e fósforo) ou disfunção dos osteoblastos, o osteoide não mineraliza adequadamente e se acumula.

Etiologia

Entre as causas de osteomalácia e de raquitismo (Quadro 34.1), destacam-se as alterações no metabolismo da vitamina D e do fosfato. Com base na investigação etiológica, divide-se raquitismo/osteomalácia em dois grandes grupos: hipocalcêmicos e hipofosfatêmicos. Serão descritos também os fatores etiológicos de osteomalácia mais específicos da população adulta.

Hipocalcêmicos

Caracterizados por nível sérico de cálcio baixo e paratormônio (PTH) elevado. A classificação entre as diferentes etiologias de causa hipocalcêmica vai depender da dosagem sérica de 25(OH)-vitamina D e 1,25(OH)$_2$-vitamina D, conforme descrito a seguir e registrado no algoritmo da Figura 34.1 e na Tabela 34.1.

Nutricional

O raquitismo hipocalcêmico é, em geral, causado por deficiência de vitamina D e, eventualmente, por deficiência de cálcio na dieta. Os níveis de 25(OH)-vitamina D podem não ser baixos caso haja deficiência de cálcio associada. A vitamina D é um pró-hormônio cujas principais fontes são a dieta e a produção endógena da pele pela exposição à luz solar. A vitamina D não tem atividade biológica e requer ativação por hidroxilação em duas etapas: a primeira no fígado, formando 25(OH)D e, após, nos rins, sob o estímulo do PTH, para formar 1,25(OH)$_2$D, seu metabólito ativo. A síntese de vitamina D depende do tempo de exposição à luz solar, da latitude e da estação do ano, sendo menor nos meses de inverno e nas maiores latitudes. Além disso, a pigmentação da pele (menor em indivíduos com pele escura) e a idade também interferem. O tipo de dieta influi nas reservas de vitamina D, sendo a deficiência maior entre os vegetarianos.

Absortivo

Distúrbios de má absorção estão associados à deficiência de vitamina D e de outras vitaminas lipossolúveis. Doença hepática crônica pode, raramente, causar redução na hidroxilação hepática. Entre os indivíduos submetidos à gastrectomia, até 30% podem apresentar osteomalácia. Deve-se destacar que os distúrbios da absorção levam a deficiência de vitamina D apenas quando a produção pela pele estiver comprometida (baixa exposição solar, uso

> **QUADRO 34.1**
> **Causas de osteomalácia e de raquitismo**
>
> | Metabolismo anormal da vitamina D | Defeito na mineralização | Deficiência de fosfato |
> |---|---|---|
> | **Ingestão ou absorção deficiente** | **Matriz anormal** | **Diminuição da absorção** |
> | Dieta | Acidose | Antiácidos com alumínio |
> | Baixa exposição ao sol | Osteogênese imperfeita | **Reabsorção renal reduzida** |
> | Má absorção | Fibrogênese imperfeita | Hipofosfatemia ligada ao X |
> | Gastrectomia | Osteomalácia axial | Hipofosfatemia autossômica dominante |
> | Doença celíaca | **Inibidores da mineralização** | Hipofosfatemia autossômica recessiva tipo 1 |
> | **Defeito na 25-hidroxilação** | Fluoreto | |
> | Cirrose biliar | Alumínio | Hipofosfatemia autossômica recessiva tipo 2 |
> | Cirrose alcoólica | Bifosfonatos | |
> | Anticonvulsivantes | **Defeito enzimático** | Hipofosfatemia por translocação 9/13 |
> | **Perda da proteína ligadora da Vitamina D** | Hipofosfatasia | Osteomalácia oncogênica |
> | Síndrome nefrótica | | Síndrome de Fanconi |
> | **Defeito na α₁-hidroxilase** | | Hiperparatireoidismo |
> | Hipoparatireoidismo | | |
> | IRC | | |
> | Raquitismo dependente da vitamina D tipo 1 | | |
> | **Defeito na resposta do órgão-alvo ao 1,25(OH)$_2$D** | | |
> | Raquitismo dependente da vitamina D tipo 2 | | |
> | Raquitismo dependente da vitamina D tipo 3 | | |
>
> IRC, insuficiência renal crônica.

de protetores solares, localização geográfica, variabilidade sazonal, etc.).

Pacientes em uso de nutrição parenteral total (NPT) por tempo prolongado podem apresentar osteomalácia por acúmulo de alumínio e aminoácidos em forma de caseína hidrolisada. Flúor em excesso é uma causa geralmente associada à ingestão em demasia de pasta de dentes fluorada e alguns chás.

Raquitismo dependente de vitamina D

RAQUITISMO DEPENDENTE DE VITAMINA D TIPO I: Como a vitamina D necessita ser metabolizada no fígado e no rim para exercer as suas ações, qualquer defeito nestas etapas pode ocasionar casos de raquitismo que não respondem ao uso da vitamina D. Existe apenas um caso descrito de defeito na 25-hidroxilação hepática, pois pelo menos quatro diferentes enzimas hepáticas podem converter a vitamina D em 25(OH)D. Em relação à segunda etapa da metabolização da vitamina D, inúmeras mutações no gene *CYP27B1* são responsáveis por graus variados de redução na α₁-hidroxilação, raquitismo dependente da vitamina D tipo 1, também chamado de pseudo-deficiência de vitamina D.

RAQUITISMO DEPENDENTE DE VITAMINA D TIPO II E III OU RAQUITISMO RESISTENTE À VITAMINA D: Alterações na resposta dos órgãos-alvo da forma ativa da vitamina D (1,25(OH)$_2$D) podem gerar quadros de raquitismo grave e refratário ao tratamento. O raquitismo dependente da vitamina D tipo 2 deve-se a mutações no gene do receptor da vitamina D (gene *VDR*), e o raquitismo dependente da vitamina D tipo 3 é causado pela expressão anor-

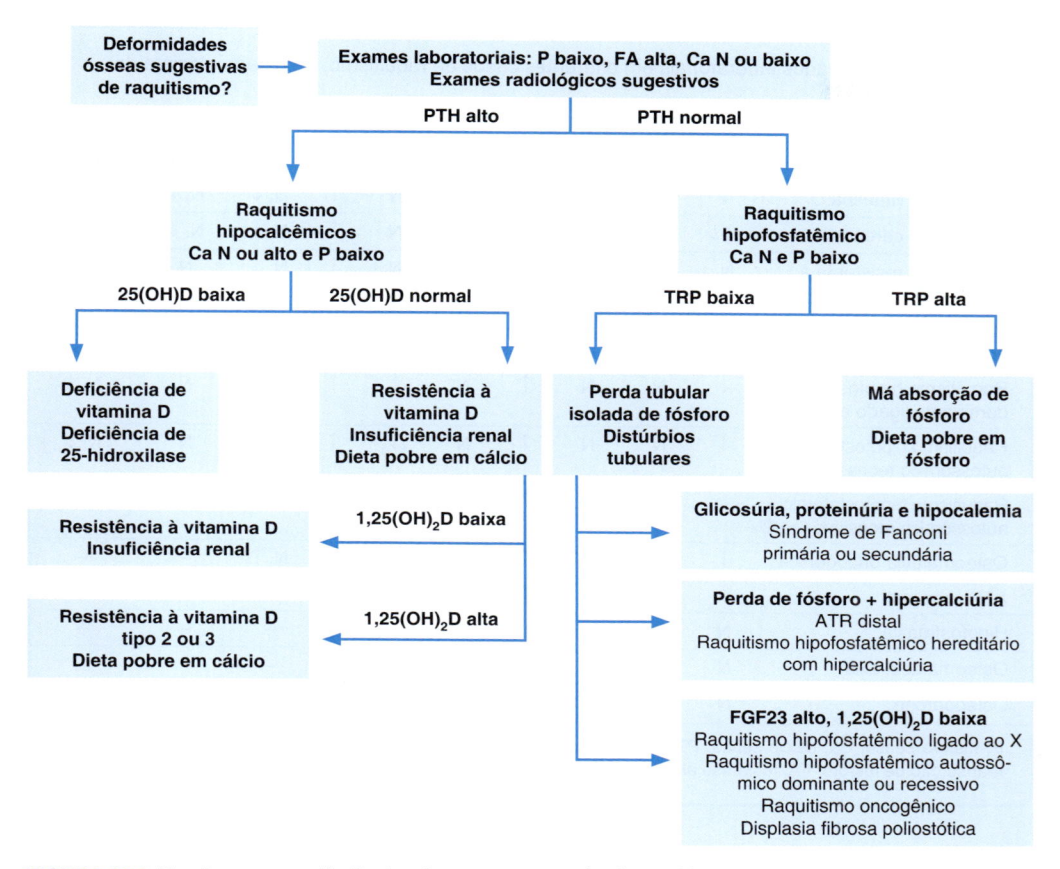

```
┌─────────────────┐     ┌──────────────────────────────────────────────┐
│  Deformidades   │     │ Exames laboratoriais: P baixo, FA alta, Ca N ou baixo │
│ ósseas sugestivas│────▶│        Exames radiológicos sugestivos        │
│  de raquitismo? │     └──────────────────────────────────────────────┘
└─────────────────┘              PTH alto        PTH normal
```

FIGURA 34.1 Algoritmo para avaliação de crianças com suspeita de raquitismo.

P, fósforo sérico; FA, fosfatase alcalina; Ca, cálcio sérico; N, normal; PTH, paratormônio; TRP, taxa de reabsorção de fósforo; FGF23, fator de crescimento fibroblástico; ATR, acidose tubular renal.

mal de uma proteína de ligação ao elemento-responsivo que bloqueia o receptor da vitamina D. Os níveis de 25(OH) vitamina D são normais, e os de 1,25(OH)$_2$ vitamina D são altos ou muito altos.

Hipofosfatêmicos

Caracterizados por nível sérico de fósforo baixo e PTH normal. A classificação entre as diferentes etiologias de causa hipofosfatêmica vai depender da presença de hiperfosfatúria e se esta é isolada ou faz parte de um defeito tubular renal. O osso é uma glândula endócrina, e os osteócitos produzem o fator de crescimento fibroblástico 23 (FGF23, do inglês *fibroblast growth factor 23*). Este é crucial na patogênese de algumas formas de raquitismo hipofosfatêmico. Ao mesmo tempo, o FGF23 é mediador do defeito tubular renal da reabsorção de fósforo e do metabolismo alterado da vitamina D.

Nutricional ou absortivo

Raro nos casos de raquitismo hipofosfatêmico, mas pode ocorrer devido ao uso de fórmulas infantis com uma baixa concentração de fósforo, com o uso de antiácidos que quelam o fósforo e o uso de inibidores da bomba de prótons (IBPs) (omeprazol) ou ranitidina. Caracterizado por hipofosfatúria.

Doenças tubulares renais

Perda renal de fosfato ocorre na síndrome de Fanconi. Ela se caracteriza por hipofosfatemia devido à hiperfosfatúria associado à glicosúria renal, aminoacidúria e ATR proximal. Em adultos, esta sín-

TABELA 34.1 Achados laboratoriais em diferentes casos de raquitismo, de osteomalácia e de osteoporose

	P	Ca	PTH	PU	CaU	TRP	FA	FGF 23	25 (OH)D	1,25 (OH)₂D
Deficiência vitamina D	↓	N,↓	↑	↑	↓	N	↑	N,↓	N,↓	N,↑,↓
Raquitismo carencial	N,↓	N,↓	↑	↓	↓	N	↑	N,↓	N,↓	N,↑,↓
Raquitismo resistente à vitamina D	N,↓	N,↓	↑	↓	↓	N	↑	N,↓	N	↑↑
Raquitismo hipofosfatêmico autossômico dominante	↓	N	N	↑	N	↓	↑	N,↑	N	N,↓
Raquitismo hipofosfatêmico dominante ligado ao X	↓	N	N	↑	N	↓	↑	N,↑	N	N,↓
Raquitismo hipofosfatêmico autossômico recessivo tipo 1	↓	N	N	↑	N	↓	↑	N,↑	N	N,↓
Raquitismo hipofosfatêmico autossômico recessivo tipo 2	↓	N	N	↑	N	↓	↑	N,↑	N	N,↓
Osteomalácia oncogênica	↓	N	N,↑	↑	N	↓	↑	N,↑	–	–
ATR proximal	↓	N,↓	N	↑	↑	↓	N	N	–	–
Hipofosfatasia	N	N	N	N			↓	–	–	–
Osteomalácia axial	N	N	N	N	N	–	N	–	–	–
Osteoporose	N	N	N	N	N	–	N	–	–	–

P, fósforo sérico; Ca, cálcio sérico; PTH, paratormônio; PU, fósforo urinário; CaU, cálcio urinário; TRP, taxa de reabsorção de fósforo; FA, fosfatase alcalina; ATR, acidose tubular renal; N, normal; ↑, aumentado; ↓ diminuído.

drome é mais comumente causada por mieloma múltiplo, mesmo latente. Alguns medicamentos também podem causar síndrome de Fanconi, como tenofovir (antirretroviral usado em pacientes com Aids), adefovir (em alguns casos de tratamento para hepatite B) e metais pesados (exposição ao cádmio – encontrado em cigarros, fertilizantes, pigmentos, pilhas e baterias).

Raquitismo hipofosfatêmico de caráter genético

Junto com distúrbios do metabolismo da vitamina D, hiperfosfatúria parece ser a principal causa dessas doenças. São caracterizadas por hipofosfatemia, redução na reabsorção tubular de fósforo e diminuição na absorção intestinal de cálcio e fósforo. Acreditava-se que o defeito básico de tais doenças envolveria uma proteína de transporte renal de fósforo. Contudo, pesquisas recentes demonstram que fatores de origem óssea conhecidos como fosfatoninas participam de forma fundamental na homeostase do fósforo e na patogênese destas doenças, incluindo *fibroblast growth factor 23* (FGF23), *dentin matrix protein 1* (DMP1) e *frizzled-related protein*.

A elevação do FGF23 ocasiona a internalização do cotransportador Na-P nos rins e no intestino delgado, levando à fosfatúria e à redução na absorção intestinal de fósforo. Além disso, o FGF23 também inibe a síntese renal de 1,25(OH)₂D.

Os atualmente classificados como raquitismos dependentes de FGF23 compreendem algumas causas genéticas descritas a seguir:

- **Raquitismo hipofosfatêmico (RHF) ligado ao X:** É causado por uma mutação inativadora do gene PHEX (*phosphate-regulating gene with homologies to endopeptidases on the X chromossome*) associada a níveis elevados de FGF23 e se manifesta com déficit de crescimento com baixa estatura desproporcional, raquitismo, deformidade de membros inferiores e anormalidades de dentina e periodontais. Sua prevalência é de 1/21.000 e é responsável por 80% dos casos familiares.

- **RHF autossômico dominante:** Os níveis elevados de FGF23 são causados por mutações que prejudicam a inativação proteolítica do FGF23. Os achados clínicos e bioquímicos são semelhantes à forma ligada ao X, mas a penetrância pode ser variável ou incompleta, com sintomatologia e bioquímica variável conforme a idade da apresentação.
- **RHF autossômico recessivo tipo 1:** Provocado por mutações inativadoras da DMP1 sua apresentação clínica é mais tardia, ao longo da infância ou na vida adulta.
- **RHF autossômico recessivo tipo 2:** Provocado por mutações inativadoras da ENPP1 (*ectonucleotide pyrophosphatase phosphodiesterase 1*), sua apresentação clínica também é mais tardia, ao longo da infância ou na vida adulta.
- **RHF por translocação entre cromossoma 9 e 13:** Esta translocação tem um *break-point* adjacente ao gene *Klotho*. Esta é uma forma descrita em um caso de RHF associado com hipercalcemia e hiperparatireoidismo.

Além dos fatores etiológicos prévios de raquitismo e osteomalácia, são também causa de osteomalácia:

- **Acidose metabólica:** O osso desempenha um papel importante no controle acidobásico, sendo uma reserva de soluções tampões, como os sais de fosfato e carbonato. A acidose induz osteomalácia, pois durante o processo de tamponamento dos íons hidrogênio, há a liberação de cálcio da matriz óssea. O aumento do cálcio sérico resulta em maior excreção renal de cálcio (calciúria). Além disso, inibe a atividade da α_1-hidroxilase que ocasiona uma redução do $1,25(OH)_2D$. Também parece haver uma redução na sensibilidade das células da paratireoide ao cálcio sérico com consequente hiperparatireoidismo.
- **Defeitos renais:** A doença óssea na insuficiência renal crônica ocorre devido a inúmeros fatores: formação reduzida de $1,25(OH)_2D$, acidose metabólica, administração de alumínio em antiácidos ou no dialisato, naqueles em terapia renal substitutiva (TRS) e hiperparatireoidismo secundário. Pacientes com ATR, principalmente tipo 2, apresentam osteomalácia devido à perda renal de fosfato e cálcio e acidose metabólica. Achados similares podem ocorrer na acidose após ureterossigmoidostomia.
- **Inibidores da mineralização:** Bifosfonatos têm estrutura similar ao pirofosfato nativo, um importante inibidor da mineralização. Bifosfonatos de primeira geração (etidronato), que inibem a reabsorção e a formação óssea, altas doses de fluoretos e alumínio estão associados à osteomalácia. Há diferenças quanto à potência dos bifosfonatos mais usados e os riscos. Alendronato, por exemplo, em geral, não causa osteomalácia.
- **Anticonvulsivantes:** O fenobarbital e a fenitoína, por meio da indução enzimática, reduzem os níveis séricos de vitamina D e 25(OH)D. A fenitoína também inibe a absorção intestinal de cálcio e vitamina D.
- **Osteomalácia tumoral:** A osteomalácia oncogênica é uma forma grave de osteomalácia causada pela produção de FGF23 por tumores mesenquimais, muitas vezes de pequenas dimensões e de difícil diagnóstico. Pacientes com displasia fibrosa também podem secretar quantidades excessivas de FGF23 e desenvolver osteomalácia ou raquitismo.
- **Defeitos da matriz óssea**: Osteomalácia axial é uma condição rara no defeito da mineralização do esqueleto axial, principalmente da coluna cervical. Homens são mais afetados, geralmente com história familiar positiva. Acomete o osso trabecular, tornando-se com aspecto esponjoso. A patogênese é incerta, mas parece ser causada por defeito osteoblástico.
  Fibrogênese imperfeita é um raro, esporádico e idiopático defeito na formação da matriz óssea. Acomete todo o esqueleto com dor e fraturas patológicas, geralmente na idade adulta. O defeito histológico é a ausência, ou deficiência, das fibras birrefringentes de colágeno no tecido osteoide. Cálcio e fósforo séricos são normais, porém com alguns casos de fosfatase alcalina aumentada.
- **Hipofosfatasia:** Distúrbio autossômico raro associado a baixos níveis de fosfatase alcalina no plasma e no osso. Pode desenvolver-se desde o nascimento até a vida adulta, sendo mais agressiva quanto mais precoce.

Quadro clínico

Osteomalácia pode ser assintomática e apresenta-se apenas radiologicamente como osteopenia. Muitas vezes, o primeiro achado é uma fatura ao mínimo (ou nenhum) trauma. Em alguns casos, pode ser sintomática, com dores ósseas e articulares difusas, fraqueza muscular, espasmos musculares, cãibras, sinal de Chvostek positivo e dificuldade de deambulação. A dor óssea é geralmente mais pronunciada na coluna lombar, na pelve e nas extremidades inferiores, sendo agravada pelo movimento e aumento de carga em exercícios de resistência.

O raquitismo em crianças e adolescentes pode causar desatenção, irritabilidade, déficit de crescimento, fraqueza muscular e dor óssea. A fraqueza muscular é geralmente proximal e está associada à hipotonia e desconforto à mobilização. Deve-se provavelmente à hipofosfatemia, altos níveis de PTH e baixos de 1,25(OH)$_2$D. A dor óssea deve-se ao estiramento do periósteo pelo aumento da camada osteoide não mineralizada. A hipocalcemia, dependendo da gravidade, pode ocasionar tetania, laringospasmo, convulsões ou miocardiopatia hipocalcêmica. A fraqueza muscular torácica associada às deformidades da caixa torácica pode propiciar o desenvolvimento de distúrbios da ventilação e infecções respiratórias de repetição.

No raquitismo, as deformidades ósseas predominam em áreas de rápido crescimento, incluindo epífises de ossos longos e junções costocondrais. Geralmente, os primeiros sítios acometidos são articulações dos antebraços distais, joelhos e junções costocondrais. Por esse motivo, também, as alterações são mais visíveis nos primeiros 18 meses de vida, pico da velocidade de crescimento. A hipertrofia das junções costocondrais causa o aparecimento do rosário raquítico, que progride com involução das costelas e protusão do esterno (peito de pombo) e depressão ao longo da margem inferior da caixa torácica (sulco de Harrison). Conforme a criança começa a deambular, a ação da gravidade resulta na deformidade das extremidades inferiores (*genu valgo* ou *varo*) A tração muscular pode ocasionar deformidades em membros superiores ou nos membros inferiores mesmo antes da criança deambular. Os indivíduos estão mais sujeitos a fraturas, apesar deste não ser um achado frequente. As alterações da calota craniana envolvem o alargamento e o atraso de fechamento das fontanelas, o achatamento dos ossos parietais e occipital e *craniotabes* (amolecimento da área occipital). O desenvolvimento dentário também está comprometido, com atraso na erupção, na hipoplasia do esmalte e em cáries precoces.

Pacientes com raquitismo hipofosfatêmico apresentam algumas características próprias, como uma maior frequência de abscessos dentários. Nas formas com herança ligada ao X, o peso e o comprimento são normais ao nascimento; contudo, logo nos primeiros anos de vida, ocorre uma redução na velocidade de crescimento. Além disso, há algum grau de fraqueza muscular. Como a maioria das doenças com herança ligada ao X, as manifestações clínicas são mais frequentes em homens. Na forma autossômica dominante, os sintomas apresentam grande variabilidade na idade de início, podendo manifestar-se apenas na vida adulta. Os sinais e sintomas são semelhantes ao raquitismo ou osteomalácia carencial, dependendo da idade de surgimento. Há relatos de remissão espontânea da hiperfosfatúria.

As formas de raquitismo "resistentes à vitamina D" possuem manifestações clínicas semelhantes ao raquitismo carencial, mas com maior intensidade. Além disso, dois terços dos pacientes com raquitismo dependente da vitamina D tipo 2 têm alopecia.

Diagnóstico

O diagnóstico se baseia em dados clínicos associados a exames laboratoriais e de imagem. Na investigação inicial, devem-se solicitar níveis séricos de cálcio, fósforo, fosfatase alcalina, 25-hidroxivitamina D, PTH, eletrólitos, ureia, creatinina e, em alguns casos, 1,25(OH)$_2$ vitamina D. Radiografias podem ser solicitadas para auxiliar no diagnóstico diferencial, em casos de dor óssea, com mieloma múltiplo ou doença de Paget. Biópsia óssea com histomorfometria são solicitadas apenas se a investigação torna-se inconclusiva com métodos não invasivos ou na suspeita de distúrbios raros do defeito da matriz óssea.

A caracterização do subtipo de osteomalácia/raquitismo hipofosfatêmico é realizada principalmente baseada em dados clínicos, história familiar e exames laboratoriais. Pode-se solicitar cintilografia óssea (avaliar possível displasia) e tomografia/ressonância de crânio (osteomalácia tumoral).

Exames laboratoriais

Os achados laboratoriais são dependentes principalmente da causa da osteomalácia ou do raquitismo (Tabela 34.1). Como a osteoporose pode ser um importante diagnóstico diferencial, seus achados estão incluídos.

A dosagem urinária de fósforo pode auxiliar na investigação diagnóstica. A excreção urinária em 24 horas de fósforo menor do que 100 mg ou a TRP maior ou igual a 85% sugerem hipofosfatemia por redistribuição corporal (síndrome de realimentação ou alcalose respiratória aguda) ou redução da absorção intestinal de fósforo (esteatorreia ou uso crônico de antiácidos). A excreção urinária em 24 horas de fósforo maior do que 100 mg ou TRP menor do que 85% na presença de hipofosfatemia indicam perda urinária de fósforo, o que pode ocorrer, além do raquitismo hipofosfatêmico, no hiperparatireoidismo, uso de medicamentos como acetazolamida, corticoide, tenofovir, etanol e bifosfonatos, e mais raramente na osteomalácia oncogênica ou síndrome de Fanconi. A TRP é calculada com a seguinte equação:

$$TRP = 1 - \left(\frac{P \text{ urinário} \times Cr \text{ sérica}}{P \text{ sérico} \times Cr \text{ urinária}} \right) \times 100$$

Pacientes com deficiência de vitamina D apresentam hipofosfatemia, cálcio sérico normal-baixo, cálcio urinário diminuído e fosfatase alcalina aumentada. O PTH pode estar marcadamente aumentado. A $1,25(OH)_2D$ está normal devido à estimulação pelo PTH aumentado e pela hipofosfatemia. O teste diagnóstico-chave na deficiência de vitamina D é o baixo nível sérico de $25(OH)D$. Em geral, a deficiência da vitamina D desenvolve-se de uma forma progressiva, como sumarizadas por uma espiral em decrescente (Figura 34.2).

Pacientes com raquitismo hipofosfatêmico autossômico dominante, raquitismo ligado ao X e osteomalácia oncogênica apresentam fosfatúria aumentada, cálcio sérico normal e fosfatase alcalina elevada.

Outros defeitos tubulares (hipouricemia, aminoacidúria e glicosúria) podem estar presentes se a causa da perda de fosfato se deve à síndrome de Fanconi.

A fibrogênese imperfeita e a osteomalácia axial apresentam níveis normais de fosfatase alcalina (em alguns casos, está aumentada na fibrogênese imperfeita), de cálcio e de fosfato.

O diagnóstico das outras formas de osteomalácia pode ser feito pela medida dos metabólitos da vitamina D. Baixo $1,25(OH)_2D$ e normal $25(OH)D$ indicam defeito na α_1-hidroxilação, que pode ser genético ou adquirido como resultado de perda da função renal e osteomalácia oncogênica. Alto $1,25(OH)_2D$ e normal $25(OH)D$ sugerem raquitismo dependente da vitamina D tipo 2 ou 3. Para confirmar o diagnóstico em caso de suspeita de hipofosfatasia, faz-se a medida do piridoxal 5-fosfato, que está elevado nesta situação. Na hipofosfatasia, a fosfatase alcalina no plasma é baixa, e o cálcio e fosfato são normais.

Achados radiológicos

O raquitismo é caracterizado por epífises e metáfises ósseas alargadas, "em taça", com linhas de mineralização irregulares, sem contornos definidos e com atraso na maturação. Nas demais regiões ósseas, observam-se as alterações que são comuns ao raquitismo e à osteomalácia (osteopenia, pseudofraturas, etc.).

Um achado radiológico clássico são as pseudofraturas (zonas de *Looser*). As zonas de *Looser* são bandas radiotransparentes que se estendem perpendicularmente ao córtex compostas de osteoide não mineralizado que podem sofrer fraturas posteriormente. Estão localizadas principalmente abaixo do trocanter menor do fêmur, ramo púbico e arcos costais. As vértebras exibem um padrão de "vidro fosco". A densidade óssea está reduzida, principalmente na região do córtex quando o hiperparatireoidismo secundário está presente, mas é um achado inespecífico. A densitometria óssea por absorção de raio X de dupla energia (DXA), revela redução da densidade mineral óssea (DMO) que é não distinguível de osteoporose. A radiografia convencional pode ser normal na fase precoce, mas as zonas de *Looser* podem ser identificadas na cintilografia óssea com ^{99M}tecnécio.

Biópsia óssea

Raramente necessária. Pode-se encontrar:

1. Distância entre as bandas de tetraciclina reduzida;
2. Rebordo osteoide >15 μm e volume osteoide > 10 %.

Ambos os critérios são necessários para o diagnóstico devido ao fato de outras doenças também interferirem nesses parâmetros.

Muitas vezes, na prática clínica, depara-se com situações interferentes que prejudicam o diagnóstico com base apenas na bioquímica do cálcio, do fósforo e da vitamina D. Por exemplo, um paciente extremamente depletado, com níveis anormalmente baixos de fósforo, pode não apresentar hiperfosfatúria ao diagnóstico, mesmo que o mecanismo inicial do seu RHF tenha sido por hiperfosfatúria. Os pacientes também podem apresentar, associado ao raquitismo dependente de FGF23, um quadro carencial de vitamina D ou um quadro de má absorção por doença inflamatória intestinal ou outros. Neste contexto, a dosagem do FGF23 vem para auxiliar no diagnóstico da causa do RHF.

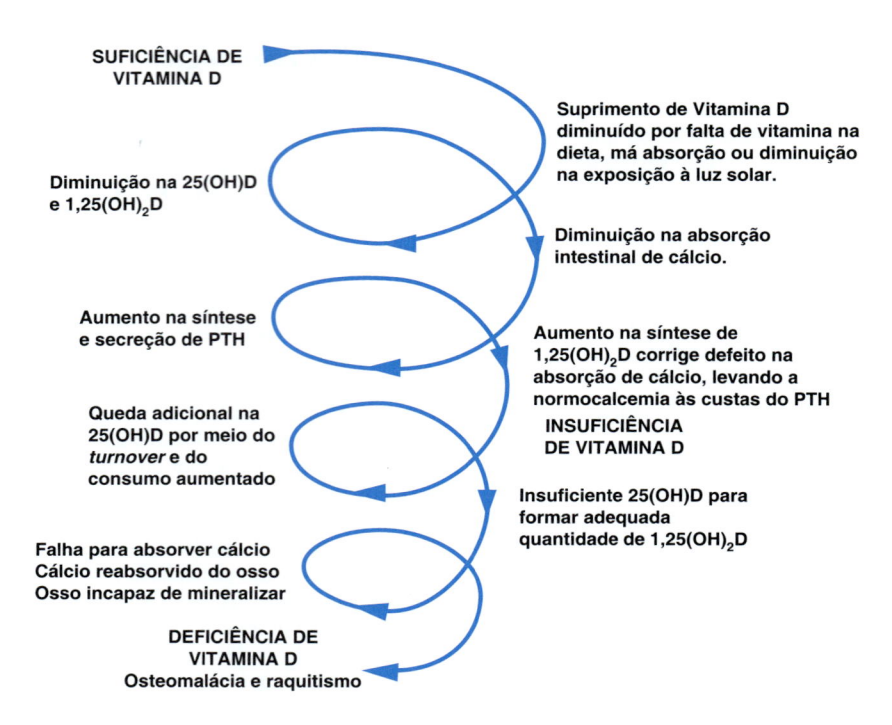

FIGURA 34.2 Alterações causadas pela redução nos níveis séricos da vitamina D e que levam ao desenvolvimento da osteomalácia/raquitismo por deficiência de vitamina D.

Tratamento

Deficiência de vitamina D

Várias preparações de vitamina D e seus metabólitos estão disponíveis para o tratamento. A maneira mais adequada é a administração de altas doses orais de vitamina D_2 ou D_3 (200.000 a 600.000 UI em dose única; 5-15 mg). A recomendação da *Endocrine Society*, publicada em 2011, para reposição em crianças, é de 2.000 UI 1 vez por dia ou 50.000 UI semanais por 6 semanas.[1] O Ministério da Saúde recomenda, atualmente, a reposição feita conforme a idade. Crianças com menos de 1 mês devem receber 1.000 UI por dia, crianças entre 1 a 12 meses devem receber de 1.000 a 5.000 UI por dia e crianças com mais de 1 ano devem receber 5.000 UI por dia. Em adultos, a dose pode ser administrada de forma única semanal (50.000 UI 1 vez por semana por 6 semanas) ou em doses diárias de 2.000 a 4.000 UI/dia por 3 a 6 meses (Tabela 34.2). Em geral, quando há doença hepática ou renal associada, a reposição deve compreender metabólitos ativos, como $1,25(OH)_2D$.

Em pacientes com síndromes de má absorção ou com baixa adesão ao tratamento, pode ser utilizada a vitamina D na forma parenteral (intramuscular), 20 a 30 µg/dia (800 a 1.200 UI/dia) ou 5 mg (200.000 UI), dose única que pode ser repetida em 3 meses. Além disso, exposição solar ou a radiação ultravioleta de lâmpadas especiais pode ser recomendada.

Em todos os regimes de reposição, cálcio sérico e urinário deve ser monitorizado, a fim de evitar hipercalcemia por dose excessiva. Inicialmente, realizar coletas após 1 e 3 meses do início da medicação e, então, menos frequentemente (a cada 6 a 12 meses), enquanto a calciúria em urina de 24 horas se mantiver normal. A dosagem sérica de 25(OH)D deve ser realizada aproximadamente em 3 a 4 meses do início do tratamento. Em pacientes com osteomalácia/raquitismo hipofosfatêmico, deve-se também realizar ultrassonografia renal a cada 6 a 12 meses devido ao risco de nefrocalcinose.

Associado à vitamina D, os pacientes devem ingerir no mínimo 1.000 mg de cálcio elementar por dia, sendo necessário até 4.000 mg em caso de situações de má absorção. O cálcio deve ser fracionado em doses individuais não superiores a 600 mg de cálcio elementar (limite de absorção do trato gastrintestinal), podendo ser administrado com os alimentos. A formulação preferida é o carbonato de cálcio, a qual contém 40% de cálcio elementar, exceto em casos de hipocloridria ou acloridria, quando a forma preferida é o citrato de cálcio. Em crianças, a reposição de cálcio deve ser pelo peso (30 a 75 mg/kg/dia de cálcio elementar). Em relação à reposição da vitamina D, como se pode perceber pela Tabela 34.2, a maioria das formulações possui junto vitamina A em doses acima das recomendações diárias. São considerados níveis com risco de intoxicação crônica a ingestão diária acima de 2.000 U de vitamina A para crianças menores de 4 anos, 3.000 U entre 4 e 8 anos, 6.000 U entre 9 e 13 anos e 9.000 U a partir dos 14 anos para ambos os sexos. A ingestão de dose única maior que 660.000 U pode causar intoxicação aguda, inclusive com insuficiência hepática aguda. Entre as manifestações da hipervitaminose A estão a osteopenia e a osteoporose, o que torna o seu uso conjunto com vitamina D uma associação antagônica.

É considerada melhora da osteomalácia quando a calciúria estiver aumentada (> 4 mg/kg/dia) e ocorrer melhora da DMO. Isto pode ocorrer em meses a anos de tratamento, dependendo do grau e do tempo de deficiência. Quando a calciúria se elevar, deve-se reduzir prontamente a dose usada de vitamina D.

Suplementação de vitamina D em pacientes deficientes apresenta uma grande melhora nas dores musculares e ósseas dentro de poucas semanas. A DMO e outros achados radiológicos podem apresentar melhora entre 3 a 6 meses de reposição. Os níveis de cálcio e fósforo séricos melhoram em 6 a 10 dias, e os níveis de PTH, em 1 a 2 meses. A fosfatase alcalina diminui em 3 a 6 meses.

Osteomalácia/raquitismo hipofosfatêmico

Em geral, tratam-se estes pacientes com reposição de fórmulas de fósforo e calcitriol, eventualmente associada à reposição de cálcio. Este tratamento melhora os parâmetros bioquímicos e a velocidade de crescimento. Entretanto, o uso de doses elevadas de fórmulas com fósforo provoca seguidamente sintomas gastrintestinais, como dor abdominal e diarreia osmótica, além de não reverter completamente as deformidades ósseas.

O tratamento baseia-se na reposição oral de fósforo 30 a 60 mg/kg/dia, administrado 4 a 6 vezes ao dia. A dose deve ser fracionada para evitar as oscilações no cálcio sérico, que tende a baixar com a elevação transitória do fósforo e que podem ocasionar hiperparatireoidismo secundário. O fósforo não deve ser administrado concomitantemente com leite ou derivados, pois o alto conteúdo de cálcio destes produtos diminui a absorção do fósforo. Os pacientes com mineralização óssea muito baixa podem fazer hipocalcemia importante durante a reposição de fósforo com consequente hiperparatireoidismo. Nestes casos, a associação da reposição de cálcio otimiza a mineralização óssea. Associado ao fósforo utiliza-se calcitriol 0,03 a 0,07 µg/kg/dia, oral, 1 a 2 vezes ao dia, exceto nos pacientes que apresentam hipercalciúria associada.

No Brasil, não se encontram formulações prontas para reposição de fósforo. O Ministério da Saúde, em seus Protocolos Clínicos e Diretrizes Terapêuticas, recomenda formulação líquida encontrada na Tabela 34.3.[2] Para os pacientes que preferem comprimidos, pode-se importar o medicamento K-Phos Neutral, produzido pela Beach Pharmaceutical, localizada em Tampa – Flórida. Cada comprimido contém 250 mg de fósforo elemento.

A reposição parenteral de fósforo fica restrita a casos graves, sem via oral disponível e com valores de fósforo sérico < 1,0 mg/dL. O uso de fósforo parenteral pode precipitar o depósito de cristais de cálcio. A reposição deve ser interrompida e a via oral utilizada com valores de fósforo sérico > 1,5 mg/dL.

Em casos crônicos, o controle do tratamento deve ser feito com exames trimestrais a fim de evitar complicações como hipercalcemia e hipercalciúria em decorrência do uso de calcitriol, ou hiperparatireoidismo secundário à hiperfosfatemia iatrogênica. Rotineiramente, dosa-se PTH, fosfatase alcalina, fósforo, cálcio e creatinina séricos, além de calciúria e fosfatúria em urina de 24 horas. Sugere-se manter calciúria entre 3 a 4 mg/kg/24h. Hipercalcemia ou hipercalciúria são indicativas de redução da dose ou suspensão do calcitriol. Em caso de hipocalciúria com PTH elevado, deve-se aumentar a dose de calcitriol. Em crianças pequenas, pode-se fazer amostra isolada de urina, considerando aceitável relação cálcio/creatinina em amostra menor do que 0,3 mg/mg. Quanto ao controle dos níveis séricos de fósforo, recomenda-se manter levemente abaixo dos valores de referência, visto que valores de fosfatemia normais es-

TABELA 34.2 Descrição de algumas das formulações de vitamina D e de seus análogos disponíveis no Brasil

	Nome e composição		Uso
Calcitriol	Calcijex (Abbot)	1 µg/mL	EV
	Rocaltrol (Roche) (1 comprimido)	0,25 µg	VO
	Ostriol (Cellofarm) (1 comprimido)	0,25 µg	VO
	Sigmatriol (Sigma Pharma) (1 comprimido)	0,25 µg	VO
α-calcidol	Sigmacalcidol (Sigma Pharma)	0,25 e 1 µg	VO
	Innosfen (Bergamo)	0,25 e 1 µg	VO
	Alfad (Biosintética)	0,25 e 1 µg	VO
Vitamina D (associações)	**Calcigenol irradiado** (15 mL)		
	Fosfato de cálcio tribásico	150 mg	VO
	Ergocalciferol (vitamina D_2)	562,5 UI	
	Fluoreto de sódio	1,5 mg	
	Ad-Til		
	Acetato de retinol (vitamina A)	500 UI/gota	VO
	Colecalciferol (vitamina D_3)	250 UI/gota	
	Vitadesan		
	Palmitato de retinol (vitamina A)	150 UI/gota	VO
	Colecalciferol (vitamina D_3)	40 UI/gota	
	Adeforte		
	Palmitato de retinol (vitamina A)	1.000 UI/gota	VO
	Colecalciferol (vitamina D_3)	80 UI/gota	
	Acetato de tocoferol (vitamina E)	1,5 mg	
	Kalyamon B-12 (5 mL)		
	Lactato de cálcio	50,00 mg	VO
	Fosfato de cálcio dibásico	200,00 mg	
	Fluoreto de sódio	0,10 mg	
	Colecalciferol (vitamina D_3)	500 UI	
	Vitamina B_{12}	10,00 µg	
	Aderogil D_3 Gotas		
	Acetato de retinol (vitamina A)	200 UI/gota	VO/IM
	Colecalciferol (vitamina D_3)	80 UI/gota	
	Aderogil D_3 Ampolas (1 ampola)		
	Acetato de retinol (vitamina A)	13.200 UI	
	Colecalciferol (vitamina D_3)	66.000 UI	
Vitamina D (isolada)	**Depura D_3 Gotas**		
	Colecalciferol (vitamina D_3)	200 UI/gota	VO
	Desol D_3 Gotas		
	Colecalciferol (vitamina D_3)	200 UI/gota	VO
	Vit D_3 Gotas		
	Colecalciferol (vitamina D_3)	200 UI/gota	VO
	DoseD Gotas		
	Colecalciferol (vitamina D_3)	200 UI/gota	VO
	Maxxi D_3 Gotas		
	Colecalciferol (vitamina D_3)	200 UI/gota	VO
	Addera D_3 Gotas		
	Colecalciferol (vitamina D_3)	132 UI/gotas	VO
	Addera D_3 comprimidos		
	Colecalciferol (Vitamina D_3)	1.000 UI/comp.; 7.000 UI/comp.; 50.000 UI/comp.	VO
	ViterSol D_3 cápsulas		
	Colecalciferol (vitamina D_3)	200 UI/cápsula	VO
Vitamina D + Cálcio	**Nutrical D** (1 comprimido)		
	Carbonato de cálcio	1.250 mg	VO
	Colecalciferol (vitamina D_3)	200 UI	

(continua)

TABELA 34.2 Descrição de algumas das formulações de vitamina D e de seus análogos disponíveis no Brasil (continuação)

	Nome e composição		Uso
Vitamina D + Cálcio	**Osteonutri** (1 comprimido)		
	Fosfato de cálcio tribásico	600 mg	VO
	Colecalciferol (vitamina D_3)	400 UI	
	Maxicalc D-400 (1 comprimido)		
	Carbonato de cálcio	1.250 mg	VO
	Colecalciferol (vitamina D_3)	400 UI	
	Calcium D_3 (1 comprimido)		
	Carbonato de cálcio	1.500 mg	VO
	Colecalciferol (vitamina D_3)	200 UI	
	Miocalven D (1 comprimido)		
	Citrato de cálcio	2.375 mg	VO
	Colecalciferol (vitamina D_3)	200 UI	
	Os-cal 500 + D (1 comprimido)		
	Carbonato de cálcio	1.250 mg	VO
	Colecalciferol (vitamina D_3)	200 UI	
	Caltrate 600 D (1 comprimido)		
	Carbonato de cálcio	1.500 mg	VO
	Colecalciferol (vitamina D_3)	200 UI	
	Caldê (1 comprimido)		
	Carbonato de cálcio	1.500 mg	VO
	Colecalciferol (vitamina D_3)	400 UI	
	Bonecal D (1 comprimido)		
	Fosfato de Cálcio Trifásico	1.661,6 mg	VO
	Colecalciferol (vitamina D_3)	400 UI	
	Ossotrat-D (1 comprimido)		
	Carbonato de cálcio	600 mg	VO
	Colecalciferol	200 UI	
	Prosso (1 comprimido)		
	Cálcio citrato malato	250 mg	VO
	Colecalciferol (vitamina D_3)	2,5 µg	

EV, endovenoso; IM, intramuscular; VO, via oral.

---

tão relacionados ao desenvolvimento de hiperparatireoidismo secundário. O melhor marcador de resposta ao tratamento é a redução dos valores séricos de fosfatase alcalina.

O hormônio do crescimento recombinante (GH) tem sido usado como adjuvante em crianças com raquitismo hipofosfatêmico. Aumento do fósforo sérico, da velocidade de crescimento e da altura final estão relatados em algumas séries de casos, porém também existe registro de crescimento desproporcional com maior aumento do tronco em relação às pernas com este tratamento. Faltando dados mais concretos para definir os reais benefícios do uso do GH nestes pacientes, esta terapia só está recomendada em casos selecionados de extrema baixa estatura.

Liu e colaboradores[3] demonstraram que a injeção subcutânea de calcitonina provocou uma queda significante e sustentada dos níveis de FGF23 com consequente elevação dos níveis de fósforo em pacientes com RHF ligado ao X, suge-

TABELA 34.3 Solução fosfatada (15 mg de fósforo elementar por mL de solução)

Componente	Quantidade
Fosfato de sódio monobásico	11,55 g
Fosfato de sódio dibásico (anidro)	55,6 g
Xarope simples	300 mL
Solução conservante	10 mL
Essência de groselha	1 mL
Água destilada	1.000 mL

rindo que esta possa ser uma alternativa terapêutica futura.

Por meio de uma série de estudos, atualmente em fase pré-clínica, foram desenvolvidos anticorpos bloqueadores antiFGF23, com a normalização da fosfatúria, da fosfatemia, da melhora da mineralização óssea, da fraqueza muscular e do crescimento de animais de laboratório. Esta parece ser a promessa futura de tratamento para estes pacientes, ou seja, a utilidade da dosagem do FGF23 para que, em um futuro próximo, possam-se avaliar quais os pacientes que se beneficiarão deste tipo de tratamento.

A osteomalácia oncogênica deve ser tratada primariamente pela remoção do tumor produtor de FGF23, que pode ser dosado para esclarecer dúvidas quanto à etiologia da hipofosfatemia no paciente oncológico. Inclusive, pode-se fazer dosagem de FGF23 por cateterismo venoso do tumor para melhor localização. Quando não é possível localizar o tumor, o tratamento pode ser realizado como citado para as outras formas hipofosfatêmicas.

Outras causas

A osteomalácia induzida por anticonvulsivantes pode ser prevenida pela exposição solar ou ingestão de alimentos suplementados com vitamina D e cálcio. Nas acidoses, o uso de bicarbonato de sódio 5 a 10 g/dia, muitas vezes, é suficiente para a correção do caso.

O raquitismo por resistência à vitamina D tipo 1 apresenta boa resposta a doses habituais de calcitriol (0,03 a 0,07 µg/kg/dia) e cálcio oral conforme as necessidades para a faixa etária. O raquitismo dependente da vitamina D tipo 2 e 3 são formas graves que geralmente exigem doses farmacológicas de calcitriol (até 20 mg/dia) ou vitamina D (até 40.000 UI/dia), mais cálcio via oral (5 a 6 g/m² de superfície corporal de cálcio elementar ao dia). Estas necessidades reduzem gradativamente com a idade. Pacientes com alopecia apresentam maior resistência ao tratamento.

As doses devem ter como objetivo a melhora dos parâmetros clínicos, radiológicos e bioquímicos. Casos refratários ao tratamento oral podem se beneficiar da infusão endovenosa de cálcio.

Referências

1. Holick MF, Binkley NC, Bischoff-Ferrari HA, Gordon CM, Hanley DA, Heaney RP, et al. Evaluation, treatment, and prevention of vitamin D deficiency: an Endocrine Society clinical practice guideline. J Clin Endocrinol Metab. 2011;96(7):1911-30.
2. Brasil. Ministério da Saúde. Protocolos clínicos e diretrizes terapêuticas: volume 1. Brasília: Ministério da Saúde; 2010 [capturado em 21 jan. 2015]. Disponível em: http://bvsms.saude.gov.br/bvs/publicacoes/protocolos_clinicos_diretrizes_terapeuticas_v1.pdf
3. Liu ES, Carpenter TO, Gundberg CM, Simpson CA, Insogna KL. Calcitonin administration in X-linked hypophosphatemia. N Engl J Med. 2011;364(17):1678-80.

Leituras sugeridas

Aono Y, Yamazaki Y, Yasutake J, Kawata T, Hasegawa H, Urakawa I, et al. Therapeutic effects of anti-FGF23 antibodies in hypophosphatemic rickets/osteomalacia. J Bone Miner Res. 2009;24(11):1879-88.

Baroncelli GI, Toschi B, Bertelloni S. Hypophosphatemic rickets. Curr Opin Endocrinol Diabetes Obes. 2012;19(6):460-7.

Carpenter TO, Imel EA, Holm IA, Jan de Beur SM, Insogna KL. A clinician´s guide to X-linked hypophosphatemia. J Bone Miner Res. 2011;26(7):1381-8.

Dallas SL, Prideaux M, Bonewald LF. The osteocyte: an endocrine cell... and more. Endoc Rev. 2013;34(5):658-90.

Felsefeld AJ, Levine BS. Approach to treatment of hypophosfhatemia. Am J Kidney Dis. 2012;60(4):655-61.

Holick MF, Binkley NC, Bischoff-Ferrari HA, Gordon CM, Hanley DA, Heaney RP, et al. Evaluation, treatment, and prevention of vitamin D deficiency: an Endocrine Society Clinical Practice Guideline. J Clin Endocrinol Metab. 2011;96(7):1911-30.

de Menezes Filho H, de Castro LC, Damiani D. Hypophosphatemic rickets and osteomalacia. Arq Bras Endocrinol Metabol. 2006;50(4):802-13.

Otten JJ, Hellwig JP, Meyers LD. Dietary reference intakes: The essential guide to nutrient requirements. Washington, DC: The National Academies Press; 2006. p. 530-41.

Pettifor JM. Rickets and vitamin D deficiency in children and adolescents. Endocrinol Metab Clin N Am. 2005;34(3):537-53.

Tiosano D, Gepstein V. Vitamin D action: lessons learned from hereditary 1,25-dihydroxyvitamin-D-resistant rickets patients. Curr Opin Endocrinol Diabetes Obes. 2012;19(6):452-9.

de Torrenté de la Jara G, Pécoud A, Favrat B. Female asylum seekers with musculoskeletal pain: the importance of diagnosis and treatment of hypovitaminosis D. BMC Fam Pract. 2006;7:4.

PARTE VII

Reprodução

35

Amenorreia

Andrea Prestes Nácul
Luiz Cezar Vilodre
Elaine Sangalli Mallmann
Poli Mara Spritzer

Definição

A amenorreia é a ausência ou a interrupção da menstruação e corresponde a um sinal clínico comum a múltiplas patologias, que pode localizar-se em qualquer nível do eixo hipotálamo-hipófise-ovariano-genital, podendo ser uma condição transitória, intermitente ou permanente. A *amenorreia primária* é definida como ausência de menstruação após os 14 anos de idade, sem o desenvolvimento de caracteres sexuais secundários, ou aos 16 anos de idade, independente da presença ou não de caracteres sexuais secundários. Há uma tendência para que estes limites sejam diminuídos para 13 e 15 anos, respectivamente. A *amenorreia secundária* é a interrupção das menstruações por três ciclos consecutivos, independente da sua duração prévia, ou ausência de menstruação por seis meses em uma mulher que apresentava anteriormente ciclos menstruais regulares.

Epidemiologia

Na população feminina em geral, a prevalência da amenorreia secundária, excluindo gravidez, lactação e menopausa, é de cerca de 3%, e da amenorreia primária, de 0,3%.

Etiologia

A menstruação é um fenômeno cíclico que requer a integridade do eixo gonadotrófico (sistema nervoso central [SNC], hipotálamo, hipófise e ovários), da permeabilidade do trato anatômico (útero e vagina) e de um endométrio responsivo. Em condições fisiológicas e na ausência de fecundação e nidação, este sangramento uterino ocorre em torno de 14 dias após a ovulação, como consequência da queda dos níveis circulantes de esteroides sexuais. Por outro lado, pode ocorrer sangramento em casos de anovulação, a partir de flutuações dos níveis de estrogênios circulantes, levando a hemorragias de "privação", com um padrão irregular e anárquico, seguido de um quadro de amenorreia.

Assim, a amenorreia pode originar-se em vários níveis do eixo gonadotrófico e reprodutivo. A classificação etiológica das amenorreias é apresentada no Quadro 35.1. A amenorreia secundária e, eventualmente, a primária, podem ocorrer na vigência de níveis estrogênicos normais, mas acíclicos e associadas a outras condições clínicas, como obesidade, síndrome dos ovários policísticos, tumores suprarrenais ou ovarianos ou, ainda, hiperplasia suprarrenal forma não clássica, entre outros. Mais frequentemente, entretanto, a amenorreia relaciona-se a um quadro de hipogonadismo por insuficiência ovariana primária ou etiologia central. A insuficiência ovariana primária ocorre em situações de dano ao tecido ovariano por antecedentes de irradiação, quimioterapia, cirurgia, falência ovariana prematura ou disgenesia gonadal. A etiologia hipotalâmica ou hipofisária inclui desde a presença de tumores ou doenças inflamatórias/infiltrativas, infecções, pan-hipopituitarismo ou deficiência isolada de gonadotrofinas até a amenorreia "funcional" hipotalâmica (ver Quadro 35.1). Deve-se ressaltar que a amenorreia hipotalâmica, embora seja sempre um diagnóstico de exclusão, é de ocorrência frequente entre as pacientes amenorreicas.

QUADRO 35.1
Classificação etiológica das amenorreias

1. Alterações anatômicas do trato reprodutivo
Fusão/aglutinação labial
Hímen imperfurado
Hipoplasia ou aplasia endometrial congênita
Síndrome de Asherman (sinéquia uterina)
Agenesia cervical – congênita/iatrogênica
Agenesia vaginal
Malformações útero-vaginais
Agenesia mulleriana (Mayer-Rokitanski-Hauser)
Septo transverso vaginal

2. Insuficiência ovariana primária (hipogonadismo hipergonadotrófico)
Agenesia gonadal
Disgenesia gonadal
    Cariótipo anormal (síndrome de Turner)
        Disgenesia gonadal 45,X
        Mosaicismo 45,X/46,XX
    Cariótipo normal
        Disgenesia gonadal pura
            46,XX
            46,XY
Defeito enzimático ovariano
Falência ovariana prematura (< 40 anos de idade)

3. Anovulação crônica com estrogênio presente
Síndrome dos ovários policísticos
Tumores ovarianos
Síndrome de Cushing
Hiperplasia suprarrenal congênita forma não clássica
Tumores virilizantes
Insensibilidade aos androgênios (síndromer feminização testicular)
Obesidade
Distúrbios da tireoide

4. Causas centrais (hipogonadismo hipogonadotrófico)
Origem hipotalâmica
    Tumores
        Craniofaringeoma
        Germinoma
        Hamartoma
        Hand-Schuller-Christian
        Teratoma
        Tumores do seio endodérmico*
        Carcinoma metastático
    Infecções e doenças granulomatosas
    Funcional
        Doença crônica debilitante
        Anorexia nervosa/bulimia

(continua)

> **QUADRO 35.1**
> **Classificação etiológica das amenorreias (continuação)**
>
>   Estresse
>   Alterações acentuadas de peso
>   Desnutrição
>   Exercício físico acentuado
>   Síndrome de Kallman
> *Origem hipofisária*
>   Tumores
>   Prolactinomas
>   Outros tumores produtores de hormônios (acromegalia, doença de Cusching, mistos)
>   Tumores não funcionantes
>   Carcinoma metastático
>   Outras lesões em sela túrcica
>   Síndrome da sela vazia
>   Aneurisma arterial
>   Síndrome de Sheehan
>   Pan-hipopituitarismo
>
> Fonte: Adaptado de Spritzer & Mallmann.[1]

A amenorreia consequente a alterações do trato reprodutivo pode ser congênita ou adquirida. As de origem congênita incluem as anomalias ou agenesias mullerianas. As anomalias congênitas incluem a fusão ou aglutinação dos lábios vaginais, o hímen imperfurado, os defeitos na continuidade do canal vaginal ou os septos vaginais. As agenesias mullerianas (síndrome de Mayer-Rokitansky-Küster-Hauser) podem ser parciais, envolvendo apenas uma parte do trato reprodutivo (vagina, colo uterino, endométrio ou útero), ou total. Como os ovários não têm origem mulleriana, a função gonadal é normal, bem como o desenvolvimento e o crescimento destas pacientes. A síndrome de Asherman caracteriza-se por amenorreia secundária à formação de sinéquias uterinas extensas, mais comumente após curetagem uterina pós-parto inapropriadas.

Diagnóstico

História e exame físico

As informações obtidas na anamnese e no exame físico são fundamentais para estabelecer hipóteses diagnósticas considerando o nível provável de comprometimento e os procedimentos complementares a serem realizados para confirmação.

Amenorreia primária

Na amenorreia primária, a história e o exame físico são fundamentais para direcionar o diagnóstico, devendo incluir na pesquisa as seguintes informações: curvas de peso e altura; antecedentes clínico-cirúrgicos e eventuais tratamentos prévios; presença de dor pélvica cíclica; galactorreia; hirsutismo ou virilização; cefaleia ou distúrbio de visão; história familiar de puberdade tardia; ambiente social e familiar, estadiamento dos caracteres sexuais secundários, bem como exame da genitália externa e interna. A presença de desenvolvimento mamário significa que houve ação estrogênica prévia. O exame genital é anormal em aproximadamente 15% das mulheres com amenorreia primária. A ausência de vagina ou canal vaginal em fundo-cego com desenvolvimento mamário pode ser indicativa de septo vaginal transverso, feminilização testicular ou agenesia mulleriana. Esta última pode estar associada com malformações urogenitais, como agenesia renal unilateral, rim pélvico, hidronefrose ou duplicação ureteral. A ultrassonografia pélvica pode ser útil nestes casos para avaliação do útero, que estará ausente nos dois últimos casos.

O conjunto destes dados permite caracterizar a paciente com amenorreia primária em três grupos (Quadro 35.2):

1. Associada com retardo puberal;
2. Isolada, com caracteres sexuais secundários;
3. Associada com quadro de hirsutismo ou virilização.

É importante também investigar na paciente com retardo de desenvolvimento puberal algumas situações, como síndrome de Turner (estigmas mais frequentes: baixa estatura, hipogonadismo, hipertelorismo mamário, pescoço alado, cúbito valgo), traumas craniencefálicos (TCEs), cirurgias abdominais, rádio ou quimioterapias prévias, bem como história de doenças sistêmicas, além de definir sobre presença ou ausência de hiposmia ou anosmia (síndrome de Kallmann). Pacientes com síndrome de Kallmann podem ter outras anormalidades fenotípicas, incluindo defeitos craniofaciais, surdez neurossensorial, anormalidades digitais, agenesia renal unilateral e defeitos neurológicos. As pacientes com hipogonadismo hipogonadotrófico isolado congênito sem hipo ou anosmia, geralmente, não apresentam outras malformações (condição não sindrômica). Pacientes com amenorreia primária isolada requerem avaliação cariotípica e da anatomia do trato genital por meio de exames de imagem.

Na maioria dos casos de amenorreia primária, será necessário atendimento especializado. Na suspeita de patologia tumoral, é necessária a realização de ressonância magnética (RM) ou tomografia computadorizada (TC), com enfoque na região hipotálamo-hipofisária, avaliação oftalmológica completa e avaliação do comprometimento de um ou mais eixos hormonais (testes hormonais de avaliação funcional dos eixos hipotálamo-hipófise-suprarrenal/gonadal/tireoide, hormônio do crescimento [GH, do inglês *growth hormone*] e prolactina).

Amenorreia secundária

Para toda mulher com características sexuais secundárias presentes e amenorreia secundária, deve ser

---

QUADRO 35.2

Etiologia da amenorreia primária

Com retardo puberal
1. Retardo pondero-estatural com pan-hipopituitarismo:
    - Patologia tumoral intra- ou suprasselar
    - Não tumoral (p. ex., sequela de trauma)
2. Hipogonadismo isolado
    - Hipogonadotrófico (p. ex., síndrome de Kallmann)
    - Hipergonadotrófico (p. ex., insuficiência ovariana por irradiação)
3. Associado à disgenesia gonadal
4. Retardo puberal simples

Amenorreia primária isolada
1. Anomalia dos órgãos genitais
    - Hímen imperfurado
    - Septo transverso de vagina
    - Ausência congênita de vagina
    - Ausência de útero (síndrome de Rokitanski)
    - Sinéquias uterinas
2. Anomalias do trato genital: síndrome de feminização testicular

Amenorreia primária com hirsutismo ou virilização
1. Síndrome dos ovários policísticos
2. Hiperplasia suprarrenal forma não clássica
3. Síndrome de Cushing
4. Tumores virilizantes de origem suprarrenal ou ovariana

excluída a possibilidade de gravidez. Da mesma maneira que para as pacientes sem desenvolvimento puberal, deve-se realizar anamnese e exame físico minucioso, que direcionarão o diagnóstico e a investigação complementar. A história deve incluir a idade da menarca e sexarca, o padrão menstrual prévio, os métodos anticoncepcionais e a data da última menstruação. Da mesma forma, eventos ocorridos no início da amenorreia, como ganho ou perda excessiva de peso, estresse, depressão e prática de esportes competitivos. Também é necessário conhecer a história obstétrica anterior, como o número de gestações, as vias de parto, as complicações e a evolução puerperal. Os relatos de abortos e curetagens, assim como cirurgias ginecológicas devem lembrar a possibilidade de distúrbios anatômicos no trato reprodutivo, como sinéquias e estenoses. Deve-se ainda pesquisar a presença de galactorreia espontânea ou à expressão, o uso de medicamentos (psicotrópicos, anti-hipertensivos, antidepressivos, anticoncepcional oral), sugestivo de hiperprolactinemia. Na história médica geral, deve-se buscar a presença de doença grave atual ou pregressa, assim como radioterapia ou quimioterapia prévias.

Manifestações clínicas relacionadas com endocrinopatias devem ser investigadas, incluindo distúrbios de tireoide e suprarrenal, como síndrome de Cushing (SC) e hiperplasia suprarrenal congênita, forma não clássica. Na presença de sinais de hiperandrogenismo (acne, alopecia, hirsutismo, acantose), lembrar-se do diagnóstico de síndrome dos ovários policísticos (PCOS).

Na presença de queixas clínicas de hipoestrogenismo (fogachos, secura vaginal, dispareunia e irritabilidade), deve-se considerar insuficiência ovariana primária ou secundária, ou mesmo causas centrais. Por outro lado, de acordo com a idade, pode-se tratar de menopausa ou falência ovariana prematura. Na ausência ou redução de pelos sexuais (pubianos e axilares), é preciso direcionar a investigação para hipogonadismo hipogonadotrófico. Se associado a parto prévio com perda sanguínea importante e dificuldade de amamentação, ou mesmo agalactia, deve-se pensar em síndrome de Sheehan (insuficiência parcial ou completa da hipófise). Estresse emocional, variações amplas no peso corporal, excesso de atividade física são causas de amenorreia hipotalâmica.

Investigação complementar

A investigação da amenorreia primária é feita pela medida do hormônio foliculoestimulante (FSH) sérico, avaliação do desenvolvimento mamário e presença de colo uterino e útero à ultrassonografia (US). Se o FSH está elevado, o diagnóstico mais provável será o de disgenesia gonadal na maioria dos casos. O cariótipo determinará a existência de um cromossomo Y. Nos casos de FSH normal e útero presente, mas sem desenvolvimento mamário, devem-se investigar causas centrais. Se há desenvolvimento mamário normal, o diagnóstico diferencial é o mesmo da amenorreia secundária (ver adiante). No entanto, se a US pélvica mostra presença de útero, porém ele e a vagina estão dilatados por sangue, o diagnóstico é obstrução da via reprodutiva (septo vaginal transverso ou hímen imperfurado). Se há desenvolvimento mamário e não se evidencia o útero pela US, devem-se avaliar os níveis séricos de testosterona. Se normais, o diagnóstico mais provável é agenesia mulleriana. Se a testosterona estiver elevada, em níveis masculinos, o diagnóstico mais provável é síndrome de feminização testicular, sendo confirmado pelo cariótipo 46XY. Estas mulheres apresentam insensibilidade aos androgênios e não apresentam pelos axilares ou pubianos. O desenvolvimento das mamas é normal e decorre da aromatização dos androgênios em estrogênios.

A orientação para investigação da amenorreia secundária é apresentada na Figura 35.1, que inclui, além do β-hCG para excluir gravidez, os itens descritos a seguir.

Avaliação hormonal

PROLACTINA E TIREOTROFINA (TSH): A prevalência de hiperprolactinemia na amenorreia secundária é de cerca de 15 a 20% e, dependendo da magnitude, pode estar associada com deficiência estrogênica. Por outro lado, aumento nos níveis da prolactina pode ser observado em casos de hipotireoidismo primário, em que a hipersecreção de terapia de reposição hormonal hipotalâmica estimula a secreção não só de TSH, mas também de prolactina. Após exclusão de hipotireoidismo primário, e com níveis de prolactina persistentemente elevados, a continuidade da investigação deve ser orientada de acordo com o descrito no Capítulo 36, Hiperprolactinemia.

HORMÔNIO FOLICULOESTIMULANTE (FSH), HORMÔNIO LUTEINIZANTE (LH) E ESTRADIOL: Poderão indicar um quadro de hipogonadismo hipergonadotrófico (FSH elevado e causa primária ovariana) ou hipogonadotrófico (FSH em níveis normais ou diminuídos, causas centrais). O LH, se solicitado, segue a mesma direção do FSH. Os níveis diminuídos de estrogênio sérico confirmam a impressão clínica pela presença dos sintomas de hipoestrogenismo. O LH aumentado, acompanhado de FSH normal e normoestrogenismo devem direcionar a investigação para PCOS. Ao contrário, FSH aumentado na vigência de LH normal pode indicar falência ovariana, ou diminuída reserva folicular.

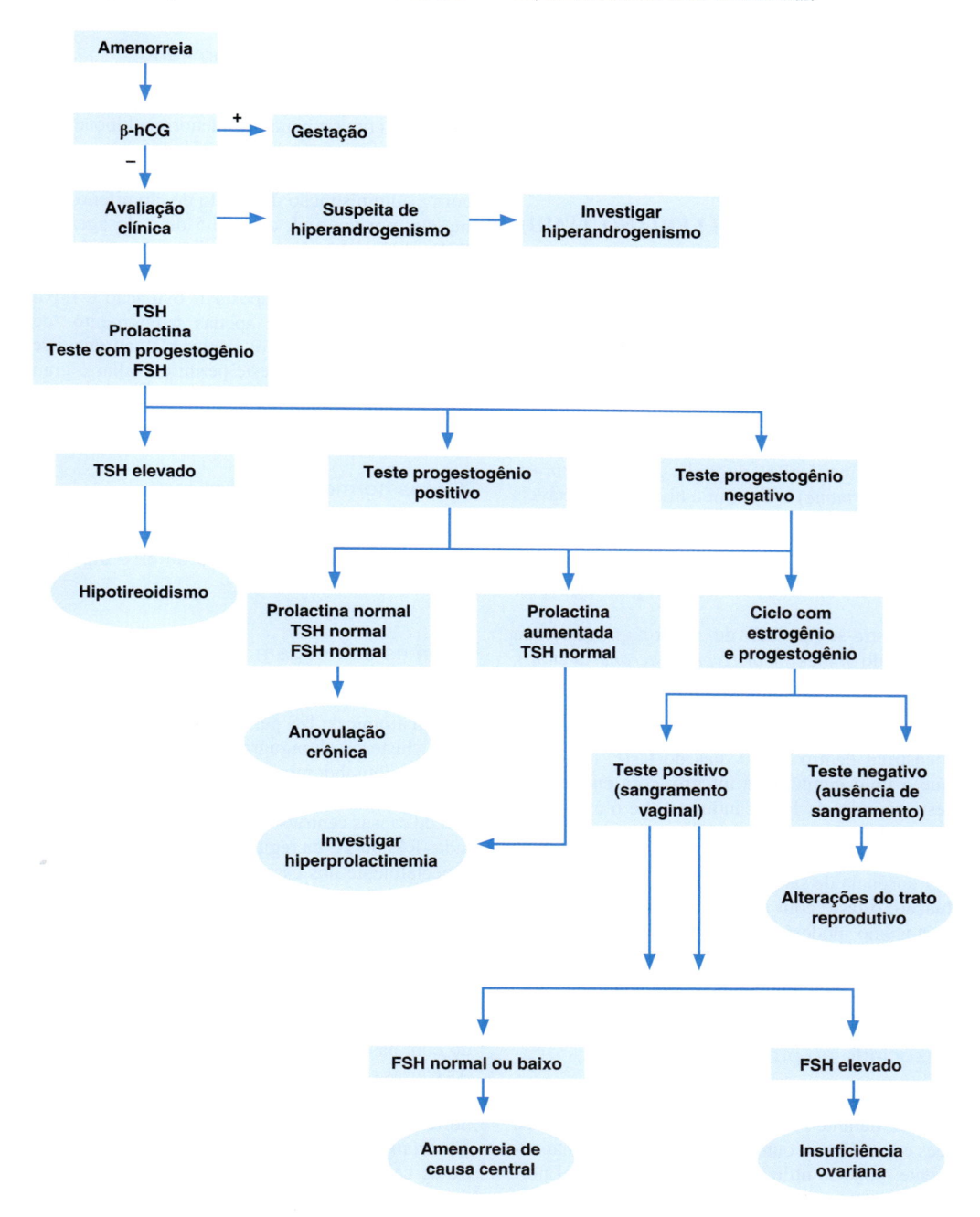

FIGURA 35.1 Algoritmo para investigação de amenorreia secundária.

TESTOSTERONA E GLOBULINA LIGADORA DE HORMÔNIO SEXUAL (SHBG, DO INGLÊS *SEX HORMONE-BINDING GLOBULIN*)**:** Na presença de sinais clínicos de hiperandrogenismo e/ou quando não houver evidências de deficiência estrogênica, a dosagem de testosterona total e o cálculo do índice de testosterona livre (testosterona total [nmol/L] x 100 dividida por SHBG [nmol/L]) podem sinalizar para a presença de PCOS ou outras causas de hiperandrogenismo (ver Capítulos 37, Hirsutismo, e 38, Síndrome dos ovários policísticos).

HORMÔNIO ANTIMULLERIANO (AMH): O AMH tem conquistado cada vez mais espaço na avaliação da reserva ovariana. O AMH é produzido apenas por pequenos folículos antrais e pré-antrais nos ovários. Os seus níveis séricos se correlacionam fortemente com os folículos em crescimento, é independente da função do eixo hipotálamo-hipófise-gônada, podendo ser dosado em qualquer fase do ciclo menstrual e em uso de contraceptivos ou análogos do hormônio liberador de gonadotrofina (GnRH, do inglês *gonadotropin-releasing hormone*) e diminui a níveis indetectáveis na menopausa.

Teste de supressão com progestogênios

Administra-se acetato de medroxiprogesterona (MPA, do inglês *medroxyprogesterone acetate*), 10mg/dia, ou outro progestogênio, em dose equivalente, por via oral, durante 10 dias. A resposta positiva é considerada quando ocorre sangramento menstrual dentro de 10 dias do teste, indicando que o trato genital está íntegro, com endométrio responsivo e, de forma indireta, que o eixo hipotálamo-hipófise-ovário é competente para a produção de estrogênio. Resposta negativa é definida por ausência de sangramento menstrual. Nesta situação, o teste com estrogênio associado ao progestogênio poderá auxiliar na confirmação do diagnóstico.

Teste com estrogênio associado ao progestogênio

Estrogênios conjugados 1,25 mg/dia, ou estradiol 2 mg/dia, durante 21 dias, associados nos últimos 10 dias com MPA ou outro progestogênio; alternativamente, pode-se utilizar anticoncepcional oral normodosado, por um ciclo. A resposta positiva corresponde a fluxo menstrual e indica que a paciente apresenta deficiência estrogênica. A resposta negativa ocorre na ausência de fluxo menstrual e sugere defeito no trato genital. Nesta situação, a causa mais frequente é a presença de sinéquias uterinas.

Teste com citrato de clomifeno

Seu uso restringe-se a alguns casos específicos de pacientes com suspeita de amenorreia hipotalâmica e na investigação de infertilidade, para escolha da terapêutica mais adequada. O teste é realizado com a administração de citrato de clomifeno, 100 mg/dia, por via oral, durante 5 dias, dosagem de FSH e LH no 1º e 5º dias de administração da medicação e progesterona em segunda fase ou ultrassonografia seriada. Resposta I: ovulação e fluxo menstrual; resposta II: apenas sangramento "de privação", sem ovulação; resposta III: ausência de fluxo menstrual. Este teste permite avaliar o grau de comprometimento da função hipotalâmica relacionada com o eixo gonadotrófico.

Testes hormonais dinâmicos

Serão solicitados apenas quando houver suspeita de comprometimento múltiplo do eixo hipotálamo-hipófise.

Exames de imagem

Serão solicitados na investigação de possíveis lesões anatômicas; US pélvica, se possível transvaginal, histerossalpingografia, RM ou tomografia pélvica e/ou abdominal e histeroscopia para avaliação de alterações no trato genital. Na investigação de causas centrais de amenorreia, serão solicitadas RM ou TC da região hipotálamo-hipofisária, especialmente nos casos de deficiência hormonal hipofisária múltipla, hiperprolactinemia persistente ou sintomas de efeito de massa tumoral (cefaleia, alteração visual ou defeitos no campo visual).

Como descrito até aqui, a abordagem diagnóstica da amenorreia inclui um roteiro individualizado com base nos dados clínicos de cada paciente. As causas endócrinas mais comuns são as seguintes: origem central, hiperprolactinemia ou amenorreia hipotalâmica; relacionadas com anovulação crônica com estrogênio presente, PCOS; e entre as causas de insuficiência ovariana primária, disgenesias gonadais, falência ovariana prematura e sequelas de dano ao tecido ovariano. Entre as causas não endócrinas, principalmente nas amenorreias primárias, estão as alterações genéticas e anormalidades anatômicas. Embora a conduta terapêutica seja semelhante em muitos casos, o conhecimento da etiologia da amenorreia orienta quanto à evolução e ao prognóstico de cada caso, bem como quanto ao seguimento da paciente em longo prazo.

Tratamento

Hipogadismo hipogonadotrófico (causa central)

Afastadas as causas tumorais, o uso de estrogênios (estradiol 2 mg/d, ou estrogênios conjugados 0,925 a 1,25 mg/d, via oral; ou estradiol 17 β não oral, adesivos de 50 a 100 μg, 1 a 2/semana, ou gel transdérmico, 0,5 a 1 mg/d, uso contínuo; doses recomendadas para mulheres jovens e adultas, diferente daquelas utilizadas no período climatérico) associado a progestogênios (MPA 10 mg/d, progesterona micronizada 200 mg/d, nos últimos 12 dias ou outros progestogênios em doses equivalentes) restabelecerá os ciclos menstruais artificialmente. Perda excessiva de peso, por anorexia ou bulimia, e exercícios físicos extenuantes devem ter tratamento individualizado por equipe multidisciplinar. Avaliar a necessidade de administrar suplementos com vitamina D (400 a 1.000 UI) e cálcio (1.300 mg de cálcio elementar), em casos específicos, para reduzir o risco de diminuição da massa óssea associada com baixos níveis de estrogênios. Para obtenção de benefícios sustentados em relação à massa óssea, o restabelecimento nutricional e a diminuição na carga de atividade física são estratégias recomendadas. Para as pacientes que desejam gestar, está indicada a indução da ovulação com gonadotrofinas, conforme protocolos disponíveis. O tratamento da hiperprolactinemia está detalhado no Capítulo 36, Hiperprolactinemia.

Hipogonadismo hipergonadotrófico (insuficiência ovarina)

A deficiência estrogênica decorrente das etiologias descritas no Quadro 35.1 deve ser corrigida pelo tratamento de reposição hormonal com o objetivo de desenvolver/manter o trofismo dos tecidos-alvo e as características sexuais secundárias, como também para a prevenção de osteoporose. Assim, os diversos esquemas de ciclos artificiais com estrogênio associado a progestogênios estão indicados (descritos no item anterior). Nas pacientes com amenorreia primária e ausência de desenvolvimento puberal, recomenda-se inciar com doses baixas de estradiol de forma isolada e só mais tarde associar um progestogênio ou progesterona. Na disgenesia gonadal, com presença de cromossomo Y, a gonadectomia está indicada devido ao risco de transformação maligna da gônada em disgerminoma ou gonadoblastoma. Nas pacientes com feminilização testicular, a gonadectomia pode ser postergada até que a puberdade tenha sido completada. A terapia hormonal substitutiva iniciará após a retirada das gônadas.

Pacientes com falência ovariana prematura (FOP) devem, adicionalmente, receber esclarecimentos específicos e apoio psicoterápico. Para essas pacientes, é importante comentar a possibilidade de retorno da função ovariana e chance de gestação em cerca de 5% dos casos. No entanto, a única terapia comprovada para obtenção de gestação em pacientes com FOP é a fertilização *in vitro* (FIV) com doação de ovócitos.

Anovulação crônica com estrogênio presente

Várias endocrinopatias podem ocasionar um quadro de amenorreia, por anovulação com normoestrogenismo (Quadro 35.1), e o tratamento será orientado para a doença-base: SC, tireopatias, tumores ovarianos ou suprarrenais. Nos casos de obesidade, considerar o uso de progestogênios nos últimos 10 dias de cada ciclo, para proteção endometrial até que a paciente reduza o peso. O tratamento da PCOS e outras condições hiperandrogênicas está descrito no Capítulo 37, Hirsutismo.

Alterações anatômicas do trato reprodutivo

Nos casos de obstrução da via reprodutiva (septo vaginal transverso ou hímen imperfurado), o tratamento será a correção cirúrgica com abertura da via de saída para evitar o desenvolvimento de hematocolpos, hematometra e endometriose. Em pacientes com agenesia mulleriana, o tratamento consiste em construção cirúrgica de uma vagina, que deve ser programada para o momento em que a paciente vai iniciar as relações sexuais. O tratamento da síndrome de Asherman consiste na lise cirúrgica das aderências intrauterinas por histeroscopia cirúrgica, seguida de estímulo do crescimento do endométrio com estrogênios em doses altas (p. ex., estradiol, 2 mg, 2 vezes ao dia, por 30 a 60 dias, com adição de AMP 10 mg/dia, nos últimos 5 dias). Balão intrauterino também pode ser usado para evitar a recorrência das aderências.

Referência

1. Spritzer PM, Mallmann ES. Abordagem diagnóstico terapêutica da amenorreia. In: Vilar L, editor. Endocrinologia clínica. 5. ed. Rio de Janeiro: Guanabara Koogan; 2013. p. 516-26.

Leituras sugeridas

Azurah AG, Zainuddin AA, Jayasinghe Y. Diagnostic pitfalls in the evaluation and management of amenorrhea in adolescents. J Reprod Med. 2013;58(7-8):324-36.

Gordon CM. Clinical practice. Functional hypothalamic amenorrhea. N Engl J Med. 2010;363(4):365-71.

Klein DA, Poth MA. Amenorrhea: an approach to diagnosis and management. Am Fam Physician. 2013; 87(11):781-8.

March CM. Management of Asherman's syndrome. Reprod Biomed Online. 2011;23(1):63-76.

Silveira LF, Latronico AC. Approach to the patient with hypogonadotropic hypogonadism. J Clin Endocrinol Metab. 2013;98(5):1781-8.

Vilodre LCF, Kohek MB, Spritzer PM. Falência ovariana prematura: aspectos atuais. Arq Bras Endocrinol Metab. 2007;51(6):920-9.

Hiperprolactinemia

Fabíola Satler
Fabiane Tiskievicz
Poli Mara Spritzer

Definição

A hiperprolactinemia é definida como o aumento dos níveis séricos de prolactina acima dos valores de referência para o método laboratorial utilizado, podendo refletir tanto causas patológicas quanto fisiológicas.

A prolactina é um hormônio produzido principalmente pela porção lateral da adeno-hipófise, os lactotrofos. É secretada de forma pulsátil e obedece a um ritmo circadiano, estando aumentada durante a noite na dependência do sono. O controle da secreção da prolactina é hipotalâmico e predominantemente inibitório por meio da ação da dopamina nos receptores D_2 dos lactotrofos. Dessa forma, qualquer fator que cause redução da inibição da dopamina, como medicamentos, interrupção da circulação da haste hipofisária ou lesão hipotalâmica, pode levar à hiperprolactinemia. A secreção de prolactina é estimulada pela sucção mamária, estrogênio, ocitocina, terapia de reposição hormonal (TRH), peptídeo intestinal vasoativo, adrenalina, noradrenalina e galantina. Outros possíveis fatores reguladores inibitórios são: histamina, endotelina-1, calcitonina, peptídeo natriurético atrial e fator de crescimento transformador 1 (TGF-1, do inglês *transforming growth factor 1*).

Epidemiologia

A hiperprolactinemia é a alteração endócrina mais comum do eixo hipotálamo-hipofisário, predominando no sexo feminino, com pico de prevalência entre os 25 e 34 anos de idade. A prevalência na população masculina é estimada em 20 para 100.000 homens e, na feminina, chega a 90 para 100.000 mulheres. A prevalência em mulheres avaliadas por infertilidade pode ser de 9 a 17%; nas investigadas devido à amenorreia secundária, 20 a 30%, elevando para 75% se a amenorreia for acompanhada de galactorreia.

Quadro clínico

As principais manifestações clínicas da hiperprolactinemia ocorrem como consequência do excesso de prolactina atuando sobre as mamas, causando a galactorreia e também sobre o eixo gonadotrófico pela inibição da liberação do GnRH, hormônio liberador de gonadotrofinas (GnRH, do inglês *gonadotropin-releasing hormone*), ocasionando o hipogonadismo e a infertilidade.

O primeiro sinal de hiperprolactinemia nas mulheres na menacme são distúrbios no ciclo menstrual: oligo ou amenorreia. Nas mulheres em uso de anticoncepcional hormonal, esses distúrbios podem ficar mascarados, tornando-se evidentes quando o contraceptivo é suspenso, a chamada amenorreia pós-contracepção. A galactorreia pode estar presente em 30 a 80% dos casos, porém muitas mulheres podem apresentar galactorreia com níveis normais de prolactina (galactorreia idiopática). Distúrbios sexuais como redução da libido e dispareunia devido à deficiência de estrogênio estão frequentemente associados.

Nas mulheres na pós-menopausa, o único sinal pode ser o desaparecimento dos fogachos, como resultado da diminuição das gonadotrofinas.

Galactorreia é rara devido aos baixos níveis de estrogênio circulante.

Nas crianças e adolescentes, pode haver retardo ou interrupção da puberdade.

Nos homens, as principais manifestações clínicas são relacionadas ao hipogonadismo, como redução da libido, disfunção erétil, rarefação da pilificação corporal, redução da massa muscular, infertilidade. A galactorreia é mais rara.

A redução da densidade mineral óssea (DMO) pode ocorrer em ambos os sexos em decorrência do hipogonadismo prolongado.

A hiperprolactinemia, quando associada a tumores da região da sela túrcica, pode cursar com cefaleia, predominantemente periorbitária e bitemporal, e distúrbios visuais devido à compressão do quiasma óptico. Também pode ocorrer deficiência dos outros hormônios hipofisários devido à compressão glandular.

Etiologia

As principais causas de hiperprolactinemia estão listadas no Quadro 36.1 e podem ser categorizadas em fisiológicas, medicamentosas e patológicas. Além disso, a hiperprolactinemia pode surgir quando há o predomínio de macroprolactina no soro (macroprolactinemia).

Causas fisiológicas

Gestação e amamentação são as causas fisiológicas mais comuns de aumento nas concentrações circulantes da prolactina e estão relacionadas com o aumento do estrogênio durante a gestação. A elevação da prolactina ocorre ao longo da gestação,

---

QUADRO 36.1
Causas de hiperprolactinemia

Fisiológicas
Gravidez e período neonatal, amamentação/estimulação mamária, estresse, exercício, sono, relação sexual
Medicamentosas
Anestésicos; anorexígenos; anticonvulsivantes; antidepressivos; anti-hipertensivos; anti-histamínicos; antipsicóticos; estrogênio; gastrintestinais; inibidores da protease, narcóticos
Patológicas
Doenças hipotalâmicas
    Tumores: craniofaringioma, meningioma, disgerminoma, hamartoma, glioma, metástases
    Doenças infiltrativas: sarcoidose, tuberculose, histiocitose X, granuloma eosinofílico
    Radioterapia craniana, pseudotumor cerebral, cisto de Rathke
Doenças hipofisárias
    Prolactinomas, acromegalia, síndrome da sela vazia, hipofisite linfocítica, doença de Cushing, adenomas clinicamente não funcionantes, metástases, germinoma intrasselar
    Doenças infiltrativas: sarcoidose, tuberculose, granuloma de células gigantes, etc.
Lesões da haste hipofisária
    Tumor compressivo, trauma craniano, pós-operatório, irradiação, hastite
Neurogênica
    Lesões irritativas da parede torácica: Herpes-zóster, toracotomia, mastectomia, queimadura
    Lesões do cordão medular: ependidoma cervical, siringomielia, tumores extrínsecos, tabes dorsalis
Doenças sistêmicas
    Insuficiência renal, cirrose, epilepsia, pseudociese
    Endocrinológicas: Hipotireoidismo primário, insuficiência suprarrenal, PCOS
    Autoimunes: LES, artrite reumatoide, doença celíaca, esclerose sistêmica
Idiopática
Macroprolactinemia

PCOS, síndrome dos ovários policísticos; LES, lúpus eritematoso sistêmico.

chegando aos seus níveis máximos no nascimento. A magnitude do aumento, no entanto, é variável (35 a 600 ng/mL).

Além disso, estresse (físico ou psicológico), exercício físico, sono e relação sexual também podem aumentar os níveis de prolactina, pela liberação de um ou mais fatores estimulantes da produção deste hormônio.

Causas medicamentosas

A causa mais comum de hiperprolactinemia não fisiológica é o uso de medicamentos que atuam por meio de diferentes mecanismos no sistema dopaminérgico.

No Quadro 36.2, estão listados os principais medicamentos que causam hiperprolactinemia e a magnitude do efeito nos níveis de prolactina.

Causas patológicas

Tumores e outros distúrbios hipotalâmicos e hipofisários

A principal causa de hiperprolactinemia patológica são os prolactinomas que representam o adenoma hipofisário funcionante mais comum (40 a 60% dos casos). Podem ser classificados de acordo com o volume tumoral em microprolactinomas (tumores menores do que 10 mm) e macroprolactinomas (tumores com 10 mm ou mais). Nas mulheres, a grande maioria dos adenomas é microprolactinoma, e nos homens, macroprolactinoma.

Outros tumores e lesões da região hipotálamo-hipofisária podem também cursar com hiperprolactinemia, seja por produção aumentada da prolactina (adenomas hipofisários mistos produtores de prolactina e hormônio do crescimento [GH] ou

---

QUADRO 36.2

Magnitude da hiperprolactinemia causada pelos medicamentos

Antipsicóticos	Antidepressivos
Clorpromazina, tioridazina, levomepromazina +++	Nortriptilina 0
	Sertralina 0
Haloperidol +++	Trazodona 0
Sulpirida, tiaprida +++	IMAOs
Risperidona +++	Pargilina +++
Quetiapina +	Clorgilina +++
Olanzapina +	Tranilcipromina ±
Pimozida +	**Anti-hipertensivos**
Clozapina 0	Reserpina ++
Aripiprazol 0	Metildopa +
Antidepressivos	Verapamil +
Clomipramina +++	Labetalol +
Amitriptilina +	**Gastrintestinais**
Citalopram ±	Domperidona, Metoclopramida +++
Fluvoxamina ±	Cimetidina, ranitidina +
Paroxetina ±	**Anorexígenos**
Fluoxetina CR	Fenfluramina, anfetaminas +
Imipramina CR	**Opiáceos e cocaína +**
Bupropiona 0	**Inibidores da protease +**
	Estrogênio +

CR, relatos de casos isolados; 0, sem efeito; ±, aumento mínimo, mas não em níveis anormais; +, aumento em níveis anormais em uma pequena porcentagem de pacientes; ++, aumento em níveis anormais em 25 a 50% dos pacientes; +++, aumento em níveis anormais em mais de 50% dos pacientes, podendo atingir valores > 200 ug/L; IMAOs, inibidores da monoaminoxidase.

de prolactina e hormônio adrenocorticotrófico [ACTH, do inglês *adrenocorticotropic hormone*]) ou por comprometimento da haste hipotálamo-hipofisária (adenomas hipofisários clinicamente não funcionantes, craniofaringiomas, doenças infiltrativas, traumas, etc.). Neste caso, os valores de prolactina não costumam ser muito elevados.

Doenças sistêmicas e distúrbios endocrinológicos

Hiperprolactinemia é um achado comum em pacientes com cirrose hepática (presente em até 20% dos casos) ou insuficiência renal crônica (IRC). Também é encontrada em cerca de 40% dos pacientes com hipotireoidismo primário, inclusive nos casos de hipotireoidismo subclínico, e em 3 a 30% das pacientes com PCOS, sendo a hiperprolactinemia leve a moderada. Também tem sido associada à apresentação de várias doenças autoimunes, como LES, artrite reumatoide, esclerose sistêmica, doença celíaca, tireoidite de Hashimoto, doença de Addison e diabetes melito tipo 1 (DM1).

Neurogênica

Lesões irritativas da parede torácica ou patologias do cordão medular podem causar elevação reflexa da prolactina devido à ativação das vias aferentes que seguem através do cordão medular.

Macroprolactinemia

A prolactina humana pode circular sob várias formas moleculares, sendo a mais comum a monomérica com aproximadamente 23 KDa, que representa 80 a 90% do total do hormônio no soro de indivíduos normais ou com prolactinoma. A macropolactinemia é a situação em que a elevação da prolactina resulta da presença no soro de um excesso de prolactina de alto peso molecular com 150 a 170 KDa (macroprolactina). Pode ser encontrada em cerca de 15 a 46% das amostras de soro de indivíduos hiperprolactinêmicos testados para este fenômeno.

Idiopática

Esse diagnóstico é estabelecido apenas quando as prováveis causas de hiperprolactinemia foram excluídas, inclusive após realização de métodos de imagem, como tomografia computadorizada (TC) ou, idealmente, ressonância magnética (RM) e após exclusão da macroprolactinemia. Possivelmente, são casos de pequenos prolactinomas não detectados pelas técnicas de imagem utilizadas. Na maioria dos casos de hiperprolactinemia idiopática, os valores de prolactina não ultrapassam 100 ng/mL.

Diagnóstico

História clínica e exame físico

Primeiramente, é fundamental descartar gestação, idealmente, por meio de teste de gravidez. Em seguida, investigar o uso de substância que possa elevar os níveis de prolactina, inclusive drogas ilícitas, suspendendo-a, quando possível, por 3 dias, com redosagem do hormônio. Avaliar possibilidade de hipotireoidismo, PCOS, insuficiência renal e cirrose, além de estímulo mamário frequente. Questionar presença de distúrbios menstruais e sexuais. Verificar sinais de alerta para tumores intracranianos, como cefaleia, alterações visuais e distúrbios neurológicos.

Ao exame físico, verificar a presença de galactorreia, bócio, hirsutismo/hiperandrogenismo nas mulheres, redução do campo visual por confrontação e existência de lesões irritativas ou traumáticas na parede torácica (queimaduras, herpes-zóster).

Achados laboratoriais

Recomenda-se que a hiperprolactinemia leve a moderada (até 5 vezes o limite superior do valor de referência) deva ser confirmada em uma segunda dosagem. Idealmente, a medida deve ser feita pela manhã, após repouso de 20 minutos. Não existem evidências de que a medida da prolactina em um *pool* seja mais precisa, bem como a necessidade de jejum. O resultado deve ser analisado conforme os valores de referência para idade, sexo e método utilizado na dosagem. Os testes de estímulo e de supressão, como resposta da prolactina à hipoglicemia, ao hormônio liberador de tireotrofina (TRH), à metoclopramida e à L-Dopa não necessitam ser realizados por não fornecerem resultados informativos.

A magnitude da elevação nos níveis séricos de prolactina pode ser útil na determinação da possível etiologia. Nas pacientes com doenças sistêmicas, como hipotireoidismo, PCOS, cirrose ou em uso de medicamentos que elevam a prolactinemia, os níveis geralmente são < 100 ng/mL. Contudo, em pacientes com insuficiência renal em uso de medicamentos que elevam a prolactina, os valores podem ser tão elevados quanto 2.000 ng/mL. Os microprolactinomas geralmente cursam com valores entre 100 e 200 ng/mL, mas não raramente podem ser < 100 ng/mL. Nas pacientes com pseudoprolactinomas, tumores selares não produtores de prolactina, mas que a elevam por compressão da haste hipofisária, os níveis do hormônio geralmente são < 150 ng/mL. Prolactinemia superior a 250 ng/mL é muito sugestiva de macroprolactinoma; nesses casos, recomenda-se investigar deficiência dos outros hormônios hipofisários.

Alguns artefatos relacionados com a dosagem de prolactina podem dificultar a avaliação das pacientes com suspeita de hiperprolactinemia e estão descritos na sequência.

EFEITO GANCHO: Recomenda-se a pesquisa do efeito gancho quando há discrepância entre adenomas volumosos e níveis baixos ou moderados de prolactinemia. O efeito gancho se caracteriza pela presença de níveis falsamente baixos de prolactina quando se empregam imunoensaios contendo dois sítios, sejam eles imunorradiométricos (IRMA), por quimioluminescência ou enzima-imunoensaios. Nestes ensaios, são utilizados dois anticorpos que formam "complexos sanduíches" com a prolactina. Na presença de níveis muito elevados de prolactina, após a ligação da prolactina ao anticorpo de captura, o excesso de prolactina impede a ligação do segundo anticorpo, o sinalizador, não havendo a formação dos referidos "complexos sanduíches". O fenômeno pode ser elucidado por meio de uma nova dosagem da prolactina após diluição do soro a 1:100, quando será observado um aumento drástico do valor do hormônio. Uma vez excluída a possibilidade de valores falsamente baixos da prolactinemia, a detecção de níveis de prolactina < 100 ng/mL em um paciente com um macroadenoma hipofisário é, portanto, altamente indicativa do diagnóstico de um pseudoprolactinoma (macroadenoma não secretor de hormônios, estando a prolactina elevada por compressão da haste).

MACROPROLACTINA: Nos pacientes assintomáticos com níveis anormais de prolactina, mas geralmente inferiores a 100 ng/mL, deve-se descartar a presença de macroprolactinemia. Uma indicação é a persistência da hiperprolactinemia, independente da melhora clínica após tratamento. Há autores que recomendam a pesquisa de macroprolactinemia em todos os casos em que os níveis hormonais estão duas vezes maiores do que o valor de referência, para um correto julgamento da etiologia e do tratamento. O achado de macroprolactinemia, no entanto, não exclui a necessidade de investigação, como nos casos de predomínio da forma monomérica, tendo em vista que alguns casos podem cursar com a presença de prolactinoma.

O método de referência para quantificação de macroprolactina é a cromatografia líquida em coluna de gel filtração, uma técnica demorada e de alto custo, devendo ser reservada para casos selecionados. O método de rastreamento mais empregado, por sua simplicidade, boa reprodutibilidade e correlação com o método de referência, é a precipitação com polietilenoglicol (PEG), a qual permite definição da condição em 85% dos casos. É calculada a recuperação da prolactina no sobrenadante, com base no valor inicial da amostra. Recuperações maiores do que 65% indicam predomínio da forma monomérica, e menores do que 30%, predomínio de macroprolactina. Valores intermediários são considerados indefinidos e devem ser submetidos à cromatografia para uma definição mais acurada.

Exames de imagem

A TC e, principalmente, a RM da sela túrcica permitem a visualização dos prolactinomas e outros tumores dessa região implicados na etiologia da hiperprolactinemia. Contudo, é preciso atentar para a possibilidade da lesão evidenciada se tratar de um incidentaloma hipofisário. Sabe-se que aproximadamente 10% da população adulta normal submetida à RM apresenta imagem compatível com um microadenoma hipofisário. Dessa forma, a lesão vista à RM pode ser um achado casual em pacientes cuja hiperprolactinemia resulte do uso de medicamentos ou de doenças sistêmicas, bem como naqueles com macroprolactinemia. Portanto, exames de imagem devem ser realizados somente após a exclusão de causas secundárias de hiperprolactinemia. Uma exceção para esta recomendação se aplica aos pacientes com óbvias manifestações neurológicas e oftalmológicas indicativas da presença de um tumor na região selar. Sugere-se que os pacientes com macroprolactinemia sejam submetidos à RM apenas se apresentem manifestações clínicas decorrentes da hiperprolactinemia.

Tratamento

A Figura 36.1 mostra o fluxograma para investigação e tratamento.

Na hiperprolactinemia secundária, deve-se tratar a causa básica do distúrbio. Nos casos de hiperprolactinemia sintomática induzida por medicações, deve-se tentar suspender ou substituir a medicação. Se não for possível a suspensão ou substituição da medicação em uso, deve ser solicitado exame de imagem para excluir a presença de tumor hipofisário. Reposição hormonal com estrogênio e testosterona pode ser uma alternativa nestes pacientes, a fim de prevenir os agravos causados pelo hipogonadismo. O uso de agonistas dopaminérgicos deve ser feito com cuidado pela possibilidade de exacerbação dos sintomas em pacientes usando antipsicóticos. Nos casos de hiperprolactinemia medicamentosa assintomática, não há indicação de tratamento.

Nos pacientes com microprolactinomas assintomáticos, o manejo pode ser expectante. Estudos que avaliaram a evolução natural dos microprolactinomas mostram que o crescimento tumoral é incomum (5% dos casos) e, em muitos pacientes, os níveis de prolactina se normalizam espontaneamente. Mulheres com hiperprolactinemia e ciclos menstruais regulares não possuem risco aumentado de osteoporose. Se o único sintoma for irregularidade menstrual, anticoncepcional hormonal pode ser uma alternativa.

Nos casos de hiperprolactinemia associada com hipogonadismo, infertilidade, galactorreia que cause distúrbio e macroprolactinomas com ou sem sintomas compressivos, o tratamento clínico está indicado, reservando os tratamentos cirúrgico e radioterápico para casos selecionados.

Os agonistas dopaminérgicos (AD) são o tratamento de primeira linha, sendo os mais utilizados a bromocriptina e a cabergolina. A Tabela 36.1 demonstra a posologia e os principais efeitos adversos desses medicamentos. Os ADs agem nos receptores D_2 hipofisários, inibindo a síntese de prolactina. A diferença entre os dois agonistas está na cabergolina ter meia-vida mais longa e poder ser administrada semanalmente, ter menos efeitos

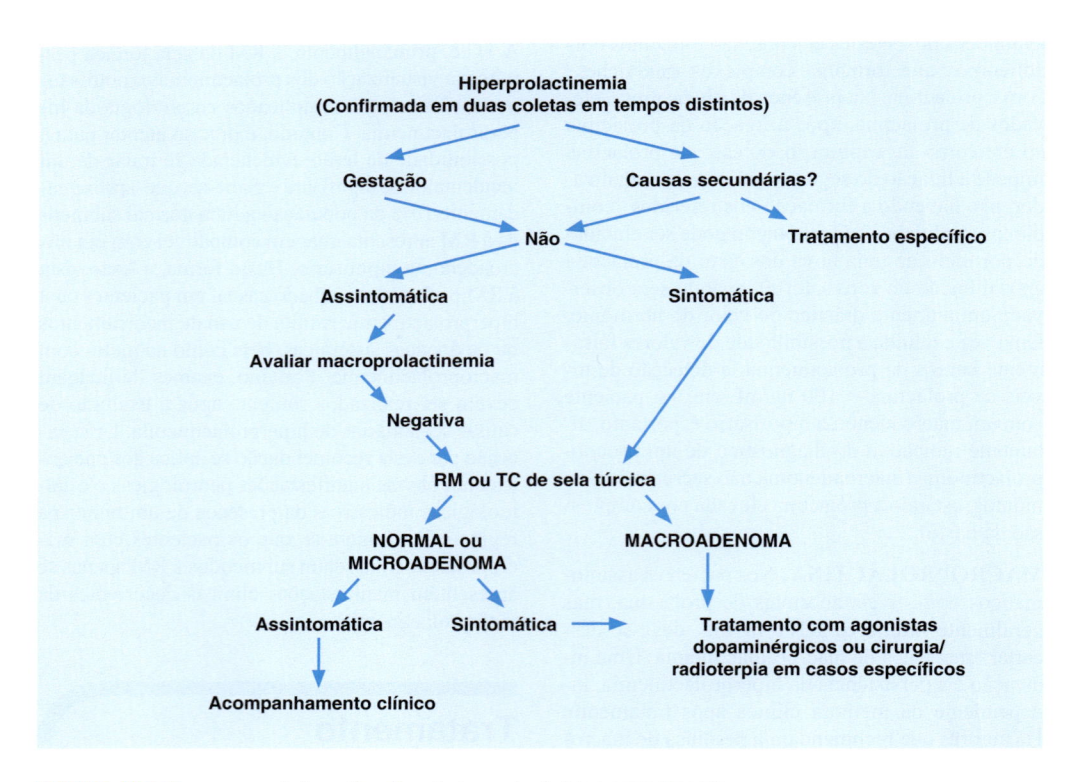

FIGURA 36.1 Fluxograma de investigação e tratamento da hiperprolactinemia.
RM, ressonância magnética; TC, tomografia computadorizada.

TABELA 36.1 Posologia e efeitos adversos dos agonistas dopaminérgicos

Medicamento	Apresentação	Posologia	Efeitos adversos
Bromocriptina (Parlodel ®)	Comp. 2,5 e 5 mg VO ou via vaginal	Dose inicial: 2,5 mg ao deitar Dose usual: 2,5 mg 2x/dia Dose máxima: 15 mg/dia	Tonturas, hipotensão postural, náuseas e vômitos. Menos frequentes: congestão nasal, vasoespasmo digital, depressão e reação psicótica
Cabergolina (Dostinex ®)	Comp 0,5mg VO	Dose inicial: 0,25 mg 2x/semana Dose usual: 0,5–1,0 mg 1–2x/semana Dose máxima: 2 mg/semana	Náuseas (29%), cefaleia (26%), tonturas (17%) e fadiga (6%), doença valvar cardíaca rara com baixas doses

VO, via oral.

colaterais e ser mais eficiente na redução dos níveis de prolactina e no volume tumoral sendo, portanto, a primeira escolha.

Há casos de resistência aos ADs. Aproximadamente 20% dos microprolactinomas e 30% dos macroprolactinomas tratados com bromocripina não normalizam os níveis hormonais, ao passo que com a cabergolina, a falha é de 10 e 20%, respectivamente. O manejo desses casos é feito com aumento das doses dos ADs até a máxima tolerada, troca do agonista ou cirurgia transesfenoidal, se houver necessidade. Existe a rara possibilidade de apoplexia hipofisária com o início do tratamento, sendo o quadro sugerido pela presença de cefaleia intensa de início abrupto.

Sugere-se que no seguimento dos prolactinomas, o exame de imagem (RM ou TC) seja anual, ou sempre que ocorrer aumento da prolactina, independentemente do correto tratamento. Há indicação de avaliação de campo visual e outros exames da adeno-hipófise apenas nos casos de macroprolactinoma. A dose do AD pode ser reduzida gradualmente até a suspensão em pacientes cujos valores de prolactina se mantiveram normais por dois anos e, em especial, quando ocorre significativa redução (50%) ou desaparecimento do adenoma no exame de imagem. O risco de recorrência é maior no primeiro ano após a suspensão e tem associação positiva com volume do adenoma e nível de prolatina no diagnóstico. Recomenda-se dosagem de prolatina a cada 3 meses no primeiro ano após a retirada do AD e, então, anualmente. Exame de imagem deve ser feito se houver novo aumento da prolactina. Os ADs podem ser descontinuados em mulheres com microprolactinoma na menopausa. Entretanto, a manutenção do tratamento deve ser feita em caso de macroprolactinomas. Também deve ser considerada em caso de baixa massa óssea e/ou fratura de vértebras, uma vez que a hiperprolactinemia pode interferir na mineralização óssea pelo aumento da reabsorção e da redução da proliferação de osteoblastos, independentemente do hipogonadismo secundário.

A cirurgia, preferencialmente transesfenoidal, é reservada para os casos de intolerância ou resistência aos ADs e persistência de tumor compressivo, apesar das doses máximas de AD, bem como sinais graves de compressão ou apoplexia do macroadenoma. Pode ser uma alternativa nos pacientes dependentes de antipsicótico, uma vez que o uso de AD pode precipitar crise psicótica. A radioterapia é indicada para os casos de macroprolactinomas não responsivos aos ADs e cirurgia ou nos casos em que estes estão contraindicados.

Prolactinomas e gestação

O tratamento com AD restaura a ovulação em 90% das mulheres com infertilidade secundária à hiperprolactinemia. Se a gestação for desejada, a bromocriptina deve ser a medicação de escolha. A incidência de aborto, gestação ectópica ou malformações congênitas em mulheres que usaram bromocriptina no período da concepção não é diferente da população em geral, com resultados similares com o uso de cabergolina. No entanto, a experiência com esta ainda é pequena. Recomenda-se que seja utilizada anticoncepção mecânica por três ciclos regulares, podendo a bromocriptina ser suspensa no momento do diagnóstico na gestação.

A hiperprolactinemia também parece estar associada a uma maior taxa de dificuldade de implantação/aborto espontâneo devido a defeitos na fase luteal e inibição da secreção de progesterona. O tratamento com bromocriptina na pré-concepção até a nona semana de gestação parece estar associado a um aumento na taxa de nascimentos, porém mais estudos confirmatórios são necessários.

Para mulheres com microadenoma, o risco de aumento do volume tumoral é de 1 a 2,6%. A paciente deve realizar revisões clínicas trimestrais e, se houver sinais de expansão, realizar campimetria e RM sem gadolíneo. Medidas de prolactina não são feitas durante a gestação, mas devem ser realizadas 3 meses após o parto ou suspensão da amamentação.

Nos casos de macroprolactinoma, aumento significativo ocorre em 15 a 30% dos casos. A gestação deve ser planejada, e a medicação deve ser descontinuada no momento do diagnóstico, sendo reiniciada caso haja sinais de crescimento tumoral com comprometimento neurológico. O acompanhamento é realizado trimestralmente com campimetria e, quando houver sinais de expansão tumoral, realizar RM sem gadolíneo.

A cirurgia deve ser considerada no segundo trimestre em pacientes que não respondem à reintrodução da medicação. Se os sintomas compressivos iniciarem no terceiro trimestre, a cirurgia deve ser postergada para depois do parto, se possível. Pacientes com adenomas volumosos com comprometimento do quiasma óptico devem ter a gestação postergada para após redução do adenoma com AD ou cirurgia. A continuação da bromocriptina durante toda a gestação é uma alternativa.

A amamentação não acrescenta riscos de aumento, tanto do micro quanto do macroadenoma; portanto, não é contraindicada, e o tratamento com AD não é necessário. Cerca de 30% das mulheres entram em remissão da hiperprolactinemia após a gestação.

Leituras sugeridas

dos Santos Nunes V, El Dib R, Boguszewski CL, Nogueira CR. Cabergoline versus bromocriptine in the treatment of hyperprolactinemia: a systematic review of randomized controlled trials and meta-analysis. Pituitary. 2011;14(3):259-65.

Glezer A, Bronstein MD. Approach to the patient with persistent hyperprolactinemia and negative sellar imaging. J Clin Endocrinol Metab. 2012;97(7):2211-6.

Glezer A, Bronstein MD. Prolactinomas, cabergoline, and pregnancy. Endocrine. 2014;47(1):64-9.

Huang W, Molitch ME. Evaluation and management of galactorrhea. Am Fam Physician. 2012;85(11):1073-80.

Melmed S, Casanueva FF, Hoffman AR, Kleinberg DL, Montori VM, Schlechte JA, et al. Diagnosis and treatment of hyperprolactinemia: an Endocrine Society clinical practice guideline. J Clin Endocrinol Metab. 2011;96(2):273-88.

Molitch ME. Drugs and prolactin. Pituitary. 2008;11(2):209-18.

Vilar L, Fleseriu M, Bronstein MD. Challenges and pitfalls in the diagnosis of hyperprolactinemia. Arq Bras Endocrinol Metabol. 2014;58(1):9-22.

Hirsutismo

Fabíola Satler
Cristiane Kopacek
Kristhiane Di Domenico
Poli Mara Spritzer

Definição

Hirsutismo é definido como a presença de pelos terminais na mulher em regiões corporais de distribuição masculina, podendo ser um sinal clínico isolado ou ser parte de um quadro clínico mais exuberante, com outros sinais de hiperandrogenismo ou virilização e distúrbios menstruais. Sua prevalência é de aproximadamente 10% na população feminina, menor entre as asiáticas.

Hiperandrogenismo refere-se ao excesso de produção de androgênios, evidenciado por manifestações clínicas (acne, hirsutismo, seborreia, alopecia androgênica, clitoromegalia) e/ou níveis circulantes aumentados de androgênios (hiperandrogenismo laboratorial).

A hipertricose difere de hirsutismo tanto na sua definição quanto na etiologia e manejo clínico. Caracteriza-se pelo excesso de pelos de textura fina, chamados velus, com distribuição difusa pelo corpo, não relacionado com aumento de androgênios. Geralmente é hereditária, ou associada a efeitos secundários de medicamentos ou decorrente de doenças metabólicas, como o hipotireoidismo, ou doenças nutricionais, como anorexia, desnutrição e síndromes de má absorção.

Quadro clínico

O quadro clínico é variável, podendo associar-se ou não a outras alterações hiperandrogênicas, reprodutivas ou metabólicas, de acordo com a etiologia, como descrito mais adiante. O método mais utilizado para avaliação do hirsutismo é a escala de Ferriman-Gallwey modificada (FG) (Figura 37.1), pela qual é dada pontuação de 0 (sem pelos) a 4 (francamente recoberta por pelos terminais) às 9 regiões do corpo mais sensíveis aos androgênios: lábio superior, mento, tórax anterior, região dorsal e lombar, abdome superior e inferior, braço e coxa. Considera-se hirsutismo um escore FG ≥ 8; porém, devido a diferenças étnicas, o ponto de corte para o diagnóstico pode ser menor para a população asiática. Deve-se levar em conta também o fato do método ter um componente subjetivo e não pontuar algumas regiões como a perineal, a glútea e a lateral da face. O hirsutismo pode ser classificado como leve quando o escore for < 15, moderado, de 15-26, e grave, quando > 26.

Etiologia

Síndrome dos ovários policísticos

A síndrome dos ovários policísticos (PCOS) é a causa mais frequente de hirsutismo (70%-80% dos casos) e será abordada no Capítulo 38, Síndrome dos ovários policísticos. Utilizando-se os critérios diagnósticos de Rotterdam, cerca de 60% das mulheres com PCOS são hirsutas. O hirsutismo, nesta síndrome, ocorre por aumento nos níveis circulantes de androgênios, decorrente de maior produção ovariana. Além disso, em consequência à hiperandrogenemia, pode ocorrer aumento na atividade da enzima 5α-redutase cutânea, levando a um quadro mais grave de hirsutismo.

Hirsutismo idiopático

Mulheres com ciclos menstruais regulares, níveis de androgênios normais e hirsutismo que geralmente se inicia na puberdade são classificadas como portadoras de hirsutismo idiopático. Estas mulheres têm fertilidade preservada e ovários de morfologia normal à ultrassonografia. Corresponde a cerca de 4 a 7% dos casos e ocorre por uma sensibilidade aumentada da pele aos hormônios circulantes. Nessas pacientes, observa-se uma maior presença e/ou atividade da 5 α-redutase junto ao folículo piloso, em comparação com as mulheres saudáveis, o que ocasiona uma maior conversão da testosterona em di-hidrotestosterona (DHT), o mais potente dos hormônios androgênicos, transformando os pelos velus em terminais. Essas mulheres podem ter defeitos leves na esteroidogênese, não detectados pelos métodos diagnósticos disponíveis atualmente. Em 6 a 15% dos casos, o hirsutismo apresenta leve elevação dos androgênios, porém ciclos ovulatórios e morfologia ovariana normal, sendo estas mulheres classificadas como tendo hiperandrogenismo idiopático.

Hiperplasia suprarrenal congênita não clássica

A forma mais comum de hiperplasia suprarrenal congênita (HSC) é a deficiência da 21-hidroxilase (CYP21), sendo a principal causa de hirsutismo por aumento de androgênios suprarrenais (2 a 10% das pacientes). A prevalência de HSC não clássica (HSC-NC) entre mulheres consultando por hirsutismo é de 7,4%. Em geral, o início das manifestações clínicas é peripuberal, com acne, alopecia androgênica, hirsutismo com ciclos menstruais normais ou oligo/amenorreia e anovulação crônica. Alguns casos podem iniciar em fase mais precoce, como pubarca precoce.

Tumores virilizantes

Os tumores secretores de androgênios são raros (0,2% das mulheres hirsutas) e mais de 50% são malignos. Geralmente, apresentam-se como virilização grave de início súbito e progressivo. Os tumores ovarianos secretores de androgênio em geral surgem em mulheres acima de 50 anos. A maioria das neoplasias suprarrenais consiste em carcinomas que secretam sulfato de desidroepiandrosterona (SDHEA), raramente testosterona. Alguns tumores da suprarrenal secretam androgênios e cortisol, de modo que a mesma paciente pode apresentar sinais da síndrome de Cushing (SC) e de excesso de androgênios.

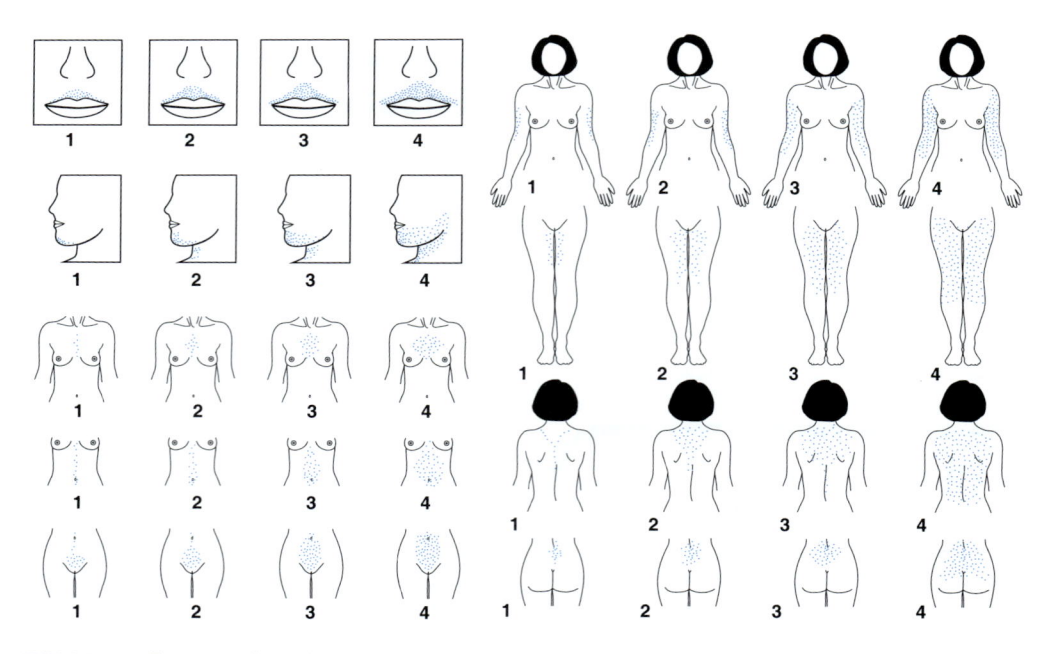

FIGURA 37.1 Escore semiquantitativo modificado de Ferriman-Gallwey.

Hirsutismo iatrogênico

É uma causa incomum de hirsutismo, e a sua exata prevalência é desconhecida. O Quadro 37.1 resume os principais medicamentos que podem causar hirsutismo ou hipertricose como efeito colateral.

Outras causas

Outras situações, como SC, doenças da tireoide e hiperprolactinemia, podem alterar a secreção, o transporte e/ou o metabolismo dos androgênios, acarretando um quadro de hirsutismo. Raramente se apresentam com hirsutismo isolado, apresentando, em geral, outras manifestações clínicas mais evidentes do que o hirsutismo e que sugerem o diagnóstico etiológico.

Diagnóstico

O hirsutismo leve (FG < 15) e isolado, sem outras alterações clínicas, pode ser avaliado de forma mais sucinta. Hirsutismo de qualquer grau, acompanhado de outros sinais e sintomas, em especial distúrbio menstrual, merece uma investigação mais aprofundada. A Figura 37.2 demonstra um algoritmo para investigação do hirsutismo.

Anamnese e exame físico

Dados importantes incluem a idade de início dos sinais e sintomas, a velocidade da evolução, as manifestações hiperandrogênicas associadas (acne, alopecia frontal, clitoromegalia, voz grave, aumento de massa muscular, etc). O início mais tardio, a evolução rápida e a virilização são, geralmente, sinais sugestivos de neoplasias ovarianas ou suprarrenais.

A irregularidade menstrual (ciclos oligo/amenorreicos) indica uma causa ovariana para o hiperandrogenismo. Galactorreia indica a presença de hiperprolactinemia. Ganho ponderal, estrias purpúreas, hipertensão arterial e fragilidade capilar podem sugerir SC. Deve ser pesquisada a presença de sintomas sugestivos de disfunção tireoideana ou suprarrenal, além de hipoestrogenismo. A informação sobre uso de medicamentos associados com hirsutismo, além da história familiar de dia-

---

QUADRO 37.1
Medicamentos que podem causar hirsutismo ou hipertricose

Hirsutismo	Hipertricose
Acetazolamida	Acitretina
Anticonvulsivantes: ácido valproico, carbamazepina, lamotrigina, pregabalina, zonisamida	Ácido azelaico
	Cetirizine
Antidepressivos/ansiolíticos: bupropiona, fluoxetina, paroxetina, trazadona, venlafaxina	Ciclosporina
	Citalopram
Antipsicóticos: aripiprazol, olanzapina	Diazóxido
Bimatoprost (colírio para glaucoma)	Fenitoína
Clonazepan	Glicocorticoides tópicos
Corticosteroides sistêmicos	Hexoclorobenzeno
Danazol	Implante de etonogetrel
Donezepil	Minociclina
Imunomoduladores: ciclosporina, α-interferon, micofenolato,	Minoxidil
Tacrolimus	Penicilamina
Isotretinoína	Psoralenos
Leuprolide	
Metirapona	
Progesteronas androgênicas: levonorgestrel, norgestrel, noretindrona	
Selegilina	
Testosterona e esteroides anabolizantes	

betes melito (DM) ou infertilidade é também essencial.

No exame físico, além da avaliação da distribuição de pelos por meio do escore FG (Figura 37.1), deve ser incluído a verificação do peso, da altura, do cálculo do índice de massa corporal (IMC) e da aferição da pressão arterial (PA). É preciso estar atento para sinais sugestivos de resistência insulínica, como a acantose nigricante.

As outras causas de hirsutismo, como hipo ou hipertireoidismo, hiperprolactinemia e SC, estão descritas em capítulos específicos deste livro.

Exames complementares

A avaliação complementar permite confirmar o diagnóstico etiológico, incluindo exames laboratoriais e exames de imagem, que devem ser solicitados em fase folicular (entre 2º e o 8º dia do ciclo) em mulheres com ciclos regulares ou em qualquer dia nas com oligo/amenorreia.

TESTOSTERONA TOTAL: É o principal androgênio na mulher. É produzida 30% nos ovários e suprarrenais, sendo quase a totalidade desse percentual de origem ovariana, e o restante (70%) é produzido pela conversão periférica ou hepática da androstenediona. A testosterona (TT) circula em grande parte ligada à globulina ligadora dos hormônios sexuais (SHBG). Sua dosagem é útil na avaliação do hirsutismo e na monitorização da eficácia terapêutica. Níveis superiores a 1,5 a 2 ng/mL devem levar à suspeita de tumor produtor de androgênios de origem ovariana ou suprarrenal.

GLOBULINA LIGADORA DE HORMÔNIO SEXUAL: Principal proteína carreadora da TT. Útil para o cálculo do índice de androgênios livres: (TT [nmol/L] × 100)/ SHBG. Sendo TT (nmol/L) = TT (ng/mL) × 3,467. Situações que alteram a síntese de SHBG podem aumentá-la (p. ex., anticoncepcional oral) ou diminuí-la (p. ex., obesidade, resistência insulínica), alterando a fra-

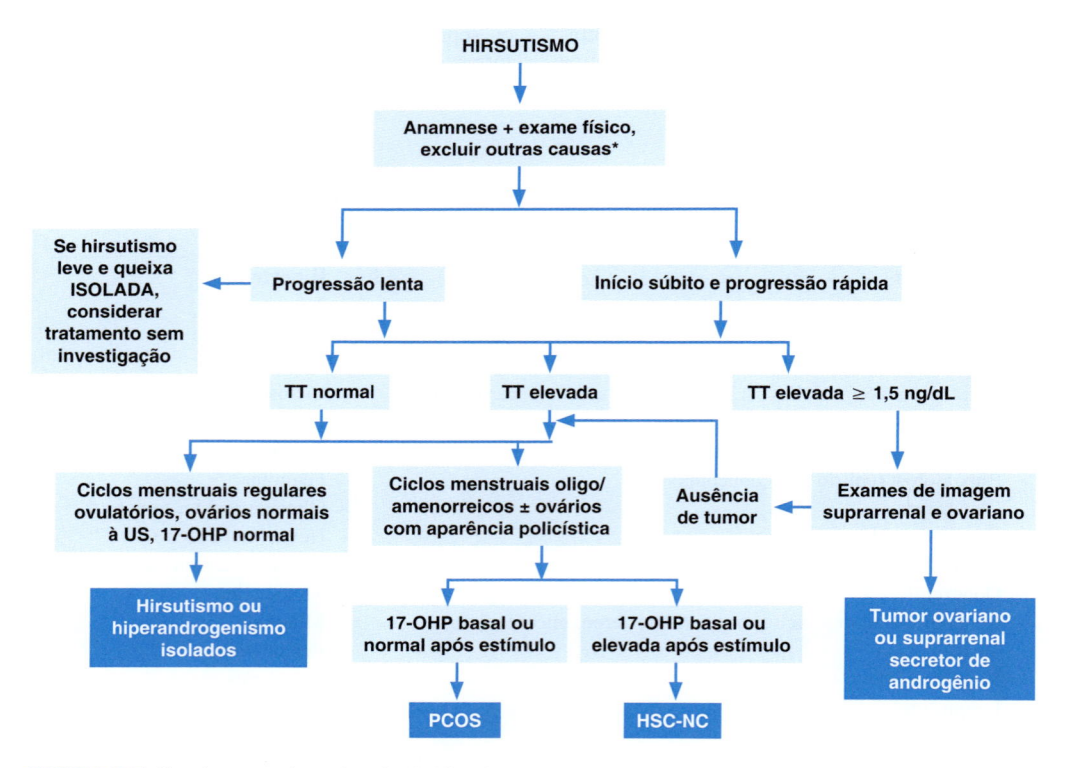

FIGURA 37.2 Algoritmo para investigação de hirsutismo.
*Hipo ou hipertireoidismo, hiperprolactinemia.
TT, testosterona total; PCOS, síndrome dos ovários policísticos, 17-OHP, 17-hidroxiprogesterona; HSC-NC, hiperplasia suprarrenal congênita não clássica; US, ultrassonografia.

ção livre e atividade da TT e interferindo no grau de hiperandrogenismo clínico.

TESTOSTERONA LIVRE: Em condições normais, somente 1 a 2% da TT circula sob a forma livre (TL) (não ligada às proteínas carreadoras), que é efetivamente a fração ativa. Entretanto, a medida direta da TL é de alto custo e complexidade, além de seus resultados laboratoriais estarem sujeitos a amplas variações, não sendo confiáveis. Uma alternativa para estimar a TL com boa correlação clínico-laboratorial é o cálculo do índice de androgênios livres, conforme parágrafo anterior.

ANDROSTENEDIONA: Androgênio mais importante na mulher junto com a TT. Sua secreção é proveniente 50% dos ovários e 50% das suprarrenais. Embora possa ser útil em casos específicos, a dosagem de rotina não é necessária para o diagnóstico etiológico do hirsutismo quando a dosagem de TT está disponível.

SULFATO DE DESIDROEPIANDROSTERONA: O sulfato de desidroepiandrosterona (SDHEA) é o androgênio pouco potente, produzido basicamente pela suprarrenal. É útil para determinar o grau de hiperatividade adrenocortical, principalmente quando há suspeita de tumor, sendo níveis > 700 µg/dL sugestivos de causa suprarrenal ou mista ovariana/suprarrenal. Porém, dosagens normais e intermediárias são pouco discriminativas, uma vez que níveis alterados podem ser observados em mulheres hirsutas de qualquer etiologia, inclusive na PCOS, ou níveis normais podem ser encontrados mesmo no caso de HSC-NC. Não há indicação para dosagem do seu precursor, a desidroepiandrosterona (DHEA), no hirsutismo.

17-HIDROXIPROGESTERONA: A 17-OHP é um precursor na rota esteroidogênica e está elevado principalmente na HSC por deficiência de 21-hidroxilase. Valores basais entre 2 e 5 ng/mL indicam necessidade de teste de estímulo com hormônio adrenocorticotrófico (ACTH) para confirmação diagnóstica desta patologia. Porém, alguns estudos mostram que esta deficiência enzimática pode estar presente mesmo com valores basais inferiores a esses. É importante, então, realizar o teste de estímulo sempre que houver forte suspeita clínica (p. ex., história familiar, etnia com alta prevalência). Valores basais > 5 ng/mL, se confirmados, sugerem a ocorrência de deficiência da 21-hidroxilase.

TESTE DE ESTÍMULO COM HORMÔNIO ADRENOCORTICOTRÓFICO CURTO: Teste realizado por meio da dosagem de 17-OHP no basal e 60 minutos após administração IV ou IM de 250 µg de ACTH sintético. Se a 17-OHP após estímulo for > 10 ng/mL e, mais frequentemente, > 15 ng/mL, é estabelecido o diagnóstico de HSC-NC.

PROGESTERONA: A dosagem deste hormônio deve ser realizada na fase lútea (em geral, entre o 20º a 24º dia do ciclo) e é indicada para avaliação da ovulação em pacientes com ciclos menstruais regulares. Valores inferiores a 3 ng/mL indicam ciclo anovulatório.

ULTRASSONOGRAFIA PÉLVICA TRANSVAGINAL OU ABDOMINAL: É útil para exclusão de tumor ovariano, para documentar ovulação e na avaliação diagnóstica de PCOS.

TOMOGRAFIA COMPUTADORIZADA OU RESSONÂNCIA MAGNÉTICA ABDOMINAIS: A TC e a RM são indicadas para avaliação das suprarrenais na suspeita de tumor. A ressonância é mais sensível para a avaliação de tumores ovarianos.

Tratamento

Tratamentos farmacológicos associados a medidas tópicas e estéticas fazem parte das opções terapêuticas do hirsutismo. Contudo, algumas particularidades referentes à etiologia do hirsutismo devem ser levadas em consideração para a escolha e individualização do tratamento. Nas situações clínicas associadas a hiperandrogenismo, o controle dos androgênios endógenos é o principal objetivo, observando comorbidades clínicas e controle específico no caso de outras doenças endócrinas associadas, como alterações tireoideanas, hiperprolactinemia e hipercortisolismo. Se a etiologia estiver relacionada a para-efeito de medicamentos, como os citados no Quadro 37.1, o risco-benefício da continuidade de tais medicamentos deve ser reavaliado.

A definição do tratamento em monoterapia ou terapia combinada, farmacológica e/ou estética depende da gravidade do hirsutismo e das expectativas individuais relativas ao seu controle. É importante salientar à paciente que o tratamento não é curativo, e a resposta efetiva é obtida com o tratamento contínuo a médio/longo prazo, necessitando de supervisão periódica do especialista.

Medidas estéticas

Podem ser alternativas estéticas os métodos de remoção direta dos pelos, como a depilação mecânica, o uso de ceras ou cremes. Estes possuem efeito temporário e não reduzem o crescimento do pelo. A depilação com *laser* promove a atrofia do pelo escuro pela fototermólise, o que lhe confere um efeito um pouco mais duradouro, de cerca de dois anos após a aplicação. Esta modalidade não é isenta de efeitos locais indesejados, tais como irritação na pele, alterações de pigmentação pós-inflamatórias, dor, eritema, formação de vesículas e cicatrizes. Os pelos brancos e claros costumam ser resistentes ao método. Geralmente são necessários múltiplos tratamentos, e a remoção completa é incomum. Uma alternativa é a eletrólise, um método com duração mais prolongada, por meio da aplicação de uma corrente elétrica com inserção de agulha ultra fina no folículo piloso, cujo efeito é a destruição de células da sua matriz. Pode-se obter de 15 a 50% de perda permanente dos pelos com este método. A eletrólise é indicada para áreas pequenas, pelo risco de cicatrizes e hipertrofias, devendo ser realizada por profissional com experiência.

Tratamento farmacológico tópico

O cloridrato de eflornitina, creme a 13,9%, age inibindo o crescimento do fio pela inibição irreversível da enzima ornitina descarboxilase. Para obtenção de resultado, são necessárias no mínimo oito semanas contínuas de tratamento, salientando que a interrupção do uso leva ao retorno do hirsutismo em cerca de dois meses. É mais indicado para pacientes com hirsutismo localizado, especialmente facial. Os efeitos colaterais relatados incluem acne, eritema, prurido, ardência e ressecamento da pele. Este medicamento não está disponível no Brasil, e seu uso não foi autorizado pela ANVISA.

Tratamento farmacológico oral

Assim como para o tratamento farmacológico tópico, o uso de medicamentos orais não tem carater curativo, requerendo o uso contínuo e prolongado para sua eficácia.

Os anticoncepcionais orais (ACOs) suprimem o eixo gonadotrófico, inibindo, dessa forma, a secreção de androgênios ovarianos. Agem também aumentando a síntese hepática de SHBG e reduzindo os níveis circulantes da TL (bioativa). É o tratamento de primeira linha em pacientes que desejam contracepção e/ou nas mulheres com PCOS, podendo ser usado em monoterapia nos casos de hirsutismo leve. Contudo, anticoncepcionais orais são contraindicados em pacientes hipertensas, diabéticas descompensadas, tabagistas e com história de hipercoagulabilidade. Os principais efeitos indesejados são cefaleia e náuseas, mas são, em geral, bem tolerados. Ressalta-se que, em pacientes na pré-menarca e pós-menarca recente, o componente estrogênico pode interferir na cartilagem de crescimento e na altura final, e a sua indicação deve ser avaliada com cautela.

Os antiandrogênios são medicamentos que competem com a ação dos androgênios endógenos ou a inibem por meio de diferentes mecanismos:

- Espironolactona: compete com os androgênios endógenos pelo receptor androgênico; tem ação predominantemente periférica;
- Acetato de ciproterona: ação antigonadotrófica, reduzindo os níveis de hormônio luteinizante (LH), com consequente redução dos níveis circulantes de TT. Além disso, apresenta efeito adicional competitivo com o receptor androgênico;
- Finasterida: inibidor da 5α-redutase tipo 2, reduz a transformação de TT em DHT no folículo piloso;
- Flutamida: antiandrogênio não esteroide, com ação competitiva com o receptor androgênico; apresenta ação apenas local, sendo considerado um antiandrogênio puro.

Em geral, são utilizados em terapia combinada nos casos de hirsutismo moderado a grave. Podem ser também uma opção no tratamento do hirsutismo idiopático, uma vez que estas pacientes não apresentam hiperandrogenemia. Contudo, somente podem ser recomendados em pacientes que não tenham risco de gestação, ou na garantia de método contraceptivo eficaz naquelas com vida sexual ativa, pelo risco de inibição da diferenciação sexual de fetos masculinos. A espironolactona e o acetato de ciproterona são os antiandrogênios mais utilizados e apresentam eficácia semelhante. Para a espironolactona, recomenda-se a dose média de 100 mg/dia, iniciando-se com 25 mg e aumentando a dose progressivamente para minimizar os efeitos colaterais, podendo-se chegar até 200 mg/d. O acetato de ciproterona é utilizado na dose de 25 a 50 mg/dia, do 5º ao 25º dia de cada ciclo. O finasteride, inibidor da 5 α-redutase, é mais amplamente utilizado no tratamento da calvície masculina e nas neoplasias da próstata. Entretanto, pode ser uma alternativa no tratamento do hirsutismo, na dose de 1 a 5mg/d. Embora aqui listada, a flutamida não é indicada como primeira linha de tratamento do hirsutismo devido ao risco de toxicidade hepática, que é dose-dependente. Assim, quando prescrita como tratamento de segunda linha, devem-se utilizar doses reduzidas, entre 62,5 a 125 mg/d, podendo, eventualmente, chegar a 250 mg/dia.

Os glicocorticoides (hidrocortisona ou prednisona) têm indicação relativa para o hirsutismo nos casos de HSC-NC. Em geral, nesta forma parcial de HSC, há produção normal de cortisol, e o tratamento com glicocorticoide não é mandatório como nas formas completas de hipocortisolismo neonatal. O uso de ACOs e antiandrogênios é geralmente suficiente para o hirsutismo decorrente do quadro de hiperandrogenismo pela deficiência da CYP21. Porém, em casos selecionados de HSC-NC, especialmente quando os níveis de androgênios são muito elevados, ou para tratamento da infertilidade, o uso de glicocorticoide pode ser indicado, nas doses usuais para tratamento de HSC.

Outros tratamentos farmacológicos têm sido propostos para o tratamento de alterações metabólicas associadas e estão descritos no Capítulo 38, Síndrome dos ovários policísticos.

De uma forma geral, para o seguimento de pacientes em tratamento para o hirsutismo, recomenda-se aguardar pelo menos seis meses antes de propor modificações na dose da medicação ou a adição de um segundo agente. Em casos de plano de concepção, todos os tratamentos farmacológicos devem ser interrompidos, iniciando-se pelos antiandrogênios.

Em conclusão, o tratamento do hirsutismo deve ser individualizado e direcionado pela sua etiologia e gravidade. Na maioria das mulheres, os ACOs são a primeira opção, com a possibilidade de combinar terapias sistêmicas com antiandrogênios. A monoterapia com antiandrogênio em geral não é recomendada, a menos que não haja risco de gestação e/ou seja complementada com contracepção adequada. Em algumas situações, podem-se associar métodos estéticos e tópicos para maior eficácia e bem-estar da paciente.

Leituras sugeridas

Bode D, Seehusen DA, Baird D. Hirsutism in women. Am Fam Physician. 2012;85(4):373-80.

Escobar-Morreale H, Carmina E, Dewailly D, Gambineri A, Kelestimur F, Moghetti P, et al. Epidemiology, diagnosis and management of hirsutism: a consensus statement by the Androgen Excess and Polycystic Ovary Syndrome Society. Hum Reprod Update. 2012;18(2):146-70.

Martin KA, Chang RJ, Ehrmann DA, Ibanez L, Lobo RA, Rosenfield RL, et al. Evaluation and treatment of hirsutism in premenopausal women: an endocrine society clinical practice guideline. J Clin Endocrinol Metab. 2008;93(4):1105-20.

Rosenfield RL. Clinical practice. Hirsutism. N Engl J Med. 2005;353(24):2578-88.

Speiser PW, Azziz R, Baskin LS, Ghizzoni L, Hensle TW, Merke DP, et al. Congenital suprarrenal hyperplasia due to steroid 21-hydroxylase deficiency: an endocrine society clinical practice guideline. J Clin Endocrinol Metab. 2010;95(9): 4133-60.

Speiser PW, Azziz R, Baskin LS, Ghizzoni L, Hensle TW, Merke DP, et al. Diagnóstico etiológico do hirsutismo e implicações para o tratamento. Rev Bras Ginecol Obstet. 2009;31(1):41-7.

Spritzer P, Billaud L, Thalabard JC, Birman P, Mowszowicz I, Raux-Demay MC, et al. Cyproterone acetate versus hydrocortisone treatment in late-onset suprarrenal hyperplasia. J Clin Endocrinol Metab. 1990;70(3):642-6.

Spritzer PM, Lisboa KO, Mattiello S, Lhullier F. Spironolactone as a single agent for long-term therapy of hirsute patients. Clin Endocrinol (Oxf). 2000;52(5):587-94.

Síndrome dos ovários policísticos

Poli Mara Spritzer
Paloma Dias da Cruz
Rafael Vaz Machry

Definição

A síndrome dos ovários policísticos (PCOS) é primariamente caracterizada por disfunção ovulatória e hiperandrogenismo. Além disso, mulheres com PCOS apresentam maior prevalência de distúrbios metabólicos e fatores de risco cardiovasculares. A apresentação clínica é heterogênea e, mais recentemente, definiu-se sua classificação de acordo com diferentes fenótipos, considerando a presença de, pelo menos, dois dos seguintes critérios: anovulação/distúrbio menstrual, hiperandrogenismo clínico ou laboratorial e presença de ovários policísticos à ultrassonografia. A identificação destes fenótipos da síndrome pode trazer benefícios em termos da individualização do tratamento e para a prevenção primária e secundária das comorbidades metabólicas, como o diabetes melito tipo 2 (DM2), a dislipidemia e a hipertensão, bem como dos distúrbios reprodutivos, em especial a infertilidade, maior risco para abortamentos e hiperplasia de endométrio.

Epidemiologia

A PCOS é a endocrinopatia mais frequente entre mulheres em idade reprodutiva. A prevalência varia de 9%, de acordo com os critérios do National Institutes of Health (NIH),[1] até 18% utilizando-se os critérios de Rotterdam.[2] A prevalência aumenta em populações selecionadas (mais de 50% entre mulheres hirsutas, 60 a 80% naquelas com oligo/amenorreia, 75% entre os casos de infertilidade por anovulação crônica). Considerando as alterações metabólicas, a obesidade ocorre em cerca de 50 a 70% dos casos; a resistência insulínica, em 40 a 60%; a síndrome metabólica, em 25 a 47%, e o DM2, em 8 a 20%.

Etiologia

A PCOS é uma condição multifatorial, e a suscetibilidade individual é provavelmente determinada por múltiplos fatores de risco genéticos e ambientais. A grande variabilidade da apresentação clínica pode estar relacionada com vários fatores, ocorrendo em distintos períodos de vida. Entre estes, podem-se citar a exposição pré-natal a androgênios e o estado nutricional intrauterino, os fatores genéticos e origem étnica, a resistência insulínica na puberdade e adrenarca exagerada e a presença de obesidade, que parece exacerbar a predisposição genética. Os principais genes candidatos atualmente em estudo são aqueles relacionados com a regulação do eixo hipotálamo-hipófise-ovariano, os processos de esteroidogênese e foliculogênese, bem como a secreção e ações celulares/moleculares de insulina e adipocinas e os genes relacionados com obesidade e diabetes.

Por outro lado, a fisiopatologia da PCOS está relacionada com as alterações na pulsatilidade do eixo do hormônio liberador de gonadotrofina (GnRH, do inglês *gonadotropin-releasing hormo-*

ne), na secreção de gonadotrofinas e na esteroidogênese ovariana, determinando um aumento na produção ovariana de androgênios, hiperestrogenismo, pela conversão periférica dos androgênios, não contraposta pela ausência de progesterona, uma vez que estas pacientes são oligo/anovulatórias. A resistência insulínica/hiperinsulinemia não é uma constante, mas é prevalente entre mulheres com PCOS e induz aumento adicional de androgênios ovarianos, via ativação do complexo enzimático citocromo P450 c17α, reduz a síntese hepática da globulina ligadora de hormônio sexual (SHBG, do inglês *sex hormone-binding globulin*), elevando, assim, os níveis de testosterona livre, a forma biologicamente ativa.

Outro aspecto da fisiopatologia da PCOS se relaciona às alterações na foliculogênese, bem como com alterações no processo de recrutamento, de seleção e de desenvolvimento folicular. Os folículos recrutados têm seu crescimento interrompido em fase antral inicial, em parte em consequência dos níveis intrafoliculares de androgênios. É provável que outros mecanismos intrínsecos estejam associados com alterações na maturidade dos oócitos.

Quadro clínico

Como já referido, o quadro clínico da PCOS é heterogêneo, relacionado com queixas estéticas, de disfunção ovulatória e reprodutiva e a presença (frequentemente) de alterações metabólicas.

O **hirsutismo**, na PCOS, costuma surgir no período peripuberal, aumentando progressivamente nos anos seguintes. Outros sinais clínicos, como acne, seborreia e alopecia, são menos frequentes. As alterações do ciclo menstrual iniciam também no período peripuberal, podendo, inclusive, manifestar-se como amenorreia primária. No entanto, o mais frequente são os ciclos oligo/amenorreicos, que são a tradução clínica da anovulação crônica. **Infertilidade** é comum nas pacientes com PCOS. Abortamentos precoces e complicações tardias na gestação também têm sido associadas com a baixa fecundidade destas pacientes.

A **obesidade** é uma característica prevalente na PCOS, com ocorrência estimada de 49% em uma recente metanálise. É importante ressaltar que a obesidade acentua os distúrbios metabólicos e reprodutivos associados à síndrome, incidindo sobre a prevalência da resistência à insulina, a dislipidemia e a síndrome metabólica, aumentando o risco para desenvolver DM2. Por outro lado, embora associada a fatores de risco cardiovascular, ainda não há evidências conclusivas sobre um eventual aumento de eventos cardiovasculares. Por isso, são necessários estudos de coorte a longo prazo e ensaios clínicos que avaliem intervenções para mudanças em fatores de risco nas mulheres com PCOS.

Além disso, **os riscos metabólicos** parecem diferir de acordo com o fenótipo clínico. Neste sentido, o fenótipo clássico e, em menor grau, o fenótipo ovulatório estão associados com maior prevalência de resistência insulínica. Anovulação e aparência policística do ovário, sem hiperandrogenismo, representa um grupo separado, que é metabolicamente semelhante ao das mulheres não PCOS.

A **resistência insulínica**, presente não só entre as obesas, mas também nas com peso normal, agrava a hiperandrogenemia na medida em que a hiperinsulinemia compensatória induz diretamente maior secreção de androgênios pelas células da teca. Além disso, tanto a insulina quanto os androgênios inibem a produção hepática de SHBG, levando ao aumento da concentração sérica de testosterona livre, com piora do hiperandrogenismo clínico. A resistência à insulina desempenha ainda um papel central na fisiopatologia da síndrome metabólica em mulheres com PCOS.

São manifestações clinicas de resistência insulínica a circunferência da cintura aumentada, a hipertensão e a acantose nigricante, que devem ser sempre pesquisadas no exame físico.

Diagnóstico

O diagnóstico de PCOS é feito por exclusão de outras causas de hiperandrogenismo e distúrbio menstrual, incluindo os critérios propostos pelo Consenso de Rotterdam, em 2003,[2] e ratificado em 2012 por um *workshop* com base em evidências do NIH.[1] Considera-se, para o diagnóstico, a presença de, pelo menos, 2 de 3 critérios: hiperandrogenismo clínico e/ou laboratorial, oligomenorreia/anovulação e aparência policística dos ovários. Como já referido, devem ser excluídas outras patologias, como a hiperplasia suprarrenal congênita não clássica (HSC-NC), a síndrome de Cushing (SC), os tumores secretores de androgênios, a hiperprolactinemia, as doenças da tireoide, o excesso de androgênios induzido por medicamentos, bem o hipogonadismo e a insuficiência ovariana primária.

Em comparação com os critérios diagnósticos definidos em 1991 pelo NIH (hiperandrogenismo clínico ou laboratorial e anovulação) e, em 2006, pela Sociedade, de excesso de androgênios e PCOS,[3] que define o hiperandrogenismo como essencial para o diagnóstico associado seja à anovulação ou a ovários polissísticos à ultrassonografia, o uso dos critérios diagnósticos do Consenso de Rotterdam trouxe como consequência um aumento na prevalência de PCOS e o surgimento de novos fenótipos além do fenótipo clássico, completo.[2] Assim, são descritos o "fenótipo ovulatório" (hiperandrogenismo e morfologia policística dos ovários em uma mulher ovulatória) e o "fenótipo não hiperandrogênico" (oligomenorreia e morfologia policística dos ovários, sem hiperandrogenismo evidente). O fenótipo clássico é o mais comum, com uma prevalência de cerca de 70%, e os fenótipos ovulatório e não androgênico compartilham os restantes 30%.

A apresentação clínica da PCOS pode variar amplamente entre diferentes mulheres e também se modificar ao longo dos anos em uma mesma paciente. Este é um aspecto particularmente importante na perimenarca, quando sinais e sintomas da síndrome se sobrepõem à puberdade normal: ciclos frequentemente anovulatórios, alta prevalência de acne e de microcistos ovarianos. Neste sentido, o volume ovariano aumentado em pelo menos um ovário (> 10 cm^3) parece ser um marcador adequado da PCOS em adolescentes. É provável que o ponto de corte no número de microcistos para o diagnóstico de PCOS se modifique nos próximos anos, bem como se passe a usar a dosagem do hormônio antimulleriano (AMH). Assim, é recomendável que o diagnóstico de PCOS seja confirmado neste período apenas na presença dos três critérios de Rotterdam e após dois anos da menarca.

Na transição menopáusica, pode haver melhora do hirsutismo, redução do hiperandrogenismo laboratorial e do volume dos ovários. Deve ser lembrada a importância do diagnóstico diferencial neste período de tumores secretores de androgênios.

Avaliação complementar

A avaliação complementar abrange exames hormonais, de imagem e metabólicos, que permitem excluir outras causas de hiperandrogenismo, confirmar a PCOS e rastrear comobidades metabólicas, respectivamente. Os exames hormonais e a ultrassonografia pélvica devem ser realizados em fase folicular em mulheres com ciclos regulares ou em qualquer dia naquelas com oligo/amenorreia. A exceção é a dosagem de progesterona para confirmação de ovulação, que deve ser coletada em fase lútea (22º a 24º dia do ciclo).

Exames hormonais

A avaliação inicial inclui testosterona total, da SHBG (para o cálculo do índice de androgênios livres, descrito adiante), da tireotrofina (TSH), da prolactina e da 17-OHP basal e/ou pós-estímulo com hormônio adrecorticotrófico (ACTH) curto. Estas dosagens permitem excluir tireopatias, hiperprolactinemia e HSC-NC. A determinação da testosterona total e o cálculo do índice de androgênios livres a partir da SHBG [testosterona (nmol/L) /SHBG (nmol/L) × 100], ou o índice de testosterona biodisponível, que inclui em sua fórmula também a medida de albumina[4], evidenciarão a hiperandrogenemia e, em casos menos frequentes, poderão orientar para a exclusão de tumores produtores de androgênios (testosterona > 1,5 a 1,7 ng/mL, principalmente se associada com quadro clínico de início abrupto, grave e de evolução rápida) ou HSC-NC.

Os androgênios de origem suprarrenal, em especial o sulfato de desidroepiandrosterona (SDHEA), podem apresentar valores acima do limite normal em cerca de 50% das pacientes com PCOS. Portanto, o SDHEA é pouco discriminatório para definir a etiologia do hiperandrogenismo. No entanto, quando seus níveis séricos são muito elevados, podem auxiliar no diagnóstico de tumores suprarrenais.

Exames de imagem

A ultrassonografia (US) pélvica transvaginal pode complementar a avaliação diagnóstica de ovários policísticos e também afastar um tumor ovariano. Convencionalmente, a PCOS foi definida como a presença de 12 ou mais folículos de 2 a 9 mm ou volume do ovário maior do que 10 cm^3. No entanto, tendo em vista a melhor acurácia dos equipamentos atuais, o ponto de corte para contagem de folículos provavelmente vai mudar nos próximos anos. Em adolescentes sem sexarca, será solicitada a ultrassonografia pélvica.

A tomografia e/ou ressonância magnética (RM) abdominais são recomendadas nos casos em que há suspeita de tumores suprarrenais.

Avaliação metabólica

Recomenda-se solicitar perfil lipídico e glicemia em todas as pacientes com PCOS. Naquelas com sobrepeso ou obesidade ou nas com peso normal com história familiar positiva para diabetes e, principalmente, se apresentarem cintura aumentada e/ou acantose nigricante, sugere-se o teste oral de tolerância à glicose (TOTG) para o rastreamento de pré-diabetes e diabetes. A glicemia, o perfil lipídico, a medida da cintura e da pressão arterial (PA) permitem rastrear para a presença de síndrome metabólica, o que é clinicamente relevante para medidas de prevenção primária ou secundária de comorbidades como o diabetes, a dislipidemia e a hipertensão, que são mais prevalentes nas mulheres com PCOS.

Tratamento

Os objetivos do tratamento são suprimir o excesso de androgênios, bloquear a ação dos androgênios no folículo piloso, promover a descamação endometrial cíclica e proteger o endométrio, tratar a infertilidade e prevenir ou tratar as alterações metabólicas e a hipertensão.

Medidas não farmacológicas

Para o tratamento estético do hirsutismo, podem ser utilizados métodos diretos de remoção de pelos, clareamento, eletrólise e, mais recentemente, a depilação com *laser* (ver Capítulo 37, Hirsutismo).

Para as alterações metabólicas e obesidade, mudanças no estilo de vida, incluindo dieta e atividade física, são a primeira linha de tratamento. Na obesidade grave, considerar a cirurgia bariátrica como uma alternativa terapêutica.

Tratamento farmacológico

A primeira linha de tratamento do hirsutismo e distúrbio menstrual são os anticoncepcionais orais (ACOs) associados ou não a antiandrogênios. Se o hirsutismo é leve, a monoterapia com ACO será suficiente para reduzir os pelos corporais, promover o sangramento cíclico e proteger o endométrio. Por sua ação antigonadotrófica, os ACOs suprimem os androgênios ovarianos, aumentam os níveis circulantes de SHBG e reduzem os da testosterona livre. Nos casos de hirsutismo moderado a grave, poderá ser necessário associar antiandrogênios, que bloquearão a ação periférica dos androgênios. Os antiandrogênios disponíveis no Brasil são a espironolactona e o acetato de ciproterona, que apresentam efetividade relativamente comparável em relação à melhora do hirsutismo. A flutamida não é recomendada como tratamento de primeira linha, devido ao risco de toxicidade hepática. O inibidor da 5α-redutase é o finasteride e parece ter efeito sensivelmente menor do que os antiandrogênios tradicionais (Tabela 38.1).

Em alguns casos, pode ser adequado incluir a metformina no tratamento com ACO, como na presença de pré-diabetes/diabetes. A metformina aumenta a ação periférica da insulina e reduz a absorção de glicose a partir do trato digestório. Além disso, pode suprimir a produção hepática de glicose e tem uma ação direta leve a moderada sobre a produção ovariana de androgênios.

Em situações específicas, o uso de ACO não é recomendado, como na hipertensão moderada ou grave, hipertrigliceridemia, obesidade grau II ou III, entre outros. Nestes casos, a metformina pode ser uma alternativa de segunda linha para o distúrbio menstrual. A dose média é 1.500 a 1.700 mg/dia, variando de 1.000 a 2.550, iniciando com doses baixas e aumentando progressivamente. Com frequência, será necessário também acrescentar um antiandrogênio para tratar o hirsutismo, devendo-se garantir a contracepção com outros métodos que não ACO, para evitar o risco de gestação na vigência de antiandrogênios.

Pode ainda ser necessário o tratamento adicional específico para hipertensão arterial, dislipidemia e obesidade. O uso de medicamentos antiobesidade associados às mudanças de estilo de vida podem ser utilizados.

Para o tratamento da infertilidade, excluídas outras causas além da anovulação, a primeira opção será pelo citrato de clomifeno (CC) para indução da ovulação. O CC apresenta como principais vantagens segurança da medicação, pouca monitorização de resposta ovariana e baixo custo. No entanto, cerca de 30% das pacientes com PCOS são resistentes ao CC. A dose inicial é de 50 mg/dia do 2º ao 6º dia do ciclo, e o melhor efeito é observado nos primeiros seis ciclos ovulatórios de tratamento. As taxas de gestação múltipla são menores do que 10%, e a síndrome do hiperestímulo ovariano é rara. A metformina é menos efetiva como método indutor de ovulação. Outras alternativas são a indução de ovulação com gonadotrofinas e os métodos de reprodução assistida.

TABELA 38.1 Antiandrogênios

Antiandrogênio	Doses	Efeitos colaterais	Avaliação de riscos
Espironolactona	100 (50–200) mg/dia (1 ou 2x/dia, uso contínuo ou cíclico 5º–25º dia)	Sangramento intermenstrual pouco profuso (atenuado pela associação com ACo ou uso cíclico)	Hipercalemia e hipotensão
Acetato de ciproterona	25 (12,5–50) mg/dia (1x/dia, uso cíclico 5º–25º dia)	Diminuição da libido, depressão, aumento de peso, irregularidade menstrual	Tromboflebite, cloasma e trombose
Flutamida (não recomendado como tratamento de primeira linha)	125 (62,5–250) mg/dia (uso contínuo, fracionado 2x/dia ou 3x/dia)	Pele seca, cefaleia, fadiga, náusea, tontura, redução da libido e mastodínia, diarreia	Hepatite medicamentosa
Finasterida	1 mg, uso contínuo		

Uso de qualquer antiandrogênio: garantir contracepção e recomendar a assinatura de termo de consentimento pós-informação.
ACo, anticontraceptivos orais.

Referências

1. National Institute of Health (NIH). Disease prevention evidence-based methodology workshop on polycystic ovary syndrome. In: NIH office disease prevention methodology workshops. Expert Panel Guidelines on PCOS; 2012.
2. Rotterdam ESHRE/ASRM-Sponsored PCOS Consensus Workshop Group. Revised 2003 consensus on diagnostic criteria and long-term health risks related to polycystic ovary syndrome. Fertil Steril. 2004;81(1):19-25.
3. Azziz R, Carmina E, Dewailly D, Diamanti-Kandarakis E, Escobar- Morreale HF, Futterweit W, et al. Positions statement: criteria for defining polycystic ovary syndrome as a predominantly hyperandrogenic syndrome: na Androgen Excess Society guideline. J Clin Endocrinol Metab. 2006;91(11):4237-45.
4. Free & Bioavailable Testosterone calculator. [capturado em 3 jan 2015]. Disponível em: http://www.issam.ch/freetesto.htm

Leituras sugeridas

Diamanti-Kandarakis E, Spritzer PM, Sir-Petermann T, Motta AB. Insulin resistance and polycystic ovary syndrome through life. Curr Pharm Des. 2012;18(34):5569-76.

Fauser BC, Tarlatzis BC, Rebar RW, Legro RS, Balen AH, Lobo R, et al. Consensus on women's health aspects of Polycystic Ovary Syndrome (PCOS): the Amsterdam ESHRE/ASRM-Sponsered 3rd PCOS Consensus Workshop Group. Fertil Steril. 2012;97:28-38e25.

Lujan ME, Jarrett BY, Brooks ED, Reines JK, Peppin AK, Muhn N, et al. Updated ultrasound criteria for polycystic ovary syndrome: reliable thresholds for elevated follicle population and ovarian volume. Hum Reprod. 2013;28(5):1361-8.

Spritzer PM. Polycystic ovary syndrome: reviewing diagnosis and management of metabolic disturbances. Arq Bras Endocrinol Metabol. 2014;58(2):182-7.

Spritzer PM, Nacul A, Wiltgen D. Síndrome dos ovários policísticos. In: Proendócrino: Programa de Atualização em Endocrinologia e Metabologia, Ciclo 2. Porto Alegre: Artmed Panamericana; 2010.

Hipogonadismo masculino em adultos

Juliana Keller Brenner
Regina Helena Elnecave
Sandra Pinho Silveiro
Mirela Jobim de Azevedo

Definição

O hipogonadismo masculino é a síndrome clínica que resulta da falência da produção de testosterona e/ou espermatozoides causada por uma alteração no eixo hipotálamo-hipófise-testículo. Quando a alteração ocorre na hipófise e/ou hipotálamo, é denominado hipogonadismo hipogonadotrófico ou secundário, estando os níveis de hormônio luteinizante (LH, do inglês *luteinizing hormone*) e hormônio folículo-estimulante (FSH, do inglês *follicle-stimulating hormone*) normais ou baixos. A alteração no testículo caracteriza o hipogonadismo hipergonadotrófico ou primário, no qual os níveis de LH e FSH estão elevados pela perda do *feedback* negativo dos hormônios testiculares sobre a adeno-hipófise. O objetivo do presente capítulo é revisar causas, diagnóstico e tratamento do hipogonadismo no indivíduo adulto.

Etiologia

As causas mais frequentes de hipogonadismo no paciente adulto estão descritas no Quadro 39.1. As manifestações clínicas e as frequências associadas ao quadro de hipogonadismo no adulto são bastante diversas, sendo o hipogonadismo diagnosticado na vida adulta mais frequentemente adquirido. Algumas situações clínicas podem estar associadas ao hipogonadismo primário ou secundário, como hemocromatose, anemia falciforme, talassemias, uso de glicocorticoides, etilismo e diabetes melito tipo 2 (DM2). Uma situação especial é o chamado hipogonadismo de início tardio, ou andropausa (termo considerado inadequado pela maioria dos autores). Caracteriza-se por declínio da concentração de testosterona que ocorre com o envelhecimento e é sempre acompanhado de sintomas. A partir dos 60 anos, considerando valores de testosterona total, esta situação ocorre em cerca de 20% dos homens, e a partir dos 70 anos, em cerca de 30%. O hipogonadismo de início tardio deve ser diferenciado da redução normal de testosterona que ocorre com o envelhecimento.

Diagnóstico de hipogonadismo masculino

Quadro clínico

O quadro clínico depende da ocorrência da redução da testosterona, da espermatogênese, ou de ambas. Se a espermatogênese estiver comprometida, a queixa costuma ser infertilidade com ou sem redução do volume testicular. Quando a produção de testosterona está afetada, as manifestações clínicas são variáveis. Os principais sinais e sintomas do hipogonadismo masculino do adulto estão descritos no Quadro 39.2. Algumas características clínicas ajudam na classificação do hipogonadismo, como é o caso da presença de ginecomastia ou in-

QUADRO 39.1
Principais causas de hipogonadismo masculino com diagnóstico na vida adulta

Hipogonadismo primário	Hipogonadismo secundário
Causas adquiridas	
Orquite	Trauma craniano, pós-cirurgia, pós-irradiação
Parotidite e outras viroses	Neoplasias:
Doenças granulomatosas:	Adenomas hipofisários
Tuberculose	Prolactinomas
Hanseníase	Outros craniofaringeomas
Aids	Germinoma
Doenças infiltrativas:	Gliomas
Hemocromatose	Leucemias
Amiloidose	Linfomas
Lesões cirúrgicas ou traumáticas	Infarto hipofisário, aneurisma carotídeo
Irradiação	Doenças infiltrativas e infecciosas do hipotálamo/hipófise:
Toxinas:	Sarcoidose
Metais pesados	Tuberculose
Fungicidas	Coccidioidomicose
Falência testicular autoimune	Histoplasmose
Medicamentos/drogas ilícitas:	Sífilis
Agentes citotóxicos:	Abscesso
Etanol	Histiocitose X
Heroína	Hemocromatose
Antiandrogênicos:	Hipofisite autoimune
Cetoconazol	Distúrbios funcionais:
Ciproterona	Anorexia nervosa
Flutamida	Disfunção hipotalâmica relacionada a estresse
Espironolactona	Doenças sistêmicas:
Cimetidina	Insuficiência renal
	Insuficiência hepática
	Hiperprolactinemia
	Medicamentos:
	Etanol
	Antiandrogênicos, estrogênios, progestogênios
	Espironolactona
	Medicamentos indutores de hiperprolactinemia
	Cimetidina, glicocorticoides, digoxina
Causas congênitas	
Distúrbios cromossômicos:	Deficiência de GnRH:
Síndrome de Klinefelter	Isolada (idiopático)
Defeitos na biossíntese de testosterona	Com anosmia (síndrome de Kallmann)
Distrofia miotônica	Com outras anormalidades (síndromes de Prader-Willi, Laurence-Moon-Biedl)
	Parcial (síndrome do eunuco fértil)
	Defeitos na ação ou na secreção das gonadotrofinas

GnRH, hormônio liberador de gonadotrofina (do inglês *gonadotropin-releasing hormone*).

fertilidade, sendo ambos mais frequentes no hipogonadismo primário em comparação ao secundário. Em alguns casos, o quadro clínico sugere que o hipogonadismo tenha ocorrido já antes da vida adulta. Estes pacientes costumam apresentar desenvolvimento sexual atrasado ou incompleto.

Anamnese e exame físico

Todo paciente deve ser questionado quanto a sinais e sintomas compatíveis com hipogonadismo (Quadro 39.2) bem como sobre a época de início ou sobre seu surgimento. Doenças da infância (p. ex., orquite viral), idade do início do desenvolvimento puberal, vida sexual com suas características, como libido, frequência do ato de barbear-se, alterações do olfato ou da visão, presença de cefaleia, traumas cranianos ou genitais, avaliação de comorbidades e fraturas prévias, intervenções cirúrgicas no passado e história familiar devem ser sempre pesquisados.

No exame físico, devem-se avaliar altura, peso, proporções corporais (envergadura e segmentos corporais), tamanho e alterações de testículo e tamanho do pênis. Testículos de homens adultos medem 4 a 7 cm de comprimento ou têm um volume de 20 a 25 mL. Avaliar também distribuição de pelos, massa muscular, força, tonalidade da voz, presença de ginecomastia, galactorreia e avaliação de campos visuais. Fácies hipogonádica pode ser encontrada em alguns pacientes e é caracterizada pela escassez de pelos e pelas rugas finas nos cantos da boca e dos olhos.

Rastreamento

O rastreamento do hipogonadismo por meio da medida de testosterona sérica deve ser realizado somente nos pacientes com suspeita clínica. Doentes com condições crônicas, como DM2, insuficiência renal crônica pré-dialítica e doença pulmonar obstrutiva crônica (DPOC) que cursem com manifestações como disfunção erétil, perda de peso e fraqueza muscular também devem ser ras-

---

QUADRO 39.2

Principais sinais e sintomas do hipogonadismo masculino na vida adulta

Sinais e sintomas específicos
- Redução da libido e da atividade sexual
- Redução de ereções espontâneas
- Desconforto mamário, ginecomastia
- Perda de pelos corporais (axilares e pubianos), diminuição na frequência de barbear-se
- Testículos pequenos (< 5 mL)/redução de volume testicular
- Infertilidade/espermograma com baixa contagem/zero de espermatozoides
- Perda de estatura, fratura de baixo impacto, baixa DMO
- Calorões, sudorese

Sinais e sintomas inespecíficos
- Redução da energia, motivação, iniciativa, autoconfiança
- Sensação de tristeza, humor depressivo, distimia
- Redução da memória e da capacidade de concentração
- Alteração do sono, aumento da sonolência
- Anemia leve (normocrômica, normocítica)
- Redução da força e massa muscular
- Aumento da gordura corporal e do IMC
- Redução da capacidade física e de trabalho

Sinais e sintomas de hipogonadismo anterior à vida adulta
- Escassos pelos corporais
- Voz fina
- Testículos e pênis pequenos
- Ginecomastia
- Pouco desenvolvimento da massa muscular
- Hábito eunucoide (envergadura > 5 cm do que altura; segmento inferior > segmento superior)

DMO, densidade mineral óssea; IMC, índice de massa corporal.

treados. Usuários de glicocorticoides ou opiáceos, pacientes com perda de peso sem causa definida, presença de fratura por trauma de baixo impacto ou com Aids devem ser investigados independentemente dos sintomas de deficiência androgênica. O diagnóstico do hipogonadismo nunca deve ser feito na vigência de doença aguda.

Avaliação laboratorial

A avaliação laboratorial é realizada, inicialmente, por meio da dosagem de testosterona total em coleta matinal às 8 horas. A maioria dos laboratórios tem valores de normalidade entre 280 e 300 a 800 ng/dL para pacientes pós-puberais (nmol/L = ng/dL × 0,0347). Em caso de valores limítrofes ou alterados, a medida deve ser sempre repetida, pois 30% dos pacientes terão um segundo exame normal quando o primeiro for alterado. A testosterona circula no sangue de três formas: ligada à globulina ligadora de hormônio sexual (SHBG, do inglês *sex hormone-binding globulin*) (40 a 60%), ligada à albumina (35 a 40%) ou livre (0,5 a 3%). A forma livre e a ligada à albumina correspondem à testosterona biodisponível, cujo limite inferior é 5 a 9 pg/mL (para indivíduos de 18 a 69 anos de idade). A forma livre é de difícil dosagem, pois idealmente requer método bastante trabalhoso (diálise de equilíbrio) e pouco disponível. Quando não há essa diponibilidade, o índice de testosterona livre pode ser calculado por fórmula disponível "*on line*", que utiliza a medida de testosterona total, albumina e SHBG e inclui a testosterona livre e testosterona biodisponível.[1] No entanto, essas dosagens só devem ser solicitadas em casos de pacientes sintomáticos com níveis de testosterona total no limite inferior da normalidade e com suspeita de alteração de SHBG (Quadro 39.3).

Uma frequente situação na prática clínica é o paciente obeso com valores reduzidos de testosterona, em especial a testosterona total, pois os valores de testosterona livre são superponíveis aos de indivíduos não obesos. Quanto maior a redução de peso que o paciente obtiver, maior será o aumento nos valores de testosterona total.

Uma vez estabelecido o diagnóstico de hipogonadismo pela redução dos valores de testosterona, o próximo passo é determinar se a causa é primária ou secundária por meio da dosagem de LH e FSH séricos. Concentrações de LH e FSH acima dos valores de referência (1,0 a 8,0 mUI/mL para a maioria dos laboratórios) indicam hipogonadismo primário (hipergonadotrófico), mesmo quando níveis de testosterona estão no limite inferior da normalidade. Concentrações normais ou baixas de LH e FSH indicam hipogonadismo secundário (hipogonadotrófico). Alguns homens com hipogonadismo primário apresentam FSH elevado, LH normal, testosterona normal e contagem subnormal de espermatozoides no espermograma. Esse padrão indica dano aos túbulos seminíferos com pre-

QUADRO 39.3
Condições que alteram os valores de globulina ligadora de hormônio sexual (globulina carregadora de esteroides sexuais)

Elevação de SHBG	Redução de SHBG
Envelhecimento	Obesidade moderada
Cirrose hepática e hepatite	Síndrome nefrótica
Hipertireoidismo	Acromegalia
Infecção pelo HIV	Hipotireoidismo
Anorexia nervosa	DM
Deficiência androgênica	Tratamento com:
Estresse prolongado	• Androgênios
Deficiência de GH	• Progestogênios
Tratamento com:	• Glicocorticoides
• Estrogênios	
• Anticonvulsivantes	

HIV, vírus da imunodeficiência humana; GH, hormônio do crescimento; SHBG, globulina ligadora de hormônio sexual; DM, diabetes melito.

servação apenas das células de Leydig e, consequentemente, da produção de testosterona.

Após o diagnóstico de hipogonadismo (primário ou secundário), procede-se à investigação laboratorial da sua etiologia visando ao tratamento. A Figura 39.1 descreve um fluxograma simplificado para esta investigação. Exames de saúde geral devem ser incluídos já no início da avaliação, pois várias doenças sistêmicas podem estar associadas ao hipogonadismo (Quadro 39.1). No hipogonadismo primário, quando não houver uma causa testicular aparente, deve-se realizar o cariótipo para avaliar distúrbios cromossômicos como a síndrome de Klinefelter e seus mosaicismos. Na presença de hipogonadismo secundário, deve ser realizado exame de imagem (ressonância magnética da região hipotálamo hipofisária). Quanto mais jovem o paciente e menor o valor de testosterona, maior a chance de anormalidades no exame de imagem. Em pacientes com hipogonadismo secundário e hipogonadismo de início tardio, o exame de imagem deve ser sempre realizado na presença de valores de testosterona < 150 ng/dL. Devem ser avaliados também outros eixos hipofisários com realização de dosagens de cortisol, de hormônio adrenocorticotrófico (ACTH), fator de crescimento semelhante à insulina tipo 1 (IGF-1) tiroxina (T_4) e tireotrofina (TSH). Doença de depósito de ferro deve ser excluída com avaliação do metabolismo do ferro (rastreamento com saturação de transferrina e ferritina séricos).

A avaliação de fertilidade é feita pelo espermograma que, muitas vezes, é realizado na dependência do desejo de fertilidade do paciente. Entretanto, o espermograma avalia de forma mais completa a repercussão do hipogonadismo, seja ele de causa primária ou secundária. Dois espermogramas com contagem e motilidade dentro da normalidade são suficientes para confirmar a fertilidade. Homens normais produzem > 15 milhões de espermatozoides/mL de ejaculado e > 39 milhões de espermatozides por ejaculado, com > 40% dos espermatozoides móveis, > 32% com rápida progressão e > 4% com morfologia normal. Quatro ou mais análises alteradas com intervalos de alguns meses são geralmente necessárias para confirmar uma anormalidade de provável importância clínica. A biópsia testicular fornece poucas informações adicionais ao espermograma na avaliação da fertilidade causada por hipogonadismo primário, exceto na avaliação de obstrução do ducto ejaculatório, quadro sugerido por azoospermia, mas com testosterona, LH e FSH normais.

A realização de densitometria óssea é recomendada especialmente em pacientes com fratura que tenha ocorrido com trauma de baixo impacto ou pacientes com hipogonadismo grave.

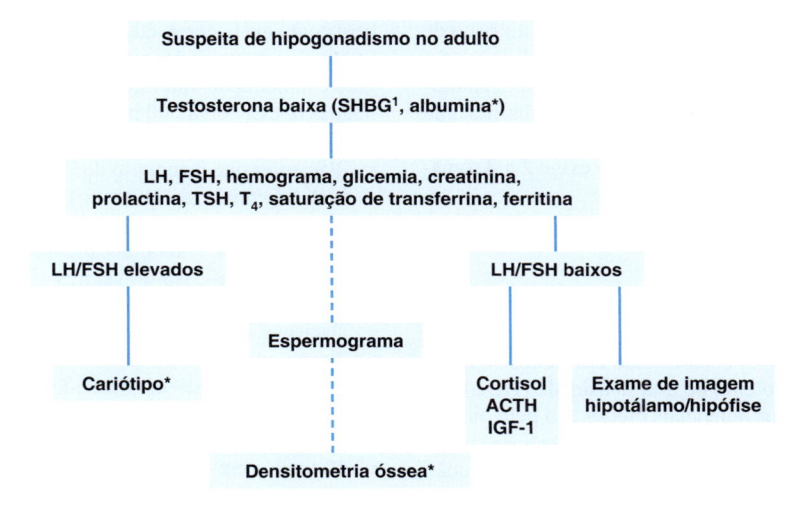

FIGURA 39.1 Fluxograma de avaliação etiológica de hipogonadismo masculino no adulto.
* Situações especiais: ver texto. [1] para cálculo de índice de testosterona livre.
ACTH, hormônio adrenocorticotrófico; IGF-1, fator de crescimento semelhante à insulina tipo 1; T_4, tiroxina; TSH, tireotrofina; LH, hormônio luteinizante; FSH, hormônio foliculoestimulante; SHBG, globulina ligadora de hormônio sexual.

Tratamento

O tratamento depende da causa e do desejo de manutenção da fertilidade. A reposição de testosterona é a base do tratamento e tem por objetivo restaurar e manter a função sexual e caracteres sexuais secundários no paciente com hipogonadismo primário ou secundário (quando a fertilidade não é o objetivo). A indução de espermatogênese pode ser obtida por meio da estimulação hormonal apropriada em pacientes com hipogonadismo secundário, mas não em pacientes com hipogonadismo primário (pelo dano aos túbulos seminíferos). No hipogonadismo primário, as opções de fertilidade restringem-se à doação de esperma, à adoção ou, em alguns casos, à reprodução assistida com injeção de esperma intracitoplasmático.

Terapia de reposição com testosterona

Existem diversas formulações androgênicas disponíveis, sendo a escolha do método dependente da via de administração, do perfil de efeitos adversos e do custo (Tabela 39.1). No Brasil, no entanto, apenas as formulações intramusculares estão disponíveis comercialmente.

Formas de reposição androgênica de administração oral, como metiltestosterona, fluoximesterona, oximetalona e oxandrolona, não devem ser utilizadas devido à hepatotoxicidade e ao risco de neoplasia hepatocelular. O undecanoato de testosterona oral, embora não tenha a mesma hepatotoxicidade que as outras formas orais, apresenta uma resposta clínica menos consistente do que a forma injetável, e sua duração de ação exige 2 a 3 tomadas diárias.

Riscos do tratamento

Efeitos adversos comuns para os quais há forte evidência mostrando associação entre esses efeitos e o uso de testosterona são eritrocitose e redução de lipoproteína de alta densidade (HDL) colesterol. Outros potenciais efeitos são pele oleosa, detecção de câncer de próstata subclínico, progressão de câncer de próstata metastático, redução da produção de espermatozoides e da fertilidade, hiperplasia benigna de próstata, ginecomastia, alopecia androgênica, crescimento do câncer de mama, apneia do sono, retenção de líquidos e aumento do risco de doença cardiovascular (DCV).

Benefícios do tratamento

Os estudos que avaliaram os benefícios da terapia de reposição de testosterona (TRT) são escassos e, em sua maioria, inconsistentes, não havendo consenso entre os especialistas a respeito dos verdadeiros benefícios do tratamento nos diferentes aspectos clínicos da doença. De uma forma geral, o uso da testosterona induz o desenvolvimento e a manutenção da virilização e melhora a libido e a disfunção sexual secundária ao hipogonadismo. Há um aumento da massa e da força muscular já nos primeiros dois meses de tratamento, com redução da gordura corporal e visceral, além da melhora do humor e bem-estar. Ocorre estabilização da perda ou até mesmo aumento de massa óssea, principalmente naqueles com menor densidade óssea no início do tratamento (benefício ocorre principalmente no primeiro ano). Não há ensaios clínicos avaliando o uso de testosterona na prevenção de fraturas em homens hipogonádicos.

Acompanhamento

Dose de testosterona

O paciente deve ser avaliado 3 a 6 meses após o início do tratamento. Após estabilização da dosagem da testosterona e do quadro clínico, a reavaliação pode ser feita a cada 6 a 12 meses, a fim de verificar se houve melhora dos sintomas com o tratamento, bem como avaliar seus efeitos adversos.

O alvo de valor de testosterona total a ser atingido é a média do valor de referência para normalidade (p. ex., 500 a 600 ng/dL).

- Pacientes que fazem uso de testosterona injetável (cipionato ou enantato) devem coletar o exame na metade do intervalo entre uma aplicação e outra. Alterar dosagem e frequência da aplicação em caso de valores > 700 ng/dL (> 24,5 nmol/L) ou < 400 ng/dL (< 14,1 nmol/L).
- Pacientes em uso de undecanoato de testosterona devem medir o nível sérico logo antes da próxima aplicação e devem mantê-lo na média do valor de normalidade. Caso não esteja conforme o desejado, alterar o intervalo de aplicação.
- Pacientes em uso de adesivo transdérmico devem medir testosterona 3 a 12 horas após aplicação; devendo estar em uso do adesivo no mínimo de 7 dias para avaliação.
- Pacientes que utilizam gel, após um mês do início do uso, devem coletar em qualquer ho-

TABELA 39.1 Formulações para terapia de reposição com testosterona

Via de Administração	Preparação	Posologia	Vantagens e desvantagens
Intramuscular	Enantato de testosterona/cipionato de testosterona (Deposteron® 200 mg) Fenilpropionato 60 mg + isocaproato 60 mg + propionato 30 mg + decanoato testosterona 100 mg (Durateston® 250 mg)	150–200 mg IM, a cada 2 semanas ou 75–100 mg a cada semana	Preço acessível, longo tempo no mercado Não mimetiza ritmo endógeno de liberação de testosterona (oscilação dos níveis séricos; oscilações de humor, libido); aplicação IM frequente
Intramuscular de ação prolongada	Undecanoato de testosterona (Nebido® 1.000 mg)	1.000 mg IM seguido por 1.000 mg IM em 6 semanas seguido de 1.000 mg IM a cada 10–14 semanas	Níveis mais fisiológicos de testosterona sérica; menor frequência na aplicação Custo elevado e maior volume de medicação aplicada (4 mL); tosse reportada logo após administração em pequeno número de pacientes
Subcutânea	Implantes de testosterona (Testopel®)	3–6 pellets de 75 mg inseridos SC cada 3–6 meses	Aplicado sob a pele por meio de incisão; risco de infecção, fibrose e extrusão espontânea do pellet
Transdérmica	Adesivo escrotal (Testoderm®)	1 adesivo a cada manhã (libera 4–6 mg/d de testosterona)	Risco de reação cutânea
	Adesivo não escrotal (Testoderm TTS®, Androderm®)	1 adesivo de 5 mg à noite, diariamente (dorso, braço, coxa, abdome – longe de áreas de pressão)	Níveis estáveis de testosterona sérica Risco de reação cutânea em até 30% (rodízio do local de aplicação do adesivo para evitar reações cutâneas)
	Testosterona gel (AndroGel® 1%; 1,62%; Testim® 1%, Fortesta® 2%, Axiron® 2%)	5–10% gel 1% – 1x/dia Friccionar gel no braço, abdome, ou ombro até secar; lavar mãos após; pode cobrir a área de aplicação	Baixo risco de irritação cutânea; permite dose flexível; níveis estáveis de testosterona sérica Risco de transferir o gel para parceira por contato direto com a pele
Bucal	Testosterona (Striant SR®)	30 mg, 2x/dia; Colocar acima do dente incisivo	Adere à bochecha e com liberação contínua de testosterona; níveis de testosterona sérica equivalentes testosterona gel e superior ao adesivo Efeitos gengivais em 16% dos casos; alteração paladar
Sublingual	Testosterona ciclodextrina	5 mg 3x/dia	

rário e pelo menos duas vezes, para monitorização dos níveis de testosterona em virtude da ocorrência de flutuações séricas.

LH sérico

Nos pacientes com hipogonadismo primário, a normalização do LH também pode ser usada como auxiliar para monitorização do tratamento, não importando a forma terapêutica de testosterona usada.

Hematócrito

Dosar em 0, 3, 6 meses e, após, anualmente. Se hematócrito > 54%, suspender o tratamento até que o hematócrito esteja em níveis seguros, e o paciente tenha sido avaliado para hipóxia e apneia do sono. Reiniciar a terapia com dose reduzida.

Densitometria óssea

Solicitar após 1 a 2 anos de tratamento em pacientes com osteoporose ou fraturas de baixo impacto.

Antígeno prostático específico (PSA)

Em homens ≥ 40 anos com PSA basal > 0,6 ng/mL, o exame de toque retal deve ser realizado e o PSA deve ser dosado antes de iniciar o tratamento, 3 a 6 meses após, seguidos por novas dosagens em intervalos conforme as recomendações das diretrizes de rastramento de câncer de próstata de acordo com idade e etnia. Avaliação urológica deve ser solicitada se houver: aumento do PSA de 1,4 ng/mL em 12 meses durante o tratamento com testosterona, aumento de PSA de 0,4 ng/mL/ano após 6 meses de tratamento com testosterona (válido somente se houver valores de PSA aferidos nos últimos dois anos), detecção de anormalidade do exame do toque da próstata ou sintomas obstrutivos graves (escore de sintomas IPSS > 19) de hiperplasia de prostática benigna.[2]

Contraindicações da terapia de reposição com testosterona

As seguintes situações clínicas estão associadas a um maior risco de eventos adversos e, por isso, a reposição de testosterona de uma forma geral está contraindicada. Essas condições clínicas são:

- Alto risco de efeitos adversos: câncer de próstata metastático, câncer de mama.
- Moderado risco de efeitos adversos: nódulo de próstata não avaliado; PSA > 4 ng/mL (> 3 ng/mL em pacientes negros ou com parentes de primeiro grau com câncer de próstata); hematócrito > 50%; sintomas graves obstrutivos de trato urinário associados à hiperplasia prostática benigna (escore IPSS > 19) e insuficiência cardíaca congestiva (ICC) não controlada ou parcialmente controlada.

Peculiaridades da terapia de reposição com testosterona no hipogonadismo de início tardio

O hipogonadismo de início tardio está associado a várias condições clínicas, entre elas o DM2, a síndrome metabólica, a osteoporose, a disfunção erétil, a sarcopenia e as situações de aumento do risco cardiovascular (acidente vascular encefálico [AVE], ataque isquêmico transitório [AIT]). Não está claro até o momento se o tratamento reverte essas condições, além de poder trazer riscos indesejáveis. Os principais riscos da terapêutica nessa faixa etária são dislipidemia (redução de HDL), retenção de líquidos, ginecomastia, eritrocitose excessiva, aumento do risco para DCV (controverso), exacerbação da apneia do sono, hiperplasia benigna de próstata, câncer de próstata incipiente. Assim, não é recomendado o tratamento universal para estes pacientes. O caso deve ser discutido individualmente com o paciente, e a TRT deve ser considerada especialmente naqueles com sintomas importantes e níveis consistentemente baixos de testosterona total. Não há consenso sobre quais valores de testosterona sérica devem ser atingidos, mas os benefícios parecem ser maiores com valores iniciais menores. Para alguns autores, deve-se manter o nível sérico-alvo de testosterona total nessa população em torno de 300 a 400 ng/dL.

Terapia para infertilidade

Nos pacientes cuja fertilidade é o objetivo, as gonadotrofinas são o tratamento de escolha para a maioria dos casos. Inicia-se com o uso de gonadotrofina coriônica humana (hCG – biologicamente semelhante ao LH com meia-vida mais longa) 2.000 U intramuscular ou subcutânea 3 vezes por semana. A testosterona é medida a cada 1 a 2 meses e deve ser mantida entre 400 a 800 ng/dL após 4 meses de uso de hCG com ajustes da dose conforme necessário. O espermograma é realizado 1 a 3 meses após os níveis de testosterona desejáveis terem sido atingidos, e as características do esperma não devem ser usadas para ajustar a dose de hCG. O aumento do volume testicular e do número de espermatozoides geralmente ocorre após seis meses de tratamento. Quando esse objetivo não for alcançado após 12 a 24 meses, FSH recombinante humano é acrescentado ao tratamento (150 a 300 U subcutânea, em dias alternados). Se após um ano ou mais de tratamento combinado a gestação ainda não tiver ocorrido, estão indicadas técnicas de reprodução assistida.

O uso de GnRH em bomba de infusão, com liberação de pulsos a cada duas horas, mimetizando os pulsos fisiológicos e estimulando a produção de LH e FSH, é uma alternativa para os pacientes cuja causa do hipogonadismo seja hipotalâmica. O citrato de clomifeno não é eficaz no tratamento da infertilidade cuja causa seja o hipogonadismo secundário.

Referências

1. Free & Bioavailable Testosterone Calculator. [capturado em 3 jan 2015]. Disponível em: http://www.issam.ch/freetesto.htm
2. Urological Sciences Research Foundation. International Prostate Symptom Score (IPSS). [capturado em 3 jan de 2015]. Disponível em: http://www.usrf.org/questionnaires/AUA_SymptomScore.html

Leituras sugeridas

Basaria S. Male hypogonadism. Lancet. 2014;383(9924):1250-63.

Bhasin S, Cunninghan GR, Hayes FJ, Matsumoto AM, Snyder PJ, Swedloff RS, et al. Testosterone therapy in men with androgen deficiency syndromes: an Endocrine Society clinical practice guideline. J Clin Endocrinol Metab. 2010;95(6):2536-59.

Fernández-Balsells MM, Murad MH, Lane M, Lampropulos JF, Albuquerque F, Mullan RJ, et al. Clinical review 1: adverse effects of testosterone therapy in adult men: a systematic review and meta-analysis. J Clin Endocrinol Metab. 2010;95(6):2560-75.

Moura F, Porto da Cruz TR, Vilar L. Hipogonadismo masculino. In: Vilar L, editor. Endocrinologia clínica. 5. ed. Rio de Janeiro: Guanabara Koogan; 2013.

Rhoden EL, Morgentaler A. Risks of testosterone-replacement therapy and recommendations for monitoring. N Engl J Med. 2004;350(5):482-92.

Snyder PJ. Testosterone treatment of male hypogonadism. UpToDate [Internet]. 2014 [capturado em 18 jan 2015]. Disponível em: http://www.uptodate.com/contents/testosterone-treatment-of-male-hypogonadism

40

Ginecomastia

Fabíola Costenaro
Ticiana C. Rodrigues
Mauro A. Czepielewski
Sandra Pinho Silveiro

Definição

A ginecomastia, condição clínica muito comum, caracteriza-se pela proliferação do tecido glandular mamário masculino com diâmetro maior do que 0,5 cm de diâmetro, retromamilar. Pode ser um achado ocasional do exame físico, geralmente indolor, ou se apresentar como aumento agudo unilateral ou bilateral associado à sensibilidade ou desconforto mamário. Pode ser definida como fisiológica associada às mudanças hormonais relacionadas à faixa etária ou pode ser patológica.

A ginecomastia fisiológica possui distribuição etária trimodal, ocorrendo em recém-nascidos (RNs), no período puberal e nos idosos. A prevalência fica em torno de 60 a 90% nos neonatos, 50 a 65% nos adolescentes e acima de 70% nos homens entre 50 a 79 anos. A ginecomastia patológica é muito mais rara.

Etiologia

O mecanismo da ginecomastia é o desequilíbrio entre a ação do estrogênio livre em relação à ação da testosterona livre no tecido mamário. A ginecomastia patológica pode estar associada a várias condições, conforme descrito no Quadro 40.1, ou ainda estar associada ao uso de medicamentos, conforme descrito no Quadro 40.2. Em sua fase inicial, existe proliferação de tecido glandular mamário e, ao longo do tempo (nos casos em que não ocorreu regressão espontânea), o tecido glandular vai sendo transformado em tecido fibrótico.

O câncer de mama é uma patologia rara no sexo masculino, representando 1% do total de casos de câncer de mama. Entretanto, devido à sua gravidade, deve ser sempre considerado durante a avaliação do paciente com ginecomastia.

Classificação

Ginecomastia fisiológica

A ginecomastia pode ocorrer de forma benigna em três fases da vida: logo após o nascimento, na puberdade e na senilidade.

Ginecomastia do recém-nascido (neonatal)

Os altos níveis de estradiol e de progesterona produzidos pela mãe durante a vida fetal estimulam o tecido mamário do feto causando ginecomastia, que pode persistir por algumas semanas até o primeiro ano de vida, sem nenhuma repercussão clínica para o RN. Uma mínima descarga mamária pode ocorrer em alguns casos.

Ginecomastia puberal

O aumento transitório da glândula mamária é comum na adolescência. Entre os 11 e os 14 anos de idade, a ginecomastia é detectável em até 65% dos meninos e em 80% destes de forma bilateral. Durante este período, a produção de estrogênio pelos testículos e pelos tecidos periféricos se sobrepõe à produção de testosterona. É possível que a sensibilidade do

QUADRO 40.1
Causas de ginecomastia patológica

Defeito de síntese/resistência androgênica	**Tumor testicular**
Mutação no receptor de androgênio	Tumor das células de Sertoli
Deficiência de enzimas esteroidogênicas	Tumor das células de Leydig
Disfunção hormonal	Tumor testicular produtor de hCG
Hipertireoidismo	Tumor germinativo extragonadal
Hiperprolactinemia	**Tumor suprarrenal**
Acromegalia	Carcinoma suprarrenocortical
Síndrome de Cushing	**Síndromes familiares**
Doenças sistêmicas	Síndrome de Peutz-Jeghers
Insuficiência hepática crônica	Complexo de Carney
Insuficiência renal	Excesso de aromatase familiar
Aids	**Hipogonadismo hipergonadotrófico**
Hemocromatose	Lesão testicular, anorquia, criptorquidia
Outras	Síndrome de Klinefelter
Trauma mamário	**Hipogonadismo hipogonadotrófico**
Obesidade	Tumor de região hipotálamo-hipofisária
Realimentação após desnutrição	Radioterapia
Varicocele	Síndrome de Kallmann
Idiopática	

hCG, gonadotrofina coriônica humana (do inglês *human chorionic gonadotropin*).

tecido mamário ao estrogênio também esteja aumentada nestes pacientes. A regressão espontânea ocorre na maioria dos meninos após seis meses, quando os níveis de testosterona vão progressivamente atingindo os valores de adulto, mas a ginecomastia pode persistir em até 5% dos casos, podendo necessitar investigação complementar.

Ginecomastia senil

O percentual de ocorrência aumenta gradualmente com a idade, com maior frequência em homens acima dos 60 anos. A etiologia deve-se à redução progressiva dos níveis de testosterona livre e ao

QUADRO 40.2
Substâncias envolvidas na etiologia da ginecomastia

Hormônios: Esteroides anabolizantes, andrógenos, agonistas estrogênicos, estrogênios, hCG, GH
Antiandrogênicos: Acetato de ciproterona, flutamida, agonistas ou análogos das gonadotrofinas
Antibióticos: Isoniazida, metronidazol
Antifúngicos: Cetoconazol
Antiulcerosos: Cimetidina, ranitidina, omeprazol
Quimioterápicos: Agentes alquilantes, metotrexato
Cardiovasculares: Amiodarona, IECAs, digoxina, metildopa, nifedipina, verapamil, reserpina, espironolactona
Psicoativos: Diazepam, haloperidol, fenotiazinas, tricíclicos, antipsicóticos atípicos
Drogas ilícitas: Heroína, maconha, metadona
Outros: Fenitoína, penicilamina, teofilina, inibidores da protease, metoclopramida, álcool

hCG, gonadotrofina coriônica humana; GH, hormônio do crescimento; IECA, inibidores da enzima conversora da angiotensina.

aumento progressivo da porcentagem de gordura corporal que ocorre com o passar dos anos.

Ginecomastia patológica

Ginecomastia patológica é definida por tecido mamário palpável entre 2 e 4 cm de diâmetro de etiologia não fisiológica, podendo ser decorrente de diversas causas, as quais são descritas a seguir:

Tumoral

Carcinoma de suprarrenal pode produzir grandes quantidades de estrogênio diretamente pelas células tumorais ou indiretamente pela conversão periférica dos andrógenos fracos, como a androstenediona, a desidroepiandrosterona (DHEA) e o sulfato de desidroepiandrosterona (SDHEA) em estrogênio. Estes pacientes geralmente exibem desenvolvimento rápido de ginecomastia, níveis elevados de andrógenos (em especial SDHEA) e achados decorrentes do aumento simultâneo de outros hormônios suprarrenais (cortisol e aldosterona).

Tumores testiculares também podem elevar os níveis de estrogênios circulantes. Este estrogênio pode ser produzido diretamente pelas células tumorais, como nos tumores de células de Leydig, indiretamente pela produção aumentada de aromatase nos tumores de células de Sertoli ou ainda estimulado pela hCG dos tumores de células germinativas. A hCG estimula a produção de estradiol e testosterona testicular. Os tumores testiculares são grandes o suficiente para serem palpados em metade dos pacientes, e a ultrassonografia testicular é necessária para detecção tumoral nos demais casos.

A produção ectópica de hCG extra gonadal por tumores germinativos, de origem pulmonar, renal, hepática, gástrica ou do sistema nervoso central (SNC) também podem estimular a produção hormonal testicular e causar ginecomastia.

Algumas síndromes genéticas estão relacionadas a tumores testiculares produtores de aromatase, como síndrome de Peutz-Jegher, que pode apresentar ginecomastia associada a tumor de células de Sertoli, lesões pigmentadas ao redor da boca e carcinoma de cólon e o complexo de Carney, que pode apresentar, além do tumor de células de Sertoli, manchas cutâneas hiperpigmentadas, mixomas, adenomas e hiperplasia pigmentada suprarrenal primária.

Substâncias exógenas e medicamentos

Diversas medicações ou cremes tópicos podem ser fontes de estrogênio ou substâncias estrogênicas para absorção e ação sistêmica (Quadro 40.2).

Outras medicações, como a digoxina, podem ter propriedades estrogênicas intrínsecas e estimular o crescimento da mama. Além disto, suplementos contendo lavanda, *tribulis terrestris* e o consumo de mais de 300 mg de soja ao dia têm sido associados à ginecomastia.

Os esteroides androgênicos podem ser convertidos a estrogênio por meio da sua aromatização, sendo uma causa comum de ginecomastia. Ésteres de testosterona aumentam substancialmente a concentração de estradiol e comumente resultam em ginecomastia transitória. Isto é mais comum em pacientes com hipogonadismo durante o tratamento inicial com testosterona. Adultos atletas usando esteroides anabolizantes também podem apresentar esse problema. A administração de hCG exógena a pacientes com hipogonadismo aumenta tanto os níveis de testosterona quanto os de estradiol, podendo estar associada à ginecomastia, em geral transitória.

Os medicamentos como o cetoconazol, que inibem a esteroidogênese, também podem causar ginecomastia. Várias medicações bloqueiam a ação dos andrógenos nos tecidos, por se ligarem aos seus receptores como a espironolactona, a cimetidina e a flutamida, que bloqueiam a ação dos andrógenos nos tecidos por se ligarem aos seus receptores e competirem com a ação dos andrógenos.

A finasterida, inibidor da enzima 5 α-redutase, utilizada em pacientes com câncer de próstata e em casos de alopecia androgênica, inibe a conversão da testosterona em diidrotestosterona, que é um andrógeno mais potente e não aromatizável. Além disso, a testosterona adicional pode ser aromatizada em estrogênio, potencializando o efeito estrogênico sobre o androgênico. A maconha também tem sido associada com desenvolvimento de ginecomastia.

Hipogonadismo

No hipogonadismo primário, a deficiência relativa da secreção de andrógenos resulta em aumento das gonadotrofinas (hormônio luteinizante [LH] e hormônio foliculoestimulante [FSH]). Esse hipergonadotrofismo estimula os testículos a secretarem estradiol em excesso. Associado à conversão dos andrógenos fracos suprarrenais em estradiol, ambos os mecanismos resultam em ginecomastia. A síndrome de Klinefelter (cariótipo XXY) apresenta prevalência de ginecomastia de 85%, sendo um exemplo típico dessa condição. Todas as outras formas de doença testicular primária, incluindo trauma, orquite viral, criptorquidia, hemocromatose, estão associadas à ginecomastia, pela mesma base fisiológica.

Medicamentos quimioterapêuticos citotóxicos ou irradiação na pelve ou abdome inferior podem produzir disfunção testicular transitória ou permanente.

Tumores hipotálamo-hipofisários, neurocirurgias envolvendo o sistema hipotálamo-hipofisário e radioterapia do SNC, síndrome de Kallmann e outras doenças com dano nas gonadotrofinas associam-se à ginecomastia por hipogonadismo secundário.

Resistência androgênica e defeitos da biossíntese dos andrógenos

Como os andrógenos são inibidores do desenvolvimento mamário, as condições associadas ao comprometimento da síntese ou ação dos andrógenos estão relacionadas à ginecomastia. Nos casos mais extremos, a resistência completa a andrógenos resulta no desenvolvimento de tecido mamário normal ou maior do que o normal em pacientes do sexo masculino. Em síndromes com resistência parcial, ginecomastia em grau mais leve pode ocorrer decorrente de mecanismos similares.

Os pacientes com alterações congênitas da CYP17 (17α-hidroxilase), CYP21 A2 (21β-hidroxilase) e 3 β-hidroxiesteroide-desidrogenase, além da deficiência da 5 α-redutase, também podem apresentar ginecomastia.

Doenças sistêmicas

Manifestações de hipogonadismo são comuns em pacientes com doença renal crônica (DRC), estando presente em cerca de 50% dos pacientes em hemodiálise. Nestes pacientes, há supressão da produção de testosterona e dano testicular direto secundário à uremia e são encontrados níveis elevados de prolactina, de LH e FSH e redução dos níveis de testosterona com aumento do estradiol. A hepatopatia crônica prejudica a degradação do estrogênio e aumenta a globulina carreadora de hormônios sexuais (SHBG), o que contribui para o aumento de estrogênios circulantes. O etilismo crônico danifica a esteroidogênese testicular, podendo desencadear um estado de hipogonadismo hipergonadotrófico; além disso, os fitoestrogênios do álcool podem agravar o desequilíbrio estrogênio/testosterona.

Na hemocromatose, pode haver dano hepático, hipofisário e testicular e, desta maneira, ocorrer interferência na síntese de testosterona.

Ginecomastia pode ocorrer em pacientes em fase de recuperação de doenças crônicas associadas com desnutrição, como tuberculose, Aids (síndrome da imunodeficiência do adulto) e diabetes melito (DM) descompensado. Na fase inicial de recuperação destes quadros, há uma restituição da função hormonal após a fase inicial de inibição das gonadotrofinas que, associada ao atraso na recuperação hepática da degradação estrogênica, resulta no excesso temporário de estrogênio em relação à testosterona desta fase. O fígado regenera-se entre 1 a 2 anos após a recuperação do estado nutricional e, neste momento, a ginecomastia, geralmente, desaparece.

Anormalidades nos hormônios reguladores

A hiperprolactinemia determina a redução do hormônio liberador de gonodotrofinas, além de inibição testicular da produção de testosterona, podendo levar ao desenvolvimento da ginecomastia. O hipotireoidismo primário grave pode estimular a secreção de prolactina e também estar associado à ginecomastia. No hipertireoidismo, ocorre aumento da SHBG e, como a afinidade da globulina é maior para a testosterona do que para o estradiol, existe um aumento da biodisponibilidade de estradiol livre. Outro mecanismo presente no hipertireoidismo é o aumento da aromatização de andrógenos em estrogênios. Na acromegalia, pode ocorrer deficiência parcial das gonadotrofinas e aumento da atividade lactotrófica, determinadas pela ação do GH e pela cossecreção de prolactina, que ocorre em cerca de metade dos tumores. Na síndrome de Cushing (SC), a ginecomastia relaciona-se com a interferência direta dos glicocorticoides na síntese de testosterona, determinando um estado de hipogonadismo relativo. Outro fator importante é o aumento do tecido adiposo, relacionado com o aumento da aromatase e da leptina, que contribuem para o aumento do estrogênio circulante.

Trauma local

Ginecomastia traumática tem sido evidenciada após toracotomia, após infecção por herpes-zóster na parede torácica e após irradiação local.

Idiopática

Em 25% dos casos de ginecomastia, nenhuma causa é identificada, podendo refletir um aumento esporádico da atividade da aromatase ou aumento da sensibilidade do tecido mamário ao estrogênio circulante.

Diagnóstico

Avaliação clínica

Diante do paciente com ginecomastia, é fundamental diferenciar se o caso corresponde à ginecomastia patológica ou fisiológica. A história e o exame físico completo são capazes de identificar a etiologia da ginecomastia em até 83% dos casos.

Atenção particular deve ser dada ao uso de medicações e de suplementos, ao abuso de álcool ou drogas ilícitas, bem como outras exposições químicas. Além disso, a duração e o período do desenvolvimento mamário devem ser analisados, pois crescimento mamário rápido que ocorreu recentemente, com mama sensível/dolorosa, é mais preocupante que ginecomastia crônica indolor.

Adicionalmente, deve ser questionada fertilidade, disfunção erétil e libido para excluir hipogonadismo como causa potencial. Sinais e sintomas de doenças sistêmicas subjacentes, como hipertireoidismo, Aids, doença hepática ou insuficiência renal, também devem ser investigados.

No exame físico, é fundamental a avaliação antropométrica, a palpação da mama, a palpação dos testículos, além da pesquisa de sinais de feminilização. A palpação da mama deve ser realizada com o paciente em decúbito dorsal com as suas mãos atrás da cabeça e por meio do movimento de pinça do polegar contra indicador na base da mama o médico avaliará se há tecido mamário verdadeiro, o diâmetro da massa glandular e a sua localização em relação ao mamilo como retro-mamilar ou excêntrica. Nos pacientes obesos, pode haver pseudoginecomastia, que se caracteriza pelo acúmulo de tecido adiposo na região mamária. Nos casos de pseudoginecomastia, a consistência da palpação do tecido adiposo mamário será semelhante ao da gordura pré-axilar e abdominal. Eventualmente, uma ultrassonografia mamária pode ser necessária para diagnóstico diferencial da pseudoginecomastia com ginecomastia.

É fundamental identificar as características sugestivas de câncer, conforme descrito no Quadro 40.3. Se a diferenciação entre ginecomastia e câncer de mama não puder ser realizada apenas baseada nos achados de exame físico, deve ser realizada mamografia, que oferece 90% de sensibilidade e especificidade para a distinção. Pacientes com síndrome de Klinefelter possuem risco 30 vezes maior de câncer de mama.

> **QUADRO 40.3**
> **Características da massa mamária associada a risco aumentado de câncer de mama**
>
> Unilateral
> Consistência endurecida ou aderida
> Localização periférica ao mamilo
> Secreção/retração mamilar
> Pele em casca de laranja ou ulcerada
> Linfadenopatia axilar

O volume do tecido mamário pode auxiliar na avaliação diagnóstica, uma vez que, geralmente, as condições patológicas estão associadas a tecido glandular > 4 a 5 cm de diâmetro.

Um exame testicular cuidadoso é essencial. Testículos pequenos bilateralmente implicam insuficiência testicular, e testículos assimétricos ou massa testicular sugerem possibilidade de neoplasia. A presença de varicocele também está associada à ginecomastia.

Avaliação laboratorial

As indicações para um procedimento diagnóstico mais detalhado são as seguintes: presença de mama sensível, aumento rápido, massa dura e irregular e com lesões maiores do que 4 cm de diâmetro. Em homens magros, ginecomastia com 2 a 4 cm de diâmetro já deve ser avaliada.

Caso a avaliação clínica inicial não seja esclarecedora e se constate ginecomastia patológica (Figura 40.1), exames laboratoriais devem ser solicitados, incluindo provas de função hepática e renal e exames hormonais (SDHEA, estradiol, LH, β-hCG, testosterona, prolactina e função tireoideana). Se os testes estiverem alterados, prossegue-se a investigação complementar. Se forem normais, como ocorre com frequência, o paciente deve apenas ser observado.

Seguimento

Caso o paciente esteja utilizando algum medicamento potencialmente desencadeante de ginecomastia, se possível, este deverá ser suspenso e o

Ginecomastia patológica

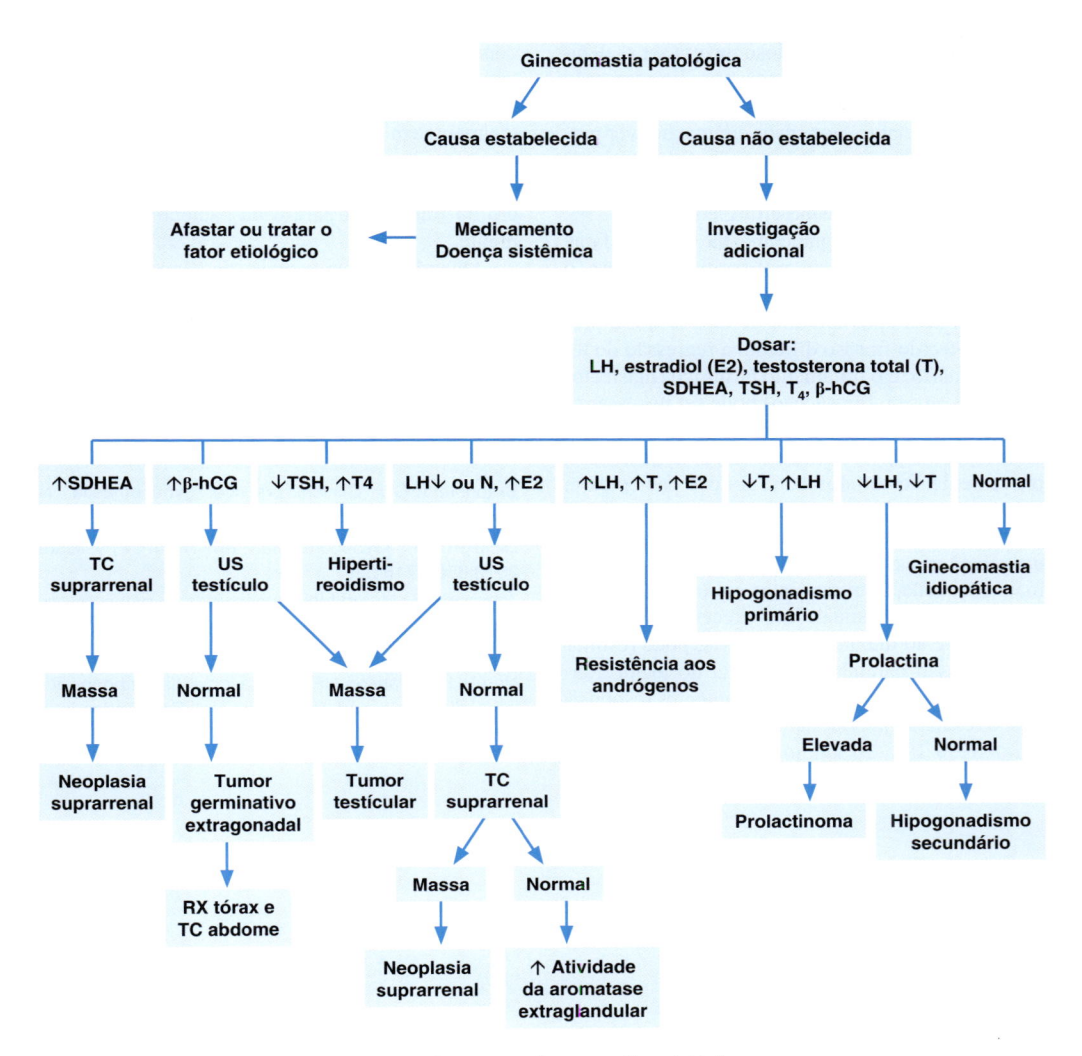

Causa estabelecida:
- Medicamento / Doença sistêmica → Afastar ou tratar o fator etiológico

Causa não estabelecida:
- Investigação adicional
- Dosar: LH, estradiol (E2), testosterona total (T), SDHEA, TSH, T_4, β-hCG

Achado	Conduta / Diagnóstico
↑SDHEA	TC suprarrenal → Massa → Neoplasia suprarrenal
↑β-hCG	US testículo → Normal → Tumor germinativo extragonadal → RX tórax e TC abdome
↓TSH, ↑T4	Hipertireoidismo → Massa → Tumor testicular
LH↓ ou N, ↑E2	US testículo → Normal → TC suprarrenal → Massa: Neoplasia suprarrenal / Normal: ↑ Atividade da aromatase extraglandular
↑LH, ↑T, ↑E2	Resistência aos andrógenos
↓T, ↑LH	Hipogonadismo primário
↓LH, ↓T	Prolactina → Elevada: Prolactinoma / Normal: Hipogonadismo secundário
Normal	Ginecomastia idiopática

FIGURA 40.1 Algoritmo de avaliação do paciente com ginecomastia patológica.
↑, aumentado; ↓, diminuído; TC, tomografia computadorizada; RX, radiografia; US, ultrassonografia.

quadro clínico revisado em 30 dias. Em pacientes com ginecomastia fisiológica, deve ser realizada reavaliação clínica em 3 a 6 meses para examinar a evolução do volume da mama.

Tratamento

A resolução espontânea da ginecomastia ocorre em mais de 95% dos casos de ginecomastia puberal dentro de um ano; caso não haja regressão, o tratamento pode ser necessário. As condições etiológicas devem ser corrigidas sempre que possível.

Tumores testiculares, como os tumores de células de Leydig ou de células de Sertoli, devem ser removidos cirurgicamente. Em caso de tireotoxicose, insuficiência renal ou hepática, terapia apropriada deve ser iniciada. Nos casos de hipogonadismo, a reposição de testosterona resolve a desproporção entre estrogênio e testosterona e tende a reverter a ginecomastia.

Se nenhuma anormalidade patológica for detectada, o tratamento apropriado é a observação.

Um exame da mama cuidadoso deverá ser realizado inicialmente a cada três meses até a regressão da ginecomastia ou sua estabilização, e após, anualmente. Entretanto, nos casos em que houver persistência da ginecomastia associada à dor ou incômodo psicológico, pode ser oferecido tratamento medicamentoso ou mesmo cirúrgico.

O tratamento da ginecomastia é mais eficaz quando instituído na fase proliferativa dolorosa, o que pode resultar em regressão completa do tecido mamário, pois após um ano de instalação, a presença de tecido fibroso dificulta a regressão do tecido mamário, e o tratamento cirúrgico (mastectomia, com ou sem liposucção) pode ser necessário.

A evidência científica para o tratamento medicamentoso na ginecomastia é de baixa qualidade, proveniente de estudos com poucos pacientes e, muitas vezes, não controlados por placebo. Entre as medicações disponíveis, o modulador seletivo do receptor estrogênico tamoxifeno é a opção mais adequada, com respostas em 60 a 100% dos casos de ginecomastia de início recente. O tamoxifeno 20 mg ao dia, por 3 a 9 meses, pode resultar em regressão parcial ou completa do tecido mamário e alívio da dor; e para os pacientes responsivos, o resultado já pode ser avaliado em 30 dias. O tamoxifeno 10 a 20 mg ao dia pode ser indicado como profilaxia da ginecomastia aos pacientes que receberão bicalutamida para tratamento de câncer prostático. Clomifeno pode se usado, especialmente em casos de hipogonadismo secundário, mas a evidência científica suportando o seu uso é muito escassa e deve ser avaliado o risco/benefício do tratamento para cada paciente individualmente.

Quando houver suspeita de câncer de mama, deve ser realizada a biópsia da massa tumoral, sendo que e a mastectomia deverá ser realizada caso seja confirmada a neoplasia.

Leituras sugeridas

Braunstein GD. Clinical practice: gynecomastia. N Engl J Med. 2007;357(12):1229-37.

Dickson G. Gynecomastia. Am Fam Physician. 2012;85(7):716-22.

Johnson RE, Murad MH. Gynecomastia: pathophysiology, evaluation, and management. Mayo Clin Proc. 2009;84(11):1010-15.

Narula HS, Carlson HE. Gynaecomastia-pathophysiology, diagnosis and treatment. Nat Rev Endocrinol. 2014;10(11):684-98.

PARTE VIII

Crescimento e desenvolvimento

41

Precocidade sexual

Fabíola Satler
Caroline Kaercher Kramer
Ticiana C. Rodrigues
Regina Helena Elnecave

Definição

A precocidade sexual é definida como o desenvolvimento de botão mamário (telarca), pelos pubianos/axilares (pubarca) ou sangramento menstrual (menarca) antes de 8 anos de idade nas meninas; e o aumento de volume testicular (≥ 4 mL) ou pubarca antes de 9 anos de idade nos meninos. Entretanto, há subgrupos de crianças hígidas, especialmente meninas e da raça negra, que iniciam a puberdade mais cedo e que, em geral, progridem lentamente ou apresentam involução dos sinais puberais, sem repercussão sobre a idade da menarca ou sobre a estatura final. Apesar disso, a antecipação da idade limite para o diagnóstico de precocidade sexual ainda permanece controversa.

Pela ação dos hormônios gonadais (esteroides sexuais), ocorre aumento da velocidade de crescimento (geralmente > 8 cm/ano) e avanço na idade óssea (idade óssea acima de 2 desvios-padrão da média para idade cronológica) de maneira desproporcional, ou seja, o avanço da idade óssea é maior do que a velocidade de crescimento, produzindo o paradoxo da estatura elevada na infância e baixa estatura na vida adulta. Adicionalmente, poderá haver antecipação da capacidade reprodutiva, comportamento sexualizado e prejuízo social para a criança e a família.

Classificação

A precocidade sexual pode ser classificada como:

1. **Puberdade precoce central (PPC) ou verdadeira:** Quando o aumento da produção de esteroides sexuais é dependente da maturação prematura do eixo hipotálamo-hipófise-gonadal (HHG).
2. **Puberdade precoce periférica (PPP):** Quando a produção dos hormônios sexuais é independente do estímulo hipotálamo-hipofisário, ou a criança foi exposta a esteroides sexuais exógenos. Pode ser isossexual, isto é, quando os caracteres são os mesmos do sexo da criança, e heterossexual, quando ocorre virilização de meninas e feminização de meninos.

O surgimento dos caracteres sexuais de forma precoce pode ocorrer isoladamente, com o desenvolvimento apenas de mamas (telarca precoce), apenas de pelos pubianos/axilares (pubarca precoce) e, mais raramente, apenas de sangramento menstrual (menarca precoce), considerados variações do desenvolvimento puberal.

Puberdade precoce central ou verdadeira

A PPC é causada pela maturação precoce do eixo HHG. É 10 a 23 vezes mais frequente nas meninas, sendo responsável por 95% dos casos de precocidade sexual feminina e 50% dos casos masculinos. Nas meninas, a causa mais comum é a idiopática, e nos meninos, as lesões do sistema nervoso central (SNC) (Quadro 41.1). Assim, a avaliação do SNC, por meio de ressonância magnética (RM) ou tomografia computadorizada (TC) de sela túrcica em todos os meninos e na maioria das meninas é indicada, uma vez que a puberdade precoce pode ser a primeira e única manifestação de uma lesão no SNC.

> **QUADRO 41.1**
> **Etiologia da puberdade precoce central**
>
> **Idiopática**
> **Alterações no SNC**
> Tumores (p. ex., hamartoma de tubo cinerium, gliomas, astrocitomas)
> Radioterapia
> Processos inflamatórios/infecciosos
> TCE
> Hidrocefalia
> Mielomeningocele
> Lesões vasculares
> **Exposição crônica aos esteroides sexuais**
> Hiperplasia suprarrenal congênita
>
> SNC, sistema nervoso central; TCE, trauma craniencefálico.

> **QUADRO 41.2**
> **Etiologia da puberdade precoce periférica**
>
> **MENINAS**
> *Isosexual*
> Cisto folicular
> Tumor ovariano ou suprarrenal produtor de estrogênio
> Luteoma
> Iatrogênico ou exógeno (exposição ao estrogênio em alimentos, medicações ou cosméticos)
> *Heterosexual*
> Hiperplasia suprarrenal congênita virilizante (p. ex., CYP 21, CYP 11B1, deficiência de 3-HSD tipo 2)
> Tumor suprarrenal virilizante
> Tumor ovariano virilizante
> Iatrogênico (exposição a androgênio)
> **MENINOS**
> *Isosexual*
> Tumores secretores de hCG do SNC ou fora do SNC
> Hiperplasia suprarrenal congênita virilizante (p. ex., CYP 21, CYP 11B1, deficiência de 3-HSD tipo 2)
> Tumor suprarrenal virilizante
> Tumor de células de Leydig
> Testotoxicose familiar
> *Heterosexual*
> Tumor suprarrenal produtor de estrogênio
> Tumor testicular feminilizante (associação com síndrome de Peutz-Jeghers)
> Síndrome do excesso de aromatase
> Iatrogênico (exposição ao estrogênio)
> **ISOSSEXUAL EM AMBOS OS SEXOS**
> Síndrome de McCune Albright
> Hipotireoidismo
>
> HSD, hidroxiesteroide desidrogenase; hCG, gonadotrofina coriônica humana; SNC, sistema nervoso central; LH, hormônio luteinizante.

Puberdade precoce periférica

Neste tipo de distúrbio da puberdade, ocorre o excesso da secreção de esteroides sexuais pelas suprarrenais ou pelas gônadas, independentemente do estímulo hipotálamo-hipofisário. A perda da cronologia do desenvolvimento dos caracteres sexuais secundários sugere PPP. A principal etiologia no sexo feminino são os cistos ovarianos foliculares e tumores ovarianos; e no sexo masculino, são os tumores das células de Leydig (Quadro 41.2).

Formas isoladas

TELARCA PRECOCE: É o desenvolvimento uni ou bilateral das mamas em meninas antes dos 8 anos de idade, sem outros sinais de puberdade. Normalmente, não há aceleração na velocidade de crescimento ou avanço na idade óssea. Ocorre, geralmente, durante os primeiros dois anos de vida, podendo ocorrer também em torno dos seis anos. O tecido mamário regride normalmente em um ano, podendo, entretanto persistir por vários anos até o estabelecimento da puberdade. A etiologia da telarca precoce ainda não está bem elucidada, atribuindo-se seu surgimento ao aumento da sensibilidade do tecido mamário aos estrogênios ou à secreção transitória de estrogênios por cistos foliculares ovarianos.

PUBARCA PRECOCE: É o surgimento precoce de pelos pubianos sem outra manifestação de puberdade ou virilização. Pode ocorrer também a presença de odor androgênico e, por vezes, acne. É mais comum no sexo feminino e, em geral, ocorre após seis anos de idade. Provavelmente, a etiologia é a maturação precoce da zona reticular do córtex suprarrenal, com aumento da secreção dos andrógenos suprarrenais ou também a hipersensibilidade dos folículos pilosos aos esteroides. Os níveis séricos de sulfato de desidroepiandrosterona (SDHEA) podem atingir valores correspondentes à idade puberal, sendo um bom marcador do início da atividade suprarrenal, confirmando a adrenarca bioquímica e apresentando boa correlação com o início da pubarca, porém não possuem qualquer valor preditivo sobre a maturação gonadal. É necessária exclusão do diagnóstico de hiperplasia suprarrenal congênita (HSC), tumor virilizante e síndrome de Cushing (SC) para que a pubarca precoce seja considerada isolada. Pode haver um discreto aumento da velocidade de crescimento e da idade óssea, sem prejuízo na estatura final. Embora seja considerada uma variante normal do desenvolvimento puberal, nas meninas, há associação com maior incidência de síndrome dos ovários policísticos (PCOS) na vida adulta.

MENARCA ISOLADA PRECOCE: É a presença de menstruação sem nenhum outro sinal de estimulação estrogênica na menina. Pode ser resultado do aumento da sensibilidade uterina aos níveis normais de estrogênios. É sempre necessário excluir causas locais traumáticas, abuso sexual, doenças infecciosas e tumorais.

Diagnóstico

A avaliação da criança com precocidade sexual inicia pela anamnese e exame físico, seguida pela avaliação da maturação esquelética, exames laboratoriais e de imagem.

ANAMNESE: Deve-se questionar idade do surgimento dos caracteres sexuais e velocidade de progressão; idade do início da puberdade nos familiares; história prévia de trauma no SNC; possibilidade de exposição a esteroides sexuais; além de revisão de sistemas incluindo presença de cefaleia, alterações visuais, convulsões e dor abdominal.

EXAME FÍSICO: Verificar peso, estatura e calcular estatura-alvo (importante medir ambos os pais); velocidade de crescimento; desenvolvimento puberal (estágios de Tanner, ver Figura 41.1); diferenciar tecido mamário de tecido adiposo; presença de manchas café-com-leite e fraturas ósseas (sugestivos de síndrome de McCune Albright).

De acordo com o sexo, a idade e o tipo de manifestação clínica inicial, será direcionada a avaliação laboratorial e de imagem:

- Meninas com até dois anos de idade, com telarca isolada até o estágio 3 de Tanner e sem aceleração do crescimento ou problemas neurológicos, em geral, apresentam uma situação benigna e não progressiva, chamada de telarca precoce isolada. A avaliação complementar deve incluir dosagens de estradiol e tireotrofina (TSH), radiografia de mão e punho para determinação da idade óssea e ultrassonografia pélvica para aferição do volume ovariano, uterino e espessura endometrial, bem como verificação da presença de cistos ou, mais raramente, tumores. Nesta idade, a resposta das gonadotrofinas no teste do hormônio liberador de gonadotrofinas (GnRH) (ou LHRH) é fisiologicamente semelhante à da puberdade e, portanto, não é útil. O acompanhamento clínico cuidadoso e frequente (a cada três meses por um ano, e após a cada seis meses) permitirá confirmar a impressão inicial de telarca isolada, ou indicar a necessidade de investigação adicional.
- Meninas com surgimento de mamas após os dois anos de idade, embora possam apresentar telarca isolada, requerem investigação completa mesmo antes da identificação de outros sinais e sintomas, para que um tratamento específico seja instituído. Também devem ser avaliadas as meninas com surgimento isolado de pelos pubianos/axilares, odor androgênico ou acne abaixo dos oito anos de idade. A Figura 41.2 demonstra a investigação de puberdade precoce nas meninas com mais de dois anos. Recomenda-se radiografia de mãos e punhos para idade óssea e dosagem de LH basal ou após teste de estímulo com GnRH. Se o LH estiver em níveis puberais, fazer exame de imagem do SNC. Se o LH estiver em níveis pré-puberais, verificar dosagem de estradiol. Níveis pré-puberais de estradiol e LH indicarão telarca isolada, níveis puberais de estradiol com LH pré-puberal indicarão puberdade periférica; então, realizar ultrassonografia pélvica para afastar cistos/tumores ovarianos e/ou síndrome de McCune Albright, especialmente se houver manchas café com leite, além de TC suprarrenal para excluir neoplasia suprarrenal.
- Meninas com surgimento isolado de pelos pubianos/axilares, odor androgênico e acne, frequentemente, apresentam certa aceleração do crescimento e devem, inicialmente, realizar

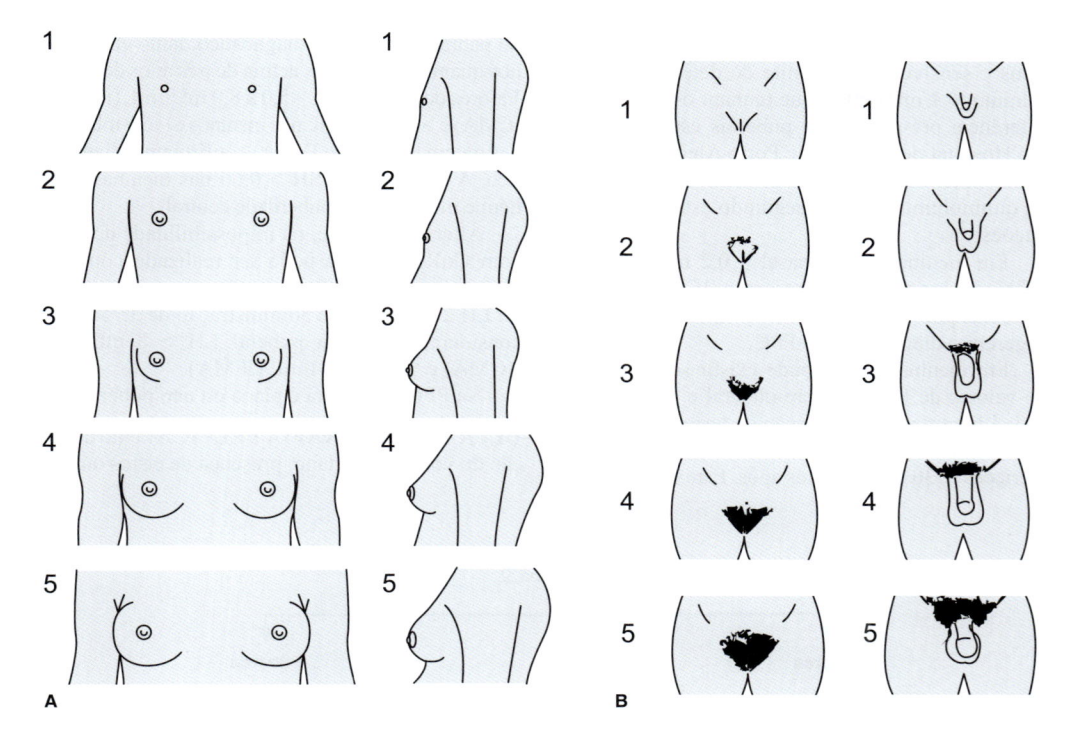

FIGURA 41.1 Estágios puberais de Tanner. (A) estágios mamários. (B) estágios de pelos pubianos femininos e Tanner masculino.

dosagens dos andrógenos plasmáticos testosterona e SDHEA e do precursor 17-OH-progesterona. Se dosagens elevadas, prosseguir investigação com teste ACTH curto para afastar HSC e exames de imagem ovariano e suprarrenal para exclusão de tumores. Naquelas com menos de quatro anos de idade, mesmo sem sinais de virilização, deve-se ficar particularmente atento para as causas graves de pubarca precoce, como os tumores suprarrenais e a hiperplasia suprarrenal congênita, instituindo-se seu respectivo tratamento.

- Meninos com puberdade precoce devem ser avaliados por meio da palpação dos testículos, radiografia de idade óssea, LH basal ou após estímulo com GnRH e níveis de testosterona, prosseguindo a investigação conforme a Figura 41.3.

Em meninos com testosterona elevada, deve-se realizar dosagem de hCG para descartar tumor secretor de hCG. Quando níveis de testosterona elevados e hCG normal, afastar PPC por meio do valor de LH basal ou após estímulo. Se confirmar níveis de LH puberais, realizar exame de imagem do SNC. Testosterona elevada com LH pré-puberal é compatível com testotoxicose. Nos meninos com pubarca e níveis de testosterona pré-puberais, deverão ser realizadas medidas de 17-OH-progesterona para exclusão de HSC por deficiência da 21-hidroxilase e SDHEA, além de imagem suprarrenal para descartar tumor virilizante.

Avaliação complementar

RADIOGRAFIA DE MÃOS E PUNHOS PARA DETERMINAÇÃO DA IDADE ÓSSEA: Deve ser realizado de rotina em crianças com precocidade sexual. O método mais utilizado na avaliação é o de Greulich-Peyle. O avanço da idade óssea, especialmente se acima de dois desvios-padrão para idade e sexo, alerta para a presença de distúrbio não isolado e significativo de precocidade sexual. Além disso, a idade óssea é importante para a decisão terapêutica.

LH BASAL E TESTE DO GNRH (OU LHRH): Deve-se verificar o tipo de ensaio utilizado na sua quantificação, dando preferência aos mais específicos e sensíveis, com limite de detecção de, no mínimo, 0,1 mUI/mL e que tenham os valores de referência pré-puberais e puberais estabelecidos. No Hospital de Clínicas de Porto Alegre (HCPA), atualmente, as dosagens são realizadas por meio de quimioluminescência seguindo estas recomendações.

Em meninos, o LH basal > 0,2 mUI/mL por ensaio imunoquimioluminescente (ICMA) e > 0,6 mUI/mL por ensaio imunofluorométrico (IFMA) sugerem o diagnóstico de PPC.

Em meninas, como pode existir sobreposição de valores de LH basal pré-puberal e puberal inicial, é importante a realização de teste de estímulo com GnRH, 75 µg/kg (máximo de 100 µg) EV, com aferições 0, 30 e 60 minutos após. Este é considerado padrão-ouro para o diagnóstico, tanto em meninos quanto em meninas acima de três anos de idade. Valores de pico do LH > 5,0 a 8,0 mUI/mL (método ICMA) e > 9,6 mUI/mL nos meninos e > 6,9 mUI/mL nas meninas (método IFMA) confirmam o diagnóstico. A relação LH/FSH > 0,66 nas meninas também é indicativa de puberdade central.

Alternativamente, na impossibilidade do teste com GnRH, o teste pode ser realizado com um agonista do GnRH (leuprorrelina), com dosagem do LH 2 horas após a administração de 3,75 µg. É considerada resposta puberal LH > 8 mUI/mL (ICMA) e > 10,0 mUI/mL (IFMA).

Na PPP, a resposta é plana ou não puberal.

ULTRASSONOGRAFIA PÉLVICA: Para aferição do volume ovariano, presença de cistos ou, ra-

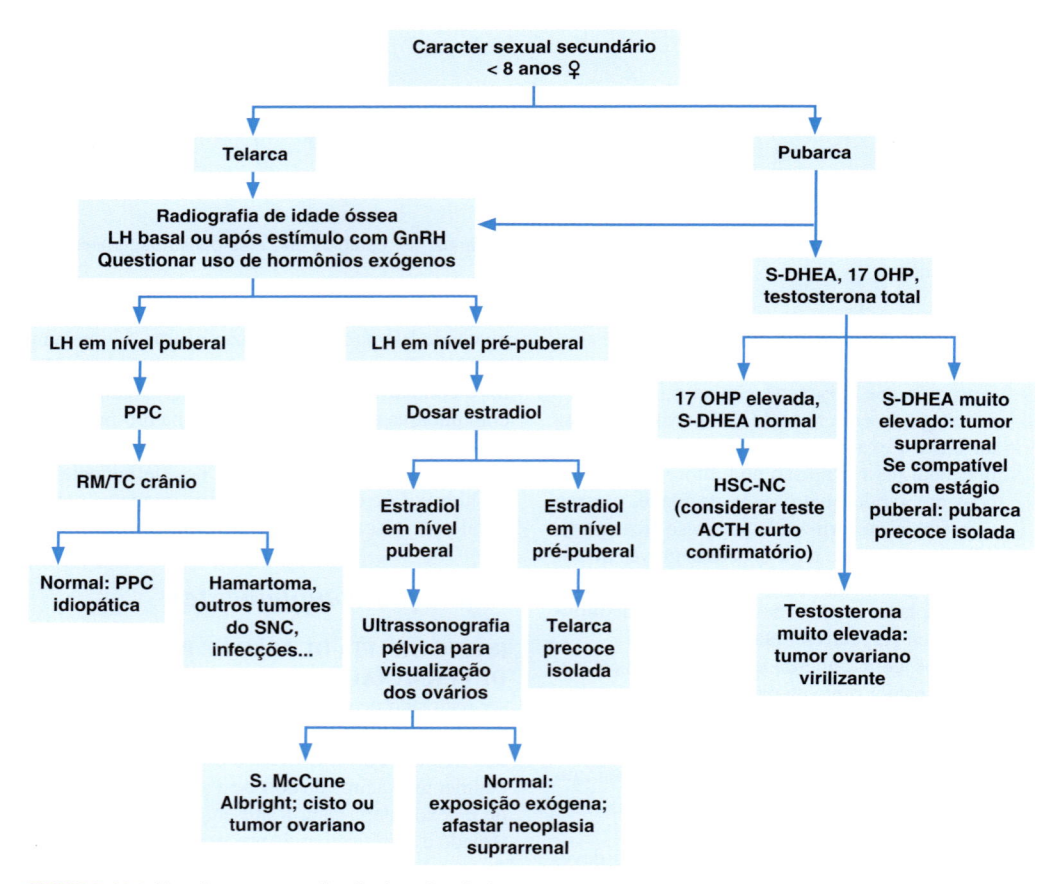

FIGURA 41.2 Algoritmo para avaliação de puberdade precoce em meninas com mais de 2 anos de idade.

RM, ressonância magnética; TC, tomografia computadorizada; PPC, puberdade precoce central; SNC, sistema nervoso central; HSC, hiperplasia suprarrenal congênita; ACTH, hormônio adrenocorticotrófico; LH, hormônio luteinizante; SDHEA, sulfato de desidroepiandrosterona; GnRH, hormônio liberador de gonadotrofinas.

ramente, tumores ovarianos, além do volume uterino e espessura do endométrio.

O tamanho uterino > 3,5 cm de comprimento, volume > 2 mL, aspecto piriforme e aumento da espessura endometrial sugere estímulo estrogênico persistente. Ovários com volume > 1cm³ sugerem fortemente estimulação gonadotrófica persistente. Este dado é especialmente útil em meninas menores de dois anos, quando os valores basais de LH e mesmo o teste de GnRH não são adequados.

TOMOGRAFIA COMPUTADORIZADA OU RESSONÂNCIA MAGNÉTICA DE CRÂNIO: São recomendadas para todos os meninos e para meninas menores de 6 anos, com diagnóstico clínico e laboratorial de PPC. Em meninas entre 6 a 8 anos, também devem ser realizadas quando houver suspeita clínica de alteração do SNC.

TESTE DO HORMÔNIO ADRENOCORTICOTRÓFICO CURTO: Dosagem de 17-OH-progesterona basal, 30 e 60 minutos após administração endovenosa ou intramuscular de 250 µg de cortrosina. O teste é considerado diagnóstico de hiperplasia suprarrenal congênita se o nível de 17-OH-progesterona for superior a 10 ng/mL após o estímulo. É indicado para avaliar casos de manifestação androgênica, quando as medidas basais de 17-OH-progesterona e andrógenos não forem esclarecedoras. Nos casos em que a 17-OH-progesterona basal for maior do que 5 ng/mL, o teste pode ser dispensado.

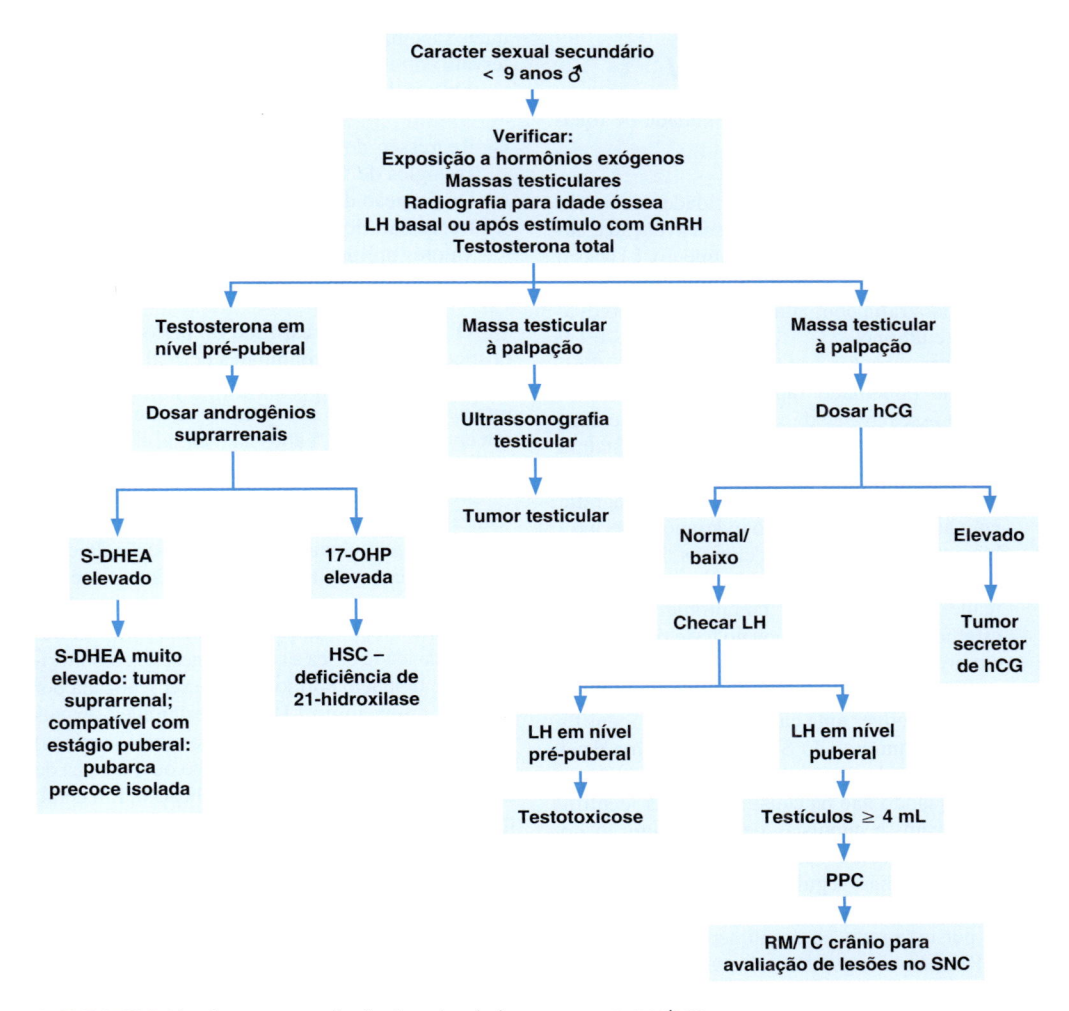

FIGURA 41.3 Algoritmo para avaliação de puberdade precoce em meninos.

TOMOGRAFIA COMPUTADORIZADA DE ABDOME: É indicada quando há necessidade de afastar o diagnóstico de tumor de suprarrenal.

Tratamento

A indicação de tratamento deve levar em consideração a idade de apresentação dos sinais puberais e a rapidez de sua progressão com previsão de perda da estatura final. Vários estudos correlacionam a eficiência terapêutica à menor idade de manifestação, de idade óssea e de tratamento da puberdade precoce. As formas isoladas de precocidade sexual não necessitam bloqueio hormonal.

Puberdade precoce central

Na PPC, são indicativas de necessidade de tratamento as seguintes situações:

- Meninas antes dos 6 anos de idade: sinais clínicos de puberdade, idade óssea avançada, aumento da velocidade de crescimento, LH basal ou no teste de estímulo em nível puberal, ultrassonografia com aumento do tamanho ovariano e uterino.
- Meninas entre 6 e 8 anos de idade: sinais clínicos de puberdade rapidamente progressiva, idade óssea avançada, aumento da velocidade de crescimento, comprometimento da estatura final (abaixo do alvo familiar), LH no teste de estímulo em nível puberal, ultrassonografia com aumento do tamanho ovariano e uterino.
- Meninos < 9 anos: sinais clínicos de puberdade, aumento da velocidade de crescimento, idade óssea avançada, comprometimento da estatura final, LH basal ou no teste de estímulo em nível puberal.

Quando houver uma causa anatômica identificada (p. ex., tumores do SNC), o problema deve ser manejado pelo especialista da área. Adicionalmente, e quando não há causa anatômica identificada, utilizam-se agonistas de longa duração do GnRH. Estes medicamentos causam estímulo inicial de poucos dias, seguido de supressão mantida da secreção de gonadotrofinas. Isto ocorre inicialmente por uma redução do número de receptores do GnRH (*down-regulation*) nos gonadotrofos hipofisários, seguida da dessensibilização dos receptores por desacoplamento do sinal de transdução intracelular. A redução da atividade gonadotrófica se deve à menor produção da subunidade ß do LH, que ocorre em concomitância com a elevação da subunidade α do LH durante o tratamento com o GnRH.

Os principais análogos (agonistas) do GnRH disponíveis para tratamento no Brasil são:

- Leuprorrelina: 3,75 mg (IM) a cada mês ou 11,25 mg a cada três meses;
- Triptorrelina: 3,75 mg (IM) a cada mês ou 11,25 mg a cada três meses.

Não existe superioridade terapêutica do uso trimestral sobre a mensal. Quando constatado bloqueio incompleto, pode-se indicar a redução do intervalo entre as doses ou o aumento das mesmas.

Os benefícios esperados com o tratamento são:

- Regressão dos caracteres sexuais secundários (estágios de Tanner);
- Diminuição da velocidade de crescimento;
- Regressão dos níveis de gonadotrofinas para valores pré-puberais;
- Não progressão da idade óssea.

O tratamento é realizado do período do diagnóstico até a idade cronológica normal para desenvolvimento de puberdade, com expectativa de altura final dentro do alvo familiar e com idade óssea entre os 12 e 12,5 anos na menina e entre os 13 e 13,5 anos no menino.

O acompanhamento do tratamento deverá ser realizado a partir de consultas clínicas com avaliação do estágio puberal (Tanner), avaliação do crescimento linear e da tolerância ou efeitos adversos do tratamento a cada três meses. Deve-se realizar radiografia simples de mãos e punhos para monitorização da idade óssea a cada 12 meses. A monitorização do bloqueio hormonal pode ser realizada por meio da dosagem do LH e dos esteroides sexuais (estradiol nas meninas e testosterona nos meninos) 1 a 2 meses após o seu início do uso ou mudança de dose, sempre antes da próxima aplicação. Em geral, níveis suprimidos de LH e dos esteroides sexuais indicam dose adequada do agonista de GnRH. A dosagem de LH após estímulo com GnRH ou agonista (após aplicação da dose terapêutica) também pode ser realizada. Alguns pontos de corte sugeridos são: LH < 2,3 mUI/mL 30 minutos após GnRH e < 6,6 mUI/mL 60 minutos após leuprorrelina (método IFMA) e LH < 2,0 mUI/mL 30 minutos após GnRH (método ICMA).

Os análogos de GnRH são considerados bem tolerados em crianças e adolescentes. Na primeira administração, pode haver sangramento vaginal. Ocasionalmente, podem ocorrer cefaleia e fogachos, mas de curta duração. Reações locais podem ocorrer em 10 a 15% dos indivíduos, podendo, em menor proporção, ocasionar abscessos estéreis nos pontos de aplicação. Raros casos de anafilaxia foram descritos. Apesar de dados limitados na literatura, não há descrição de prejuízo da função ovariana ou relato de infertilidade após descontinuidade do tratamento. O tratamento não piora o quadro de excesso de peso relacionado à puberdade precoce.

Após a interrupção do tratamento, os pacientes deverão ser avaliados clinicamente a cada 6 meses para medidas antropométricas e avaliação da retomada da puberdade até o término do crescimento longitudinal.

Puberdade precoce periférica

O tratamento é diretamente voltado para a doença de base: tratamento cirúrgico para remoção de tumores ovarianos, suprarrenais ou testiculares.

A identificação da HSC forma virilizante simples requer instituição de tratamento com glicocorticoides (GCs) (dexametasona 0,23 mg/m^2/dia ou prednisona/prednisolona 3,7 mg/m^2/dia). O uso de GCs no tratamento das formas não clássicas da hiperplasia suprarrenal congênita depende da demonstração de aceleração importante da idade óssea (acima de 2 DP).

Na síndrome de McCune Albright (puberdade precoce, manchas café com leite e displasia óssea poliostótica), ocorre produção estrogênica por cistos ovarianos, sendo os níveis de gonadotrofinas dentro da faixa pré-puberal. Portanto, inicialmente, não há resposta ao tratamento com os análogos do GnRH. Alguns pacientes porém, após longos períodos de exposição aos esteroides sexuais, podem desenvolver PPC secundária e responder aos análogos. Os dados sobre o uso de inibidores da aromatose são conflitantes e oriundos de pequenos estudos clínicos. A testolactona, inibidor da aromatase de primeira geração, é parcialmente efetiva em reduzir os cistos ovarianos e desacelerar a progressão puberal, porém a efetividade é perdida ao longo dos anos. Isso também ocorre com os inibidores da aromatase de terceira geração, anastrazol e letrozol, que foram testados com resultados limitados ao primeiro ano de tratamento. O tamoxifeno, modulador seletivo dos receptores de estrogênio, não possui eficácia maior do que os inibidores da aromatase. Resultados promissores têm sido relatados com fulvestran, um antagonista do receptor de estrogênio. Em um ano de estudo com 30 meninas menores de 10 anos com a síndrome, a maior parte teve cessação do sangramento vaginal e desaceleração da velocidade de crescimento ósseo. No entanto, a eficácia e a segurança a longo prazo ainda necessitam ser verificadas.

Leituras sugeridas

Brown DAB, Loomba-Albrecht LA, Bremer AA. Sexual precocity and its treatment. World J Pediatr. 2013;9(2):103-11.

Fuqua JS. Treatment and outcames of precocious puberty: an uptodate. J Clin Endocrinol Metab. 2013;98(6):2198-207.

Lazar L, Meyerovitch J, Vries L, Phillip M, Lebenthal Y. Treated and untreated women with idiopathic precocious puberty: long-term follow-up and reproductive outcome between the third and fifth decades. Clin Endocrinol (Oxf). 2014;80(4):570-6.

Saenger P. Definition, etiology, and evaluation of precocious puberty. UpToDate [Internet]. 2014 [capturado em 18 jan 2015]. Disponível em: http://www.uptodate.com/contents/definition-etiology-and-evaluation-of--precocious-puberty

Saenger P. Treatment of precocious puberty. UpToDate [Internet]. 2014 [capturado em 18 jan 2015]. Disponível em: http://www.uptodate.com/contents/treatment-of-precocious-puberty

Styne DM, Grumbach MM. Puberty: ontogeny, neuroendocrinology, physiology, and disorders. In: Melmed S, Plonsky KS, Larser PR, Kronenberg HM. Williams textbook of endocrinology. 12th ed. Philadelphia: Saunders Elsevier; 2011.

42

Genitália ambígua no recém-nascido

Regina Helena Elnecave
Cristiane Kopacek
Leila Cristina Pedroso de Paula

Introdução

Diferenciação sexual pode ser definida como os eventos por meio dos quais o feto sexualmente indiferenciado adquire, de forma progressiva, características masculinas ou femininas nas gônadas, nos tratos genitais e na genitália externa. O feto é sexualmente indiferenciado até a sexta semana de vida intraútero e, a partir deste momento, a presença da região determinante do sexo do gene Y (SRY, do inglês *sex-determining region of the gene y*), em geral presente no cromossomo Y, direciona a diferenciação da gônada primitiva em testículo (e sua ausência em ovário). O desenvolvimento sexual normal consiste na sequência de vários passos durante a embriogênese (Figura 42.1).

Definição

Define-se como genitália ambígua o aspecto fenotípico indefinido da genitália externa do ser humano.
Embora muitas anomalias da diferenciação sexual (ADS) não ocasionem fenótipo ambíguo da genitália externa e só serão reconhecidos no adulto, este capítulo abordará o diagnóstico e o manejo das situações e dos distúrbios da diferenciação sexual que se manifestam ao nascimento por meio da ambiguidade da genitália, que se define como:

- Clitoromegalia (> 6 mm de diâmetro e/ou > 9 mm de comprimento);
- Fusão labial posterior;
- Testículos não palpáveis bilateralmente;
- Hipospádia perineal isolada;
- Hipospádia de qualquer grau associada à criptorquidia ou micropênis (pênis < 2,5 cm no recém-nascido [RN] a termo).

Ambiguidade genital é uma emergência médica, tanto pela situação psicossocial de registro e reconhecimento do RN quanto pelo potencial risco de morte associado à hiperplasia suprarrenal congênita (HSC, anteriormente chamada HAC), se não identificada e tratada nos primeiros dias de vida.

Epidemiologia

Ao nascimento, a prevalência de anomalias genitais é de até 1:300, mas a prevalência de uma anormalidade genital que seja considerada uma genitália ambígua fica em torno de 1:4.500 nascidos vivos.
A HSC pela deficiência da 21-hidroxilase (CYP21) é uma das principais causas, com prevalência de estimada da forma clássica no Brasil de aproximadamente 1:10.000 a 18.000 RNs vivos.

Etiologia

A ambiguidade genital pode ser provocada pelo excesso de androgênios, com consequente virilização de um feto 46,XX (ADS 46,XX), por defeito de síntese ou de ação androgênica com hipovirilização de um feto 46,XY (ADS 46,XY), ou por anormalidade da formação das gônadas por disgenesia gonadal ou

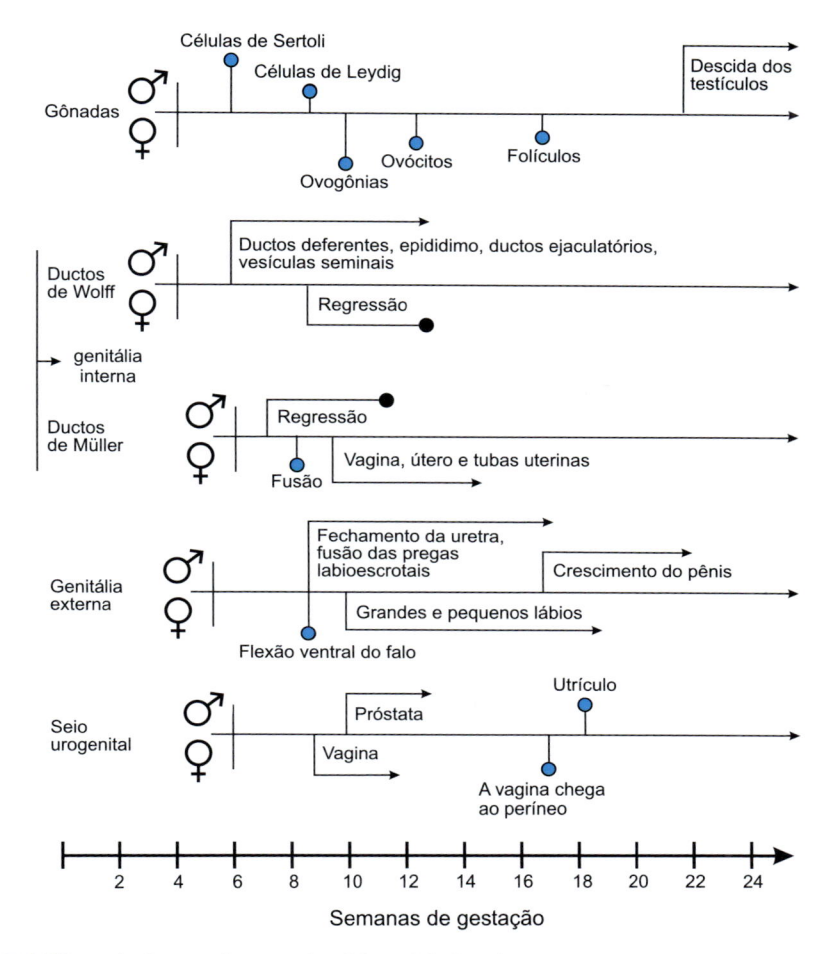

FIGURA 42.1 Diferenciação sexual, momento e fatores interferentes.

ADS ovotesticular. Na literatura, as ADSs mais comuns são as 46,XY, seguidas pelas 46,XX, sendo que a HSC pela deficiência da enzima 21-hidroxilase (codificada pelo gene CYP21A2) é o diagnóstico específico mais prevalente.

Nas Tabelas 42.1, 42.2 e 42.3, estão descritas as características das ADS, mesmo as incomuns, tais como o modo de herança, o aspecto da genitália interna e externa, os sinais e sintomas típicos e o perfil hormonal.

Diagnóstico

O atendimento de ADS deve ser feito por uma equipe multidisciplinar composta por pediatras, endocrinologistas, cirurgiões pediátricos, geneticistas, psicólogos, enfermeiros e assistentes sociais.

A avaliação inicial deve incluir pesquisa de exposição materna a androgênios ou medicações como fenitoína e espironolactona; virilização materna durante a gestação; casos familiares de genitália ambígua ou de RNs com morte inexplicada e consanguinidade entre os pais.

No exame físico detalhado, a característica que mais direciona a investigação é a presença ou ausência de gônada(s) palpável(eis). Gônadas palpáveis abaixo do ligamento inguinal são normalmente testículos.

Um RN com testículos impalpáveis, bilateral ou unilateralmente, associados à hipospádia, deve ser encarado como portador de ADS até prova em contrário. Assimetria das gônadas pode indicar ADS ovotesticular.

O comprimento do falo e a posição do meato uretral devem ser registrados, embora sua contribuição para o diagnóstico etiológico não seja significativa. Também é importante caracterizar a genitália interna, com presença ou ausência de útero, o que pode ser feito por meio de ultrassonografia e/ou genitografia. A coleta de cariótipo obtido no período neonatal deve ser obrigatória.

Investigação complementar

Sem gônada palpável

Quando as gônadas não são palpáveis, o diagnóstico mais provável é ADS 46,XX, sendo a causa mais comum a HSC.

A HSC é causada por um defeito em uma das enzimas da via de síntese do cortisol e androgênios. O defeito enzimático mais comum (90% dos casos)

TABELA 42.1 Características das anormalidades da diferenciação sexual 46,XX por excesso androgênico

	Herança e gene	Genitália	Sinais e sintomas	Perfil hormonal
Deficiência 21-hidroxilase	AR CYP21A2	Ambígua	Virilização de moderada a grave ao nascimento Insuficiência suprarrenal grave com ou sem perda salina na primeira infância	Redução: sódio glicemia, cortisol, PA, mineralocorticoide Aumento: potássio, 17-OH-progesterona, renina, androstenediona, testosterona
Deficiência 11β-hidroxilase	AR CYP11B1	Ambígua	Virilização de moderada a grave ao nascimento Insuficiência suprarrenal grave na primeira infância Hipertensão variável ao longo da infância, adolescência	Redução: cortisol, renina, corticosterona, aldosterona Aumento: testosterona androstenediona, 11-deoxicortisol, 11-deoxicorticosterona
Deficiência 3β-hidroxiesteroido desidrogenase II	AR HSD3B2	normal feminina ou clitoromegalia	Insuficiência suprarrenal grave com ou sem perda salina na primeira infância Virilização durante infância ou puberdade Pubarca prematura	Aumento: DHEA e 17-OH-pregnenolona
Deficiência P450 oxidorredutase	AR POR	Ambígua ou normal feminina	Virilização variável do nascimento à puberdade Deficiência de GCs Malformações esqueléticas Virilização materna durante a gestação, início no 2º trimestre	O cortisol pode ser normal ou baixo Redução: estradiol Aumento: testosterona, 17-OH-progesterona, progesterona e corticosterona
Deficiência P450 aromatase	AR CYP19A1	Ambígua	Atraso de idade óssea Desenvolvimento de cistos ovarianos na infância e puberdade Virilização materna durante a gestação	Androgênios elevados no sangue de cordão e após normalizam

Em todas estas situações, as gônadas presentes são ovários; os derivados de ductos de Wolff estão ausentes e os derivados dos ductos de Muller estão normais.
AR, autossômico recessivo; PA, pressão arterial; GC, glicorticoides; DHEA, desidroepiandrosterona; POR, P450 oxidorredutase.
Fonte: Adaptada de Ahmed e colaboradores.[1]

TABELA 42.2 Características das anomalidades da diferenciação sexual 46,XY

Herança e gene	Genitália	Derivados dos ductos de Wolff	Derivados dos ductos de Müller	Gônadas	Achados típicos	Perfil hormonal
Hipoplasia de células de Leydig AR LH/hCG	Feminina, hipospádia ou micropênis	Hipoplásico	Ausentes	Testículos	Hipovirilização com produção variável na puberdade	LH elevado, testosterona baixa, FSH normal
HSC Lipoide AR StAR	Feminina, raramente ambígua ou masculina	Hipoplásico ou normais	Ausentes	Testículos	Insuficiência suprarrenal grave com perda salina na primeira infância Atraso puberal	Em geral, deficiente de glico e mineralocorticoide e esteroides sexuais
Deficiência P450 SCC AR CYP11A1	Feminina, raramente ambígua ou hipospádia	Hipoplásico ou normais	Ausentes	Testículos	Insuficiência suprarrenal grave com perda salina na primeira infância ou insuficiência leve na infância	Em geral, deficiente de glico e mineralo corticoide e esteroides sexuais
Deficiência 3β-hidroxi esteroido desidrogenase tipo II AR HSD3B2	Ambígua ou hipospádia	Normais	Ausentes	Testículos	Insuficiência suprarrenal grave com ou sem perda salina no RN hipovirilização durante puberdade e ginecomastia	Aumento: DHEA e 17-OH pregnenolona
Deficiência combinada 17α-hydroxilase/17-20-lyase AR CYP17α1	Feminina, ambígua, hipospádia ou micropênis	Ausentes ou hipoplásicos	Ausentes	Testículos	Hipovirilização durante puberdade, ginecomastia e hipertensão	Redução: Testosterona, androstenediona, DHEA, estradiol Aumento: LH, FSH, 17-OH-progesterona, 17-OH-pregnenolona
Deficiência isolada 17-20-lyase AR CYP17α1	Feminina, ambígua ou hipospádia	Ausentes ou hipoplásicos	Ausentes	Testículos	Hipovirilização durante puberdade, ginecomastia	Redução: testosterona, renina, alcalose hipocalêmica Aumento: LH, FSH, progesterona, corticosterona, DOC

(continua)

TABELA 42.2 Características das anormalidades da diferenciação sexual 46,XY

	Herança e gene	Genitália	Derivados dos ductos de Wolff	Derivados dos ductos de Muller	Gônadas	Achados típicos	Perfil hormonal
Deficiência P450 oxidorredutase	AR POR	Ambígua, hipospádia ou masculina	Ausentes ou hipoplásicos	Ausentes	Testículos	Virilização variável do nascimento à puberdade Deficiência de GCs Malformações esqueléticas Virilização materna durante a gestação	O cortisol pode ser normal ou baixo Redução: testosterona Aumento: 17-OH-progesterona
Deficiência 17β-hidroxi esteroido desidrogenase tipo III	AR HSD17β3	Feminina, ambígua com vagina em fundo cego	Presentes	Ausentes	Testículos	Virilização na puberdade; ginecomastia é variável	Elevação da relação androstenediona/testosterona
Deficiência 5 α-redutase	AR SRD5α2	Ambígua, micropênis, hipospádia, vagina em fundo cego	Normais	Ausentes	Testículos	Redução de pelos faciais e corporais; próstata não é palpável	Elevação da relação testo/di-hidrotesto
CAIS	Ligado ao X AR	Feminina	Quase sempre presentes	Ausentes ou vestigiais	Testículos	Corpo feminino com poucos pelos e seios bem desenvolvidos Amenorreia primária	LH e testosterona elevados
PAIS	Ligado ao X AR	Ambígua	Quase sempre normais	Ausentes	Testículos	Redução de pelos faciais e corporais, ginecomastia	LH e testosterona elevados

AR, autossômico recessivo; LH, hormônio luteinizante; hCG, hormônio gonadotrófico humano; FSH, hormônio foliculoestimulante; StAR, proteína reguladora esteroidogênica aguda; DHEA, desidroepiandrosterona; DOC, desoxicorticosterona; POR, P450 oxidorredutase; CAIS, insensibilidade completa aos andrógenos; PAIS, insensibilidade parcial aos andrógenos; GCs, glicocorticoesteroides.
Fonte: Adaptada de Ahmed e colaboradores.[1]

é a deficiência da CYP 21 (21-hidroxilase) e pode ser excluída com medida basal de 17-hidroxiprogesterona entre o 3° e o 5° dia de vida. Em dois terços dos casos, é acompanhada de deficiência de mineralocorticoide, que pode levar à crise de perda salina e óbito, caso não seja diagnosticada. Menos comuns, a deficiência de 11 β-hidroxilase cursa com aumento do 11-desoxicortisol e a deficiência de 3 β-hidroxiesteroide desidrogenase, com o aumento da 17-hidroxipregnenolona.

TABELA 42.3 Características das anormalidades da diferenciação sexual por disgenesia gonadal ou ovotesticular

ADS	Causa	Características clínicas
Disgenesia gonádica pura	Mutações de SRY	Ambiguidade genital Remanescentes de ductos de Wolf e de Muller
Testículos evanescentes	Atrofiar	Sem gônadas identificadas Inibição de ductos de Muller
ADS ovotesticular	Duplicação do SOX9, SOX10, deleção do WNT4 e RSPO1	Ovoteste ou ovário e testículo Maioria com cariótipo 46 XX
Disgenesia gonádica mista	45 X/46 XY	Ambiguidade genital assimétrica Baixa estatura, pescoço alado, cúbito valgo, insuficiência gonádica
Formas específicas	Mutações Wnt4	Ambiguidade genital com hipospádia remanescentes de ductos de Wolf e de Muller
	Síndrome de Smith-Lemli-Opitz	Múltiplas malformações: deficiência, atraso do crescimento, hipospádia, criptorquidia
	Síndrome IMAGe	Micropênis, criptorquidia, hipoplasia suprarrenal, displasia metafisária, RCIU
	Síndrome de Denys-Drash (WT1)	Genitália externa feminina Tumor de Wilms Insuficiência renal
	Síndrome de Frasier	Gonadoblastoma Insuficiência renal
	Mutações de SF1	Insuficiência suprarrenal grave Gônadas em fita Genitália feminina
	Mutações de DAX1	Distrofia muscular de Duchene Deficiência de glicerolcinase e ornitina-transcarmilase Deficiência mental
	Mutações de SOX9	Nanismo camptomélico Reversão do sexo masculino
	Mutações de FOXL2	Blefarofimose-ptose Epicanto invertido
	R-espondina	Meninos 46 XX- masculinização das genitálias interna e externa Ceratodermia palmo-plantar

Caracterizam-se por assimetria da genitália externa, com diferentes conformações de manutenção e desenvolvimento de ductos de Wolff e Muller.
ADS, anomalias do desenvolvimento sexual; IMAGe, acrônimo de *intrauterine growth restriction, metaphyseal dysplasia, adrenal hypoplasia congenita and genitourinary abnormalities*; RCIU, retardo do crescimento intrauterino; SRY, região determinante do sexo do gene Y; SF1, fator esteroidogênico 1; DAX1, do inglês *dosage-sensitive sex several, adrenal hipoplasia critical region, on chromosome X, gene 1*; SOX9, do inglês *SRY-box 9*; FOXL2, do inglês *forkhead box L2*.

Causas menos frequentes, que levam a um quadro de hiperandrogenismo gestacional, são a exposição materna a androgênios ou progestogênios sintéticos e a deficiência de aromatase placentária (rara).

Ambas as gônadas palpáveis

Quando ambas as gônadas são palpáveis, o diagnóstico mais provável é a ADS 46,XY, não se podendo excluir, no entanto, ADS ovotesticular.

Para RN com cariótipo 46,XY, a avaliação inicial será a da integridade da via sintética de testosterona. Testosterona (T), androstenediona (A) e di-hidrotestosterona (DHT), na mesma amostra de sangue, devem ser idealmente medidas na primeira semana de vida ou entre o 2º e o 6º mês de vida. Em momentos posteriores ou frente a resultados duvidosos, utiliza-se o teste da gonadotrofina coriônica humana (hCG). Nos últimos anos, a disponibilidade da dosagem de hormônio antimulleriano e de inibina B permitiu que se avalie a presença de tecido testicular funcionante durante a infância. Entretanto, quando se quer avaliar a função das células de Leydig e a produção de T, seus precursores e DHT antes da puberdade, o teste de estímulo com hCG é uma ferramenta importante. O hCG tem estrutura e ação similar ao LH, e vários protocolos têm sido propostos com variações em relação à dose, ao número de injeções e ao intervalo das coletas.

O teste do hCG mais amplamente estudado em crianças é o hCG urinário. Utiliza-se o teste com quatro doses de hCG 100 U/kg/dose intramuscular, com intervalo de 48 horas entre cada dose e coleta-se testosterona, androstenediona e DHT no basal, 72 e 96 horas após a quarta dose. Caso o hCG urinário esteja indisponível, pode-se utilizar o hCG recombinante (250 μg/0,5ml). O teste indicado é uma aplicação subcutânea de 250 μg para 1,73m^2 de superfície corporal (dose única) com as mesmas dosagens basal e 72 horas após a aplicação. Nestes dois protocolos de teste, após o estímulo, dosar também o hCG. Na interpretação do teste, deve ocorrer uma elevação dos níveis de testosterona de 3 a 6 vezes os níveis basais, em geral acima de 2,5-3,5 ng/mL. Se a resposta for satisfatória, estarão excluídos todos os defeitos de síntese de T, hipogenesia/agenesia de células de Leydig ou anorquia. Uma relação superior a 1 entre a androstenediona e a T é indicativa do defeito na síntese de T. A deficiência de 5 α-redutase é sugerida por uma relação T/DHT acima de 10,5 no lactente e acima de 20 a 25 em crianças e adolescentes. Sempre se deve levar em consideração o tipo de ensaio utilizado nas dosagens para ver se não haverá cruzamentos e valores falsamente elevados.

Apenas uma gônada palpável

Quando apenas uma gônada é palpável, pode tratar-se de ADS ovotesticular ou ADS 46,XY, necessitando-se de laparoscopia/laparotomia e biópsia gonadal para o diagnóstico definitivo.

As Figuras 42.2 e 42.3 sugerem um fluxograma e uma ficha de avaliação para investigação de pacientes com genitália ambígua.

Na Figura 42.4, está descrito o raciocínio diagnóstico com base na presença ou ausência de gônadas palpáveis.

Tratamento

Frente ao quadro de HSC perdedora de sal, o RN deve ser monitorado para clínica de desidratação, com vômitos e diarreia, hiponatremia e hipercalemia, hipoglicemia, hipovolemia e colapso cardiovascular. Nestes casos, deve ser administrada dose de estresse de hidrocortisona de 100 mg/m^2 a cada seis horas, que deve ser mantida até o resultado dos *screenings* laboratoriais. Uma vez confirmado o diagnóstico de HSC, inicia-se terapia com glicocorticoide (GC), e quando houver perda salina, associa-se mineralocorticoide.

A abordagem quanto à definição do sexo com os pais e familiares também deve ser cuidadosa. Recomenda-se não definir o nome do RN e não registrá-lo até que o diagnóstico seja esclarecido.

Discute-se atualmente se a abordagem cirúrgica deva ser precoce ou no momento em que o paciente possa participar da decisão. No manejo cirúrgico tradicional, pacientes 46,XX virilizadas, com diagnóstico de HSC, a reconstrução da genitália feminina deve ser realizada na infância, observando a fertilidade. Indivíduos 46,XY com desenvolvimento inadequado do falo também deveriam ser convertidos em sexo feminino ainda na infância. Sabe-se que, para alguns pacientes, a reconstrução genital impede uma reversão de sexo e pode complicar a vida de adultos com esta condição. Este tema tem sido alvo de controvérsia e ainda merece ser melhor definido. O mais racional, no entanto, parece ser estabelecer o grau de virilização como marcador de exposição pré-natal de androgênios, a capacidade de resposta a androgênio exógeno, o potencial para função sexual e a fertilidade no adulto, bem como também a expectativa e o perfil sociocultural dos pais.

A longo prazo, o manejo destas crianças também deve incluir os aspectos psicológicos e de identidade sexual.

Deve-se atentar ainda para alguns itens clínicos relevantes. Gônadas intra-abdominais devem ser cirurgicamente levadas ao escroto, e as gônadas disgenéticas em indivíduos com ADS ovotesticular devem ser retiradas, pelo potencial de malignização nas duas situações. Nos pacientes com insensibilidade aos andogênios, o risco de malignização das gônadas é mínimo. Preconiza-se manter as gônadas destes indivíduos até o período puberal, para um maior ganho de massa óssea. Todavia, a monitorização para malignização das gônadas deve ser intensiva, com ultrassonografia abdominal anual. Em pacientes com ADS ovotes-

Suspeita de ADS
↓
RNs com anormalidade ao exame da região genital
↓
Presença de:
1. Clitoromegalia (> 6 mm)
2. Fusão labial posterior
3. Criptorquidia bilateral
4. Hispospádia grave (perineal ou peniana baixa)
5. Hipospádia de qualquer grau e criptorquidia unilateral

→ **Não** → Não é genitália ambígua

↓ **Sim**

Avaliação clínico-laboratorial inicial (ver Figura 42.3)
Reserva de material no laboratório para testes adicionais

↓

Gonadas palpáveis?

Não:
1. Eletrólitos diários
2. No 3º dia de vida, coletar: 17OH-progesterona, cortisol e ACTH
3. Ultrassonografia abdominal

Sim:
No 2º dia de vida, coletar testosterona total, androsterona e Di-hidrotestosterona (DHT)

↓

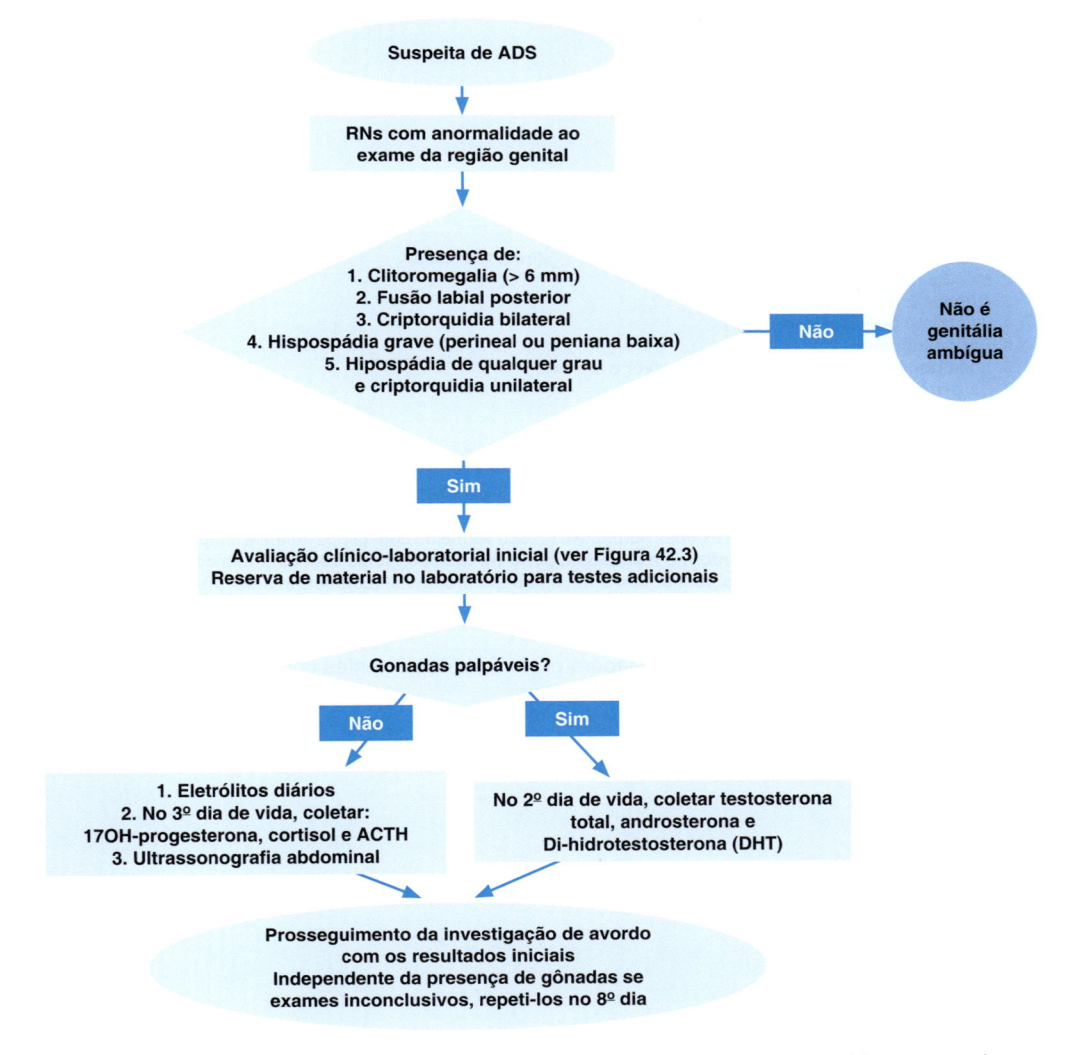

Prosseguimento da investigação de avordo com os resultados iniciais
Independente da presença de gônadas se exames inconclusivos, repeti-los no 8º dia

FIGURA 42.2 Fluxograma para investigação de recém nascidos com anomalia do desenvolvimento sexual.

ticular, este exame deve ser semestral a partir dos dois anos até a gonadectomia.

Pacientes com disgenesia gonadal mista ou ADS XY que foram criados como meninos têm, em média, estatura 5 cm abaixo do alvo. Ainda, os pacientes com ADS XY tendem a ter um tamanho peniano na vida adulta abaixo da média, de cerca de 6,5 a 7,5 cm, e a terapia precoce com ésteres de testosterona nos primeiros meses de vida propicia um aumento no comprimento peniano.

FICHA DE AVALIAÇÃO CLÍNICO-LABORATORIAL INICIAL DE PACIENTES COM GENITÁLIA AMBÍGUA

Anamnese:
1. Idade Gestacional:
2. Intercorrências na gestação:
3. Uso de medicamentos na gestação:
4. Peso e comprimento ao nascimento:
5. História materna e familiar de infertilidade, amenorreia, perdas fetais ou morte de lactente:
6. Apgar:
7. Pais consanguíneos:
8. Hipoglicemia neonatal:
9. Nutrição (leite manterno, fórmula, SNE):
10. Outra intercorrência:

Exame físico
1. Peso: _____ Estatura: _____ Pressão Arterial: _____ Freq. Cardíaca:
2. Medida do falo _____ mm
3. Gônada E palpável (desenhar):
4. Gônada D palpável (desenhar):
5. Hérnia inguinal:
6. Localização do meato uretral – descrever e marcar:
7. Seio urogenital – descrever e desenhar:
8. Hiperpigmentação: 1.Mamilos: 2.Área genital:
9. Outras malformações (descrever):

Laboratório:
1. Geral: Na ___ / K ___ / Cl ___ / CO_2 ___ / Glicose ___ + cariótpo (frasco com tampa verde 5mL/mínimo 3 mL)
2. Coletar e reservar sangue para exames hormonais (frasco vermelho com tampa amarela 5mL/mínimo 3 mL). Manter sangue estocado. Conforme resultados, pode ser indicado teste com estímulo com hCG. Considerar realização de foto para documentação do quadro inicial (com termo a ser preenchido e assinado pelo responsável pela criança).

FIGURA 42.3 Ficha de avaliação clínico-laboratorial inicial de pacientes com genitália ambígua.

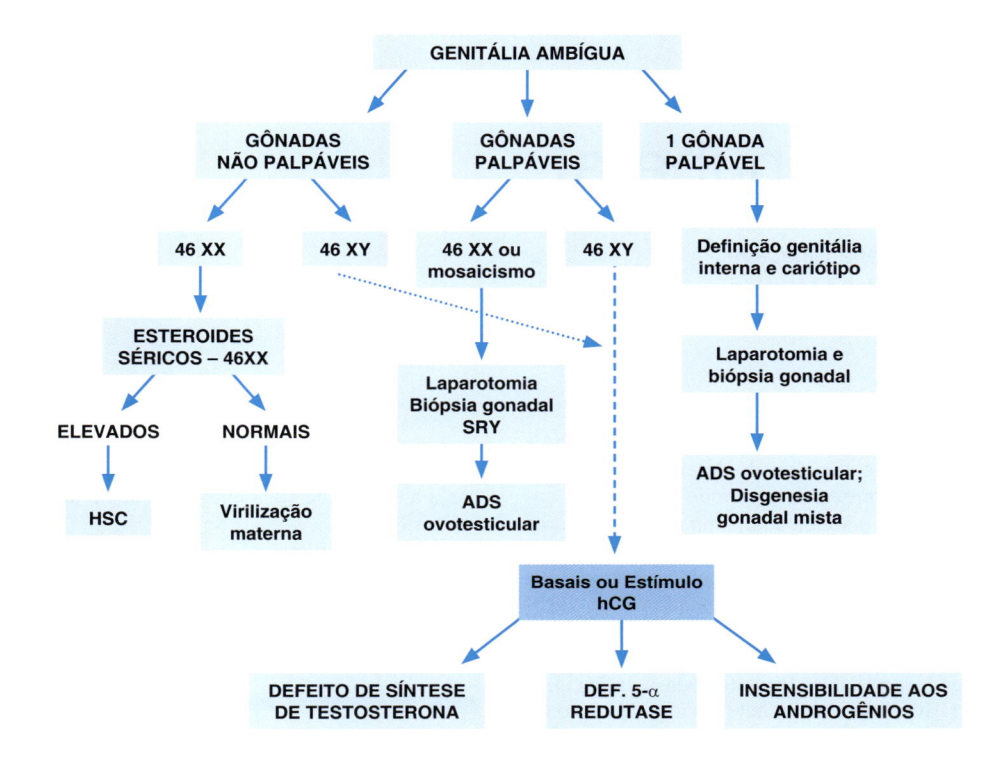

```
                          GENITÁLIA AMBÍGUA
        ┌──────────────────────┼──────────────────────┐
        ▼                      ▼                      ▼
    GÔNADAS              GÔNADAS                 1 GÔNADA
  NÃO PALPÁVEIS          PALPÁVEIS               PALPÁVEL
     ┌───┴───┐          ┌────┴────┐                  │
     ▼       ▼          ▼         ▼                  ▼
   46 XX   46 XY    46 XX ou   46 XY          Definição genitália
                   mosaicismo                  interna e cariótipo
     │                  │                             │
     ▼                  ▼                             ▼
 ESTEROIDES         Laparotomia                  Laparotomia e
 SÉRICOS – 46XX    Biópsia gonadal              biópsia gonadal
  ┌─────┴─────┐        SRY                            │
  ▼           ▼         │                             ▼
ELEVADOS   NORMAIS      ▼                       ADS ovotesticular;
  │           │        ADS                          Disgenesia
  ▼           ▼     ovotesticular                 gonadal mista
 HSC     Virilização
          materna
                        │
                        ▼
                 Basais ou Estímulo
                        hCG
        ┌───────────────┼───────────────┐
        ▼               ▼               ▼
 DEFEITO DE SÍNTESE   DEF. 5-α      INSENSIBILIDADE AOS
  DE TESTOSTERONA    REDUTASE         ANDROGÊNIOS
```

FIGURA 42.4 Fluxograma diagnóstico baseado na presença ou ausência de gônadas palpáveis.

Referência

1. Ahmed SF, Achermann JC, Arlt W, Balen AH, Conway G, Edwards ZL, et al. UK guidance on the initial evaluation of an infant or an adolescent with a suspected disorder of sex development. Clin Endocrinol. 2011;75(1):12-26.

Leituras sugeridas

Bertelloni S, Dati O, Ghione S, Baroncelli G. Human chorionic gonadotropin test in childhood: update. Expert Rev Endocrinol Metab. 2010:615-32.

Coulm B, Coste J, Tardy V, Ecosse E, Roussey M, Morel Y, et al. Efficiency of neonatal screening for congenital suprarrenal hyperplasia due to 21-hydroxilase deficiency in children born in mainland france between 1996 and 2003. Arch Pediatr Adolesc Med. 2012;166(2):113-20.

Hayashi G, Faure C, Brondi MF, Vallejos C, Soares D, Oliveira E, et al. Weight-adjusted neonatal 17 OH-progesterone cutoff levels improve the efficiency of newborn screening for congenital suprarrenal hyperplasia. Arq Bras Endocrinol Metabol. 2011;55(8): 632-7.

Lee PA, Houk CP, Ahmed SF, Hughes IA, International Consensus Conference on Intersex organized by the Lawson Wilkins Pediatric Endocrine Society and the European Society for Paediatric Endocrinology. Consensus statement on management of intersex disorders. Pediatrics. 2006;118(2):488-500.

Massanyi E Z, DiCarlo H N, Migeon CJ, Gearhart JP. Review and management of 46,XY disorders of sex development. J Pediatr Urol. 2013;9(3):368-79.

Mendonça BB, Domenice S, Arnhold IJ, Costa EM. 46 XY disorders of sex development (DSD). Clin Endocrinol (Oxf). 2009;70(2):173-87.

Migeon CJ, Wisniewski AB. Ambiguous Genitalia in the Newborn. In: Maciel-Guerra, AT, Guerra-Junior G. Menino ou menina? Distúrbios da diferenciação do sexo. 2. ed. Rio de Janeiro: Rubio; 2010.

43

Atraso puberal

Regina Helena Elnecave
Alberto Scofano Mainieri
Leila Cristina Pedroso de Paula

A puberdade é uma fase do desenvolvimento humano que compreende o período de transição entre a infância e a vida adulta, na qual ocorre uma sequência de modificações que resulta na maturação sexual, permitindo ao organismo atingir sua forma e função de adulto capacitado para a reprodução. Este processo é consequência das alterações no funcionamento do eixo hipotálamo-hipófise-gônada (HHG). Durante toda a infância, o eixo HHG é hipofuncionante devido à inibição intrínseca do sistema nervoso central (SNC) e pelo aumento da sensibilidade hipotalâmica ao "*feedback*" negativo dos esteroides sexuais. Aproximadamente dois anos antes do surgimento dos primeiros sinais físicos de puberdade, a função do eixo HHG começa a aumentar gradualmente. A idade de início da reativação do eixo HHG varia amplamente nos seres humanos. No sexo feminino, em média, ocorre um ano e meio mais cedo que no sexo masculino.

O primeiro sinal visível de puberdade no sexo feminino é o surgimento do botão mamário e, no sexo masculino, é o aumento do volume testicular. Habitualmente, ocorrem entre 8 e 13 anos de idade (média 10,5 anos), nas meninas, e entre 9 e 14 anos de idade (média 11,5 anos), nos meninos. Em meninos, o aumento do volume testicular ≥ 4 mL é seguido por pelos pubianos e crescimento peniano. O seu estirão ocorre em média com 10 mL de volume testicular, Tanner 3 e 13 anos de idade óssea (IO). Os últimos sinais são a mudança da voz, os pelos faciais, a primeira ejaculação (semenarca) e o aumento da massa muscular. Em meninas, o estirão de crescimento ocorre com Tanner 2-3 de mamas e 11 anos de IO, assim como o alargamento de quadris. O último acontecimento é a primeira menstruação (menarca), com um útero de 12 a 15 mL e Tanner 4 de mamas. A velocidade de progressão entre estágios é de 6 a 10 meses, o que leva a menarca a ocorrer de 1 a 3 anos após início do broto mamário.

Fatores familiares genéticos determinam 50% da variação do tempo da puberdade, mas fatores como peso, disruptores endócrinos, etnia também interferem na idade do início da puberdade.

Definição

Atraso puberal é a ausência de sinais físicos de puberdade em indivíduos com idade igual ou superior a dois desvios-padrão da média populacional de início da puberdade. No sexo feminino, considera-se como atraso puberal a ausência do broto mamário após os 13 anos de idade. No sexo masculino, considera-se como atraso puberal quando o volume testicular é inferior a 4 mL após os 14 anos de idade. O atraso puberal também deve ser considerado naqueles que iniciam a puberdade em tempo normal, mas não completam o seu desenvolvimento em um período de até quatro anos. A ausência de menarca após os 15 anos também é considerada um atraso puberal.

Epidemiologia

O atraso puberal ocorre em cerca de 3% das crianças. No sexo masculino, o retardo constitucional do crescimento e desenvolvimento puberal (RCCDP) é a causa mais frequente de atraso puberal, correspondendo a 95% dos casos, ao passo que, no sexo feminino, é a segunda causa, sendo responsável por apenas 16% dos casos.

Quadro clínico

Os indivíduos com atraso puberal decorrente de RCCDP ou de situações clínicas reversíveis, frequentemente, apresentam também estatura abaixo do percentil 3, sendo compatível com a idade óssea que será atrasada até dois anos, em média, e crescem ao menos 3,7 cm/ ano, atingindo estatura final normal. No RCCDP, a história familiar frequentemente identifica menarca tardia da mãe, irmãs ou tias ou puberdade atrasada no pai, irmão ou tios. Como a baixa estatura é um achado frequente no RCCDP, muitos de seus portadores são avaliados para este sintoma.

Tanto a adrenarca como a gonadarca ocorrem tardiamente nestes pacientes, e nos indivíduos hipogonádicos, a adrenarca ocorre em idade normal.

As demais causas de atraso puberal têm sintomatologia e achados clínicos e laboratoriais bem específicos descritos na Tabela 43.1 e nos capítulos específicos.

Etiologia

As causas de puberdade atrasada podem ser classificadas em: RCCD, hipogonadismo hipogonadotrófico transitório ou definitivo e hipogonadismo hipergonadotrófico. Meninas mais seguidamente têm uma causa orgânica de atraso puberal, frequentemente associada ao hipogonadismo. A seguir, serão descritos os principais grupos etiológicos do atraso puberal e, na Tabela 43.1, são observadas algumas síndromes associadas, bem como suas características clínicas.

TABELA 43.1 Características clínicas sugestivas de diagnóstico da etiologia de atraso puberal

Características	Diagnóstico
Associadas à anosmia ou hiposmia Meninas- amenorreia primária, redução do volume ovariano e uterino e a telarca pode ser espontânea ou ausente Meninos- micropênis e testículos diminuídos de tamanho Agenesia renal, comunicação interatrial, daltonismo e sincinesia RM – anormalidades nos bulbos olfatórios	Síndrome de Kallmann
Insuficiência suprarrenal com perda de sal nas primeiras semanas de vida até 9 anos Níveis elevados de ACTH e renina e baixos de cortisol e seus precursores	Mutações no gene DAX-1
Baixa estatura, defeitos de linha média, hipoglicemia ao nascer, micropênis e criptorquidia, torcicolo congênito	Hipogonadismo associado a outras deficiências hipofisárias (mutações nos genes HESX-1, PROP-1 e LHX3)
Obesidade mórbida, baixa estatura, mãos e pés pequenos, hipotonia fetal e do lactente, hipogonadismo hipogonadotrófico, micropênis, criptorquidia, boca triangular, olhos amendoados	Síndrome de Prader- Willi
Baixa estatura, alterações cardíacas, coarctação da aorta, hipertensão, malformações **renais,** doenças autoimunes, otites de repetição, linfedema, queloide, aumento do número de nevus **e estigmas** como: pescoço curto e alado, cubitus valgo, 4º metacarpiano curto, palato em ogiva, deformidade de Madelung, tórax em escudo, micrognatia, epicanto	Síndrome de Turner
Meninos altos, testículos pequenos e fibróticos, alterações intelectuais e de comportamento, azospermia	Síndrome de Klinefelter
Idade óssea atrasada entre 1.5 a 4,0 anos **História familiar de retardo puberal** Crescimento linear de pelo menos 4 cm/ano Exame físico e laboratoriais normais (FSH/LH em níveis pré-puberais) Altura entre o percentil 3 e 25	RCCDP

FSH, hormônio foliculoestimulante; LH, hormônio luteinizante; RM, ressonância magnética; ACTH, hormônio adrenocorticotrófico; RCCDP, retardo constitucional de crescimento e desenvolvimento puberal.

Retardo constitucional do crescimento e desenvolvimento puberal

É uma variação do normal e ocorre quando indivíduos saudáveis entram em puberdade após a idade comum. Decorre de um atraso na reativação do gerador hipotalâmico de pulso do hormônio liberador de gonadotrofina (GnRH), causando um hipogonadismo constitucional e transitório (RCCDP).

Classicamente, estes pacientes nascem com peso e comprimento normais, reduzem a velocidade de crescimento entre 6 meses e 3 anos de idade e, após, seguem velocidade de crescimento normal para a idade óssea, que é atrasada. Na época da adolescência, eles se desviam mais por não fazerem o estirão na idade, ficando baixos para a idade cronológica. A adrenarca e a gonadarca também são tardias, assim como o estirão puberal. É mais comum em meninos.

É comum haver uma história familiar de atraso puberal. Nestes pacientes, a altura final pode ser um pouco menor do que a altura-alvo (em média, 2,5 cm).

Hipogonadismo hipogonadotrófico

É um hipogonadismo por deficiência central, seja de GnRH hipotalâmico ou de gonadotrofinas hipofisárias (LH e FSH). Pode ser transitório provocado por desequilíbrio nutricional, bioquímico e estresse metabólico decorrente de diferentes afecções crônicas, como anorexia nervosa, hemocromatase e outras doenças crônicas, endocrinopatia, como hipotireoidismo, hipercortisolismo e hiperprolactinemia, desnutrição por má alimentação ou má absorção, exercícios extenuantes, abuso de álcool e *canabis* e amenorreia psicológica. Um adolescente que apresentou, ao nascer, criptorquidia e micropênis tem maior probabilidade de ter o hipogonadismo hipogonadotrófico.

O hipogonadismo definitivo pode ser causado por tumores do sistema nervoso central (SNC), malformações congênitas (displasia septo-óptica), radioterapia do SNC, processos inflamatórios (meningite, hidrocefalia, tuberculose, histiocitose X), lesões vasculares, deficiência isolada de gonadotrofinas (síndrome de Kallmann e mutações em genes, como o do receptor de GnRH, do gene DAX-1, do pró-convertase [PC-1], da leptina e de seu receptor) e síndromes genéticas esquematizadas no Quadro 43.1 e descritas nos capítulos 35, Amenorreia e 39, Hipogonadismo.

Hipogonadismo hipergonadotrófico

A insuficiência gonadal primária se manifesta com níveis elevados de gonadotrofinas (LH e FSH) devido à deficiência primária de esteroides sexuais. A síndrome de Turner é a causa mais comum no sexo feminino, e a síndrome de Klinefelter é a mais comum no sexo masculino. Ambas estão descritas com mais detalhes na Tabela 43.1. Podem ocorrer também mutações inativadoras do receptor de LH e de FSH, bem como falência ovariana autoimune ou em adolescentes portadoras do gene da síndrome do X frágil, assim como falência gonadal em pacientes sobreviventes de câncer que foram submetidos à quimioterapia.

Diagnóstico

Anamnese

A anamnese deve fornecer as seguintes informações:

1. Antecedentes gestacionais e perinatais (idade gestacional, peso e comprimento de nascimento, alterações físicas apresentadas ao nascer);
2. Padrão de crescimento;
3. Doenças prévias (rádio ou quimioterapia, torção testicular, orquite, orquidopexia)
4. Uso de medicamentos ou uso de drogas ilícitas;
5. Revisão de sistemas, com especial atenção para a capacidade olfatória;
6. Ganho ou perda de peso recentes, padrão alimentar e de atividade física;
7. Marcos puberais: pubarca, semenarca, telarca, menarca;
8. História afetiva: fatos marcantes;
9. História familiar em relação à altura, à idade da menarca na mãe e ao desenvolvimento puberal no pai. História familiar o mais abrangente possível quanto à idade puberal de familiares de primeiro e segundo grau.

Exame físico

No exame físico, avaliar os itens descritos a seguir:

1. Altura e peso;
2. Proporções corpóreas (envergadura e segmentos corporais);

3. Exame da tireoide;
4. Maturação sexual – critérios de Tanner;
5. Exame físico geral sistemático com atenção para a presença de estigmas sugestivos de síndrome genética;
6. Observar presença de odor androgênico e pelos axilares.

Avaliação laboratorial

Como na idade em que se identifica o atraso puberal, na maioria dos indivíduos, já ocorreu a reativação do eixo HHG, a dosagem basal de LH e FSH é o marco divisório para a investigação posterior:

a) Gonadotrofinas elevadas indicam hipogonadismo primário (ou hipergonadotrófico) e, nestes casos, deve-se iniciar a investigação solicitando o cariótipo.
b) Gonadotrofinas normais ou baixas não distinguem o RCCDP dos atrasos puberais devidos a situações clínicas reversíveis ou hipogonadismo central permanente de qualquer causa. Neste grupo, exames de rotina serão importantes, como hemograma completo, VSG, EQU, creatinina, enzimas hepáticas, Na, K, Ca, P, fosfatase alcalina; tiroxina (T_4) e tireotrofina (TSH); sulfato de desidroepiandrosterona (SDHEA), prolactina, fator de crescimento semelhante à insulina tipo 1 (IGF-1), quando houver baixa estatura associada; radiografia de mão e punho esquerdo para determinação da idade óssea. Excluídas as causas reversíveis de atraso puberal, o diagnósto diferencial é entre RCCDP e hipogonadismo hipogonadotrófico. Para diferenciar-se estas condições, o teste de estímulo de FSH e LH com GnRH somente oferece certeza em indivíduos do sexo masculino com mais de 18 anos de idade. Uma resposta predominante do LH, assim como uma resposta absoluta do LH acima de 5 a 8 UI/L são indicativos de ativação puberal e de que os caracteres sexuais secundários devem se desenvolver nos meses subsequentes. Um teste de GnRH não responsivo antes desta idade pode estar presente no paciente com hipogonadismo hipogonadotrófico ou no paciente com RCCDP que ainda não ativou o eixo. A aferição da subunidade-α livre dos hormônios glicoproteicos neste teste e o cálculo do PBR-α descritos por Mainieri e colaboradores[1] mostrou-se capaz de diferenciar estas condições em indivíduos do sexo masculino com idade abaixo de 18 anos. Um nível sérico de inibina B acima de 35 pg/mL sugere ser RCCDP, e um nível indetectável de inibina B indica falência de células germinativas. Muitas vezes, o diagnóstico diferencial entre RCCDP e hipogonadismo hipogonadotrófico é difícil e requer acompanhamento clínico prolongado para observar a evolução ou resposta ao tratamento, assim como a evolução após a sua interrupção.
c) Quando o quadro é definido ou sugestivo de hipogonadismo hipogonadotrófico, é útil avaliação inicial com exame de imagem do SNC (TC ou RM).

Tratamento

Tratamentos para causas específicas identificadas de atraso puberal devem ser instituídos após seu diagnóstico, uma vez que, tratado o problema principal, o atraso puberal deverá ser resolvido, em situações como doenças crônicas, anorexia nervosa, etc.

O RCCDP, por ser uma condição fisiológica e transitória, necessita, na maioria das vezes, apenas de tranquilização do paciente e seus familiares e acompanhamento clínico, sem tratamento. No entanto, alguns indivíduos sentem-se desadaptados em relação aos pares devido a seu aspecto físico imaturo. Pode-se, nestes casos, desde que o volume testicular seja ≥ 4 mL e a idade óssea ≥ 10 anos, utilizar-se esteroides sexuais em dosagem baixa por um curto período de tempo para induzir o aparecimento de caracteres sexuais secundários, libido, potência e promover crescimento sem provocar fechamento prematuro de epífises ósseas.

Em meninos, são utilizados ésteres de testosterona (enantato ou cipionato) 50 mg intramuscular (IM) a cada 28 dias, por três meses, e em meninas, tratamento por três meses com: estrogênios conjugados 0,07 a 0,15 mg via oral (VO) ao dia ou estradiol transdérmico 6,25 μg/dia. A falta de progressão espontânea da puberdade após seis meses de tratamento torna o diagnóstico de RCCDP menos provável. Na definição de uma causa para o hipogonadismo, em meninos, aumenta-se gradualmente a dose até 100 a 200 mg a cada 15 a 21 dias. Quando a menina atingir estágio 3 a 4 de Tanner, eleva-se a dose para 0,3 mg/dia até 1,25 mg/dia de estrogênios conjugados. Após a primeira menstruação, associa-se medroxiprogesterona de 5 a 10 mg ao dia, VO, do 1º ao 12º dia do ciclo, para induzir menstruação e evitar hipertrofia endometrial.

Estes pacientes, apesar da maturação tardia, atingem uma densidade mineral óssea normal (DMO) apenas mais tardiamente.

Embora tenha sido sugerido o uso de GH (somatropina – hormônio de crescimento recombinante), ele não é recomendado, pois o déficit estatural nestas crianças tende a ser transitório, e o seu uso com esta idade óssea de 11 a 13 anos pouco modificaria a estatura final e o curso da situação clínica, além de acrescentar um alto custo. A mesma recomendação existe em relação aos inibidores da aromatase, apesar de haver alguns estudos que demonstraram melhora na previsão de altura e altura quase final, não existem evidências suficientes quanto à segurança da sua utilização, e a relação risco-benefício nesta situação clínica não justifica sua utilização.

O acompanhamento destes pacientes é feito com observação clínica do estadiamento de Tanner e do volume testicular. Nos pacientes tratados com testosterona, deve-se acompanhar o hematócrito e, nas meninas tratadas com estrogênio, há indicação de reavaliação de função hepática.

Referência

1. Mainieri AS, Elnecave RH. Usefulness of the free alpha-subunit to diagnose hypogonadotropic hypogonadism. Clin Endocrinol (Oxf). 2003;59(3): 307-13.

Leituras sugeridas

Brito V, Freitas KCM, Costa EMF, Latrônico AC, Mendonça BB. Puberdade normal, precoce e atrasada. In: Saad M, Maciel R, Mendonça B. Endocrinologia. São Paulo: Atheneu; 2007.

Darelid A, Ohlsson C, Nilsson M, Kindblom JM, Mellström D, Lorentzon M. Catch up in bone acquisition in young adult men with late normal puberty. J Bone Mine Res. 2012; 27(100):2198-207.

Harrigton J, Palmert MR. Distinguishing constitutional delay of growth and puberty from isolated hypogonadotrophic hypogonadism: critical appraisal of available diagnostic tests. J Clin Endocrinol Metab. 2012;97 (9):3056-67.

Palmert MR, Dunkel L. Delayed puberty. N Engl J Med. 2012;366(5):443-53.

Wales JK. Disordered pubertal development. Arch Dis Child Educ Pract Ed. 2012; 97(1):9-16.

Baixa estatura

Leila Cristina Pedroso de Paula
Vanessa Ligocki Zen
Mauro A. Czepielewski

Definição

Baixa estatura (BE) é definida como estatura abaixo do terceiro percentil. O déficit de crescimento pode manifestar-se por BE ou por baixa velocidade de crescimento (VC) em uma criança de estatura normal. A VC é considerada baixa quando se apresenta abaixo do percentil 25, após um período mínimo de seis meses de acompanhamento.

Epidemiologia

Por definição, 3% da população apresenta estatura abaixo do terceiro percentil, na maioria das situações como uma variação da normalidade. Entretanto, uma parcela destas crianças apresenta causa patológica, em sua minoria relacionada à deficiência de hormônio do crescimento (GH, do inglês *growth hormone*). Na Tabela 44.1, são apresentadas as principais causas de BE em uma coorte de 851 crianças encaminhadas por BE avaliadas no serviço de endocrinologia do Hospital de Clínicas de Porto Alegre (HCPA), dados ainda não publicados.

Quadro clínico

A criança pode apresentar o déficit de crescimento como única manifestação de diversos distúrbios. Por isso, é importante realizar anamnese e exames físicos cuidadosos no sentido de encontrar "pistas" que sugiram o diagnóstico etiológico. No

TABELA 44.1 Diagnóstico das causas de baixa estatura na coorte de 851 pacientes do Hospital de Clínicas de Porto Alegre

Diagnóstico	Total	Meninos	Meninas
Sem BE	8,24%	8,77%	7,5%
BEC + BEF – Variante da normalidade	45,1%	53,15%	33,2%
Hipotireoidismo	2,75%	1,92%	3,95%
DGH	8,24%	9,32%	6,72%
Doença crônica	6,78%	7,4%	5,93%
Síndrome genética	18,42%	9,32%	31,62%
RCIU	4,68%	4,66%	4,74%
Outros	5,79%	5,46%	6,34%

BE, baixa estatura; BEC, baixa estatura constitucional; BEF, baixa estatura familiar; DGH, deficiência do hormônio do crescimento; RCIU, retardo do crescimento intrauterino.

Quadro 44.1, observam-se as principais manifestações clínicas de algumas causas de BE.

Deve-se avaliar toda criança com baixa VC ou que esteja com estatura significativamente abaixo do potencial genético dos pais, mesmo que ainda se encontre dentro de uma estatura normal. Este potencial genético é determinado pelo cálculo da altura-alvo, que é a soma da estatura do pai e da

QUADRO 44.1
Características clínicas de algumas causas de baixa estatura

Causas de BE	Características clínicas
DGH	• No neonato – hipoglicemia, icterícia prolongada, micropênis, criptorquidia, parto traumático • Anormalidades da linha média craniofacial (lábio leporino, fenda palatina, hipertelorismo orbitário) • Consanguinidade e/ou membro da família afetado • Irradiação craniana, trauma ou infecções do SNC • BE grave, com mais de 3 DP abaixo da média para idade ou estatura com mais de 1,5 DP abaixo do percentil da altura-alvo • Estatura com mais de 2 DP abaixo da média e VC em 1 ano abaixo da média em pelo menos 1 DP ou diminuição de 0,5 DP da altura em 1 ano em crianças com mais de 2 anos • Na ausência de BE, uma VC pelo menos 2 DP abaixo da média em 1 ano ou 1,5 DP sustentados em 2 anos
Síndrome de Turner	• Pescoço curto e alado, baixa implantação do cabelo • Orelhas baixo-implantadas e mal-rotadas, tórax em escudo • Cúbito valgo, 4º e 5º metacarpianos curtos, Madelung • Valva da aorta bicúspide, coarctação da aorta, estenose aórtica • HAS, rins em ferradura • Estrabismo, otites de repetição, hipoacusia • Aumento do número de nevos • Hipotireoidismo, doença celíaca
Síndrome de Noonan	• "*Turner like*": orelhas mal-rotadas e baixo-implantadas, pescoço curto e alado, hipertelorismo orbital, *pectus escavatum*, *carinatum*, ptose palpebral, estrabismo, diátese hemorrágica • Estenose pulmonar e hipertrofia miocárdica
Síndrome de Sílver Russel	• Baixo peso ao nascer, baixo ganho de peso, inapetência • Fácies triangular, fronte proeminente, boca fina • Clinodactilia do 5º dedo, hérnia inguinal, hipospádia • Desproporção de hemicorpos
Síndrome de Prader-Willi	• Micropênis e criptorquidia • Hipotonia na primeira infância • Retardo do desenvolvimento psicomotor • Obesidade mórbida • Mãos e pés pequenos
Haploinsuficiência do SHOX	• Palato alto, micrognatia • Antebraços e pernas curtas, hipertrofia de panturrilhas, mãos e pés pequenos • Cúbito valgo, deformidade de Madelung

BE, baixa estatura; DGH, deficiência do hormônio de crescimento; DP, desvio-padrão; VC, velocidade de crescimento; HAS, hipertensão arterial sistêmica; SNC, sistema nervoso central; SHOX, homeobox de baixa estatura.

mãe, em centímetros, dividida por dois (em meninos, acrescenta-se 6,5 cm ao valor final, e em meninas, subtrai-se 6,5 cm). As crianças abaixo do terceiro percentil também devem ser avaliadas, mesmo que tenham pais baixos, uma vez que certas patologias podem ser herdadas, como, por exemplo, a síndrome de Noonan e quadros parciais de deficiência ou resistência ao GH.

Etiologia

A BE pode ocorrer em decorrência de diversas causas (Figura 44.1), que podem genericamente ser divididas em variantes da normalidade, de causas patológicas e idiopáticas.

Assim, sempre que um paciente com BE é avaliado, deve-se estar atento para um diagnóstico correto, especialmente de suas causas tratáveis. Antes de investigar as endocrinopatias e, em particular, a DGH, é obrigatório que se descartem as causas mais comuns de BE.

Variantes da normalidade

Este é o grupo mais frequente. Entretanto, classificar uma criança como portadora de BE que expressa a variação da normalidade exige a exclusão dos diversos distúrbios potencialmente associados. Neste grupo, incluem-se duas situações, ou a associação de ambas:

- **Baixa estatura constitucional**: É um diagnóstico de exclusão. Os pacientes apresentam estatura abaixo do terceiro percentil, geralmente tendo atingido este percentil na primeira infância, peso e altura normais ao nascer, atraso de idade óssea (IO), altura abaixo do canal de crescimento da altura-alvo, possível atraso de desenvolvimento puberal e resposta normal do GH aos estímulos farmacológicos.
- **Baixa estatura familiar**: Os pacientes apresentam peso e altura normais ao nascer, canal de crescimento compatível com altura-alvo, sem atraso da IO e VC normal.

Causas patológicas não endócrinas

Relacionam-se com um grupo heterogêneo de patologias, as quais podem ter como única manifestação a BE. Essas patologias têm em comum baixa VC e atraso da IO (com exceção das displasias ósseas e da maioria das síndromes genéticas), cujas principais características são as descritas a seguir.

DISPLASIAS ESQUELÉTICAS: Caracterizam-se por BE com desproporção de segmentos corporais e anormalidade na forma e no tamanho dos membros, do tronco e do crânio, constituindo-se em diversos distúrbios, cada um deles com peculiaridades que, reunidas, definem a anomalia óssea (p. ex., acondroplasia, hipocondroplasia, displasias espôndilo-epifisárias, etc.).

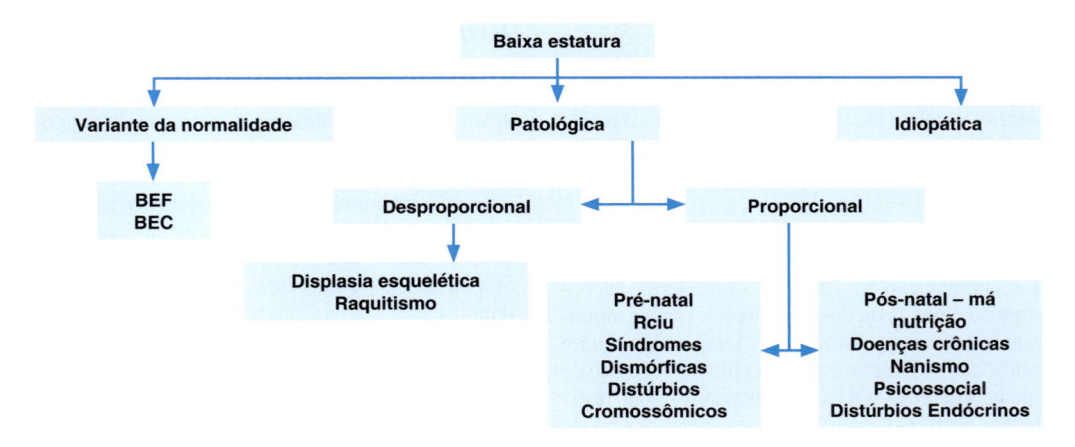

FIGURA 44.1 Diagnóstico diferencial das causas de baixa estatura.
BEF, baixa estatura familiar; BEC, baixa estatura constitucional; RCIU, retardo do crescimento intrauterino.
Fonte: Adaptada de Cowell e Short Stature in Brook CGD.[1]

DISTÚRBIOS CROMOSSÔMICOS E GENÉTICOS: São distúrbios genéticos que reúnem uma série de alterações clínicas típicas decorrentes de alterações cromossômicas, entre as quais estão as síndromes descritas no Quadro 44.1. Em todas essas síndromes, a BE é um distúrbio marcante, motivando, inclusive, a busca pelo atendimento médico.

MÁ NUTRIÇÃO: Além das características clínicas, familiares e sociais que determinam o diagnóstico, ocorrem alterações hormonais caracterizadas por níveis elevados de GH e níveis reduzidos de fator de crescimento semelhante à insulina tipo 1 (IGF-1). A criança apresenta um déficit ponderal maior do que o de crescimento.

DOENÇAS CRÔNICAS: Elas podem apresentar como primeira manifestação o déficit de crescimento. Entre elas, estão as doenças gastrintestinais (em crianças com BE, baixo peso e IGF-1 baixo, considerar doença celíaca e outras doenças de má absorção), renais, pulmonares (asma e uso crônico de corticoide), cardíacas, hematológicas e hepáticas.

NANISMO PSICOSSOCIAL: Quadros graves de privação afetiva, frequentemente envolvendo os pais e/ou sua perda ou separação, podem provocar distúrbios de crescimento que se associam também à má nutrição. Nesses pacientes, a secreção do GH pode estar diminuída, normal ou até mesmo aumentada, e o IGF-1, diminuído.

RETARDO DO CRESCIMENTO INTRAUTERINO: Em geral, os pacientes não apresentam atraso de IO, nem atraso puberal, e sua VC é normal. Em cerca de 90% dos casos, ocorre recuperação estatural até os dois anos de idade (*catch up growth*). O RCIU está associado à pubarca precoce, à puberdade precoce ou rapidamente evolutiva, à síndrome metabólica, a dislipidemias e à doença cardiovascular (DCV) na vida adulta, motivo pelo qual é muito importante o acompanhamento médico desses pacientes.

Causas patológicas endócrinas

Em comparação com as causas anteriores, encontram-se entre as menos prevalentes, porém importantes por suas possibilidades terapêuticas. Entre estas, diabetes melito, hipotireoidismo, excesso de glicocorticoides, DGH, resistência ao GH, resistência ao IGF-1 e distúrbios do metabolismo do cálcio e da vitamina D.

BAIXA ESTATURA IDIOPÁTICA: Esta situação também deve ser diagnosticada somente após a exclusão das diversas alterações descritas. Caracteriza-se por estatura abaixo do terceiro percentil, estatura ao nascer normal, proporções corporais normais e maturação sexual adequada. Sem evidência de má nutrição, distúrbio psicossocial, doença crônica ou endocrinopatia. Apresenta VC normal ou baixa, IO normal ou atrasada, mas idade cronológica maior ou igual à IO, que é maior do que a idade-altura.

Diagnóstico

Avaliação clínica

O principal na avaliação de um paciente com BE é realizar anamnese e exame físico completos. Além das questões gerais de uma anamnese pediátrica, é importante questionar dados do nascimento, quando notou diminuição da VC, a estatura dos familiares de primeiro e segundo grau, assim como dados de idade da puberdade familiar. A medida da estatura da criança e dos pais, idealmente, deve ser realizada em estadiômetro de parede, incluindo avaliação do estágio puberal e dos segmentos corporais (Figura 44.2). É importante sempre correlacionar a estatura da criança com sua altura-alvo, seu estágio puberal e seu peso, assim como também correlacionar a VC com a idade e o estágio puberal. Procuram-se, na anamnese e no exame físico, indícios que possam sugerir os diversos diagnósticos, incluindo as alterações características de síndromes genéticas, doenças crônicas ou de DGH.

Exames de rastreamento de doença crônica

A VC é o fator preditor mais adequado de patologia que leva à baixa estatura, consequentemente, para crianças com baixa estatura e VC normal, a avaliação laboratorial pode ser onerosa e seguidamente normal. Uma proposta seria investigar crianças assintomáticas apenas quando apresentarem baixa VC ou estiverem abaixo de 3 DP de estatura. Estes exames gerais na abordagem inicial da BE estão representados no Quadro 44.2.

Avaliação radiológica

A radiografia de mão e punho esquerdos para determinação da IO deve ser interpretado por métodos como o de Grewlich-Pyle e o de Tanner-Whitehouse. A maioria das patologias, endócrinas ou não, assim como o atraso constitucional, é acompanhada de um atraso da maturação esquelética, o que proporciona uma possibilidade de recuperação estatural com o tratamento. São exceções as síndromes genéticas e as BEIs. A análise da IO, além de auxiliar no diagnóstico, é imprescindível no acompanhamento do tratamento e na avaliação das possibilidades terapêuticas de qualquer paciente.

Avaliação hormonal

Várias abordagens têm sido utilizadas para confirmar a suspeita clínica de deficiência de hormônio do crescimento (DGH) em crianças e adolescentes. Uma vez que todos os métodos possuem falso-positivos, é importante que se defina com exatidão quais as crianças que necessitam de avaliação da suficiência de GH, tendo como base a análise

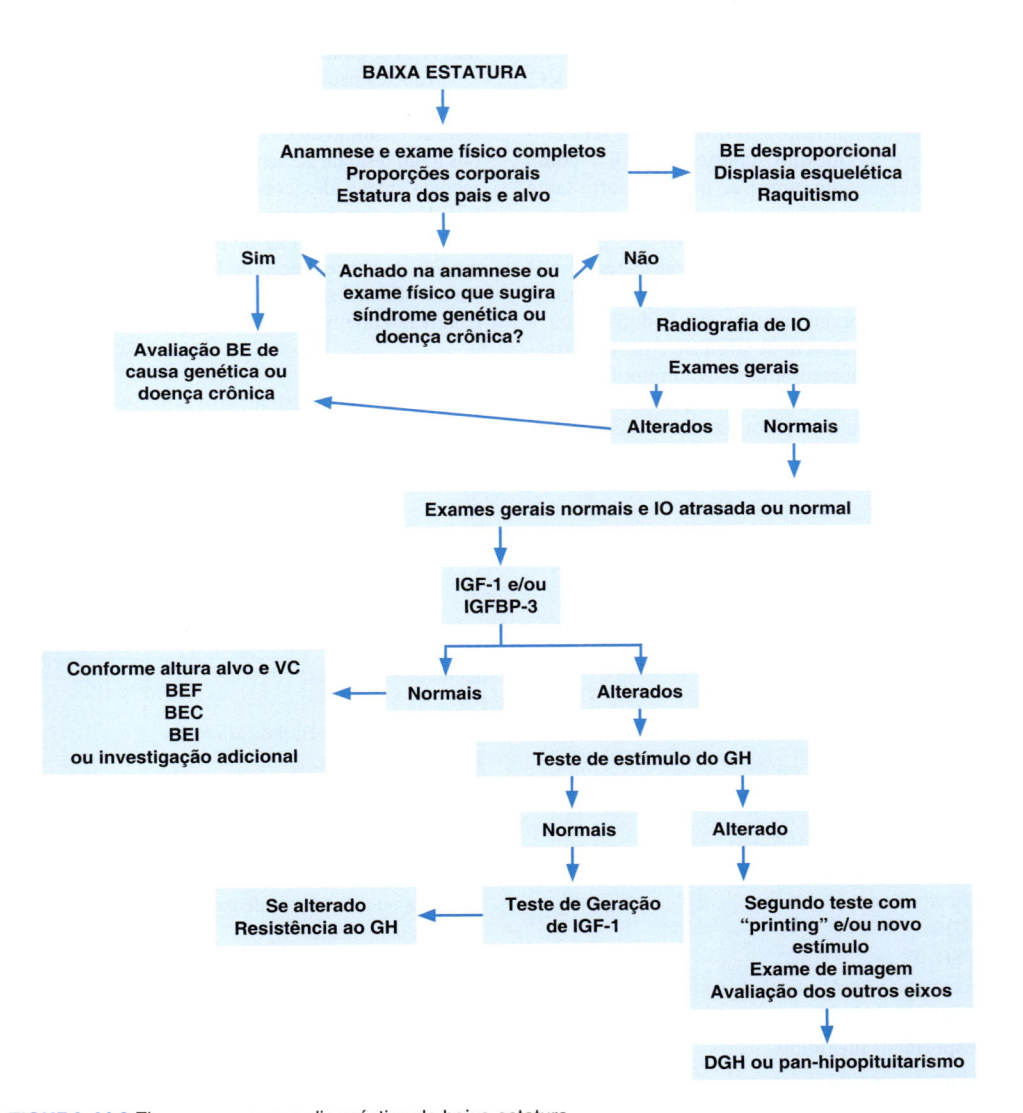

FIGURA 44.2 Fluxograma para o diagnóstico da baixa estatura.

BE, baixa estatura; IO, idade óssea; BEC, baixa estatura constitucional; BEF, baixa estatura familiar; BEI, baixa estatura idiopática; GH, hormônio do crescimento; IGF-1, fator de crescimento semelhante à insulina tipo 1; IGFBP3, proteína ligadora do IGF 3; DGH, deficiência do hormônio do crescimento.

prévia dos critérios auxológicos relatados anteriormente, e somente após exclusão de doenças crônicas e síndromes genéticas.

Conforme diversas recomendações, a avaliação do eixo GH-IGF-1 pode ser iniciada pela medida do IGF-1 basal, comparando os resultados com valores de referência para o sexo e a idade. Valores abaixo de –2 DP para IGF-1 sugerem fortemente o diagnóstico de DGH, desde que se excluam outras possíveis causas de redução de IGF-1, em especial as alterações nutricionais. Valores entre –2 e –1 DP de IGF-1 podem estar presentes em deficientes e indicar avaliação adicional nas crianças com baixa VC.

Em crianças menores de dois anos e nas com indícios de desnutrição, o IGFBP3 pode ser complementar e até mesmo superior ao IGF-1 como exame de *screening*, uma vez que não sofre tanta influência nutricional.

Naqueles pacientes com baixa VC e IGF-1 abaixo de –1 DP, é indicado realizar testes de GH com um estímulo farmacológico, como arginina, clonidina, glucagon, insulina ou L-dopa. Para a medida do GH, devem-se preferir ensaios ultrassensíveis (imunorradiométricos, imunofluorimétricos ou quimioluminescentes) que identificam a forma de 22 kDa do GH, utilizando anticorpos específicos e GH recombinante como referência. Com essas metodologias, pacientes sem DGH devem apresentar resposta de elevação do GH para valores maiores do que 5ng/mL após os estímulos.

Na prática, em geral, utiliza-se preferencialmente o teste da clonidina ou do glucagon em crianças com mais ou menos de 24 meses, respectivamente, e considera-se como resposta normal quando, pelo menos, em um dos tempos de um dos testes, atinge-se valor igual ou maior do que 5 ng/mL. Nos pacientes que não apresentam essa resposta, deve ser realizado um segundo teste de estímulo, de preferência a hipoglicemia insulínica, se não houver contraindicação.

Aqueles pacientes com características auxológicas compatíveis com DGH, com IGF-1 baixo, porém teste de estímulo do GH normal, devem ser submetidos a um teste de geração de IGF-1. Isso consiste na medida inicial das concentrações basais de GH e IGF-1, seguida da administração de GH recombinante na dose de 0,1 UI/kg de peso por cinco dias e na medida da concentração de IGF-1 após o último dia para avaliar a resposta, considerado como resistência o aumento do nível de IGF-1 inferior a 15 ng/mL.

Avaliação de fatores genéticos

É sugerida quando a BE é grave ou se manifesta precocemente na criança, quando existe história

---

QUADRO 44.2

Lista dos exames indicados na avaliação de pacientes com déficit de crescimento

Gerais para todos	Específicos + comuns
Hemograma	IGF-1
Glicemia	• Abaixo do 3º percentil de altura ou
Potássio	• Baixa VC
Cálcio, fósforo, albumina	Cariótipo sangue periférico (bandas G)
Fosfatase alcalina	• Meninas abaixo do 3º percentil
Aspartato aminotransferase	• Sem outra causa de BE identificada
Cr, exame comum de urina	Anticorpos antitransglutaminase IgA e IgA
Bicarbonato, pH urinário	• Se perda ou dificuldade de ganho de peso,
VHS	• Anemia persistente,
TSH, T_4	• Evidência metabólica de má absorção ou
Exame parasitológico de fezes	• Qualquer sintoma gastrintestinal
Radiografia de IO	• Sem outra causa de BE identificada
Específicos incomuns	
Ultrassonografia abdominal, pélvica ou cardíaca, radiografia de coluna e ossos longos, 17OH-progesterona, testes e demais dosagens hormonais	

Cr, creatinina; VSH, velocidade de hemossedimentação; TSH, tireotrofina; T_4, tiroxina; IGF-1, fator de crescimento semelhante à insulina tipo 1; VC, velocidade de crescimento; IO, idade óssea.

familiar positiva ou consanguinidade, ou quando os níveis de GH pós-estímulo são muito baixos. Na bibliografia recomendada, há a sugestão de um artigo com fluxograma de avaliação genética na baixa estatura.

Avaliação adicional

Nos pacientes com DGH comprovada, são realizados também testes para avaliação dos outros eixos hipotálamo-hipofisários e avaliação do SNC, especialmente a região hipotálamo-hipofisária, por ressonância magnética (RM). O exame de imagem pela RM, em especial com reconstrução sagital em T1, é particularmente útil para caracterizar diversas alterações de morfogênese hipofisária e a presença de neuro-hipófise ectópica, achados típicos do hipopituitarismo congênito. Em meninas, caso não se encontre outra causa de BE, mesmo sem estigmas que sugiram síndrome de Turner, deve-se realizar cariótipo convencional de sangue periférico por bandas G.

Tratamento

A resposta aos tratamentos é variável conforme a causa da BE, a idade do início do tratamento, o tempo de uso e a ocorrência de uma variação individual. As medicações utilizadas no tratamento da BE são principalmente o hormônio do crescimento recombinante e as medicações que reduzem o avanço da IO, como bloqueio puberal com agonistas do hormônio liberador de gonadotrofina (GnRH) e os inibidores da aromatase (IAs).

Os fatores que predizem a resposta ao tratamento com GH são: sexo (meninos crescem mais), idade (quanto mais cedo inicia o tratamento, mais cresce), altura-alvo, pico do GH no teste de estímulo (quanto mais baixo, mais cresce), dose de GH e tempo de uso, idade do início da puberdade, etnia (japoneses crescem menos) e fatores de mais difícil mensuração, como qualidade da dieta, exercício físico e bem-estar.

Por tais motivos, o ideal é iniciar o tratamento precocemente, para que a recuperação na altura ocorra antes de iniciados os primeiros sinais puberais. Entretanto, naqueles pacientes com diagnóstico mais tardio, para aproveitar ao máximo estes 16 a 20% de crescimento que ocorrem na puberdade, têm-se utilizado medidas como o aumento da dose do GH ou a redução do avanço de IO. Existem estudos com a associação de GH com duas terapias para redução do fechamento das epífises, os agonistas do GnRH e os IAs. Apesar de não terem indicação definitiva, estas medicações foram testadas, e seus efeitos estão resumidos na Tabela 44.2. Uma *coorte* e estudos com milhares de pacientes demonstraram poucos efeitos colaterais do GH, em geral, controláveis com a redução da dose.

As medicações descritas a seguir foram utilizadas na maioria dos ensaios clínicos até uma IO de 10 a 12 anos em meninas e 11 a 14 anos em meninos. A forma mais adequada de se avaliar a eficácia de um tratamento é por meio de ensaios clínicos randomizados de uma medicação *versus* placebo até atingir a estatura final, ou quase-final. A seguir, são relatadas as medicações utilizadas no tratamento da BE que foram avaliadas por meio deste tipo de ensaios clínicos e algumas particularidades do tratamento de causas específicas de BE. As alternativas de tratamento também estão resumidas na Tabela 44.2.

Hormônio do crescimento recombinante ou somatropina

É utilizado em injeções subcutâneas, 6 a 7x/semana, por um período de vários anos. Estes pacientes devem ser acompanhados em intervalos trimestrais. Deve-se ajustar a dose conforme a VC, o nível de IGF-1 e possíveis efeitos colaterais, como aumento da glicemia, edema e HIC benigna.

Embasado cientificamente, o tratamento com GH está indicado nas crianças com deficiência de IGF-1 pela baixa produção de GH hipofisário. Também tem papel definido no tratamento da síndrome de Turner, insuficiência renal e, eventualmente, em outras síndromes genéticas, RCIU e BEI.

A dose inicial recomendada de somatropina em DGH é de 0,175 a 0,350 mg/kg de peso/semana, ou de 25 a 50 µg/kg/dia (ou ainda de 2 UI/m^2/dia nos pacientes com obesidade); e em pacientes com outras etiologias de BE, a dose é registrada a seguir. A administração deve ser feita em 6 a 7 doses semanais subcutâneas. Uma formulação de liberação lenta que possa ser injetada 1x/semana está sendo testada. Utilizando o regime-padrão de tratamento, a criança, em geral DGH, acelera o crescimento de uma média de 3 a 4 cm/ano no período pré tratamento a 10 a 12 cm no primeiro ano de terapia e 7 a 9 por ano no segundo e terceiro anos. Idealmente, o tratamento com somatropina nos pacientes com DGH deve ser mantido após o término do crescimento por seus efeitos benéficos, porém o paciente deve ser "retestado" antes. Como vantagens na manutenção da somatropina após o término do crescimento, estão a melhora na função gonadal e na densidade mineral óssea (DMO), o aumento da massa muscular e a redução da massa gorda, a maior tolerância ao exercício e a sensação de bem-estar; porém, devido ao alto custo, tem-se suspendido o tratamento quando atinge VC menor do que 0,4 cm/ano ou quando se atinge IO de 13 a 14 anos no sexo feminino e de 15 a 16 anos no sexo masculino. Durante o tratamento, o paciente deve ser acompanhado pelo seu endocrinologista a cada 3 a 6 meses, avaliando resposta estatural ao tratamento e outras condições clínicas. Será descrito adiante o uso de GH em outras causas de BE.

Todos os pacientes em uso de GH devem ser cuidadosamente monitorados para possível determinação de efeitos colaterais. O principal efeito colateral relacionado ao uso de GH, quando este ainda não era extraído de cadáveres, foram os casos de encefalopatia de Creutzfeldt-Jacob. Atualmente, como efeitos colaterais significativos da terapia com GH estão incluídos HIC benigna, ginecomastia puberal, artralgia e edema. O risco aumentado de leucemia foi demonstrado apenas naqueles pacientes com fatores de risco prévio, como pacientes com síndrome de Down e com síndrome de Noonan tratados antes dos dois anos de idade. Pacientes que operaram e irradiaram tumores do SNC têm um pequeno aumento do risco de um novo tumor cerebral com o uso da somatropina. O risco de elevação da glicemia é de 1 caso para cada 1.300 crianças tratadas.

Recentemente, o SAGhE, um estudo estatal francês, não vinculado à indústria farmacêutica, demonstrou maior mortalidade nos deficientes acompanhados na vida adulta, principalmente por acidente vascular encefálico (AVE).[2] Curiosamente, quando pacientes de outros países europeus foram incluídos na análise, não houve aumento da mortalidade, mas um aumento no número de acidentes e suicídios. Ainda é cedo para uma conclusão definitiva, mas este achado pode ser a evidência de um desajuste psicossocial destes pacientes, intrínseco à doença de base *per se*.

DEFICIÊNCIA DE HORMÔNIO DO CRESCIMENTO: Nos pacientes com este diagnóstico comprovado, que iniciam o tratamento (dose 0,034 mg/kg/dia) na fase pré-puberal, há um ganho de 20 a 35 cm na altura final.

DOENÇAS CRÔNICAS: O uso de somatropina tem melhorado a altura predita em pacientes corticodependentes e com fibrose cística. Quanto à altura final, só existem dados do efeito do GH na IRC e na ARJ, ambos com doses mais altas (dose 0,05 mg/kg/dia) e com maior chance de alteração da glicemia, pelo uso concomitante de corticoide.

Tem-se tratado pacientes com taxa de filtração glomerular (TFG) menor do que 75 mL/min/L,73 m^2 de superfície corporal e altura abaixo do terceiro percentil ou VC abaixo do percentil 25. O uso de GH por cinco anos acrescentou de 3,6 a 6 cm na altura final. Os principais fatores que interferem na resposta do crescimento nestes pacientes são a altura-alvo, a TFG, a duração do tratamento com GH, o tempo da puberdade e a modalidade do tratamento da IRC (menor resposta nos pacientes em diálise).

A resposta ao GH nos pacientes com ARJ varia conforme a atividade da doença e a dose de corticoide.

RETARDO DO CRESCIMENTO INTRAUTERINO: Nos pacientes com RCIU que permanecem com estatura abaixo do terceiro percentil após 2 a 4 anos de vida, é indicado o uso de GH. Nestes pacientes, o uso de GH por sete anos melhorou a altura final em cerca de 6 cm. A resposta foi maior nos que eram mais baixos no início do tratamento e que iniciaram o tratamento mais precocemente.

SÍNDROMES GENÉTICAS: O GH tem sido utilizado em algumas síndromes genéticas, como síndrome de Turner, síndrome de Noonan, síndrome de Prader-Willi e deficiência do SHOX.

Nas meninas com Turner, o uso de GH por sete anos provocou um ganho de 15 cm na altura final. Na fase imediatamente pré-puberal, pode ser associada ao GH a terapêutica com oxandrolona, com aumento da VC e potencial aumento adicional de 2 cm na altura final. A adição precoce de estrogênios nas pacientes hipogonádicas reduz a altura final se o início do tratamento com GH foi tardio.

Nos pacientes com Prader-Willi, o uso de GH por cinco anos melhorou a força muscular e aumentou a altura quase-final em cerca de 6 cm. Houve sete casos relatados de óbito nos primeiros três meses de tratamento com GH nestes pacientes, o que determinou como contraindicações ao seu uso a obesidade grave e alterações respiratórias prévias ao tratamento, sugerindo-se a avaliação otorrinolaringológica e polissonografia antes do início do tratamento. As crianças com Prader-Willi que iniciaram tratamento nos dois primeiros anos de vida apresentaram os melhores resultados em relação à melhora de hipotonia e desenvolvimento psicomotor, além de ganharem mais massa magra e menos massa gorda.

BAIXA ESTATURA IDIOPÁTICA: A BEI é resultado de uma miríade de alterações ainda não

TABELA 44.2 Principais causas de baixa estatura e seus tratamentos

Causa	Tratamento	Dose	Via/Posologia	Efeito crescimento	Controle	Efeitos colaterais
DGH pré-púberes	GH recombinante	0,034 mg/kg/dia (0,1 UI/kg/dia)	Subcutâneo 1x/dia	Ganho de 3-5 DP (21-35 cm) na altura final	Trimestral – VC Semestral – IGF-1 Glicemia, T_4, TSH, EQU Anual – radiografia IO	Aumento da glicemia Retenção de água e sal – edema, s. túnel do carpo, HIC benigna $2°$ tumor pós-radioterapia SNC
DGH púberes IO > 11 anos	GH recombinante	0,034 mg/kg/dia	Subcutâneo 1x/dia	Menor efeito devido ao pouco tempo de uso		
	GH recombinante	0,1 mg/kg/dia	Subcutâneo 1x/dia	Ganho de 4,6 cm na altura final, comparado com a dose comum durante puberdade		
	GH recombinante + agonista do GnRH	GH: 0,034 mg/kg/dia triptorelina, leuprorrelina, gonadorelina e outras 3,75 a 11,25 mg	Agonista intramuscular intervalo de 21 a 86 dias	3 anos de tratamento ganho de 1,4 DP (10cm) altura final	Vide GH recombinante + avaliação de bloqueio puberal- teste LHRH ou LH 2 horas após medicação	Dor e sinais inflamatórios no local Menor ganho de massa óssea durante o uso, com recuperação posterior Bloqueio puberal
	GH recombinante + IA	0,034 mg/kg/dia anatrazole 1 mg letrozole 2,5 mg	Via oral 1x/dia	1 a 3 anos de tratamento ganho de 4,5 a 6,7 cm altura predita	Vide GH recombinante + volume testicular Função hepática Estradiol	Menor ganho de massa óssea durante o uso com recuperação posterior Maior evolução da puberdade com acne
Síndrome de Turner	GH recombinante	0,05 mg/kg/dia (0,15 UI/kg/dia)	Subcutâneo 1x/dia	7 anos de tratamento ganho de 15 cm altura final	VC IGF-1, glicemia, T_4, TSH, EQU	Vide GH recombinante na DGH
Síndrome de Turner dos 9 aos 12 anos	GH recombinante + oxandrolona	0,05 mg/kg/dia e 0,0625 mg/kg/dia	Subcutâneo 1x/dia Via oral 1x/dia	A associação aumenta a VC e pode aumentar 2 cm na altura final	Vide síndrome de Turner Função hepática Perfil lipídico	Vide GH recombinante na DGH + virilização com aumento da dose

(continua)

TABELA 44.2 Principais causas de baixa estatura e seus tratamentos (continuação)

Causa	Tratamento	Dose	Via/Posologia	Efeito crescimento	Controle	Efeitos colaterais
Síndrome de Turner a partir de 13 anos (IO)	GH recombinante + estrogênios conjugados	0,05 mg/kg/dia e 0,3 mg em dias alternados	Subcutâneo 1x/dia Transdérmico via oral	Quanto mais cedo iniciado o tratamento com GH, mais cedo pode adicionar estrogênio	Vide síndrome de Turner Função hepática Perfil lipídico	Vide GH recombinante na DGH + efeitos do estrogênio Adição precoce de estrogênios reduz altura final
Síndrome de Noonan	GH recombinante	0,04 a 0,05 mg/g/dia	Subcutâneo 1x/dia	2 estudos com melhora da altura final (cerca de 1 DP) em relação à altura predita, sem grupo-controle	Contraindicado nos com miocardiopatia hipertrófica Fazer ecocardio anual	Pacientes com mutação no gene PTPN11 apresentam < resposta ao GH e > risco leucemia Risco de efeitos adversos cardíacos
SHOX	GH recombinante	0,05 mg/kg/dia	Subcutâneo 1x/dia	Aumenta altura final	Vide GH recombinante na DGH	Resposta comparável à das pacientes com Turner
Síndrome de Prader Willi	GH recombinante	1 mg/m² de superfície corporal	Subcutâneo 1x/dia	5 anos de tratamento melhora 1 DP na altura quase-final. Melhora tônus muscular, função cognitiva e redução de massa gorda	Avaliação otorrinolaringológica e polissonografia prévias	Contraindicações: Obesidade grave Alterações respiratórias Infecção vias aéreas Relato de óbitos (7 casos) nos primeiros meses de tratamento
IRC	GH recombinante	0,045 a 0,05 mg/kg/dia	Subcutâneo 1x/dia	GH por 5 anos Ganho de 3,6 a 6 cm na altura final Paciente em diálise tem menor resposta	Fundoscopia PTH Glicemia, TSH Filtração glomerular	Com corticoide > risco de aumento da glicemia Maior risco de rejeição em transplantados
ARJ	GH recombinante	0,05 mg/kg/dia	Subcutâneo 1x/dia	GH por 6,7 anos ganho de 1,5 DP (11 cm) na altura final	Varia conforme a atividade da doença e a dose de corticoide	Com > potencial de aumento da glicemia (pelo corticoide)

(continua)

TABELA 44.2 Principais causas de baixa estatura e seus tratamentos (continuação)

Causa	Tratamento	Dose	Via/Posologia	Efeito crescimento	Controle	Efeitos colaterais
BEI	GH recombinante	0,05 mg/kg/dia	Subcutâneo 1x/dia	GH por 5,3 anos ganho variável de 2,3 a 8,7 cm	O aumento da VC no 1º ano de tratamento se correlaciona com o ganho de altura final	Vide GH recombinante na DGH pré e púberes
	Agonista GnRH 12–13 anos e altura predita até 144/155 cm Tanner 2-3	Triptorelina, leuprorrelina, gonadorelina e outras 3,75 a 11,25mg	intramuscular intervalo de 21 a 86 dias	3,5 anos de tratamento ganho de 0,6 DP (4,2 cm) altura final	Vide uso do agonista GnRH na DGH púberes	Vide uso do agonista GnRH na DGH púberes
	GH recombinante + agonista GnRH Pacientes 11 anos	GH: 0,034 mg/Kg/dia de triptorelina, leuprorrelina, gonadorelina e outras 3,75 a 11,25mg	GH: subcutâneo 1 x/dia Agonista: intramuscular com intervalo de 21 a 86 dias	3 anos de tratamento ganho de 4,9 cm altura final (> meninas)	Vide GH recombinante + agonista do GnRH na DGH púberes	Vide GH recombinante + agonista do GnRH na DGH púberes
	IA (Meninos > 13,5 anos e BEC)	Anatrazole 1 mg Letrozole 2,5 mg	Via oral 1x/dia	6 meses de testosterona + 1 ano de tratamento ganho de 6,7 cm altura final	Volume testicular Função hepática Estradiol	Menor ganho de massa óssea durante o uso com recuperação posterior Maior evolução da puberdade com acne
	IA Meninos 9–14 anos e BEI	Anatrazole 1 mg Letrozole 2,5 mg	Via oral 1x/dia	2 anos de tratamento ganho de 5,9 cm altura predita	Volume testicular Função hepática Estradiol	Vide DGH e DGH púberes
RCIU	GH recombinante	0,04 mg/kg de peso ideal/dia	Subcutâneo 1x/dia	GH por 7 anos – ganho de 6 cm na altura final Redução da síndrome metabólica (incerto)	Vide GH recombinante na DGH	Vide GH recombinante na DGH
	Metformina (Meninas com peso ao nascer < 2.800 g, pubarca precoce)	850 mg	Via oral 1x/dia	Retardou 1 ano a menarca e houve ganho de 3–4 cm na altura final com 3 anos de uso	Peso Níveis de B_{12} Glicemia e perfil lipídico Função hepática (incerto)	Efeitos gastrintestinais Melhora perfil metabólico

(conitnua)

TABELA 44.2 Principais causas de baixa estatura e seus tratamentos (continuação)

Causa	Tratamento	Dose	Via/Posologia	Efeito crescimento	Controle	Efeitos colaterais
Resistência ao GH	IGF-1 recombinante (Mecasermin)	0,04–0,12 mg/kg/dia	Subcutâneo 2x/dia	Aumento da VC de 2,8 para 8 cm no 1º ano de tratamento, porém a altura final é menor do que nos deficientes de GH tratados	Refeições frequentes Dose após alimentação Medida IGF-1 8–18 horas após última dose	Hipoglicemia (40 %) hipertrofia adenotonsilar (22 %) HIC (4 %) Sinais acromegaloides

DGH, deficiência do hormônio do crescimento; IO, idade óssea; GH, hormônio do crescimento; DP, desvio-padrão; HIC, hipertensão intracraniana; GnRH, hormônio liberador de gonadotrofina; VC, velocidade de crescimento; T₄, tiroxina; IGF-1, fator de crescimento semelhante à insulina tipo 1; TSH, tireotrofina; SNC, sistema nervoso central; EQU, exame qualitativo de urina; LH, hormônio luteinizante; GnRH, hormônio liberador de gonadotrofina; IA, inibidor da aromatase; BEC, baixa estatura constitucional; IRC, insuficiência renal crônica; RCIU, retardo de crescimento intrauterino; ARJ, artrite reumatoide juvenil; PTH, paratormônio; BEI, baixa estatura idiopática; SHOX, homeobox de baixa estatura.

diagnosticáveis. Por este motivo é que a resposta aos tratamentos sofre de uma grande variação interindividual, não previsível por testes laboratoriais. O uso de GH por 5,3 anos provocou um ganho médio de 5 cm na altura final (2,3- 8,7 cm).

O aumento da VC no primeiro ano de tratamento se correlaciona com o ganho de altura final. A indicação do seu uso deve ser individualizada, uma vez que a eficácia é variável, e o custo do tratamento com GH é de cerca de 30 mil reais por 1 cm ganho.

Agonista do hormônio liberador de gonadotrofina (GnRH) para bloqueio puberal

Os agonistas do GnRH têm um efeito de bloqueio dos hormônios hipofisários, provocando bloqueio do avanço da puberdade, com concomitante redução do avanço da IO. São aplicados via intramuscular com intervalos que variam de 21 a 86 dias, conforme o tipo e a dose da medicação, como, por exemplo: gonadorelina, leuprorrelina, triptorelina de 3,75 a 11,25 mg.

A associação do bloqueio puberal ao tratamento com GH nos deficientes tratados na puberdade provocou um acréscimo na altura final.

O uso apenas de agonista do GnRH por 3,5 anos em crianças com BEI ou BEF, meninos de 13 anos e meninas de 11 anos, com estágio puberal Tanner 2 e 3 e altura predita até 155/144 cm, melhorou a altura final em cerca de 4,2 cm. Porém, há estudos que não evidenciam resposta. Quanto ao uso da associação de somatropina e agonista do GnRH, Balducci tratou 10 pacientes do sexo feminino sem DGH (idade inicial 11,5 anos) por um período médio de 2,3 anos com a associação de GH na dose de 0,1 UI/kg/dia 6x/semana e GnRH (leuprolide depot) na dose de 3,75 mg, subcutâneo, de 25/25 dias e pôde observar que a estatura final não diferiu significativamente da estatura inicialmente predita. No National Cooperative Growth Study, comparou-se a estatura prevista com a estatura quase-final de 141 pacientes que haviam utilizado GH em associação com agonista do GnRH, e foi encontrado aumento significativo de 5,4 cm em meninas com puberdade precoce central e 3 cm nas sem puberdade precoce; nos meninos, não se encontrou diferença, mas isto pode ser explicado pelo baixo número de pacientes. No consenso publicado em 2009, não se recomenda o uso da associação pelos poucos dados a respeito, ainda conflitantes.[3]

O efeito colateral mais comum é dor no local da aplicação. Ocorre menor ganho de massa óssea durante o tratamento, com recuperação posterior. Para alguns pacientes, especialmente meninos, o próprio bloqueio puberal pode ser considerado um efeito "não desejado", pois os diferencia de seus colegas. Alguns pacientes podem abandonar o tratamento em decorrência deste atraso. Em meninas, é particularmente importante que aos 15 anos apresentem sinais puberais.

Inibidores da aromatase

Os IAs diminuem a formação de estrogênio a partir de andrógenos. Sabe-se que, mesmo em meninos, são os pequenos níveis de estrogênios que são responsáveis pela maturação óssea e fechamento da cartilagem de crescimento. Os IAs de terceira geração têm maior especificidade e menos efeitos colaterais, em geral gastrintestinais. Assim como no bloqueio puberal, ocorre menor ganho de massa óssea durante o uso, com recuperação posterior. Entretanto, a puberdade evolui normalmente, ou até de forma mais acelerada. O anastrazole de 1 mg e o letrozole de 2,5 mg são administrados via oral, 1x/dia. Dois ensaios clínicos demonstraram melhora de cerca de 6 cm na altura predita em meninos com BEC e BEI, e um estudo mostrou ganho de 6,7 cm na altura final com um ano de tratamento. Entretanto, seu uso é recomendado apenas em pesquisas, pelo número ainda reduzido de pacientes avaliados nos ensaios clínicos com resultados não utilizados ainda na prática clínica diária.

IGF-1 ou fator de crescimento semelhante à insulina tipo 1

Utilizado em pacientes com deficiência de IGF-1 por resistência ao GH. Em um ensaio clínico randomizado, duplo-cego, controlado por placebo do uso de IGF-1 no tratamento de pacientes com deficiência do receptor de GH, o grupo que recebeu IGF-1 acelerou o crescimento de uma média de 2,9 cm no período pré-tratamento a 8,6 cm no primeiro ano de terapia e 6,4 cm no segundo ano; o grupo placebo cresceu uma média de 4,4 cm por ano. Outros potenciais usos para IGF-1 são déficit de crescimento por IRC, por excesso de glicocorticoide, e RCIU (administração para a mãe ou para o feto).

Testosterona

Critérios para iniciar a terapia com testosterona em pacientes com atraso do desenvolvimento puberal são 1) idade acima de 14 anos; 2) estatura abaixo do terceiro percentil; 3) apresentar-se pré-puberal ou no estágio 2 de Tanner com níveis séricos de testosterona abaixo de 3,5 nmol/L (< 1 ng/m); e 4) baixa estima devido ao atraso do crescimento que não melhora apenas com a tranquilização do médico. Deve ser utilizado exclusivamente na via intramuscular, na dose de 50 mg a cada 3 a 4 semanas, por 4 a 6 injeções. Nos pacientes com DGH e hipogonádicos que iniciaram reposição de somatropina na infância e apresentaram bom crescimento, pode-se iniciar a reposição com testosterona na dose de 50 a 100 mg/mês. Doses baixas de testosterona por um curto período de tempo não provocam rápida maturação da IO, não comprometem a estatura final e não suprimem a maturação puberal.

Acredita-se que seu efeito na elevação do GH seja pela aromatização em estrogênio, e que seu efeito no crescimento talvez seja por um mecanismo diferente, uma vez que a di-hidrotestosterona, que é um androgênio não aromatizável, não eleva níveis de GH nem de IGF-1. O tamoxifeno – bloqueador do receptor de estrogênio reduz este mesmo efeito da testosterona, porém ainda com os mesmos efeitos no crescimento.

Estrogênio

Em baixas doses, pode acelerar o crescimento; porém, na imensa maioria das vezes, com prejuízo na estatura final, uma vez que o estrogênio provoca o fechamento das cartilagens de crescimento, como foi comprovado nos estudos de pacientes com síndrome de Turner. Cabe lembrar que o uso precoce de anticoncepcional oral ou "reguladores do ciclo menstrual" pode prejudicar a estatura final da adolescente.

Oxandrolona

A oxandrolona é um esteroide anabólico com baixo efeito androgênico que tem sido utilizado principalmente em pacientes com síndrome de Turner ou pacientes com atraso constitucional do crescimento (ACC).

Metformina

Sabe-se que crianças com RCIU podem apresentar puberdade rapidamente evolutiva, com redução da altura final, e, algumas vezes, este quadro está associado a uma resistência insulínica. Um ensaio clínico com meninas que haviam nascido a termo com peso inferior a 2.800 g e que haviam iniciado com telarca aos 8 a 9 anos comparou o uso de metformina 850 mg via oral ao dia com um grupo não tratado por três anos. As meninas que utilizaram o metformin tiveram a menarca cerca de um ano mais tarde e ficaram cerca de 3,5 cm mais altas. Houve maior incidência de efeitos gastrintestinais nas pacientes que usaram o metformina, porém estas também tiveram um ótimo perfil metabólico, de peso, glicemia e perfil lipídico ao final do tratamento. O acompanhamento destas meninas demonstrou que elas tiveram menor incidência de síndrome de ovários policísticos (PCOS) na adolescência. Como se sabe, a RCIU está associada com maior incidência de síndrome metabólica na vida adulta, e a melhora deste perfil na adolescência talvez tenha reflexos positivos no futuro. Mais uma vez, os dados são ainda incompletos para sua ampla recomendação.

Zinco/ferro

A suplementação com zinco tem benefício limitado no crescimento, sendo mais importante nos pacientes que apresentam deficiência deste elemento..

Cálcio/Vitamina D

Apesar dos estudos sobre a suplementação de cálcio e vitamina D não serem definitivos quanto ao seu efeito no crescimento, há correlação nítida dos seus níveis com a massa óssea, assim como há correlação populacional com a estatura e o tipo de receptor de vitamina D. Considerando as carências nutricionais da população infantil, principalmente as com BE, é importante aferir a suficiência destas substâncias e, quando necessário, suplementá-las.

Tratamentos não recomendados

A clonidina e a piridostigmina eram antigamente utilizadas no tratamento da BE; porém, evidenciou-se que elas não têm utilidade clínica real de elevar a VC e a estatura final, além da possibilidade de efeitos colaterais graves.

Considerações Finais

Tanto na investigação da BE quanto no seguimento do seu tratamento, deve-se priorizar a clínica do paciente, pela anamnese detalhada e medidas antropométricas seriadas. Em doenças crônicas, uma redução sustentada da VC é um marcador para a gravidade da doença e da necessidade do ajuste de seu tratamento. Por último, mas não menos importante, a adequação nutricional interfere na resposta ao tratamento com GH até mesmo em DGH.

Referências

1. Cowell CT, Short Stature in Brook CGD. Clinical paediatric endocrinology. 3rd ed. Oxford: Blackwell Science; 1995. p. 137-172.
2. Sävendahl L, Maes M, Albertsson-Wikland K, Borgström B, Carel JC, Henrard S, et al. Long-term mortality and causes of death in isolated GHD, ISS, and SGA patients treated with recombinant growth hormone during childhood in Belgium, The Netherlands, and Sweden: preliminary report of 3 countries participating in the EU SAGhE study. J Clin Endocrinol Metab. 2012;97(2):E213-7.
3. Carel JC, Eugster EA, Rogol A, Ghizzoni L, Palmert MR, ESPE-LWPES GnRH Analogs Consensus Conference Group, et al. Consensus statement on the use of gonadotropin-releasing hormone analogs in children. Pediatrics. 2009;123(4):e752-62.

Leituras sugeridas

Cheetham T, Davies JH. Investigation and management of short stature. Arch Dis Child. 2014;99(8):767-71.

Cohen P1, Rogol AD, Deal CL, Saenger P, Reiter EO, Ross JL, et al. Consensus statement on the diagnosis and treatment of children with idiopathic short stature: a summary of the Growth Hormone Research society, the Lawson Wilkins Pediatric Endocrine Society, and the European society for Paediatric Endocrinology Workshop. J Clin Endocrinol Metab. 2008;93(11):4210-7.

de Paula LP, Czepielewski MA. Avaliação dos métodos diagnósticos para deficiência de GH na infância: IGFs, IGFBPs, testes de liberação, ritmo de GH e exames de imagem. Arq Bras Endocrinol Metab. 2008;52(5):734-44.

Poidvin A, Touzé E, Ecosse E, Landier F, Giroud M, Rothwdl PM, et al. Growth hormone treatment for childhood short stature and risk of stroke in early adulthood. Neurology. 2014;83(9):780-6.

Quigley CA, Gill AM, Crowe BJ, Robling K, Chipman JJ, Rose SR, et al. Safety of growth hormone treatment in pediatric patients with idiopathic short stature. J Clin endocrinol Metab. 2005;90(9):5188-96.

Rogol AD, Hayden GF. Etiologies and early diagnosis of short stature and growth failure in children and adolescents. J Pediatr. 2014;164 Suppl 5:S1-14.

Sisley S, Trujillo MV, Khoury J, Backeljaw P. Low incidence of pathology detection and hight cost of screening in the evaluation of asymptomatic short children. J Pediatr. 2013;163(4):1045-51.

Wit JM, Hero M, Nunez SB. Aromatase inhibitors in pediatrics. Nat Rev Endocrinol. 2012;8(3):135-47.

Wit JM, Kiess W, Mullis P. Genetic evaluation of short stature. Best Pract Res Clin Endocrinol Metab. 2011;25(1):1-17.

PARTE IX

Gestação

45

Doenças endócrinas na gestação

Livia Silveira Mastella
Letícia Schwerz Weinert
Fabíola Costenaro
Vanessa Gnielka
Luiza Barboza de Souza
Maria Lúcia da Rocha Oppermann
Angela Jacob Reichelt

A gestação envolve modificações endócrinas e metabólicas como consequência das alterações fisiológicas da ligação mãe-feto-placenta (Tabela 45.1). As adaptações ocorridas na gestação têm por objetivo a implantação e a manutenção da gestação inicial, a modificação do sistema materno para o suporte nutricional adequado do feto e a preparação para o parto e a lactação.

O sistema endócrino é o primeiro a se desenvolver na vida fetal, e o funcionamento dele depende, inicialmente, de hormônios ou precursores secretados pela placenta ou pela mãe.

Nesse capítulo, são apresentadas as principais condutas nas doenças endócrinas associadas à gestação. A gestação complicada por diabetes é discutida no capítulo seguinte (Capítulo 46, Gestação e diabetes melito)

Obesidade

A obesidade vem se tornando uma epidemia mundial, inclusive em mulheres em idade fértil.
Prevalência: excesso de peso, até 47,4%; obesidade, até 17,5% em mulheres brasileiras não gestantes.[1] Complicações da obesidade são apresentadas no Quadro 45.1.

O tratamento da obesidade (Quadro 45.2), tanto no período pré-concepcional, quanto na gestação, tem por objetivo reduzir os riscos maternos e fetais, além de reduzir a retenção de peso no pós-parto. As mulheres obesas que planejam engravidar devem ser orientadas sobre as possíveis complicações e estimuladas à mudança de estilo de vida. Na primeira consulta de pré-natal, deve-se calcular o índice de massa corporal (IMC) de todas as gestantes e orientar quanto ao ganho de peso adequado na gestação, conforme as recomendações do Institute of Medicine (IOM)[2] (Tabela 45.2) e quanto às contraindicações à prática de exercícios durante a gestação (Quadro 45.3).

Cirurgia bariátrica

O aumento do número de cirurgias bariátricas em mulheres em idade fértil exige atenção à segurança de gestação após a cirurgia. Além disso, devido ao aumento das taxas de obesidade mórbida em mulheres, ela pode se tornar uma opção no planejamento pré-concepcional.

Complicações

- **Deficiência nutricional:** Potencialmente mais grave do que fora da gestação, pois as necessidades de alguns nutrientes estão aumentadas;
- **Pós-cirúrgicas:** Obstrução intestinal, volvo e intussuscepção devem ser diagnósticos excluídos em gestantes com dor abdominal;
- **Fetais:** Retardo de crescimento, alterações eletrolíticas, hemorragia cerebral (vitamina K), microcefalia, hipotonia, microftalmia e dano

TABELA 45.1 Modificações endócrinas na gestação

Glândula	Hormônio	Modificação
Tireoide	TSH	Níveis mais baixos, principalmente no 1º trimestre
	T_4 total	Aumentado (aumento da síntese hepática de TBG)
	T_4L	Normal (pode haver redução em alguns ensaios)
Paratireoides	PTH	PTH intacto normal (placenta produz PTHrP)
	Cálcio total	Diminuído (hipoalbuminemia da gestação e mineralização óssea fetal)
	Cálcio iônico	Normal ou um pouco elevado
	Vitamina D	Níveis de 25-hidroxi-vitamina D normais/1,25-vitamina D elevada (secreção placentária)
Suprarrenal	Cortisol	Níveis elevados cerca de três vezes no 3º trimestre (aumento na CBG e na produção de cortisol)
	Aldosterona	Renina, angiotensina e aldosterona elevadas
	Testosterona total	Aumentada (maior ligação à SHBG)
	Testosterona livre	Normal ou inferior à pré-gestacional
	SDHEA	Níveis reduzidos
Hipófise	Prolactina	Níveis aumentam progressivamente
	LH, FSH	Níveis baixam
	ACTH	Aumento dos níveis (produção placentária)
	GH	Sem alteração significativa
	IGF-1	Valores elevados na segunda metade da gestação (secreção de lactogênio e GH placentários)

T_4, tiroxina; T_4L, tiroxina livre; TBG, globulina ligadora de tiroxina; CBG, globulina ligadora de corticosteroides; SHBG, globulina ligadora de hormônios sexuais; PTH, paratormônio, PTHrP, PTH *related protein*; SDHEA, sulfato de desidroepiandrosterona; LH, hormônio luteinizante; FSH, hormônio foliculoestimulante; ACTH, hormônio adrenocorticotrófico; GH, hormônio de crescimento; IGF-1, fator de crescimento semelhante à insulina tipo 1; TSH, tireotrofina.
Fonte: Adaptado de Stefani e Barros.[3]

QUADRO 45.1
Complicações da obesidade materna

Maternas

Abortamento
Hipertensão (gestacional e pré-eclâmpsia)
DMG
Parto prematuro
Cesariana
Hemorragia pós-parto
Infecção perioperatória
Eventos tromboembólicos

Fetais

Morte fetal
Malformação (tubo neural, cardíaca e onfalocele)
Macrossomia
Trauma de parto
Obesidade infantil

DMG, diabetes melito gestacional.

retiniano (vitamina A), anemia (vitamina B_{12} e ferro) e morte fetal.

Não existe, até o momento, consenso sobre o tratamento dietético de gestantes após cirurgia bariátrica. As recomendações de suplementação nutricional são as mesmas de não gestantes, com algumas adaptações (Quadro 45.4).

Tireoide

Hipotireoidismo

Prevalência: A prevalência de hipotireoidismo clínico é de 0,3 a 0,5% enquanto que a de hipotireoidismo subclínico varia entre 1,5 e 4,0%.

Aspectos clínicos e classificação aplicam-se também às gestantes e são apresentados no Capítulo 18, Hipotireoidismo. Os níveis normais de tireotrofina (TSH) durante a gestação estão na Tabela 45.3.

No Quadro 45.5, estão listados os principais fatores de risco que indicam o rastreamento com TSH no início da gravidez.

> **QUADRO 45.2**
> **Tratamento de sobrepeso e obesidade**
>
> - Recomendar perda de peso pré-concepcional
> - Orientar dieta e exercício físico, durante a gestação:
>   Dieta: cálculo pelo peso ideal pré-gestacional acrescidos de 340 e 452 kcal no 2º e 3º trimestres. Carboidratos ≤ 40%, gordura ± 30% e proteína ± 30%. Considerar maior suplementação de ácido fólico em obesas
>   Exercício físico: pelo menos 30 minutos/dia de exercício moderado. Considerar contraindicações (Quadro 45.3)

TABELA 45.2 Ganho de peso de acordo com o índice de massa corporal pré-gestacional (2º e 3º trimestres)*

IMC pré-gestação (kg/m^2)	Ganho total (kg)	Ganho semanal (kg)
Baixo peso (< 18,5)	12,5–18	0,51 (0,44–0,58)
Peso normal (18,5–24,9)	11,5–16	0,42 (0,35–0,50)
Sobrepeso (25–29,9)	7–11,5	0,28 (0,23–0,33)
Obesidade (≥ 30)	5–9	0,22 (0,17–0,27)

*Ganho de peso no 1º trimestre: 0,5 a 2 kg.
Fonte: IOM, 2009.

> **QUADRO 45.3**
> **Contraindicações à prática de exercícios**
>
> | Absolutas | Relativas |
> |---|---|
> | Ruptura de membranas | Aborto espontâneo prévio |
> | Trabalho de parto pré-termo | Parto pré-termo prévio |
> | Doença hipertensiva da gestação | DCV leve a moderada |
> | Incompetência istmocervical | Anemia (Hb < 10 g/dL) |
> | Crescimento fetal restrito | Doença respiratória leve à moderada |
> | Gestação múltipla (≥ trigemelar) | Desnutrição ou distúrbio alimentar |
> | Placenta prévia > 28ª semana | Gestação gemelar > 28ª semana |
> | Sangramento persistente 2º ou 3º trimestre | Outras condições médicas relevantes |
> | DM1 descompensado | |
> | Doenças sistêmicas descompensadas: tireoide, cardiovascular, respiratória | |
> | Algumas modalidades de exercícios* | |
>
> *Mergulho com descompressão, exigência de equilíbrio e risco de queda ou trauma abdominal.
> DM1, diabetes melito tipo 1; DCV, doença cardiovascular; Hb, hemoglobina.

Os principais e potenciais efeitos maternos e fetais do hipotireoidismo estão no Quadro 45.6.

Diagnóstico

Clínico: Sinais clínicos podem ser discretos.

Exames: TSH, T_4L e/ou T_4 total e antiTPO. Níveis de TSH acima dos limites recomendados por trimestre e valores de T_4L baixos (hipotireoidismo) ou normais (hipotireoidismo subclínico).

Tratamento

Iniciar levotiroxina sódica na dose de 1,6 µg/kg/dia; se níveis de TSH menos elevados, considerar doses menores (a partir de 1,0 µg/kg/dia).
Alvo: Níveis de TSH trimestre-específicos.

Nas gestantes, as recomendações são definitivas quanto ao tratamento do hipotireoidismo clínico e do hipotireoidismo subclínico com antiTPO positivo. Entretanto, há discordância quanto à recomendação de tratar (ou não) gestantes com hipotireodismo subclínico e antiTPO negativo.

Não há recomendações quanto ao tratamento de gestantes eutireoideas apenas com antiTPO positivo (Quadro 45.7). Alguns autores sugerem o uso de levotiroxina nessas gestantes quando apresentarem abortamento de repetição.
Manejo obstétrico: habitual.

Ultrassonografias (US) obstétricas para acompanhar crescimento fetal e exames de rotina. O hipoti-

TABELA 45.3 Tireotrofina conforme o trimestre (mUI/L)

1º trimestre	0,1–2,5
2º trimestre	0,2–3,0
3º trimestre	0,3–3,0

QUADRO 45.4
Gestação após cirurgia bariátrica

Recomendações gerais
Engravidar com intervalo mínimo de 12 a 18 meses após a cirurgia
Suplementação vitamínica pré-natal e gestacional intensiva
Vigiar ganho de peso para evitar crescimento intrauterino restrito e RN pequeno

Recomendações nutricionais

Nutriente	*Dose mínima*
Proteínas	60 g/dia
Vitamina B_{12}	1.000 µg/mês, IM
Ácido fólico	400 µg/dia
Ferro elementar	50–100 mg/dia
Vitamina D	400 a 800 UI/dia
Cálcio (citrato)	1.200 mg/dia
Multivitamínicos (específicos para a gestação)	1–2 comprimidos/dia

RN, recém-nascido; IM, intramuscular; UI, unidade internacional.

QUADRO 45.5
Indicações de rastreamento do hipotireoidismo na gestação

Idade > 30 anos
História de disfunção ou cirurgia prévia da tireoide
Aborto ou parto prematuro
Irradiação de cabeça e pescoço
História familiar de doença tireoideana
DM1 ou outras doenças autoimunes
Uso de amiodarona ou lítio; administração recente de contraste iodado radiológico
Infertilidade
Residentes em áreas com deficiência moderada a grave de iodo
Sintomas típicos ou presença de bócio
Obesidade mórbida (IMC ≥ 40 kg/m²)
AntiTPO positivo

DM1, diabetes melito tipo 1; antiTPO, anticorpo antitireoperoxidase; IMC, índice de massa corporal.

reoidismo materno compensado não indica avaliação fetal anteparto, não interfere na decisão do momento de interrupção da gestação, ou via do parto.

Hipertireoidismo

Causas: As principais são a tireotoxicose gestacional transitória e a doença de Graves.

A tireotoxicose gestacional é o hipertireoidismo que ocorre no primeiro trimestre de gestação, autolimitado, na ausência de autoanticorpos e com níveis persistentemente altos de gonadotrofina coriônica humana (hCG), em geral > 100.000 UI/L.

Prevalência: 0,1 a 0,4 % das gestações.

Quadro clínico: Na doença de Graves, é semelhante ao descrito no Capítulo 20, Hipertireoidismo. A tireotoxicose gestacional transitória pode ocorrer em associação com hiperêmese gravídica, levando à perda de peso superior a 5%, desidratação e cetose.

No Quadro 45.8, estão os potenciais desfechos adversos maternos e fetais do hipertireoidismo não controlado.

Diagnóstico

Quadro clínico geralmente típico, alguns sintomas podem ser confundidos com os da gravidez (taquicardia, cansaço, sudorese).
Exames: TSH suprimido. T_4 total > 50% do limite superior de detecção do laboratório ou T_4L aumentado.

AntiTPO ou TRAb (anticorpo antirreceptor de TSH) positivos confirmam o diagnóstico de doença de Graves.

Tratamento

- **Doença de Graves:** O aconselhamento pré-concepção deve ser feito em mulheres com hipertireoidismo prévio, e escolhas terapêuticas alternativas devem ser discutidas.
  Na gestação, iniciar com antitireoideanos. No primeiro trimestre, é recomendado o uso de propiltiouracil (200 a 450 mg/dia, em 2 a 3 doses), por menor risco de malformações fetais. A partir do segundo trimestre, substituir pelo metimazol (5-30 mg/dia), dose única diária. Deve-se considerar suspender o tratamento em torno de 30 a 34 semanas em casos de doença leve e com TSH detectável, para evitar o hipotireoidismo neonatal. Para controle de sintomas: propranolol 20 a 60 mg/dia ou atenolol 25 a 50 mg/d (por até dois meses).
  A indicação de cirurgia é reservada para casos refratários ou efeitos colaterais graves (alergia, hepatite medicamentosa) e deve ser realizada no segundo trimestre. Radioiodo é contraindicado. O iodo orgânico pode ser utilizado por, no máximo, 7 a 10 dias, na crise tireotóxica ou no preparo para a cirurgia.
  Meta: $T_4 L$ no limite superior do normal ou T_4 total até 1,5 vezes o limite superior.

QUADRO 45.6

Complicações do hipotireoidismo

Maternas

Hipertensão/pré-eclâmpsia
Descolamento prematuro da placenta
Aumento da frequência de aborto espontâneo
Risco de cesariana
Hemorragia pós-parto

Fetais

Parto prematuro
Baixo peso fetal ao nascer
Aumento da morbidade perinatal
Aumento da mortalidade fetal e perinatal
Comprometimento neuropsicológico e cognitivo

QUADRO 45.7

Tratamento do hipotireoidismo na gestação

TSH aumentado com T_4 diminuído → tratar
TSH aumentado com T_4 normal e antiTPO + → tratar
TSH aumentado, mas < 10 mUI/L, com T_4 normal e antiTPO – → individualizar
TSH normal e antiTPO + → tratar se história obstétrica desfavorável
Hipotireoidismo prévio: aumento da levotiroxina (25–50%) no 1º trimestre. Ajustes a cada 4–8 semanas.

TSH, tireotrofina; T_4, tiroxina; antiTPO, anticorpo antiperoxidase.

> **QUADRO 45.8**
> **Complicações do hipertireoidismo**
>
> **Maternas**
>
> Pré-eclâmpsia
> Insuficiência cardíaca congestiva
> Descolamento prematuro da placenta
> Aumento de cesariana
> Paralisia periódica tireotóxica
>
> **Fetais**
>
> Aborto espontâneo
> Trabalho de parto prematuro
> Crescimento intrauterino restrito
> Baixo peso ao nascer
> Morte intrauterina
> Anormalidades congênitas
> Hipertireoidismo neonatal

Metimazol é o medicamento de escolha na amamentação.

- **Tireotoxicose gestacional transitória**: Em geral, nenhum tratamento específico é necessário. Sintomas muito graves podem ser controlados com β-bloqueadores. Em casos mais graves, o propiltiouracil pode ser utilizado. A hiperêmese pode demandar hospitalização para compensação.
- **Hipertireoidismo fetal**: Ocorre em 1 a 5% das gestações de mulheres com doença de Graves. Dosar TRAb materno com 20 a 24 semanas: se estiver > 3 vezes acima do limite superior, monitorar tireotoxicose fetal (frequência cardíaca, crescimento fetal e ultrassonografia de tireoide).

Manejo obstétrico

Hipertireoidismo compensado em gestantes com TRAb normal não indica avaliação fetal anteparto, não interfere na decisão do momento de interrupção da gestação ou via do parto. Identificação de restrição de crescimento fetal, bócio fetal, taquicardia fetal persistente ou níveis aumentados de TRAb exigem avaliação mais intensiva e possível interrupção antecipada da gestação.

Nódulos e câncer de tireoide

Nódulos

Prevalência: De 3 a 21% na gestação.

A avaliação é semelhante à de não gestantes, conforme Capítulo 22, Nódulo e bócio. Cintilografia de tireoide é contraindicada na gestação. A realização de punção por agulha fina (PAAF) é segura nesse período. Citologia com neoplasia folicular ou lesão folicular indeterminada pode ter o tratamento definitivo postergado para após o parto (benignidade de 80 a 95%).

- Procedimento cirúrgico indicado no segundo trimestre se:
  - Crescimento rápido e/ou sintomas compressivos.
  - Surgimento de linfadenopatia associada a nódulo suspeito.

Câncer

Prevalência: De 12 a 43% em gestantes com nódulos.
Tumor diferenciado: Cirurgia pode ser postergada até o pós-parto; sem evidência de pior prognóstico ou surgimento de metástases. Considerar terapia supressiva para manter TSH entre 0,1 e 1,5 mUI/L.

Se aumento de tamanho (50% no volume ou 20% em duas dimensões) – cirurgia no segundo trimestre.

- Acompanhamento:
  - Ultrassonografia de tireoide a cada trimestre.

Paratireoide

Hiperparatireoidismo

Prevalência: É um distúrbio raro na idade reprodutiva.

Apresentação: Em geral, apresenta-se com adenoma. Raramente, pode acompanhar doenças genéticas poliglandulares.

Complicações: Apesar da baixa prevalência na gestação, as complicações são frequentes e graves.

- **Maternas**: Hiperêmese, litíase renal, nefrocalcinose, pancreatite, pré-eclâmpsia.
- **Feto/neonato**: Morte fetal, retardo do crescimento intrauterino (RCIU), hipocalcemia neonatal.

Diagnóstico: O quadro clínico e o diagnóstico são semelhantes ao de mulheres fora do período gestacional. Os níveis de PTH e cálcio sérico estão elevados.

Tratamento: Se indicada, a cirurgia deve ser realizada no segundo trimestre. Indicações conforme

Capítulo 32, Hipercalcemia e hipocalcemia. Se o cálcio sérico for < 11,4 mg/dL, postergar para após o parto. Pode ser considerado o uso de cinacalcet (relatos de casos esporádicos).

Hipoparatireoidismo

Em geral, ocorre após cirurgia de paratireoide ou tireoide.

Diagnóstico: Cálcio sérico e PTH diminuídos.

Tratamento: Cálcio elemento 1 a 2 g/dia ou dose em uso, calcitriol (0,25 µg-1,0 µg) – ajuste cuidadoso da dose a cada 2 a 3 semanas, uma vez que a necessidade pode (ou não) diminuir durante a gravidez; monitorar com cálcio corrigido.

$$\text{Cálcio corrigido} = \text{Cálcio total} + 0{,}8\,(\text{albumina normal} - \text{albumina medida})$$

As metas são semelhantes às de não gestantes; voltar à dose pré-gestacional assim que ocorrer o parto.

Deficiência de vitamina D

Diversas adaptações fisiológicas ocorrem para disponibilizar cálcio materno para o adequado desenvolvimento do esqueleto fetal. Pelo menos em parte, essas são mediadas pela 1,25-di-hidroxivitamina D.

Prevalência: Variável conforme o local e a população estudada. Ocorreu em 53,3% das mulheres com DMG, no HCPA.

Diagnóstico: A dosagem da 25-hidroxivitamina D está indicada na gestação para mulheres que apresentam fatores de risco (obesidade, pouca exposição solar, doenças disabsortivas, raça negra). A alteração é classificada como: < 20 ng/mL = deficiência; entre 20 e 30 ng/mL = insuficiência.

Consequências: Repercussões para a gestante e o RN podem estar vinculadas à hipovitaminose D (Quadro 45.9). Estudos ainda iniciais apontam para possível aumento do risco de sintomas depressivos para a gestante; e de DM tipo 1, prematuridade, esclerose múltipla e piora do desenvolvimento neuropsicomotor para a prole.

Tratamento: Durante a gestação e a lactação, a reposição de colecalciferol deve ser de 600 UI/dia e, em gestantes de risco, a dose deve ser de 1.500 a 2.000 UI/dia.

Suprarrenal

Síndrome de Cushing

Prevalência: É rara, ~ 150 casos. Etiologia: suprarrenal (40-50% dos casos) – especialmente adenomas, carcinoma suprarrenal (9%), hiperplasia multinodular suprarrenal; hipofisário (30%). Há raros casos de síndrome de Cushing (SC) induzida pela gestação (receptores suprarrenais anômalos de LH ou hGH), com remissão do quadro após o parto, e de tumor ectópico secretor de ACTH. O predomínio do adenoma suprarrenal justifica-se pela menor interferência na secreção androgênica com menores interferências ovulatórias e na fertilidade em relação à etiologia hipofisária.

Quadro clínico: As manifestações confundem-se com as da gestação normal: ganho de peso, obesidade abdominal, fácies arredondada, estrias abdominais, DMG e hipertensão. Manifestações como fraqueza muscular proximal e estrias largas e purpúreas fora da região abdominal auxiliam na suspeita diagnóstica. Em pacientes portadoras da síndrome, a gravidez pode evidenciar o quadro ou exacerbar os sintomas (Figura 45.1).

Diagnóstico:

- Cortisol sérico, salivar e cortisolúria: habitualmente elevados na gestação. A cortisolúria auxilia se valores acima de 3 vezes o valor normal.

QUADRO 45.9
Complicações materno-fetais da deficiência de vitamina D*

Maternas
DMG
Pré-eclâmpsia
Vaginose bacteriana

Fetais
RN pequeno para idade gestacional
Comprometimento ósseo
Infecção respiratória
Sibilância
Convulsões, quando amamentação exclusiva
Alterações esqueléticas sugestivas de raquitismo

*Estudos em andamento.
DMG, diabetes melito gestacional; RN, recém-nascido.

- Cortisol pós-dexametasona: resposta prejudicada devido à não supressão do ACTH placentário, podendo levar a falso-positivo.
- Cortisol salivar ou sérico à meia-noite: alterado.
- ACTH: baixo no início da gestação; aumenta a partir do segundo trimestre; portanto, adenoma suprarrenal pode ter ACTH detectável.
- Exames de imagem: ultrassonografia de abdome pode diagnosticar até 70% dos adenomas suprarrenais; porém, pode ser necessária ressonância magnética (RM) sem gadolínio para avaliar suprarrenal ou hipófise. Na avaliação, considerar a hiperplasia glandular fisiológica desta fase.

Complicações: Hipertensão (pré-eclâmpsia, eclâmpsia), DMG, parto prematuro e RCIU são frequentes (20-60%), mortalidade fetal (10 %); insuficiência suprarrenal fetal e morte materna são raras.

Tratamento: Varia de acordo com a causa. O tratamento do hipercortisolismo diminui morbimortalidades materna e fetal (Quadro 45.10).

Insuficiência suprarrenal primária

A doença de Addison é a principal causa de insuficiência suprarrenal primária em algumas regiões do Brasil; em outras, causas infecciosas como tuberculose e paracocidioidomicose são encontradas.

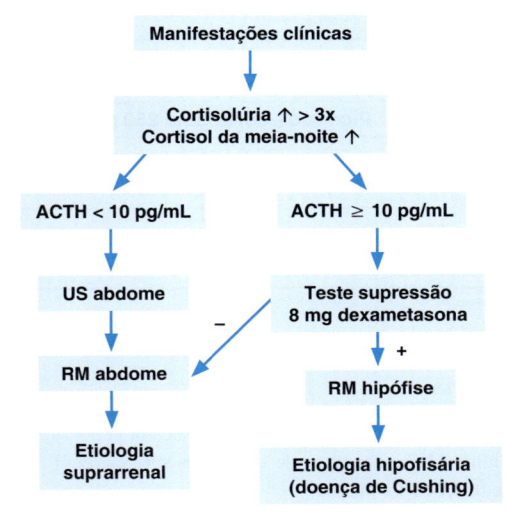

FIGURA 45.1 Avaliação diagnóstica da síndrome de Cushing na gestação. ACTH, hormônio adrenocortotrófico; RM, ressonância magnética.
Fonte: Adaptada de Kamoun e colaboradores.[4]

Prevalência: Rara, menos de 100 casos descritos.

Diagnóstico: Difícil, principalmente no primeiro trimestre, pela presença de sintomas comuns à gestação (náuseas, vômitos, fadiga). Avaliar história familiar de doença autoimune, hipercalemia, hipoglicemia, anorexia, emagrecimento, hipotermia e hiperpigmentação de mucosas. Considerar alterações fisiológicas:

- **Dosagem de cortisol basal:** Níveis normais para mulheres não gestantes podem ser considerados alterados. Se cortisol baixo (< 3 µg/dL), confirma; se elevado (> 19 µg/dL), descarta o diagnóstico (Tabela 45.4);
- **ACTH:** Serve para diferenciar causa primária de secundária; entretanto, pode estar um pouco elevado, mesmo na secundária, devido à produção placentária;
- **Teste de estímulo com cortrosina (250 µg de cortrosina, endovenosa, dosar cortisol 30 e 60 minutos após infusão):** Útil quando os níveis de cortisol basal não forem diagnósticos;
- **Teste de hipoglicemia insulínica:** É contraindicado na gestação.

Tratamento: Poucos dados clínicos. Com base em recomendações de especialistas (Quadro 45.11).

Hiperplasia suprarrenal congênita

A causa mais comum de HSC é a deficiência da 21-hidroxilase. As mulheres com HSC podem apresentar alteração na fertilidade por anovulação, níveis elevados de progesterona e androgênios, síndrome de ovários policísticos secundária, introito inadequado, além de maior frequência de aborto espontâneo.

QUADRO 45.10

Orientações para tratamento da síndrome de Cushing

Etiologia suprarrenal: cirurgia entre 16 e 21 semanas. Se diagnóstico tardio ou paciente não desejar cirurgia: medicação

Etiologia hipofisária: cirurgia transfenoidal no 2º trimestre

Medicamentos:
  Metirapona – não é teratogênica. É o mais utilizado (não disponível no Brasil).
  Cetoconazol – é teratogênico e tóxico em animais. Potencial antiandrogênico
  Mitotano – contraindicado

Prevalência: Taxas de gestação em até 95% nas mulheres com tratamento adequado da HSC forma não clássica (HSC-NC). As formas clássicas apresentam taxas de gestação de 7 a 60% (HSC perdedora de sal) e 60 a 80% (HSC virilizante simples).

Tratamento: O tratamento com GC pré-concepção aumenta a taxa de ovulação e pode reduzir a frequência de aborto nestas pacientes. Na gestação, manter a corticoterapia; preferindo prednisona (2 a 5 mg, 1 a 3 vezes ao dia) ou hidrocortisona via oral (10-25 mg/m^2 dividido em três doses ao dia – não disponível no Brasil), devido à menor passagem placentária. Nas HSC-NC, o GC poderá ser reduzido no final da gestação, porém nas HSC clássicas, deverá ser aumentado e associado à fludrocortisona. Trabalho de parto: cesariana estará indicada se a paciente tiver realizado cirurgia genital prévia. Na HSC clássica, deverá ser administrada dose de estresse de hidrocortisona (ver insuficiência suprarrenal primária, neste capítulo).

Acompanhamento: Monitorar androgênios (testosterona e androstenediona), mantendo-os no limite superior da normalidade; DMG; sinais de excesso de corticoide e sinais de insuficiência suprarrenal nas HSC clássicas.

Diagnóstico e tratamento pré-natal: Realizados apenas em centros de referência, em gestações de risco para HSC (prole afetada, ou um dos pais com HSC, ou ambos com mutação identificada). Iniciar dexametasona 20 µg/kg/dia dividida em três doses antes da nona semana de gestação para reduzir virilização nos fetos femininos afetados (se ambos os pais portadores, será necessário tratar oito fetos). Realizar amniocentese ou biópsia de vilo coriônico para avaliação do sexo fetal e, em caso de menina, pesquisa da mutação. Se feto masculino ou menina não afetada, suspender o tratamento com dexametasona (trocar para GC que não atravesse a placenta, especialmente no caso de HSC clássica). O sexo fetal pode ser conhecido mais precocemente e de forma não invasiva com pesquisa do gene SRY no DNA fetal obtido no sangue materno (a partir da quinta semana de gestação). A possibilidade de pesquisa da mutação no DNA fetal do sangue materno está em estudo. Essas estratégias evitariam a exposição desnecessária dos fetos masculinos e os femininos não afetados à dexametasona, cujos efeitos adversos ainda estão sendo avaliados.

Feocromocitoma

Embora seja raro, é potencialmente grave para a mãe e o feto.

Prevalência: Em 0,007% das gestações.

Sintomas: Inespecíficos. Podem ser confundidos com outros distúrbios como hiperêmese gravídica, tireotoxicose, DMG ou pré-eclâmpsia. O útero

TABELA 45.4 Valores de referência de cortisol (µg/dL) na gestação

Trimestre	Cortisol basal	Pico (pós-cortrosina 250 µg)
1º trimestre	9,3 ± 2,2	29,5 ± 16,1
2º trimestre	14,5 ± 4,3	37,9 ± 9
3º trimestre	16,6 ± 4,2	34,7 ± 7,5

Fonte: Adaptada de Suri e colaboradores.[5]

QUADRO 45.11

Tratamento da insuficiência suprarrenal primária

- **Glicocorticoide**: aumento da dose em 50% no 3º trimestre. Dexametasona é contraindicada
- **Mineralocorticoide**: monitorização frequente, incluindo PA e dosagem de eletrólitos séricos, com ajuste, se necessário, até dose máxima de 0,5 mg de fludrocortisona dia
- **Manejo periparto**: hidratação, hidrocortisona 50–100 mg, 6/6 horas, endovenosa, a partir do início do trabalho de parto. Dobrar a dose de GC até 48 h após e retornar à dose de manutenção

GC, glicocorticoide; PA, pressão arterial.

gravídico pode comprimir o tumor, causando hipertensão supina paradoxal com PA normal quando sentada ou em posição ortostática.

- **Mais comuns:** Hipertensão, palpitações, dor torácica, sudorese, dor abdominal e náuseas. Hipertensão resistente ao tratamento convencional no primeiro trimestre.
- **Menos comuns:** Crise hipertensiva aguda acompanhada de insuficiência cardiorrespiratória.

Diagnóstico:

- **Exames laboratoriais:** Catecolaminas plasmáticas (não disponível no HCPA) ou urinárias.
- **Exames de imagem:** RM sem gadolíneo ou ultrassonografia das suprarrenais. Tomografia computadorizada e cintilografia com metaiodobenzilguanidina são contraindicadas na gestação.

Complicações: Mortalidade materna 15% e fetal 25%. Parto prematuro.

Tratamento: Ver Quadro 45.12.

QUADRO 45.12
Tratamento do feocromocitoma

Medicamentos
 Agentes α-adrenérgicos: prazosin, doxazosina
 β-bloqueadores se taquicardia após α-bloqueio: atenolol, propranolol, labetalol
 Nitroprussiato de sódio no manejo intraoperatório

Cirurgia
 Diagnóstico antes de 23 semanas – retirada do tumor o quanto antes, com videolaparoscopia
 Diagnóstico após as 23 semanas – tratamento medicamentoso e aguardar maturidade fetal
 Retirada do tumor pode ser feita junto com a cesariana ou aguardar 2 a 6 semanas
Antecipar procedimento se: RCIU grave, diminuição de movimentos fetais, desacelerações na monitorização cardíaca fetal, hipertensão lábil persistente e forte suspeita de doença maligna

RCIU, retardo de crescimento intrauterino.

Hiperaldosteronismo

Prevalência: Muito raro, em torno de 30 casos descritos.

Quadro clínico: Hipertensão sustentada no primeiro trimestre é suspeita; clínica semelhante a não gestantes

- **Mãe:** Aumento de risco de DMG e proteinúria, abortamento, parto pré-termo.
- **Feto:** RCIU.

Diagnóstico: Difícil pelas alterações de aldosterona/renina da gestação. Hipocalemia pode não estar presente. Exames de imagem apresentam limitações, pois adenoma raramente é visualizado na ultrassonografia. Uso de contraste é contraindicado.

Tratamento: Nifedipina, amilorida ou epleronone. Espironolactona é contraindicada.

Hipófise

Prolactinoma

Prolactinomas são os tumores hipofisários mais frequentes na gestação.

Diagnóstico: Pré-gestacional, por hiperprolactinemia e tumor em exames de imagem. A dosagem dos níveis de prolactina é, em geral, desnecessária na gestação.

Sintomas: São relacionados ao crescimento tumoral, tais como alteração visual e cefaleia.

Complicações:

- **Crescimento tumoral:** Decorre de possível efeito estimulador do estrogênio sobre os lactotrófos e pela retirada da medicação. Aumento de volume sintomático em até 31% das gestantes com macroadenomas não tratadas previamente com cirurgia ou radioterapia, reduzindo para 4 a 7% após tratamento. Nos microadenomas ou macroadenomas intrasselares, o risco é de 2 a 4,5%. O tratamento prolongado (1-2 anos) com agonista dopaminérgico prévio à gestação tende a diminuir o risco de crescimento tumoral durante a gestação.

Tratamento: Existem poucas evidências sobre o uso dos agonistas dopaminérgicos na gestação. Dados atuais sugerem que, se utilizados durante o primeiro mês, não parecem trazer prejuízos fetais. Para o uso ao longo da gestação, os dados são insuficientes.

Prévio à gestação:

- **Microadenoma:** Iniciar agonista dopaminérgico e suspender assim que diagnosticar a gestação.
- **Macroadenoma:** Iniciar agonista dopaminérgico com objetivo de reduzir volume tumoral, se não houver comprometimento do quiasma óptico. Se adenoma muito grande ou comprometimento do quiasma, desencorajar gestação até que haja redução tumoral significativa pela medicação ou tratamento definitivo (cirurgia/radioterapia).

Durante a gestação:
- Avaliar sintomas de aumento de volume tumoral a cada três meses nos microadenomas e mensalmente nos macroadenomas.

Campimetria: Nos microadenomas, realizar campimetria apenas se houver sinais/sintomas de crescimento; nos macroadenomas suprasselares, a campimetria mensal ou trimestral é mandatória.

Ressonância magnética: Realizar RM de hipófise sem gadolínio após o primeiro trimestre se houver suspeita de crescimento tumoral:

a) **Microadenoma e macroadenoma intrasselar:** Se aumento do volume tumoral sintomático, reiniciar agonista dopaminérgico. É indicado o uso de bromocriptina, devido à maior experiência de uso ao longo da gestação. Se não houver melhora, considerar cirurgia transesfenoidal ou indução do parto.

b) **Macroadenoma:** Sem tratamento prévio rádio ou quimioterápico e muito próximo ao quiasma, pode ser necessária a manutenção de medicação ao longo da gestação; caso contrário, deve ser suspensa no diagnóstico da gestação. Se houver crescimento tumoral, proceder como para microadenomas.

Amamentação: Não aumenta o risco de crescimento tumoral.

Síndrome de Cushing

Ver o tópico específico em suprarrenal.

Acromegalia

"A gestação é um estado de acromegalia fisiológica leve" (Karaca, 2011); por isso, o diagnóstico definitivo é difícil de ser confirmado. A avaliação deve ser postergada para o pós-parto.

Análogos do receptor de somatostatina (octreotide) devem ser suspensos; há escassos relatos de uso durante a gestação. Não há relato de uso do antagonista do receptor de hormônio do crescimento (pegvisomanto) na gestação.

Pan-hipopituitarismo

Causas: As causas mais comuns fora da gestação são tumores da hipófise, sequelas de seu tratamento, ou craniofaringeomas. A gestação em pacientes com pan-hipopituitarismo é evento raro e possível com o uso de técnicas de fertilização *in vitro*, alcançando taxas de sucesso de até 47%. É necessário o preparo uterino pré-gestacional com estrogênio e hGH.

Sintomas:
- Relacionados à deficiência não tratada.
- Deficiência de hormônio antidiurético (ADH): sintomas podem piorar durante a gestação.

Complicações: RCIU, aumento das taxas de cesariana.

Tratamento: Ver Quadro 45.13.

Doenças endócrinas no pós-parto

Algumas doenças podem se manifestar no período que compreende o final da gestação e os primeiros meses após o parto.

Tireoidite pós-parto

Definição: É inflamação autoimune; ocorre, em geral, no primeiro após o parto.

Quadro clínico: A apresentação clássica inclui quadro de hipertireoidismo transitório nos primeiros seis meses pós-parto, seguido de hipotireoidismo transitório, com retorno ao eutireoidismo. Algumas mulheres podem não aprensentar todas as fases.

Prevalência: De 1,1 a 16,7% das mulheres no pós-parto, em geral associada a doenças autoimunes. Estima-se que 30 a 50% das mulheres com presença de anticorpos positivos no primeiro trimestre desenvolverão tireoidite pós-parto.

Diagnóstico

A avaliação é recomendada em mulheres com fatores de risco, clínica sugestiva, depressão pós-parto ou DM1. Solicitar TPO, TSH e T_4 total ou livre. Ultrassom da tireoide com medições de fluxo pode ser útil na diferenciação de tireoidite (fluxo diminuído) com a doença de Graves (fluxo aumentado).

Tratamento

Em geral, não há necessidade de tratamento do hipertireoidismo leve e transitório. Propranolol (10 a 20 mg por dia) pode ser utilizado para os sintomas. Antitireoideanos não são recomendados, por ser um processo de destruição e não envolver a produção excessiva de hormônio da tireoide. Na fase de hipotireoidismo, o TSH deve ser testado a cada 4 a 8 semanas, mesmo se assintomática. Tratamento com levotiroxina é indicado se TSH ≥ 10 mUI/L, se sintomas graves, durante a amamentação, ou se desejar engravidar.

Hipofisite linfocítica

Inflamação da hipófise que ocorre ao final da gestação ou puerpério, de etiologia potencialmente autoimune. Pode haver resolução espontânea.

Diagnóstico:

- **Clínico**: Cefaleia e alteração de campo visual.
- **Exames**: Avaliação hormonal compatível com hipopituitarismo. Hiperprolactinemia e diabetes insípido podem ocorrer. Exame de imagem: RM de hipófise apresenta massa em região selar. Pode haver espessamento da haste hipofisária e perda do brilho da neuro-hipófise.

Tratamento:

- Reposição hormonal conforme a necessidade.
- Eficácia não comprovada do uso de corticoides.
- Cirurgia transesfenoidal descompressiva pode ser necessária se sintomas progressivos de efeito de massa.

Síndrome de Sheehan

Necrose hipofisária pós-parto, geralmente associada à hemorragia, à hipotensão ou a choque durante o parto.

Diagnóstico:

- **Clínico:** Falha de amamentação e amenorreia pós-parto, cefaleia, fadiga e anorexia.
- **Exames:** Avaliação hormonal compatível com hipopituitarismo. Exame de imagem: A RM pode mostrar sela vazia (pode haver aumento do volume hipofisário na fase aguda).

Tratamento: Reposição hormonal conforme a necessidade.

Na Tabela 45.5 são apresentadas informações sobre medicamentos indicados no tratamento das doenças endócrinas durante o ciclo gravídico-puerperal.

QUADRO 45.13

Tratamento do pan-hipopituitarismo

Desmopressina: manter o uso. É segura na gestação. Pode haver necessidade de aumento da dose
Corticoide: considerar as recomendações de insuficiência suprarrenal primária. Preferir uso de hidrocortisona, prednisona ou prednisolona na gestação, por serem metabolizadas pela placenta
Levotiroxina: aumento da dose conforme as necessidades da gestação (25–50%). Acompanhar pelos valores de T_4L, mantendo na média dos valores de referência
Somatotrofina (hGH): importante no preparo para a concepção e nas primeiras semanas da gestação. Não é usado rotineiramente a partir do 2º trimestre

T_4L, tiroxina livre; hGH, hormônio de crescimento humano.

TABELA 45.5 Informações sobre os medicamentos indicados para doenças endócrinas na gestação e durante a amamentação

Medicamento/ Diagnóstico	Classe FDA*	Efeitos adversos	Contraindicações	Amamentação	Dose
Hipertireoidismo					
Propiltiuracil	D	Rash, náusea, agranulocitose, insuficiência hepática aguda	Hipersensibilidade, suspender se febre	Excretado no leite materno. Uso seguro em doses até 300 mg/dia	Inicial: 150–300 mg/dia Máxima: 900 mg/dia
Metimazol	D	Febre, rash, náuseas, hepatite, agranulocitose	Hipersensibilidade, suspender se febre ou dermatite exfoliativa	Excretado no leite materno. Uso seguro em doses até 30 mg/dia	Inicial: 10–20 mg/dia
Hipotireoidismo					
Levotiroxina	A	Palpitações	Hipersensibilidade, insuficiência suprarrenal não controlada	Excretada no leite materno. Pode ser utilizada	Média: 1,7 µg/kg/dia
Atenolol	D	Reações anafiláticas, broncoespasmo, RCIU	ICC descompensada, bradicardia sinusal, asma/DPOC	Excretado no leite materno. Usar com cautela	Inicial: 25–50 mg/dia Máxima: 100 mg/dia
Propranolol	C	Reações anafiláticas, broncoespasmo, RCIU	ICC descompensada, bradicardia sinusal, asma/DPOC	Excretado no leite materno. Usar com cautela	Inicial: 30–40 mg, 2x/dia Máxima: 640 mg/dia
Hipoparatireoidismo					
Calcitriol	C	Arritmia, hipertensão, hipercalcemia	Hipercalcemia, intoxicação por vitamina D	Excretado no leite. Não recomendado	Inicial: 0,25 µg/dia Máxima: 1 µg/dia
Síndrome de Cushing					
Metirapona	C	Hipertensão, tonturas, sedação, rash, náuseas, aplasia de medula (rara)	Hipersensibilidade	Excretada no leite materno. Uso com cautela	Inicial: 250 mg, 4x/dia Máxima: 6000 mg/dia

(continua)

TABELA 45.5 Informações sobre os medicamentos indicados para doenças endócrinas na gestação e durante a amamentação (cont.)

Medicamento	Classe FDA*	Efeitos adversos	Contraindicações	Amamentação	Dose
Cetoconazol	C	Hepatotoxicidade, potencial efeito antiandrogênico, RCIU, teratogênico em ratos	Hipersensibilidade, hepatopatia	Excretado no leite materno. Uso com cautela	Inicial: 50–100 mg, 4x/dia Máxima:1000 mg/dia
Feocromocitoma					
Doxazosina	C	Tontura, cefaleia, sonolência, síncope	Hipersensibilidade, suspender se angina, disfunção hepática grave	Excretada no leite materno. Usar com cautela	Inicial 1 mg ou 4 mg (XR)/dia Máxima: 16 mg/dia
Prazosin	C	Palpitações, cefaleia, tontura, síncope	Hipersensibilidade, suspender se angina	Excretado no leite materno. Usar com cautela	Inicial: 1 mg, 2–3x/dia Máxima: 20 mg/dia
Nitroprussiato de sódio	C	Bradicardia, toxicidade por tiocianato, hipotensão excessiva	Usar com cuidado em insuficiência hepática e renal	Não se sabe sobre excreção no leite. Não recomendado	Inicial: 0,25–0,3 µg/kg/min, EV Máximo: 10 µg/Kg/min, EV
Hiperaldosteronismo					
Amilorida	B	Tontura, hipercalemia,	K > 5,5, outras medicações que aumentam K	Não se sabe sobre excreção. Não recomendado	Inicial: 5 mg/dia Máximo: 20 mg/dia, com cuidado.
Eplerenona	B	Hipercalemia, hipertrigliceridemia	K > 5,5 mEq/L, TFG ≤ 30 mL/min, uso de inibidores da CYP3A4	Não se sabe sobre excreção. Não recomendado	Inicial: 50 mg/dia Máximo: 100 mg/dia
Nifedipina	C	*Flushing*, edema periférico, cefaleia	Uso de indutores da CYP3A4 (rifampicina)	É excretada no leite materno. Não é recomendado	Inicial: XR 30–60 mg/dia Máximo: 120 mg/dia

(continua)

TABELA 45.5 Informações sobre os medicamentos indicados para doenças endócrinas na gestação e durante a amamentação (cont.)

Medicamento	Classe FDA*	Efeitos adversos	Contraindicações	Amamentação	Dose
Metildopa	VO: B IV: C	Bradicardia, hipotensão	Doença hepática ativa, uso de IMAO	Excretada no leite materno. Usar com cautela	Inicial: 250 mg, 2–3x/dia Máximo: 3 g/dia
Insuficiência suprarrenal					
Prednisona	C	Hipertensão, edema, diabetes, imunossupressão, transtornos psiquiátricos	Infecção fúngica ativa	Excretada no leite materno. Não recomendada	2,5–7,5 mg/dia
Fludrocortisona	C	Imunossupressão, transtornos psiquiátricos	Infecção fúngica ativa, hipersensibilidade	Não se sabe sobre excreção no leite. Usar com cautela	Inicial: 0,1 mg/dia
Pan-hipopituitarismo					
DDAVP (desmopressina)	B	Tonturas, náuseas, conjuntivite, rinite, epistaxe, eventos trombóticos (raros)	TFG < 50 mL/min, hiponatremia	Excreção mínima no leite materno. Usar com cautela	10–40 µg/dia, 1–3x/dia, intranasal
hGH (somatotrofina)	B/C	Edema, HIC	Doença maligna ativa, retinopatia diabética grave, doença aguda ativa	Excretada no leite materno. Usar com cautela	Variável
Prolactinoma					
Bromocriptina	B	Tonturas, náuseas, fibrose valvar, hipotensão	Hipertensão mal controlada	Excretada no leite materno. Não recomendado	Inicial: 1,25 mg/dia Máxima: 15 mg/dia

(continua)

TABELA 45.5 Informações sobre os medicamentos indicados para doenças endócrinas na gestação e durante a amamentação (cont.)

Medicamento	Classe FDA*	Efeitos adversos	Contraindicações	Amamentação	Dose
Cabergolina	B	Cefaleia, tonturas, náuseas, hipotensão, doença valvar	Hipertensão mal controlada, história de fibrose pulmonar, pericárdica ou retroperitoneal	Excretada no leite materno. Não recomendado	Inicial: 0,25 mg 2x/semana Máxima: 2 mg/ semana
Acromegalia					
Octreotide	B	Litíase biliar, alterações glicêmicas, bradicardia	Hipersensibilidade, ajuste dose em insuficiências renal ou hepática	Passagem para o leite não elucidada. Não recomendado	Variável

* **Classes FDA: A)** Estudos controlados em gestantes não evidenciam risco fetal. **B)** Não há evidência de risco em humanos. Estudos em animais mostraram risco, mas em humanos, não; ou se não há estudos adequados em humanos, os achados em animais são negativos. **C)** Não se pode afastar risco, não há estudos em humanos e em animais ou os achados em estudos em animais mostram risco fetal. Avaliar risco/benefício. **D)** Evidência de risco fetal em humanos. Benefícios potenciais podem superar os riscos. **X)** Contraindicado na gestação. Estudos em humanos ou animais ou observações pós-venda mostram risco fetal que claramente supera qualquer possível benefício à gestante.

ICC, insuficiência cardíaca congestiva; DPOC, doença pulmonar obstrutiva crônica; RCIU, retardo de crescimento intrauterino; DDAVP, HIC, hipertensão intracraniana; hGH, hormônio de crescimento humano; IMAOs, inibidores da monoaminoxidase; VO, via oral, IV, intravenoso; EV, endovenoso; TFG, taxa de filtração glomerular; XR, liberação prolongada.

Referências

1. Brasil. Ministério da Saúde. Secretaria de Vigilância em Saúde. Secretaria de Gestão Estratégica e Participativa. Vigitel Brasil 2013: vigilância de fatores de risco e proteção para doenças crônicas por inquérito telefônico. Brasília: Ministério da Saúde; 2013.p. 28-34. [capturado em 23 de fev 2015]. Disponível em: https://biavati.files.wordpress.com/2014/05/vigitel-2013.pdf
2. Institute of Medicine. Weight gain during pregnancy: reexamining the guidelines. [capturado em 23 fev 2015]. Disponível em: http://iom.edu/~/media/Files/Report%20Files/2009/Weight-Gain-During-Pregnancy-Reexamining-the-Guidelines/Report%20Brief%20-%20Weight%20Gain%20During%20Pregnancy.pdf
3. Stefani SD, Barros E. Clínica médica: consulta rápida. 4. ed. Porto Alegre: Artmed, 2013.
4. Kamoun M, Mnif MF, Charfi N, Kacem FH, Naceur BB, Mnif F, et al. Suprarrenal diseases during pregnancy: pathophysiology, diagnosis and management strategies. Am J Med Sci. 2014;347(1):64-73.
5. Suri D, Moran J, Hibbard JU, Kasza K, Weiss RE. Assessment of adrenal reserve in pregnancy: defining the normal response to the adrenocorticotropin stimulation test. J Clin Endocrinol Metab. 2006;91(10):3866-72.

Leituras sugeridas

Biggar MA, Lennard TW. Systematic review of phaeochromocytoma in pregnancy. Br J Surg. 2013;100(2):182-90.

Braunstein GD. Endocrine changes in pregnancy. In: Melmed S, Polonsky KS, Larsen PR, Kronenberg HM. Williams textbook of endocrinology. 12th ed. Philadelphia: Elsevier; 2011.

Bronstein MD, Paraiba DB, Jallad RS. Management of pituitary tumors in pregnancy. Nat Rev Endocrinol. 2011;7(5):301-10.

Gabbe SG, Niebly JR, Galan HL, Simpson JL. Obstetrics: normal and problem pregnancies. 6th ed. Philadelphia: Elsevier; 2012.

Maeda SS, Borba VZC, Camargo MBR, Silva DMW, Borges JLC, Bandeira F, et al. Recomendações da Sociedade Brasileira de Endocrinologia e Metabologia (SBEM) para o diagnóstico e tratamento da hipovitaminose D. Arq Bras Endocrinol Metab. 2014;58(5):411-33.

Magdaleno R, Pereira BG, Chaim EA, Turato ER. Pregnancy after bariatric surgery: a current view of maternal, obstetrical and perinatal challenges. Archives Gynecol Obstet 2012;285(3):559-66.

Maia AL, Scheffel RS, Meyer EL, Mazeto GM, Carvalho GA, Graf H, et al. The Brazilian consensus for the diagnosis and treatment of hyperthyroidism: recommendations by the Thyroid Department of the Brazilian Society of Endocrinology and Metabolism. Arq Bras Endocrinol Metab. 2013;57(3):205-32.

Negro R, Mestman JH. Thyroid disease in pregnancy. Best Pract Res Clin Endocrinol Metab. 2011;25(6):927-43.

Olson G, Blackwell SC. Optimization of gestational weight gain in obese: a review. Obstet Gynecol Clin N Am. 2011;38(2):397-407.

Sgarbi JA, Teixeira PF, Maciel LM, Mazeto GM, Vaisman M, Montenegro Junior RM, et al. The Brazilian consensus for the clinical approach and treatment of subclinical hypothyroidism in adults: recommendations of the thyroid Department of the Brazilian Society of Endocrinology and Metabolism. Arq Bras Endocrinol Metab. 2013;57(3):166-83.

UpToDate [Internet]. c2015 [capturado em 18 jan 2015]. Disponível em: www.uptodate.com.

Vilar L. Doenças endócrinas e gravidez. Rio de Janeiro: Medbook; 2011.

Zuleyha K, Fahrettin K. Pregnancy and other pituitary disorders (including GH deficiency). Best Pract Res Clin Endocrinol Metab. 2011;25(6):897-910.

Gestação e diabetes melito

Letícia Schwerz Weinert
Livia Silveira Mastella
Maria Lúcia da Rocha Oppermann
Sandra Pinho Silveiro
Angela Jacob Reichelt

O metabolismo glicêmico altera-se na gravidez. Mulheres com diabetes prévio podem apresentar hipoglicemias acentuadas no primeiro trimestre. A partir do segundo trimestre, as gestantes apresentam secreção de insulina aumentada para suprir a demanda fisiológica em elevação (excetuando-se mulheres com diabetes melito tipo 1 [DM1]). A produção de lactogênio placentário, cortisol, progesterona e ácidos graxos livres induz à resistência insulínica na segunda metade da gestação. O diabetes ocorre ou piora por um desequilíbrio nos mecanismos de regulação da hiperinsulinemia e da resistência insulínica fisiológicas.

Diabetes melito gestacional

É a hiperglicemia detectada pela primeira vez na gestação. Desse conceito, estão excluídas as gestantes com diabetes não identificado previamente e que foram diagnosticadas no início da gestação com glicemia de jejum, teste oral de tolerância à glicose (TOTG), glicemia ao acaso ou hemoglobina glicada, empregando-se o critério de diabetes para adultos. A indicação para avaliação de diabetes no primeiro trimestre pode ser universal ou seletiva (presença de fatores de risco típicos do diabetes, ver Capítulo 1, Diagnóstico e classificação do diabetes), dependendo das prioridades de cada instituição assistencial.

O diabetes melito gestacional (DMG) aumenta o risco da doença hipertensiva específica da gravidez (DHEG), cesariana, macrossomia fetal e distócia de ombro.

Para o rastreamento e diagnóstico, deve-se seguir o sugerido pela International Association of Diabetes and Pregnancy Study Group (IADPSG), referendado pela maior parte das entidades oficiais (Sociedade Brasileira de Diabetes [SBD]; Organização Mundial da Saúde [OMS]; e American Diabetes Association [ADA]) (Figura 46.1).

Um ponto de corte alterado é suficiente para o diagnóstico.

O teste A1c não é recomendado como ferramenta diagnóstica.

Diabetes pré-gestacional

É o diabetes diagnosticado antes da gestação. Nas recomendações mais recentes, também se considera o diabetes reconhecido nas semanas iniciais da gestação. Há risco aumentado de desfechos adversos maternos — hipertensão, eclâmpsia e pré-eclâmpsia, além de agravamento de complicações crônicas do diabetes e aumento da frequência de cesarianas; e fetais — abortamento, morte intrauterina, malformações congênitas, prematuridade, hipoglicemia neonatal, disfunção respiratória neonatal, macrossomia e internação em UTI.

O aconselhamento pré-concepcional visa ao controle metabólico adequado no período da concepção e da organogênese. O esclarecimento dos riscos para a gestante, em especial para as que possuem lesão em órgão-alvo, é importante (Quadro 46.1).

```
           1º trimestre
       1ª consulta pré-natal
     GLICEMIA DE JEJUM (mg/dL)
```

≥ 126	< 92	≥ 92 e < 126
Diabetes diagnosticado na gestação	Rastreamento negativo	Diabetes gestacional

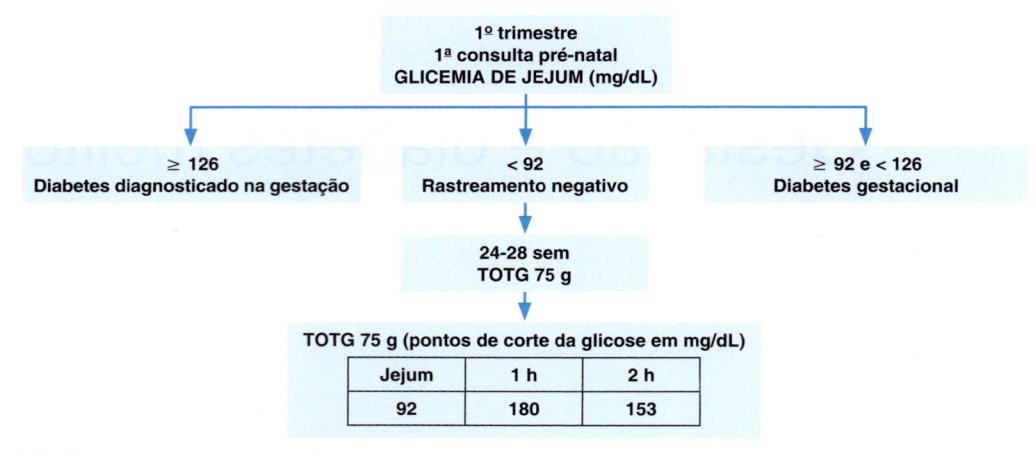

```
        24-28 sem
        TOTG 75 g
```

TOTG 75 g (pontos de corte da glicose em mg/dL)

Jejum	1 h	2 h
92	180	153

FIGURA 46.1 Rastreamento do diabetes na gestação. TOTG, teste oral de tolerância à glicose.

QUADRO 46.1
Manejo de mulheres com diabetes pré-gestacional

Planejamento pré-gestacional:
A1c ≤ 6,5%, valores até 7% são aceitáveis
Anticoncepção até alcançar controle metabólico

Avaliação das complicações crônicas do diabetes e morbidades:
Fundo de olho (oftalmologista)
Albuminúria (amostra de urina)/TFG
Função tireóidea (TSH/ antiTPO)
ECG/ergometria (estratificar risco cardiovascular)
Aferição da PA

Orientações terapêuticas:
Ajuste da dieta; perda de peso se IMC > 27 kg/m^2
Estímulo à prática de exercício físico
Ajuste de doses de insulina (risco de hipoglicemias no 1º trimestre)
Substituição dos antidiabéticos orais por insulina (DM2)*
Prescrição de ácido fólico (5 mg/dia): um mês antes da concepção e até 12 semanas
HAS e dislipidemia:
  Primeira escolha: metildopa
  Podem ser mantidos: labetalol, pindolol, nifedipino
  Contraindicados: IECA; bloqueadores dos receptores da angiotensina; estatinas

*Recomendação da ADA; alguns autores sugerem manter a metformina.
TFG, taxa de filtração glomerular; TSH, tireotrofina; DM2, diabetes melito tipo 2; HAS, hipertensão arterial sistêmica; antiTPO, anticorpo tireoperoxidase; IMC, índice de massa corporal; IECA, inibidores da enzima de conversão da angiotensina.
Fonte: American Diabetes Association.[1]

Tratamento

A abordagem terapêutica é semelhante nas diferentes apresentações da hiperglicemia na gestação: cuidados com alimentação, atividade física e medicamentos; e monitorização metabólica e obstétrica continuadas.

Dieta: O cálculo do valor energético da dieta e do ganho de peso se baseiam no IMC pré-gestacional.

Para o cálculo da dieta, adota-se o mesmo valor calórico recomendado a não gestantes, acrescidos de 340 kcal no segundo trimestre e de 452 kcal no terceiro trimestre, desde que isso não determine ganho excessivo ou insuficiente de peso.

Exercício: Gestantes que realizavam exercícios previamente devem ser estimuladas a continuar ativas. Na ausência de contraindicação (ver Quadro 45.3 no Capítulo 45, Doenças endócrinas na gestação), exercício físico de baixo impacto é indicado.

Medicamentos:

- **Diabetes pré-gestacional:** Intensificar o uso de insulina, especialmente no DM1. Manutenção de medicações orais ainda é controversa. A recomendação geral é substituir por insulina a partir do planejamento da gestação.
- **Diabetes gestacional:** O tratamento-padrão é a insulina. Medicamentos orais (metformina ou glibenclamida) têm sido empregados (Tabela 46.1). Um fluxograma para o tratamento do DMG é apresentado na Figura 46.2.

Tratamento obstétrico:
- Gestações com bom controle e sem intercorrências:
  - Avaliação obstétrica a cada 2 a 3 semanas até a 36ª semana, quando passa a ser semanal (Figura 46.3);
- Rastreamento trimestral de bacteriúria assintomática no diabetes prévio;
- Interrupção obstétrica:
  - bom controle: no termo;
  - < 38 semanas – avaliar maturidade fetal;
  - < 34 semanas – administração de corticoide (Tabela 46.2).

Tratamento no parto e pós-parto:
- **Trabalho de parto:**
  - **Gestantes sem insulina:** Acompanhamento habitual;
  - **Gestantes com insulina:** Manter a glicemia entre 72 e 126 mg/dL; se necessário, o uso de insulina intraparto, seguir algoritmo da Figura 46.4.
- **Pós-parto:**
  - Adequar a quantidade calórica da dieta;
  - Suplementar com insulinas de ação rápida, manter glicemia entre 140 e 160 nas primeiras 24 a 48 h;
  - **Diabetes pré-gestacional:**
    - DM1 – reiniciar com metade ou um terço da dose de insulina de ação longa ou intermediária usada antes da gestação.
    - DM2 – se necessário, iniciar 0,6 UI/kg peso pós-parto;
  - **Diabetes gestacional:** Suspender tratamento e reavaliar a tolerância à glicose em 6 a 12 semanas com TOTG 75 g.

TABELA 46.1 Medicamentos para o tratamento do diabetes na gestação

Medicamento	Classe FDA	Efeitos adversos	Contraindicações	Amamentação	Dose
Metformina	B	Náusea, diarreia, cefaleia, acidose láctica (raro)	TFG < 30 mL/min; ICC; insuficiência hepática; DPOC	Excretada no leite materno. Pode ser mantida	Inicial: 500 mg (XR) ou 850 mg/dia Máxima: 2000 mg/dia (XR) ou 2550 mg/dia
Glibenclamida	B/C	Hipoglicemia	TFG < 50 mL/min; Cr > 2 mg/dL; insuficiência hepática	Excretada no leite materno. Pode ser mantida.	Inicial: 2,5 – 5 mg/dia Máxima: 20 mg/dia
Acarbose	B	Flatulência, dor abdominal, diarreia	Doença intestinal; Cr > 2 mg/dL; cirrose	Não se sabe sobre excreção no leite. Uso não recomendado	Inicial: 25 mg, 3x/dia Máxima: 50–100 mg, 3x/dia
Insulinas	NPH (B) Lispro, asparte (B) Glargina (C) Detemir (B)	Hipoglicemia, aumento de peso	Não existem	Podem ser utilizadas	Variável

XR, comprimido de ação prolongada; TFG, taxa de filtração glomerular; ICC, insuficiência cardíaca congestiva; DPOC, doença pulmonar obstrutiva crônica; Cr, creatinina; NPH, do inglês *neutral protamine hagedorn*.

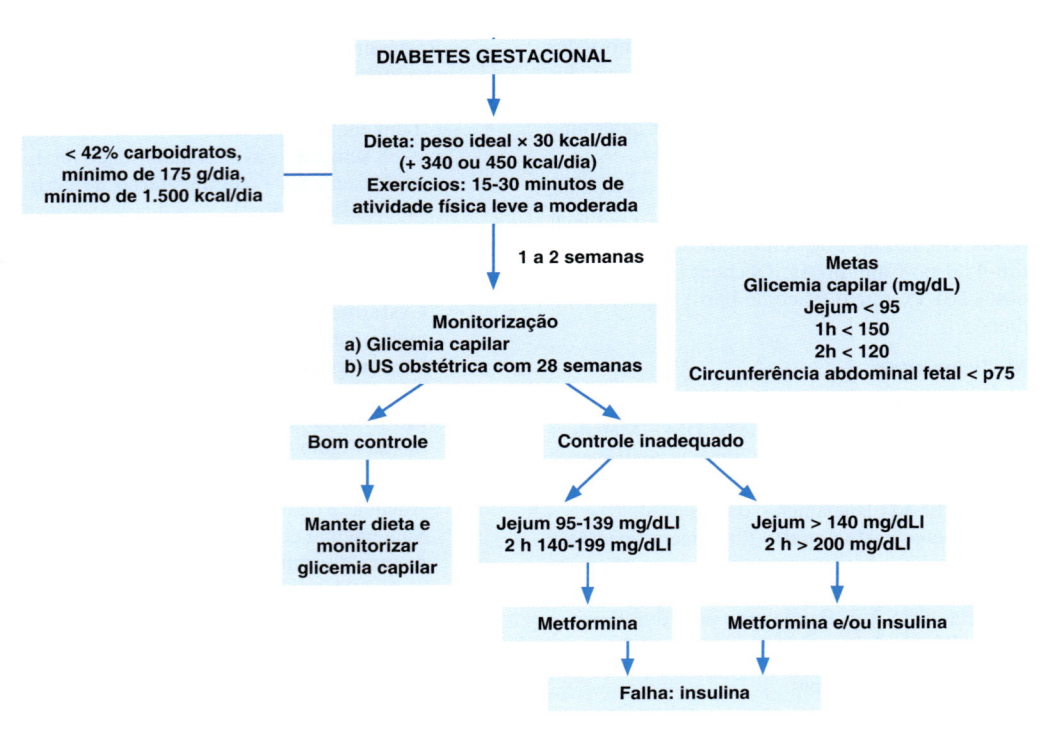

```
                          DIABETES GESTACIONAL
                                    │
                                    ▼
  ┌──────────────────────┐   ┌─────────────────────────────────┐
  │ < 42% carboidratos,  │   │ Dieta: peso ideal × 30 kcal/dia │
  │ mínimo de 175 g/dia, │───│ (+ 340 ou 450 kcal/dia)         │
  │ mínimo de 1.500 kcal/dia │ Exercícios: 15-30 minutos de   │
  └──────────────────────┘   │ atividade física leve a moderada│
                              └─────────────────────────────────┘
                                    │
                                    │ 1 a 2 semanas        ┌──────────────────────────────────┐
                                    ▼                      │ Metas                            │
                     ┌──────────────────────────────┐      │ Glicemia capilar (mg/dL)         │
                     │ Monitorização                │      │ Jejum < 95                       │
                     │ a) Glicemia capilar          │      │ 1h < 150                         │
                     │ b) US obstétrica com 28 semanas │   │ 2h < 120                         │
                     └──────────────────────────────┘      │ Circunferência abdominal fetal < p75 │
                                    │                      └──────────────────────────────────┘
                          ┌─────────┴─────────┐
                          ▼                   ▼
                   Bom controle         Controle inadequado
                          │                   │
                          ▼             ┌─────┴─────┐
                 Manter dieta e         ▼           ▼
                 monitorizar       Jejum 95-139 mg/dL   Jejum > 140 mg/dL
                 glicemia capilar  2 h 140-199 mg/dL    2 h > 200 mg/dL
                                        │                   │
                                        ▼                   ▼
                                   Metformina       Metformina e/ou insulina
                                        │
                                        ▼
                                  Falha: insulina
```

FIGURA 46.2 Tratamento do diabetes gestacional.
US, ultrassonografia.

US obstétrica em torno de 20 semanas para rastreamento de malformações
Ecocardiografia fetal a partir de 26 semanas – rastreamento de malformações e hiperinsulinismo fetal

US obstétrica seriada a partir das 26-28 semanas para determinar crescimento fetal

Adequado	Excessivo	Insuficiente
US 4-6 semanas	Correção metabólica materna US 2-3 semanas	US Doppler da gestação

Rastreamento da pré-eclâmpsia – medida PA e relação proteinúria/creatinúria, se indicado

Avaliação da saúde fetal com observação materna e movimentação fetal a partir de 28 semanas
Avaliação da saúde fetal com PBF e MAP

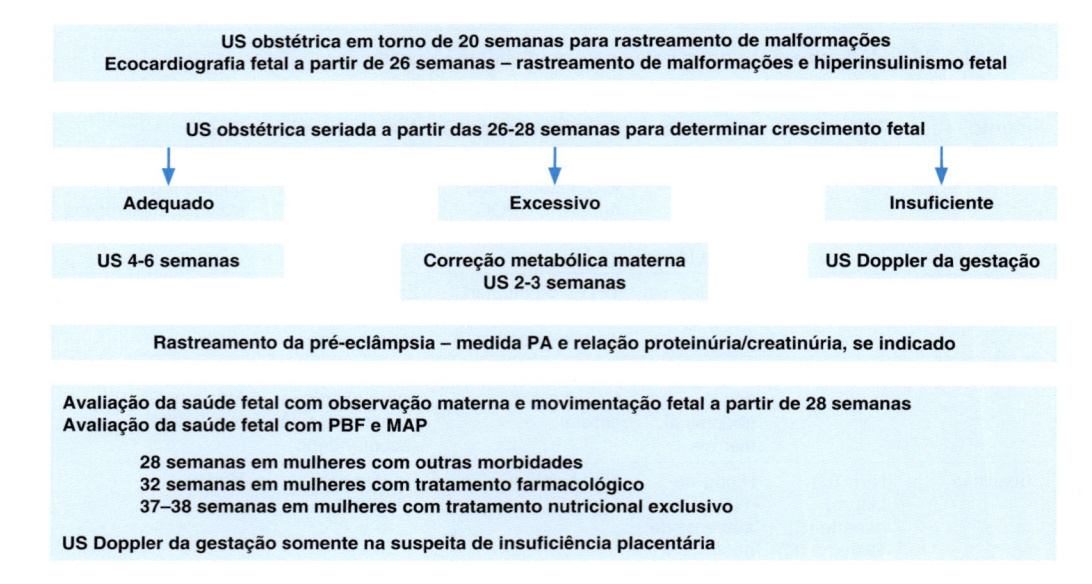

    28 semanas em mulheres com outras morbidades
    32 semanas em mulheres com tratamento farmacológico
    37–38 semanas em mulheres com tratamento nutricional exclusivo

US Doppler da gestação somente na suspeita de insuficiência placentária

FIGURA 46.3 Acompanhamento obstétrico no diabetes.
US, ultrassonografia; PA, pressão arterial; PBF, perfil biofísico fetal; MAP, monitorização eletrônica anteparto.

TABELA 46.2 Suplementação de insulina em bomba (mL/h) durante corticoterapia antenatal

Dose diária de insulina	A < 40 UI	B 40–80 UI	C 81–120 UI	D > 120 UI
Glicose capilar (mg/dL)	Infusão horária de insulina (mL/h)			
	A	B	C	D
< 108	Interromper temporariamente			
109–126	5	10	20	30
127–144	10	20	30	50
145–62	15	30	40	70
163–180	20	40	60	100
> 180	30	60	80	130

1. Manter dieta e doses de insulina habituais.
2. Manter veia com SF 0,9% contínuo.
3. Prescrever bomba de insulina:
   Insulina regular humana (100 UI/mL) 25 UI + NaCl 0,9% 250 mL em bomba infusão
   (10 mL da solução = 1 UI de insulina).
4. Desprezar os primeiros 50 mL da solução para impregnar o sistema.
5. Calcular a dose total de insulina da paciente (intermediária e rápida) para decidir em qual esquema iniciar (A, B, C ou D).
6. Realizar glicose capilar h/h quando iniciada bomba.
7. Ajustar a concentração de insulina conforme glicose capilar:
   Se glicose capilar > 180 mg/dL, ajustar a bomba dentro do esquema em uso.
   Se acima de 180 mg/dL por 2 horas consecutivas, trocar o esquema para o imediatamente posterior (A para B, B para C, etc.).
   Se glicose capilar < 108 mg/dL, interromper temporariamente a infusão e reavaliar em 1 hora.
   Se < 108 mg/dL por mais de 2 horas consecutivas, trocar para o esquema imediatamente anterior (de B para A, de C para B, etc.)

UI, unidade internacional; SF, soro fisiológico.
Fonte: Adaptada de Kaushal e colaboradores.[2]

INTERRUPÇÃO PROGRAMADA COM BOMBA DE INSULINA

Não usar insulina NPH pela manhã

Infusão de 25 U de insulina humana regular em 250 mL SF (1 U insulina/10 mL)

Iniciar com 1–2 U/h
Desprezar 50 mL da solução pelo equipo no início da infusão

Iniciar SG 5% na dose de 10 g/h (200 mL/h)

Controle com medida de glicemia capilar 2/2 h
Meta: glicemias 72–126 mg/dL

FIGURA 46.4 Interrupção programada com bomba de insulina.
NPH, do inglês *neutral protamine hagedorn*; SF, soro fisiológico; SG, soro glicosado.

Referências

1. American Diabetes Association. Standards of medical care in diabetes – 2014. Diabetes Care. 2014;37 Suppl 1:S14-67.
2. Kaushal K, Gibson JM, Railton A, Hounsome B, New JP, Young RJ. A protocol for improved glycaemic control following corticosteroid therapy in diabetic pregnancies. Diabet Med. 2003;20(1):73-5.

Leituras sugeridas

Blumer I, Hadar E, Hadden DR, Jovanovic L, Mestman JH, Murad MH, et al. Diabetes and pregnancy: an endocrine society clinical practice guideline. J Clin Endocrinol Metab. 2013;98(11):4227-49.

Gabbe SG, Niebly JR, Galan HL, Simpson JL. Obstetrics: normal and problem pregnancies. 6th ed. Philadelphia: Elsevier; 2012.

Thung S, Landon M. Fetal surveillance and timing of delivery in pregnancy complicated by diabetes mellitus. Clin Obstet Gynecol. 2013;56(4):837-43.

Weinert LS, Silveiro SP, Oppermann ML, Salazar SS, Simionato BM, Siebeneichler A, et al. Diabetes gestacional: um algoritmo de tratamento multidisciplinar. Arq Bras Endocrinol Metab. 2011;55(7):435-45.

PARTE X

Poliendocrinopatias

Neoplasia endócrina múltipla tipo 1 e 2

Ana Luiza Maia
Marcia Puñales
Débora Rodrigues Siqueira

O termo neoplasia endócrina múltipla (NEM) engloba distúrbios distintos, geneticamente determinados por herança autossômica dominante, associados ao processo de transformação neoplásica. Essas síndromes são caracterizadas pela ocorrência de lesões hiperplásicas e/ou neoplásicas em duas ou mais glândulas endócrinas em um mesmo paciente. As principais síndromes NEM são NEM tipo 1 (NEM1), acometendo primariamente paratireoides, pâncreas e hipófise; e NEM tipo 2 (NEM 2), que envolve tireoide (carcinoma medular de tireoide), paratireoide e medula suprarrenal. Nas últimas décadas, as NEM têm despertado atenção especial, já que a característica de hereditariedade dessas síndromes oferece uma oportunidade única ao estudo de genes envolvidos no processo da carcinogênese.

Neoplasia endócrina múltipla tipo 1

Definição

A NEM1 é uma síndrome genética autossômica dominante, caracterizada pela presença de neoplasia nas glândulas paratireoides, de tumores neuroendócrinos do pâncreas/intestino e da adeno-hipófise. Outros tumores menos frequentes incluem tumores carcinoides e suprarrenais, meningiomas, angiofibromas e lipomas.

Epidemiologia

A prevalência estimada da NEM1 situa-se entre 0,01 a 2,5 por 1.000 (ou 1/10.000 a 1/25.000). Entre pacientes com endocrinopatias, essa prevalência aumenta, sendo de 16 a 38% naqueles com síndrome de Zollinger-Ellison, de 1 a 18% nos pacientes com hiperparatireoidismo primário, 2 a 5% nos pacientes com tumores hipofisários e aproximadamente 14% nos casos de prolactinoma. Esses dados sugerem que a NEM1 é provavelmente a NEM mais comum, não sendo diagnosticada em muitos casos.

Em relação à idade, a prevalência da doença aos cinco anos é quase nula, aos 20 anos, é de 50% e, aos 40 anos, de 95%. Pacientes com NEM1 não tratados apresentam 50% de probabilidade de óbito até os 50 anos de idade.

Quadro clínico

A maioria dos tumores da NEM1 é benigna, e os sintomas presentes são secundários ao estado de hipersecreção hormonal ou efeito de massa devido ao tamanho tumoral; entretanto, algumas neoplasias enteropancreáticos e carcinoides são malignas. Do ponto de vista histopatológico, a NEM1 apresenta, geralmente, progressão de hiperplasia para adenoma, sendo que, em alguns casos, observa-se progressão para carcinoma. O processo de hiperplasia é provavelmente multicêntrico, com cada foco neoplásico derivado de um único clone celular. Determinados aspectos da NEM1 são comuns a todas as síndromes de neoplasias hereditárias, como expressão tumoral em idade precoce e multiplicidade tumoral. Essa última refere-se tanto a tumores em múltiplos órgãos como a múltiplos tumores em um órgão, sugerindo potenciais diferenciados de crescimento tumoral para diferentes clones celulares. Os tumores de paratireoides e os gastrinomas na NEM1, por exemplo, desenvolvem-se uma ou mais décadas mais cedo do que os tumores esporádicos com a mesma localização.

Principais componentes clínicos da neoplasia endócrina múltipla tipo 1

Hiperparatireoidismo primário

É a manifestação clínica mais comum (90 a 97% dos pacientes) e, geralmente, a primeira manifestação da NEM1. Em geral, a hipercalcemia inicia-se em torno dos 25 anos de idade, mas existem relatos de início aos 4 anos de idade. Na maioria dos casos, a hipercalcemia é assintomática. Manifestações clínicas (Quadro 47.1) podem incluir urolitíase, osteoporose, fraturas ósseas, queixas musculoesqueléticas e, em casos de hipercalcemia grave, fraqueza generalizada e alterações do estado mental. A hiperplasia múltipla das paratireoides é o achado mais comum nos casos tratados precocemente, mas quando a doença é diagnosticada tardiamente, lesões adenomatosas estão superpostas. O diagnóstico diferencial inclui as hipercalcemias familiares (hiperplasia familiar de paratireoides, hiperparatireoidismo familiar adenomatoso e hipercalcemia hipocalciúrica familiar).

Tumores neuroendócrinos do pâncreas e duodeno

Essas neoplasias compõem a segunda manifestação mais comum da NEM1, estando presentes em

---

QUADRO 47.1

Frequência das diferentes apresentações clínicas da neoplasia endócrina múltipla

Tumores endócrinos	Tumores não endócrinos
Adenoma de paratireoide (90%)	Angiofibroma facial (85%)
Tumores neuroendócrinos enteropancreáticos	Colagenoma (70%)
Gastrinoma[a] (40%)	Lipoma (30%)
Insulinoma (10%)	Meningioma (< 8%)
Tumores "não funcionantes" (10%)	
Outros (VIPoma, Glucagonoma[a]) (2%)	
Tumores da adeno-hipófise	
Prolactinoma (20%)	
Outros (produtores GH, ACTH, TSH) (5%)	
Não secretores (2%)	
Tumores carcinoides	
Gástricos (células cromafins) (10%)	
Timo[a] (2%)	
Brônquios[a] (2%)	
Outros	
Córtex suprarrenal (20%)	
Tireoide (5%)	
Feocromocitomas (< 1%)	

[a] Tumores com potencial de malignização elevado.
GH, hormônio do crescimento; ACTH, hormônio adrenocorticotrófico; TSH, tireotrofina.

35 a 80% dos pacientes. Em geral, são multicêntricos e produzem manifestações clínicas secundárias à hipersecreção hormonal. O potencial maligno desses tumores é maior do que seus similares esporádicos, sendo os maiores responsáveis pela morbidade e mortalidade associada à NEM1.

- **Gastrinoma:** É o tumor funcional mais comum entre os tumores neuroendócrinos do pâncreas e duodeno e pode causar a chamada síndrome de Zollinger-Ellison, caracterizada por hipersecreção de ácidos gástricos secundária à produção excessiva e autônoma de gastrina. Considerando-se a alta frequência de NEM1 em pacientes com síndrome de Zollinger-Ellison, aproximadamente um terço dos casos, todo paciente com essa manifestação deve ser investigado para NEM1. As manifestações clínicas incluem dor epigástrica (queixa mais frequente), úlceras pépticas solitárias ou múltiplas, diarreia, esofagite, perda de peso associadas com hipersecreção gástrica de ácidos e níveis séricos elevados de gastrina. O diagnóstico de gastrinoma se baseia nos níveis séricos elevados de gastrina (> 100 pg/mL) na presença de hipersecreção gástrica (> 15 ou > 5 mEq/h nos pacientes sem ou com cirurgia gástrica prévia, respectivamente). Alguns aspectos da síndrome de Zollinger-Ellison nos casos de NEM1 são peculiares e podem complicar seu manejo: os tumores são multicêntricos, localizam-se com maior frequência no duodeno, e a presença do hiperparatireoidismo agrava a hipergastrinemia.
- **Insulinoma:** É o segundo tumor mais comum do pâncreas endócrino, responsável por cerca de 35% das neoplasias pancreáticas funcionais na NEM1 (aproximadamente 10% dos pacientes com NEM1 apresentam insulinoma). Os achados clínicos são similares àqueles do insulinoma esporádico, e o diagnóstico se baseia na clássica síndrome de Whipple: sintomas de neuroglicopenia durante o jejum, associados com hipoglicemia e melhora dos sintomas após administração de glicose. De modo similar aos outros tumores já referidos, o insulinoma na NEM1 é multicêntrico e apresenta potencial de malignidade superior ao tumor esporádico (25% *vs*. 5%).
- **Outros tumores neuroendócrinos do pâncreas e duodeno:** Um número considerável de pacientes com NEM1 apresenta múltiplos tumores neuroendócrinos enteropancreáticos. Porém, apenas uma minoria dessas neoplasias secreta peptídeos em quantidades suficientes para gerar um quadro de hipersecreção hormonal, ao passo que algumas outras são consideradas não funcionantes. Raramente, essas neoplasias podem secretar polipeptídeo intestinal vasoativo (VIP, do inglês *vasoactive intestinal peptide*), glucagon ou somatostatina em quantidades suficientes para produzir manifestações clínicas.

Tumores hipofisários

Adenomas da adeno-hipófise desenvolvem-se em 30 a 40% dos pacientes com NEM 1. Prolactinoma é o tumor hipofisário mais comum, sendo a terceira manifestação, por ordem de frequência, nessa síndrome. Caracteristicamente, são multicêntricos, volumosos e apresentam alta taxa de recorrência. A sintomatologia é semelhante àquela dos pacientes com prolactinoma não associados à NEM 1. Algumas famílias com NEM1 têm uma penetrância alta, não comum de prolactinoma (40-70%), recebendo a denominação de variante prolactinoma, ou variante de Burin. Outros tumores hipofisários encontrados com menor frequência na NEM1 incluem os produtores de GH ou hormônio liberador do hormônio de crescimento (GHRH) (acromegalia), produtores de ACTH ou hormônio liberador de corticotrofina (CRH)(síndrome de Cushing [SC]).

Tumores carcinoides

A incidência é rara. Em aproximadamente 70% dos casos localizam-se no timo, no pulmão, no estômago e no duodeno. Cerca de 50% é localmente invasiva ou metastática, especialmente os do timo. Raramente, são associados com síndromes de hipersecreção hormonal (hipersecreção de histamina, ou ACTH ectópico).

Outros tumores

Recentemente, a presença de múltiplos angiofibromas e colagenomas foram descritas na NEM1. Também são descritos lipomas cutâneos e viscerais, associados às alterações genéticas causadoras da NEM1. Outras neoplasias raras incluem adenomas de tireoide, somatotropinomas e neoplasias adrenocorticais.

Etiologia e aspectos moleculares

O gene *MEN1* foi identificado em 1997 e localiza-se no braço longo do cromossomo 11 (11q13). Ele é composto por 10 éxons, tem aproximadamente 9 Kb e codifica uma proteína nuclear de 610 aminoácidos, chamada de MENIN. O gene *MEN1* parece atuar como um gene de supressão tumoral. Desde a caracterização do gene *MEN1*, diferentes estudos demonstraram múltiplas mutações causando NEM1 familiar ou esporádica. Mais de 1.100 mutações germinativas e de 200 mutações somáticas do gene *MEN1* já foram identificadas, sendo a maioria destas (< 70%) inativadoras, ou seja, compatíveis com o papel de gene supressor tumoral. Estima-se que 10% das mutações germinativas da NEM1 são mutações *de novo*. Não existe, até o momento, correlação estabelecida entre a expressão fenotípica e o genótipo. Na maior parte dos casos, existe uma heterogeneidade dentro da mesma família. A penetrância é alta, sendo que mais de 95% dos indivíduos afetados desenvolvem sintomas até a quinta década de vida.

Diagnóstico

O diagnóstico clínico da NEM1 se baseia na presença de tumores no mínimo em 2 dos 3 principais órgãos classicamente afetados na síndrome, ou seja, paratireoides, pâncreas ou hipófise. A NEM1 familiar é definida como a presença de um caso de NEM1 e, no mínimo, um familiar de primeiro grau com, ao menos, uma das 3 principais expressões da síndrome. O diagnóstico precoce é relativamente comum, não sendo rara a identificação de casos assintomáticos em famílias afetadas. A tendência é que o diagnóstico seja feito cada vez mais precocemente devido ao maior conhecimento molecular das NEM.

SCREENING GENÉTICO/DIAGNÓSTICO MOLECULAR: Apesar dos estudos genéticos terem criado a possibilidade do diagnóstico de mutações no gene *MEN1*, vários fatores dificultam o emprego desses testes, como a necessidade de avaliação de toda a extensão do gene e a grande diversida de mutações. Deve-se salientar que a detecção de um portador de mutação no gene da NEM1 não gera intervenções terapêuticas de grande impacto, mas permite o diagnóstico precoce dos tumores. A avaliação de mutações no gene *MEN1* é útil em pacientes com diagnóstico clínico ou suspeita de NEM1 (ou seja, indivíduos com dois ou mais tumores componentes da síndrome), nos familiares de primeiro grau dos pacientes-índice e nos familiares sintomáticos, e também em pacientes com suspeita de NEM1 com apresentação atípica (p. ex., indivíduos com diagnóstico de adenoma de paratireoides antes dos 30 anos ou doença de paratireoides multiglandular, gastrinoma independente da idade).

Os indivíduos portadores de uma mutação genética devem manter rastreamento clínico por toda a vida, incluindo dosagens de cálcio, paratormônio (PTH), gastrina, insulina, glucagon, glicose, prolactina, fator de crescimento semelhante à insulina tipo 1 (IGF-1), cortisol pós-dexametasona anuais e exames de imagem a cada três anos (ressonância magnética [RM] de abdome e de hipófise). Quando possível, dosar também cromogranina A sérica e polipeptídeo pancreático. É importante salientar que, principalmente nos tumores pancreáticos, o diagnóstico se baseia, em geral, no rastreamento bioquímico, já que a alteração hormonal precede a detecção radiológica do tumor em cerca de cinco anos. Tomografia computadorizada (TC) ou RM de tórax a cada 1 a 2 anos é recomendada para detecção de tumores carcinoides brônquicos ou de timo. Pacientes com hipergastrinemia devem ser submetidos à endoscopia digestiva alta com biópsia a cada três anos. No caso de detecção de lesões suprarrenais, a avaliação bioquímica deve ser realizada em pacientes sintomáticos ou com lesões maiores do que 1 cm (Tabela 47.1).

Em portadores de mutação do gene *MEN1*, as idades mais precoces ao diagnóstico de tumor hipofisário, de paratireoides, insulinoma ou tumor neuroendócrino pancreático não funcionante foram de 5, 8, 8 e 12 anos, respectivamente. Assim, apesar das controvérsias, sugere-se que o rastreio inicie aos cinco anos de idade.

Nos casos em que nenhuma mutação é detectada em um possível portador da doença, deve-se, idealmente, manter seguimento com rastreamento bioquímico periódico.

Tratamento

O tratamento da NEM1 é complexo, e a cura, difícil. Os pacientes, frequentemente, necessitam de várias intervenções cirúrgicas ou medicamentosas, devido ao potencial de recidiva dos tumores. Antes de qualquer cirurgia, os pacientes devem ser avaliados quanto à presença de outros tumores e metástases.

O tratamento do hiperparatireoidismo é cirúrgico, mas existem controvérsias quanto ao momento mais adequado para a cirurgia e o tipo de procedimento. Devido ao comprometimento multiglandular, as técnicas mais empregadas são a paratireoidectomia subtotal ou a total com autotransplante de tecido paratireóideo no antebraço. As taxas de recorrência do hiperparatireoidismo são de 33 e 23% para paratireidectomia subtotal e total, respectivamente. Este último procedimento apresenta maior risco de hipoparatireoidismo. A indicação cirúrgica é clara em pacientes com manifestações graves, mas duvidosa em casos de hiperparatireoidismo com hipercalcemia assintomática.

TABELA 47.1 Rastreamento bioquímico e radiológico em portadores de mutação do gene *MEN1* ou indivíduos em risco de desenvolver neoplasia endócrina múltipla 1

Neoplasia (localização)	Idade de inicio	Avaliação laboratorial (anual)	Avaliação radiológica periódica
Paratireoides	8	Cálcio sérico, PTH	–
Tumores neuroendócrinos Pancreáticos			
Gastrinoma	20	Gastrina	–
Insulinoma	5	Glicemia jejum, insulina	–
Outros	< 10	Cromogranina A, polipeptídeo pancreático, glucagon, VIP	RM ou TC – anual
Hipófise	5	Prolactina, IGF-1	RM – a cada 3 anos
Suprarrenal	< 10	Se sintomas sugestivos ou tumores suprarrenais > 1 cm	RM ou TC – anual
Carcinoide brônquico e de timo	15	–	RM ou TC – a cada 1 ou 2 anos

PTH, paratormônio; VIP, polipeptídeo intestinal vasoativo; IGF-1, fator de crescimento semelhante à insulina tipo 1; RM, ressonância magnética; TC, tomografia computadorizada.
Fonte: Adaptada de Thakker e colaboradores.[1]

Os tumores de ilhotas pancreáticas têm pequena chance de cura cirúrgica, devido à multiplicidade e ao tamanho pequeno. Para os gastrinomas, o tratamento medicamentoso com inibidores da bomba de prótons (IBPs) é a escolha inicial; porém, deve-se salientar seu potencial metastático em até 30% dos casos, principalmente nos tumores maiores de 3 cm. Os objetivos da cirurgia são reduzir o risco de doença metastática e melhorar a sobrevida. A cirurgia está indicada para pacientes com gastrinomas pancreáticos > 2 cm, não metastáticos. Contudo, a maioria dos pacientes apresenta múltiplos tumores e com localização no duodeno, sendo que os procedimentos cirúrgicos extensos estão associados a elevadas taxas de complicações e mortalidade.

No tratamento do insulinoma, está indicada cirurgia com pancreatectomia distal e enucleação dos tumores presentes na cabeça e corpo do pâncreas. Em casos de contraindicação cirúrgica ou falha terapêutica, os pacientes podem ser tratados com análogos da somatostatina (que inibem a secreção de quase todos os hormônios de pancreáticos) ou infusão de glucagon ou diazóxido para pacientes com insulinoma. A quimioterapia é indicada em pacientes com doença metastática progressiva. O uso de sunitinibe e everolimus pode ser considerado nos casos de tumores neuroendócrinos pancreáticos caracterizados como doença avançada progressiva, ou seja, doença metastática ou inoperável.

Quanto aos tumores hipofisários, o tratamento é variável; prolactinomas podem ser manejados com terapia medicamentosa (agonistas dopaminérgicos) com boa resposta, e os tumores produtores de GH, com cirurgia transesfenoidal (cura em 50 a 70% dos casos). Análogos da somatostatina ou radioterapia são opções terapêuticas para os tumores secretores de GH em caso de falha cirúrgica.

O manejo ideal dos tumores carcinoides brônquicos ou de timo, quando possível, é a cirurgia curativa. Radioterapia e quimioterapia podem ser empregadas nos casos de doença avançada.

Os tumores suprarrenais têm tratamento similar àqueles diagnosticados em pacientes sem NEM1. Há indicação de cirurgia para tumores não funcionantes maiores do que 4 cm ou com crescimento significativo e para tumores funcionantes.

Neoplasia endócrina múltipla tipo 2

Definição

A NEM2, uma síndrome genética com padrão de transmissão autossômica dominante, caracterizada pela presença de carcinoma medular de tireoide (CMT), feocromocitoma e hiperparatireoidismo.

Epidemiologia

A prevalência estimada da NEM2 é de 1:35.000. No Brasil, a estimativa global para o câncer da tireoide em mulheres para o ano de 2012 foi de 10.590 casos novos, segundo o Instituto Nacional do Câncer (INCA). Assumindo uma porcentagem similar à observada em outros países, teria-se o diagnóstico de cerca de 430 casos novos de carcinoma medular de tireoide por ano, sendo 25 a 30% deles a forma hereditária, associada a mutações do pronto-oncogene rearranjado durante transfecção (RET, do inglês *rearranged during transfection proto-oncongene*).

Quadro clínico

A síndrome de NEM2 é subdividida em NEM2A, NEM2B e carcinoma medular de tireoide familiar (CMTF). A NEM2A se caracteriza pela presença de carcinoma medular de tireoide (95%), feocromocitoma (30 a 50%) e hiperparatireoidismo (10 a 20%). Outras associações raras com NEM2A incluem a presença de líquen amiloide cutâneo (CLA) ou doença de Hirschprung. A NEM2B é caracterizada pela presença do CMT (90%), feocromocitoma (45%), ganglioneuromatose (100%) e hábitos marfanoides (65%). Os pacientes apresentam um fenótipo único que inclui ganglioneuromatose difusa da língua, lábios, olhos e do trato gastrintestinal (TGI). A fácies característica é precocemente reconhecida durante a infância, devido à presença dos neuromas da mucosa.

O CMT é a única neoplasia da síndrome do CMTF definida pela presença de tumor tireoideano, sem a presença de feocromocitoma ou hiperparatireoidismo em duas ou mais gerações da mesma família ou pela identificação de mutações relacionadas com esta apresentação.

A classificação da NEM2 com os diferentes tipos de tumores e a frequência de aparecimento estão ilustradas na Tabela 47.2.

Principais componentes clínicos da neoplasia endócrina múltipla tipo 2

Carcinoma medular de tireoide

O CMT, neoplasia das células C ou parafoliculares da tireoide, é responsável por 3 a 4% de todos os tumores malignos da tireoide. A apresentação do CMT pode ser esporádica ou hereditária. A forma esporádica é a mais comum, sendo responsável por aproximadamente 75 a 80% dos casos. O restante (20 a 25%) corresponde à forma hereditária, podendo apresentar-se como componente das síndromes NEM2A, NEM2B e CMTF.

O CMT é um tumor cujas células C que produzem uma variedade de substâncias, incluindo calcitonina (CT), peptídeo relacionado ao gene da calcitonina (CGRP, do inglês *calcitonin gene-related peptide*), antígeno carcinoembrionário (CEA), amiloide, somatostatina, ACTH, VIP e outras. A CT é o marcador mais importante, sendo utilizado na detecção e no manejo pós-cirúrgico de indivíduos com CMT. Como alguns indivíduos apresentam, ao diagnóstico, níveis normais de CT na presença do CMT, testes de estímulo podem ser necessários para avaliar esse hormônio. Embora possam ser realizados em crianças e jovens, apresentam dificuldades técnicas na

TABELA 47.2 Tipos, frequência e apresentação clínica do câncer medular da tireoide

Fenótipo	Frequência	Apresentação clínica
CMT esporádico	80%	CMT
NEM2A		
2A (1)	4%	CMT, feocromocitoma, hiperparatireoidismo
2A (2)	4%	CMT e feocromocitoma
2A (3)	1%	CMT e hiperparatireoidismo
NEM2B	3%	CMT, feocromocitoma, ganglioneuromas
CMTF	1%	CMT (pelo menos em 4 membros)
Outros	7%	CMT

CMT, câncer medular da tireoide; NEM2, neoplasia endócrina múltipla tipo 2.

execução (efeitos colaterais durante a realização, como náuseas, vômitos, sabor metálico, mal-estar, dor abdominal e outras manifestações) e baixa especificidade e sensibilidade (falso-positivos e falso-negativos podem ser observados de 5 a 18% dos casos). A CT basal e pós-estímulo são importantes na detecção, no manejo pós-cirúrgico dos indivíduos com CMT e na avaliação de indivíduos afetados ou com risco de apresentar a doença. Os níveis de CEA plasmático também estão elevados na presença de neoplasias volumosas ou doença metastática.

O CMT esporádico é geralmente unifocal, unilateral e surge aproximadamente na 5ª ou 6ª década de vida. As manifestações clínicas incluem nódulo ou massa tireoideana, linfadenomegalia cervical ou outros sintomas cervicais locais, sendo raro o aparecimento de diarreia ou sinais de doença metastática. Na forma hereditária, o tumor é, em geral, multifocal e bilateral, surgindo em torno da 3ª ou 4ª década de vida no NEM2A e CMTF e, mais precocemente, no NEM2B. O CMT esporádico, geralmente, não é precedido por hiperplasia celular, e na forma hereditária, a hiperplasia é precursora do carcinoma, podendo ser observada precocemente.

Feocromocitoma

O feocromocitoma, tumor originário das células cromafins da medula suprarrenal, ocorre em aproximadamente 30 a 50% dos indivíduos com NEM2A ou NEM2B. A doença adrenomedular é, em geral, multicêntrica e bilateral, detectada, na maioria das vezes, após o diagnóstico de CMT e apresenta taxa de malignidade inferior a 5%. Do ponto de vista histopatológico, pode-se encontrar desde hiperplasia celular discreta até neoplasias multicêntricas, volumosas, com ou sem invasão extrasuprarrenal. As manifestações clínicas são secundárias à hipersecreção das catecolaminas, sendo as mais frequentes hipertensão arterial, taquicardia, cefaleia e sudorese. No entanto, alguns pacientes podem apresentar apenas aumento discreto da epinefrina urinária ou da excreção fracionada das catecolaminas, sem sintomatologia. Os métodos bioquímicos de diagnóstico incluem determinação das catecolaminas urinárias e plasmáticas.

Hiperparatireoidismo

O hiperparatireoidismo ocorre em aproximadamente 10 a 20% dos indivíduos com NEM2A. A lesão histológica observada com maior frequência nos estágios iniciais da doença é a hiperplasia glandular (84%); porém, se a doença é diagnosticada mais tardiamente, a lesão adenomatosa pode se superpor à hiperplasia. Na maioria dos casos, os pacientes são assintomáticos. Manifestações clínicas podem incluir litíase renal, alterações ósseas secundárias ao aumento do PTH e anormalidades musculoesqueléticas. O *screening* do hiperparatireoidismo deve ser realizado pelas dosagens de cálcio sérico a cada dois anos, e se documentada a hipercalcemia, o hormônio da paratireoide intacto (PTH) deve ser determinado para confirmação diagnóstica.

Neuromas da mucosa

A presença de neuromas com distribuição centro-facial é um dos principais componentes da NEM2B, estando presentes na primeira década de vida, e, em alguns casos, ao nascimento. A localização mais comum é a cavidade oral (língua, lábios, mucosa oral), porém podem ser encontrados em outros locais, como pálpebras, conjuntiva, córnea e TGI. A presença de um número elevado de neuromas no TGI caracteriza a ganglioneuromatose gastrintestinal, que pode se manifestar por meio de quadro clínico com diarreia, constipação intermitente, dor abdominal, megacólon e, ocasionalmente, obstrução intestinal.

Hábito marfanoide

Outro aspecto fenotípico da NEM2B é o *hábito marfanoide*, caracterizado por extremidades longas, hiperextensão de articulações e anormalidades epifisárias. Estes pacientes apresentam o fenótipo da síndrome de Marfan, porém sem alterações cardíacas. Outras manifestações descritas incluem anormalidades musculoesqueléticas como cifose dorsal, *pectus carinatum* ou *escavatum*, pés *cavus* e palato em ogiva.

Etiologia e aspectos moleculares

O proto-oncogene *RET* apresenta 21 éxons e codifica um receptor tirosina-quinase expresso nas células derivadas da crista neural, incluindo tumores originados dessas células, como CMT e feocromocitoma. Diferentes mutações já foram descritas, localizadas principalmente nos éxons 10, 11 e 16, embora existam outras mutações nos éxons 5, 8, 13, 14 e 15.

Vários estudos demonstraram a associação entre mutações específicas e as diferentes síndromes clínicas associada à NEM2. Mutações no códon 634 (éxon 11) estão associadas à presença de feocromocitoma e/ou hiperparatireoidismo. Por outro lado, mutações nos códons 768 (éxon 13) e 804 (éxon 14) foram identificadas unicamente em casos de CMTF, ao passo que as descritas no códon 918 (éxon 16) são específicas para a NEM2B. No entanto, os estudos sugerem uma grande variabilidade clínica e de agressividade tumoral associadas a mutações específicas nos diferentes códons. Desse modo, a identificação da mutação no indivíduo/família com NEM2 poderá ser de grande utilidade, não só no planejamento diagnóstico, como também no seguimento e prognóstico da síndrome clínica.

Diagnóstico

O diagnóstico clínico da NEM2 se baseia na presença de neoplasias classicamente presentes na síndrome, ou seja, o CMT, o feocromocitoma e/ou o hiperparatireoidismo. O CMT, único tumor maligno e mais frequente componente da síndrome, é de difícil diagnóstico clínico-laboratorial precoce e de alta mortalidade quando diagnosticado tardiamente.

***Screening* genético/diagnóstico molecular**: A análise molecular do proto-oncogene *RET* é fundamental no manejo adequado dos indivíduos em risco de desenvolver o CMT, possibilitando o diagnóstico precoce, a conduta terapêutica apropriada e um melhor prognóstico da doença.

É importante salientar que o diagnóstico molecular é superior aos diagnósticos clínico e/ou bioquímico na identificação de indivíduos assintomáticos, em risco de desenvolvimento da(s) neoplasia(s). Em aproximadamente 95 a 100% dos casos de NEM2A e NEM2B, é possível identificar a mutação do *RET* responsável pela síndrome por meio do teste molecular.

O rastreamento genético deve ser realizado em todos os casos de CMT, não apenas nos casos suspeitos de hereditariedade do tumor, pois aproximadamente 4 a 10% dos CMTs aparentemente esporádicos apresentam mutações germinativas do *RET*, principalmente os pacientes jovens e/ou com doença multifocal.

Tratamento

A cirurgia é o procedimento de escolha no tratamento das doenças relacionadas à NEM2. A possibilidade de cura do CMT, em geral, a única neoplasia maligna da síndrome, depende, principalmente, do estágio tumoral ao diagnóstico e da ressecção completa do tumor.

O tratamento primário recomendado para indivíduos afetados com CMT é a tireoidectomia total com dissecção dos linfonodos cervicais, compartimento central (nível VI) e cadeias cervicais laterais (níveis II, III, IV, V). A extensão da dissecção dos linfonodos depende do estágio do CMT; pacientes sem evidência de metástases cervicais ao exame de ultrassonografia da região cervical e com níveis pré-operatórios de calcitonina abaixo de 400 pg/dL podem ser submetidos à exploração cervical restrita ao compartimento central. Nos demais casos, também deve ser realizada dissecção das cadeias cervicais laterais. Os linfonodos, quando abordados de maneira meticulosa, elevam as taxas de cura bioquímica, melhorando o prognóstico. Em pacientes com metástases cervicais e/ou níveis de calcitonina > 400 pg/dL, deve-se excluir a presença de metástases à distância pela realização de exames de imagem de tórax e abdome. A abordagem terapêutica do CMT esporádico é similar à forma hereditária da neoplasia.

Se após a cirurgia inicial, o paciente permanecer sintomático ou com doença cervical progressiva, sem evidência de metástases à distância, pode ser considerada reintervenção cirúrgica. Contudo, nos pacientes assintomáticos, com lesões metastáticas de pequenas dimensões e curso indolente, o manejo expectante pode ser adotado. A radioterapia deve ser considerada no controle da doença local, no tratamento paliativo das metástases ósseas associadas à dor ou com risco de fratura e no tratamento da hemoptise ou obstrução das vias aéreas em pacientes com envolvimento extenso do mediastino e/ou pulmões. A quimioterapia convencional tem efeito limitado e deve ser considerada apenas em casos selecionados (progressão significativa da massa tumoral). Pacientes com doença rapidamente progressiva, evidenciada por exames de imagem ou laboratorial, são candidatos à terapia sistêmica com novos medicamentos, como os com atividade anti-tirosina-quinase. Até o momento, dois inibidores tirosinaquinase foram aprovados pelo FDA para o tratamento do CMT metastático rapidamente progressivo, o vandetanibe e o cabozantinibe.

Os indivíduos assintomáticos portadores de mutação são candidatos à tireoidectomia. As recomendações de cirurgia profilática dependem do resultado da análise molecular do RET, dos dados clínicos e da dosagem sérica de calcitonina. O tipo de mutação presente está associado ao grau de agressividade do CMT; por isso, auxilia na determinação da extensão da cirurgia e da idade em que deve ser realizada. O nível de calcitonina pré-operatório também contribui na definição da cirurgia, além de ser utilizado no seguimento pós-operatório e no prognóstico. A presença de metástases cervicais deve ser investigada na avaliação pré-operatória por meio do exame físico e de ultrassonografia (US). Com base em estudos de correlação genótipo-fenótipo, a American Thyroid Association (ATA) propôs uma série de recomendações para a tireoidectomia profilática em indivíduos carreadores da mutação *RET* assintomáticos.[2] As diferentes mutações são classificadas em quatro categorias de risco, de acordo com a agressividade tumoral (A < B < C < D). Em pacientes com mutações nível ATA A e B (códons 768, 790, 791, 804, 891 e 609, 611, 618, 620, 630, respectivamente), o risco de CMT é moderado, e a tireoidectomia profilática pode ser realizada, na maioria dos casos, depois dos cinco anos. Pacientes com mutações no códon 634 (ATA nível de risco C) estão em risco para o desenvolvimento da CMT em idade precoce, e a cirurgia profilática deve ser realizada antes dos cinco anos de idade. Indivíduos com mutações associadas com o fenótipo NEM2B (ATA nível de risco D) estão em maior risco para o desenvolvimento precoce de CMT e devem ser submetidos à tireoidectomia profilática imediatamente ao diagnóstico. Nas crianças e nos adultos jovens portadores de mutação do RET, a presença de nódulo tireoideano palpável no momento do diagnóstico está fortemente associada com persistência ou recorrência do CMT. Estes achados reforçam a importância da pesquisa de mutação precocemente (Tabela 47.3).

Os familiares cuja avaliação molecular do *RET* é negativa são considerados sem risco para o desenvolvimento do CMT e/ou neoplasias associadas e podem ser dispensados do acompanhamento médico com essa finalidade.

A suprarrenalectomia é o procedimento recomendado para o manejo do feocromocitoma, após um preparo pré-operatório adequado. Em casos de feocromocitoma bilateral ou em pacientes com feocromocitoma na suprarrenal remanescente, está indicada a abordagem terapêutica com ressecção da medula e preservação do córtex suprarrenal.

Não existe consenso quanto à melhor técnica cirúrgica nos casos de hiperparatireoidismo associado à NEM2A. Os procedimentos frequentemente empregados são paratireoidectomia total com autotransplante, paratireoidectomia subtotal preservando uma parte bem vascularizada de uma das glândulas *in situ* ou a ressecção de uma única paratireoide.

Seguimento

O seguimento dos indivíduos com NEM deve ser realizado com dosagens séricas de CT e CEA obtidas em torno de três meses após a tireoidectomia e, posteriormente, realizadas a cada seis meses. Os níveis indetectáveis ou normais baixos de CT são excelentes indicadores de uma ressecção curativa, e níveis elevados sugerem recidiva e/ou doença recorrente, com necessidade de rastreamento de metástases. Se não for possível localizar o foco da doença, a indicação é manter vigilância periódica. O intervalo entre as avaliações pode ser determinado pelo DT (ou seja, o cálculo do "*doubling-time*") da calcitonina e do CEA. Dosagens seria-

TABELA 47.3 Idade recomendada para tireoidectomia profilática em portadores assintomáticos de mutação do gene RET

Nível de risco (ATA)	Códons mutados	Idade recomendada para tireoidectomia (anos)	Dissecção de linfonodos cervicais compartimento central (anos)
D	918, 883, 804 +904, 804 +806	< 1	> 1
C	634	< 5	Nos níveis de risco C, B e A, há indicação de dissecção dos compartimentos cervicais comprometidos – evidenciados clinicamente ou por US cervical
B	609, 611, 618, 620, 630, 631, 633	< 5[a]	
A	531, 532, 533, 600, 603, 649, 768, 777, 790, 791, 804, 819, 833, 844, 866, 891, 912	> 5[a]	

[a] A cirurgia da tireoide pode ser realizada após os 5 anos de idade na presença de dosagem sérica de calcitonina e US de tireoide normais e história familiar de CMT menos agressivo.
US, ultrassonografia.
Fonte: Adaptada de Machens e colaboradores.[3]

das de calcitonina e CEA a cada seis meses permitem calcular o tempo necessário para que os valores destes marcadores dupliquem; este cálculo pode ser feito por meio do site da Sociedade Americana de Tireoide.[4] Idealmente, as avaliações dos pacientes com CMT devem ser realizadas em um período equivalente a um quarto do tempo do DT, ou anualmente, o que for mais frequente.

A US da região cervical, a TC de tórax e abdome devem ser solicitadas com o objetivo de rastrear metástases e avaliar a presença de feocromocitoma. O rastreamento com metaiodobenzilguanidina é indicado em pacientes com níveis elevados de CT e cuja doença não for localizada por outros exames de imagem.

O rastreamento do feocromocitoma e/ou hiperparatireoidismo deve ser realizado em indivíduos com diagnóstico de NEM2. Na ausência de sinais e sintomas ou de massa suprarrenal, as dosagens das metanefrinas urinárias e/ou plasmáticas devem começar a partir dos oito anos de idade em pacientes com NEM2B ou NEM2A com mutações nos códons 630 ou 634 e após os 20 anos de idade nos demais portadores de NEM2A. O *screening* para hiperparatireoidismo deve ser realizado anualmente, por meio das dosagens de cálcio total, albumina e PTH começando aos oito anos de idade nos portadores das mutações do *RET* nos códons 630 e 634 e, a partir dos 20 anos, nos outros portadores de NEM 2A (Tabela 47.4).

TABELA 47.4 Rastreamento bioquímico e radiológico em portadores de neoplasia endócrina múltipla tipo 2

Neoplasia (localização)	Nível de risco (ATA)	Idade de início (anos)	Avaliação laboratorial e/ou radiológica	Frequência
CMT	D	< 1	US de região cervical, calcitonina sérica	*
	C	> 3–5		
	A, B	> 3–5		
Feocromocitoma	D, C, B – códon 630	8	Metanefrinas e normetanefrinas urinárias – 24 horas	Anual
	B – demais códons, A	20		
Hiperparatireoidismo	C, B – códon 630	8	PTH, cálcio total, albumina	Anual
	B – demais códons, A	20		

*A frequência de realização dos exames, após a avaliação inicial para o diagnóstico de CMT dependerá da idade de realização da tireoidectomia profilática (ver Tabela 47.3).
CMT, câncer medular da tireoide; US, ultrassonografia; PTH, paratormônio.

Referências

1. Thakker RV, Newey PJ, Walls GV, Bilezikian J, Dralle H, Ebeling PR, et al. Clinical practice guidelines for multiple endocrine neoplasia type 1 (MEN 1). J Clin Endocrinol Metabol. 2012;97(9):2990-3011.
2. Kloos RT, Eng C, Evans DB, Francis GL, Gagel RF, Gharib H, et al. Medullary thyroid cancer: management guidelines of the American Thyroid Association. Thyroid. 2009;19(6):565-612.
3. Machens A, Ukkat J, Brauckhoff M, Gimm O, Dralle H. Advances in the management of hereditary medullary thyroid cancer. J Int Med. 2005; 257(1):50-9.
4. American Thyroid Association [Internet]. [Site]. c2015 [capturado em 24 fev 2015]. Disponível em: http://www.thyroid.org/

Leituras sugeridas

Associação Médica Brasileira, Agência Nacional de Saúde Suplementar. Câncer medular de tireoide: seguimento [Internet]. AMB; 2011 [capturado em 18 de jan. 2015]. Disponível em: http://www.projetodiretrizes.org.br/ans/diretrizes/cancer_medular_de_tireoide-seguimento.pdf

Wohllk N, Schweizer H, Erlic Z, Schmid KW, Walz MK, Raue F, et al. Multiple endocrine neoplasia type 2. Best Pract Res Clin Endocrinol Metab. 2010;24(3):371-87.

48

Imunoendocrinopatias

Julia D. Machado
Larissa Petermann Jung
Rafael Vaz Machry
Sandra Pinho Silveiro

Definição e epidemiologia

A grande maioria dos distúrbios endócrinos autoimunes ocorre de maneira isolada, a exemplo do diabetes melito tipo 1 (DM1). A minoria restante corresponde a distúrbios poliendócrinos autoimunes, caracterizados por agrupar múltiplas condições clínicas.

As principais representantes desse grupo de distúrbios são as síndromes poliglandulares autoimunes (SPAs) tipos I e II, que serão discutidas a seguir. As SPAs tipos III e IV são menos conhecidas, sendo muitas vezes incluídas na descrição da SPA-II para simplificação. Outras poliendocrinopatias importantes não abordadas neste capítulo incluem as raras síndromes de IPEX (desregulação imune, poliendocrinopatia e enteropatia ligada ao X), POEMS (polineuropatia, organomegalia, endocrinopatia, proteína M e alterações da pele), Wolfram, Kearns-Sayre e Omenn, os tumores tímicos, a rubéola congênita e o tipo B de resistência insulínica.

No Quadro 48.1, estão listadas as principais características de três síndromes autoimunes poliendócrinas: SPA-I, SPA-II e IPEX.

Síndrome poliglandular autoimune tipo I

Definição e epidemiologia

A síndrome poliglandular autoimune tipo I (SPA-I) é uma condição rara resultante de mutações no gene regulador autoimune (AIRE). Suas principais manifestações constituem uma tríade clássica: candidíase mucocutânea crônica, hipoparatireoidismo autoimune e insuficiência suprarrenal primária (doença de Addison). A síndrome é definida pela presença de, pelo menos, 2 das 3 manifestações clássicas; entretanto, muitas outras condições clínicas podem estar presentes, como alopecia, hipogonadismo hipergonadotrófico, anemia perniciosa, vitiligo, distrofia do ectoderma e síndromes de má absorção intestinal.

Poliendocrinopatia autoimune, candidíase e distrofia ectodérmica (APECED), *síndrome de Whitaker* e *síndrome de candidíase autoimune e deficiência endócrina múltipla* (MEDAC) são alguns dos termos historicamente utilizados para a denominação da síndrome. Neste capítulo, optou-se pela utilização do termo SPA-I.

A SPA-I tem prevalência aumentada em algumas populações, como finlandeses, sardos e judeus iranianos, possivelmente devido às altas taxas de consanguinidade observadas nessas comunidades. Em geral, nas demais populações já estudadas, a síndrome pode ser considerada extremamente rara. A relação entre homens e mulheres afetados é variável, mas há a tendência de que o sexo feminino seja afetado com frequência levemente maior do que o sexo masculino.

Quadro clínico

Pacientes portadores da SPA-I estão propensos a desenvolver uma ampla gama de distúrbios autoimunes que podem comprometer qualquer órgão ou sistema. Ainda assim, na maior parte dos casos, a síndrome segue um curso comum, com

QUADRO 48.1
Características de síndromes autoimunes poliendócrinas

	SPA-I	SPA-II	IPEX
Prevalência	Rara	Comum	Muito rara
Início	Infância	Infância até idade adulta	Período neonatal
Genética	AIRE	Poligênica	FOXP3
Padrão de herança	Recessivo		Ligado ao X
HLA	Diabetes: risco aumentado com HLA-DQ6	HLA-DQ2 e DQ8 HLA-DRB1*0404	Sem associação
Imunodeficiência	Asplenia, suscetibilidade à candidíase	Nenhuma	Perda de células T regulatórias
Associação com DM	Sim	Sim	Sim (maioria)
Fenótipo comum	Candidíase, hipoparatireoidismo, doença de Addison	Doença de Addison, DM1, tireoidite	Diabetes neonatal, má absorção

SPA-I, Síndrome poliglandular autoimune tipo I; IPEX, síndrome de desregulação imune, poliendocrinopatia e enteropatia ligada ao X; AIRE, gene regulador autoimune; FOXP3, gene codificador da *forkhead box protein P3*; HLA, antígeno leucocitário humano; DM1, diabetes melito tipo 1.
Fonte: Adaptado de Eisenbarth e Gottlieb.[1]

predomínio de manifestações clássicas e cronologia típica.

Os primeiros sinais e sintomas da SPA-I geralmente surgem na infância e têm seu pico de incidência na segunda década de vida. A apresentação inicial mais comum é a candidíase mucocutânea crônica ou recorrente, caracterizada por afetar especialmente orofaringe e unhas e por não responder à terapêutica convencional. Hipoparatireoidismo é a manifestação seguinte, surgindo também durante a infância ou início da adolescência. A insuficiência suprarrenal tem surgimento mais tardio, entre 10 e 15 anos de idade. Nas décadas seguintes, a expressão das diversas condições clínicas é variável e novos componentes podem surgir a qualquer momento, bem como complicações de manifestações mais precoces.

Cerca de 50% dos pacientes apresentam, ao longo da vida, o conjunto das três manifestações que compõe a tríade clássica da SPA-I. A Tabela 48.1 indica as frequências aproximadas dessas e de outras condições clínicas já identificadas em estudos com pacientes portadores da síndrome.

Etiologia

O gene regulador autoimune (AIRE), localizado no braço longo do cromossomo 21, tem sido fortemente implicado na etiologia e na patogênese da SPA-I. O gene codifica a proteína AIRE, cujo mecanismo de ação ainda não é conhecido, mas que parece desempenhar papel fundamental no sistema imune, participando do processo de ontogênese dos linfócitos T. De acordo com a principal hipótese atual, a proteína AIRE atua como um fator de transcrição que regula a expressão de antígenos periféricos no timo, influenciando a seleção negativa de células T autorreativas que ocorre nesse órgão, especialmente nos primeiros anos de vida e na pré-adolescência. A seleção negativa é o processo pelo qual são eliminados os linfócitos T que se ligam fortemente a células apresentadoras de antígenos próprios, assegurando a autotolerância.

Diversas mutações no gene AIRE foram identificadas em pacientes portadores de SPA-I. Acredita-se que essas mutações prejudiquem a expressão de antígenos periféricos no timo, reduzindo a tolerância central e levando à formação de linfócitos autorreativos e ao desenvolvimento de doenças autoimunes. Muitos autoanticorpos já foram encontrados nos pacientes com SPA-I, em especial anticorpos anti-interferon-α e anti-interferon-ω, presentes em aproximadamente 100% dos pacientes.

A SPA-I é um modelo raro de doença autoimune monogênica. Na grande maioria dos casos, seu padrão de herança é autossômico recessivo. A mutação predominante varia de acordo com a população em estudo e não há correlação aparente entre mutações específicas e o fenótipo apresentado. A apresentação clínica variável se deve, provavelmente, a fatores ambientais e a outros fatores genéticos não relacionados ao gene AIRE.

Diagnóstico e acompanhamento

A SPA-I é de fácil suspeição, e seu diagnóstico é altamente provável em pacientes que apresentam duas ou mais manifestações típicas (candidíase crônica, hipoparatireoidismo e insuficiência suprarrenal primária) e início dos sintomas na infância ou adolescência. Em irmãos de portadores da síndrome, mesmo a presença de uma única condição clínica típica deve sugerir o diagnóstico. Entretanto, a definição clínica tradicional não contempla a grande variabilidade fenotípica possível na síndrome, excluindo alguns portadores cujas manifestações clínicas não seguem o padrão mais comum. Além disso, o diagnóstico restrito à clínica propicia a sobreposição com os quadros clínicos das poliendocrinopatias mais prevalentes.

A busca por autoanticorpos específicos, particularmente anti-interferon-α e anti-interferon-ω, é uma maneira fácil e conveniente de identificar pacientes suspeitos; contudo, em nosso contexto, esses exames são pouco acessíveis e, portanto, raramente utilizados. Em caso de resultado positivo para os autoanticorpos, o diagnóstico deve ser assegurado por análise mutacional do gene AIRE. Em populações com maiores prevalências da síndrome, como finlandeses e judeus iranianos, é suficiente iniciar a avaliação pela análise das mutações mais comuns. Nas demais populações, devido ao grande número de mutações já identificadas, a ausência de uma mutação comum não exclui o diagnóstico, sendo preferencial a execução de sequenciamento completo do gene AIRE. Assim como no caso do rastreamento imunológico, o rastreamento genético também é pouco realizado em nosso meio, sendo a maioria dos diagnósticos realizada de forma presuntiva com base em critérios clínicos.

Apesar de não haver rotina estabelecida para o rastreamento da SPA-I, sabe-se da importância de identificar precocemente os pacientes portadores devido ao potencial desenvolvimento de novas manifestações e de possíveis complicações ao longo da vida. Cabe ressaltar a necessidade de avaliar e seguir crianças que apresentem candidíase crônica, visto que esta pode constituir a primeira manifestação da SPA-I.

Tendo em vista que muitos pacientes expressam autoanticorpos antes do surgimento das manifestações clínicas a eles relacionadas, alguns autores sugerem o rastreamento periódico dos portadores de SPA-I. A Tabela 48.2 indica os principais anticorpos associados à síndrome.

Havendo ou não rastreamento de fatores imunológicos, é indispensável o acompanhamento clínico e laboratorial cuidadoso de todos os pacientes portadores da SPA-I. Os exames de rotina incluem testes de função tireoideana e hepática, dosagem de vitamina B_{12} e avaliação de eletrólitos, em especial os níveis séricos e urinários de cálcio e fósforo. Pacientes com suspeita de insuficiência suprarrenal devem ser investigados, inicialmente por um ACTH basal e, em seguida, por testes dinâmicos apropriados, se necessários. Na avaliação da asplenia, é importante a realização de uma ultrassonografia (US) abdominal e a análise do sangue periférico em busca de corpúsculos de Howell-Jolly.

TABELA 48.1 Condições clínicas presentes ao longo da vida na síndrome poliglandular autoimune tipo I

Condição clínica	Frequência (%)
Candidíase mucocutânea	100
Hipoparatireoidismo	86
Doença de Addison	79
Hipogonadismo hipergonadotrófico	26–72
Hipoplasia do esmalte dentário	77
Alopecia	40
Vitiligo	26
Má absorção intestinal	18–25
DM1	23
Anemia perniciosa	31
Hepatite crônica	17
Hipotireoidismo	18
Asplenia	15

DM1, diabetes melito tipo 1.

TABELA 48.2 Anticorpos presentes na síndrome poliglandular autoimune tipo I e condições clínicas associadas

Alvo dos autoanticorpos	Condição clínica
INF-α e INF-ω	SPA-I (diagnóstico)
Receptor sensor de cálcio	Hipoparatireoidismo
NALP5	
17α-hidroxilase	Doença de Addison
Enzima de clivagem da cadeia lateral do colesterol	
21-hidroxilase	
Triptofano hidroxilase	Má absorção
Tirosina hidroxilase	Alopecia
L-aminoácido descarboxilase	Hepatite
	Vitiligo

INF, interferon; SPA-I, síndrome poliglandular autoimunetipo I; NALP5, *NACHT leucine-rich repeat protein 5*, um importante autoantígeno da paratireoide.

Síndrome poliglandular autoimune tipo II

Definição e epidemiologia

A síndrome poliglandular autoimune tipo II (SPA-II) é mais frequente e apresenta manifestações clínicas mais variadas do que a SPA-I. Sua prevalência é estimada em 1 por 20.000 habitantes e predomina no sexo feminino, na proporção de 3:1. Acontece principalmente em adultos, com um pico de incidência entre 20 e 60 anos. A SPA-II agrega-se em famílias, sendo comum que várias gerações sejam afetadas por um ou mais de seus componentes.

A síndrome geralmente é definida pela presença de duas ou mais das seguintes condições clínicas: insuficiência suprarrenal primária (doença de Addison), doença de Graves (DG), tireoidite autoimune, DM1, hipogonadismo primário, *miastenia gravis* e doença celíaca. Entre os portadores e seus familiares, algumas condições são encontradas com frequência aumentada: alopecia, anemia perniciosa, serosite e vitiligo.

Neste capítulo, o termo SPA-II engloba os subtipos II, III e IV determinados pela classificação de Neufeld e Blizzard.

Etiologia

Como as demais doenças autoimunes, a SPA-II se desenvolve em uma sequência de eventos. A partir de uma suscetibilidade genética, há o início de um processo autoimune, o qual é desencadeado por algum gatilho. Esse processo ativo de autoimunidade determina destruição de tecidos e órgãos, levando a uma fase prolongada de perda celular. A expressão clínica da doença surge mais tardiamente na dependência da intensidade do processo autoimune e da reserva funcional do órgão acometido.

Apesar da síndrome e seus componentes estarem agregados em famílias, não há um padrão simples de herança identificável. A suscetibilidade é provavelmente determinada por múltiplos genes que interagem com fatores ambientais, o que é sugerido pela concordância incompleta entre gêmeos monozigóticos. Entre os genes envolvidos com um maior risco de desenvolvimento de distúrbios autoimunes estão: CTLA-4 (*citotoxic T lymphocyte-associated antigen 4*), PTPN22 (*protein tyrosine phosphatase non-receptor type 22*), NALP1 (*NACHT leucine-rich repeat protein 1*), alelo 5.1 do gene MICA (*major histocompatibility complex class I chain-related A*) e alguns genes do complexo antígeno leucocitário humano (HLA, do inglês *human leukocyte antigen*). Esses últimos determinam maior influência para o desenvolvimento da síndrome.

Quadro clínico

As endocrinopatias mais prevalentes são os distúrbios autoimunes da tireoide (65,6% dos pacientes, sendo a DG responsável por 33,1%, e a tireoidite autoimune, por 32,5%) e o DM1 (60,9%). Outros componentes da síndrome, como doença de Addison (18,5%), hipogonadismo (5,3%), vitiligo (19,9%), alopecia (6%) e anemia perniciosa (5,3%), ocorrem com menor frequência. Em 48,3% dos pacientes, o primeiro componente da síndrome a surgir foi o DM1, manifestando-se aos 27,5 anos em média. A combinação de DM1 com doença tireoideana foi a mais comum.

Diagnóstico e acompanhamento

O diagnóstico da SPA-II se dá com a investigação de pacientes que apresentam uma doença autoimune prévia, ou que tenham familiares já portadores da síndrome. Esses pacientes devem então ser rastreados periodicamente para autoanticorpos, objetivando a detecção de indivíduos suscetíveis ao desenvolvimento de distúrbios autoimunes. Diante da positividade para autoanticorpos, deve ser realizada a avaliação da função glandular, que auxilia na identificação daqueles indivíduos que estão evoluindo para a destruição tecidual e doença clínica, garantindo diagnóstico e tratamento precoces. Na Tabela 48.3, são listados exames para a avaliação da função glandular e os autoanticorpos testados para a investigação diagnóstica de SPA-II.

Tratamento

O manejo das SPAs baseia-se na identificação de seus componentes e no tratamento similar ao que seria proposto caso os distúrbios fossem diagnosticados isoladamente. Havendo um acompanhamento periódico de pacientes suscetíveis, o tratamento pode ser iniciado precocemente. O tratamento

TABELA 48.3 Investigação diagnóstica da síndrome poliglandular autoimune tipo II		
Distúrbio avaliado	Anticorpos	Avaliação complementar
Doença de Addison	Anticorpos anticélulas do córtex suprarrenal, anti-21-hidroxilase	• Se positivos, determinar atividade plasmática da renina, cortisol e ACTH às 8 horas da manhã*, anualmente
DM1	Anticorpos antiGAD (preferencial adultos jovens), anti-IA2, anti-insulina e anti-ilhota (preferencial para crianças)	• Se positivos, realizar glicemia de jejum anualmente; • Eventualmente realizar TOTG ou TTG EV
DG e tireoidite autoimune	Anticorpos antiTPO, antirreceptor de TSH	• Se positivos, avaliar TSH e T_4L anualmente.
Hipogonadismo	Anticorpos anticélulas produtoras de esteroides em mulheres	• Se positivos, determinar níveis de FSH, LH e esteroides sexuais anualmente
Doença celíaca	Anticorpos antitransglutaminase tecidual ou antiendomísio	• Se positivos, realizar biópsia intestinal
Anemia perniciosa	Anticorpos antifator intrínseco, anticélulas parietais gástricas (rastrear apenas se marcadores de autoimunidade para a tireoide ou DM1 forem positivos)	• Se estes forem positivos, avaliar hemograma, metabolismo do ferro, dosagem de vitamina B_{12} e de gastrina anualmente

*Se valores não diagnósticos de cortisol e ACTH, realizar dosagem de cortisol 30 e 60 minutos após administração de tetracosactídeo (cortrosina aquosa), 250 µg EV.
ACTH, hormônio adrenocorticotrófico; GAD, descarboxilase do ácido glutâmico; IA2, tirosina fosfatase; TPO, tireoperoxidase; TSH, hormônio estimulante da tireoide; T_4L, tiroxina livre; FSH, hormônio foliculoestimulante; LH, hormônio luteinizante; EV, endovenoso; TOTG, teste oral de tolerância à glicose; TTG, teste de tolerância à glicose; DG, doença de Graves; DM1, diabetes melito tipo 1.

ideal, entretanto, deveria buscar a interrupção do processo autoimune precocemente, quando autoanticorpos podem ser detectados, mas antes que destruição tecidual significativa ocorra. Esse é o princípio em que se baseiam atualmente estudos com medicamentos imunossupressores e agentes biológicos.

Referência

1. Eisenbarth GS, Gottlieb PA. Autoimmune polyendocrine syndromes. N Engl J Med. 2004;350(20): 2068-79.

Leituras sugeridas

Betterle C, Zanchetta R. Update on autoimmune polyendocrine syndromes (APS). Acta Biomed. 2003;74(1):9-33.

Kahaly GJ. Polyglandular autoimmune syndrome type II. Presse Med. 2012;41(12 P 2):e663-70.

Lebovitz HE. Autoimmune polyglandular syndromes: interplay between the immune and the endocrine systems leading to a diverse set of clinical diseases and new insights into immune regulation. Diabetes Technol Ther. 2013;15 Suppl 2:S2-21-S2-8.

Meloni A, Furcas M, Cetani F, Marcocci C, Falorni A, Perniola R, et al. Autoantibodies against type I interferons as an additional diagnostic criterion for autoimmune polyendocrine syndrome type I. J Clin Endocrinol Metab. 2008;93(11):4389-97.

PARTE XI

Endocrinopatias em situações específicas

49

Endocrinopatias relacionadas ao câncer

Julia D. Machado
Gustavo Cartaxo de Lima Gössling
Cassiane Cardoso Bonato
Regina Helena Elnecave
Sandra Pinho Silveiro

Definição e epidemiologia

O câncer é uma das principais causas de morte no mundo e uma das áreas prioritárias para o desenvolvimento de novas terapias. Estima-se que, em 2030, haverá 75 milhões de pessoas vivas com o diagnóstico de câncer, sujeitas não apenas a manifestações clínicas decorrentes do crescimento tumoral, mas também a eventos adversos das múltiplas opções terapêuticas atualmente disponíveis.

Nos Estados Unidos, aproximadamente 1 em cada 350 indivíduos desenvolverá câncer antes dos 20 anos de idade e, atualmente, mais de 70% das crianças diagnosticadas com câncer sobreviverão por anos ou décadas após o tratamento. No entanto, a terapia do câncer infantil leva a uma alta morbidade, frequentemente afetando o sistema endocrinológico. O diagnóstico dessas alterações deve ser precoce, para que não ocorram problemas no crescimento e no desenvolvimento desses indivíduos.

Neste capítulo, serão resumidas as síndromes paraneoplásicas endócrinas mais comuns, a ocorrência de metástases para glândulas endócrinas e as principais complicações endócrinas da terapia do câncer em adultos e crianças.

Etiologia e quadro clínico

Síndromes paraneoplásicas endócrinas

O desenvolvimento tumoral é um processo complexo, ao longo do qual células adquirem capacidades particulares. Algumas dessas células, mediante alterações genéticas, tornam-se capazes de secretar substâncias normalmente não produzidas por seu tipo celular, caracterizando o que se denomina secreção *ectópica*. A produção de hormônios por células tumorais pode desencadear síndromes clínicas distintas – as *síndromes paraneoplásicas* –, muitas das quais acarretam importante morbidade a seus portadores.

O texto a seguir e a Tabela 49.1 elucidam as principais síndromes paraneoplásicas relacionadas à secreção ectópica de hormônios.

Hipercalcemia

A hipercalcemia é uma síndrome paraneoplásica frequente, presente em cerca de 20 a 30% dos pacientes com neoplasias avançadas. Na maioria dos casos, a hipercalcemia grave surge no contexto de uma neoplasia clinicamente evidente e indica prognóstico reservado. Sua apresentação típica é assintomática, sendo identificada pela presença de hipercalcemia em exames de rotina. As manifestações clínicas são variáveis, pois dependem da magnitude e da velocidade de instalação da hipercalcemia, bem como das funções renal e neurológica basais do paciente. O seu espectro inclui, entre outros sintomas, náuseas e vômitos, alterações do estado mental, hipertonia, insuficiência renal e coma.

Há quatro mecanismos principais envolvidos na patogênese da hipercalcemia associada ao câncer. O mecanismo mais comum é a produção do PTHrP pelas células tumorais. O PTHrP apresenta estrutura similar à do PTH; com isso, é capaz de agir sobre receptores em comum, simulando hiperparatireoidismo. No osso, o PTHrP induz expressão da proteína RANKL, ativação de osteoclastos e reabsorção óssea, levando à hipercalcemia. No rim, induz reabsorção de cálcio no túbulo

Tabela 49.1 Principais síndromes paraneoplásicas endócrinas

Síndrome	Manifestações clínicas	Hormônio/Mecanismo	Principais neoplasias
Hipercalcemia	Alteração do estado mental Fraqueza Ataxia Letargia Hipertonia Insuficiência renal Náusea e vômito Hipertensão Bradicardia Coma	PTHrP	Carcinomas escamosos Carcinoma renal Carcinoma de bexiga Câncer de mama Carcinoma ovariano Linfoma não Hodgkin Leucemia
		Metástases ósseas	Câncer de mama Mieloma múltiplo Linfoma Leucemia Melanoma
		Calcitriol	Linfoma Disgerminoma ovariano
		PTH	Carcinoma ovariano Carcinoma de pulmão Carcinoma papilar de tireoide Rabdomiossarcoma Câncer de pâncreas
Síndrome de Cushing	Fraqueza muscular Edema periférico Hipertensão Ganho de peso DM Distribuição central de gordura	ACTH	Carcinoma de pequenas células do pulmão Tumores carcinoides CMT Feocromocitoma
		CRH	CMT Feocromocitoma Carcinoma de próstata Carcinoma de pequenas células do pulmão Tumores carcinoides
		Cortisol	Tumor ovariano

(continua)

TABELA 49.1 Principais síndromes paraneoplásicas endócrinas (continuação)

Síndrome		Manifestações clínicas	Hormônio/Mecanismo	Principais neoplasias
SIADH (hiponatremia)		Cefaleia Náusea e vômito Fadiga Cãibras Anorexia Confusão Letargia Convulsões Depressão respiratória Coma	ADH	Carcinoma de pequenas células do pulmão Carcinoma escamoso de cabeça/pescoço Tumores cerebrais Mesotelioma Câncer de bexiga Câncer ureteral Câncer de endométrio Câncer de próstata Timoma Linfoma Sarcoma de Ewing
Hipoglicemia		Sudorese Ansiedade Tremores Fome Convulsões Confusão Coma	Insulina IGF-2 Autoanticorpos anti-insulina ou antirreceptor de insulina Infiltração tumoral extensa de tecido hepático ou suprarrenal	Tumor mesenquimal Fibroma Tumor carcinoide Mieloma Linfoma Carcinoma hepatocelular
Puberdade precoce	Periférica	PP isossexual Ginecomastia Hipertireoidismo	hCG	Tumores trofoblásticos Câncer de pulmão Câncer de pâncreas
	Central	PP isossexual Cefaleia Vômito Perda visual Convulsões	GnRH Hidrocefalia PIC elevada	Tumores do SNC - Glioma - Craniofaringeoma - Ependimoma - Tumor de pineal - Hamartoma

ACTH, hormônio adrenocorticotrófico; ADH, hormônio antidiurético; CRH, hormônio liberador de corticotrofina; GnRH, hormônio liberador de gonadotrofinas; hCG, gonadotrofina coriônica humana; IGF-2, fator de crescimento semelhante à insulina tipo 2; PTH, hormônio da paratireoide; PTHrP, peptídeo relacionado ao hormônio da paratireoide; SIADH, síndrome de secreção inapropriada do hormônio antidiurético; SNC, sistema nervoso central; DM, diabetes melito; CMT, carcinoma medular de tireoide; PIC, pressão intracraniana.

distal e inibe reabsorção de fosfato no túbulo proximal. A síndrome resultante, também chamada de hipercalcemia humoral da malignidade (HHM), é similar ao hiperparatireoidismo primário, pois cursa com hipercalcemia, hipofosfatemia e hipercalciúria. Entretanto, há supressão da secreção de PTH e, geralmente, níveis normais a baixos de 1,25-di-hidroxivitamina D, pois as divergências estruturais entre PTH e PTHrP não permitem que este induza sua produção. Carcinomas escamosos e carcinomas de mama, bexiga, rim e ovário são as principais neoplasias associadas à HHM, que também pode estar presente em linfomas não Hodgkin e leucemias.

O segundo mecanismo corresponde à hipercalcemia causada por metástases ósseas. Apenas alguns tipos específicos de tumor cursam com hipercalcemia associada às metástases, sendo os mais comuns o câncer de mama e mieloma múltiplo, enquanto outros tumores que, frequentemente, metastatizam para o osso (p. ex., próstata) não costumam induzir hipercalcemia. As neoplasias que causam hipercalcemia são capazes de produzir, em nível local, fatores que estimulam a atividade osteoclástica. No câncer de mama, por exemplo, há produção local de PTHrP, que estimula reabsorção óssea, induz liberação do fator de crescimento transformador β (TGF-β) e facilita a proliferação neoplásica. No mieloma múltiplo e em alguns linfomas, o mecanismo parece envolver a produção de fatores parácrinos (p. ex., interleucina [IL-1], IL-6, endotelina, fator de necrose tumoral [lTNF, do inglês *tumor necrosis factor*]), que aumentam a taxa de reabsorção óssea e inibem a diferenciação de precursores medulares em osteoblastos, prejudicando a formação óssea e resultando em perda óssea difusa.

Os mecanismos remanescentes são raros. Linfomas podem expressar 1α-hidroxilase, enzima que produz 1,25-di-hidroxivitamina D (calcitriol). Nesses casos, há aumento da absorção gastrintestinal de cálcio, supressão do PTH, hipercalciúria e níveis séricos de fosfato normais ou levemente aumentados (pela supressão do PTH). Não existem indícios de metástases ósseas. Outro mecanismo de hipercalcemia, ainda menos frequente, é a secreção de PTH pelas células tumorais.

Secreção inapropriada de hormônio antidiurético

A SIADH afeta cerca de 1 a 2% de todos os pacientes oncológicos. Tumores com características neuroendócrinas são especialmente acometidos: no carcinoma de pequenas células do pulmão, 10 a 45% dos pacientes desenvolvem SIADH. A síndrome também está presente em 1% dos casos de outras neoplasias de pulmão, 3% dos carcinomas escamosos de cabeça e pescoço e em muitos outros tumores benignos ou malignos, entre eles neoplasias primárias do SNC, neoplasias hematológicas, sarcomas, neoplasias geniturinárias e gastrintestinais e carcinomas de mama e de próstata.

A SIADH paraneoplásica se estabelece pela secreção ectópica de ADH ou de seus precursores pelas células tumorais. O hormônio, também chamado vasopressina, age nos ductos coletores renais, induzindo translocação de aquaporinas para a membrana apical com consequente aumento da reabsorção hídrica. O resultado da atividade inapropriada do ADH é o estabelecimento de um quadro de hiponatremia e hipo-osmolaridade no contexto de um paciente euvolêmico. Excreção urinária de sódio e osmolaridade urinária podem estar normais ou aumentadas relativamente à tonicidade plasmática.

O quadro clínico é bastante variável, pois depende tanto da velocidade de instalação quanto da intensidade da hiponatremia. Na maioria dos casos, a hiponatremia se estabelece lentamente – ao longo de semanas ou meses –, e o paciente é assintomático, sendo a SIADH identificada pela presença de hiponatremia em testes bioquímicos de rotina. Contudo, essa condição pode ser exacerbada pelo uso de novas medicações ou por administração intravenosa de líquidos, gerando manifestações clínicas. Sintomas leves incluem cefaleia, fraqueza e dificuldades de memória; níveis mais profundos de hiponatremia, especialmente se estabelecidos em curto período de tempo, podem cursar com náuseas, vômitos, alteração do estado mental, convulsões, coma, colapso respiratório e morte.

Síndrome de Cushing

As paraneoplasias são responsáveis por cerca de 5 a 20% de todos os casos de SC. Os principais tumores envolvidos são neuroendócrinos, como carcinoma de pequenas células do pulmão, tumores carcinoides (tímico, brônquico, pancreático) e CMT, responsáveis por cerca de 60% dos casos; 30% se devem a outras neoplasias e os 10% restantes correspondem a neoplasias desconhecidas ou de sítio primário oculto.

A SC paraneoplásica ocorre pela secreção ectópica do ACTH, do CRH, ou de ambos. Há, ainda, raros relatos de casos de tumores ovarianos secretores de cortisol. As manifestações clínicas características da SC se devem ao hipercortisolismo. Entretanto, no paciente oncológico, esses sintomas são, muitas vezes, mascarados por sintomas relacionados ao tumor (p. ex., perda de peso, em vez de ganho de peso), dificultando seu diagnóstico.

A síndrome do ACTH ectópico é a SC paraneoplásica mais prevalente. Caracteriza-se por hipercortisolismo grave e altos níveis circulantes de ACTH e de outros peptídeos derivados do processamento da pró-opiomelanocortina (POMC) pelo tumor. Essas peculiaridades são responsáveis por algumas manifestações clínicas que auxiliam na diferenciação da síndrome do ACTH ectópico de outras causas de SC:

- **Hiperpigmentação**: Relaciona-se ao excesso de ACTH, não de cortisol. Por isso, ocorre com mais frequência em pacientes com secreção ectópica de ACTH, mais raramente em pacientes com SC.
- **Hipertensão e hipocalemia graves**: São decorrentes das altas concentrações de cortisol, que excedem a capacidade inativadora da enzima renal 11β-hidroxiesteroide desidrogenase. Assim, além dos mineralocorticoides (MCs) produzidos pelo estímulo do ACTH na suprarrenal, os altos níveis de cortisol presentes na síndrome do ACTH ectópico agem sobre os receptores renais de MCs, levando à espoliação de potássio e retenção de sódio e água.

- **Infecções oportunistas**: Pela imunossupressão causada por excesso de glicocorticoides, há maior frequência de infecções nos pacientes com SC. Contudo, infecções oportunistas por organismos de baixa patogenicidade ocorrem somente na presença de hipercortisolismo grave, como observado na síndrome do ACTH ectópico.

Em suma, na síndrome do ACTH ectópico, predominam retenção hídrica, hipertensão, hipocalemia, alcalose metabólica, hiperpigmentação e tolerância diminuída à glicose. Outras manifestações clássicas de hipercortisolismo, como ganho de peso e obesidade central, são menos marcadas.

Hipoglicemia

Há uma grande variedade de tumores que podem ocasionar hipoglicemia, incluindo tumores das células β-pancreáticas (células produtoras de insulina) ou outros tumores, como fibrossarcomas, lipossarcomas, hepatomas, tumores carcinoides e tumores malignos de pulmão, mama, estômago e rim.

A hipoglicemia por tumores de células não β (NICTH, do inglês *non islet cell tumor hypoglycemia*) constitui uma síndrome paraneoplásica rara, que, em geral, afeta idosos com neoplasias avançadas e de grande tamanho. Seu principal mecanismo é a produção excessiva do IGF-2 pelas células tumorais. Nessas situações, o IGF-2 produzido sofre processamento incompleto e apresenta alto peso molecular, sendo capaz de estimular receptores de insulina e desencadear aumento da utilização de glicose, especialmente na musculatura esquelética. Há baixos níveis séricos de insulina e peptídeo-C. Os sintomas ocorrem principalmente durante períodos de jejum (p. ex., durante a noite) e podem abranger confusão, ansiedade, sudorese, letargia e coma. Outras causas potenciais de NICTH incluem secreção de insulina, produção de autoanticorpos anti-insulina, ou seu receptor, e infiltração tumoral extensa comprometendo tecido hepático ou suprarrenal.

Puberdade precoce

Periférica (GnRH-independente)

A gonodotrofina coriônica humana (hCG) é formada por duas subunidades – α e β – codificadas por genes diferentes. A subunidade α é comum a diversos hormônios, e a subunidade β lhe confere especificidade. Tumores trofoblásticos de origem placentária ou de células germinativas são capazes de secretar hCG em sua forma intacta. Tumores não trofoblásticos, em especial tumores de pulmão e pâncreas, costumam produzir apenas a subunidade β, que se associa à doença agressiva e a pior prognóstico. As manifestações clínicas decorrem da ativação de receptores de hormônio luteinizante (LH) pelo hCG e são dependentes da faixa etária acometida. Em crianças – e especialmente no sexo masculino –, pode haver PP. Em adultos, ginecomastia é comum. Pode ocorrer hipertireoidismo associado a altos níveis de β-hCG.

Central (GnRH-dependente)

Tumores do SNC são neoplasias relativamente frequentes em crianças, mas apenas raramente se manifestam por PP. Tumores com essa apresentação, em geral, localizam-se próximos à região selar, afetando diretamente o eixo hipotálamo-hipófise-gonadal, levando à sua ativação prematura. Esse é o caso de craniofaringiomas e gliomas de baixo grau, sendo mais comum o astrocitoma pilocítico juvenil.

Tumores distantes podem indiretamente causar PP devido à hidrocefalia e PIC aumentada, como ocorre com ependimomas, meduloblastomas, astrocitomas cerebelares, gliomas de tronco encefálico e tumores teratoides/rabdoides atípicos. Tumores de glândula pineal podem induzir PP, tanto pela hidrocefalia quanto pela secreção de gonadotrofinas por tumores de células germinativas.

Hamartomas hipotalâmicos são malformações congênitas semelhantes a neoplasias benignas que se apresentam com puberdade precoce em 33 a 85% dos casos. As lesões são compostas por substância cinzenta heterotópica e, geralmente, localizam-se na base do terceiro ventrículo. Os mecanismos propostos para a PP associada aos hamartomas incluem liberação pulsátil de GnRH de forma independente pelo tumor, secreção sincrônica de GnRH por neurônios hipotalâmicos e células tumorais ou ainda ação indireta de fatores gliais (p. ex., TGF-α) estimulando secreção hipotalâmica.

Metástases para glândulas endócrinas

A doença metastática é responsável pela maior parte dos óbitos em oncologia. Células neoplásicas altamente agressivas e especialmente capacitadas são selecionadas para o processo de disseminação a locais distantes, onde estabelecem novos focos de crescimento tumoral. As duas glândulas mais acometidas por metástases são a suprarrenal e a hipófise, com importância fundamental na sobrevida dos pacientes.

Suprarrenal

As glândulas suprarrenais são sítios frequentes de disseminação metastática; em estudos de necropsia, estão acometidas em mais de 25% dos pacientes com neoplasias de sítio primário extrassuprarrenal. As metástases são geralmente descobertas no seguimento de pacientes oncológicos, em especial portadores de carcinomas de pulmão, mama, ovário e estômago, além de melanomas e linfomas. É raro que a doença metastática se apresente como incidentaloma em pacientes sem diagnóstico prévio de neoplasia (cerca de 0,4% em população não oncológica assintomática). Em casos como esses, as seguintes características em exames de imagem são sugestivas de metástases e importantes para o diagnóstico diferencial:

- Imagens irregulares e heterogêneas;
- Tendência à bilateralidade;
- Alto coeficiente de atenuação (> 20 unidades Hounsfield);
- Impregnação pelo meio de contraste;
- *Washout* menor do que 50% do meio de contraste após 10 minutos da administração;
- Imagem isointensa ou discretamente menos intensa do que o fígado em T1 e de intensidade alta a intermediária em T2;
- Captação de 18F-fluorodeoxiglicose (18F-FDG) no PET-SCAN.

Apenas 4% das metástases suprarrenais são sintomáticas, manifestando-se com insuficiência suprarrenal ou, mais raramente, hemorragia peritoneal. O prognóstico é ruim, com sobrevida média de 3 meses em pacientes sintomáticos.

Hipófise

Metástases para a região hipotalâmico-hipofisária são raras, correspondendo a cerca de 1 a 2% das massas selares. A incidência de metástases para a glândula hipófise é de 1% entre os pacientes com metástases intracranianas e, em estudos de necropsia, de aproximadamente 2 a 5% em todos os pacientes oncológicos avaliados. Metástases hipofisárias são geralmente assintomáticas e encontradas em espécimes de necropsia. Contudo, estima-se que sintomas estejam presentes em cerca de 2,5 a 18,2% dos casos. As manifestações clínicas mais comuns incluem diabetes insípido (70%) e paralisia de nervos cranianos (15%), em especial do nervo oculomotor. Perda visual e hipopituitarismo, sintomas comuns em pacientes com adenomas hipofisários, são menos frequentes em quadros de envolvimento metastático da glândula, mas podem ocorrer. Muitas neoplasias podem cursar com metástases hipofisárias, sendo mama e pulmão as principais. Outros tumores incluem câncer de próstata, melanoma, câncer de pâncreas e rim e tumores do trato gastrintestinal (TGI). Exames de imagem frequentemente revelam a invasão tumoral de estruturas adjacentes à hipófise, porém os achados são inespecíficos.

Complicações endócrinas da terapia contra o câncer

As principais complicações endócrinas da terapia contra o câncer são descritas a seguir e resumidas na Tabela 49.2.

Hipotálamo-hipófise

Radioterapia

Há uma relação bem estabelecida entre a dose total de radiação e o desenvolvimento de deficiência dos hormônios hipofisários. O eixo do hormônio do crescimento (GH) é o mais sensível à radiação, podendo ser afetado com doses de 18 grays (Gy). Doses de irradiação hipotalâmica maiores do que 40 Gy podem afetar a secreção de gonadotrofina, corticotrofina e tireotrofina. Alguns estudos sugerem que idade mais precoce no momento do tratamento está associada a efeitos mais deletérios.

A deficiência de GH é o distúrbio endócrino mais comum após a radioterapia craniana. Até que o crescimento se complete, recomenda-se avaliação da estatura a cada seis meses. Crianças com deficiência do crescimento devem ser inicialmente avaliadas com radiografia de mão e punho para idade óssea, hormônios tireoideanos e IGF-1. Se necessário, os testes de estímulo de GH são realizados (ver Capítulo 52, Testes laboratoriais). As medidas de segmentos corporais também devem ser tomadas para a avaliação da desproporção que pode ocorrer pelo crescimento epifisário alterado.

A PP e a puberdade no período adequado com rápida progressão estão associadas com doses de radiação craniana ≥ 18 Gy. Sexo feminino e idade precoce no momento do tratamento também são fatores de risco. Doses de radiação craniana maiores do que 40 Gy podem retardar a puberdade por deficiência de gonadotrofinas. É recomendada avaliação clínica anual com investigação do início e progressão de desenvolvimento puberal, função sexual e história menstrual. O LH, hormônio foliculoestimulante (FSH) e estradiol ou testosterona devem ser obtidos se há suspeita de puberdade precoce em meninas com menos de oito anos e meninos com menos de nove anos, assim como em todas as meninas com 13 anos e meninos com 14 anos expostos à terapia que possa danificar qualquer parte do eixo gonadal.

Terapias-alvo

O uso de anticorpos monoclonais anti-C antígeno de linfócito T citotóxico (TLA-4), como o ipilimumabe, que está sendo crescentemente utilizado para o tratamento do melanoma, leva ao desenvolvimento de hipofisite dose-dependente em aproximadamente 5% dos pacientes, predominantemente em homens, com início de 6 a 12 semanas após o início do tratamento e provavelmente relacionada a um processo autoimune. O número de pacientes acometidos parece aumentar quando o ipilimumabe é utilizado em conjunto com bevacizumabe (um agente antiangiogênico com questionável ação imunogênica) e diminuir quando o ipilimumabe é utilizado em combinação com radioterapia ou quimioterapia, provavelmente pela depleção imune relacionada a estas modalidades de tratamento.

Os sintomas se aproximam do quadro clássico de hipofisite linfocítica e têm gravidade bastante variável. Hipogonadismo hipogonadotrófico e perda de função tireoideana e suprarrenal são manifestações frequentes. O tratamento também é similar ao da hipofisite linfocítica, com resolução dos sintomas agudos poucos dias após o início da corticoterapia. Após a interrupção da medicação, a função tireoideana e gonadal normalizam em aproximadamente 50% dos pacientes, mas poucos pacientes se recuperam da insuficiência suprarrenal.

Gônadas

Radioterapia, quimioterapia e terapias-alvo podem causar hipogonadismo e infertilidade em ambos os sexos. É vital, portanto, que pacientes em idade fértil sejam orientados quanto à possibilidade desta complicação, oferecendo-lhes métodos de preservação de células germinativas quando indicado.

Radioterapia

O hipogonadismo primário pode resultar da irradiação dos testículos para recorrência de leucemia, irradiação pélvica para tumores sólidos, irradiação para linfoma de Hodgkin e irradiação corporal total para transplante de medula óssea. Os testículos são muito sensíveis à radiação e sofrem efeito dose-dependente: com 1 a 3 Gy, a azoospermia pode ser reversível; doses maiores do que 6 Gy tendem a causar azoospermia permanente. Doses maiores do que 20 Gy podem causar lesão das células de Leydig e afetar a produção de testosterona.

Quanto ao risco aumentado de falência ovariana, diversos campos de irradiação estão associados, incluindo coluna (lombar, sacral ou total), flancos, pelve, abdome total, vagina, bexiga, linfonodos ilíacos e irradiação corporal total. Pode ocorrer falência ovariana aguda e/ou prematura. Devido à redução do *pool* de oócitos que ocorre ao longo da vida, irradiação em idade mais tardia oferece maior risco dose-relacionado. Assim, doses tão baixas quanto 5 Gy podem afetar a função ovariana em meninas pós-púberes, e doses próximas de 10 Gy são necessárias para o mesmo efeito em meninas pré-púberes. Modelos matemáticos com base em dados da taxa de declínio de oócitos sugerem que a dose de 20,3 Gy é esterilizante em crianças, 18,4 Gy aos 10 anos e 16,5 Gy aos 20 anos.

Quimioterapia

De forma semelhante ao que ocorre na radioterapia, homens submetidos à quimioterapia geralmente apresentam azoospermia ou oligospermia sem alteração nos níveis de testosterona, pois as células de Leydig são menos comprometidas do que as células germinativas com doses menores de quimioterápicos. Pacientes com câncer testicular tratados com BEP (bleomicina, etoposide e cisplatina) têm uma chance de azoospermia que varia entre 19 e 47%, conforme a dose utilizada. A ciclofosfamida é um dos agentes alquilantes mais utilizados nos protocolos de tratamento de cânceres pediátricos; homens tratados com doses cumulativas de ciclofosfamida > 7,5 g/m^2 estão em risco de toxicidade gonadal.

Em mulheres, há relativa resistência ovariana à radioterapia e a quimioterápicos ciclocelulares específicos, como 5-fluorouracil e metotrexato, quando comparados à linhagem germinativa masculina. Por outro lado, quimioterápicos ciclocelulares não específicos, como agentes alquilantes, bleomicina, nitrossureias e procarbazina, estão relacionados à toxicidade, geralmente dose-dependente e mais comum em pacientes mais velhos. Alguns agentes alquilantes, como busulfan, pró-carbazina e mecloretamina, são particularmente gonadotóxicos. Crianças pré-púberes podem ser menos suscetíveis aos efeitos gonadais da quimioterapia.

Terapias-alvo

O bevacizumabe, anticorpo monoclonal com ação antiangiogênica, está relacionado à indução de falência ovariana em 34% das mulheres pré-menopáusicas em comparação com 2% do grupo-controle. Após cessação da terapia, 22% das pacientes tiveram normalização da função ovariana. O imatinibe é a terapia-alvo que foi relacionada à falência ovariana, mas até o momento não há dados clínicos conclusivos sobre os eventos adversos desta medicação ou outros inibidores quinase na função ovariana ou testicular.

Tireoide

Doenças da tireoide estão entre os eventos adversos endócrinos mais comuns da terapia contra o câncer e podem estar relacionadas a alguns quimioterápicos, à imunoterapia e à radioterapia de cabeça e pescoço. A tireoide é particularmente suscetível aos efeitos da radiação e está frequentemente envolvida no campo de irradiação diagnóstica ou terapêutica, podendo apresentar alterações funcionais e estruturais.

Radioterapia

Hipotireoidismo

Aproximadamente metade dos pacientes manifestam hipotireoidismo em 2 a 7 anos após a terapia, com um declínio da incidência após este período. O desenvolvimento de hipotireoidismo é diretamente proporcional à dose de radiação que atinge a tireoide, principalmente quando maior do que 20 Gy. O fator mais fortemente associado ao hipotireoidismo é a proximidade da zona irradiada com o leito tireoideano.

O hipotireoidismo secundário também pode ocorrer após irradiação da região hipotalâmico-hipofisária, de tumores cerebrais ou de alguns cânceres de cabeça e pescoço. O intervalo médio de tempo para a detecção de hipotireoidismo central é maior do que para o hipotireoidismo primário, chegando até 19 anos.

Tratando-se de crianças, o crescimento e o desenvolvimento neuropsicológico são fatores importantes. Portanto, recomenda-se que os pacientes que receberam radiação direta ou incidental na região tireoideana ou hipotalâmico-hipofisária sejam seguidos e avaliados, pelo menos, anualmente para história de sintomas de disfunção tireoideana, exame clínico e medida de tiroxina (T_4) e TSH (hormônio estimulante da tireoide).

Hipertireoidismo

Apesar de ser menos frequente do que o hipotireoidismo, a doença de Graves (DG) foi descrita, em media, 5,3 a 8 anos após o tratamento radioterápico. A maior dose de irradiação cervical e o maior tempo decorrido desde o tratamento radioterápico foram preditores independentes de hipertireoidismo.

Câncer de tireoide

Doses tão baixas quanto 10 centigrays (cGy) estão associadas com aumento na incidência de nódulos e câncer de tireoide. A exposição a doses baixas ou moderadas de raios X ou radiação gama está associada a um risco crescente de câncer de tireoide, proporcional à dose. O risco diminui com a exposição a doses maiores do que 30 Gy por morte celular.

O risco de câncer de tireoide é maior em crianças irradiadas antes dos cinco anos de idade, sendo atribuído à menor distância craniofacial e à rápida proliferação das células da tireoide. A incidência de câncer de tireoide é maior 10 a 15 anos após a exposição à radiação externa, com um tempo de latência de aproximadamente cinco anos.

A ultrassonografia pode revelar volume tireoideano reduzido e alterações estruturais. Mais de 40% dos pacientes irradiados apresentarão nódulos nesse exame, um terço dos quais será maligno. O Children's Oncology Group recomenda palpação anual da tireoide, seguida por ultrassonografia e outros testes em caso de nódulo palpável. Devido ao alto risco de malignidade, alguns autores recomendam ultrassonografia no primeiro ano e, posteriormente, a cada 2 a 3 anos. Deve-se realizar a punção por agulha fina (PAAF) em nódulos tireoideanos palpáveis, embora a avaliação citológica possa ser difícil pela presença de atipias celulares induzidas pela radiação. A Associação Americana de Tireoide recomenda que a PAAF seja realizada em nódulos menores do que o comum (menores do que 1 cm no maior diâmetro) se houver história de exposição à radiação.

Terapias-alvo

Parece haver dois padrões distintos de toxicidade tireoideana com terapias-alvo: o primeiro consiste em descompensação de um hipotireoidismo prévio, e o segundo consiste em um hipotireoidismo *de novo*, em pacientes sem doença tireoideana prévia. Os anticorpos monoclonais não estão relacionados a tireopatias, exceto os que o fazem por meio de mecanismos autoimunes, como o ipilimumabe, o alemtuzumabe e os anticorpos relacionados à via *programmed death 1* (p. ex., PD-1/PD-L1; nivolumabe), que podem induzir tireoidite, geralmente leve.

O sunitinibe é o inibidor quinase mais consistentemente relacionado ao hipotireoidismo. Em alguns estudos, mais de 50% dos pacientes tem elevação de TSH, que não necessariamente se traduz em doença clínica. Assim como o ipilimumabe e o nilotinibe, o sunitinibe está associado à indução de autoimunidade, podendo gerar hipertireoidismo transitório prévio ao hipotireoidismo. Interferon-α e IL-2, embora não sejam terapias-alvo, também levam ao aparecimento ou à exacerbação de tireoidite autoimune. O primeiro também pode causar DG, sendo importante realizar este diagnóstico diferencial em pacientes com hipertireoidismo em uso de Interferon-α.

Osso

Os distúrbios do metabolismo ósseo associados ao tratamento do câncer se devem geralmente à sobreposição dos efeitos de corticoides, quimioterápicos, terapia hormonal, desnutrição e hipogonadismo. O tratamento do câncer pode impedir a aquisição do pico de massa óssea e aumentar o risco de osteopenia grave e prematura. Quimioterápicos muito usados, como cisplatina e carboplatina, estão ligados à diminuição de massa óssea. O metotrexato por via oral utilizado por tempo prolongado pode levar à osteoporose grave.

Pacientes com deficiência concomitante de GH, hipogonadismo, hipertireoidismo ou que tenham comportamento de alto risco, como fumo, uso de álcool, falta de exercícios de peso ou baixa ingestão de cálcio, têm maior risco para densidade mineral óssea (DMO) reduzida. É recomendado o rastreamento da DMO por DEXA (*dual-energy X-ray absorptiometry*) anos após o fim do tratamento do câncer em sobreviventes de risco. Marcadores metabólicos da formação e reabsorção óssea podem ser úteis. Deve-se considerar a suplementação com cálcio e vitamina D e otimização das reposições hormonais.

Os inibidores quinase têm sido relacionados a hiperparatireoidismo secundário associado à hipofosfatemia, mas com aumento na DMO. Apesar do aumento de massa óssea, ainda não há evidência que sugira diminuição da incidência de fraturas nestes pacientes.

Quando usadas em conjunto com bifosfonatos, terapias-alvo podem aumentar o risco de osteonecrose de mandíbula.

Obesidade, síndrome metabólica e diabetes

Radioterapia

A irradiação craniana pode estar associada ao aumento de peso, frequentemente exacerbado pela deficiência concomitante de GH e hipotireoidismo. O risco é particularmente alto em indivíduos do sexo feminino, crianças com menos de quatro anos no momento do tratamento e que receberam doses de radiação hipotalâmica > 18 Gy. É recomendada a aferição anual da pressão arterial (PA) e do índice de massa corporal (IMC). Glicemia de jejum e perfil lipídico devem ser avaliados a cada dois anos em pacientes que se apresentam com sobrepeso ou obesidade, e a cada cinco anos em pacientes com peso normal.

Crianças e adultos jovens tratados com radioterapia abdominal ou corporal total apresentam risco aumentado de diabetes pela radiação do pâncreas. O risco é maior com a irradiação da cauda do pâncreas, onde as ilhotas de Langerhans estão concentradas, com doses até 20 a 29 Gy, alcançando um platô para doses maiores. Crianças menores do que dois anos de idade têm maior risco. O seguimento desses pacientes deve incluir rastreamento para diabetes.

Quimioterapia

Além dos corticoides contidos em alguns protocolos de quimioterapia, outros quimioterápicos podem interferir no metabolismo da glicose, geralmente causando hiperglicemia reversível com a suspensão do tratamento. Quimioterápicos que causam nefrotoxicidade podem induzir glicosúria por meio de dano tubular renal.

A L-asparaginase, usada majoritariamente em neoplasias hematológicas, está associada à hiperglicemia, que pode necessitar insulinoterapia em 1 a 14% dos pacientes. O cuidado deve ser intensificado após cessação do tratamento, pois hipoglicemias neste período não são incomuns. A estreptozotocina é usada primariamente para tratar tumores neuroendócrinos e de ilhotas pancreáticas e causa um dano específico às ilhotas parcialmente reversível que resulta em redução da tolerância à glicose em 6 a 60% dos pacientes.

Interferon-α está associado ao aparecimento de diabetes, bem como à deterioração do controle glicêmico em pacientes diabéticos, por mecanismos majoritariamente desconhecidos. O uso de temsirolimus resulta em diabetes em 10 a 30% dos

TABELA 49.2 Principais complicações endócrinas da terapia contra o câncer

Região	Terapia	Efeito
Hipotálamo-hipófise	Radioterapia craniana	Deficiência de GH Deficiência de gonadotrofinas PP Puberdade de rápida progressão
	Terapias-alvo (ipilimumabe, ipilimumabe + bevacizumabe)	Hipofisite
Gônadas	Radioterapia gonadal	Oligo/azoospermia Produção inadequada de testosterona
	Quimioterapia (BEP, ciclofosfamida, agentes alquilantes, bleomicina, procarbazina)	Falência ovariana
	Terapias-alvo (bevacizumabe, imatinibe [incerto])	Falência ovariana
Tireoide	Radioterapia cervical	Hipotireoidismo Hipertireoidismo Câncer de tireoide
	Terapias-alvo (sunitinibe, ipilimumabe, nilotinibe, alemtuzumabe, nivolumabe)	Hipotireoidismo Tireoidite
Osso	Quimioterapia (cisplatina, carboplatina, metotrexato, corticoides)	Redução de massa óssea
	Terapias-alvo (imatinibe, sunitinibe)	Hiperparatireoidismo secundário com aumento da DMO
	Bifosfonatos associados a bevacizumabe	Osteonecrose de mandíbula
Obesidade Síndrome metabólica Diabetes	Radioterapia craniana	Aumento de peso
	Radioterapia abdominal	Diabetes
	Quimioterapia (corticoides, L-asparaginase, estreptozotocina, Interferon-α, temsirolimus)	Hiperglicemia Diabetes
	Terapias-alvo (dasatinibe, imatinibe, sorafenibe, sunitinibe)	Hipoglicemia Melhora do controle glicêmico
DI	Quimioterapia (temozolomida, ifosfamida, estreptozocina)	Sede Poliúria Hipernatremia

BEP, bleomicina, etoposide e cisplatina; DMO, densidade mineral óssea; GH, hormônio do crescimento; DI, diabetes insípido; PP, puberdade precoce.

pacientes, provavelmente por diminuir a liberação de insulina e a glicólise, a exemplo dos outros inibidores da via mTOR.

Terapias-alvo

Paradoxalmente, as terapias-alvo, especialmente os inibidores de tirosina-quinase, estão associados a uma diminuição modesta da glicemia e à melhora do controle glicêmico em pacientes diabéticos, bem como a alguns relatos de caso de hipoglicemia significativa em pacientes sem diabetes. Em um pequeno estudo retrospectivo com dasatinibe, imatinibe, sorafenibe e sunitinibe, este efeito hipoglicemiante levou à descontinuação das medicações para o diabetes em metade dos pacientes, incluindo pacientes em uso de insulina.

Diferentemente dos outros inibidores tirosina-quinase, o nilotinibe foi associado à hiperglicemia em cerca de 10% dos pacientes.

Diabetes insípido

O diabetes insipidus central (DI) é uma possível complicação do tratamento cirúrgico de tumores selares, podendo também estar relacionado à invasão tumoral da hipófise. Além disso, a temozolomida, quimioterápico usado em caso de tumores do SNC, recentemente foi relacionada a DI central reversível à retirada da medicação. Em paciente com câncer, também é possível a ocorrência de DI nefrogênico, geralmente como complicação do uso de antineoplásicos. Entre estas medicações, a ifosfamida, devido à indução de dano tubular distal, e a estreptozocina são os medicamentos mais consistentemente associados ao aparecimento de DI nefrogênico.

Leituras sugeridas

Children's Oncology Group. Long-term follow-up guidelines for survivors of childhood, adolescent and young adult cancers, version 3.0. Arcadia: Children's Oncology Group; 2008 [capturado em 18 jan 2015]. Disponível em: www.survivorshipguidelines.org.

Corsello SM, Barnabei A, Marchetti P, de Vecchis L, Salvatori R, Torino F. Endocrine side effects induced by immune checkpoint inhibitors. J Clin Endocrinol Metab. 2013;98(4):1361-75.

Lodish MB. Clinical review: kinase inhibitors: adverse effects related to the endocrine system. J Clin Endocrinol Metab. 2013;98(4):1333-42.

Pelosof LC, Gerber DE. Paraneoplastic syndromes: an approach to diagnosis and treatment. Mayo Clin Proc. 2010;85(9):838-54.

50

Endocrinopatias e o vírus da imunodeficiência humana

Rafael Vaz Machry
Sandra Pinho Silveiro

Definição

A infecção pelo vírus da imunodeficiência humana (HIV) pode causar ou predispor endocrinopatias. Além disso, com a maior sobrevida dos pacientes infectados por esse vírus, e em vigência de terapia antirretroviral (TARV), há maior incidência de endocrinopatias nos indivíduos infectados. Os mecanismos podem estar relacionados diretamente à infecção pelo HIV, às doenças oportunistas ou relacionados à TARV (Quadro 50.1).

O efeito imunomodulador das citocinas sobre o eixo hipotálamo-hipófise-glândulas efetoras pode justificar o desenvolvimento de endocrinopatias em pacientes infectados. Há estímulo para macrófagos secretarem mais interleucinas (IL-1, IL-6, IL-8) e fator de necrose tumoral (TNF, do inglês *tumor necrosis factor*), potentes estimuladores glandulares. De outra forma, o HIV também estimula a produção de células β policlonais e anticorpos, predispondo o paciente infectado a doenças autoimunes.

Anormalidades das suprarrenais, das gônadas, da tireoide, dos ossos e alterações metabólicas têm sido descritas. O tratamento desses distúrbios pode reduzir a mortalidade e melhorar a qualidade de vida. Entretanto, o diagnóstico pode ser difícil frente à variedade de medicações usadas e ao estado nutricional do paciente.

Etiologia, quadro clínico e tratamento

Acometimento das suprarrenais

O acometimento das suprarrenais é documentado em dois terços dos pacientes com síndrome da imunodeficiência adquirida (Aids) em exames *post-mortem*.

Várias alterações da produção de esteroides podem ser encontradas em pacientes portadores de HIV. Podem haver níveis de cortisol elevados acompanhados de baixa responsividade nos testes com hormônio adrecorticotrófico (ACTH). Ocorre estimulação da esteroidogênese suprarrenal pelas citocinas em excesso nestes pacientes, independentemente do estímulo pelo ACTH e pelo aumento da proteína carreadora de cortisol com a evolução da doença. Geralmente, esses pacientes têm níveis aumentados de cortisol e níveis reduzidos de sulfato de desidroepiandrosterona (SDHEA) como um desvio para a rota de produção de cortisol.

Insuficiência suprarrenal é bastante comum, principalmente por doenças infiltrativas oportunistas ou tumorais. Os sinais e sintomas podem se confundir com a doença de base, dependendo do estado geral do paciente. As principais causas de insuficiência suprarrenal estão listadas no Quadro 50.2. Alguns medicamentos utilizados para tratar as infecções re-

> **QUADRO 50.1**
> **Principais endocrinopatias associadas à infecção pelo vírus da imunodeficiência humana**
>
> **Endocrinopatias por efeito direto do HIV**
> Suprarrenalite
> Hipercortisolismo
> Necrose adeno-hipofisária idiopática
> Hiperprolactinemia
> Hipogonadismo primário
> Deficiência de GH
> Síndrome consumptiva do HIV
>
> **Destruição estrutural das glândulas por agentes oportunistas na Aids**
> Suprarrenalite por CMV
> Deficiência glandular (hipotireoidismo, hipo-hipofisário ou hiposuprarrenalismo) por abscesso ou hemorragia por infecção por micobactéria, criptococose ou toxoplasmose
> Tireoidite por *Pneumocistis*
>
> **Endocrinopatias relacionadas ao tratamento**
> DM e tolerância diminuída à glicose
> Dislipidemias
> Distúrbios eletrolíticos e da densidade mineral óssea
> Síndrome de reconstituição imune – doença de Graves
> Síndrome de lipodistrofia do HIV
> Pancreatite
>
> HIV, vírus da imunodeficiência humana; Aids, síndrome da imunodeficiência adquirida; GH, hormônio do crescimento; CMV, citomegalovírus; DM, diabetes melito.

lacionadas podem reduzir a síntese de cortisol e contribuir para a instalação da insuficiência suprarrenal, como o cetoconazol (diminuição de síntese do cortisol) e a rifampicina (aumento do catabolismo).

Pacientes portadores de HIV podem apresentar um quadro chamado pseudo-Cushing (lipodistrofia), e os achados clínicos sugerem síndrome de Cushing (SC). Algumas alterações hormonais, como cortisolúria de 24 horas aumentada, podem existir, mas o diagnóstico completo não é fechado.

Existem relatos também de SC pela associação de ritonavir, comumente usando em pacientes com Aids, e corticoides inalatórios. A justificativa para isso estaria na metabolização da budesonida ou triancinolona pelo citocromo P450-3A4, bloqueado pelo ritonavir.

Acometimento da tireoide

Entre pacientes infectados pelo HIV, 1 a 2% apresentam doenças da tireoide, porém 35% podem apresentar apenas alterações em exames laboratoriais de função tireoideana.

As doenças da tireoide são as mesmas prevalentes na população não infectada. Entretanto, pacientes com imunossupressão avançada estão predispostos a doenças oportunistas, que podem infectar e infiltrar a tireoide. Casos de tireoidite são relatados por pneumocistose, criptococose, leishmaniose visceral, linfomas e sarcoma de Kaposi.

A prevalência de hipotireoidismo é a mesma que na população em geral. Apesar da principal causa permanecer como doença autoimune (tireoidite de Hashimoto), há alguns relatos da doença associada à síndrome de reconstituição imune após o início da TARV. Interação entre inibidores da protease (IPs) e levotiroxina tem sido descrita, pois compartilham a mesma via metabólica de glicoronidação. Contudo, o impacto clínico dessa interação não está estabelecido. Hipotireoidismo subclínico (tireotrofina [TSH] aumentada e tiroxina [T_4] normal) chega a desenvolver-se em 12,2% dos pacientes em uso de TARV, mas raramente com antitireoperoxidase (antiTPO) positivo. Estavudina parece estar relacionada em alguns estudos, mas o mecanismo permanece em investigação. As indicações de tratamento de hipotireoidismo subclínico permanecem as mesmas para pacientes não infectados pelo HIV. Tiroxina livre (T_4L) baixo isoladamente pode ocorrer em pacientes usando didanosina, estavudina e ritonavir. O teste de estímulo com hormônio liberador da tireotrofina (TRH, do inglês *thyrotropin releasing hormone*) pode apresentar-se alterado, simulando hipotireoidismo central.

A doença de Graves pode ser desencadeada pelo início da TARV, geralmente após 12 a 36 meses de tratamento, como síndrome de reconstituição imune tardia (diferente do quadro precoce – relacionado a infecções). A justificativa para este fenômeno é a elevação bifásica da contagem de linfócitos CD4 após início da TARV, podendo a doença de Graves ser desencadeada no segundo pico (CD4 nativos). O tratamento é igual ao indicado para pacientes não infectados pelo HIV.

Acometimento das gônadas

A prevalência de hipogonadismo varia de 13 a 17% dos pacientes infectados pelo HIV, com aumento destes números com o avançar da idade, chegando a uma prevalência de 32% em idosos. A patogênese tem mudado nos últimos 20 anos. Antes do uso da TARV, o hipogonadismo estava relacionado com doença avançada, associado à desnutrição e infecções oportunistas nas gônadas (micobacterioses, toxoplasmose e citomegalovirose). Excesso de citocinas e quimioterápicos para doenças neoplásicas associadas também se relacionava ao afetar diretamente os testículos.

Com o advento da TARV, as causas oportunistas reduziram drasticamente. Atualmente, a prevalência de hipogonadismo é bem menor, sendo mais relacionada a efeito de medicamentos usados por esses pacientes, ou drogas ilícitas. Ainda não há dados que confirmem uma relação causal com o uso da TARV.

Hipogonadismo secundário é um achado possível em doença avançada, com malignidades associadas ao HIV (linfomas e sarcoma de Kaposi) ou infecções oportunistas comprometendo o eixo hipotálamo-hipófise. Também pode estar relacionada à hiperprolactinemia ocasionada pelo uso de inibidores de protease (IP), geralmente associada à galactorreia.

Entre as mulheres infectadas pelo HIV, 25% podem apresentar amenorreia, sendo causada por fatores estressores da doença de base. Em contraste, anovulação está presente em 50% dessas pacientes, relacionada à redução da contagem de linfócitos CD4. Menopausa precoce está descrita em 8% das pacientes. Em mulheres com baixo peso, a redução dos níveis de androgênios pode estar associada, e a reposição parece ter maior benefício, em comparação às mulheres não infectadas pelo HIV.

Tanto no hipogonadismo masculino quanto no feminino, as recomendações de tratamento são as mesmas para pacientes não infectados pelo HIV.

Alteração do metabolismo ósseo

Fraturas patológicas são mais frequentes em pacientes infectados pelo vírus HIV, e a osteoporose tem uma prevalência nesta população em torno de 15%.

A causa parece ser multifatorial, mas o mecanismo definitivo da relação entre a infecção por este vírus e a maior prevalência de osteoporose ainda não está bem definido. Sugere-se que há efeito direto do vírus induzindo osteoclastogênese e reduzindo a função osteoblástica, mediada por citocinas e proteínas inflamatórias. Entre os pacientes que usam TARV, o risco de fraturas parece ainda maior. Baixo índice de massa corporal e deficiência de vitamina D também são bastante prevalentes nestes pacientes, contribuindo para o risco de fraturas.

A infecção pelo HIV isoladamente não está relacionada à deficiência de vitamina D. Entretanto,

---

QUADRO 50.2

Principais causas de insuficiência suprarrenal no vírus da imunodeficiência humana

Infecciosas:
CMV (principal)
Mycobacterium tuberculosis
Mycobacterium avium
Cryptococcus neoformans
Histoplasma capsulatum
Pneumocystis jirovesi
Toxoplasma gondii

Neoplásicas
Sarcoma de Kaposi
Linfomas

Medicamentos
Cetoconazol, rifampicina

Outras
Hemorragia
Fibrose
Infarto
Depleção cortical lipídica

CMV, citomegalovírus.

estes pacientes estão expostos a outros fatores de risco para deficiências vitamínicas. A necessidade de dosar vitamina D sérica ainda não está completamente estabelecida quanto a custo-efetividade, porém já é uma recomendação frente à prevalência e possível benefício de reposição em pacientes com outros fatores que predispõem à fragilidade óssea. Quanto ao uso de TARV, alguns estudos observacionais mostram que o uso de efavirenz está relacionado à redução dos níveis de vitamina D já no primeiro ano de uso. Alguns dados também relacionam esta deficiência com IP e inibidores da transcriptase reversa de nucleosídeos (ITRNs), em especial tenofovir, mas ainda são inconsistentes. O uso de tenofovir está associado a hiperparatireoidismo secundário e aumento de reabsorção óssea, em função da maior 1α-hidroxilação de 25-hidroxivitamina D em 1,25-hidroxivitamina D.

Disglicemias

Pacientes em uso de antirretrovirais têm maior risco de desenvolver tolerância diminuída à glicose ou diabetes melito (DM) e acúmulo de gordura abdominal, principalmente aqueles que usam IP e alguns ITRNs.

O risco de disglicemias está entre 10 a 14%, e o desenvolvimento de síndrome metabólica, em 30%. O risco de desenvolver DM parece estar principalmente relacionado à TARV, visto que a prevalência de distúrbios glicêmicos em pacientes portadores do HIV ainda sem uso dessas medicações é similar à da população geral. Entretanto, poucos estudos apresentam estes dados, sendo a maioria realizados em paciente em uso de TARV. Com o envelhecimento da população, a prevalência tende a aumentar.

Fatores de risco, como idade avançada, sexo masculino, obesidade, lipoproteína de alta densidade (HDL, do inglês *high-density lipoprotein*) baixo e colesterol total elevado, associam-se a outros fatores de risco específicos destes pacientes, como lipodistrofia e imunossupressão.

Em alguns estudos em pacientes sem uso de TARV, há descrição do aumento da concentração de "ácidos graxos-sintetase" depois da infecção pelo HIV, alterando a síntese de lipídeos. Pacientes coinfectados pelo vírus da hepatite C (HCV) parecem ter níveis ainda mais altos desta enzima. Níveis séricos de insulina e marcadores inflamatórios estão diretamente relacionados com os níveis de "ácidos graxos-sintetase", indicando relação com maior resistência insulínica nestes pacientes, mesmo sem ainda alterar a glicemia.

A lipodistrofia acelera o fluxo hepático de ácidos graxos neste órgão já com capacidade reduzida de oxidação de gorduras. Tais fatores predispõem o desenvolvimento de esteatose hepática. Acredita-se que a resistência insulínica nos pacientes infectados com HIV está mais relacionada ao acúmulo de gordura hepática do que ao acúmulo de gordura intra-abdominal. A prevalência de esteatose hepática aumenta nos pacientes coinfectados por HCV (40-69%), comparados aos pacientes apenas infectados pelo HIV (30%).

Outros fatores que também predispõem ao desenvolvimento de lipodistrofia são a deficiência parcial ou completa de GH (mais comum nestes pacientes), baixa contagem de CD4 (< 200 células/mL), tempo prolongado de infecção e alta carga viral.

Alterações clínicas da distribuição de gorduras corporais são percebidas em pacientes em uso de IP e ITRN. Vários fatores endócrinos podem justificar estas alterações. Atualmente, as adipocinas leptina e adiponectina, relacionadas ao controle do apetite, e marcadores inflamatórios são reconhecidamente as mais envolvidas. Hipoleptinemia, hipertrigliceridemia e hiperinsulinemia são percebidas já com seis meses do início da TARV. Hipoadiponectinemia pode existir antes mesmo de iniciar o tratamento.

Os ITRNs inibem a replicação mitocondrial, causando resistência insulínica lipotóxica, visto que músculos e fígado se tornam incapazes de oxidar gorduras. Quanto aos IPs, trabalhos *in vitro* parecem justificar a piora do controle glicêmico (CG) pelo bloqueio do transportador GLUT4, responsável pelo consumo de glicose nos tecidos estimulado pela insulina. Outros mecanismos de menor impacto também parecem estar envolvidos.

Inibidores da transcriptase reversa não nucleosídeos (ITRNNs), inibidores de fusão (IF) e inibidores da integrase (II) não parecem estar envolvidos no desenvolvimento de resistência insulínica.

Dislipidemia

Anormalidades lipídicas, especialmente HDL-colesterol baixo e triglicerídeos aumentados, são observadas precocemente em 50% dos pacientes portadores de HIV. Similar a outras infecções e condições inflamatórias, estas alterações são mediadas por citocinas inflamatórias, incluindo interferon-α, TNF e IL-1. Estas citocinas estimulam a síntese hepática de ácidos graxos, aumentam a produção de VLDL-colesterol (VLDL, lipoproteína de muito baixa densidade, do inglês *very low density lipoprotein*) e estimulam a lipólise, levando à hipertrigliceridemia. Considerando HDL-colesterol baixo, o mecanismo ainda é desconhecido.

Quanto à lipoproteína de baixa densidade (LDL, do inglês *low-density lipoprotein*), antes da TARV, os pacientes infectados pelo HIV geralmente apresentam níveis mais baixos do que a população não infectada. Entretanto, as partículas de LDL são menores e mais densas, contribuindo ainda mais para aterogênese.

Em relação à TARV, os pacientes tratados podem apresentar uma variedade de alterações no perfil lipídico, dependendo do tipo de medicamento ou associações em uso de IP – em especial, as associações lopinavir-ritonavir, fosamprenavir-ritonavir e tipranavir-ritonavir – estão associados à elevação dos níveis de VDRL, do LDL e dos triglicerídeos. Os níveis de HDL podem aumentar, mas sem alcançar níveis recomendáveis com efeito protetor cardiovascular.

Quanto aos ITRN, estavudina e zidovudina são os que estão mais associados à elevação dos níveis de colesterol e triglicerídeos, sendo recomendado evitá-los em pacientes com fatores de risco cardiovascular, como lipodistrofia. Tenofovir é a opção de escolha em pacientes dislipidêmicos, por apresentar o menor efeito sobre o perfil lipídico. Apesar de abacavir e didanosina apresentarem efeitos similares ao tenofovir, por outros motivos, parece aumentar o risco cardiovascular em pacientes com outros fatores de risco. Lamivudina também apresenta poucos efeitos sobre o perfil lipídico.

Em relação aos ITRNNs (efavirenz e nevirapina), estudos mostram que o uso destas medicações pode aumentar o nível de HDL em 8 a 10 mg/dL. Além disso, pode levar a um modesto aumento de LDL e triglicerídeos. Entretanto, não parece alterar desfechos cardiovasculares.

Leituras sugeridas

Brown TT. The effects of HIV-1 infection on endocrine organs. Best Pract Res Clin Endocrinol Metab. 2011;25(3):403-13.

Childs K, Welz T, Samarawickrama A, Post FA. Effects of vitamin D deficiency and combination antiretroviral therapy on bone in HIV-positive patients. AIDS. 2012;26(3):253-62.

Dubé PM, Cadden JJ. Lipid metabolism in treated HIV infection. Best Pract Res Clin Endocrinol Metab. 2011;25(3):429-42.

Gotter AG, Powderly WG. Endocrine complications of human immunodeficiency virus infection: Hypogonadism, bone disease and Tenofovir-related toxicity. Best Pract Res Clin Endocrinol Metab. 2011;25(3):501-15.

Gutierrez AD, Balasubramanyam A. Dysregulation of glucose metabolism in HIV patients: epidemiology, mechanisms and management. Endocrine. 2012;41(1):1-10.

Hoffmann CJ, Brown TT. Thyroid function abnormalities in HIV-infected patients. Clinical Infectious Disease. 2007;45(4):488-94.

Mayo J, Collazos J, Martinez E, Ibarra S. Suprarrenal function in human immunodeficiency virus infected patient. Arch Intern Med. 2002;162(10):1095-98.

Paik II, Kotler DP. The prevalence and pathogenesis of diabetes melito in treated HIV-infection. Best Pract Res Clin Endocrinol Metab. 2011;25(3):469-78.

Petoumenos K, Worm SW, Fontas E, Weber R, De Wit S, Bruyand M, et al. Predicting the short-term risk of diabetes in HIV-positive patients: the data collection on adverse events of Anti-HIV Drugs (D:A:D). J Int AIDS Soc. 2012;15(2):17.

Sinha U, Sengupta N, Mukhopadhyay P, Roy KS. Human immunodeficiency virus endocrinopathy. Ind J Endocrinol Metab. 2011;15(4):251-60.

Torti C, Mazziotti G, Soldini PA, Foca E, Maroldi R, Gotti D, et al. High prevalence of radiological vertebral fractures in HIV-infected males. Endocrine. 2012;41(3):512-7.

51

Síndromes genéticas e tumores endócrinos

Sabrina Coelli
Sandra Pinho Silveiro

Definição

Diversas síndromes genéticas relacionam-se ao surgimento de tumores endócrinos. Seu diagnóstico e seguimento, no entanto, devem ser diferenciados do manejo de pacientes com tumores esporádicos isolados.

As principais síndromes genéticas relacionadas a tumores endócrinos – Li-Fraumeni, Beckwith-Wiedemann, síndrome de Cowden, polipose adenomatosa familiar, síndrome de Werner, síndrome de Peutz-Jeghers e doença de von Recklinghausen – serão descritas e estão apresentadas de forma resumida na Tabela 51.1, no final do capítulo.

Síndrome de Li-Fraumeni

A síndrome de Li-Fraumeni, descrita pela primeira vez em 1969, consiste em uma síndrome autossômica dominante que confere um maior risco ao desenvolvimento de câncer, principalmente antes dos 45 anos. As mulheres apresentam um risco significativamente maior de desenvolver câncer ao longo de sua vida em relação aos homens com Li-Fraumeni.

Os tumores frequentemente associados a essa síndrome são sarcomas de partes moles, osteossarcomas, cânceres de mama, tumores cerebrais e carcinomas suprarrenocorticais, incluindo cerca de 70% de todos os tumores relacionados à síndrome de Li-Fraumeni. O desenvolvimento de cânceres gastrintestinais, geniturinários, leucemias, neuroblastomas, cânceres de pulmão e de pele também são descritos. Em algumas famílias, foi reportado câncer de tireoide não medular.

Sua patogênese envolve uma mutação na linhagem germinativa do gene supressor tumoral p53 (TP53), relacionado à proliferação celular, à apoptose e à estabilidade genômica. A probabilidade de uma mutação em TP53 é de 50 a 80% em crianças com carcinoma suprarrenocortical, mesmo na ausência de história familiar. Mutações nesse gene também podem ocorrer em indivíduos com carcinomas suprarrenocorticais de início na idade adulta, embora a chance desse achado seja menor. Aproximadamente 6% dos indivíduos maiores de 18 anos com carcinoma suprarrenocortical apresentam uma alteração patogênica em TP53. Dessa forma, o diagnóstico deve ser suspeito em qualquer paciente com história de carcinoma suprarrenocortical.

O diagnóstico da síndrome é inicialmente clínico, estabelecido a partir de critérios clássicos e suas variantes (Quadro 51.1), ou naqueles pacientes que têm uma mutação germinativa no gene TP53, independentemente de história de câncer na família.

No seguimento desses pacientes, é recomendado que crianças e adultos sejam submetidos a um exame físico anual e a um acompanhamento orientado com base no padrão de câncer observado em sua família. Recentemente, foi relatado o uso de PET-CT (tomografia por emissão de pósitrons acoplada a tomografia computadorizada)

> **QUADRO 51.1**
> **Critérios diagnósticos da síndrome de Li-Fraumeni**
>
> **Clássico Li e Fraumeni**
> Sarcoma diagnosticado antes dos 45 anos E
> História familiar em 1º grau de qualquer tipo de câncer antes dos 45 anos E
> História familiar em 1º ou 2º grau de câncer antes dos 45 anos ou um sarcoma em qualquer idade
>
> **Variante Birch**
> Câncer na infância ou sarcoma, tumor cerebral ou carcinoma suprarrenocortical antes dos 45 anos E
> História familiar em 1º ou 2º grau com câncer geralmente relacionado a Li-Fraumeni (sarcoma, câncer de mama, tumor cerebral, carcinoma suprarrenocortical, leucemia) em qualquer idade E
> História familiar em 1º ou 2º grau com diagnóstico de câncer antes dos 60 anos
>
> **Chompret**
> Sarcoma, tumor cerebral, câncer de mama ou carcinoma suprarrenocortical antes dos 36 anos E História familiar em 1º ou 2º grau de câncer antes dos 46 anos (exceto em câncer de mama) OU História familiar com múltiplos tumores primários em qualquer idade OU Múltiplos tumores primários, dois dos quais sejam sarcoma, tumor cerebral, câncer de mama e/ou carcinoma suprarrenocortical, com o primeiro tumor diagnosticado antes dos 36 anos, independente de história familiar OU
> Carcinoma suprarrenocortical em qualquer idade e independente da história familiar
>
> **Chompret modificado**
> Câncer típico de Li-Fraumeni (sarcoma, osteossarcoma, câncer de mama pré-menopausa, tumor cerebral, carcinoma suprarrenocortical, leucemia ou carcinoma broncoalveolar) antes dos 46 anos E História familiar de 1º ou 2º grau com câncer típico de Li-Fraumeni antes dos 56 anos (exceto em câncer de mama) ou com múltiplos tumores OU
> Múltiplos tumores (exceto em câncer de mama), sendo, pelo menos, dois pertencentes ao espectro de Li-Fraumeni e o primeiro diagnosticado antes dos 46 anos OU
> Carcinoma suprarrenocortical ou tumor do plexo coroide em qualquer idade ou câncer de mama antes dos 36 anos sem mutação nos genes *BRCA 1* ou 2, independente de história familiar
>
> Fonte: Gonzalez e colaboradores[1] e Mazzuco e colaboradores.[2]

como uma modalidade de vigilância clínica para identificação de lesões em adultos assintomáticos e têm sido descritos relatos de detecção de câncer infantil previamente aos sintomas, principalmente de carcinomas suprarrenocorticais.

Além disso, indivíduos que apresentem a mutação em TP53 devem ser orientados a evitar a exposição a carcinógenos, como radiação, tabagismo ou uso excessivo de álcool. É apropriado o encaminhamento do indivíduo para aconselhamento genético. O teste molecular de mutações em p53 em membros assintomáticos de famílias com síndrome genética, no entanto, é controversa, haja vista a sua expressividade variável, a diversidade de tumores e as incertezas quanto ao seguimento de um indivíduo portador da mutação, além de seu impacto psicossocial.

Síndrome de Beckwith-Wiedemann

A síndrome de Beckwith-Wiedemann é uma das causas de supercrescimento pediátrico, envolvendo uma predisposição para o desenvolvimento de tumores. Afeta ambos os sexos em igual frequência, exceto em gêmeos monozigóticos, quando a incidência é superior no sexo feminino.

Em geral, a síndrome ocorre esporadicamente (85%), ao passo que a transmissão familiar corresponde a aproximadamente 15% dos casos, com um padrão de herança autossômico dominante. Sua etiologia envolve alterações epigenéticas e/ou genéticas no cromossomo 11p15. Mutações no gene *CDKN1C* (*cyclin-dependent kinase inhibitor 1C*) também foram identificadas, assim como em outros genes, como *IGF2, H19, KCNQ1, KCNQ1OT1*.

A síndrome foi originalmente chamada de EMG, de acordo com três achados: onfalocele *(exomphalos)*, macroglossia e gigantismo. As características mais frequentemente observadas são supercrescimento (aproximadamente no percentil 97 para peso e altura), defeitos na parede abdominal anterior, como onfalocele e hérnia umbilical, macroglossia, visceromegalia, incluindo fígado, baço, pâncreas, rins, suprarrenais. A hipoglicemia neonatal, relatada em 30 a 50% dos recém-nascidos (RNs) com essa síndrome, é provavelmente resultado da hiperplasia das células das ilhotas pancreáticas e consequente hiperinsulinemia. Outros achados menos comuns incluem hipotireoidismo, hipercolesterolemia e policitemia. A citomegalia suprarrenocortical fetal é um achado patognomônico para a síndrome de Beckwith-Wiedmann.

Pacientes portadores dessa síndrome genética também apresentam uma predisposição para o desenvolvimento de vários tumores malignos e benignos, com um risco estimado em 7,5% entre os primeiros 8 a 10 anos de vida. Após essa idade, o risco de câncer declina, aproximando-se do risco basal da população. Os tumores mais comuns reportados incluem tumor de Wilms, hepatoblastoma, rabdomiossarcoma, neuroblastoma e carcinoma suprarrenocortical.

Nenhum consenso sobre os critérios diagnósticos clínicos foi estabelecido devido à heterogeneidade na apresentação sindrômica. De uma maneira geral, aceita-se a presença de ao menos três achados maiores ou dois maiores e um menor para reforçar o diagnóstico (Quadro 51.2). No entanto, cabe ressaltar a importância dos testes moleculares para confirmação diagnóstica.

O manejo desses pacientes envolve suporte médico e intervenções cirúrgicas, quando necessárias. Recomenda-se exame físico, incluindo a palpação abdominal por um clínico a cada seis meses. O seguimento do desenvolvimento de tumores também inclui a ultrassonografia (US) abdominal a cada três meses até os oito anos de idade completos, para avaliar rins, fígado, pâncreas e suprarrenais. No caso de alterações no exame de imagem, TC ou ressonância magnética (RM) estão indicadas para uma resolução mais adequada. Dessa forma, qualquer achado sugestivo, seja no exame físico, seja no exame de imagem, deve ser investigado imediatamente, junto com um especialista, como um oncologista pediátrico.

Síndrome de Cowden

A síndrome de Cowden é uma doença genética, autossômica dominante, cuja principal manifestação é a presença de múltiplos hamartomas. É uma condição rara, com uma prevalência estimada de 1/200.000, mais frequentemente em adultos jovens (20-30 anos), envolvendo ambos os sexos. Mutações na linhagem germinativa do gene supressor tumoral PTEN, localizado no cromossomo 10q23, são as responsáveis por essa condição clínica.

As lesões mucocutâneas, características da síndrome de Cowden, estão associadas com o envolvimento de outros sistemas. A alteração genética da síndrome predispõe à transformação maligna de hamartomas benignos em tecidos como mama, rim, tireoide, intestino e endométrio. Apesar de se relacionar com a doença fibrocística e com carcinomas da mama, carcinoma do endométrio e pólipos gastrintestinais, a manifestação extracutânea mais frequente ocorre na tireoide (> 75% dos casos).

Na tireoide, essa alteração genética pode resultar em bócio multinodular, tireoidite linfocítica, adenomas, ducto tireoglosso ou disfunção tireoideana. O câncer tireóideo ocorre em 3 a 10% dos pacientes portadores dessa síndrome, sendo que esses tumores são exclusivamente do tipo papilar ou folicular.

O diagnóstico da síndrome de Cowden é essencialmente clínico, com base em critérios estabelecidos pela International Cowden Syndrome Consortium (ICSC) (Quadro 51.3).[3] Entre os critérios diagnósticos, vale ressaltar a presença de envolvimento da glândula tireoide, evidenciando sua forte associação com o quadro sindrômico.

O manejo da síndrome de Cowden é multidisciplinar. Em indivíduos maiores de 18 anos ou cinco anos antes da idade mais jovem de surgimento de câncer na família, recomenda-se avaliação clínica anual. Para avaliação da tireoide, uma ultrassonografia da glândula anual a partir do diagnóstico é o recomendado.

Polipose adenomatosa familiar

A polipose adenomatosa familiar (PAF) é uma alteração autossômica dominante associada com desenvolvimento precoce de múltiplos pólipos ade-

QUADRO 51.2
Critérios diagnósticos na síndrome de Beckwith-Wiedmann

Critérios maiores	Critérios menores
História familiar positiva	Achados na gravidez, incluindo polidrâmnios e prematuridade
Macrossomia (altura e peso > 97th)	
Defeito de parede abdominal	Hipoglicemia neonatal
Pregas no lobo anterior da orelha e/ou fendas helicoidais posteriores (bilateral ou unilateral)	*Nevus flammeus*, outras malformações vasculares
	Alterações estruturais cardíacas
Macroglossia	Fácies característica
Visceromegalia intra-abdominal	Diástase do reto abdominal
Tumor embrionário na infância	Idade óssea avançada
Hemi-hiperplasia	
Citomegalia do córtex suprarrenal fetal (patognomônico)	
Anormalidades renais	
Fenda palatina	

Fonte: Weksberg, Shuman e Beckwith.[4]

---

nomatosos no colo do intestino e no reto. A PAF é uma doença relativamente comum, com uma incidência variável de 1/6.850 a 1/31.250 nascidos vivos, manifestando-se principalmente a partir da terceira década de vida. A síndrome em questão é o resultado de uma mutação no gene supressor tumoral APC, localizado no cromossomo 5q21-22.

O diagnóstico da PAF é realizado a partir da visualização de mais de 100 pólipos no exame de sigmoidoscopia. A formação de uma grande quantidade de pólipos adenomatosos aumenta consideravelmente o risco de câncer colorretal, sendo que aproximadamente 100% dos indivíduos portadores de PAF desenvolverão câncer colorretal.

Manifestações extraintestinais também estão presentes nessa síndrome, que incluem benignidades, como osteomas, alterações dentárias, hipertrofia congênita do epitélio da retina, cistos epidermoides, tumores desmoides e adenomas suprarrenocorticais. As lesões malignas mais frequentes são o câncer de tireoide, o câncer de pâncreas, os tumores cerebrais e o hepatoblastoma.

Aproximadamente 50 casos foram reportados na literatura descrevendo tumores suprarrenais em pacientes com PAF, com uma ampla faixa etária (14 a 70 anos). A maioria das massas na suprarrenal nesses pacientes são não funcionantes. Encontradas acidentalmente, essas massas não requerem

QUADRO 51.3
Critérios diagnósticos para a síndrome de Cowden

Critérios patognomônicos	Critérios maiores	Critérios menores
Lesões mucocutâneas (tricolemomas, ceratose acral, lesões papilomatosas)	Câncer de mama	Doença fibrocística da mama
	Câncer de tireoide papilar ou folicular	Outras lesões tireoideanas
		Deficiência mental
Lesões mucosas	Macrocefalia (percentil > 97th)	Hamartomas gastrintestinais
Doença de Lhermitte-Duclos		Fibromas
	Câncer de endométrio	Lipomas
		Alterações geniturinárias

Fonte: Metzer e Milas.[3]

um rastreamento sistemático para tumores suprarrenocorticais, exceto se há sinais e sintomas clínicos que sugerem hiperfunção, como face em lua cheia, estrias, hipertensão, hirsutismo, diabetes melito (DM), hipocalemia ou ganho de peso. A dosagem hormonal, assim como exames de imagem a cada 6 a 12 meses, podem ser realizados, caso haja alguma suspeita.

Por outro lado, o câncer de tireoide é diagnosticado em 2,6 a 7% dos pacientes com PAF. Essa prevalência é ainda maior em mulheres jovens, que estão sob um risco de aproximadamente 160 vezes maior de desenvolver câncer de tireoide, em sua maioria do tipo papilar.

Não há diretrizes estabelecidas para o rastreamento do câncer de tireoide. Com base na elevada prevalência da neoplasia nesses pacientes, alguns clínicos recomendam o exame físico da glândula, assim como uma ultrassonografia cervical. Entre os clínicos que recomendam o exame anual em pacientes com PAF, alguns sugerem o início do rastreamento aos 16 anos; outros, aos 30 anos de idade. A eficácia de ultrassonografia de tireoide, no entanto, é questionada. Em relação ao rastreamento para o câncer de pâncreas, pode não valer a pena com os métodos atualmente disponíveis.

Síndrome de Werner

A síndrome de Werner é uma doença autossômica recessiva causada por mutações de perda de função no gene *WNR* no cromossomo 8p11-p12. Sua apresentação clínica engloba o desenvolvimento de características relacionadas ao envelhecimento precoce.

Os pacientes portadores dessa alteração nascem e se desenvolvem normalmente na infância até seus 20 anos, quando iniciam os sintomas. Catarata bilateral, perda de cabelo, anormalidades na pele que se assemelham ao perfil escleroderma, DM, atrofia muscular, doença vascular periférica e osteoporose são manifestações típicas. O diagnóstico é realizado por critérios clínicos, sendo definitivo na presença de todos os sinais cardinais e dois sinais adicionais (Quadro 51.4).

Múltiplos cânceres são também observados no início da meia-idade. A doença cardiovascular e as neoplasias são as principais causas de morte nesses indivíduos, levando-os a uma expectativa de vida próxima aos 54 anos. Até 25% dos pacientes desenvolvem sarcomas e carcinomas. As neoplasias mais frequentes associadas à síndrome de Werner incluem melanoma, meningioma, sarcomas de partes moles, leucemia e câncer de tireoide.

Em séries japonesas, a incidência geral do câncer de tireoide na síndrome de Werner é de 18%. Esses pacientes possuem um risco aproximadamente três vezes maior de desenvolver um carcinoma folicular de tireoide, e cerca de seis vezes maior para o carcinoma anaplásico de tireoide. Populações brancas, por outro lado, apresentam um risco aumentado de carcinoma papilar de tireoide.

Dessa forma, a incidência elevada do câncer de tireoide na síndrome de Werner justifica o rastreamento de rotina desse diagnóstico.

QUADRO 51.4
Critérios diagnósticos para a síndrome de Werner

Sinais cardinais	Sinais e sintomas adicionais
Catarata (bilateral)	DM
Características dermatológicas (pele fina, atrófica, alterações pigmentares, hiperceratose, ulcerações) e fácies de 'passarinho'	Hipogonadismo
	Osteoporose
	Osteoesclerose das falanges distais (mãos e/ou pés)
Pequena estatura	Calcificação de tecido mole
Consanguinidade dos pais ou irmão afetado	Aterosclerose prematura
Cabelos grisalhos precocemente ou queda de cabelo	Neoplasmas mesenquimais
	Mudança na voz
	Pés planos

DM, diabetes melito; IAM, infarto agudo do miocárdio.
Fonte: Lauper e colaboradores.[5]

Síndrome de Peutz-Jeghers

A síndrome de Peutz-Jeghers, descrita pela primeira vez em 1895, é uma doença autossômica dominante, cuja prevalência estimada é de 1/8.300 a 1/280.000 indivíduos, distribuída igualmente em ambos os sexos. Caracterizada por pólipos hamartomatosos gastrintestinais e hiperpigmentação mucocutânea, ela apresenta um aumento no risco de câncer.

A síndrome é resultado de uma mutação na linhagem germinativa do gene *STK11/LKB1* no cromossomo 19p13.3, na maioria dos casos. O diagnóstico da síndrome de Peutz-Jeghers ocorre na presença de qualquer um dos critérios diagnósticos (Quadro 51.5). Estudos revelam que nos pacientes que apresentam os critérios diagnósticos, mais de 94% tem a mutação no gene *STK11/LKB1* detectada.

O início da apresentação clínica ocorre entre os 10 e 13 anos de idade, geralmente, por meio de complicações gastrintestinais, como obstruções intestinais, dor abdominal, hemorragia digestiva. O aumento no risco de neoplasias inclui principalmente câncer de esôfago, estômago, colo do intestino e pâncreas, além de neoplasias de pulmão, mama, útero e ovário.

O risco cumulativo de desenvolvimento de neoplasia de pâncreas na síndrome de Peutz-Jeghers varia entre 7 e 36% aos 60 anos de idade. Dessa forma, no seguimento desses pacientes, o rastreamento do câncer pancreático, com a US abdominal anual, é discutível.

A síndrome de Peutz-Jeghers também tem sido associada com tumores endócrinos, como carcinoma suprarrenocortical e de tireoide. A associação da síndrome em questão com o câncer de tireoide é apresentada em poucos relatos na literatura, não sendo recomendado o rastreamento de rotina com ultrassonografia, pela escassa evidência. No entanto, o exame da glândula pode ser incluído nas avaliações clínicas regulares.

A relação entre a síndrome e o carcinoma suprarrenocortical é igualmente rara na literatura. Em razão de seu comportamento agressivo, o manejo descrito é essencialmente cirúrgico devido à resposta deficitária a terapias adjuvantes, como mitotano e radioterapia.

Doença de von Recklinghausen

A neurofibromatose tipo 1, ou doença de von Recklinghausen, é um distúrbio genético que afeta principalmente o sistema nervoso, a pele, os olhos e os ossos, com incidência de 1 para 3.500 nascidos vivos. Afeta indivíduos a partir dos oito anos, mas é frequentemente diagnosticada aos 20 anos, em média.

A doença surge a partir de uma alteração no gene *NF1*, localizado no cromossomo 17q11.2. O padrão de herança é autossômico dominante, mas mais de 50% dos casos de neurofibromatose tipo 1 é resultante de mutações esporádicas.

O diagnóstico da doença de von Recklinghausen é realizado a partir de dois dos sete critérios clássicos diagnósticos definidos pelo Instituto Nacional de Saúde dos Estados Unidos (Quadro 51.6). No entanto, um teste genético para a mutação não exclui o diagnóstico nos pacientes que preenchem os critérios clínicos, devido à possibilidade de mutações desconhecidas para a doença.

Entre suas manifestações clínicas, destaca-se o neurofibroma plexiforme, as manchas café com leite, os nódulos de Lisch na íris, as dificuldades no aprendizado, a epilepsia, a deficiência mental, a escoliose, as displasias vasculares. Além dessas

---

QUADRO 51.5

Critérios diagnósticos para a síndrome de Peutz-Jeghers

Dois ou mais pólipos de Peutz-Jeghers, confirmados histologicamente

Pigmentação mucocutânea característica em um indivíduo com história familiar próxima da síndrome de Peutz-Jeghers

Qualquer número de pólipos de Peutz-Jeghers detectado em um indivíduo com história familiar próxima da síndrome de Peutz-Jeghers OU com pigmentação mucocutânea característica

Fonte: Beggs e colaboradores.[6]

> **QUADRO 51.6**
> **Critérios diagnósticos para a neurofibromatose tipo 1**
>
> Seis ou mais máculas café com leite com diâmetro > 5 mm em pré-púberes ou > 15 mm após a puberdade
> Dois ou mais neurofibromas de qualquer tipo ou um neurofibroma plexiforme
> Sardas na região axilar ou inguinal
> Glioma óptico
> Dois ou mais nódulos de Lisch
> Uma lesão óssea característica, como displasia esfenoidal ou afinamento cortical de ossos longos com ou sem pseudoartrose
> História familiar em 1º grau de neurofibromatose tipo 1, diagnosticada pelos critérios anteriores
>
> Fonte: Lodish e Stratakis.[7]

características clínicas, sabe-se que essa síndrome contribui para o desenvolvimento de tumores, com um risco estimado entre 5 e 15%. Entre os tipos de câncer mais associados, estão sarcomas de tecidos moles, gliomas, tumores cerebrais, feocromocitomas, linfomas, leucemias, câncer de mama, esôfago, estômago, colo do intestino.

Os pacientes com neurofibromatose tipo 1 apresentam um risco de 1 a 5% de desenvolverem feocromocitoma. Associado com a produção de catecolaminas na suprarrenal, o tumor pode provocar sintomas paroxísticos, como crises de taquicardia, elevações de pressão arterial (PA), cefaleia e sudorese. A hipertensão sustentada é uma característica de cerca de 60% dos pacientes com feocromocitoma na neurofibromatose tipo 1. Assim, aferir a PA anualmente, a fim de determinar a presença desse sinal, é o recomendado. Em pacientes sintomáticos com predisposição genética ao feocromocitoma, podem-se dosar as metanefrinas séricas e/ou urinárias e, caso essa dosagem esteja alterada, um exame de imagem pode ser realizado.

Embora raros, os tumores pancreáticos endócrinos também foram associados com essa síndrome genética, principalmente carcinoides duodenais (somatostatinomas). Esses tumores costumam causar dilatação da via biliar e pancreática, causando icterícia, náuseas, vômitos, hemorragias e dor abdominal. Metástases no fígado e em linfonodos ocorrem em 30% desses tumores. No entanto, em sua maioria, não são funcionantes. Carcinomas suprarrenocorticais e papilar de tireoide são outros tipos de tumor endócrino descritos nessa síndrome, embora hajam raríssimos casos publicados na literatura.

Referência

1. Gonzalez KD, Noltner KA, Buzin CH, Gu D, Wen-Fong CY, Nguyen VQ, et al. Beyond Li Fraumeni Syndrome: clinical characteristics of families with p53 germline mutations. J Clin Oncol. 2009;27(8):1250-6.
2. Mazzuco TL, Durand J, Chapman A, Crespigio J, Bourdeau I. Genetic aspects of adrenocortical tumours and hyperplasias. Clin Endocrinol. 2012; 77(1):1-10.
3. Metzger R, Milas M. Inherited cancer syndromes and the thyroid: an update. Curr Opin Oncol. 2014;26(1):51-61.
4. Weksberg R, Shuman C, Beckwith JB. Beckwith-Wiedemann syndrome. Eur J Hum Genet. 2010; 18(1):8-14.
5. Lauper JM, Krause A, Vaughan TL, Monnat RJ Jr. Spectrum and risk of neoplasia in Werner syndrome: a systematic review. PLoS One. 2013; 8(4):e59709.
6. Beggs AD, Latchford AR, Vasen HF, Moslein G, Alonso A, Aretz S, Bertario L, et al. Peutz-Jeghers syndrome: a systematic review and recommendations for management. Gut. 2010;59(7):975-86.
7. Lodish MB, Stratakis CA. Endocrine tumours in neurofibromatosis type 1, tuberous sclerosis and related syndromes. Best Pract Res Clin Endocrinol Metab. 2010;24(3):439-49.

Leituras sugeridas

Groen EJ, Roos A, Muntinghe FL, Enting RH, de Vries J, Kleibeuker JH, et al. extraintestinal manifestations of familial adenomatous polyposis. Ann Surg Oncol. 2008;15(9):2439-50.

Porto AC, Roider E, Ruzicka T. Cowden Syndrome: report of a case and brief review of literature. An Bras Dermatol. 2013;88(6 Suppl 1):52-5.

TABELA 51.1 Características clínicas e genéticas das neoplasias endócrinas relacionadas a neoplasias não endócrinas

Síndrome genética	Padrão de herança	Gene	Cromossomo	Idade	Neoplasia endócrina associada	Neoplasias não endócrinas associadas	Avaliação diagnóstica	Seguimento
Síndrome de Li-Fraumeni	Autossômica dominante	TP53	17p13	< 45 anos	Carcinoma suprarrenocortical	Sarcomas de partes moles Osteossarcomas Leucemias Câncer de mama Tumores cerebrais	Critérios clínicos Teste genético	Exame físico anual Avaliar tumores mais frequentes na família
Síndrome de Beckwith-Wiedemann	Mutações esporádicas (85%) Autossômica dominante (15%)	IGF2, H19, CDKN1C, KCNQ1, KCN Q1OT1	11p15	< 10 anos	Carcinoma suprarrenocortical	Tumor de Wilms Hepatoblastoma Neuroblastoma Rabdomiossarcoma	3 critérios clínicos maiores ou 2 critérios maiores + 1 critério menor Teste genético	Exame físico a cada 6 meses US abdominal a cada 3 meses até os 8 anos de idade
Síndrome de Cowden	Autossômica dominante	PTEN	10q23	20-30 anos	Câncer de tireoide (papilar ou folicular)	Hamartomas Carcinoma de mama Carcinoma de endométrio Câncer colorretal Carcinoma renal	Critérios clínicos diagnósticos	Exame físico anual US de tireoide anual
Polipose adenomatosa familiar	Autossômica dominante	APC	5q21-22	35-40 anos	Câncer de tireoide Câncer de pâncreas Adenomas suprarrenocorticais	Hepatoblastoma Tumores cerebrais Câncer gástrico Câncer colorretal Tumores desmoides Osteomas	Mais de 100 pólipos visualizados na sigmoidoscopia	

(continua)

TABELA 51.1 Características clínicas e genéticas das neoplasias endócrinas relacionadas a neoplasias não endócrinas

Síndrome genética	Padrão de herança	Gene	Cromossomo	Idade	Neoplasia endócrina associada	Neoplasias não endócrinas associadas	Avaliação diagnóstica	Seguimento
Síndrome de Werner	Autossômica recessiva	WNR	8p11–p12	Em média, 20 anos	Câncer de tireoide	Melanoma Meningioma Sarcomas de partes moles Leucemia	Critérios clínicos	
Síndrome de Peutz-Jeghers	Autossômica dominante	STK11/ LKB1	19p13.3	10–13 anos	Câncer de pâncreas Carcinoma suprarrenocortical Câncer de tireoide	Câncer de esôfago Câncer gástrico Câncer de colo do intestino Câncer de pulmão Neoplasias ginecológicas	Critérios clínicos Teste genético	
Doença de von Recklinghausen	Mutações esporádicas (> 50%) Autossômica dominante	NF1	17q11.2	Em média, 20 anos	Feocromocitomas Tumores pancreáticos	Sarcomas de tecidos moles Gliomas Linfomas e leucemias Câncer de mama Neoplasias gastrintestinais	Critérios clínicos	Aferir a PA anualmente

PA, pressão arterial; PAF, polipose adenomatosa familiar; US, ultrassonografia.

PARTE XII

Avaliação laboratorial em endocrinologia

52
Testes laboratoriais e funcionais em endocrinologia

Joíza Lins Camargo
Eduardo Ferreira Martins
Cristiane Bauermann Leitão
Leila Cristina Pedroso de Paula
Sandra Pinho Silveiro

A avaliação laboratorial em endocrinologia é complexa por várias razões. Em comparação com os testes bioquímicos em geral, como glicose e colesterol, que possuem concentração na ordem de miligramas (10^{-3}), os hormônios apresentam-se em quantidades pelo menos um milhão de vezes menor do que as demais moléculas, sendo ao redor de picogramas (10^{-12}) ou nanogramas (10^{-9}). Outro fator importante é que a concentração de um determinado hormônio pode variar rapidamente e flutuar na circulação, em curtos períodos de tempo, devido a condições/estímulos externos e variação biológica. Junto com tais fatores citados, somam-se as questões pré-analíticas e analíticas, como uso de medicamentos, preparo do paciente e armazenamento da amostra, as quais acrescem mais variabilidade nos resultados. Dessa forma, a interação do laboratório com o endocrinologista é fundamental para a correta execução e avaliação crítica dos resultados dos testes hormonais.

Neste capítulo, serão descritos alguns aspectos laboratoriais que devem ser levados em consideração antes da execução, da liberação e da interpretação final de um resultado de dosagem hormonal, bem como será descrito um passo a passo para a realização dos testes hormonais funcionais mais comumente realizados.

Aspectos pré-analíticos
Preparo do paciente

As informações sobre a preparação do paciente antes do exame laboratorial devem ser conhecidas e repassadas ao paciente adequadamente, para garantir o resultado final do exame. Entre as principais informações estão:

- **Tempo de jejum:** Alguns hormônios, como insulina, hormônio do crescimento (GH, do inglês *growth hormone*), cortisol e paratormônio (PTH), aumentam seus níveis após as refeições. Para esses hormônios, recomenda-se realizar a dosagem após 8 horas de jejum. A maioria dos hormônios tem seus níveis minimamente afetados pelo jejum, e a dosagem não necessita ser realizada em jejum. No entanto, o estado pós-prandial pode levar à hipertrigliceridemia, causando turbidez característica no soro, a qual pode interferir em algumas técnicas laboratoriais. Nestes casos, um jejum de 4 horas é suficiente para garantir um soro límpido.
- **Exercício:** A atividade física aumenta significativamente a secreção de GH e da prolactina, e exercícios intensos também são causas de estresse.
- **Estresse:** Os hormônios adrenocorticotróficos (ACTH), o cortisol, o GH, as catecolaminas e a prolactina são afetados significativamente por situações de estresse.

Variação biológica

As flutuações hormonais podem ocorrer devido a variações fisiológicas, como sexo e idade, e também devido aos ritmos diários (circadianos), mensais ou anuais. Este conjunto de variações é conhecido como variação biológica. Além de seu efeito nos níveis de estrogênios e progesterona, o sexo também influencia as concentrações de GH e do fator de crescimento semelhante à insulina tipo 1 (IGF-1). A concentração de IGF-1 varia com a idade, aumentando gradualmente durante a infância, atingindo seu pico em média aos 13 anos em meninos e entre 11 e 13 anos nas meninas, ou no estágio IV da puberdade. O envelhecimento diminui os níveis de vários hormônios, como GH, IGF-1 e hormônios sexuais em ambos os sexos. Cortisol, tireotrofina (TSH), GH e prolactina apresentam flutuações circadianas. A mais conhecida é a do cortisol, que apresenta seu pico máximo de concentração pela manhã, cai durante o dia, apresentando seus níveis mais baixos por volta da meia-noite. A testosterona também apresenta variação diurna semelhante ao cortisol em homens adultos, com os níveis mais altos no início da manhã, seguida por um declínio progressivo durante o dia e apresentando os níveis mais baixos no início da noite. O TSH, o GH e a prolactina apresentam ciclos inversos ao cortisol e testosterona. Nas mulheres, os hormônios reprodutivos variam durante o período do ciclo menstrual, e a vitamina D varia conforme as estações do ano. A Tabela 52.1 apresenta a variação biológica intraindivíduo de alguns hormônios. Outros dados podem ser obtidos no site Westgard QC.[1]

Interferência de medicamentos

Várias medicações podem alterar os níveis hormonais na ausência de alguma disfunção. Os anticonvulsivantes estimulam o metabolismo hepático de cortisol e os hormônios da tireoide. O ácido valproico reconhecidamente eleva os níveis de TSH; e carbamazepina, oxcarbazepina e fenitoína reduzem níveis de T_4 total e livre. Estrogênios, como os contraceptivos orais, podem aumentar a concentração de globulina ligadora de tiroxina (TBG) e também da proteína ligadora de cortisol (CBG), aumentando os níveis totais dos hormônios sem aumentar a fração livre, e os androgênios e glicocorticoides (GCs) reduzem as concentrações de TBG. Medicamentos como dopamina e GCs podem reduzir os níveis de TSH. Muitos anti-hipertensivos aumentam os níveis de catecolaminas e seus metabólitos no plasma e urina. O uso de medicamentos hormonais, evidentemente, altera os níveis hormonais. Nestes casos, é importante o conhecimento do uso e o horário da última dose para garantir a correta interpretação dos resultados.

Coleta e manipulação da amostra

Em geral, a maioria dos hormônios é estável no sangue após a coleta, não necessitando de aditivos para conservação, e o tubo com gel separador sem aditivo (tampa amarela) é o tubo de escolha para a coleta. No entanto, ACTH, hormônio antidiurético (ADH) e renina são sensíveis à degradação enzimática. A coleta em tubos gelados contendo EDTA (tubos "picolé" com tampa roxa) é necessária para garantir a integridade da amostra. A hemólise libera no soro vários componentes, inclusive enzimas proteolíticas, além de alterar a cor do soro, o que afeta a determinação de vários analitos. Insulina, glucagon, ACTH, PTH e calcitonina são potencialmente sensíveis à hemólise, e a sua presença inviabiliza a análise destes hormônios.

Aspectos analíticos

O aparecimento da técnica de radioimunoensaio na década de 1960 permitiu que as baixas concentrações dos hormônios na circulação pudessem ser quantificadas. Esta técnica tem sido gradativamente substituída por técnicas mais modernas, que empregam marcadores não radioativos, como imunoensaios enzimáticos e quimioluminescência, as quais podem ser facilmente automatizadas.

No entanto, esta evolução tecnológica também está sujeita a interferências, levando a resultados falsamente baixos ou elevados, resultando em valores discordantes com a clínica. Essas interferências são método e analito-dependentes, bem como

TABELA 52.1 Variação biológica intraindividual

Analito	Variação (%)
Cortisol	21
Catecolaminas urinárias	24
IGF-1	15
Prolactina	23
PTH	26
Testosterona	10
TSH	19
T_4L	6

IGF-1, fator de crescimento semelhante á insulina tipo 1; PTH, paratormônio; TSH, tireotrofina; T_4L, tiroxina livre.

sua magnitude depende da concentração do interferente e do analito sendo medido. Conhecer essas interferências e utilizar estratégias para detectá-las e minimizá-las é indispensável para evitar resultados errados, o que pode levar a investigações clínicas e laboratoriais adicionais desnecessárias.

Os principais tipos de métodos de imunoensaios empregados nas dosagens hormonais são os competitivos e os imunométricos. As interferências mais comuns são dependentes do tipo de imunoensaio usado (Quadro 52.1). Brevemente:

- **Imunoensaio competitivo**: Hormônio endógeno e hormônio marcado competem pelos mesmos sítios de ligação de um anticorpo (Ac) específico, que está presente no meio de reação em quantidade limitada e conhecida. O hormônio endógeno possui maior afinidade ao Ac e liga-se primeiro, e só após não ter mais hormônio endógeno disponível, o hormônio marcado é ligado. Após a separação do complexo antígeno (Ag)-Ac formado, existe uma relação inversa entre a quantidade de hormônio marcado e a concentração do hormônio endógeno. Alternativamente, estes ensaios podem utilizar o Ac marcado; neste caso, o Ag do reagente é ligado a uma fase sólida, e o hormônio endógeno está livre na solução.
- **Ensaio imunométrico**: Também conhecido como ensaio não competitivo ou "sanduíche". Neste ensaio, 2 (ou mais) Ac direcionados para diferentes partes ou sítios de ligação do hormônio endógeno reagem formando um complexo Ac-Ag-Ac marcado, como duas fatias de pão recheadas com manteiga. O segundo Ac é marcado e, neste caso, há uma relação positiva entre a quantidade de Ac marcado e a concentração do hormônio endógeno.

As interferências analíticas mais comuns serão listadas na sequência.

Reações cruzadas

Ocorre quando moléculas endógenas que possuem estrutura química similar à molécula que está sendo medida se ligam nos mesmos sítios de ligação no Ac. Este fenômeno pode ocorrer com metabólitos ou precursores de um dado hormônio, ou quando há administração de medicamentos com estrutura similar ao hormônio que está sendo investigado, como ocorre em pacientes em uso de GCs exógenos, como prednisona e hidrocortisona, ocasionando resultados falsamente elevados de cortisol. Ensaios para a determinação de esteroides e gonadotrofinas podem sofrer este tipo de interferência. Estas reações cruzadas estão relacionadas à especificidade do Ac e podem causar resultados falso-positivos ou falso-negativos. Em geral, os imunoensaios atuais são muito específicos, e reações cruzadas são raras. Uma exceção reconhecida são os resultados falso-positivos de 17 OH-progesterona no teste do pezinho, pois a suprarrenal de RNs produz diversos esteroides que podem sofrer reação cruzada dependendo do método utilizado.

Efeito "Hook"

Também conhecido como efeito de gancho ou prozona, o efeito "Hook" causa resultados falso-negativos em métodos tipo sanduíche ou imunométricos. Este fenômeno ocorre quando há altas concentrações do analito na amostra investigada, e a reação Ag-Ac ocorre na presença de "excesso de antígeno" (hormônio). Este excesso de Ag impede a formação correta do complexo Ag-Ac, subestimando a concentração do hormônio na amostra. Para verificar a presença deste efeito, as amostras são testadas não diluídas e depois de uma diluição. Se o resultado na diluição for mais alto do que na amostra não diluída, o efeito está presente. O resultado correto é o da amostra diluída, após consi-

---

QUADRO 52.1

Interferências* comuns em imunoensaios para determinação de hormônios

Ensaios competitivos	Ensaios imunométricos
Reações cruzadas	Anticorpos heterofílicos
Proteínas ligadoras	Efeito "Hook" (Gancho ou Prozona)
Autoanticorpos	Autoanticorpos

*Método e analito-dependentes.

derado o fator da diluição. Em geral, diluições 1:10 são suficientes para a detecção deste efeito. Os métodos imunométricos atuais são desenhados para trabalhar com altas concentrações de hormônios, e o efeito Hook é raro. Em métodos para a dosagem de prolactina, por exemplo, este efeito não ocorre em concentrações até 20.000 ng/mL. Outro exemplo da ocorrência do efeito gancho é na medida da excreção urinária de albumina na avaliação da função renal em pacientes diabéticos.

Anticorpos heterofílicos

São Ac dirigidos contra imunoglobulinas e/ou proteínas de diferentes espécies. Geralmente, são de baixa avidez e não chegam a interferir em ensaios competitivos, mas podem causar interferências em ensaios imunométricos, como o fator reumatoide. Nesta classe, incluem-se os Ac humanos antianimais, sendo o mais frequente o anticorpo anticamundogo (HAMA). Estes Ac possuem alta avidez e podem ocorrer em grandes concentrações no soro de pacientes imunizados com imunoglobulinas de origem animal, em tratamento com Ac monoclonais e trabalhadores rurais. A prevalência de Ac heterofílicos em amostras laboratoriais é alta, cerca de 30 a 40%, mas a maioria dos anticorpos não chega a interferir significativamente na reação, e menos de 0,1% dos imunoensaios são afetados. Na suspeita da presença destes Ac, devido a resultados discordantes com a clínica, a amostra deverá ser testada por um imunoensaio alternativo antes e depois da adição de um agente bloqueador, em geral, um Ac anti-HAMA.

Autoanticorpos (autoac)

São Ac endógenos direcionados a alguns hormônios. Podem estar relacionados a doenças malignas ou autoimunes. Os autoac mais comuns são o antitireoperoxidase microssomal da tireoide (anti-TPO) e o antirreceptor de tireotrofina (TSH) (anti-TRAB), presentes nas doenças autoimunes da tireoide e marcadores úteis destas doenças, não sendo considerados interferentes. Entretanto, autoac podem ser direcionados a T_3, T_4, GH, prolactina e tireoglobulina. Estes Ac formam complexos com seus antígenos-alvo e podem levar a resultados falso-positivos ou falso-negativos, dependendo da porção do hormônio que se liga ao complexo. Os ensaios para a dosagem de tireoglobulina (Tg) são os mais afetados pela presença de autoac. Cerca de 40% dos pacientes com câncer de tireoide apresenta-se positiva para antiTg, e a determinação de Tg nestas situações pode sofrer interferência positiva em ensaios competitivos e interferência negativa em ensaios imunométricos. Nestes casos, a dosagem de Tg acompanhada da determinação de anti-Tg auxilia na interpretação dos resultados da Tg.

Proteínas ligadoras

Vários hormônios circulam ligados a proteínas, as quais alteram as concentrações das frações livres e ligadas dos hormônios na circulação. Para a determinação da concentração total do hormônio, a ligação hormônio-proteína deve ser clivada por agentes específicos incluídos nos reagentes laboratoriais. As variações na concentração da TBG podem resultar em valores falsamente elevados ou diminuídos dos hormônios da tireoide, bem como variações nas concentrações da globulina ligadora dos hormônios sexuais (SHBG, do inglês *sex hormone-binding globulin*) podem afetar as concentrações livres de testosterona e estradiol.

Macroprolactina

A prolactina existe na circulação predominantemente na forma monomérica. No entanto, outras formas com maior peso molecular podem estar presentes, como a forma *big*-prolactina ou *big-big* prolactina (macroprolactina). A presença de macroprolactina causa hiperprolactinemia na ausência de doença hipofisária e pode levar a procedimentos diagnósticos e cirúrgicos desnecessários. Esta forma de prolactina é um complexo molecular de prolactina com Ac antiprolactina e geralmente é biologicamente inativo. No entanto, possui afinidade variada com os Ac presentes nos imunoensaios automatizados, causando resultados falso-positivos. Estima-se que a prevalência de macroprolactina é de 20 a 30% e é dependente do imunoensaio utilizado. O método mais comumente utilizado para o rastreamento de macroprolactina é a precipitação com polietilenoglicol (PEG). A amostra é testada para prolactina antes e depois da precipitação. Se mais de 50 a 60% da prolactina for removida com PEG, há presença do fenômeno macroprolactina na amostra testada. Os laboratórios devem conhecer a prevalência de macroprolactina em seus imunensaios, e recomenda-se que amostras com hiperprolactinemia devam ser testadas para a presença de macroprolactina, e que esta informação esteja clara no laudo final.

Aspectos pós-analíticos

O resultado final de uma dosagem hormonal deve ser sempre interpretado junto com as informações que acompanham o laudo laboratorial e a clínica do paciente. Devido ao grande número de variáveis envolvidas na flutuação hormonal, informações sobre idade, sexo, horário da coleta, uso de medicamentos e valores de referências adequados, estratificados por sexo, idade ou tempo, são obrigatórios no laudo final. O médico deve também estar atento às unidades de medida (ng/mL; pg/L; U/L, etc.) e ao método laboratorial utilizado, principalmente quando comparando resultados de laboratórios diferentes, pois nem todos os resultados e unidades são diretamente intercambiáveis.

Não há um procedimento único para detectar e eliminar as interferências nas dosagens hormonais. No caso de amostra suspeita de interferência, a comunicação entre o médico e o laboratório é fundamental para que haja investigação do problema. Uma vez o problema identificado, procedimentos laboratoriais simples podem ser utilizados para investigar a amostra (Quadro 52.2).

A comunicação direta e frequente entre o clínico e o laboratório é o primeiro passo para garantir bons resultados das dosagens hormonais. Os clínicos devem estar atentos aos resultados aberrantes e/ou discordantes com a clínica e comunicar o laboratório sobre a situação, e o laboratório deve estar familiarizado com suas técnicas e fatores que podem influenciar seus resultados.

Testes funcionais

Na maioria dos casos, os níveis basais dos hormônios são suficientes para firmar o diagnóstico de hiper ou hipofunção hormonal. No entanto, em casos de valores limítrofes, pode ser necessária a realização de testes hormonais. Também na infância, quando alguns eixos estão iniciando sua atividade, muitas vezes, isto só fica evidente por meio dos testes de estímulo. Os testes funcionais ou dinâmicos em endocrinologia podem ser classificados em testes de estímulo e testes de supressão (Tabela 52.3). Na suspeita de hipofunção, os testes de estímulo são utilizados para quantificar a reserva funcional da glândula endócrina e na suspeita de hiperfunção; os testes de supressão são empregados para avaliar a resposta da glândula aos fatores inibitórios.

A racionalidade utilizada para a realização destes testes se baseia nos mecanismos de *feedback* de inibição ou estímulo da glândula a ser investigada, ou na direta estimulação ou inibição da glândula em questão.

Testes de estímulo

Hipoglicemia insulínica

A hipoglicemia insulínica é utilizada para avaliar as condições em que se suspeita de deficiência do GH e/ou do ACTH. A insulina regular é administrada na dose de 0,05 a 0,15 UI/kg de peso, via endovenosa, para indução de hipoglicemia (glicemia < 40 mg/dL). Nos pacientes com quadro sugestivo de deficiência de GH ou de ACTH, é recomendada a menor dose inicial e, ao contrário, nos pacientes com resistência à insulina, como acromegalia e hipercortisolismo, a dose deve ser maior, ou seja, de até 0,15 UI/kg. Coletam-se amostras de sangue no basal, aos 30, 60, 90 e 120 minutos para dosagem de glicose, de GH e de cortisol. Após o teste, deve ser providenciada a alimentação do paciente e, se

---

QUADRO 52.2

Procedimentos para investigação laboratorial de interferências durante dosagem hormonal em amostras suspeitas

1. Retestar a amostra
2. Fazer diluições sequenciais na amostra
3. Tratar com agentes bloqueadores ou precipitantes
4. Solicitar uma nova amostra, quando possível, e retestar
5. Retestar usando uma metodologia alternativa

ocorrer hipoglicemia grave, deve ser administrada glicose endovenosa.

O exame é contraindicado em pacientes com doenças cerebrovasculares, cardiopatia isquêmica ou em pacientes com história de convulsões, pois pode precipitar ou exacerbar o quadro.

O teste é considerado satisfatório se o paciente apresentar hipoglicemia sintomática confirmada durante o procedimento com glucosímetro e, posteriormente, pela dosagem no laboratório. Valores de GH acima de 5,0 ng/mL (em crianças) e 3 ng/mL (em adultos), quando se utilizam ensaios monoclonais para a forma 22 KDa do GH, e pico de cortisol acima de 18-20 μg/dL afastam a deficiência destes hormônios.

GH-clonidina

O GH clonidina é utilizado para avaliar as condições em que se suspeita de deficiência do GH. Após jejum noturno, é administrada clonidina na dose de 150 μg/m^2, por via oral, e o GH é medido no basal, 30, 60, 90 e 120 minutos depois. Os efeitos adversos são hipotensão postural e sonolência. A resposta normal é um pico de GH ≥ 5,0 ng/mL.

GH-glucagon

O GH glucagon é utilizado para avaliar as condições em que se suspeita de deficiência do GH, quando existe contraindicação para a realização da hipoglicemia insulínica, especialmente em crianças abaixo de 2 anos, com a vantagem de avaliar também a resposta do cortisol. Administra-se 0,03 mg/kg (dose máxima 1 mg), via endovenosa, e mede-se o GH e o cortisol basais e nos tempos 60, 90, 120 e 180 minutos depois. Os efeitos adversos são náuseas e vômitos. A resposta normal é um pico de GH ≥ 5,0 ng/mL e do cortisol acima de 18-20 μg/dL.

Teste de geração de IGF-1

É utilizado para diagnóstico de resistência ao GH, isto é, GH basal elevado ou hiper-resposta do GH no teste da clonidina ou da hipoglicemia, na presença de níveis baixos de IGF-1, sem outros fatores interferentes para redução do IGF-1 (má nutrição, doença crônica, hepatopatia). Dessa forma, administra-se GH na dose de 0,1 UI/kg/dia, à noite, por 4 dias, com coletas de GH e IGF-1 na manhã do basal e na manhã do quinto dia, após a quarta dose noturna. Considera-se como resistência uma elevação da concentração de IGF-1 inferior a 15 μg/L e da proteína ligadora do IGF 3 (IGFBP-3) inferior a 0,4 mg/L.

ACTH curto

Esse teste é utilizado para diagnóstico de insuficiência suprarrenal (IS) e hiperplasia suprarrenal congênita (HSC) quando os valores basais dos hormônios não são discriminatórios. Para avaliação de IS primária e HSC, é injetada cortrosina aquosa endovenosa na dose de 250 μg com coletas de sangue no basal, 30 e 60 minutos após. Para IS secundária, a dose é de 1 μg (diluir 250 μg de cortrosina em 250 mL de soro fisiológico, injetando 1 mL). A resposta normal é o pico do cortisol >18 μg/dL para exclusão de IS e pic-o de 17-OHα- progesterona < 10 μg/dL para afastar HSC. Em crianças pequenas, pode-se ajustar a dose para 250 μg/1,73 m^2 de superfície corporal.

TRH para prolactina, tireotrofina e hormônio do crescimento

O teste é realizado por meio da administração de 200 μg de TRH endovenoso com coletas de sangue no basal, nos tempos de 30 e 60 minutos. O teste do TRH para prolactina é empregado para avaliação da reserva hipofisária da prolactina, e sua resposta normal é o aumento de três vezes no valor basal. O teste para o TSH é realizado para diagnóstico diferencial de hipotireoidismo hipofisário hipotalâmico. A resposta normal é o aumento do TSH em 7 mUI/L ou o pico de resposta entre 10 e 15 mUI/L, sendo a resposta tardia (60 minutos) no hipotireoidismo hipotalâmico. Também é empregado na diferenciação entre resistência aos hormônios tireoideanos e o tumor hipofisário secretor de TSH, no qual os níveis elevados de TSH e a ausência de resposta caracterizam a presença de tumor, ao contrário do quadro de resistência, no qual ocorre elevação do TSH como resposta. O teste do TRH também é utilizado para o diagnóstico da acromegalia, no qual ocorre um aumento paradoxal de 50% nos níveis de GH, inexistente em indivíduos saudáveis. Os efeitos são calor no períneo, náuseas e vômitos, sendo que já foi descrita a ocorrência de apoplexia hipofisária. Outra utilização é para avaliar a presença de tumor hipofisário produtor de hormônio foliculoestimulante (FSH) e hormônio luteinizante (LH), em que ocorre aumento de 50% nos níveis das gonadotrofinas após injeção EV de TRH 200 μg.

Metoclopramida para prolactina

O teste é utilizado para avaliar a presença de deficiência do hormônio prolactina. Administra-se 10 mg de metoclopramida endovenoso, com coletas de sangue no basal, 30 e 60 minutos após. A resposta normal é o aumento de 3 vezes no valor basal.

GnRH para FSH e LH

O teste do hormônio liberador de gonadotrofina (GnRH) é utilizado para estabelecer o diagnóstico de puberdade precoce (PP) central, consistindo na coleta de sangue no basal, 30 e 60 minutos após injeção endovenosa de 100 μg de GnRH (HRF) para dosagem de LH e FSH. As respostas compatíveis com PP são a elevação dos níveis de LH acima de 5 mUI/mL após o GnRH ou um LH basal maior do que 0,3 quando dosado por um ensaio ultrassensível. Em meninas, um critério que também pode ser utilizado é a relação entre o pico de LH/pico de FSH superior a 0,66 após teste de estímulo com GnRH. Nas manifestações benignas e nas formas de precocidade periférica, a resposta é plana ou não puberal. Em termos de efeitos colaterais, está descrita a ocorrência de apoplexia hipofisária.

Teste da leuprorrelina para LH

Na indisponibilidade de GnRH, utiliza-se a leuprorrelina para estabelecer o diagnóstico de PP central. A leuprorrelina é um agonista do GnRH utilizado no tratamento da PP, por seu efeito de bloqueio na secreção de gonadotrofinas, mas agudamente, na primeira dose, ele tem um efeito estimulante capaz de diferenciar a PP central de outras causas de precocidade sexual. Consiste na administração intramuscular de leuprorrelina na dose de 3,75 mg e na coleta de sangue 2 horas após para dosagem de LH. A resposta compatível com PP é a elevação dos níveis de LH acima de 5 mUI/mL.

Teste do glucagon para peptídeo-C

É realizado para avaliação da reserva pancreática de insulina na diferenciação do diabetes melito (DM) em tipo 1 e tipo 2. Administra-se 1 mg de glucagon endovenoso, com coletas de sangue para medida de peptídeo-C no basal e 6 minutos após. Valores basais abaixo de 0,9 ng/mL e após estímulo abaixo de 1,8 ng/mL são compatíveis com diabetes tipo 1, e valores acima desses pontos de corte sugerem presença de diabetes tipo 2.

Teste do jejum e glucagon

Para avaliação de hipoglicemia, é indicado fazer a coleta durante o episódio de hipoglicemia, seja espontânea ou induzida por um teste de jejum. O tempo de jejum varia conforme a idade do paciente, de 8 a 24 horas (ver Capítulo 13, Hipoglicemia). Medir a glicemia capilar de hora em hora durante o período de jejum. Quando a glicemia capilar for menor do que 40 mg/dL, deve-se coletar sangue para dosagem de glicemia, peptídeo-C, insulina, cetonemia, lactato, GH, cortisol e gasometria e urina para cetonúria e avaliar com geneticista necessidade de coleta de exames adicionais (acilcarnitinas, ácidos orgânicos, etc.).

Injetar glucagon EV na dose de 0,03 mg/kg e dosar glicemia nos tempos 20 e 30 minutos e cortisol e GH nos tempos 60, 120 e 180 minutos. Nos pacientes com suspeita de doença de depósito do glicogênio, coletar também lactato nos tempos 30 e 60 minutos após glucagon.

O hiperinsulinismo em neonatos, além de ter níveis elevados de insulina e peptídeo-C (o normal seria peptídeo-C < 0,6 ng/mL e insulina < 5 mUi/mL), também terá cetonemia negativa e resposta ao glucagon com elevação da glicemia de ao menos 25-40 mg/dL. Reduzindo o ponto de corte da insulina de 5 para 3 mUi/mL, aumenta-se a sensibilidade no diagnóstico de hiperinsulinismo; entretanto, com aumento concomitante dos falso-positivos.

Teste da restrição hídrica e DDAVP

Teste realizado para diagnóstico de diabetes insípido (DI) e sua etiologia. Em pacientes com poliúria e hipernatremia com urina diluída (densidade < 1.005 ou osmolalidade urinária < osmolalidade plasmática), o diagnóstico está estabelecido e não é recomendado o teste de restrição hídrica, mas apenas avaliação da resposta a desmopressina (1-desamino-8-d-arginina vasopressina [DDAVP]) para diferenciação de DI central ou nefrogênico.

O teste da restrição hídrica deve ser iniciado pela manhã (ou mesmo na noite anterior em pacientes com diurese < 10 L/dia), com suspensão completa da ingestão oral e verificação de hora em hora do peso e osmolalidades sérica e urinária. O tempo para concentração urinária máxima varia de 4 a 18 horas, e são critérios para suspensão a perda de 3% do peso corporal ou o incremento na osmolalidade urinária menor do que 30 mOsm/L em duas coletas seguidas. Neste momento, deve ser realizada a administração do DDAVP (1 µg via subcutânea ou 10 µg via nasal). Uma hora após o DDAVP, são coletadas amostras de sangue e urina para a medida da osmolalidade. A interpretação do teste é apresentada na Tabela 52.2.

Teste do hCG

O teste de gonadotrofina coriônica humana (hCG), que tem estrutura e ação similar ao LH, é utilizado para avaliar a função das células de Leydig e a produção de testosterona, seus precursores e di-hidrotestosterona (DHT) antes da puberdade.

O teste de hCG mais amplamente estudado em crianças é o hCG urinário. Utiliza-se o teste com quatro doses de hCG 100 U/kg/dose intramuscular, com intervalo de 48 horas entre cada dose e coleta-se, classicamente, LH basal e testosterona, androstenediona e DHT no basal, 72 e 96 horas após a quarta dose. Entretanto, está demonstrado que o hCG também pode estimular outros precursores; portanto, as dosagens no teste de DHEA, progesterona, 17-OH-progesterona e 17-OH-pregnenolona podem trazer informações de outros defeitos de síntese. Caso o hCG urinário esteja indisponível, pode-se utilizar o hCG recombinante (250 µg/0,5ml). O teste indicado é de uma aplicação subcutânea de 250 µg para 1,73m^2 de superfície corporal (dose única) com as mesmas dosagens basal e 72 horas após a aplicação. Nestes dois protocolos de teste, após o estímulo, dosar também o hCG. Na interpretação do teste, deve-se observar uma elevação dos níveis de testosterona de 3 a 6 vezes os níveis basais, em geral acima de 2,5 a 3,5 ng/mL. Se a resposta for satisfatória, estarão excluídos todos os defeitos de síntese de testosterona, hipogenesia/agenesia de células de Leydig ou anorquia. Uma relação superior a um entre a androstenediona e a testosterona é indicativa do defeito na síntese de testosterona por redução da atividade da 17,20 liase ou 17β-hidroxiesteroide desidrogenase tipo III. Caso sejam dosados os outros precursores, a mesma interpretação é válida para outros defeitos enzimáticos. Deve-se sempre levar em consideração o tipo de ensaio utilizado nas dosagens de modo a avaliar se não haverá cruzamentos e valores falsamente elevados. A deficiência de 5α-redutase é sugerida por uma relação testosterona/DHT acima de 10,5 no lactente e acima de 20 a 25 em crianças e adolescentes.

Teste do DDAVP

O hormônio antidiurético, ou arginina-vasopressina (AVP), é um ativador fisiológico da secreção do ACTH. O DDAVP é um análogo sintético do AVP e é utilizado como estímulo periférico do cortisol/ACTH neste teste para o diagnóstico diferencial da síndrome de Cushing. Após jejum de 8 horas, uma coleta de amostra de sangue basal, após 15 minutos de repouso, é feita pela manhã. Administra-se DDAVP, por via endovenosa, na dose de 8 a 10 µg e amostras de sangue são coletadas após 15, 30, 45, 60, 90 e 120 minutos para dosagem de cortisol e ACTH. Na síndrome de Cushing, após a administração de DDAVP, ocorre elevação do ACTH (pico > 27 pg/dL acima do basal) e, consequentemente, do cortisol. Não há resposta ao estímulo do DDAVP na presença de outras causas de síndrome de Cushing.

Testes de supressão

Teste de supressão para GH

É utilizado para diagnóstico e seguimento dos pacientes com acromegalia. Após jejum noturno, administra-se 75 g de glicose, via oral (ou 1,75 g/kg de peso em crianças) com coletas de glicemia e GH no basal, 30, 60, 90 e 120 minutos. A presença de supressão do GH para valores indetectáveis, geralmente < 0,4 ng/mL, exclui o diagnóstico de

TABELA 52.2 Interpretação do teste de restrição hídrica

	Aumento da osmolalidade urinária durante a restrição hídrica	Aumento da osmolalidade urinária após a injeção de vasopressina
Resposta fisiológica	> 30 mOsm/L	< 9 %*
DI central completo	< 30 mOsm/L	10–15 %
DI central parcial	Variável	> 9%
DI nefrogênico	< 30 mOsm/L	< 9%
Polidipsia compulsiva	> 30 mOsm/L **	< 9%

* Se ocorrer desidratação adequada antes da injeção de vasopressina (osmolalidade sérica > 288 mOsm/L).
** Podem apresentar menor variação da osmolalidade urinária devido à incapacidade de concentração da urina e devido à perda do gradiente osmótico da medula renal, decorrente da poliúria crônica (medula lavada).
Obs: Se osmolalidade urinária atingir 600 mOsm/L, o teste deve ser interrompido por exclusão do diagnóstico de DI. O tempo máximo de teste é definido em 6 horas para crianças de até 6 meses de idade, 8 horas para crianças de 6 meses a 2 anos e 12 horas para maiores de 2 anos. Para adultos, esse tempo não é definido.
DI, diabetes insípido.

acromegalia. Os efeitos adversos são náusea e mal-estar. As respostas falso-positivas (falha na supressão normal) podem ocorrer em pacientes na adolescência, com DM, doença hepática, doença renal e anorexia nervosa. As respostas falso-negativas (supressão normal) podem ser encontradas na própria acromegalia.

Teste de supressão para hipercortisolismo

Este teste é usado para o diagnóstico da síndrome de Cushing. A dexametasona é um corticosteroide que inibe a liberação de ACTH pela hipófise, inibindo, assim, a secreção de cortisol pela glândula suprarrenal. Na síndrome de Cushing, a produção excessiva de cortisol não é inibida por este mecanismo de *feedback* negativo. Medicamentos como fenitoína, barbitúricos e outros indutores de enzimas microssomais hepáticas aceleram o metabolismo da dexametasona e interferem no teste.

CORTISOL PÓS-DEXAMETASONA 1 MG "OVERNIGHT": Este é o principal teste de rastreamento para a síndrome de Cushing. Administra-se 1 mg de dexametasona às 23 horas do dia anterior à coleta da amostra, e cortisol sérico é coletado entre 7 e 8 horas da manhã seguinte, após jejum de 8 horas. A resposta normal é a supressão dos níveis de cortisol para valores < 1,8 µg/dL.

CORTISOL PÓS-DEXAMETASONA – BAIXA DOSE – 2 MG: Teste confirmatório para síndrome de Cushing. Administra-se 2 mg de dexametasona por dia por dois dias (0,5 mg a cada seis horas). O cortisol sérico é coletado na manhã do terceiro dia, aproximadamente duas horas após a última dose de dexametasona, após jejum de oito horas. A resposta normal é a supressão dos níveis de cortisol para valores < 5,0 µg/dL.

CORTISOL PÓS-DEXAMETASONA – ALTA DOSE – 8 MG: Teste utilizado para o diagnóstico diferencial entre doença de Cushing, síndrome de ACTH ectópico e síndrome de Cushing causada por tumor suprarrenal. Administra-se 8 mg de dexametasona por dia por dois dias (2 mg a cada seis horas). O cortisol sérico é coletado na manhã do terceiro dia, aproximadamente duas horas após a última dose de dexametasona, após jejum de oito horas. Nos casos de doença de Cushing (síndrome de Cushing de origem hipofisiária), há supressão do cortisol para valores inferiores a 50% do valor basal. Na síndrome de ACTH ectópico e SC devido a tumor suprarrenal, não há supressão dos níveis de cortisol.

Na Tabela 52.3 é apresentado um resumo dos principais testes funcionais usados em endocrinologia.

TABELA 52.3 Resumo dos principais testes funcionais usados em endocrinologia

Teste	Indicação	Estímulo	Dosagens	Tempos avaliados	Interpretação Resposta normal
Teste de hipoglicemia insulínica	Deficiência do GH e/ou ACTH	0,05 a 0,15 UI/kg Insulina via EV	Glicose Cortisol GH	0; 30; 60; 90; 120 minutos	Na presença de glicemia < 40 mg/dL, GH ≥ 5,0 ng/mL (crianças) ≥ 3,0 ng/mL (adultos) e cortisol > 18–20 µg/dL
Teste da clonidina	Deficiência de GH	150 µg clonidina/m² de superfície corporal VO	GH	0; 30; 60; 90; 120 minutos	Pico de GH ≥ 5,0 ng/mL
Teste do glucagon	Deficiência de GH (quando há contraindicação para o teste de hipoglicemia insulínica ou < 2 anos)	0,03 mg/kg Glucagon via SC, IM ou EV	GH e/ou Cortisol	0; 60; 90; 120; 180 minutos	Pico de GH ≥ 5,0 ng/mL e de cortisol > 18–20 µg/dL
Teste do ACTH-curto -17-OHα-progesterona	Diagnóstico de HSC	250 µg ACTH via EV	17-OHα-progesterona	0; 30; 60 minutos	Pico de 17-OHα-progesterona < 10 µg/dL
Teste do ACTH-curto -cortisol-	Diagnóstico de IS	250 µg ACTH via EV	Cortisol	0; 30; 60 minutos	Pico de cortisol >18 µg/dL
Teste do TRH-prolactina	Avaliação da reserva hipofisária de prolactina	200 µg TRH via EV	Prolactina	0; 30; 60 minutos	Aumento de 3 vezes no valor basal de prolactina
Teste do TRH-TSH	Diagnóstico diferencial de hipotireoidismo hipofisário de hipotalâmico	200 µg TRH via EV	TSH	0; 30; 60 minutos	Aumento do TSH em 7 mUI/L ou o pico de resposta entre 10–15 mUI/L. A resposta tardia em 60 minutos está presente no hipotireoidismo hipotalâmico

(continua)

TABELA 52.3 Resumo dos principais testes funcionais usados em endocrinologia (continuação)

Teste	Indicação	Estímulo	Dosagens	Tempos avaliados	Interpretação Resposta normal
Teste do TRH-GH	Diagnóstico de acromegalia	200 µg TRH via EV	GH	0; 30; 60 minutos	Em casos de acromegalia, há um aumento paradoxal de 50% no GH
Teste da metoclopramida	Avaliar deficiência de prolactina	10 mg metoclopramida via EV	Prolactina	0; 30; 60 minutos	Aumento de 3 vezes no valor basal da prolactina
Teste do GnRH	Diagnóstico de PP	100 µg GnRH via EV	LH FSH	0; 30; 60 minutos	A resposta puberal é o predomínio do aumento dos níveis de LH ou LH > 5 mUI/mL
Teste da leuprorrelina (Lupron)	Diagnóstico de PP	3,75 mg leuprorrelina via IM	LH	120 minutos	A resposta puberal é o LH > 5 mUI/mL
Teste do glucagon-peptídeo-C	Diferenciação entre DM1 e DM2	1 mg glucagon via EV	Peptídeo-C	0; 6 minutos	Valor basal < 0,9 ng/mL e após estímulo < 1,8 ng/mL sugere DM1
Teste do jejum	Investigação de causa de hipoglicemia	Jejum de 8 a 24 h 0,03 mg/kg glucagon via EV	Glicemia Peptídeo-C Insulina GH Cetonemia Lactato Cortisol Gasometria	20, 30 minutos e cortisol e GH nos tempos 60, 120 e 180 minutos	peptídeo-C < 0,6 ng/mL e insulina < 3 mUi/mL na hipoglicemia exclui hiperinsulinismo (entre 3 e 5 tem baixa probabilidade)
Teste de restrição hídrica e DDAVP	Diagnóstico de DI e diagnóstico diferencial da causa	DDAVP via nasal	Peso Diurese Osmolalidade urinária	Verificação de h em h	Ver Tabela 52.2

(continua)

TABELA 52.3 Resumo dos principais testes funcionais usados em endocrinologia (continuação)

Teste	Indicação	Estímulo	Dosagens	Tempos avaliados	Interpretação Resposta normal
Teste do hCG	Avaliação da função gonodal pré-puberal e genitália ambígua	250 µg hCGr /1,73m² via SC ou hCG urinário – 4 doses de hCG 100 U/kg/dose via IM com intervalo de 48 h entre cada dose	LH FSH Testosterona Di-hidrotestoste-rona Androstenediona Estradiol DHEA Progeste-rona, 17-OH-pro-gesterona 17-OH-pregneno-lona hCG	Basal e 72 h após a última injeção	Aumento de 3 a 6 vezes no valor basal de testosterona ou > 2,5–3,5 ng/mL Precursor/testosterona < 1 Relação testo/di-hidrotesto < 10,5 ou 20–25
Teste do DDAVP	Diagnóstico diferencial da síndrome de Cushing	DDAVP via EV	ACTH Cortisol	0; 15; 30; 45; 60; 90; 120 minutos	Doença de Cushing: elevação do ACTH (pico >27 pg/dL do basal) e do cortisol. Outras causas de síndrome de Cushing: Não há resposta ao estímulo
Teste de supressão com sobrecarga de glicose	Diagnóstico e seguimento de pacientes com acromegalia	75 g glicose Ou 1,75 g/kg (crianças) VO	Glicose GH	0; 30; 60; 90; 120 minutos	Supressão do GH para níveis < 0,4 ng/mL
Teste de supressão para hipercortisolismo – pós-dexametasona 1 mg *overnight*	Rastreamento da síndrome de Cushing	1mg de dexametasona VO às 23 h	Cortisol	Basal às 8 h da manhã seguinte	Supressão dos níveis de cortisol < 1,8 µg/dL

(continua)

TABELA 52.3 Resumo dos principais testes funcionais usados em endocrinologia (continuação)

Teste	Indicação	Estímulo	Dosagens	Tempos avaliados	Interpretação Resposta normal
Teste de supressão para hipercortisolismo – pós-dexametasona 2 mg	Diagnóstico da síndrome de Chusing	2 mg de dexametasona VO 0,5 mg de 6/6 h /2 dias	Cortisol	Basal e 8 h da manhã do terceiro dia	Supressão dos níveis de cortisol < 5,0 µg/dL
Teste de supressão para hipercortisolismo – pós-dexametasona 8 mg	Diagnóstico diferencial da doença de Cushing, síndrome do ACTH ectópico e síndrome de Cushing por tumor suprarrenal	8 mg de dexametasona VO 2 mg de 6/6 h por 2 dias	Cortisol	Basal e 8 h da manhã do terceiro dia	Síndrome de Cushing: supressão de 50% nos níveis basais de cortisol Síndrome do ACTH ectópico e síndrome de Cushing por tumor suprarrenal: Não há supressão dos níveis de cortisol

PP, puberdade precoce; GH, hormônio do crescimento; ACTH, hormônio adrenocorticotrófico; UI, unidade internacional; HSC, hiperplasia suprarrenal congênita; TRH, hormônio liberador de tireotrofina; GnRH, hormônio liberador de gonadotrofina; DM1, diabetes melito tipo 1; DM2, diabetes melito tipo 2; SC, subcutânea; IM, intramuscular; EV, endovenoso, VO, via oral; IS, insuficiência suprarrenal; LH, hormônio luteinizante; FSH, hormônio foliculoestimulante; TSH, tireotrofina; DHEA, desidroepiandrosterona; DDAVP, 1-desamino-8-d-arginina vasopressina.

Referência

1. Westgard QC [Internet]. Quality requirements. Desirable Biological Variation Database specifications [capturado em 03 jan 2015]. Disponível em: http://www.westgard.com/biodatabase1.htm

Leituras sugeridas

Endotext [Internet]. c2000-2013 [capturado em 26 jan 2015]. Disponível em: http://www.endotext.org/

Fuqua JS. Treatment and outcomes of precocious puberty: an update. J Clin. Endocrinol Metab. 2013;98(6):2198-207.

Klee GG. Interferences in hormone immunoassays. Clin Lab Med. 2004;24(1):1-18.

McPherson RA, Pincus MR. Henry´s Clinical Diagnosis and Management by Laboratory Methods. 22th ed. Philadelphia: W. B. Saunders Company; 2011.

Nakamoto J, Salameh WA, Carlton E. Endocrine testing. In: de Groot, LJ, Jameson JL. Endocrinology. New York: Saunders; 2010. p. 2802-34.

Paula LP, Czepielewski MA. Avaliação dos métodos diagnósticos para deficiência de GH (DGH) na infância: IGFs, IGFBPs, teste de liberação, ritmo de GH e exame de imagem. Arq Bras Endocrinol Metab. 2008;52(5):734-44.

Rollin G, Czepielewski MA. Síndrome de cushing: é possível simplificar e padronizar sua abordagem diagnóstica? Arq Bras Endocrinol Metabol. 2003; 47:368-80.

Tate J, Ward G. Interferences in immunoassays. Clin Biochem Rev. 2004;25:105-20.

Vieira JGH. Avaliação dos potenciais problemas pré--analíticos e metodológicos em dosagens hormonais. Arq Bras Endocrinol Metabol. 2002;46(1):9-15.

Vieira Neto L, Abucham J, Araujo LA, Boguszewski CL, Bronstein MD, Czepielewski M, et al. Recomendações do Departamento de Neuroendocrinologia da Sociedade Brasileira de Endocrinologia e Metabologia para o diagnóstico e tratamento da acromegalia no Brasil. Arq Bras Endocrinol Metab. 2011;55(2):91-105.

Índice

Números de páginas seguidos de f referem-se a figuras, q a quadros e t a tabelas.

A

Ácido(s), 30, 109, 110
    A-lipoico, 30
    graxos 3, 110
    nicotínico, 109
Acromegalia, 189-195
    complicações, 192-193
    diagnóstico, 190-192, 193q
        laboratorial, 190-192
        por imagem, 192
    diagnóstico diferencial, 190
    epidemiologia, 189
    etiologia, 189, 190q
    fisiopatologia, 189
    quadro clínico, 189-190, 191q
    tratamento, 193-195
        cirurgia transesfenoidal, 193
        medicamentos, 193-194
        radioterapia, 194, 195t
Adenoma suprarrenal, 180, 183-184
Agente(s), 33, 257-258
    antirreabsortivos, 257-258
        bifosfonatos, 257, 258t
        calcitonina, 258
        denosumab, 258
        moduladores seletivos do receptor estrogênico, 257-258
        ranelato de estrôncio, 258
    formadores ósseos, 258
    teriparatide, 258
    tópicos, 33
Amenorreia, 274-282
    diagnóstico, 276-281
        amenorreia primária, 276-277
        amenorreia secundária, 277-278
        avaliação hormonal, 278-280
        exames de imagem, 280-281
        história e exame físico, 276
        teste com citrato de clomifeno, 280
        teste com estrogênio associado ao progestogênio, 280
        teste de supressão com progestogênios, 280
        testes hormonais dinâmicos, 280
    epidemiologia, 274-276
    tratamento, 281-282
        alterações anatômicas do trato reprodutivo, 281-282
        anovulação crônica com estrogênio presente, 281
        hipogonadismo hipergonadotrófico, 281
        hipogonadismo hipogonadotrófico, 281
Analgésicos, 30
Andrógenos, defeitos da biossíntese dos, 315
Androstenediona, 295
Anemia, 12-13
Antiandrogênios, 302t
Anticonvulsivantes, 33
Anticorpos heterofílicos, 431
Antidepressivos tricíclicos (ADT), 30
Antígeno prostático específico (PSA), 310
Atraso puberal, 338-342
    diagnóstico, 340-341
        anamnese, 340
        avaliação laboratorial, 341
        exame físico, 340-341
    epidemiologia, 338
    etiologia, 339-340
        hipogonadismo hipergonadotrófico, 340
        hipogonadismo hipogonadotrófico, 340
        RCCDP, 340
    quadro clínico, 339
    tratamento, 341-342
Avaliação antropométrica, 114, 115, 117-120
    bioimpedância elétrica, 120
    circunferências e dobras, 119-120
        circunferência abdominal, 119
        circunferência do braço, 119
        circunferência muscular do braço, 119
        dobra cutânea triciptal, 119-120
    densitometria corporal total, 120
    estatura, 118
        estatura estimada, 118, 119q
    índice de massa corporal, 118-119
    peso, 117, 118t
Avaliação bioquímica, 120-122
    albumina, pré-albumina e transferrina, 120-121
    balanço nitrogenado, 121
    contagem total de linfócitos, 121, 122t
Avaliação hormonal, 278-280
Avaliação laboratorial *ver* Testes laboratoriais e funcionais
Avaliação nutricional, 78, 79, 114-122
    em adultos, 114-122
        avaliação antropométrica, 114, 115, 117-120
        avaliação bioquímica, 120-122
        avaliação clínica, 114, 115t, 116q

B

Baixa estatura, 343-357
    diagnóstico, 346-349
        avaliação clínica, 346, 347f
        rastreamento de doença crônica, 346-349
        avaliação adicional, 349
        avaliação de fatores genéticos, 348-349

avaliação hormonal, 347-348
avaliação radiológica, 346-347
epidemiologia, 343
etiologia, 345-346
  causas patológicas endócrinas, 346
  causas patológicas não endócrinas, 345-346
  variantes da normalidade, 345
quadro clínico, 343-345
tratamento, 349-356
  com agonistas do GnRH, 355
  com GH, 349-350, 355
  inibidores da aromatase, 355-356
  tratamentos não recomendados, 356
Biguanidas, 63
Biópsia óssea, 267
Bloqueio do sistema renina-angiotensina, 11-12
Bócio multinodular, 165-167
  diagnóstico, 166-167
  epidemiologia, 165
  quadro clínico, 165-166
  tratamento, 167

C

Cálcio, distúrbios do metabolismo do, 232-244, 254-255, 256t
  hipercalcemia, 232-239
  hipocalcemia, 239-244
Câncer, endocrinipatias relacionadas, 402-412
  complicações endócrinas da terapia do, 407-412
    diabetes insípido, 412
    gônadas, 408-409
    hipotálamo-hipófise, 407-408
    obesidade, síndrome metabólica e diabetes, 410-412
    ossos, 410
    tireoide, 409-410
  epidemiologia, 402
  metástases para glândulas endócrinas, 406-407
    hipófise, 407
    suprarrenal, 407
  síndromes paraneoplásicas endócrinas, 402-407
    hipercalcemia, 402-405
    hipoglicemia, 406
    puberdade precoce central, 406
    puberdade precoce periférica, 406
    secreção inapropriada de hormônio antidiurético, 405

síndrome de Cushing, 405-406
Carcinoma, 168-174, 180, 184
  diferenciado de tireoide, 168-174
    acompanhamento, 171, 173-174
    diagnóstico, 168-169
    epidemiologia, 168
    patologia, 168
    tratamento, 169-171
      cirurgia, 169
      doença persistente, 170
      novas terapias, 170-171
      radioiodoterapia, 169-170
      terapia supressiva, 170
  suprarrenal, 180, 184
Cardiopatia isquêmica no diabetes melito, 41-48
  avaliação do paciente, 41-45
    índice de calcificação coronariana, 42-44
    UKPDS risk engine, 42
  fatores de risco, 41, 42q
  manejo e prevenção, 45-46, 47q, 48q
    ácido acetilsalicílico, 46
    controle glicêmico, 46
    dislipidemia, 46
    hipertensão arterial, 45-46
    modificações no estilo de vida, 45
Cetoacidose diabética, 50-54
  avaliação diagnóstica, 51
  complicações, 54
  fatores precipitantes, 54
  quadro clínico, 50-51
  tratamento, 51-54
    hidratação, 53
    insulinoterapia, 53
    reposição de bicarbonato, 53-54
    reposição de fósforo, 53
    reposição de potássio, 53
Cirurgia bariátrica, 129-131, 360-361, 363q *ver também* Obesidade
  avaliação pré-operatória, 130
  na gestação, 360-361, 363q
  seguimento pós-operatório, 131
  técnicas, 129-130
    cirurgia mista, 129-130
    disabsortivas, 129, 130f
    restritivas, 129
Controle glicêmico, 10-11, 46, 57-71
  tratamento medicamentoso, 57-61, 62-71
  no diabetes melito tipo 1, 57-61
    amilinomiméticos, 61
    infusão subcutânea contínua de insulina, 60
    múltiplas injeções diárias, 57-60

transplante de pâncreas e de ilhotas pancreáticas, 60-61
no diabetes melito tipo 2, 62-71
  algoritmo de tratamento, 70-71
  amilinomiméticos, 67
  biguanidas, 63
  glinidas, 66
  incretinomiméticos, 66-67
  inibidores da α-glicosidase, 66
  inibidores do cotransportador sódio-glicose, 67-68
  insulinas, 68-69
  na doença renal crônica, 69-70
  sulfonilureias, 63
  tiazolidinedionas, 66

D

17-hidroxiprogesterona, 295
Deficiência, 104, 350
  do hormônio do crescimento, 350
  familiar de ApoB100 (tipo 2), 104
Densitometria, 120, 310
  corporal total, 120
  óssea, 310
Diabete melito, 2-89, 107
  cardiopatia isquêmica, 41-48
  cetoacidose diabética, 50-54
  classificação, 2-4
  controle glicêmico, 10-11, 46, 57-71
    tratamento medicamentoso, 57-61, 62-71
    algoritmo de tratamento, 70-71
    amilinomiméticos, 61, 67
    biguanidas, 63
    glinidas, 66
    incretinomiméticos, 66-67
    infusão subcutânea contínua de insulina, 60
    inibidores da α-glicosidase, 66
    inibidores do cotransportador sódio-glicose, 67-68
    insulinas, 68-69
    múltiplas injeções diárias, 57-60
    na doença renal crônica, 69-70
    sulfonilureias, 63
    tiazolidinedionas, 66
    transplante de pâncreas e de ilhotas pancreáticas, 60-61
  critérios para testagem, 3q
  diagnóstico, 4-6

em crianças, 5
em gestantes, 5-6
dislipidemias, 107
doença renal do, 7-15
  comorbidades associadas, 9
  diagnóstico diferencial, 8-9
  epidemiologia, 7
  rastreamento e diagnóstico, 8
  tratamento, 9-15
gestacional, 86-89
neuropatia diabética, 23-33
pé diabético, 35-39
retinopatia diabética, 17-22
síndrome hiperosmolar hiperglicêmica, 54-56
terapia nutricional, 78-89
teste oral de tolerância à glicose, 5q
tratamento da hipertensão arterial, 72-77
tratamento medicamentoso da hiperglicemia, 57-71
Diálise peritoneal, 14
Disbetalipoproteinemia familiar (tipo 3), 104-105
Dislipidemias, 12, 46, 103-110
  classificação, 103-105, 106t
    classificação fenotípica de Fredrickson, 103, 104q
    dislipidemias primárias, 103-105
    dislipidemias secundárias, 105
    hipertrigliceridemia, 105, 106t, 107q
  e risco cardiovascular, 105-107
    escore de cálcio coronariano, 106
    estratificação por risco e tratamento, 106, 107q
    grupos especiais, 107
  tratamento, 107-110
    dieta, 108
    mudanças de estilo de vida, 107-108
    terapia farmacológica, 108-110
      ácido nicotínico, 109
      ácidos graxos 3, 110
      estatinas, 108, 109t
      ezetimibe, 110
      fibratos, 108-109
      sequestradores de ácidos biliares, 109-110
Displasias esqueléticas, 345
Distúrbios do metabolismo do cálcio ver Cálcio, distúrbios do metabolismo do
Doença arterial coronariana ver Cardiopatia isquêmica no diabetes melito

Doença de Cushing (DC) ver Síndrome de Cushing (SC)
Doença de Graves, 364-365
Doença de von Recklinghausen, 423-424
Doença renal crônica, 107
Doença renal do diabete melito, 7-15, 83
  comorbidades associadas, 9
  diagnóstico diferencial, 8-9
  epidemiologia, 7
  rastreamento e diagnóstico, 8
  tratamento, 9-15
    anemia, 12-13
    bloqueio do sistema renina-angiotensina, 11-12
    controle glicêmico intensificado, 10-11
    controle intensivo da pressão arterial, 11-12
    dislipidemia, 12
    intervenção dietética, 12
    intervenção multifatorial, 13
    terapia renal substitutiva, 13-15
    uso de vitamina D, 13, 14t
Dose de testosterona, 308, 310

E

Efeito "Hook", 430-431
Estatinas, 108, 109t
Estrogênio, 356
Ezetimibe, 110

F

Fator de crescimento insulina-símile, 191
Feocromocitoma, 215-216, 218-222, 390
  diagnóstico, 220-222
    laboratorial, 220-221
    por imagem, 221-222
      cintilografia, 221
      RNM, 221
      TC, 221
  epidemiologia, 218
  quadro clínico, 218, 219q
  síndrome genéticas associadas, 218-220
  tratamento, 222
Fibratos, 108-109

G

Genitália ambígua no recém-nascido, 328-337
  diagnóstico, 329-330, 333-334, 335f, 336f, 337f
    ambas as gônadas palpáveis, 334

apenas uma gônada palpável, 334, 335f, 336f, 337f
sem gônada palpável, 330, 333-334
epidemiologia, 328
etiologia, 328-329, 329t, 331-332t, 333t
tratamento, 334-336
Gestação, doenças endócrinas na, 86-89, 360-381
  cirurgia bariátrica, 360-361, 363q
  deficiência de vitamina D, 366, 366q
  diabetes melito, 86-89, 377-381
  hipófise, 369-370, 371
  obesidade, 360-363, 361q, 362q
  suprarrenal, 366-369, 367q, 368t, 368q, 369q
  tireoide, 361-365
GH, 349-350, 432-433, 435-436, 437t
Ginecomastia, 312-318
  classificação, 312-316
    do recém-nascido, 312
    fisiológica, 312
    patológica, 314-316
      anormalidade nos hormônios reguladores, 315
      defeitos da biossíntese dos andrógenos, 315
      doenças sistêmicas, 315
      hipogonadismo, 314-315
      idiopática, 315-316
      resistência androgênica, 315
      substâncias exógenas e medicamentos, 314
      trauma local, 315
      tumoral, 314
    puberal, 312-313
    senil, 313-314
  diagnóstico, 316, 317f
    avaliação clínica, 316
    avaliação laboratorial, 316, 317f
  etiologia, 312, 313q
  seguimento, 316-317
  tratamento, 317-318
Glicocorticoides, 21, 156, 208-209, 210t, 211q
Glinidas, 66
Globulina ligadora de hormônio sexual, 294-295
GnRH, 355
Gônadas, complicações da terapia do câncer, 408-409
  quimioterapia, 408-409
  radioterapia, 408
  terapias-alvo, 409

H

Hábito marfanoide, 390
Hematócrito, 310
Hemodiálise, 13-14
Hiperaldosteronismo primário, 216, 223-229
   diagnóstico, 224-228
      diferenciação dos subtipos, 227-228
      rastreamento, 224-226
      teste confirmatório, 226-227
   epidemiologia, 223
   etiologia, 223
   quadro clínico, 223
   tratamento, 228-229
Hiperandrogenismo, 216
Hipercalcemia, 232-239, 402-405
   diagnóstico, 232-235
   epidemiologia, 232
   etiologia, 232, 234q
      hiperparatireoidismo primário, 235-238
   quadro clínico, 232, 233q
   tratamento, 238-239
Hipercolesterolemia familiar (tipo 2), 104
Hiperglicemia, 57-71
Hiperlipidemia combinada familiar, 104
Hiperparatireoidismo, 235-238, 385, 390
Hiperplasia suprarrenal, 180, 184, 292
   congênita não clássica, 292
Hiperprolactinemia, 283-290
   diagnóstico, 286-287
      achados laboratoriais, 286-287
      exame de imagem, 287
      história clínica e exame físico, 286
   epidemiologia, 283
   etiologia, 284-286
      causas fisiológicas, 284-285
      causas medicamentosas, 285
      causas patológicas, 285-286
   quadro clínico, 283-284
   tratamento, 287-290
      prolactinomas e gestação, 289-290
Hipertensão arterial no diabete melito, 45-46, 72-77, 83
   avaliação do paciente, 72-73
   epidemiologia, 72
   tratamento, 73-77
      modificações no estilo de vida, 73
      principais medicamentos, 73-77
      bloqueador do receptor da aldosterona, 77
      bloqueadores do sistema renina-angiotensina--aldosterona, 74-75
      bloqueadores dos canais de cálcio, 76-77
      diuréticos, 76
      vasodilatadores centrais e periféricos, 77
      β-bloqueadores, 76
Hipertireoidismo, 150-156, 365, 409
   diagnóstico, 150-154
      diagnóstico diferencial da tireotoxicose, 152-154
      exames complementares, 151-152, 153q
   epidemiologia, 150
   fetal, 365
   quadro clínico, 150, 151q
   tratamento, 154-156
      glicocorticoides, 156
      iodeto, 155
      iodo radioativo, 155
      medicamentos antitireoideanos, 154-155
Hipertrigliceridemia, 105, 106t, 107q
   familiar (tipo 4), 105
Hipoalfalipoproteinemia, 105
Hipocalcemia, 239-244
   diagnóstico, 241, 243f
   epidemiologia, 240
   etiologia, 241, 242q
   quadro clínico, 240-241
   tratamento, 241, 243-244
Hipófise, 176-202, 369-370, 371, 407-408
   acromegalia, 189-195, 370
   complicações da terapia do câncer, 407-408
   distúrbios da homeostase do sódio e da água, 197-202
   hipofisite linfocitária, 371
   incidentalomas hipofisários, 185-188
   metástases, 407
   pan-hipopituitarismo, 370
   prolactinoma, 369-370
   síndrome de Cushing, 176-184
   síndrome de Sheehan, 371
Hipoglicemia, 85-86, 90-94, 95-102, 406, 432, 434
   em adultos, 90-94
      avaliação diagnóstica, 93
      etiologia e classificação, 90-92
      localização, 93-94
      quadro clínico, 90
      tratamento, 94
   em crianças, 95-102
      diagnóstico, 96, 98t, 99t, 100
      epidemiologia, 95
      etiologia, 95-96, 97-98q
      quadro clínico, 95, 96
      tratamento, 96, 98, 99, 101-102
   insulínica, 432, 434
Hipogonadismo, 281, 314-315, 340
   hipergonadotrófico, 281, 340
   hipogonadotrófico, 281, 340
Hipogonadismo masculino em adultos, 303-311
   diagnóstico, 303-307
      anamnese e exame físico, 305
      avaliação laboratorial, 306-307
      quadro clínico, 303-304
      rastreamento, 305-306
   etiologia, 303
   tratamento, 307-311
      acompanhamento, 308, 310
      antígeno prostático específico (PSA), 310
      densitometria óssea, 310
      dose de testosterona, 308, 310
      hematócrito, 310
      LH sérico, 310
      terapia de reposição com testosterona, 308, 309t, 310
      terapia para infertilidade, 310-311
Hipotálamo-hipófise, complicações da terapia do câncer, 407-408
   radioterapia, 407-408
   terapias-alvo, 408
Hipotireoidismo, 136-137, 139-142, 143-149, 409
   congênito, 142, 143-149
      diagnóstico, 145-147
      epidemiologia, 143-144
      etiologia, 145
      quadro clínico, 144
      recém-nascidos, 147-149
      tratamento, 147, 148q
   diagnóstico, 140-141
   epidemiologia, 139
   etiologia, 139
   na gravidez, 142
   quadro clínico, 139-140
   tipo subclínico, 141
   tratamento, 141
Hirsutismo, 291-297
   diagnóstico, 293-295
      17-hidroxiprogesterona, 295
      anamnese e exame físico, 293-294

androstenediona, 295
globulina ligadora de hormônio sexual, 294-295
progesterona, 295
sulfato de desidroepiandrosterona, 295
TC ou RB abdominais, 295
teste de estímulo com hormônio adrenocorticotrófico curto, 295
testosterona livre, 295
testosterona total, 294
ultrassonografia pélvica transvaginal ou abdominal, 295
etiologia, 291-293
  hiperplasia suprarrenal congênita não clássica, 292
  hirsutismo iatrogênico, 293
  hirsutismo idiopático, 291-292
  síndrome dos ovários policísticos, 291
  tumores virilizantes, 292
quadro clínico, 291, 292f
tratamento, 295-297
  farmacológico oral, 296-297
  farmacológico tópico, 296
  medidas estéticas, 295-296
HIV e endocrinopatias, 413-417
  acometimento da tireoide, 414-415
  acometimento das gônadas, 415
  acometimento das suprarrenais, 413-414, 415q
  alteração do metabolismo ósseo, 415-416
  disglicemias, 416
  dislipidemia, 416-417
Homeostase do sódio e da água, distúrbios da, 197-202
  diabetes insípido, 200-202
    diagnóstico, 200-201, 202t
    manifestações clínicas, 200
    tratamento, 201-202
  hipernatremia, 200
  hiponatremia, 197-198, 199t
    hipertônica, 197-198
    hipotônica, 198
    isotônica, 198
  síndrome da secreção inapropriada do ADH, 198-200
    manifestações clínicas, 198-199, 200q
    tratamento, 199-200
Hormônio(s), 190, 315, 434, 433-440
  ACTH curto, 433
  do crescimento basal, 190

GH-clonidina, 433
GH-glucagon, 433
GnRH para FSH e LH, 434
reguladores, anormalidade nos, 315

I

IGF-1, 355
Imunoendocrinopatias, 394-399
  epidemiologia, 394
  síndrome poliangular autoimune tipo I, 394-397
    diagnóstico e acompanhamento, 396-397
    epidemiologia, 394
    etiologia, 395-396
    quadro clínico, 394-395
  síndrome poliangular autoimune tipo II, 397-399
    diagnóstico e acompanhamento, 398
    epidemiologia, 397
    etiologia, 397-398
    quadro clínico, 398
    tratamento, 398-399
Incidentaloma suprarrenal, 212-217
  avaliação, 212-216
    para secreção hormonal (funcionalidade), 215-216
    feocromocitoma, 215-216
    hiperaldosteronismo primário, 216
    hiperandrogenismo, 216
    insuficiência suprarrenal por doença granulomatosa, 216
    síndrome de Cushing subclínica, 215
  epidemiologia, 212
  etiologia, 212, 213q
  seguimento, 217
  tratamento, 217
Incidentalomas hipofisários, 185-188
  diagnóstico, 186-187
  epidemologia, 185
  etiologia, 185-186
  quadro clínico, 185
  tratamento, 187-188
Incretinomiméticos, 66-67
Índice glicêmico, 80
Infertilidade, terapia para, 310-311
Inibidor(es), 30-33, 66-68, 355-356
  da aromatase, 355-356
    cálcio/vitamina D, 356
    estrogênio, 356
    IGF-1, 355
    metformina, 356
    oxandrolona, 356

testosterona, 355-356
zinco/ferro, 356
da α-glicosidase, 66
do cotransportador sódio--glicose, 67-68
seletivos de recaptação da serotonina (ISRS), 33
seletivos de recaptação da serotonina e da noradrenalina (ISRSN), 30-33
Iodeto, 155
Iodo radioativo, 155
Insuficiência cardíaca congestiva, 107
Insuficiência suprarrenal, 204-211, 216
  diagnóstico, 207-208, 209f
  epidemiologia, 204
  etiologia, 206-207
    primária, 206-207
    secundária, 207
  por doença granulomatosa, 216
  quadro clínico, 204-206
  tratamento, 208-211
    insuficiência suprarrenal e gestação, 211
    prevenção e manejo da crise, 209
    reposição de desidroepiandrosterona, 210-211
    reposição de glicocorticoides, 208-209, 210t, 211q
    reposição de mineralocorticoides, 210
Insulina(s), 60, 68-69
  infusão subcutânea contínua de, 60
Insulinoterapia, 53

L

LH sérico, 310

M

Macroprolactina, 431
Macroprolactinemia, 286
Massa óssea, medida de, 249-253
  densitometria óssea, 249, 252q
  limitações da densitometria óssea, 250-252
  novas técnicas, 252
  radiografia convencional, 252, 253q
Menarca isolada precoce, 322
Metformina, 356
Metoclopramida para prolactina, 434
Mononeuropatia, 26

focal, 26
multifocal, 26

N

Nanismo psicossocial, 346
Neoplasia endócrina múltipla, 384-393
   tipo 1, 384-388
      diagnóstico, 387, 388t
      etiologia, 386-387
      principais componentes clínicos, 385-386
      tratamento, 387-388
   tipo 2, 388-393
      diagnóstico, 391
      epidemiologia, 389
      etiologia, 390-391
      principais componentes clínicos, 389-390
      quadro clínico, 389
      seguimento, 392-393
      tratamento, 391-392
Neuromas, 390
Neuropatia diabética, 23-33
   classificação, 24-27, 28q, 29q
      mononeuropatia focal, 26
      mononeuropatia multifocal, 26
      neuropatia autonômica, 27, 29q
      polineuropatia sensório--motora distal, 24-26
      radiculopatia/plexopatia, 27
   diagnóstico diferencial, 27-29
   epidemiologia, 23
   patogênese, 23-24
   quadro clínico, 24
   tratamento, 29-33
      da neuropatia autonômica, 33
         cardiovascular, 33
         digestória, 33
         geniturinária, 33
      sintomático da dor, 30-33
Nódulo de tireoide, 162-165
   diagnóstico, 163-165
      exames de imagem, 163-164
         cintilografia, 164
         punção aspirativa com agulha fina, 164
         ressonância magnética, 164
         tomografia com emissão de pósitrons, 164
         tomografia computadorizada, 164
         ultrassonografia, 163-164
      situações especiais, 165
   epidemiologia, 162
   quadro clínico, 162, 163q
   tratamento, 164-165, 166f

O

Obesidade, 123-131, 360-363, 361q, 410-412
   como complicação da terapia do câncer, 410-412
      quimioterapia, 410-412
      radioterapia, 410
      terapias-alvo, 412
   diagnóstico e classificação, 123, 125t
   epidemiologia, 123
   etiologia, 123, 124t
   na gestação, 360-363, 361q, 362q
   tratamento, 124-131
      cirúrgico, 128-131
      farmacológico, 124, 126-127t, 128
      não farmacológico, 124
Opioides, 33
Osteomalácia ver Raquitismo e osteomalácia
Osteoporose, 245-259
   diagnóstico, 248-253, 254q
      avaliação laboratorial convencional, 249, 250f
      marcadores de remodelamento ósseo, 253, 254q
      medida de massa óssea, 249-253
   epidemiologia, 245
   fisiopatologia, 245-247
   quadro clínico, 247-248
   tratamento, 253-259
      agentes antirreabsortivos, 257-258
      agentes formadores ósseos, 258
      escolha do medicamento, 259
      medidas gerais, 254-257
Oxandrolona, 356

P

Paratireoide, 365-366
   – hiperparatireoidismo, 365
   – hipoparatireoidismo, 366
Pé diabético, 35-39
   classificação, 38
   diagnóstico, 35-38
      propriocepção, 36-37
      reflexo, 36
      sensibilidade dolorosa, 36
      sensibilidade tátil, 36, 37f
      sensibilidade térmica, 36
      sensibilidade vibratória, 36
   epidemiologia, 35
   etiologia, 35
   tratamento, 38-39
Polineuropatia sensório-motora distal, 24-26
Polipose adenomatosa familiar, 420-422
Precocidade sexual, 320-327
   classificação, 320-321
      central ou verdadeira, 320-321
      periférica, 321
   diagnóstico, 322-326
      anamnese, 322
      exame físico, 322-323, 324f, 325f
      LH basal e teste do GNRH, 323-324
      radiografia de mãos e punho, 323
      TC ou RM de crânio, 325
      teste do hormônio adrenocorticotrófico curto, 325
      tomografia computadorizada de abdome, 326
      ultrassonografia pélvica, 324-325
   formas isoladas, 321-322
      menarca isolada precoce, 322
      pubarca precoce, 321-322
      telarca precoce, 321
   tratamento, 326-327
Pressão arterial, controle intensivo da, 11-12
Progesterona, 295
Prolactina e função hipofisária, 192
Proteínas ligadoras, 431
Pubarca precoce, 321-322, 406
Puberdade, 320-327, 338-342, 406
   atraso puberal, 338-342
   precoce, 320-327, 406

R

Radiculopatia/plexopatia, 27
Raquitismo e osteomalácia, 261-272
   diagnóstico, 266-268
      achados radiológicos, 267
      exames laboratoriais, 266-267, 268f
   etiologia, 261-265
      hipocalcêmicos, 261-263
         absortivo, 261-262
         nutricional, 261
         raquitismo resistente à vitamina D, 262-263
      hipofosfatêmicos, 263-265
         doenças tubulares renais, 263-264

nutricional ou absortivo, 263
raquitismo de caráter
  genético, 264-265
quadro clínico, 265-266
tratamento, 268-272
  deficiência de vitamina D,
    268-269, 270-271t
  osteomalácia/raquitismo
    hipofosfatêmico, 269,
    271-272
Reações cruzadas, 430
Reposição, 53-54
  de bicarbonato, 53-54
  de fósforo, 53
  de potássio, 53
Reprodução, 274-318
Resistência androgênica, 315
Retardo, 340, 346, 350
  constitucional do crescimento e
    desenvolvimento puberal, 340
  do crescimento intrauterino,
    346, 350
Retinopatia diabética, 17-22
  diagnóstico, 17-18
  epidemiologia, 17
  fatores de risco, 17
  manifestações clínicas, 18-19,
    20q, 21
  tratamento, 19-22
    fotocoagulação com *laser*
      argônio, 20-21, 22
    vitrectomia, 21
    injeção intravítrea de
      glicocorticoide, 21
    inibidores do fator de
      crescimento endotelial
      vascular, 21-22

S

Secreção inapropriada de hormônio
  antidiurético, 405
Sequestradores de ácidos biliares,
  109-110
Síndrome de Beckwith-Wiedemann,
  419-420, 421q
Síndrome de Cowden, 420, 421q
Síndrome de Cushing (SC),
  176-184, 215, 405-406
  avaliação e manejo das
    comorbidades, 181
  diagnóstico, 177-180
    característica das lesões, 180
    adenoma suprarrenal, 180
    carcinoma suprarrenal, 180
    hiperplasia suprarrenal, 180
    diagnóstico da SC conforme
      ACTH, 179-180

SC hormônio
  adrenocorticotrófico-
  -dependente, 179, 180q
SC hormônio
  adrenocorticotrófico
  independente, 180
dosagem do hormônio
  adrenocorticotrófico, 177-179
diagnóstico diferencial, 177
epidemiologia, 176
fisiopatologia, 176
quadro clínico, 176-177
tratamento, 181-184
  remissão/recidiva/seguimento,
    183
  síndrome ACTH dependente,
    181-183
    DC, 181-183
  síndrome ACTH-
    -independente, 183-184
    adenoma suprarrenal, 183-184
    carcinoma suprarrenal, 184
    hiperplasia suprarrenal
      bilateral, 184
    tumor ectópico produtor de
      hormônio adrecorticotrófico,
      183
Síndrome de Li-Fraumeni, 418-424
Síndrome de Peutz-Jeghers, 423
Síndrome de quilomicronemia, 105
Síndrome de Werner, 422
Síndrome dos ovários policísticos,
  291, 298-302
  avaliação complementar, 300-301
    avaliação metabólica, 301
    exames de imagem, 300
    exames hormonais, 300
  diagnóstico, 299-300
  epidemiologia, 298
  etiologia, 298-299
  quadro clínico, 299
  tratamento, 301-302
    farmacológico, 301-302
    não farmacológico, 301
Síndrome hiperosmolar
  hiperglicêmica, 54-56
  avaliação laboratorial, 55
  complicações, 55
  quadro clínico, 54-55
  tratamento, 55, 56f
Síndromes paraneoplásicas
  endócrinas, 402-407
  hipercalcemia, 402-405
  hipoglicemia, 406
  puberdade precoce central, 406
  puberdade precoce periférica,
    406

secreção inapropriada de
  hormônio antidiurético, 405
síndrome de Cushing, 405-406
Sulfato de desidroepiandrosterona,
  295
Sulfonilureias, 63
Suprarrenais, 204-229, 367-369, 407
  feocromocitoma, 218-222,
    368-369, 369q
  hiperaldosteronismo, 223-229,
    369
  hiperplasia suprarrenal
    congênita, 367-368
  incidentaloma suprarrenal,
    212-217
  insuficiência suprarrenal,
    204-211, 367, 368t
  metástases, 407
  síndrome de Cushing, 366-367

T

Telarca precoce, 321
Terapia de reposição hormonal,
  308-310,
  com testosterona, 308, 309t, 310
Terapia para infertilidade, 310-311
Terapia nutricional no diabetes
  melito, 78-89
  avaliação, 78, 79
    adultos, 78, 79t
    crianças e adolescentes, 78
    idosos, 78, 79t
  cálculo das necessidades diárias,
    78-79, 80
  diabetes melito gestacional, 86-89
  doenças catabólicas, 89
  hipoglicemia, 85-86
  recomendações, 79-85
    álcool, 82-83
    carboidratos, 80, 81t
    contagem de carboidratos,
      83-85
    edulcorantes, 82
    fibras, 81
    lipídeos, 82
    proteínas, 82
    sacarose, 81-82
    sódio, 82
    vitaminas e minerais, 82
Terapia renal substitutiva no diabete
  melito, 13-15
  diálise peritoneal, 14
  hemodiálise, 13-14
  transplante de rim e pâncreas,
    14-15
  transplante renal, 14
Teste(s), 5q, 191-192, 280, 295, 325

com citrato de clomifeno, 280
com estrogênio associado ao progestogênio, 280
de estímulo com hormônio adrenocort icotrófico curto, 295
de supressão com progestogênios, 280
de tolerância oral à glicose, 191-192
do hormônio adrenocorticotrófico curto, 325
oral de tolerância à glicose, 5q
hormonais dinâmicos, 280
Testes laboratoriais e funcionais, 428-440
   aspectos analíticos, 429-431
      anticorpos heterofílicos, 431
      efeito "Hook", 430-431
      macroprolactina, 431
      proteínas ligadoras, 431
      reações cruzadas, 430
   aspectos pós-analíticos, 432
   aspectos pré-analíticos, 428-429
      coleta e manipulação da amostra, 429
      interferência de medicamentos, 429
      preparo do paciente, 428
      variação biológica, 428-429
   testes de estímulo, 432-435, 437t
      hipoglicemia insulínica, 432, 437
      ACTH curto, 433
GH-clonidina, 433
      GH-glucagon, 433
      GnRH para FSH e LH, 434
      metoclopramida para prolactina, 434
      TRH para prolactina, tireotrofina e GH, 433-434
      teste do hCG, 435
      teste da leuprorrelina para hormônio luteinizante, 434

teste da restrição hídrica e DDAVP, 434-435, 437t
teste de geração de IGF1, 433
teste do DDAVP, 435
teste do glucagon para peptídeo-C, 434
teste do jejum e glucagon, 434
testes de supressão, 435-436, 437t
   para hipercortisolismo, 436
   para GH, 435-436
testes funcionais, 432-440, 436t, 437t
Testosterona, 294, 295, 308, 309, 310, 355-356
   dose de, 308, 310
   terapia de reposição com, 308, 309t, 310
   livre, 295
   total, 294
Tiazolidinedionas, 66
Tireoide, 134-138, 139-142, 143-149, 150-156, 157-161, 162-167, 168-174, 361-365, 389-390
   avaliação da função da, 134-138
      aspectos fisiológicos, 134
      fração total e livre dos hormônios tireoidianos, 134, 135q
      investigação laboratorial dirigida, 136-138
      testes, 134-136
         dosagens hormonais, 134-136
         métodos de imagem, 136
         outros testes, 136
   bócio multinodular, 165-167
   carcinoma diferenciado, 168-174
   carcinoma medular da, 389-390
   complicações da terapia do câncer, 407-408
      radioterapia, 407-408
      terapias-alvo, 408
   hipertireoidismo, 150-156, 364-365
   hipotireoidismo, 139-142, 143-149, 361-364

   nódulo de, 162-165, 365
   paratireoide – hiperparatireoidismo, 365
   paratireoide – hipoparatireoidismo, 366
   tireoidites, 157-161,
tireoidite pós-parto, 370-371
Tireoidites, 157-161, 370-371
   agudas, 158
      induzidas por radiação ou trauma, 158
      supurativas, 158
   crônicas, 160-161
      de Riedel, 161
      linfocíticas, 160-161
   subagudas, 158-160
      granulomatosas, 158-159
      induzidas por medicação, 160
      linfocíticas, 159, 160t
   pós-parto, 159-160, 370-371
Tireotoxicose gestacional transitória, 365
Transplante(s), 14-15, 60-61
   de pâncreas e de ilhotas pancreáticas, 60-61
   de rim e pâncreas, 14-15
   renal, 14
Tumor(es), 292, 385-386
   carcinoides, 386
   hipofisários, 386
   neuroendócrinos do pâncreas e duodeno, 385-386
   virilizantes, 292

U

Ultrassonografia pélvica, 324-325

V

Vírus da imunodeficiência humana, endocrinopatias *ver* HIV e endocrinopatias
Vitamina D, 13, 14t, 255-257t, 262-263, 268-269, 270-271t, 356, 366, 366q
   na gestação, 366, 366q